Wilhelm Benno Müller

Narkologie

Erster Band

Verlag
der
Wissenschaften

Wilhelm Benno Müller

Narkologie

Erster Band

ISBN/EAN: 9783957004970

Auflage: 1

Erscheinungsjahr: 2015

Erscheinungsort: Norderstedt, Deutschland
Hergestellt in Europa, USA, Kanada, Australien, Japan
Verlag der Wissenschaften in Hansebooks GmbH, Norderstedt

Cover: Sandro Botticelli "die Geburt der Venus"

Narkologie.

Ein Handbuch der Wissenschaft

über

allgemeine und lokale Schmerzbetäubung

(Narkosen und Methoden der lokalen Anästhesie)

in 2 Bänden mit zahlreichen Abbildungen

von

Dr. med. **Benno Müller**

in

Hamburg.

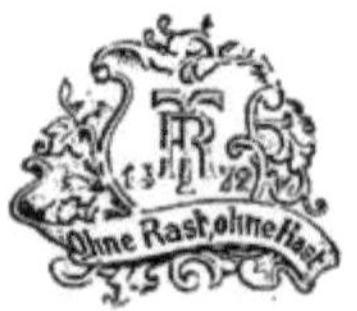

Berlin.

Verlag von R. Trenkel.

I. Band: Narkosiologie.

Inhaltsangabe.

B. Spezieller Teil.

I. Die Narkosen mit einem Narkotikum.

I. Kapitel: Die Chloroformnarkose.

II. Kapitel: Die Äthernarkose.

III. Kapitel: Chloroform- oder Äthernarkose.

IV. Kapitel: Die Bromäthylnarkose.

V. Kapitel: Die Stickstoffoxydulnarkose.

A. Allgemeiner Teil.

Einleitung.

Wenn ich in dem folgenden Werke es unternommen habe, eine Sammlung all der Beobachtungen und wissenschaftlichen Errungenschaften auf dem Gebiete der Narkosenwissenschaft zusammenzustellen, so ist es ein Beginnen, welches aus verschiedenen Gründen von mir vorgenommen worden ist — und bei dem ich mir bewusst war, mit all meiner Kraft nur geringes leisten zu können gegenüber dem unendlich weiten Stoff und Thema. Wenn auch dies nur einen kleinen und geringen Baustein zu dem grossen Gebäude der Wissenschaft darstellt, so mag er doch zur Weiterentwickelung einer Wissenschaft beitragen, welche im Entstehen begriffen, berufen ist, dereinst eine Stellung als Einzelwissenschaft in dem grossen allgemeinen Staate geistiger Betätigung des Menschen einzunehmen.

Die Kunst zu narkotisieren, wie man sich bisher auszudrücken pflegte, wenn man die Narkose in Bezug auf ihre Stellung in der Medizin behandelte, ist seit dem reichlich dreiviertel Jahrhundert von unseren Tagen zurückliegenden Anfange ihres Auftretens in der Medizin schnell zu einer solchen Höhe herangewachsen, dass die Forscher auf diesem Gebiete mit Recht freudig zurückblicken können auf die Jahre erspriesslichen Schaffens. Wenn man aber den Ausdruck Kunst gebraucht, so ist das ebenso wenig zutreffend, als wenn man die Medizin als Kunst bezeichnen will. Die Heilkunde ist eine Wissenschaft für sich dank den Arbeiten ihrer Geistesheroen von Hippokrates an, bis auf einen Virchow, und die zahlreichen Helden unserer Jetztzeit. Und wie sich in dem letzten Jahrhundert der Riesenfortschritt mit dadurch kundtat, dass die Wissenschaft der Aerzte eine Reihe von Tochterwissenschaften gebar, die dank der kräftigen Mutter bald herangewachsen sind zu üppig blühenden Wesen, so ist als der jüngste Spross unserer geliebten Wissenschaft ein neuerblühtes Wesen uns gegeben, welches endlich, reif zu selbstständigem Leben, den Namen Narkosenwissenschaft, Narkologie zu führen berechtigt ist, und sich unserer Fürsorge, hoffend auf liebevolle Pflege, anvertraut.

Wenn ich jetzt mich vermass, diesem Spross der Medizin meine Fürsorge angedeihen zu lassen, so ist dies vor allem darin gezeigt, dass ich anfing, den Stoff dieser jüngsten Disziplin zu sammeln, sowohl jene ungeheuren Mengen von Beobachtungen und Ergebnissen jahrelanger Forschung zahlreicher Meister, niedergelegt in den Schriften der Literatur, als auch die ja zum grossen All der Wissenschaft winzigen eigenen Beobachtungen und Erfahrungen. Das Bedürfnis wurde mir bald fühlbar, dass eine einzige Quelle, aus der man hinsichtlich des Narkotisierens etc. Belehrung in Fällen mangelnder Erfahrung schöpfen könnte, nicht existierte. So mancher Moment trat in der ärztlichen Praxis ein, wo ich vermisste, dass die Beobachtungen der Forscher auf dem Gebiete der Narkosen leicht zu finden waren. Dadurch machte ich mich mit der Literatur bekannt, und sah bald, wie nötig es doch war, dass die festerkannten Wahrheiten in einem Buche zusammengestellt würden, aus dem jeder, sei er Arzt oder Student, in Fällen, wo seine Kenntnisse ermangeln, Belehrung und Winke für korrektes Handeln sich aneignen könnte. Aber nicht nur dies ist der Grund, weshalb ich mich unterfing, dies Buch zu schreiben, sondern es bewog mich noch der Gedanke, aus den bisher erkannten Tatsachen für die weitere Forschung Stoff zu finden. Und so ging ich heran an die Sammlung der Ergebnisse wissenschaftlicher Arbeiten, und habe versucht, den grossen Komplex von Arbeiten in einzelne Teile zu zerlegen, und die Urteile zu vergleichen, und aus den verschiedenen Ansichten, die richtigen und am meisten wahrscheinlichen zu suchen. Das Interesse an dieser Tätigkeit liess mich weiter fortfahren, und liess mich bald erkennen, welch eine Fülle von herrlichen Früchten auch das Forschen auf dem Gebiete des Narkotisierens bietet.

Wenn ich nun hier noch einen Blick auf die Wissenschaft werfe, welche dies Werk behandeln soll, so geschieht dies deshalb, um die Existenzberechtigung des Buches zu beweisen.

Es ist aus einer physiologischen Beobachtung eine Wissenschaft hervorgegangen, oder wenigstens ein Teil, eine Disziplin der grossen medizinischen Wissenschaft. Aus der einfachen Tatsache, dass ein chemischer Körper einen das ganze Nervensystem betäubenden Einfluss ausüben kann, haben sich in dem Laufe der Jahre so viele Methoden und Apparate etc. herausgebildet, dass man mit einem staunenden Blick zurückschaut auf die geringe Spanne Zeit, welche hauptsächlich die Entwickelungsperiode unserer jungen Wissenschaft darstellt. Was im grauen Altertume in Bezug auf betäubende Methoden bekannt war, ist sehr gering, und das Geringe geriet im Laufe des Mittelalters wieder in Vergessenheit bis zum Anfange des 19. Jahrhunderts. Als es zu jener Zeit wieder aufgegriffen wurde, stellte die jetzige Wissenschaft nur ein ganz unbedeutendes Etwas dar, und wurde ob der üblen Erfahrungen, die aus der Unkenntnis der Wirkungen hervorgingen, wieder ad acta gelegt, bis man Mitte desselben Jahrhunderts mit Ernst an die Sache herantrat. In diesen letzten 60 Jahren ist der Stoff einer Disziplin der Medizin zu der Höhe herangehäuft, und die Tätigkeit ihrer Jünger hinsichtlich Erfolg und Ausführung zu so schöner Blüte gediehen, dass sie mit Recht an die Seite ihrer Schwester-Disziplinen treten kann.

Wenn ich dem Kinde einen Namen gab, so war ich bestrebt, mit demselben zu vereinen, was, naturgemäss zusammengehörend, bisweilen als zwei verschiedene Forschungsgebiete angesprochen wird, nämlich die Narkose und Lokalanästhesie.

Was man bisher unter Narkose verstand, war das beschränkte Gebiet der Inhalationsbetäubung. Allein zu dem ganzen Gebiete, wenn wir jetzt sagen dürfen Wissenschaft, gehört weit mehr als der Gebrauch von Chloroform und Aether mit den wenigen verwandten Körpern, wie sie meist als Narkotika Verwendung finden. Vor allen ist es die Lokalanästhesie mit ihren zahlreichen Methoden, nicht nur des Zweckes, sondern der ganzen Methodik, und des ganzen Mechanismus wegen, welche dazu gehört. Die Narkose ist eine Betäubung des ganzen Körpers, die Lokalanästhesie betäubt einen Teil desselben. Wenn man so sagen darf, so handelt es sich sogar in einer gewissen Hinsicht um 2 Extreme, wenn man den Ort der narkotischen Wirkung, den Angriffspunkt des Narkotikum's bedenkt, die sich hier berühren sollen. Hier ist es die Ganglienzelle im Zentralnervensystem, dort die Endverzweigung des Nerven, der letzte Ausläufer des Protoplasmakörpers, an welchem das Narkotikum angreift. Also hinsichtlich des Ortes ist ein Gegensatz nicht unverkennbar. Aber doch ist trotz entgegengesetzter Angriffspunkte ein einheitliches Moment in beiden Wirkungen vorhanden, und dies ist, wenn auch nicht der Ort, so doch das Medium, welches denselben darstellt. Wir nehmen an, dass die Hauptwirksamkeit des Narkotikum's im Protoplasma sich enfaltet. In der Ganglienzelle ist dies unverkennbar, und in den Nervenendigungen finden wir ebenfalls eine Fortsetzung des Protoplasma's der Zelle. Der Nerv ist als ein Ausläufer der Ganglienzelle anzusehen, und, wenn der Nerv einen langausgezogenen Protoplasmastreifen darstellt, so haben wir bei beiden Prozessen der Betäubung ein einheitliches Moment. Der Gegenstand des Angriffes ist in beiden Fällen derselbe, wenn auch der Nerv durch fortschreitende Diffenzierung der Organismen mit der Zeit ein anderes Aussehen bekommen hat, entwicklungsgeschichtlich ist derselbe ein Stück Protoplasma der Ganglienzelle. Diese Tatsache giebt uns ein Recht, die verwandtschaftlichen Beziehungen unserer beiden Methoden der Betäubung in ein Ganzes zu fassen. Die Stufe der Entwicklung, auf die beide Methoden nunmehr gestiegen sind, und die ihnen ein Recht verleiht, den Anspruch auf das Ansehen als einzelne Disziplin geltend zu machen, beansprucht auch einen Namen, unter welchem man beide zusammenfasst. So haben wir als einheitlichen Begriff **„Narkologie"** gewählt, und für die Betäubungsmethoden des Körpers durch Einwirkung mittels Medikamenten auf die Zentren im Zentralnervensystem das Wort **Narkosiologie** gebildet, während für alle lokalen Betäubungsmethoden **Anästhetologie** gewählt worden ist. Die Erklärung der Gründe, weshalb wir diese Ausdrücke gewählt haben, und Definition, sind in einem kurzen Abschnitt im Allgemeinen Teile des ersten Bandes dargetan. Somit haben wir die Disziplin mit ihren Teilen benannt, und der Stammbaum wäre folgender

Medizin

Chirurgie + Narkologie

Narkosiologie + Anästhetologie.

Wenn wir die Narkologie hier an die Seite der Chirurgie stellen, so geschieht dies deshalb, weil die Chirurgie bisher ein Asyl bildete für die Narkologie, und weil die letztere der ersteren unterstützend entgegenarbeitet. Dass natürlich ebenso, wie die Chirurgie, auch die Pharmakologie, und die Physiologie neben anderen Disziplinen an dem bisherigen Wachstum und Entwicklungsgang tätig beteiligt gewesen sind, soll damit nicht in den Hintergrund gestellt, und in seiner Bedeutung herabgewürdigt werden.

Wenn es gelingen sollte, den Entwicklungsgang der Narkologie so schnell und zielbewusst weiter zu leiten, wie es Dank der rastlosen Tätigkeit der Koryphäen auf narkologischem Gebiete bisher geschehen ist, so werden nur wenige Dezennien genügen, um eine ihrem Charakter und ihren Leistungen für die Kranken entsprechende Stellung der Narkologie zu erringen. Verkannt in ihrem erhabenen Zweeke war es ihr lange Zeit beschieden, nur als Mittel zum Zweck zu dienen, und eine untergeordnete, ja, man kann in manchen Fällen sagen, geringgeschätzte, fast verachtete Stellung einzunehmen, denn noch sind nur wenige Dezennien verflossen, als das Amt des Narkotisierens als das wenigst geachtete Amt bei einer Operation angesehen wurde, und es gereichte keinem Assistenten zur Freude, wenn er verdammt war, die Leitung der Narkose zu übernehmen. Und doch bot ihm seine Tätigkeit eine Gelegenheit, mehr zu leisten, als der Herr Kollege, welcher während einer halben Stunde einen stumpfen, oder scharfen Haken bald so, bald so halten durfte.

Wenn der Chirurg dem Menschen einen grossen Dienst leistet, indem er ihm die Gesundheit wiedergiebt, so leistet der Narkolog sowohl dem Kranken einen sehr grossen Dienst, indem er ihm leicht macht, die Schmerzen zu ertragen, und zu gleicher Zeit einen ebensolchen dem Chirurgen, indem er ihm ermöglicht leichter, sicherer, und besser zu operieren, als wenn der Kranke nicht betäubt gewesen wäre.

So hat der Narkolog Gelegenheit, sich von zwei Seiten Dank zu verdienen, und er wird denselben ernten, wenn er in seinem Fache grosses leistet.

Gerade von ihm hängt es oftmals ab, dass eine Operation gut gelingt, denn leicht kann bei schlechter Beobachtung der Kranke gerade in dem Moment, wo der Chirurg eine feine Naht gelegt, oder sonst ein Kunstwerk seiner Geschicklichkeit errichtet hat, aus der Betäubung etwas erwachend eine Bewegung machen, die alles wieder zerstört und vernichtet, was mit grosser Mühe kunstvoll vollbracht war, und, wie leicht hätte dies können vermieden werden, wenn der Narkotiseur über die Tiefe der Narkose orientiert gewesen wäre.

Aber nicht nur in dieser Richtung kann er seine Kunst beweisen, sondern auch in der Leitung der Narkose hinsichtlich des Kranken selbst. Derselbe schwebt in einer grossen Gefahr, und das geringste Versehen von Seiten des Narkologen kann aus einem kraftstrotzenden Menschen in der Blüte des Lebens eine Leiche machen, ohne dass Kunst und Kenntnisse das üble Ereignis verhindern könnten. Somit stellen wir Anforderungen an den Narkotiseur, denen zu entsprechen nur möglich sein kann, wenn er die Wissenschaft und Technik des Narkotisierens vollkommen beherrscht. Es wird nun dem Arzte nur eine praktische Ausbildung die Aneignung der Technik ermöglichen. Und dieses wird er nur dann erreichen können, wenn er von einem geübten und gewandten Narkotiseur in seiner Tätigkeit überwacht, und bei etwaigen Mängeln seiner Leistung, entsprechend korrigiert wird. Es kann dies einmal geschehen, wenn für die Studierenden eine Gelegenheit geschaffen wird, dass sie praktisch arbeiten können, oder auf die andere Art, wenn der Arzt als Assistent an einer chirurgischen oder dergleichen Klinik tätig sein kann. Dies letztere kann nur wenigen beschieden sein, und doch wird von jedem praktischen Arzte verlangt, dass er die Technik des Narkotisierens beherrscht. Wenn man nun bedenkt, dass oftmals so viel von einem Narkotiseur abhängt, und wie oft der Arzt eine Narkose oder Lokalanästhesie vornehmen muss, so wird man zu der Ueberzeugung kommen, dass eine vorzügliche technische Ausbildung schon des Studierenden ein unbedingtes Erfordernis darstellt. Es muss in besonderen Vorlesungen den Studenten nicht nur die Wissenschaft, sondern eben auch in an dieselben anschliessenden praktischen Uebungskursen die Technik des Narkotisierens beigebracht werden. Nur dann wird der junge Arzt in jeder Lage seiner beruflichen Tätigkeit ein ganzer Arzt sein, und zum Wohle des ihm anvertrauten Menschen, korrekt in jedem Augenblicke zu handeln vermögen.

Um nun auch dem Studierenden und Arzte Gelegenheit zu geben, die wissenschaftlichen Daten, welche er in den Vorlesungen über Narkosen etc. gehört hat, und die ihm vielleicht wieder entfallen sind, sich in jedem Augenblick vor Augen führen, und nachschlagen zu können, wenn ihn sein Gedächtnis verlässt, haben wir dieses Buch verfasst, in der Absicht, eine Zusammenfassung der jetzigen Ansichten über die Narkosenfrage zu geben, und eine Sammlung aller wissenschaftlichen Thesen, Theorien und Versuche zu schaffen, wodurch zum Weiterarbeiten in den geeigneten Bahnen eine Anregung vielleicht gegeben werden soll. Dabei haben wir uns bemüht, Technik und Wissenschaft gleich zu behandeln, und besonders darauf geachtet, in jenen Fällen, wo des Arztes ganze Kunst sich beweisen muss, in jenen schweren Momenten der Unglücksfälle während der Narkosen, genau die korrekte Handlungsweise des Narkotiseurs zu schildern, damit jeder ein Bild finden kann, wie in den betreffenden Augenblicken zu handeln sei. Nun ist es natürlich nicht möglich, eine bestimmte These aufzustellen, welche besagt, wie in jedem einzelnen Falle, auch im Detail, gehandelt werden muss. Wir sind uns sehr wohl bewusst, wie auch jeder Moment, und jeder Organismus verschieden ist, wie auch jeder Unfall in der Narkose ein anderes Handeln verlangt. Es besteht eben gerade darin die Schwierigkeit, dass man das als bestimmte Handlung aufstellt, was im Allgemeinen in dem und jenem Falle zu tun ist. Wir haben uns bemüht, die allgemeinen Prinzipien zu erläutern, nach denen der Arzt handeln muss, und haben versucht, genau die Linie zu ziehen zwischen den allgemein feststellbaren Handlungsweisen, und den individuell, und je, nach den obwaltenden Verhältnissen zu ändernden, und denselben anzupassenden Vornahmen, und Eingriffen des Arztes in Momenten drohender Gefahren während der Narkose. Wir haben dies versucht, indem wir schilderten, wie hier und da an der Hand von Beispielen gehandelt werden muss, und haben nicht versäumt, so oft als möglich darauf hinzuweisen, dass immer individuelle und den Verhältnissen etc. entsprechende Aenderungen vom Arzte selbst vorgenommen werden müssen, und dass der Arzt nie nach der **Schablone** handeln darf, sondern, dass seine Handlungsweise aus dem wissenschaftlichen Denken hervorgehen müsse. Und gerade dies soll mit der Zweck dieses Buches sein, dem Leser die wissenschaftlichen Verhältnisse während des ganzen Verlaufes der Narkose klarzulegen, und ihm dadurch, dass ihm die wissenschaftlichen Erklärungen vorgeführt, und möglichst verständlich expliziert werden, anzuregen, in diesem Sinne zu denken, und vor allem im geeigneten Momente mit klarem Verständnis der physiologischen und ev. pathologischen Vorgänge im Organismus, nach seinem wissenschaftlichen Denken zu handeln. Wenn es uns gelungen sein sollte, nach dieser Richtung hin dem Bedürfnis entsprechend dies Buch abgefasst zu haben, so sollte unser Wunsch erfüllt, und das Ziel dieser Schrift erreicht sein.

Wenn nun der junge Arzt und der Studierende das Bedürfnis empfinden sollte, welches wir selbst einst empfanden, dass ein Buch noch nicht vorhanden war, in welchem die Ansichten und wissenschaftlichen Daten mit der Technik der Narkose verknüpft niedergelegt waren, so dass man Belehrung etc. durch Nachschlagen erlangen konnte, so wird er vielleicht das in dieser Schrift finden, was er sucht, denn unser Ziel ist es gewesen, nicht nur der Wissenschaft durch Sammeln der Literatur, sondern auch dem Arzte zu dienen.

Gerade der praktische Arzt, der ja alles wissen möchte, aber doch bei dem heutigen Stand der Wissenschaft nicht alles wissen kann, was Mutter Medizin aus dem unerschöpflichen Quell ihrer Weisheit fliessen lässt in starken Strömen, wird gern ein Werk besitzen, welches ihm das zusammen vorführt, was ihm notwendig dann vor Augen stehen muss, wenn immer er eine Narkose vornimmt.

Wenn nun, wie wir später sehen werden, so manches überaus wichtige, von dem oftmals das Leben eines Menschen abhängt, noch nicht das Gemeingut aller praktischen Aerzte geworden ist, so kann nur darin der Grund liegen, dass noch immer ein Buch fehlte, welches all das wissenswerte über Narkosen zusammenfasst. Somit ist nicht nur dem Arzte selbst gedient, sondern indirekt auch der leidenden Menschheit im allgemeinen.

Ein anderer Punkt war es noch, welcher uns veranlasste, diese Schrift zu verfassen. Es ist noch immer die Lokalanästhesie nicht so vollkommen in das Feld der Verwendung gelangt, wie es eigentlich sein sollte. Es kommt in vielen Fällen noch immer, zum Schaden oftmals des Kranken, eine Narkose zur Verwendung, wo man besser hätte sollen eine Methode der lokalen Betäubung wählen. Auch hierin liegt ein Fehler vor, nämlich der, dass wiederum dem Arzte und Studierenden nicht Gelegenheit geboten ist, diese verschiedenen Methoden in einem Werke vereint gegen aneinander abwägen, und vergleichen zu können. Auch diesem Punkte ist Rechnung getragen, man findet die beiden Arten der Schmerzbetäubung vereint. Erst wenn die Lokalbetäubung das Gemeingut aller Aerzte geworden ist, wird jede wissenschaftliche Errungenschaft auf unserem Gebiete, die ihr geziemende Bedeutung erlangen, und der leidenden Menschheit, zu deren Wohl sie ja nur erstrebt wurde, recht zu gute kommen können.

So mag dieser kleine Beitrag seinem Zweck entsprechend von allen aufgenommen werden, und denen, welche einen Blick hineinwerfen, Anregung zum Forschen in der Narkologie geben, und jenen die gewünschte Auskunft zu teil werden lassen, und es mag jeder in der Abhandlung finden, was er sucht. Und wenn ein kleiner Beitrag hiermit gebracht werden kann zu dem grossen Werke der medizinischen Wissenschaft, und wenn diese kleine Schrift dazu beitragen könnte, jedem Leser die Tiefen der Narkologie zu erschliessen zum freudigen Forschen und Arbeiten nicht nur im Interesse der ärztlichen Wissenschaft, sondern auch zum Wohle der gesunden und leidenden Menschheit, dann ist der ganze Zweck des Werkes erreicht

Dr. Benno Müller.

I. Kapitel.

Kurzer historischer Überblick über die Entwickelung der Narkologie.

Hand in Hand mit dem Entwickelungsgange der Chirurgie findet auch die Verwendung der Narkose ihren Werdegang verknüpft, von den schwachen Versuchen der alten Aerzte an, einen das allgemeine Schmerzempfinden herabsetzenden Trank aus einem Decoct der Canabis-Indica z. B. bestehend, dem Kranken vor dem Beginn eines chirurgischen Eingriffes zu reichen, bis zu den komplizierten Narkosen der Neuzeit, und dem so äusserst segensreich wirkenden subkutanen Verwenden des Cocains unserer Tage. Schon im grauen Altertum waren Aerzte bemüht, gewisse den Schmerz betäubende Stoffe zu verwenden.

Bei den alten Aegyptern finden wir schon die Verwendung von narkotisierenden, respektive anästhesierenden Mitteln, welche den Kranken in einen berauschenden Zustand versetzten. So sahen wir die ägyptischen Aerzte die Canabis indica, und das Opium hauptsächlich verwenden, das erstere in Gestalt des Rauches dem Kranken zuführend, während sie Opium meist innerlich darreichten.

Die Assyrer hatten nach Caspar Hoffmann bei Kindern, welche beschnitten wurden, folgendes Verfahren der Schmerzstillung verwendet. Sie drückten während der Operation dem betreffenden Kinde die grossen Gefässe des Halses*) zusammen, um so eine Anämie des Gehirns zu erzeugen, und die Kinder dadurch gegen Schmerz unempfindlicher zu machen. Plinius secundus um 32—79 p. Chr. n., und Dioscorides pedanius um 50 p. Chr. n., berichten vom Stein von Memphis, welcher ebenfalls zum Zwecke der Anästhesie verwandt wurde. Es war dies mehr ein Verfahren der lokalen Anästhesierung, denn man pulverisierte diesen Stein von Memphis, und vermischte dieses Pulver mit Essig. Dieser Brei wurde auf diejenigen Körperteile längere Zeit appliziert, welche geschnitten oder gebrannt etc. werden sollten. So wurde die Haut unempfindlich gemacht. „Vocatur et memphites a loco gemmanti naturae. Huius usus contere et eis, quae urenda sint, aut secanda, ex aceto illini. Obstupescit ita corpus, nec sentit cruciatum“ etc. (Plinius Buch 36. histor. natural.)

---

*) Diese Methode ist in neuester Zeit wieder zwecks Schmerzstillens versucht worden in Form der Kompression der Carotis von **Steiner.**

Nach Littré ist dieser Stein Marmor gewesen, welcher durch Essig zersetzt wurde unter Kohlensäureentwickelung, und er meint, dass die Kohlensäure eine lokale anästhesiernde Wirkung erzeugt habe. Eine Ansicht, welche nicht unwahrscheinlich ist.

Ein viel im Altertum gebrauchtes Anästhetikum ist die Mandragora, oder Alraunwurzel, welche von Hippokrates an, bis, nach den Angaben von Bodin, in das 16. Jahrhundert als Schlaf- und Anästhesie erzeugendes Mittel verwendet wurde.

Durch Dioscorides, und seinen Commentator Matthiolus erfuhren wir, dass die Mandragorawurzel mit Wein bis auf ein Drittel des ursprünglichen Volumens abgekocht, und von diesem Decoct vor Operationen dem Kranken ein Glas voll verabreicht wurde.

Eine andre Art von Mandragora wird von Dioscorides als Morion beschrieben. Das ist wahrscheinlich der weisse Same der Mandragorapflanze. Er giebt an, dass 1 Drachme von Morion, von einem Menschen eingenommen, Verlust des Bewusstseins hervorrufe, und von einem 3 bis 4stündigen Schlafe gefolgt sei. Dieses Mittel wird von den Aerzten zu chirurgischen Operationen verwandt.

Plinius schreibt folgendermassen über die Mandragora und deren Abkochung:

„bibitur contra serpentes et ante sectiones punctionesque, ne sentiantur“ etc. Er zieht die Blätter der Wurzel vor, und schreibt, es gäbe Menschen, welche schon durch den Geruch der Mandragora betäubt und eingeschläfert würden.

Ferner wird die Mandragora von Seneca und Apuleius Lucius erwähnt.“

Bei den griechischen Aerzten, sowie auch in den späteren Zeiten bei den Aerzten der anderen Völker, wie der alten Germanen etc. wurde meist der Mandragoratrank verwendet, welcher einen Decoct der Wurzel oder der Blätter darstellte. Durch diesen Mandragoratrank ist man zuerst auf den Gedanken gekommen, durch Inhalation einen anästhesierenden Zustand herbeizuführen, indem man bei den den Trank durch Kochen bereitenden Personen narkotische Wirkungen der eingeatmeten Dämpfe des Decoctes beobachtete. Diese Wahrnehmungen sollen von den Chirurgen im 13. Jahrhundert gemacht, und zum ersten Male von Theodorich und anderen die ersten Inhalationen zwecks einer allgemeinen Narkose angewandt worden sein. Darüber schreibt Guey von Chauliac in seiner Chirurgia:

„Nonnulli vero ut Theodoricus, medicinas obdormitativas, ut non sentiant incisionem dictant. Velut est Opium, Succus, Morellae, Jusquiani, Mandragorae, Hederae arboreae, Cicutae Lactueae. Et imbibunt in eis spongiam novam, et permittunt eam in sole exsiccari. Et quando erit necesse mittunt illam spongiam in aqua callida, et dant eam ad odorandum tantum usque quo capiat somnum. Et ipse abdormitato faciunt applicata expergeviunt“ etc.

Aus dieser Mitteilung geht hervor, dass zu dieser Zeit die erste Narkose in unserem Sinne als allgemeine Narkose vorgenommen worden ist. Auch die Völker in Asien haben schon in früher Zeit solche betäubende Tränke gekannt, so wird im 3. Jahrhundert n. Chr.

von dem chinesischen Arzte Mao-Tho zum Zwecke einer allgemeinen Betäubung der Sensibilität ein Trank aus Ma-Yo, unserem Canabis Indica verwandt.

Dass man im Mittelalter schon die Narkose verwendet hat, geht weiter aus einem Berichte des Origenes auf einem Konzil der englischen Kirche in Exeter vom Jahre 1287 hervor. Darin findet man folgendes verzeichnet:

„Quando volunt medici incidere aliquos vel urere, dant eis bibere aliquem potum, qui facit eos profunde dormire, ita quod amentes fiant et sic non sentiant“.

Ferner hat Theodorich von Cervia, ein Schüler Hugo's von Lucca, Dominikaner, später Bischof, 1298 in Bologna gestorben, ein Mittel, welches confectio soporis secundum dominum Hugonem genannt, hauptsächlich Schierling, und den Saft der Mandragorablätter enthielt, den Kranken vor der Operation einatmen lassen, wie aus obigem ebenfalls entnommen werden kann. Dasselbe beschreibt Canappe ähnlich wie Guey von Chauliac. Wenn er auch teilweise dasselbe sagt, wie oben schon erwähnt, so wollen wir doch eine Stelle von Canappe hier zitieren, da sie manches interessante bringt. Er schreibt:

„Aucuns, dit-il, comme Theodoric, leur donnent médecines obdormifières qui les endorment, afin que ne sentent incision, comme opium, succus morellae, hyoscyami, mandragorae, cicutae, lactucae et plongent dedans esponge et la laissent seicher au soleil, et quand il est nécessité, ilz mettent cette esponge en eaue chaulde, et leurs donnent à odorer tant qu'ilz prennent sommeil et s'endorment; et quand ilz sont endormis, ilz font l'opération; et puis avec une autre espongs laignée en vin aigre et applique ès narilles les esveillent, ou ilz mettent ès narilles ou en l'oreille, succum rutae ou feni, et ainsi les exveillent, comme ilz dient Les autres donnent opium à boire et font mal, spécialement s'il est jeune; et le aperçoivent, car ce est avec une grande bataille de vertu animale et naturelle J'ai ouï qu'ilz encourent manie et par conséquent la mort “

Von Boccaccio wird ferner berichtet, dass ein Chirurg von Salerno, Mazzeo della Montagna, welcher von 1309 bis 1342 lebte, ebenfalls ein schlaferzeugendes und anästhesierendes Mittel bei seinen Kranken vor der Operation angewendet habe.

Ausserdem berichtet Porta von einem leicht verdunstenden Mittel, welches Schlaf bewirke, und in einem fest veschlossenen „Bleigefässe“ aufbewahrt werden müsse. Dasselbe werde eingeatmet, und erzeuge dabei einen schlafähnlichen Zustand bei der betreffenden Person. Näheres über die Zusammensetzung und Natur dieses Mittels erfahren wir nicht.

In derselben Zeit, wo diese ersten Inhalationsnarkosen vorgenommen wurden, finden wir auch die ersten Anfänge der lokalen Betäubungsmethoden. So entnehmen wir aus folgenden Worten von Thomas Bartholinus, dass im Mittelalter die ersten Versuche in dieser Hinsicht gemacht wurden. Derselbe schreibt:

„Antiquam canteratio ulcera in membris excitentur, nix affricata induit, stuporem Id me docuit Marcus Aurelius Severinus in Gymnasio Neapolitano olim praeceptor meus et hospes, Chirurgorum hoc saeculo princeps. Rectissime autem nivem in vasculum materiae, convenientis capax, sed oblongâ ad extremum et myrtiformi spezie, conjectam, sine rei ullius interventu applicavit. A gangraenae metu securos nos jussit, medicamento sub augustis parallelis lineis applicato, sensu vero post horae quadrantem sopito, secare locum indolentem licebit.“ (Nach Kappeler zitiert.)

Im 12. Jahrhundert finden wir noch als bekannte Sammlung von Narkotica, das Antidotarium parvum des Nicolaus Praepositus, welches 140—150 alphabetisch geordneter, sehr komplizierter Verordnungen enthält, sowie die genaue Beschreibung der Wirkungen und Anwendungsweise jedes einzelnen Rezeptes.

Die Verwendung der zu inhalierenden Mittel geschah auf verschiedene Art. Die einen wurden zu Kerzen verarbeitet, und der durch Verbrennung der Kerzen entstehende Rauch wurde von den Kranken eingeatmet, um seine betäubende Wirkung entfalten zu können. Andere Substanzen wurden in Form von Salben appliziert, und bewirkten so, teils eine lokale, teils eine allgemeine Anästhesie.

Wie auch die Verwendung narkotischer Substanzen im Altertum sich keine allgemeine Geltung und Verwendung verschaffen konnte, so blieb auch im Mittelalter die Verwendung dieser Präparate sehr beschränkt, und die üblen Nachwirkungen nach diesen Narkosen, die in einem grossen Teile tötlich verliefen, liessen die späteren Aerzte von der Verwendung ganz abstehen, und die Narkose kam wieder in Vergessenheit.

Gegen Ende des 18. Jahrhunderts sehen wir wieder verschiedentlich die Anwendung von narkotischen Substanzen in Brauch kommen. So machte im Jahre 1781 Sassard, Chirurg an der Charité in Paris, den Vorschlag, narkotisierende Substanzen vor Operationen wieder zu verwenden, freilich mehr, um den Shock zu verhindern, als das Schmerzgefühl herabzusetzen. Diese Methode wurde vielseitig gebraucht, und mit mehr oder weniger Erfolg bis zur Zeit beibehalten, wo das Chloroform und der Aether eine neue Methode brachten. Man hatte sich jetzt mehr mit der von James Moore angegebenen Methode der Kompression der Nerven zwecks Herabsetzen der Empfindlichkeit befasst. Derselbe hatte zuerst versucht, durch eine Durchtrennung eines Nerven, eine lokale Anästhesie zu erreichen, und kam nun auf den Gedanken, durch Kompression der Nerven denselben Zweck zu erreichen. So soll er durch Kompression des Nervus ischiadicus und cruralis mittels einer Verrichtung, welche aus einem Eisenbogen mit 2 Pelotten bestand, eine schmerzlose Amputation des Unterschenkels ausgeführt haben. Diese Methode wurde von Hunter, Bell und anderen englischen Chirurgen verteidigt, hat aber sonst weiter keine Nachahmer gefunden, da die Wirkung doch nicht so war, wie man es erwartet hatte, denn in dem einen Falle war zugleich eine starke Opiumdosis dem Kranken vorher gegeben worden, welche wohl hauptsächlich die Anästhesie erzeugt haben mochte. Invet, Weden, Liegard etc. empfahlen für dieses Verfahren die Abschnürung des Gliedes oder die forcierte Einwickelung. So war man bemüht, auf irgend eine Art, eine brauchbare Methode zu gewinnen, mittels deren man dem Kranken die Schmerzen der chirurgischen Operationen ersparen könnte, allein alle diese Methoden haben nicht einen genügenden Erfolg gesehen. Es sollte eben nicht auf mechanischem Wege das Ziel erreicht werden; sondern die weiteren Fortschritte der Chemie am Ende des 18. Jahrhunderts rückten die Chirurgie etwas näher an das geträumte und ersehnte Ideal heran.

Der Entdecker des Sauerstoffs, Priestly, hatte schon im Jahre 1765 dieses Gas zu Inhalationen in therapeutischer Hinsicht verwendet. Richard Pearson nahm in derselben Zeit die Inhalationen von Aetherdämpfen an Lungenleidenden vor, um dadurch die vorhandene Dyspnoë zu mildern. Er hielt den Kranken ein mit Aether gefülltes Gefäss, oder ein mit ebensolchem befeuchtetes Taschentuch unter die Nase. Um dieselbe Zeit gründete Beddoes die Medical pneumatic Institution bei Bristol, worin er Kranke durch Inhalationen von verschiedenen Gasen heilte, oder ihren Leiden Linderung verschaffte. Derselbe beschrieb auch die Versuche Thornton's, welche darin bestanden, Lungenkranke durch Aetherinhalationen vom Schmerz- und Oppressionsgefühl zu befreien. Eine Frau, welche an Mastitis litt, wurde durch diese Inhalationen bis zur Bewusstlosigkeit betäubt.

Dasselbe Institut wurde später von dem im 20. Lebensjahre stehenden Chemiker Humphry Davy geleitet und derselbe nahm sich mit Energie dieser Methoden an. Er unternahm hier seine Untersuchungen über die physiologischen Eigenschaften des Stickstoffoxyduls. Er gab demselben den Namen Lachgas, nach den Delirien heiterer Art, die durch Inhalationen dieses Gases erzeugt wurden, und kam auf den Gedanken, ob vielleicht auch die Sensibilität durch dieses Gas herabgesetzt werde. Er inhalierte dasselbe selbst, als er an heftigen Kopf- und Zahnschmerzen litt, und fand sich bald vollkommen von den Schmerzen befreit. Er schrieb über dies Gas und dessen Wirkung im Jahre 1800 folgendes: „As nitrous oxide in its expensive operation seems capable of destroying physical pain, it may probably be used with advantage during surgical operations, in which no great effusion of blood takes place“.

Diese Versuche und Beobachtungen Davy's wurden nun mit wechselndem Erfolge von anderen nachgeprüft, und gerieten, ohne dass man sie der praktischen Medizin zugänglich machte, nach und nach wieder in Vergessenheit.

Die Aetherinhalationen wurden aber dem Arzneischatz einverleibt, ohne dass man dieselben bei chirurgischen Eingriffen weiter verwendet hätte.

Im ersten Jahrzehnt des 19. Jahrhunderts wurden dieselben von Warren und Woolcombe bei Schwindsüchtigen angewendet, Anglada brauchte sie in Montpellier zur Linderung von neuralgischen Schmerzen, und Nysten beschreibt einen Apparat für Aetherinhalationen wegen Kolikschmerzen. Von Faraday wird berichtet, dass ein Gemenge von Luft und Aetherdämpfen dieselbe Wirkung auf den Organismus habe, wie das Lachgas, und dass ein junger

Mann durch solche Inhalationen 30 Stunden betäubt, und dem Tode nahe gewesen sei. Orfila betäubte Hunde durch Aetherinjectionen und Einführen von Aether in den Magen.

Die narkotischen Wirkungen des Aethers beschreiben Brodie und Giacomini, und Christison teilt mit, dass ein Mann durch Aetherinhalationen, wie sie von Studierenden in den chemischen Laboratorien scherzeshalber an sich selbst vorgenommen wurden, um einen Rauschzustand hervorzurufen, vollkommen bewusstlos und anästhetisch geworden sei. Allein man liess all diese Beobachtungen ungenützt.

Es geriet nun diese ganze Lehre von der Anästhesie mehr und mehr in das Bereich des Mystischen und des Hypnotismus. So soll Cloquet im Jahre 1829 einer 64 Jahre alten Dame während des magnetischen Schlafes, welcher jetzt zu chirurgischen Operationen verwendet wurde, ein Brustcarcinom mit Achseldrüsen vollkommen schmerzlos operiert, und Ward 1842 einen Oberschenkel ohne jede Schmerzempfindung des Patienten amputiert haben. Wenn auch diese Berichte mystisches genug besitzen, man muss nicht übersehen, dass es Personen gibt, welche eine pathologisch herabgesetzte Sensibilität besitzen, welche simuliert haben, welche infolge der Hypnose weniger empfindlich werden. Im allgemeinen chirurgischen Leben und Treiben war dieser magnetische Schlaf ein Trugbild entarteter Phantasie, und nicht als generalisierend zu verwenden.

Braid legte nun klar, dass man z. B. durch anhaltendes Fixieren eines bestimmten glänzenden Punktes einen kataleptischen Zustand, den Brain Hypnotismus nannte, mit allgemeiner Anästhesie und Hyperästhesie der spezifischen Sinne hervorrufen könne. Nun lag es klar, dass man auch zur Verwendung der Hypnose schritt, um eine chirurgische Operation schmerzlos zu gestalten. So soll in Velpeau's Klinik die schmerzlose Abnahme eines Dextrinverbandes vorgenommen worden sein, ferner hat Broca und Tollin einen Abszess am Anus schmerzlos eröffnet in Hypnose, und Guérinau einen Unterschenkel auf dieselbe Weise bei einem Kranken schmerzlos amputiert. Allerdings konnten weitere Versuche nicht eine Begründung dieser Methode erzielen, und man erlebte bald ebenso glänzendes Fiasko, wie man glänzende Erfolge gehabt hatte, und mit der Zeit wurden die negativen Erfolge zahlreicher als die positiven.

So kommt man bis in die Mitte des 18. Jahrhunderts nicht weiter, bis die alte Idee der Aetherisierung wieder aufgegriffen wurde.

In dieser Zeit machten die Zahnärzte Evans in Paris und Horace Wells in Hartford erneute Versuche, das Lustgas bei Zahn-Extraktionen zu verwenden. Der Zahnarzt Watley hatte im Jahre 1844 bei einer Vorlesung des Chemikers Colten ein Experiment mit Lustgas gesehen, und liess bald nach diesem an sich selbst eine Narkose mit Lustgas vornehmen, um sich einen Zahn extrahieren zu lassen. Zu gleicher Zeit stellten auch Jackson und Morton mit demselben Gas Versuche an, doch alle Experimentatoren waren von den Erfolgen ihrer Narkosen noch sehr wenig befriedigt.

Schon seit dem Anfang des 19. Jahrhunderts waren von verschiedenen Chemikern die Wirkungen und Einflüsse des Schwefeläthers auf den tierischen Organismus erprobt worden. Einige von ihnen nahmen an sich selbst Versuche vor, indem sie die Dämpfe des Schwefeläthers einatmeten, teils, um sich selbst einen angenehmen Rausch zu verschaffen, teils, um die Wirkung zu prüfen. Die dabei öfters eingetretenen üblen Folgen schreckten die meisten Aerzte ab, dessen ungeachtet war aber der Aether schon öfter als Mittel zur Betäubung verwandt worden, während man ihn auch als Erleichterungsmittel bei Brustkrankheiten gebrauchte, indem man die Dämpfe von den Kranken einatmen liess. Die Mitteilungen über die Aetherverwendung zur allgemeinen Narkose wurden aber von den meisten Gelehrten in das Reich der Fabel verwiesen, selbst der grosse Chirurg Velpeau stand im Jahre 1829 auf diesem skeptischen Standpunkt, und wollte von einer Aethernarkose nichts wissen.

Derjenige, welcher als Entdecker der Narkose mit Recht anzusehen ist, ist der Arzt und Chemiker Dr. med. Charles Th. Jackson in Boston. Derselbe machte im Winter des Jahres 1841 zu 42 an sich selbst die ersten Versuche, mit einem Gemisch von Aetherdämpfen und atmosphärischer Luft eine Narkose zu erzeugen. Diese Versuche wurden allerdings erst 5 Jahre später von praktischer Bedeutung. Im Jahre 1846 wurde Jackson von seinem Schüler Morton, welcher von den Versuchen Jacksons Kenntnis erhalten hatte, um ein Mittel gebeten, welches eine schmerzlose Zahn-Extraktion ermöglichte. Jackson gab ihm den Schwefeläther, und die mit diesem sofort ausgeführten Versuche waren von dem erwarteten Erfolg gekrönt. Bald darauf wurde auf Jacksons Anregung die Aethernarkose bei einer chirurgischen Operation, Exstirpation einer Geschwulst am Halse, von Warren am 14. Oktober 1846 zum ersten Male angewandt, und auch hier war der Erfolg ein vollständiger. Durch Jackson selbst kam die Kunde von diesen Versuchen nach Europa, und am 17. Dezember 1846 nahm Bott die erste Aethernarkose in Europa vor, wenige Tage später machte Liston die zweite in London, und es folgte die dritte am 22. Dezember desselben Jahres von Jaubert in Paris.

Jackson erhielt für seine wichtige Entdeckung den Monthyon'schen Preis von der Akadémie in Paris, worüber sich Wells derartig alterierte, dass er am 24. Januar 1847 aus Kummer über die entrissenen Lorbeeren, die er für sich beanspruchte, freiwillig in den Tod ging. Jackson konnte sich aber auch nicht an den Strahlen seines Ruhmes sonnen, denn er verfiel bald darauf in Wahnsinn, welcher ihm den Geist bis zum Tode umnachtete.

Nun wurden die Aethernarkosen von verschiedenen Anderen weiter geprüft, so von Florent, Longet etc., welche an Tieren Narkosen mit Aether vornahmen. Velpeau hatte nun auch seinen skeptischen Standpunkt verlassen, und wurde ein eifriger Vertreter der Aethernarkose, indem er sie nunmehr bei chirurgischen und geburtshilflichen Operationen einleitete, und ihre Verwendung allgemein anriet.

Wenn bis jetzt eine Aethernarkose noch zu den seltenen Operationen gehörte, so war es der Gynäkologe Simpson, welcher derselben eine allgemeine Verwendung verschaffte. Er machte am 17. Januar

1847 die erste Aethernarkose bei einer schwierigen Entbindung. Wenige Monate später, am 4. November d. J., stellte er an sich, und seinen Assistenten Keith und Duncan die ersten Versuche mit einem zweiten Mittel an, welches dem Aether den Vorrang streitig machen sollte, aber noch immer mit demselben um die Krone des Sieges kämpft. Dieses war das von Soubeiran im Jahre 1831 hergestellte Chloroform. Dasselbe war von Liebig ein Jahr später selbständig hergestellt worden, und von Dumas und Guthrie weiter untersucht, mit dem Namen, den es heute noch führt, belegt worden. Durch Versuche von Bell und Flourens, die schon vorher an Tieren angestellt waren, auf das Chloroform aufmerksam gemacht, führte es Simpson an Stelle des Aethers in die Reihe der Narkosenmittel ein, und begründete seine Resultate, welche er am 10. November 1847 vor der Medizinischen Gesellschaft in Edinburg praktisch mit einer Narkose verkündete, mit mehr als 80 Narkosen an Menschen, und veröffentlichte eine Anzahl Arbeiten über diese Frage.

Durch diese ersten Versuche wurde eine Wissenschaft begründet, die in unserer Zeit eine ungeheure Wichtigkeit besitzt neben dem bedeutendsten Einfluss auf die Chirurgie und deren Disziplinen.

So zeigt es sich auch in dem weiteren Entwickeln der Narkose, dass dieselbe Hand in Hand mit der Chirurgie sich entwickeln, und in ihren späteren Forschern hauptsächlich Chirurgen verzeichnen kann. Man sah nunmehr den Wert des Chloroforms und Aethers ein, und studierte die Wirkungen dieser Stoffe, sowohl durch Tierversuche, wie durch die Narkose im Operationssaal. Es vergingen nur wenige Jahrzehnte, und es war allgemein bekannt, dass die Operationen ihre Schrecken verloren hatten, und dass man, ohne den geringsten Schmerz zu empfinden, sich den grössten Operationen unterziehen könnte. In Deutschland war die erste allgemeine Narkose behufs einer chirurgischen Operation von Schuh im Jahre 1847 gemacht worden. Wir sehen von diesen Zeiten an, bis auf die heutigen Tage noch die beiden hauptsächlichsten Narkotika, das Chloroform und den Aether, im Kampfe liegen. Wenn man auch schon in den nächsten Jahren nach der Einführung der Narkose in Deutschland, die schweren Gefahren des Chloroformierens erfahren musste, und, wenn man auch die Vorteile des Aethers vor dem Chloroform erkannte, so konnte man doch nicht eine vollkommene Entscheidung herbeiführen. Wir sahen schon 1849 in Frankreich, wie Diday und Pétrequin auf Grund zahlreicher in Lyon vorgekommener Todesfälle, die dem Chloroform zur Last gelegt werden mussten, als Warner vor dem enormen Gifte auftraten, und wie durch deren Anregung wieder eine Gegenströmung zu Gunsten des Aethers entstand. Doch auch während der Aethernarkosen ereigneten sich einige Todesfälle und durch diese in Schrecken versetzt, und betroffen durch die Ueberzeugung und Erfahrung, dass der Aether oftmals eine sehr mangelhafte Narkose nur zu erzeugen im Stande war, konnte man sich nicht ganz dem Aether zuwenden, und denselben ganz dem Chloroform verziehen.

Erst nach geraumer Zeit kam man durch Julliard zu der Ueberzeugung, dass man bei der Aethernarkose der Luft möglichst wenig Zutritt gestatten dürfe, und nur durch möglichst intensiven Luftabschluss tiefe und rasche Narkosen erreichen könne. Durch diese Ueberzeugung wurde die sogenannte Genfer Methode, oder die Erstickungsnarkose ins Leben gerufen. Julliard hatte sich nunmehr ganz dem Aether zugewandt, und nahm vom Jahre 1877 an nur Aether zum Narkotisieren. Diesem vortrefflichen Chirurgen folgen bald andere Forscher in seinen Fussstapfen, so sehen wir Dumont 1886, und Fulter in Bern, Roux in Lausanne, Stelzner in Dresden 1887, 1889 Bruns in Tübingen, und eine Reihe anderer Chirurgen als begeisterte Anhänger des Aethers. Auf dem 25. Chirurgenkongress empfahl Gurlt den Aether als das beste Narkotikum, und stellte denselben als den ungefährlichsten Stoff, wenigstens als bedeutend harmloser, als Chloroform hin. In begeisternder Rede trat er für den Aether ein, und empfahl denselben in jeder Hinsicht.

Leider wissen wir alle noch aus unserem Leben, wie jenes lebhafte Eintreten für ein bestimmtes Narkotikum verhallen musste in dem weiten All unserer Wissenschaft, da sich nicht das erfüllen sollte, was die Begeisterung eines Genies über eine grosse Anzahl glücklicher Narkosen versprochen hatte. Es war eben noch nicht das Ideal gefunden, und man sollte noch lange suchen nach dem, was man glaubte in der Hand zu halten, das, was heutzutage noch nicht unser eigen ist. So wendete man sich wieder dem Chloroform zu, teilweise das, teilweise den Aether brauchend.

So hat man bis in unsere Tage noch den Kampf zwischen diesen beiden Narkotika geführt, und wir haben im Laufe der Jahre viele Forscher bald auf dieser, bald auf jener Seite gesehen, bis man endlich zu der Ueberzeugung kam, die alten Methoden nach den neuen Beobachtungen zu ändern. So sehen wir jetzt den grössten Teil der Chirurgen eifrig für die neue Tropfmethode eintreten (Witzel, von Mikulicz etc.), während man in England und Amerika mehr nach der Methode nach Clover-Grossmann narkotisiert, welch letztere Methode auch in Deutschland Anhänger hat (Landau etc.). Wenn hier auch einige Unterschiede bestehen in der Methode der Dosierung, die Grundidee ist doch dieselbe, und zwar stellt dieselbe als erstes Erfordernis zur Einleitung einer guten Narkose, eine exakte Dosierung. Die Frage der Dosierung hat viel die Forscher beschäftigt. Zur Erreichung einer exakten Verabreichung sind viele tätig gewesen, ich erinnere nur an die Apparate von Kappeler, Junker, Wanscher, Grossmann, Ormsbey, Bonnet etc., sowie an die komplizierten Apparate von Dreser, Kionka, Geppert etc. Allein für die praktische Verwendung hat sich doch die einfachste Methode als die beste herausgestellt, und so ist man nunmehr wohl in der Hauptsache einig, und verwendet die Tropfmethode, sowohl beim Chloroformieren, wie bei der Aethernarkose. Die neueste Errungenschaft des forschenden Geistes ist die Sudecksche Rauschnarkose, welche mehr und mehr Eingang auch in die Welt der praktischen Medizin erfährt, und mit Recht sich einer wachsenden Beliebtheit erfreut.

Neben dem Chloroform und Aether sind mit der Zeit eine grosse Menge anderer Narkotika zur Verwendung gekommen, wenn auch keines die Vorzüge obiger beiden Stoffe übertroffen, oder nur erreicht hat. Von Priestley und Davy war das Stickstoffoxydullgas entdeckt, und zuerst als Narkotikum verwendet, sowie mit dem Namen Lust- oder Lachgas benannt worden. Davy selbst stellte 1799 die erste Narkose an sich selbst dar, und studierte so die Eigenschaften desselben. Man hatte fast 50 Jahre lang das Lustgas nur in Laboratorien gekannt, erst, als sich bei einer Vorlesung einer, der das Gas eingeatmet hatte, sehr heftig an den Kopf stiess, ohne dass er es bemerkt hätte, kam der Zahnarzt Horace Wells, welcher den Vorgang bemerkt hatte, auf den Gedanken, sich durch den Zahnarzt Riggs einen Zahn extrahieren zu lassen, während er das Gas einatmete. Er empfand keinen Schmerz, und benützte darauf das Gas auch bei seinen Patienten. Dr. Warren versuchte in Stickstoffoxydulnarkose eine grössere chirurgische Operation vorzunehmen, doch dies war natürlich nicht von dem erwarteten Erfolge begleitet. So hat man aber doch namentlich bei Operationen der Zahnärzte das Stickstoffoxydul mit gutem Erfolg für eine sehr kurz dauernde Narkose verwendet, bis in die neueste Zeit, nachdem man verschiedentlich Versuche gemacht hat, mit demselben im Verein mit anderen Narkotika längere Narkosen zu erzeugen.

Neben dem Stickstoffoxydul wurden nun in den Jahren von ungefähr 1850 bis in die Neuzeit eine grosse Reihe von anderen chemischen Verbindungen und Stoffen zu Narkosen verwandt, so war es vor allen Dingen das Bromäthyl und Chloräthyl, welches man vielfach zu kurzen Narkosen gebrauchte. Das Aethylbromid wurde 1827 von Serullas zuerst dargestellt, und von Regnault, Löwig etc. zu verschiedenen Versuchen verwandt, und auf seine Eigenschaften geprüft. Als Anästhetikum beschrieb es zuerst Langgaard, während es von Nunnely im Jahre 1849 zuerst in der Chirurgie Verwendung fand. Der letztere war ein eifriger Lobredner des Bromäthyls, und verwendete dasselbe, trotzdem man sich allgemein von seiner Ansicht, das Aethylbromid sei dem Chloroform überlegen, nicht so recht überzeugen konnte, doch sehr häufig, und führte vom Jahre 1864—65 sämtliche Augenoperationen, welche allgemeine Narkose erforderten, unter Bromäthernarkose aus. Weiter wurde das Bromäthyl von Tourneville, Turnbull, Lewis in Philadelphia, Terrillon, Percér etc. zu Narkosen gebraucht. Rabuteau trat 1876 als begeisterter Lobredner desselben auf, und rühmte eine Menge von Vorzügen des Bromäthers, und Alberteau sprach sich in einer Sitzung der Pariser Akadémie 1876 dahingehend aus, dass das Bromäthyl ebenso energisch anästhesierend auf den Organismus wirke, wie Chloroform. Kappeler dagegen ist nicht so von den Vorzügen überzeugt, und macht vor allem auf die leichte Zersetzbarkeit des Bromäthyls aufmerksam. Schneider und Müller beschreiben ebenfalls eine wechselnde Wirkung desselben, während 1883 Chisholm 400 Narkosen mit demselben beschreibt, und mit grossem Lobe von der Wirkung spricht. Später ist dasselbe 1887 von Asch, und 1890 von Schneider definitiv in der Zahnheilkunde eingeführt worden, und hat sich eine Reihe von Jahren behauptet, während man in der neueren Zeit doch erkannt hat, dass dem Bromäthyl viel zu viel Vertrauen betreffs seiner Harmlosigkeit entgegengebracht worden ist.

Neben dem Bromäthyl ist eine ganze Reihe ähnlich zusammengesetzter Stoffe gebraucht worden, doch alle haben mehr oder minder vor der Kritik schwer bestehen können.

Nebenbei machten im Jahre 1847 Simpson und Heyfelder Versuche mit Aethylchlorür sowie mit Aethylnitrit. Das folgende Jahr brachte für die Medizin einige neue Narkotika, so wurde von Thaulow der Schwefelkohlenstoff, von Snow, Simpson, Nunnely das Aethylenchlorid, von Poggiale und Simpson das Aldehyd in der chirurgischen Praxis erprobt und verwendet. Zu derselben Zeit machte Arnott die ersten Versuche, mittels Kälte eine lokale Schmerzbetäubung hervorzurufen. In den folgenden Jahren wurde von Snow und Simpson das Benzol durch Versuche erprobt, und in der Literatur bekannt gegeben. Snow hat 1852 das Aethylidenchlorid zur Erzeugung einer Anästhesie verwendet, und 1870 wurde dasselbe wiederum von Liebreich empfohlen. Richardson entdeckte im Jahre 1853 die anästhesierenden Eigenschaften des Lycoperdon giganteum beim Menschen, nachdem man schon längere Zeit den Rauch des Lycoperdon zur Betäubung von Bienen gebraucht hatte. Das Amylen wurde 1856 von Snow, das Kohlenoxydgas 1857 von Tourdes, die Kohlensäure 1858 von Ozanam, als Anästhetikum beschrieben. Bigelow beschrieb 1861 die Wirkung des Keroselen, und der Zweifachchlorkohlenstoff wurde von Sansom und Harley, Simpson, Protheroe, Smith, Nunneley in den Jahren 1865—67 in verschiedenen Arbeiten der Literatur einverleibt. Weiter hat man Narkosen mit Metylenchlorid (Spencer, Wells, Polaillon, Le Fort etc.) und Pental, das von **Holländer** eingeführt wurde, und einer Reihe von anderen Präparaten zu erzeugen versucht. Man muss bei allen erst die Resultate jahrelangen Forschens abwarten, ehe man eine definitive Kritik üben darf. Es ist unwichtig, alle die weiteren einzelnen Arten der einzelnen kleinen Abschnitte im grossen Leben der Wissenschaft anzuführen. Ein viel wichtigeres Bestreben machte sich gar bald in dem Zeitalter der Narkose bemerkbar, nämlich das, die üblen Eigenschaften des einen Narkotikums durch die guten Eigenschaften eines anderen dadurch zu kompensieren, dass man mehrere Narkotika zusammen verwandte, teils direkt gemischt, teils nur die Dämpfe in einem bestimmten Verhältnis gemengt. In den Jahren 1861—69 machten Pitha, Nussbaum, Mabart, und Bernard die ersten Versuche mit der gemischten Narkose. Es wurden von Schleich verschiedene Narkosengemische hergestellt, die sogenannten Schleichschen Siedegemische. Billroth stellte eine Mischung aus 3 Narkotika her, ebenso wurden vom Chloroformkomité, und von Weiger, einem Zahnarzt in Wien, solche hergestellt, und so sind im Laufe der Zeit eine Menge Kombinationen entstanden, welche mehr oder minder wertvoll sind. Weiger ist der erste gewesen, welcher die Mischnarkose in der Praxis eingeführt hat. Allis machte auf die verschiedene Verdunstung der Narkotika aufmerksam und zeigte so die Schwierigkeit an, welche es galt, vor allem zu überwinden. Zu diesem Zwecke kam man zur Konstruktion von Apparaten, die eine praktische Verwendung allerdings unmöglich erscheinen liessen.

Dessen aber ungeachtet hat der Gedanke doch viele wertvolle Folgen in der Praxis der Narkosenwissenschaft gezeitigt. Wir haben jetzt das Bestreben, noch immer mehrere Narkotika zu verwenden, und es wird dies in der Praxis ausgeführt in der Kombination der Inhalationsnarkose mit einer subkutanen Injektion eines anderen Narkotikums. Als letzteres verwendet man vor allem das Morphin.

In dieser Hinsicht wurde von Schneiderlin eine Narkose angegeben, welche lediglich die Narkotika subkutan verabreicht. Er verwendet Scopolamin mit Morphin. Es ist diese Methode noch in ihrer Erforschung nicht abgeschlossen, und, wenn auch manche Uebelstände noch bestehen, so muss man die Resultate weiterer Forschung abwarten. Jedenfalls ist auch diese Narkose für gewisse Fälle von grossem Werte.

Neben den Methoden der allgemeinen Betäubung, der Narkosen, machte sich im letzten Viertel des vorigen Jahrhunderts eine Methode bemerkbar, welche mit Genialität und Weisheit erfunden, gar wohl berechtigt ist, der Narkose die nötige Ergänzung zu bieten, d. h. in jenen Fällen, wo die allgemeine Narkose unterbleiben kann, die vielen Gefahren und Unannehmlichkeiten derselben zu ersparen, indem sie ihnen doch den Vorteil derselben zu teil werden lässt. Die ersten Anfänge der Lokalanästhesie sind mit der Entdeckung der Wirkung des Aetherspray's von Richardson im Jahre 1866 gegeben, während, wie oben erwähnt, ja schon früher verschiedene Methoden Vorläufer der lokalen Schmerzbetäubung darstellten, wie die Anwendung der Kälte zur Anästhesie, sowie der schmerzstillenden Salben im Mittelalter und Altertum. Der eigentliche Begründer aber dieser lokalen Betäubung, der lokalen Narkose, der Anästhetologie ist Schleich. Ihm gebührt mit Recht der Ruhm, eine Methode geschaffen zu haben, die einen ungeahnten Nutzen der leidenden Menschheit zu bringen im Stande ist, die manches Menschenleben vor einem jähen Tode zu retten vermag. Werden wir doch durch sie in den Stand gesetzt, die Narkose durch eine ebenfalls die Schmerzen benehmende Methode in gewissen Fällen zu ersetzen. Neben Schleich gebührt einer Reihe von Chirurgen der neueren Zeit der Ruhm, die Methode weiter ausgebaut zu haben, wie v. Mikulicz, von Bruns, v. Gottstein, v. Braatz, Hofmeister und viele andere mehr.

Auch andere Methoden wurden angegeben, welche Modifikationen oder Verbesserungen darstellen und später genauer gewürdigt werden sollen, wie das Verfahren von Oberst, Braun, Manz etc.

Im Jahre 1860 stellte Niemann zuerst aus den Kokablättern ein Alkaloid dar, welches noch jetzt in der Anästhetologie eine wichtige Rolle spielt, das Kokain. Derselbe führt auch schon in jener Zeit die lokale Wirkung des Kokains an, doch ist erst 1884 von Koller auf die praktische Verwertung dieser Wirkung des Kokains auf die sensiblen Nerven aufmerksam gemacht worden. Es wurden namentlich die Salze des Alkaloids, das Kokain. hydrochloricum und = sulfuricum verwendet. Es sind in der Neuzeit noch eine grosse Menge von ähnlich wirkenden chemischen Körpern und Verbindungen hergestellt worden, welche ähnliche Wirkungen wie das Kokain haben sollen, teils ohne die schädlichen Nebenwirkungen desselben, teils allerdings auch nicht so zuverlässig, wie Eukain α u. β, Tropakokain etc. Wie gross aber die Bedeutung des Kokains für den Arzt geworden ist, kann man erst erkennen, wenn man genauer die Verwendung in der Chirurgie, Ophtalmologie, Rinologie, Larynkologie etc. der Jetztzeit studiert. Man sagt nicht zu viel, wenn man behauptet, dass das Kokain für den Arzt ebenso wichtig ist, wie Morphin, ja dass die Bedeutung ev. noch viel grösser und umfassender ist bei dem heutigen Stand der Medizin.

Eine Methode ähnlich der Schleichschen Anästhesie ist in den letzten Jahren von Bier angegeben worden, welcher von dem Gedanken ausging, durch Kokaininjektion in die Medulla spinalis eine Analgesie und Anästhesie der, von den Nerven unterhalb der Einstichstelle versorgten Gebiete des Körpers zu erzeugen. Es ist ihm tatsächlich gelungen, durch Einspritzen einer Kokainlösung z. B. in der Gegend des letzten Brustwirbels, eine Anästhesie der ganzen Bezirke unterhalb des Nabels zu erreichen, und Operationen daselbst vorzunehmen, ohne dass der Patient auch nur die geringste Schmerzempfindung zeigte und verspürte. Leider ist auch dieses Verfahren von schweren Gefahren begleitet, so dass man neuerdings warnt, dasselbe am Menschen zu verwenden. Vielleicht werden die weiteren Forschungen darüber günstigeres erreichen. Es ist dieselbe eine Methode, welche ein Mittelding zwischen Narkose, und den Methoden der Anästhetologie zu bilden scheint. Da dieselbe die Medulla spinalis angreift, ist sie quasi mehr zur Narkosiologie zu rechnen, da sie aber wiederum nur einen bestimmten Teil des Körpers anästhesiert, so gehört sie in das Bereich der Anästhetologie. Dieselbe ist von Bier erfunden, und von verschiedenen Forschern weiter geprüft worden, wie von Stumme, Chaput, Schwarz, Ricard, Reclus, Basy, Routier, Lejars, Poirier, Leguen, Tuffier und Kanin etc.

Wenn ich hier die geschichtliche Entwicklung nur kurz gestreift habe, so geschieht dies aus dem Grunde, eine Wiederholung zu ersparen, da die geschichtlichen Daten bei Gelegenheit der Behandlung der einzelnen Methoden doch wieder erwähnt werden müssen. So habe ich hier nur einen oberflächlichen Ueberblick über die geschichtliche Entwicklung unserer Wissenschaft gegeben, indem ich das hier erwähnt habe, was in den Abschnitten über die einzelnen Themata nicht verzeichnet werden konnte, aber doch von einem allgemeinen Interesse ist. Da eine genaue geschichtliche Behandlung unserer Wissenschaft in ein anderes Werk gehört, so habe ich hier vermieden, viel Zahlen und geschichtliche Daten und Beschreibungen anzuführen, denn eine derartige Behandlung des Stoffes würde das Buch sehr vergrössern, da die Geschichte an sich schon einen Band gut ausfüllen würde, und eine kleine lückenhafte Geschichte der Narkologie hier anzufügen, ist gegen das Prinzip, alles vollkommen zu tun, und nicht teilweise und lückenhaft. So wird dieser kleine Ueberblick über die historische Entwicklung nur das bieten, was jedermann lesen und erfahren muss, da es wichtig ist, zum Verständnis des ganzen, ehe er an das Studium unserer Disziplin herantritt. Wenn es den Leser zu weiterem fröhlichen Studieren und Forschen auf dem Gebiete der Narkologie anregen und veranlassen sollte, so würde der Zweck dieser Worte erreicht sein.

II. Kapitel.

Die Narkose im allgemeinen.

§ 1. Aus den geschichtlichen Betrachtungen haben wir ersehen, dass der erste Beginn der Betäubung auf dem Gebiete der zentralen Betäubung liegt. Man ging davon aus, das Zentrum der Empfindung zu lähmen, indem man dem Organismus diesen oder jenen Körper einverleibte, welcher nach den gewonnenen Erfahrungen eine spezifische Einwirkung auf die Ganglienzelle besass. In dieser Hinsicht weiterschreitend, haben eine grosse Anzahl von Forschern der sogenannten Kunst zu narkotisieren, ihre Kraft und Tätigkeit geweiht, und haben mit Intelligenz und ungeheurem Fleiss in der kurzen Spanne Zeit die anfänglichen Versuche zu einer besonderen Disziplin in der Wissenschaft gestaltet. Wenn man den heutigen Stand der Narkosenfrage betrachtet, so kommt man beim Studium der Literatur zu der Ueberzeugung, dass nicht mehr diese Kunst als Nebenbeschäftigung der Chirurgen anzusehen ist, sondern, dass eine selbständige Wissenschaft erblüht ist, die Anspruch erheben kann auf eine ihren Erfolgen und ihrer wissenschaftlichen Tiefe entsprechende Stellung in der allgemeinen Wissenschaft. Wenn wir den weiteren Kapiteln dieses Buches folgen, so werden wir ersehen, wie berechtigt das eben Gesagte ist.

Betrachten wir zunächst im allgemeinen unsere Wissenschaft, so haben wir als Definition derselben folgendes zu sagen. Die Narkosenwissenschaft ist jene Betätigung des menschlichen Geistes, welche ihr Bestreben dahin richtet, den menschlichen oder tierischen Organismus, oder einen bestimmten Teil desselben durch medicamentöse Behandlung in einen Zustand der Betäubung zu versetzen, so dass derselbe eine Schmerzempfindung, welche ihm künstlich verursacht, oder ihm durch pathologische Prozesse angetan wird, ohne Wahrnehmung in seinem Bewusstsein als Schmerz erleidet. Wir nennen diese Wissenschaft mit dem Namen **Narkologie.** Dieses Wort ist abgeleitet von dem griechischen Wort ἡ νάρκη, welches, von Hippokrates gebraucht, Ohnmacht bedeutet. Dasselbe Wort wird noch gebraucht als Ausdruck für den Zitterwels, Torpedo Galvanii, einen Fisch, bei dessen Berühren man einen lähmenden elektrischen Schlag bekommt. Da nun ἡ νάρκη die Betäubung bedeutet, so ist die Narkologie diejenige Wissenschaft, welche sich mit der Betäubung im allgemeinen, sei es totale Betäubung (Narkose) sei es lokale Betäubung beschäftigt.

§ 2. Nach der Definition, dass die Narkologie die Betätigung des menschlichen Geistes sei, welche ihr Bestreben dahin richtet, den menschlichen oder tierischen Organismus, oder einen bestimmten Teil desselben durch medicamentöse Behandlung in einen Zustand der Betäubung zu versetzen, so dass derselbe eine Schmerzempfindung, die ihm künstlich verursacht, oder durch pathologische Prozesse bedingt wird, ohne Wahrnehmen in seinem Bewusstsein als Schmerz erleidet, können wir zwei Teile der Narkologie bilden, nämlich den einen Teil, welcher diejenige Betätigung des menschlichen Geistes darstellt, welche ihr Bestreben dahin richtet, durch Einverleibung bestimmter Stoffe in den menschlichen, oder tierischen Organismus eine Wirkung auf die Zentren bestimmter Funktionen im Zentralnervensystem hervorzurufen, welche eine Lähmung der Ganglienzellen, oder genauer gesagt, einen bestimmten physikalischen Zustand gewisser Teile des Protoplasma's der Ganglienzellen hervorruft, welch letzterer sich in einer Lähmung der Funktionen dieser Ganglienzelle offenbart, und den anderen Teil der Narkologie, welcher diejenige Betätigung des menschlichen Geistes darstellt, die ihr Bestreben darauf richtet, durch Einverleiben bestimmter Stoffe in den menschlichen, oder tierischen Organismus eine Wirkung auf die Endigungen der peripherischen Nerven, die eine Lähmung der Nerven darstellt, hervorzurufen, und so eine gefühllose Stelle an bestimmten Organen zu bilden.

Der erste Teil der Narkologie umfasst also jene Abteilung, welche die Begriffe vereinigt, die identisch sind mit den bisherigen Narkosen. Wir haben hier eine Lähmung der nervösen Zentren im Gehirn, d. h. wir suchen durch Einwirkung bestimmter chemischer Verbindungen eine Lähmung gewisser Zentren im Gehirn hervorzurufen, und durch diesen Angriff der zentralen Systeme wird eine allgemeine Narkose erzeugt. Die Unempfindlichkeit bei diesen Manipulationen erstreckt sich über den ganzen Körper. Wenn wir für diesen Teil der Narkologie einen Namen suchen, so ist derselbe in dem Worte Narkosiologie zu finden. Bei dem Altvater der Medizin, Hippokrates findet sich das Wort ἡ νάρκωσις, welches Erstarren-Betäubung bedeutet. Von diesem Ausdruck haben wir bereits unser Wort Narkose abgeleitet. Die Narkosiologie bedeutet also die Lehre von der Betäubung des ganzen Körpers mit dem Angriffspunkt im Zentralnervensystem.

Der zweite Teil der Narkologie umfasst alle die Methoden der lokalen Betäubung, der sogenannten Lokalanästhesie. Wir haben es hier mit der Lähmung der Nervenendigungen eines bestimmten

Nervengebietes zu tun. Allein es ist unter dem Ausdruck Nervenendigung hier nicht nur die Endverzweigung des Nerven in der Haut zu verstehen, sondern wir haben hier auch den ganzen peripherischen Nerven uns vorzustellen. Wenn wir nach den Methoden der lokalen Anästhesie verfahren, so werden wir aber stets zunächst mit unseren Betäubungsmitteln an die Nervenendigungen in der Haut, sowie dann in dem Fettgewebe, und der Muskulatur, und wenn dieselben betäubt sind, dann erst an den Nervenstamm herantreten. Wenn wir aber im Gegensatz zu den zentralen Angriffen in der Narkosiologie sprechen, so können wir gut hier Nervenendigung im allgemeinen sagen, wenn wir auch bisweilen einen kleineren Stamm des Nerven direkt attakieren.

Für diesen zweiten Teil unserer Narkologie lässt sich analog den obigen Definitionen ebenfalls ein Name aus den Wortschätzen unseres alten Meisters bilden. Bei Hippokrates finden wir das Adjektivum ἀναίσθητος, welches gefühllos, unempfindlich bedeutet. In diesem Worte ἀναίσθητος liegt schon an sich der Begriff des Teiles, gegenüber dem Ganzen bei νάρκωσις, und so können wir das Wort Anästhetologia = Anästhetologie bilden. Es bedeutet demnach die Anästhetologie jene Wissenschaft, welche sich damit beschäftigt, einen Teil des Körpers unempfindlich, oder gefühllos zu machen. Wir haben hier einander entgegenstehen ἡ νάρκωσις und ἀναίσθητος, das erstere bezeichnet Betäubung, Erstarren, und bedeutet also mehr einen Begriff, welcher gegenüber „unempfindlich“ den umfassenderen Begriff darstellt. Es ist nun auch die Narkose der umfassendere Zustand des Körpers, als die lokale Schmerzbetäubung. Somit drücken wir auch durch das Wort Narkosiologie diejenige Wissenschaft aus, welche sich mit Methoden der allgemeineren Betäubung, der Betäubung des ganzen Körpers befasst, gegenüber der Anästhetologie, welche die Lehre von der Betäubung einzelner Bezirke des Körpers bezeichnet.

Nach diesen Definitionen wird jedermann einsehen, dass die Ausdrücke **Narkologie, Narkosiologie** und **Anästhetologie** dem Sinn und der Abstammung nach korrekt gebildet sind, und dass dieselben dem Bedürfnis nach Ausdrücken in der Narkosenwissenschaft abhelfen, und die bisherigen mangelhaften Bezeichnungen besser ersetzen.

§ 3. Wenn wir nun die Narkologie aus den uns beiden bekannten Teilen zusammensetzen, so haben wir den schon in der Einleitung näher erörterten Grund dazu. Die Einheit des Angriffspunktes in der Substanz des Protoplasma's gibt uns ein Recht zu dieser Zusammenfassung unter einem über beiden stehenden Begriff. Ein anderer Grund, weshalb wir die lokalen Anästhesierungsmethoden an die Seite der allgemeinen Narkosen stellen, liegt darin, dass dieselben einen einheitlichen Zweck verfolgen, nämlich den, dem Kranken die Schmerzen einer Operation, oder anderer schmerzhafter Eingriffe oder Zustände in dem menschlichen Organismus zu nehmen. Dieser Zweck allein berechtigt zu einer Vereinigung der Glieder zu einem Ganzen.

Diese beiden Gründe sind von einer Wichtigkeit sowohl für die

Aerzte, wie für die leidende Menschheit, dass schon durch dieselben die Bedeutung der ganzen Narkologie dargetan wird.

Es ist ein Zeichen für die Bedeutung einer Wissenschaft, wenn die Forscher und Gelehrten anderer Gebiete ihre Kraft auch für diese einsetzen, und so sehen wir, wie in der Gegenwart die berühmtesten Chirurgen sich dem Studium und der weiteren Entwickelung der Narkologie gewidmet haben.

Es ist auch allgemein, und vor allem in Fachkreisen schon oft das Bedürfnis ans Licht gestellt worden, der Narkologie eine gesonderte Stellung in der Wissenschaft zu geben. Wir kommen auf diesen Punkt noch bei Gelegenheit der Abhandlung über den Narkotiseur näher zu sprechen. Hier sei nur bemerkt, dass England einen Schritt voraus natürlich wie in allen Gebieten, so auch auf diesem ist, indem man dort an grösseren Krankenanstalten einen besonderen Arzt für Narkosen anstellt. Dies ist ein Fortschritt, allein damit ist noch nicht genügend getan. Wenn eine Wissenschaft sanktioniert werden soll, so muss dieselbe zunächst eine Pflanz- und Pflegstätte an der Universität finden. Nur dort kann derselben das nötige Material zum Weiterforschen, und nur dort können die nötigen Mittel zur Entfaltung zur Blüte gegeben werden, und allein durch eine solche akademische Pflege kann man die Früchte endlich sammeln.

Hier ist es zunächst noch ein sehr niederer Entwickelungszustand, auf dem unsere Wissenschaft als solche, abgesondert an sich steht, allein es bedarf nur der richtigen Pflege, um die jetzt schon zu treiben beginnenden Triebe hervorzulocken zum üppigen Spriessen.

Wenn wir erst eine bessere Schulung auf dem Gebiete der Narkologie dem Studierenden der Medizin können zuteil werden lassen, erst dann ist die richtige Bahn gefunden zum gedeihlichen Weitersteuern. Die bessere Ausbildung unserer praktischen Aerzte, und eine Prüfung derselben auch in der Narkologie, sowohl hinsichtlich der Technik, wie der wissenschaftlichen Kenntnisse in der Narkologie, werden zeigen, worin die Früchte zu sammeln sind, die uns unsere Wissenschaft zu bieten vermag.

Dieselben bestehen nicht nur in der Technik und den Kenntnissen in vollkommenstem Masse der Aerzte, sondern auch in der Anerkennung der Leistungen derselben von seiten der Laien.

Wie in der ganzen Medizin ein uneigennütziger Sinn der Jünger Aesculaps unverkennbar ist, denn wohin würde der Arzt gelangen, wollte er nicht sein eigen Ich in den Hintergrund stellend nur dem leidenden Mitmenschen dienen, ohne den verdienten und würdigen Lohn auch nur im entferntesten zu beanspruchen und zu erlangen in den meisten Fällen, so ist derselbe auch das erste Gebot in der Narkologie, indem die Früchte dieser Wissenschaft nicht dem verantwortungsvollen tätigen Fleisse des Arztes zu gute kommen sollen, sondern der ganzen Menschheit. Aber gerade darin liegt ja der Stolz und die Freude des Arztes. Und doch wird auch in manchen Fällen der Laie, wenn dies auch bei weitem das seltenste Ereignis darstellt, nicht seine Anerkennung den Leistungen gerade der Narkologie versagen. Und gerade diese seltenen Früchte unserer verantwortungsvollen Tätigkeit sind für uns von köstlichstem Wert.

§ 4. Neben diesem seltenen Ruhme liegt nun die Freude des Arztes vor allem in seinem eigenen Handeln, und dem Bewusstsein, seiner Wissenschaft und der Menschheit gedient zu haben. Es soll mir ferne liegen, ein Urteil über die einzelnen Disziplinen hinsichtlich der Befriedigung ihrer Forscher zu fällen. Jedem erwächst in seinem Fache der verdiente Dank. Aber es soll hiermit nur darauf hingewiesen sein, ein wie hohes Bewusstsein dasjenige ist, einem Menschen die Leiden und Schmerzen gelindert zu haben. Die Narkologie setzt uns nun in den Stand, dem Menschen gerade durch das Benehmen des Schmerzes einen grossen Dienst zu erweisen. Wie enorm wichtig diese Handlung des Arztes ist, das kann man sofort erkennen an der Dankbarkeit eines Menschen, welchem man im Zustande höchster Not lindernd mit der Narkose nahte. Besonders ist dies zu empfinden, wenn man einer Kreissenden, die tagelang die enormen Schmerzen von Stunde zu Stunde sich steigernd ertragen hat, bis sie endlich müde der Tröstungen einer unverständigen Hebamme, den Arzt ruft, und von ihm ohne weitere Schmerzen erdulden zu müssen, die Annehmlichkeiten der Narkose zu kosten bekommt. Dies Vermögen, einem Mitmenschen all sein Leiden für einige Zeit nehmen zu können, um ihm dasselbe entweder ganz zu tilgen, oder doch zum grössten Teil zu lindern, ist eine der schönsten Leistungen des Arztes.

Es ergiebt sich nun die Frage, wann dürfen wir unsere Narkologie anwenden, und wie sollen wir die einzelnen Teile derselben verwenden?

§ 5. Die erstere Frage, wann wir eine Betäubung überhaupt vornehmen dürfen, ist viel umstritten und schwer präzis zu entscheiden in jedem Momente und jeder Lage der Verhältnisse. Es kann nicht eine allgemeine Regel aufgestellt werden, denn es hängt das ganz von den Umständen ab. Nur ganz allgemein lässt sich folgendes sagen. Wir dürfen die Betäubung im Sinne der Narkologie dann verwenden, wenn dem Kranken durch dieselbe, soweit die Verhältnisse zu übersehen sind, kein Schaden entsteht. Daraus geht hervor, wie genau wir alles erwägen müssen, und wie genau wir alle die uns zur Verfügung stehenden Mittel kennen müssen hinsichtlich ihrer Wirkungen im allgemeinen, wie unter den jeweiligen Verhältnissen. Nur dann, wenn wir das zu verwendende Narkotikum kennen, und wenn wir die körperlichen und psychischen Verhältnisse des Patienten soweit exploriert haben, dass wir ein genaues Bild von den Vorgängen sowohl physiologischer, wie pathologischer Art im Organismus des Kranken uns gezeichnet haben, dürfen wir mit der narkologischen Operation beginnen.

Wenn wir uns nun den einzelnen Teilen unserer Wissenschaft zuwenden, so können wir noch manche anderen Thesen aufstellen. Zuerst wollen wir die Frage behandeln, wann dürfen wir eine Narkose einleiten.

Hierzu müssen wir uns einmal kurz klar machen, wie der Mensch zur Narkose, der Betäubung der Schmerzempfindung durch chemische Verbindungen auf die Ganglienzellen im Zentralnervensystem wirkend, steht.

Die Narkose kann dem Menschen eine grosse Reihe von Gefahren für sein Leben sowohl, wie für seine Gesundheit mit sich bringen. Diese Gefahren sind solche, welche teils aus den spezifischen Wirkungen der Narkotika an sich, teils aus den Wirkungen der Narkotika im Verhältnis zu den pathologischen Vorgängen und Veränderungen im Organismus des Patienten entstehen, ferner sind es solche, welche aus einem Versehen, einer mangelhaften wissenschaftlichen, einer mangelhaften technischen Ausbildung des Narkotiseurs hervorgehen, teils sind es Gefahren, die ganz unvermutet, und aus noch unaufgeklärten Gründen, entstehen können, letztere allerdings ein sehr kleiner Teil. Alle diese Gefahren aus den genannten Ursachen können den Kranken dem Tode überantworten, oder sie können eine schwere Schädigung der Gesundheit des Menschen für die ganze künftige Lebensdauer mit sich bringen. So sehen wir, dass eine Narkose nicht eine ganz unschuldige Operation darstellt. Es kommt nun vor allem in Betracht, zu erwägen, ob eine Narkose durch ihre Leistungen die Wahrscheinlichkeit einer der obengenannten Gefahren aufwiegt, wie gross die Wahrscheinlichkeit des Eintrittes dieser Gefahren ist, und welche körperlichen etc. Verhältnisse des Patienten mitsprechen.

Hier soll nur die Frage erörtert werden, ob der Nutzen der Narkose den ev. Schaden soweit übersteigt, dass eine Narkose gerechtfertigt wird. Man wird also nur dann eine Narkose einleiten dürfen, wenn der Vorteil, den die Narkose dem Patienten bringt, die ev. eintretenden Nachteile aufwiegt, und dieselben an Bedeutung weit überragt. Wenn wir diesen Satz uns immer in das Gedächtnis rufen, wenn wir zu entscheiden haben, ob überhaupt eine allgemeine Narkose, und welche Narkose gewählt werden soll, werden wir immer das rechte finden.

§ 6. Wir kommen z. B. oft in die Lage, eine Narkose vorzuschlagen, um den Kranken besser untersuchen zu können. Es ist dieser Punkt ein so ungeheuer wichtiger, dass wir denselben nicht flüchtig übergehen können. Namentlich wir Frauenärzte kommen oft in die Lage, eine Narkose wegen einer genauen Exploration vorzunehmen. Wir müssen hierbei bedenken, dass nicht etwa der Grund zu einer Narkose in der Gêne oder Prüderie der Patientin liegen darf. Eine Narkose zum Zwecke der Untersuchung ist nur dann gerechtfertigt, wenn wir entweder einen Zustand erwarten, dessen Diagnose uns schon sehr wahrscheinlich ist, und nur noch genauer bestimmt werden soll, und welcher eine Operation fast sicher erfordern wird, die wir sofort an die Untersuchung anschliessen können während derselben Narkose, oder wenn so hochgradige Schmerzhaftigkeit besteht, dass wir eine Diagnose nicht stellen können, weil uns der Patient unwillkürlich nicht zu beseitigende Hindernisse für die Exploration entgegenstellt, da schon bei der geringsten Berührung der zu explorierenden Organe, derartige schmerzhafte Reflexe ausgelöst werden, dass ein klares Bild über die pathologischen Verhältnisse nicht zu erlangen ist. Es muss aber bei derartigen Zuständen immer ein ernstes Moment im Hindergrund stehen, wir müssen ev. ernste Erkrankungen vermuten, ohne deren genaue Erkennung eine das Leben, oder die dauernde Gesundheit des betreffenden Menschen rettende Therapie nicht eingeleitet werden kann, so dass durch die Unterlassung der Narkose eine Gefahr für die betreffende Person, entweder quoad vitam, oder hinsichtlich der körperlichen Gesundheit für alle Zukunft entstehen wird. Auch in diesen Fällen müssen wir stets bemüht sein, die etwaige Operation oder Behandlung, soweit dieselbe eine Narkose an sich erfordert, direkt an die Exploration anzuschliessen, damit nicht in wenigen Stunden oder Tagen eine neue Narkose wegen der Therapie eingeleitet zu werden braucht.

§ 7. Was nun die Narkose wegen Operationen anlangt, so ist diese Frage hier nicht allein zu beantworten. Nur das muss als feststehende These aufgestellt werden, dass eine Narkose nur dann einzuleiten ist, wenn die Unterlassung derselben für das Leben, oder die dauernde Gesundheit des betreffenden Menschen direkt gefahrbringend und verderblich ist.

Wir müssen dabei erwägen, ob nicht weniger gefahrvolle Operationen z. B. die der Anästhetologie an Stelle der allgemeinen Narkose angewandt werden können. Erst wenn wir keine anderen Methoden finden können, welche in dem bestimmten Falle die Narkose ersetzen dürften, so haben wir ein Recht, eine allgemeine Narkose unter obiger Bedingung einzuleiten. Wenn wir die ganze Technik und Wissenschaft der Narkologie beherrschen, werden wir für fast alle Fälle ein Verfahren finden können, welches den Anforderungen entspricht.

Es gibt nur einen Zustand, wo man ev. anders urteilen muss. Das ist der Vorgang der Entbindung. Wenn wir den allgemeinen Wert der Narkose bei der Entbindung, und die grosse Anzahl der Meinungen hinsichtlich der Narkose intra partum bedenken, werden wir es gerechtfertigt finden, wenn wir hier einige Worte darüber verlieren. Die Narkose intra partum verdient eine Beachtung in verschiedener Hinsicht.

Zunächst müssen wir bekennen, dass es kein Mittel gibt, welches einer Frau in diesen Verhältnissen Linderung bringt, ausser die Narkotika. Ferner gibt es aber auch keine Methode der Anästhetologie, welche eine Narkose intra partum nur annähernd, geschweige denn vollkommen zu ersetzen im stande sein könnte.

Ausser diesen Tatsachen müssen wir bedenken, dass eine Frau intra partum allerdings hinsichtlich der Wirkungen von verschiedenen Narkotika einer grösseren Gefahr ausgesetzt ist, z. B. hinsichtlich des Blutverlustes, der Schwäche etc. Es ist kein Zweifel, dass viele Frauen in diesen Verhältnissen nicht narkotisiert werden sollten, und es muss da natürlich der diesbezügliche momentane Zustand entscheiden.

Hingegen ist es auch vollkommen feststehende Tatsache, dass eine Frau intra part. schon mit viel geringeren Mengen des Narkotikums völlig narkotisiert werden kann, dass sie sehr wenig widerstandsfähig, sehr leicht zu betäuben ist, und dass schon eine sehr oberflächliche Narkose d. h. oberflächlich hinsichtlich der Tiefe der Betäubung, genügt, um die nötige Anästhesie zu erzeugen.

Es ist nun natürlich bei Frauen ganz verschieden, wie sie die Schmerzen ertragen, die eine ist empfindlicher als die andere. Wir haben bisweilen mit Bewunderung gesehen, wie manche Frauen gerade die schmerzhaftesten geburtshilflichen Operationen ohne eine Linderung der Schmerzen, ohne Klage und Jammern ertrugen. Das Weib ist eben auch in dieser Hinsicht ein grosses Rätsel. Nun ist aber in vielen Verhältnissen doch die Empfindlichkeit nicht herabgesetzt, und die Frau ist gequält von den enormsten Schmerzen. Wollte man hier genau nach der Vorschrift, eine Narkose nur dann einzuleiten, wenn ohne die Narkose eine Gefahr für das Leben, oder die Gesundheit der Frau besteht, handeln, so würden wir nur in seltenen Fällen im Stande sein, der kreissenden Frau die Wohltat der Narkose zu teil werden zu lassen. Hier ist die einzige Gelegenheit, wo wir von der obigen Regel eine Ausnahme machen dürfen, denn nach unserer Ueberzeugung sind Verhältnisse und Momente vorhanden, wo man der Frau die Wohltat der Narkose nicht versagen darf. Wir werden natürlich versuchen, die Verwendung der Narkose so viel, wie möglich zu beschränken, doch es fehlt uns an einer anderen Methode, und wer kann sein Herz dem Mitgefühl verschliessen, wenn eine Frau von argen Schmerzen gequält, Linderung von uns fordert. Es ist eine Erfahrungstatsache, dass man einen grossen Teil der geburtshilflichen Operationen ohne Anwendung der Narkose vornehmen kann, allein es spricht in diesen Fällen die individuelle Empfindlichkeit mit. Wir können stets der Frau eine Linderung schaffen, denn es giebt eine so grosse Anzahl von Methoden der Narkose mit den verschiedenen Narkotika, dass es nur von dem Gerade unserer Ausbildung in Wissenschaft und Technik der Narkose abhängt, ob wir der betreffenden Frau helfen können und wollen. Nur ganz seltene Komplikationen können eintreten, die uns jede Narkose verbieten. Wenn auch von gewisser Seite noch hie und da die Ansicht auftaucht, die Frau müsse mit Schmerzen gebären, und man dürfe daher nicht lindernd eingreifen, weil es quasi eine religiöse Pflicht der Frau sei, diese Schmerzen zu ertragen, so können wir auf diesen sinnlosen Einwurf nur das erwidern, dass derjenige, der dieser Ansicht ist, einmal solchen Schmerzen, wie sie eine Gebärende erleidet, ausgesetzt werden müsste, ohne dass man ihm Hilfe brächte. Er würde der erste sein, der nicht den zehnten Teil der Schmerzen, die eine Frau aushält, erdulden könnte.

So haben wir uns zur Regel gemacht, auch der Frau intra part. so weit als irgend möglich, die Annehmlichkeiten der Narkose zu teil werden zu lassen, und wir können mit Recht behaupten, dass wir noch nie einen Schaden des Kindes, oder der Mutter erlebt haben, wenn natürlich jeder Fehler vermieden, und die grösste Vorsicht beachtet wird. Aber der Dank bleibt nicht aus, denn auch in diesen Verhältnissen empfindet die Frau gar wohl das Mitgefühl, das ihr der Arzt entgegenbringt, und ist dankbar für die geringste Hilfe. So dürfen wir auch nicht karg sein in unseren Wohltaten, sondern müssen bestrebt sein, in jedem Falle durch Kunst und Wissenschaft die Narkose so ungefährlich wie nur möglich zu gestalten.

§ 8. Wenn wir uns nun zu der Erwägung, wann wir die anästhetologischen Methoden in Anwendung bringen sollen, wenden, so müssen wir zunächst kurz die Vorteile und Nachteile der Methoden erörtern.

Die ersteren bestehen darin, dass dem Kranken eine grosse Menge von Unannehmlichkeiten erspart bleiben. Er wird nicht einer so grossen Anzahl von schweren Gefahren ausgesetzt, wie bei der Einleitung einer Narkose, er hat nicht die unangenehmen Nachwirkungen der letzteren zu ertragen. Allerdings entbehrt er der Annehmlichkeit, dass er, ohne von der ganzen Operation eine Empfindung im Bewusstsein zu haben, dieselbe übersteht. Er wird zweifellos eine grössere psychische Erregung erleiden, wenn er sieht und hört, wie die Operation begonnen wird. Es wird ihm nun natürlich jede Schmerzempfindung genommen, nur eine Tastempfindung behält er, er merkt wohl, dass an seinem Körper gearbeitet wird. Nun ist ja in den meisten Methoden keine Spur von Schmerzempfindung vorhanden, doch nicht bei allen Methoden kann dies behauptet werden. Bisweilen wird doch, und sei es auch wegen des Ungeschicks des betreffenden Arztes, welcher die lokale Betäubung leitet, ein Schmerzgefühl auftreten, welches sofort wieder betäubt wird, wenn der Patient darüber klagt. Es hängt dabei ganz von der Kunst des Arztes, von der Methode der Betäubung, und von der Empfindlichkeit des Patienten ab, ob die Anästhesie eine vollkommene ist. Nun wird ja bei vielen Kranken es gar nicht darauf ankommen, wenn sie einmal eine geringe Schmerzempfindung haben; doch bei anderen wird dies sehr üble Folgen haben können.

Wir ersehen also aus dem Gesagten, dass wir wohl unsere Patienten genau aussuchen müssen, wir müssen bei Vornahme einer lokalen Betäubungsmethode vorher darüber klar sein, erstens, dass wir genau die Technik und die Methodik beherrschen, zweitens, dass der Kranke nicht zu leicht erregbar, drittens, dass er nicht hochgradig empfindlich ist, sondern bereit ist, einmal einen geringen Schmerz zu ertragen. Es ist nun natürlich unsere Ueberzeugung, dass es nicht vorkommen darf, dass der Patient Schmerz empfindet, allein, wem sind nicht doch schon bei solchen Operationen trotz bester Technik unvorhergesehene Unfälle zugestossen, welche seinen Anstrengungen, wenn auch nur für einen Moment trotzten?

Es ist eben die Verteilung der Verwendbarkeit verschieden. Wir können nicht bei jeder Operation eine Narkose entbehren, und so hat sich schon eine gewisse Grenze gebildet, indem sich die lokalen Betäubungsmethoden mehr auf dem Gebiete heimisch machten, während auf jenem Gebiete die Narkosiologie sich nicht verdrängen liess. Und so sind es hauptsächlich jene Operationen, wo nicht sowohl das Leben des Kranken, als vielmehr ein dauerndes Wohlbefinden in gesundheitlicher Hinsicht von dem glücklichen Verlaufe der Operation abhängig ist, bei denen wir hauptsächlich die lokalen Betäubungsmethoden verwenden. Man erinnere sich hier an die Augenoperationen, die zum grössten Teil unter lokaler Betäubung ausgeführt werden, ferner so viele Zahn-, Mund- und Nasenoperationen, und einen grossen Teil der chirurgischen Eingriffe an den Extremitäten etc.

Die lokalen Betäubungsmethoden verlaufen meist mit einer weit geringeren Wahrscheinlichkeit einer Gefahr quoad vitam des Patienten. Es werden in vielen Fällen nicht starkgiftige Körper verwandt, und von den giftigen Stoffen nur so geringe Mengen, dass der Eintritt einer Lebensgefahr durch Intoxikation sehr weit entfernt ist. Freilich giebt es auch verschiedene Methoden, die nicht ohne Gefahren angewandt werden, allerdings dieselben stellen Methoden dar, welche noch der Prüfung bedürfen, ehe sie zum Gemeingut der Aerzte werden. Diejenigen Methoden der Anästhetologie, die vom Arzte an Stelle von Narkosen angewandt werden dürfen, und das Gemeingut der Aerzte geworden sind, haben, in korrekter Weise ausgeführt, selten ernste Gefahren im Gefolge.

§ 9. Wenden wir uns nun wieder der Narkosiologie zu, welche ja in dem Folgenden zunächst behandelt werden soll! Wir haben gesehen, welche Punkte im allgemeinen die Einleitung einer Narkose rechtfertigen. Es können diese Angaben ja nur sehr im allgemeinen gemacht werden, denn wir haben bei jeder einzelnen Narkosenart wieder besondere Momente zu berücksichtigen, und diese Erläuterungen sind in dem speziellen Teil dieses Buches gelegentlich der Behandlung jeder einzelnen Narkosenmethode, und jedes einzelnen Narkoticums genau festgelegt. Was wir hier im allgemeinen als Gründe gegen die Einleitung einer Narkose vorbringen können, ist zwar wenig, doch es muss hier flüchtig erwähnt werden, um die Grenze zwischen Narkosiologie und Anästhetologie ziehen zu können. Diese Kontraindikationen bestehen in einer derartigen Herabsetzung der Kräfte und Lebensenergie, dass die Wahrscheinlichkeit des Nichtüberstehens der Narkose von seiten des Patienten sehr gross erscheint. Wenn wir annehmen müssen, dass eine allgemeine Betäubung durch das Zentralnervensystem den Tod des Kranken herbeiführen wird, so müssen wir versuchen, die Narkose entweder ganz zu unterlassen mit samt der Operation, oder eine andere Methode zu finden, welche die allgemeine Narkose ersetzt. Ist letzteres ausgeschlossen, so müssen wir erwägen, wird der Patient durch Unterlassen der Operation und Narkose innerhalb kurzer Zeit sterben, und kann die Operation ihn dem Tode entreissen, indem sie vielleicht doch möglich wäre bei Zuhilfenahme aller die Kraft steigernder Mittel und Methoden etc. Ist letztere Erwägung mit wahrscheinlich, oder doch möglich zu bezeichnen, und ist der Kranke ohne unsere Hilfe sicher dem Tode überantwortet, so müssen wir die Narkose unternehmen, und bemüht sein, deren Einfluss auf die Körperkraft möglichst günstig zu gestalten. Es besteht ja doch in allen Fällen die Möglichkeit, dass sich die Verhältnisse, wenn auch nur in geringem Grade anders gestalten, als man voraussieht, und so sind wir der Ueberzeugung, überall da helfend einschreiten zu müssen, wo wir noch eine, wenn auch geringe Hoffnung, auf Erfolg zu Gunsten des Kranken haben.

§ 10. Zu der Vornahme einer jeden Allgemeinnarkose gehört die Zustimmung des Kranken. Wir dürfen auf keinen Fall unterlassen, vor einer Operation den Kranken darauf aufmerksam zu machen, dass wir eine Narkose damit verbinden wollen. Dieselbe kann einem Menschen stets eine Gefahr quoad vitam bringen, und deshalb darf sie auch nie ohne seine Einwilligung vor sich gehen. Die Einwilligung braucht aber keineswegs besonders eingeholt zu werden, wenn es sich um intelligente Personen handelt, wie das Urteil einer neuerdings stattgehabten Gerichtsverhandlung klar gelegt hat. Wenn dieselben die Vorbereitungen zu einer Narkose sehen, und erheben keinen Widerspruch, so ist deren Zustimmung schon darin gegeben. Personen aber, welchen die Fähigkeiten fehlen, die Verhältnisse so zu überblicken, dass sie aus unseren Vorbereitungen auf eine Narkose schliessen können, müssen von uns besonders um die Zustimmung zur Narkose angegangen werden. Verweigert ein Kranker seine Zustimmung zum Einleiten einer Narkose, so sind wir in keinem Falle berechtigt, dieselbe dennoch vorzunehmen, selbst dann nicht, wenn die Rettung des Lebens des Kranken einzig und allein von dieser Narkose abhängt. Wir müssen in solchen Fällen stets den Willen des Patienten berücksichtigen.

Anders verhält es sich bei Leuten, welche unter Vormundschaft gestellt sind, also meist bei Geisteskranken. Hier haben wir auf den Willen des Kranken nichts zu geben, sondern müssen die Erlaubnis von dem Vormund einholen. Es besteht aber dieselbe Beziehung zu diesem, ohne seine Einwilligung ist die Narkose unmöglich.

Dasselbe gilt natürlich bei Kindern, solange dieselben noch nicht so alt sind, dass sie über ihre Angelegenheiten selbständig verfügen können. Wir haben hier natürlich nicht die Eltern, oder den Vormund um die Erlaubnis anzugehen, wenn auch die Person noch nicht mündig ist, sobald dieselbe nur so alt ist, dass sie die mit der Narkose verbundenen Verhältnisse mit dem geistigen Auge zu überschauen vermag.

§ 11. Es ist hier noch ein Umstand zu erwähnen, welcher für den Arzt von grosser Bedeutung ist. Wir sollten nie eine Narkose an einer anderen Person vornehmen, namentlich nicht an Frauen, respektive Mädchen, ohne eine dritte Person als Zeugen dabei zu haben. Es ist schon sehr häufig vorgekommen, dass namentlich junge Mädchen, welche einer Narkose unterzogen wurden, nach dem Erwachen aus der Betäubung behaupteten, der Arzt habe ein Sittlichkeitsverbrechen an ihnen begangen. Der Grund zu diesen Behauptungen liegt darin, dass ein grosser Teil der Narkotika, namentlich jene, welche wir zu kurzen Narkosen verwenden, einen Einfluss auf die Genitalien ausüben, so dass die Narkosierten erotische Träume haben, und meist nach den Träumen, in denen oftmals die aufregendsten Bilder von Coitus, und sonstigen sexuellen Vorgängen, auch von onanistischen Manipulationen, die vielleicht im Geistesleben in normalem Zustand des Kranken eine Rolle spielen, auftreten, noch das Gefühl in den Genitalien von den Vorgängen der Traumbilder haben. In vielen solchen Fällen sind die Genitalien überhaupt nicht berührt worden, die Operation etc., wegen welcher man narkotisierte, betraf ganz andere Körperteile. Dass aber erotische Vorstellungen durch die Narkotika hervorgerufen werden, erkennt man daran, dass die Kranken meist im Beginn der Betäubung die Beine anziehen, Bewegungen wie beim Coitus machen, oder selbst onanistische Bewegungen vornehmen, derartige Reden führen etc., kurz, durch ihre ganze Haltung während der Narkose die Traumvorstellungen offenbaren. Meist wird sich die Traumvorstellung nach den sexuellen Beziehungen des gewöhnlichen Lebens der Kranken richten, eine Frau wird mehr vom Coitus, eine Dirne mehr von gemeinen Handlungen, ein Mädchen bisweilen von onanistischen Vorgängen träumen; je nach ihrem Stand und der Bildung, sowie moralischen Höhe, auf der sie sich befinden, wird sich der Eindruck der Kranken richten. Da nun aber sehr oft das Erinnerungsvermögen an die Traumvorstellungen nach der Narkose sehr getrübt, oder auch erloschen ist, so kombiniert die Kranke beim Erwachen, und stellt analog ihren Gefühlen, und ev. nach Erinnerungsmomenten aus den Träumen, Behauptungen auf, welche den Arzt beschuldigen.

Dass natürlich der Arzt, namentlich wenn diese Vorgänge vom Gericht entschieden werden, in eine sehr unglückliche Lage kommen kann, die ihn vollkommen gesellschaftlich zu Grunde richtet, und auch pekuniär ruinieren kann, ist ja leicht einzusehen. Man muss da nicht Rücksicht auf die anständige Gesinnung unserer Kranken nehmen, denn die Angehörigen von einem jungen Fräulein, oder einer Dame etc. werden dem Arzte nie glauben, auf welche Ursache diese Eindrücke zurückzuführen sind, und der Arzt ist nur dadurch gesichert, dass er bei der Narkose eine dritte Person zugegen gehabt hat. Erstens hat er in dieser Person einen Zeugen vor Gericht, zweitens lassen sich die Kranken eher von ihrem Irrtum überzeugen, wenn sie wissen, dass der Arzt nicht mit ihnen allein gewesen ist. Es ist ja äusserst peinlich, wenn ein derartiger Fall überhaupt vor Gericht kommt, vorausgesetzt natürlich, dass der Arzt unschuldig ist, denn das Publikum ist nur zu leicht geneigt, auf den Arzt, auch wenn er freigesprochen wird, einen Stein zu werfen, denn dasselbe kann die Umstände und Verhältnisse nicht übersehen, und wird stets der Ansicht sein, dass doch ein ganz klein wenig Wahrheit daran sein wird, und somit wird ein Makel an des Arztes Ehre haften, während er doch vollkommen frei von Schuld ist. Die Folgen sind natürlich materieller Schaden, wenn nicht Ruin, und eine Herabsetzung der gesellschaftlichen Stellung des Arztes. Es muss nun letzterer bestrebt sein, jeden Anlass zu solchen üblen Ereignissen zu vermeiden, und er kann dies nur dann, wenn er sich zur Regel macht, nie allein eine Narkose an einer anderen Person vorzunehmen. Es ist auch noch aus dem Grunde, dass der Arzt im Falle auch des kleinsten Unglücks, eine Hilfe hat, die Anwesenheit einer Person, die ihm das und jenes zureichen kann, sehr vorteilhaft und zu empfehlen.

Es giebt nun auch eine andere Beziehung zwischen Arzt und Patient, welche ersteren in forum bringen kann. Dieselbe besteht in dem Geheimnis, welches der Arzt betreffs aller der durch die Narkose über den Kranken erfahrenen Angelegenheiten wahren muss. Es ist nämlich während der Narkose, namentlich während des I. und II. Stadiums, aber auch während des Stadiums des Erwachens, möglich, irgend welche Verhältnisse des Kranken von demselben zu erfahren. Der Kranke beschäftigt sich während der Narkose stets mit denjenigen Dingen, welche sein Geistesleben, auch während der alltäglichen Beschäftigung etc. erfüllen. Wenn man nun die Narkose auf diesem Stadium, wo der Kranke zu reden beginnt, d. h. wo seine Urteilskraft gelitten, und sein Bewusstsein noch teilweise erhalten ist, allerdings die Willenskraft nicht mehr Einfluss ausüben kann, erhält, und den Kranken in ein Gespräch verwickelt, so kann man von ihm Dinge erfahren, welche er im normalen Zustande nie gesagt hätte. Man hat diesen Zustand geprüft, und kann so aus einem Verbrecher das Geständnis der Tat etc. herauslocken. Doch einen kriminellen Wert hat dieses Geständnis nicht, denn der Kranke ist ja seiner geistigen Eigenschaften in gewissen Beziehungen beraubt. Da nun aber tatsächlich oftmals durch eine Narkose Dinge offenbart werden, welche nicht das Allgemeingut anderer Leute werden dürfen, so sind sämtliche Personen, welche mit der Narkose zu tun haben, verpflichtet, über alle Wahrnehmungen den Kranken betreffend das strengste Stillschweigen zu beobachten.

Wir müssen auch vom ärztlichen Standpunkt ganz entschieden dem entgegentreten, dass man die Narkose zum Zwecke des Ausforschens einer Persönlichkeit verwendet. Wenn dies Brauch würde, so würde in kurzer Zeit niemand mehr eine Narkose an sich vornehmen lassen, denn er müsste ja gewärtig sein, man lockte aus ihm Geheimnisse hervor, welche er gern für sich behalten hätte.

Es ist daher die Pflicht des Narkotiseurs, jedes Wort, welches er von einem narkotisierten Patienten vernimmt, als nicht gesprochen zu betrachten, und er muss bestrebt sein, die Stadien der Narkose, in denen der Kranke spricht, nach Möglichkeit abzukürzen, und darf sich auf ein Ausforschen des Kranken nie einlassen. Ferner hat er auch über etwaige Beobachtungen, die auf Sitten und Gewohnheiten des Patienten Schlüsse zu ziehen gestatten, das strengste Geheimnis zu wahren.

Neben diesen Beziehungen können wir aber auch manche Verhältnisse des Kranken durch die Narkose erfahren, sei es in rein persönlicher Hinsicht, z. B. über den Gesundheitszustand des Kranken, über seine moralischen und geistigen Beziehungen, sei es in allgemein sozialer Hinsicht, welche uns vielleicht ein mindergutes Urteil über den betreffenden Menschen bilden lassen, und es kann an den Arzt nur zu leicht die Eventualität herantreten, dieses Urteil dritten Personen mitzuteilen. Immer müssen wir uns daher bewusst sein, dass der Arzt einen Vertrauensposten einnimmt, und dass er dieses Vertrauen rechtfertigen muss, gezwungen, nicht nur durch sein Gewissen, sondern auch durch das Gesetz.

Neben diesen Beziehungen bestehen noch andere, welche den Arzt ebenfalls als Schuldigen vor den Strafrichter stellen können. Durch die Vornahme einer Narkose nimmt der Arzt eine Verantwortung für das Leben und das künftige Wohlergehen des zu narkotisierenden Kranken auf sich. Die Verantwortung liegt erstens darin, dass der Kranke durch ein Versehen des Narkotiseurs, einen Fehler, eine Unterlassung, und eine Vernachlässigung schwer geschädigt werden kann. Die Schädigung kann bestehen in dem Verlust der Gesundheit für kurze Zeit, für die Zukunft, und in dem Tode. Betrachten wir zuerst den Tod während der Narkose, soweit derselbe durch den Narkotiseur verschuldet werden kann.

Der Arzt kann den Tod des Kranken verursachen durch einen Fehler in der Dosierung, durch die falsche Wahl des Narkotikums in Bezug auf den Zustand des Kranken, durch Unachtsamkeit während der Narkose, indem der Arzt entweder eine eintretende Gefahr (Synkope, Apnoë) zu spät erkennt, oder die zu ergreifenden Gegenmassregeln zu spät oder falsch anwendet, oder dass der Arzt die nötigen Instrumente zu solchen Massnahmen, wie die zur Tracheotomie, zur Infusion etc. nicht zur Hand hat, also eine ungenügende Vorbereitung getroffen worden ist, oder dass der Arzt ein schlechtes Präparat (Narkotikum) verwendet, welches entweder unter seiner mangelhaften Aufbewahrung verdorben, oder aus einer Apotheke bereits als schlechtes bezogen ist. In letzerem Falle trifft die Schuld meist den Apotheker, allein teilweise auch den Arzt, da er das Präparat hätte vorher prüfen, also die Zersetzung erkennen müssen, und dasselbe folglich nicht verwenden durfte. Und so lassen sich noch eine Menge von Beziehungen und Verhältnissen aufzählen, welche der Arzt nicht berücksichtigte, und durch welche der Tod des Patienten herbeigeführt wurde. Tritt nun ein solcher Fall ein, so ist es zunächst Sache der Angehörigen, einen Prozess gegen den Arzt anzustrengen, und denselben auch zu begründen. Das letztere wird ihnen sehr schwer werden, wenn nicht ein anderer Arzt zugegen war, welcher den Vorgang sachverständig zu schildern vermag. So wird in vielen solchen Fällen gegen den Arzt, selbst wenn er eine Schuld am Tode hätte, doch kaum ein gerichtliches Verfahren anhängig werden können, da die Beweise von einem Fehler des Arztes sehr schwer zu erbringen sind, da es sich meist um versäumte Handlungen handelt, die nur im Momente des Vorganges richtig zu beurteilen sind, in vielen Fällen, nach der Narkose aber, nur schwer noch eruiert werden können. Es ist aber doch noch das Gewissen des Arztes da, vor dem er sich verantworten muss, und dessen Urteil einem Ehrenmanne nicht gleichgiltig sein wird.

Wenn wir also gesehen haben, dass dem Arzte schwer ein Versehen etc. während der Narkose nachzuweisen sein wird, wenn nicht andere Aerzte zugegen waren, die die Narkose sorgfältig mit beobachtet haben, so ist es ebenso schwer, ja vielmals unmöglich, für einen anderen Arzt, vielleicht den Sachverständigen, die Tätigkeit des Arztes während der Narkose zu beurteilen, und zu entscheiden, liegt ein Versehen, eine Schuld des Arztes an dem Tode des narkotisierten Menschen vor, oder nicht. Es wird in den meisten Fällen zur Freisprechung des Arztes führen müssen, jedenfalls von der fahrlässigen

Tötung, denn auch selbst in jenen Fällen, wo der Arzt vielleicht ein grobes Versehen, wie die Verwendung eines zersetzten Narkotikums oder sonstige starke Fehler begangen hat, wird man noch immer nicht mit Bestimmtheit entscheiden können, ist der Kranke an den Wirkungen des zersetzten Narkotikums gestorben, denn es können Fälle sich ereignen, wo der Kranke auch ohne Narkose in demselben Moment gestorben wäre, man erinnere sich nur an jenen Todesfall bei der ersten Chloroformnarkose Es können viele andere Momente zugleich gewirkt haben, wie Reflexe von den Schleimhäuten, Shock, Idiosynkrasie etc., und wir können dieselben doch nicht nachweisen. Ebenso sind viele Narkosen mit unreinem Narkoticum, das infolge langer Aufbewahrung zersetzt, oder unrein war infolge der Darstellung, in jenen Jahren namentlich, wo die Narkose erst auftauchte, vorgenommen worden, ohne dass die Kranken von den Zersetzungsprodukten oder Beimengungen getötet worden wären, wenn auch Todesfälle zweifellos darauf bezogen werden müssen.

Allein diese Momente sind für den Arzt nicht ein Grund, die Vorschriften für die Narkose zu vernachlässigen. Denn wenn er auch in vielen Fällen vielleicht nicht bestraft werden kann, so nimmt er doch eine Last auf sich, die er schwer genug empfinden muss, wenn er sich selbst als unparteiischer Richter sagen muss, er trage Schuld am Tode des Kranken. Zweifellos ist, dass der Arzt bestraft werden kann, wenn er nachweisbar leichtsinnig, und ohne die nötigen Vorbereitungen etc. gehandelt hat.

Er muss aber schon dem Kranken gegenüber, welcher ihm ein so hohes Vertrauen entgegenbringt, dass er ihm sein Leben in die Hand gibt, alles tun, um dies Vertrauen zu rechtfertigen.

Was nun die Schädigungen des Kranken an seiner dauernden Gesundheit durch die Narkose anlangt, so kann der Arzt der fahrlässigen Körperverletzung leicht angeklagt und eventuell überwiesen werden. Wenn wir hier an die Narkosenlähmungen erinnern, so haben wir ein Beispiel, wo der Patient den Arzt direkt verantwortlich machen kann. Erstens muss der Arzt dafür sorgen, dass solche Lähmungen nicht entstehen, zweitens muss er bei dem Entstehen derselben dafür sorgen, dass dieselben sofort sachgemäss behandelt werden, damit eine Restitutio ad integrum möglich ist. Hat er beides ausser acht gelassen, und ist die Lähmung dadurch unheilbar geworden, so hat der Kranke einen triftigen Grund, den Arzt zur Verantwortung zu ziehen. Wir werden in solchen und ähnlichen Fällen bei der Abgabe eines Gutachtens meist nicht umhin können, dem Arzt die ganze Schuld beizumessen. Nun, dank der Seltenheit solcher Ereignisse, und der Unkenntnis des Publikums wird der Arzt nur sehr selten zur Verantwortung gezogen werden. Allein er muss selbst dazu beitragen, dass derartige Fälle, ohne dass er eine Schuld trägt, eintreten, und er kann dies sicher vollbringen, wenn er alle die Eventualitäten, die mit einer Narkose verknüpft sein können, beachtet und nicht leichtsinnig handelt mit der Ansicht, dass die vielen beschriebenen Unfälle während der Narkose nur grosse Seltenheiten darstellten, mit deren

Eintritt man nicht zu rechnen brauche. Nur mit peinlichster Sorgfalt im ganzen Handeln von Anfang bis Ende der Narkose, und steter Beobachtung, und regem geistigen Denken kann der Narkotiseur sein Gewissen lauter und rein erhalten. Deshalb ist die Narkose eine Operation, die ebenso, wie jeder schwere chirurgische Eingriff, beachtet sein will, und die nicht unter die unwichtigen und nebensächlichen Vornahmen gerechnet werden darf, denn der Narkotiseur trägt eine nicht geringere Verantwortung auf seinen Schultern, als der Chirurg während einer grossen Operation.

§ 12. Neben den eben betrachteten Verhältnissen sind jene beiden Fragen, wo und zu welcher Tageszeit sollen wir narkotisieren? sowohl für den Kranken, wie für den Arzt nicht ohne Interesse. Wenn wir zuerst den Ort, wo die Narkose stattzufinden hat, näher betrachten wollen, so müssen wir verschiedene Verhältnisse berücksichtigen. Nehmen wir zunächst an, der Kranke sei zwecks Operation in ein Krankenhaus gekommen. In diesem Falle stehen dem Arzte besondere Räume für die Operation zur Verfügung, und daselbst muss natürlich auch die Narkose stattfinden. Es ist nun in den meisten grösseren Anstalten vorgesehen, dass die Narkose nicht im Operationszimmer selbst begonnen wird, sondern man verfährt so, dass man den Kranken in einem fahrbaren Bett oder auf einem Tisch in das zum Narkotisieren bestimmte Vorzimmer, das neben dem Operationssaale gelegen ist, bringt, und daselbst mit der Betäubung beginnt. Man verhindert dadurch, dass der eventuell psychisch schon erregte Kranke, durch den Anblick der verschiedenen Vorrichtungen und Instrumente etc., die sich im Operationssaal befinden, noch mehr erregt wird. In dem Vorzimmer, welches für den Beginn der Narkose bestimmt ist, muss Ruhe herrschen, es dürfen nur die zur Narkose nötigen Personen zugegen sein, kurz, es darf darin nichts sein, was den Kranken etwa noch mehr aufregen könnte (Mikulicz). Die Ruhe wirkt sedativ und wenn der Kranke die Vorbereitungen der Operation nicht gewahr wird, so gewinnt er eine grössere Resignation und die Ueberzeugung, dass die ganze Operation etc. nicht so schlimm und gefährlich sei, wie er es sich gedacht hat. Der beruhigende Zuspruch des Arztes, und der Umstand, dass nicht viel besondere Massregeln getroffen werden, erhöhen die Ruhe des Patienten. Nun wird die Narkose bis zum Beginn des III. Stadiums geleitet, und, wenn das Bewusstsein des Kranken geschwunden ist, wird er in den Operationssaal gebracht, und auf den etwa erforderlichen Tisch gelegt, falls dies nicht schon im Vorzimmer geschehen war.

Der Operationssaal ist nun der Ort, in dem die Narkose eigentlich von statten geht. Auf die Einrichtung desselben hat die Narkose nur insoweit Einfluss, als man für die Narkose eine reine, gute Luft von entsprechender Temperatur und konstanter Beschaffenheit fordern muss. Die nötigen Apparate sind an anderer Stelle dieses Buches erwähnt. Ausserdem muss noch den etwaigen Temperaturverhältnissen des Kranken Beachtung gezollt werden, denn man muss eventuell bei sehr langer Narkose und starker Abkühlung des Kranken, demselben Wärme zuführen können, was entweder durch Erhöhung der Lufttemperatur, oder durch Heizen des Operationstisches etc. geschieht.

Ganz andere Verhältnisse herrschen im Privathause, wo der praktische Arzt gezwungen ist, zu narkotisieren. Hier stehen oftmals keine besonderen Zimmer zur Verfügung, und so muss der Arzt sich mit einem Raume begnügen. Es ist auch hierbei zu beachten, dass man den Kranken nicht durch die Vorbereitungen für die Operation aufregt. Man geht am besten so vor, indem man zuerst die Luft- und Temperaturverhältnisse im Zimmer regelt, und ein für die Narkose und Operation geeignetes Lager des Kranken herstellt, was leicht aus 2 zusammengestellten Tischen und einigen Kissen geschieht. Ehe man nun die Instrumente sterilisiert, oder, wenn dies schon geschehen, auspackt, so beginnt man mit der Narkose, indem man dieselbe zuerst, da man noch nicht sterilisierte Hände hat, selbst leitet, und sie dann, wenn man die ersten 10 Minuten dieselbe beobachtet hat, einer anderen Person übergibt, welche nun, unter des Arztes Aufsicht, dieselbe weiterführt, d. h. nichts ohne Wissen und Anordnung des Arztes tut. So kann man verhindern, dass der Kranke durch die Vorbereitungen und die sonstigen Manipulationen des Arztes noch mehr aufgeregt wird. Es lässt sich auch meist im Privathause so einrichten, dass man ein Zimmer benützt, um daselbst die Vorbeitungen zur Operation etc. vorzunehmen, während man in dem anderen Zimmer den Kranken zu narkotisieren anfängt. Natürlich kann man für die Verhältnisse im praktischen Leben keine feststehenden Vorschriften in dieser Hinsicht aufstellen, nur das muss betont und hervorgehoben werden, dass der Arzt bemüht ist, den Kranken vor Beginn der Narkose möglichst wenig dadurch aufzuregen, dass er ihm die Vorbereitungen für die Operation, das Auswählen und Kochen der Instrumente etc. sehen und hören lässt. Je ruhiger die Umgebung des zu narkotisierenden Kranken ist, um so leichter wird die Narkose eintreten und verlaufen.

Diese Verhältnisse können nicht genügend betont werden, denn sie werden tatsächlich in der Praxis noch viel zu wenig beachtet, und der Arzt empfindet viel zu wenig mit seinen Kranken, sonst würde er schon aus Mitgefühl und Erbarmen mit dem angsterfüllten Gemüt der armen Kranken diese Punkte mehr berücksichtigen. Es bedarf nur der Probe, um jeden zu überzeugen, wieviel leichter, schneller und ohne jede Excidation die Narkose eintritt und verläuft bei einem Kranken, welcher psychisch beruhigt ist, als bei einem solchen, den man noch durch die genannten Vornahmen aufgeregt hat.

So ist es auch um so mehr dem Kranken anzuraten, sich in einer Klinik, oder in einem Krankenhause, wenn es möglich ist, operieren zu lassen, schon aus dem Grunde, neben vielen anderen natürlich, dass daselbst mehr Gelegenheit zu einer sachgemässeren Behandlung des Kranken hinsichtlich der Narkose gegeben ist.

Wenden wir uns nunmehr der Frage zu, zu welcher Zeit wir eine Narkose am besten vornehmen, so müssen wir von Anfang an uns klar sein, dass natürlich nur diese Fälle hier zur Erörterung gelangen, welche eine Operation und Narkose verschieben lassen auf eine vom Arzt zu bestimmende Zeit, und nicht eine sofortige Vornahme derselben fordern. Steht es uns frei, eine Zeit zu bestimmen, so ist es der Morgen bis zum Mittag, welcher am besten für die Narkose geeignet ist. Der Grund liegt erstens im Kranken und dessen Befinden. Der Patient hat am Morgen eine grössere Menge Kraft zur Verfügung, denn er hat körperlich wie psychisch geruht während der vorhergehenden Nacht. Er erwacht früh, nachdem er entweder infolge von Schlafpulvern oder wegen Ermüdung geschlafen hat, gestärkt und erfrischt, und ist somit widerstandsfähiger als z. B. am Nachmittag, wo er einen halben Tag schon hinter sich hat. Es ist dies nicht ohne Einfluss auch für die Narkose, da es auch am Morgen dem Kranken leichter fällt, wenig Speise zu sich zu nehmen, denn da er die Nacht geschlafen, hat er leeren Magen, und braucht nicht noch lange zu fasten, was oftmals ziemlich lästig empfunden wird. So bleibt ihm alles das Unangenehme, das damit verbunden ist, erspart.

Wenn man nun noch einen Umstand bedenkt, nämlich den, dass man dem Kranken nicht den Zeitpunkt, Tag und Stunde der Operation vorher mitteilt, so hat der Kranke die Nacht ohne Angst gut geschlafen, da er meint, die Operation sei vielleicht erst am nächsten Tage. Wenn man ihm nun am Morgen kurz vor Beginn der Narkose mitteilt, dass die Operation heute stattfindet, so hat man ihm die Angst und Aufregung vorher in der Hauptsache erspart. Die ungestörte Nachtruhe, das daraus hervorgehende Kräftegefühl etc. gibt dem Patienten auch grösseren Mut.

Ein weiterer Umstand, weshalb man besser am Morgen narkotisiert, ist in dem Verhalten und Befinden des Arztes selbst gegeben. Er ist am Morgen natürlich ebenfalls kräftiger und leistungsfähiger, als an späteren Zeiten des Tages, wo schon durch vorhergegangene Arbeiten und Anstrengungen die psychische, wie physische Kraft geschwächt ist. Dies muss doch beachtet werden, auch wenn es nicht sehr von Gewicht ist, denn der Arzt muss eben zu jeder Zeit ein ganzer Mann sein, der all seine Kenntnisse und technische Fertigkeiten in jedem Moment seines Lebens, nachts, wenn er aus dem Schlafe geweckt wird, und am Tage, wenn er die Patienten behandelt, richtig und zu Gunsten des Kranken verwertet, es darf ihn daher auch nicht Müdigkeit und Abspannung nach des Tages Arbeit bei seiner Tätigkeit beeinflussen, wenigstens muss er, wenn er nicht mehr in den widerstandsfähigen Jahren seines Lebens sich befindet, einen derartig viel vom Arzt verlangenden Beruf, wie der des Narkotiseurs es ist, nicht mehr ausüben wollen. Tut er es, so muss er eben in jedem Augenblick das Beste leisten. Aber dennoch kann er bei sehr langen Narkosen, die ihn vielleicht mehr in Anspruch nehmen als kurze, dieses Moment berücksichtigen, und dieselben am Morgen vornehmen, da man ihm doch nicht verübeln kann, wenn er seine geistigen und körperlichen Kräfte nach Möglichkeit schont. Und dies kann er tun, wenn er so die Tageszeit wählt.

Allerdings wird es nur in dem geringeren Teile aller Fälle möglich sein, eine bestimmte Zeit für die Narkose zu wählen. Wo es geht, soll man nach obigem verfahren, wie es ja auch in den meisten chirurgischen Kliniken der Fall ist, in den Fällen, die zu anderer Zeit eine Narkose fordern, muss sie natürlich vorgenommen werden, aber wir haben dann auch für solche Fälle Zeit, da wir die anderen Narkosen am Vormittag schon vollbracht haben. Somit ist das, was für den Tag bestimmt war, früh getan, und man kann die übrige Zeit des Tages für andere Zufälle verwenden.

§ 13. Wenden wir uns nun zu der Zeitdauer der Narkose! Es ist nicht möglich, eine bestimmte Angabe zu machen, wie lange eine Narkose dauern darf. Es hängt ganz von den organischen Verhältnissen des Individuums, von den pathologischen Zuständen, von den Narkotika, von der Methode der Narkose, und von vielem anderem mehr ab, wie lange man eine Betäubung ausdehnen darf. Man hat bereits Narkosen von 4 Stunden Dauer, und noch länger vorgenommen, ohne dass der Kranke auch nur die geringste Schädlichkeit erlitten hätte. Wenn wir hier einmal kurz die Gefahren einer sehr lange dauernden Narkose bedenken wollen, so müssen wir vor allen Dingen die Kraft und Gesundheit des Herzens erwägen, denn der Haupteinfluss ist in Veränderungen des Herzens und seiner Tätigkeit zu erwarten. Ist das Herz von vornherein völlig gesund, so wird auch während, und nach sehr lange Zeit dauernden Narkosen in den seltensten Fällen eine Veränderung an demselben verspürt werden, allerdings hat man bei einzelnen Narkotika z. B. dem Chloroform an Tierversuchen durch die lange Einwirkung des Narkotikums eine Verfettung des Herzens beobachtet (Ostertag, Ungar, Ajello, Verf. etc.).

Es ist auch dann beobachtet worden, wenn gar kein Verdacht einer bestehenden Disposition des Myocards zur fettigen Degeneration vorlag, und so ist man zu der Ueberzeugung gelangt, dass einige Narkotika mehr wie die anderen mit der Länge der Einwirkung eine fettige Degeneration im Herz erzeugen können. Neben dem Herzen sind es die Nieren, welche ebenfalls oft beeinflusst werden, und fettige Degeneration erleiden. Man kann dies auch da annehmen, wo man nach der Narkose eine Beimengung von Eiweiss im Harn findet. Diese Albuminerie verschwindet nach einiger Zeit wieder, die fettige Degeneration war nur im Beginn, und ist wieder verschwunden.

Wenn nun auch nicht in allen Fällen, wo Eiweiss im Harn nach einer Narkose auftritt, eine beginnende fettige Degeneration anzunehmen ist, es können auch Nephritiden etc. vorliegen, so ist doch aus den häufigen Berichten von derartigen Befunden zu schliessen, dass die Einflüsse einer langen Narkose auf die Nieren sehr häufig, vielleicht häufiger, als die Veränderungen des Herzens sind (Strassmann, Ungar, Schmey, Ostertag, Rindskopf, Kast und Mester etc.).

So sind es eine grosse Menge von Gefahren neben den hier genannten, die als die wichtigsten hervorgehoben wurden, die einer sehr lange Zeit dauernden Narkose folgten. Allein man hat auch viele Fälle beobachtet, wo eine schwere Schädigung der Organe nicht die Folge war. Es kommen natürlich ausser den Einflüssen des Narkotikums eine Menge anderer, wie die Disposition, Alter, Krankheit etc. in Betracht, so dass es eigentlich schwer erscheint, mit Bestimmtheit eine etwa auftretende fettige Degeneration als Folge der Narkotikumwirkung hinzustellen. Wie dem nun auch sei, wenn auch andere ursächliche Momente mitwirken, die Narkose hat ohne Zweifel mit Schuld an dem Auftreten derartiger Veränderungen. Es ist daher die Pflicht des Arztes, zu erwägen, wie weit dieser oder jener Umstand in Betracht kommt.

Er muss erstens den Körper ganz genau kennen, und muss wissen, ob eine beginnende fettige Degeneration in einem oder dem anderen Organe etwa vorhanden ist, denn dieselbe würde natürlich schwer ins Gewicht fallen, und eine Verschlimmerung derselben würde durch eine lange Narkose sehr wahrscheinlich sein. Ferner muss er bedenken, wie weit die Krankheit an sich begünstigend für die üblen Wirkungen in Betracht kommt. So sehen wir, dass eine Menge von Verhältnissen mit sprechen bei einer sehr langen Narkose. Und wenn wir nun ein Urteil haben wollen, welches einen Zeitpunkt festsetzt, so müssen wir in dem jeweiligen Falle vor allem zu erfahren suchen, in wieweit jene Nebenursachen einer etwa resultierenden schweren Schädigung des Organismus, wie es z. B. die fettige Degeneration darstellt, in Betracht kommen. Erst dann, wenn alle diese auszuschliessen sind, dann können wir annehmen, dass eine mehrere Stunden dauernde Narkose ohne Schaden ertragen werden kann. Im anderen Falle müssen wir nach den vorhandenen Nebenumständen ein Urteil fällen, wie lange die Narkose dauern darf. Aus demselben muss es sich auch ergeben, welches Narkotikum für die Narkose zu verwenden sein wird, denn das eine wird weniger starke Einflüsse auf die jeweilig vorhandenen pathologischen Veränderungen ausüben, als das andere. Deshalb müssen wir genau das Verhalten derselben zu den organischen Veränderungen, welche hauptsächlich in Betracht kommen, wie Herz- und Nierenerkrankungen, fettige Degeneration derselben Organe, Lungenkrankheiten etc. kennen, um in jedem Falle das richtige Narkotikum zu wählen. Wenn alle diese Umstände Berücksichtigung finden, und die entsprechenden Kenntnisse sowohl der pathologischen Veränderungen, wie deren Beziehungen zu den Wirkungen der einzelnen Narkotika auf den Organismus von uns vollkommen beherrscht werden, so werden wir in jedem Falle zum Wohle des Kranken das richtige Urteil in Bezug auf Wahl des Narkotikums etc. auch bei sehr lange dauernder Narkose fällen. Es kann eine kurze Narkose selbst bei anscheinend ganz normalem und gesundem Organismus doch den Tod des Individuums hervorrufen, und es kann wiederum eine andere Person eine sehr lange Narkose gut überstehen, obwohl man dies wegen des anscheinend geringen Kräftezustandes nicht erwartet hätte. Aber trotz all der unvorherzusehenden Eingriffe des waltenden Schicksals, sind wir doch in der Lage, mit Kunst und Wissenschaft in jedem Falle das richtige zu leisten. So können wir in jedem Falle die Länge der Narkose schätzen, und nach der Untersuchung des Kranken entscheiden, ob er sie ertragen wird.

Man kann natürlich eine Narkose nicht ad infinitum ausdehnen. So haben wir ja gesehen, dass eine konstante Einwirkung eines bestimmt konzentrierten Narkotikumdampfluftgemisches in bestimmter Zeit bei einem Hund z. B. zum Tode führt. Es besteht dasselbe beim Menschen. Die Länge der Narkose richtet sich natürlich nach der Konzentration des Narkotikumluftgemisches, welches der Mensch einzuatmen bekommt. Würden wir diese Konzentration nicht ändern, so würde in zu berechnender Zeit der Exitus letalis eintreten. Je geringer die Konzentration, um so länger muss dieselbe einwirken, bis der Tod eintritt. Darnach liesse sich bestimmen, wie lange die Narkose bei jedem Narkotikum in bestimmter Konzentration der zuzuführenden Dampfluftgemische möglich ist, und dies ist geschehen. Jedoch die Zahlen haben hier keinen Wert, weil wir doch dem Kranken nicht ein Luft-Narkotikumdampfgemisch von gleichbleibender Konzentration verabreichen, sondern dasselbe bei Eintritt der Toleranz vermindern, und bei etwa eintretendem Erwachen des Patienten die Konzentration erhöhen.

Man hat lange Narkosen verwendet bei Krampfzuständen, Tetanus, Eklampsie etc. Doch bei derartigen Fällen hat man von den Narkosen wenig gutes gesehen, weil eben so lange Einwirkung des Narkotikum's für verschiedene lebenswichtige Organe des Organismus nachteilig ist.

Ebenso hat man bei sehr lange dauernden Entbindungen Narkose verwendet. Obgleich diese Narkosen, die von vornherein für mehrere Stunden beabsichtigt sind, sei es, um die Ankunft eines anderen Arztes abzuwarten, oder aus anderen Gründen, nur sehr oberflächliche waren, und nur eben das Bewusstsein trübten, und so die Schmerzen milderten, so waren dieselben doch nicht ohne Nachteil für Mutter wie Kind. Die Frau kann durch vorhergegangenen Blutverlust den bekannten Gefahren beim Hinzukommen der Narkose ausgesetzt werden, das Kind untersteht ebenfalls den schwersten Gefahren dadurch, dass mit der langen Dauer der Narkose Narkotikummengen vom Blute der Mutter auch in den kindlichen Kreislauf übergehen (Zweifel). Wenn auch diese Mengen nur geringe sind, so genügen sie doch, den noch sehr wenig widerstandsfähigen embryonalen Organismus zu vernichten, das Kind schwebt oftmals in grosser Gefahr zu sterben. Deshalb sind allzulange, und vor allen Dingen auch sehr tiefe Narkosen bei einer Kreissenden zu unterlassen. Eine kurze Narkose hat hingegen keine besonderen Gefahren für Mutter und Kind, wenn nicht besondere Umstände vorliegen, zumal ja das Weib während der Entbindung ungeheuer leicht zu narkotisieren ist, es ist sehr wenig widerstandsfähig gegen die narkotischen Wirkungen, so dass man schon mit ganz geringen Mengen des Narkotikums, die dasselbe Weib in normalem Zustande noch nicht zu narkotisieren vermögen, eine tiefe Narkose erreicht, die die zur Operation nötige Anästhesie hervorruft.

Die Dauer der Narkose ist aber auch je nach den Narkotika, welche man verwendet, verschieden. Dies wird bei der Behandlung eines jeden Narkotikums im speziellen Teil erörtert werden. Manche Narkotika rufen bekanntlich nur wenige Minuten lange Narkosen hervor, während man andere zu stundenlangen Betäubungen verwenden kann.

§ 14. Neben diesen Verhältnissen finden wir wichtige Beziehungen zwischen den Wirkungen mehrerer kurz aufeinanderfolgender Narkosen.

Es ist von grosser Bedeutung, diese Einwirkungen zu kennen. Der Arzt wird gar oft im alltäglichen Leben vor die Eventualität gestellt werden, heute zu narkotisieren, z. B. wegen einer genauen Untersuchung, die der Kranke nicht ohne Narkose aushalten kann, und am nächsten Tage wieder eine Narkose einzuleiten an derselben Person, vielleicht um die Operation vorzunehmen. In anderen Fällen kann es nötig sein, dass mehrere Operationen hintereinander ausgeführt werden, welche nicht an einem Tage, und während einer Narkose vorgenommen werden können. Wenn wir eben sagen konnten, dass man eine Narkose oftmals ohne Schaden für den Kranken bis zu mehreren Stunden ausdehnen darf, so gilt für das Wiederholen von Narkosen innerhalb kurzer Zeit, 1—2 Tage und eventuell länger der Satz, dies nach Möglichkeit zu unterlassen, da derartige Wiederholungen von Narkosen den Körper meist schwer schädigen.

Auch in dieser Beziehung haben wir mit Unterschieden nach der Art der Narkotika zu rechnen. Jedoch als eine allgemeine Regel muss für jede Narkose folgendes gelten. Hat man eine Person narkotisiert, so steht diese Person noch einige Zeit nach Beendigung der Narkose unter dem Einfluss des Narkotikums. Je tiefer und länger die Betäubung war, um so längere Zeit dauert die Wirkung nach, und zwar solange, bis die letzte Menge des Narkotikums, welches in mehr oder minder grossen Mengen im Körper aufgestapelt war, aus dem Organismus ausgeschieden ist. Man hat für diese Zeit 2—3 Tage anzunehmen.

Das subjektive Befinden des Kranken, ev. der Nachweis des Narkotikums im Harn oder in der Exspirationsluft, gibt den Zeitpunkt an, wann das Narkotikum nicht mehr im Organismus vorhanden ist. Aber diese Zeit des Einflusses des Narkotikums reicht noch ev. über den Zeitpunkt, wo das Narkotikum den Körper wieder vollkommen verlassen hat, weit hinaus, denn die Veränderungen, welche durch das Narkotikum in verschiedenen Organen hervorgerufen werden, nehmen wir z. B. eine fettige Degeneration im Herzfleisch an, können nicht in so kurzer Zeit ad integrum zurückgegangen sein. Es kann 1 Woche und länger dauern, bis die letzten Folgen der Einwirkung des Narkotikums verschwunden sind. Wenn man nun während dieser Zeit, wo eine solche Veränderung z. B. eine durch die Narkose erzeugte wenn auch erst beginnende fettige Degeneration noch besteht, eine neue Narkose womöglich noch mit demselben Narkotikum vornimmt, so ist es doch klar, dass die Veränderung, die fettige Degeneration, durch die erneute Einwirkung des Giftes, das dieselbe hervorrief, weiter im Entstehen und Umsichgreifen angeregt, und begünstigt wird.

So verhält es sich in jeder Hinsicht mit den Wirkungen der Narkotika, und es sind Fälle beobachtet, wo eine zweite Narkose, welche in kurzer Zeit einer vorhergehenden folgte, den Tod des betreffenden Individuums zur Folge hatte. Wenn auch nicht immer ein letaler Ausgang folgt, so drohen schwere Krankheiten etc., die sich als Folgen gar bald nachher zeigen. Deshalb ist es die Pflicht des Arztes, die Wiederholung einer Narkose möglichst zu vermeiden innerhalb kurzer Zeit. Jedenfalls muss ein Zeitraum vergehen, in welchem man annehmen kann, dass etwa entstandene pathologische Folgezustände der Narkotikumwirkungen zur normalen Beschaffenheit des betroffenen Organes abgeheilt, und zurückgegangen sind. Natürlich sind hierbei die individuellen Verhältnisse massgebend, man muss sich den Kranken in Bezug auf etwaige Narkotikumschädigungen ansehen. Allein auch wenn der Patient ganz unbeeinflusst erscheint durch das Narkotikum, man lasse stets die Zeit, wenn irgend möglich, vergehen, während welcher noch Narkotikummengen im Organismus vorhanden sind. Ist dennoch neue Narkose nötig, so muss man eben untersuchen, ob die Wahrscheinlichkeit einer Schädigung durch die Narkose grösser oder kleiner ist, als die Schädigung des Kranken beim Unterlassen und Verschieben der Narkose auf einen anderen Zeitpunkt. Wenn irgend möglich, vermeide man eine so rasche Wiederholung.

Man hat diese Behauptungen durch Tierexperimente bekräftigt. Wenn man ein Tier mehrere Male schnell hintereinander betäubt, und zwischen jeder Narkose nur soviel Zeit lässt, bis das Tier völlig erwacht ist, so wurden in 90 % aller Fälle schwere Organveränderung, als fettige Degeneration in Herz und Nieren gefunden (Verf.) Wenn auch diese Versuche mit Chloroform angestellt waren, so gilt das gleiche für alle anderen Narkotika. Denn bei dem Aether haben wir Lungenaffektionen zu fürchten und bei andern Narkotika Herzerkrankungen etc. So hat jedes Narkotikum seine Beziehung zu wichtigen Organen, das eine mehr zum Herz, das andere zur Lunge, als dritte zur Niere etc. Es ist nun keineswegs dieser Nachteil der narkotischen Wirkung zu umgehen dadurch, dass man bei einer zweiten Narkose ein anderes Narkotikum verwendet. Oftmals ist dies nicht möglich, und in anderen Fällen ist dieselbe ungünstige Wirkung auch dieses Mittels vorhanden und nachzuweisen. Es kommt sogar vor, dass das zweite Narkotikum, obwohl es die Beziehungen des ersten zu einem Organe nicht teilt, doch im Sinne des ersteren, die Veränderungen begünstigend, wirkt. Drr Arzt muss daher bei der Behandlung seines Kranken vorher einen genauen Plan ausarbeiten, genau wie der Feldherr einen Kriegsplan vorher festgesetzt haben muss, nach welchem er von Anfang an, und auch nach den ersten Schlachten handelt. Der Arzt, welcher eine Kranke wegen einer genaueren Untersuchung narkotisiert, muss, da er ja die Diagnose schon vorher bis zu einem gewissen Grade wissen muss, ehe er eine solche Untersuchung vorschlägt, auch schon die Erlaubnis sich erwirkt haben, die Kranken, sofort nachdem er die Untersuchung beendet hat, zu operieren, wenn die Operation überhaupt nötig ist. Tut er es nicht, so muss er mit der Operation wenigstens 8 Tage warten. Er erspart aber seiner Kranken durch obiges Handeln eine Narkose, und das heisst eine Lebensgefahr, denn jede Narkose stellt eine solche dar, in jeder Narkose kann der Tod den Kranken als Opfer fordern. Somit sollte man stets, auch aus diesem Grunde neben der Gefahr, welche die Wiederholung einer Narkose überhaupt bietet, die Operation an die Untersuchung in Narkose anschliessen.

Wie steht es nun mit jenen Operationen, welche wie die plastischen Operationen im Gesicht, eine häufige Narkose erfordern? Nun hier wird stets Gelegenheit genügend gegeben sein, solange Zeit zwischen 2 Narkosen verstreichen zu lassen, dass man eine noch vor der vorherigen Narkose bestehende Affektion innerer, parenchymatöser Organe als noch bestehend ausschliessen oder als noch nicht eingetreten ansehen kann, was letzteres aus der Beobachtung hervorgegangen sein wird. Wie natürlich auch hier eine entsprechende Wahl des Narkotikums, exakte Methode, Dosierung, und vor allem genaue Beobachtung aller Momente vor, während und nach der Narkose grosses leisten können, und Gefahren zu überwinden helfen, zeigt ein von uns beobachteter Fall, wo ein Herzfehler, eine Mitralinsuficienz, die zeitweise nicht kompensiert, jedenfalls für die Narkose gefährlich war, bestand, und zwar bei einem sonst kräftigen jungen Mädchen, bei dem wir innerhalb 10 Tagen zwei Narkosen vornehmen mussten, wegen einer Gallensteinoperation. Obwohl diese beiden Operationen lange Zeit in Anspruch nahmen, so zeigte sich doch keine üble Nachwirkung nach den Narkosen, weder der ersten, noch der 10 Tage später vorgenommenen zweiten (Verf.). Es wäre ja in diesem Falle nur eine Verschlimmerung des Herzfehlers zu befürchten gewesen, da das jugendliche Alter eine fettige Degeneration an parenchymatösen Organen nicht wahrscheinlich machte in anbetracht aller körperlichen Verhältnisse, doch auch die schwere Erkrankung des Herzens war ohne üblen Einfluss der Narkose geblieben. Jedenfalls kann man in solchen Fällen die Herzfehler mit weniger Furcht einer Verschlimmerung betrachten, sofern nur alle nötigen Beziehungen zwischen Narkotikum resp. Narkose und Herzfehler genau beachtet werden. Man sieht hieraus, dass alle die angeführten Gefahren wohl überwunden werden können mit den bekannten Hilfsmitteln des Narkotiseurs. Doch der Arzt muss dieselben kennen, um sie vermeiden zu können, oder wenigstens bei deren Eintritt nicht überrascht zu sein, und dann die richtigen entsprechenden Gegenmassregeln zu ergreifen.

§ 15. Es sollen hier noch einige Beziehungen zwischen Narkose und Operation erwähnt und besprochen werden, welche bisher noch nicht erörtert werden konnten. Die Operationen üben oftmals einen ganz bedeutenden Einfluss aus auf den Verlauf der Narkose, nicht nur hinsichtlich der Beeinflussung der Vitalität durch die Operation, sondern auch hinsichtlich direkter nervöser Einflüsse derselben. In dieser

Hinsicht müssen wir zunächst die Operationen der Schilddrüse in Betracht ziehen. Es ist bekannt, dass diese Operationen einen sehr gefährlichen Charakter besitzen, und man weiss, dass während derselben ungleich häufiger, als bei anderen Operationen, ebenfalls in der Gegend des Kehlkopfes, am Halse etc., Apnöeanfälle auftreten, und die sofortige Tracheotomie erfordern, aber bei denen oftmals, trotz bester Technik der Narkose, plötzlicher Exitus letalis, sei es als Apnöe, sei es als Herzsynkope, eintritt. Ein Moment, welcher grosse Gefahren auch während der Narkose hervorrufen kann, liegt in dem grossen Blutverlust während der Operation. Da derselbe oftmals ganz enorm gross und sehr plötzlich eintretend ist, so kann wohl eine Gefahr wahrscheinlich werden, wenn man bedenkt, dass die Narkose an sich schon mehr oder weniger den Blutdruck herabsetzt, und derselbe jetzt noch durch die schnell verminderte Blutmenge ganz bedeutend vermindert wird.

Ferner hat man einen direkten, das Volumen der Trachea verengernden Einfluss von grossen Tumoren der Schilddrüse zu beobachten Gelegenheit, und man kann dadurch wohl den Eintritt einer Apnöe annehmen.

Last not least kommen aber doch noch andere Momente in Betracht, welche das geradezu höchst schlechte Resultat der Statistik der Unfälle bei diesen Erkrankungen liefern und verursachen. Wahrscheinlich sind nervöse Einflüsse, die von der Schilddrüse ausgehen, massgebend, und es entstehen Reizungen der Herznerven, welche mit dem Einfluss der Narkose zusammen eine Herzsynkope hervorzurufen im stande sein können Wenn man sich auch eine Erklärung der grossen Gefahren einer Narkose bei diesen Operationen nicht hinlänglich genug schaffen kann, so lehrt uns die Erfahrung, wie gefährlich eine Narkose ist. So ist man zu dem Schritte gelangt, eine allgemeine Narkose bei der Schilddrüsenexstirpation überhaupt zu vermeiden, und die ganze Operation unter lokaler Anaesthesie vorzunehmen. Dadurch zeigt sich eine geringere Mortalität, und somit ist erwiesen, wie gross das Mitwirken der Narkose, und der Wirkung des Narkotikum's bei den Todesfällen während der Strumectomien ist. Da die sensiblen Nerven der Strumen und ihrer Umgebung nicht sehr ausgiebig vorhanden sind, so kann man diese Operationen leicht unter lokaler Betäubung ausführen, ohne dass der Patient viel mehr Schmerzen und Unannehmlichkeiten empfindet, als während einer Narkose, welche ihm nebenbei noch grössere Wahrscheinlichkeit eines schnellen Todes liefert. Wohl jeder Kranke wird da lieber einige geringe Unannehmlichkeiten und Schmerzen mehr in Kauf nehmen, wenn er sein Leben dabei nicht mit so grosser Wahrscheinlichkeit des Verlustes aufs Spiel setzen muss.

Wenn wir noch andere Operationen, bei denen man eine besondere Gefahr der Narkose findet, erwähnen wollen, so können wir die Herniotomie, d. h. die Operation eingeklemmter Brüche zunächst anführen. Vor allen Dingen ist bei derartigen Operationen eine Gefahr dann zu fürchten, wenn in den späteren Stadien der Incarcerationen operiert werden muss. So berichtet Rochier an der Hand von 30 Fällen incarcerierter Hernien, von denen 23 eingeklemmte Hernien und 7 innere Incarcerationen waren, dass in 29 Fällen der Tod eintrat, und nur 1 Patient die Narkose überstand. Es ist zu bemerken, dass die 29 Todesfälle als Narkosentotesfälle in gewisser Hinsicht zu betrachten sind. Fragen wir uns, warum diese 29, allerdings schon in spätem Stadium der Incarceration befindlichen Patienten reine Narkose, sei sie mit Chloroform, oder mit Aether ausgeführt, nicht überstehen konnten, so haben wir zu bedenken, dass der Kranke zunächst durch die bestehende Incarceration hochgradig in seinem Kräftezustand herabgesetzt ist. Hierzu kommt nun der die Kräfte ebenfalls beanspruchende Einfluss der Narkose. Ferner kommen gerade in diesen Fällen häufig mechanische Atmungshindernisse in betracht, welche in Aspiration von Erbrochenem bestehen. Der Kranke hat nicht mehr die Kraft das Erbrochene auszuhusten, und nebenbei soll der Glottisreflex vermindert sein (Rochier); so gelangen grosse Mengen von Mageninhalt in die Lungen, und der Kranke geht, entweder an Apnöe, oder an späteren Lungenkrankheiten zu Grunde. So sehen wir eine Menge Momente zusammenwirken, und man muss mit Recht denen beistimmen, welche in derartigen Fällen eine allgemeine Narkose für contraindiciert halten, und die Operation unter lokaler Betäubung vornehmen, da vor allem gerade in diesem Zustande die Schmerzempfindlichkeit des ganzen Kranken herabgesetzt ist. Es ist eben auch in diesen Fällen alles das zu erwägen vor der Operation, was wir an anderer Stelle genau erörtert haben.

Wenn man weiter bei anderen Operationen vor einer allgemeinen Narkose warnt, z. B. bei Incisionen von Eiterherden bei hochgradiger Septikaemie und Pyaemie, bei Laparatomien etc., so sind dieselben Verhältnisse wie hier massgebend. Es ist falsch, wenn man dabei die Operation verantwortlich macht, denn dieselbe ist unschuldig in diesen Fällen, da hier nur die Krankheit massgebend ist.

Eine üble Folge vor allen Dingen der Laparatomien, die auf die Narkose nicht ohne Einfluss ist, ist die, dass durch die Bauchwunde etc. Behinderung der Atmung nach der Operation eintritt. Da bei jedem Bewegen der Bauchdecken starke Schmerzen entstehen, so ist der Kranke bemüht, jede Bewegung zu verhüten, und atmet infolge dessen auch nur ganz oberflächlich, möglichst ohne Anstrengung der Bauchpresse. Da nun, wie wir später sehen werden, gerade nach der Narkose tiefe Atemzüge nötig sind, damit die ganze Lunge in Tätigkeit tritt, und Hypostasen vermieden werden, so kann dem Kranken aus dem oberflächlichen Atmen Gefahr entstehen. Man muss daher nach Laparatomien dafür sorgen, dass der Patient tief atmet; und dies können wir nur erreichen, indem wir die Bewegung der Bauchmuskeln schmerzlos machen durch Morphin oder Opium. Man gebe solches nach derartigen Operationen, und halte die Patienten zum tiefen Atmen an.

Anders können die Verhältnisse da liegen, wo wir durch die

Operation, wie bei den Schilddrüsenexstirpationen, Organe verletzten, die einen solchen Einfluss auf den ganzen Organismus ausüben, dass eine Narkose dadurch gefährlich werden kann. Hierunter müssen wir vor allem solche Eingriffe rechnen, die einen starken Einfluss auf das Centralnervensystem ausüben, sei es durch direkte nervöse Einflüsse bei Operationen an den nervösen Organen, sei es durch indirekte Einflüsse infolge von Blutungen. Hierbei müssen wir den Gang der Operation kennen, wir müssen wissen, wann der Operateur an jenen gefährlichen Punkt kommt. So ist auch bei Operationen an der Brust, wo event. ein Pneumothorax geschaffen wird, oder das Herz, oder die Lunge eine Lageveränderung erfährt, bei Trepanationen, bei Operationen an den Organen der Bauchhöhle, nötig, dass wir die Wirkung der Handlungsweise des Operateurs kennen. Wir kommen bei solchen Operationen in die Gelegenheit, entweder ein besonderes Narkoticum vorzuziehen, oder die Narkose nur oberflächlich zu erhalten, oder durch Anwendung von Medikamenten event. Collapszuständen vorzubeugen. Wir kennen den Verlauf der Narkose, und den der Operation, und müssen daraus vergleichend Schlüsse ziehen, und unsere Tätigkeit darnach einrichten.

Es kommt allerdings auch vor, dass bei bestimmten krankhaften Veränderungen im Organismus eine Herabsetzung der Schmerzempfindlichkeit an sich vorhanden ist. So finden wir dies z. B. bei Diabetikern an den unteren Extremitäten, bei Septischen und Intoxikationen. Bei diesen Erkrankungen ist oftmals eine tiefe anhaltende Narkose sehr gefährlich, und kann leicht ad exitum letalem führen, während eine halbe Narkose noch vertragen wird. (Mikulicz). Man wird in solchen Fällen ebenso gut unter einer ganz oberflächlichen halben Narkose operieren können, und der Kranke hat nach der Operation ebenso keine Erinnerung an Schmerzen, wie bei einer tiefen Narkose.

Da sich derartige Kranke oft, oder meist in sehr starken Fieberdelirien befinden, so ist eine Betäubung oftmals unnötig, denn der Kranke empfindet im delirösen Zustand sehr gering, es kommt ihm der physische Schmerz wenigstens nicht zum Bewusstsein, und wird er gesund, so fehlt ihm die Erinnerung. Folglich können wir in solchen Fällen, wo eine Narkose an sich contraindiciert ist, dieselbe ganz weglassen, und bei den schmerzhaftesten Teilen der Operation mit lokaler Betäubung operieren. Da das Bewusstsein des Kranken durch das Fieber getrübt ist, so ist es ja nicht nötig, dass man dasselbe noch durch eine Narkose trüben will, der Kranke erkennt den Schmerz nicht als solchen, er wird ihm nicht bewusst, ebenso nicht die ganze Operation, die Vorbereitungen etc. Das, was die Narkose heben soll, wird vom Fieber benommen, und es wäre nur noch der Schmerz an sich zu lindern. Das ist dann ganz abhängig von anderen Momenten, die hier nicht erörtert werden können.

Riedel hat beobachtet, dass Manipulationen in den Baucheingeweiden nur wenig schmerzhaft sind, und er hat daher bei Laparatomien nur bis zur Vollendung des ersten Hautschnittes narkotisiert. Auch aus diesem Grunde kann man in Fällen, die eine lange, tiefe Narkose nicht möglich erscheinen lassen, die Tiefe modifizieren, und bei Arbeiten an Organen, welche wenig sensible Nerven zu besitzen scheinen, wie an den Bauchorganen, mit einer halben Narkose auskommen. So wie die mit gesundem Peritoneum versehenen Darmschlingen weniger empfindlich sind, so verhält es sich auch mit den Genitalien des Weibes, soweit dieselben in der Beckenhöhle gelegen sind. Man kann an denselben ebenfalls ohne tiefe Betäubung arbeiten, indem man den Frauen wenig Schmerzen bereitet. So haben wir öfter beobachtet, dass wir bei sehr schwachen Frauen, die eine lange, tiefe Narkose nicht mehr aushalten konnten, lange Zeit nachdem nur für den Hautschnitt eine halbe Narkose eingeleitet worden war, im eröffneten Leibe stumpfe Verwachsungen trennen, Tumoren exstirpieren konnten, ohne dass die Kranke über wesentliche Schmerzen klagte. Einen gewissen Schmerz muss dabei jeder vertragen. Koluczek ist der Ansicht, dass dieser Schmerz einen Shock wahrscheinlich mit erzeugen könne. Obgleich es nicht von der Hand zu weisen ist, dass der Shock durch die Operation einen bedeutenden Einfluss auf die Kraft des Organismus ausübt, so muss man doch entscheiden, ob der üble Einfluss einer tiefen Narkose für den Körper gefährlicher ist, als der Einfluss des Shocks. Es spielen daher sehr viele Umstände eine Rolle, wenn man entscheiden will, ob der Shock zu fürchten ist, oder nicht. Ganz ausser Acht lassen dürfen wir denselben nicht.

§ 16. Was den Shock in seinem Verhältnis zur Narkose anlangt, so müssen wir gestehen, dass derselbe eine grosse Rolle zu spielen im Stande ist. Wir unterscheiden zwei Arten von Shock, den traumatischen und idiopathischen Shock. Der erstere betrifft Individuen mit leicht erregbarem Herzen, welche sehr empfindlich gegen Schmerz sind, und sich nur mit einem grossen Aufwand moralischer Kraft zur Operation entschliessen können. Im grossen und ganzen sind dies mehr furchtsame und ängstliche Naturen von nervöser Konstitution, psychopathischer Anlage. Bei ihnen kann der geringste Schmerz, welcher ausgelöst wird, zur Katastrophe führen. Bucknill hat neuerdings genauer die Verhältnisse behandelt, der Tod tritt nach seinen Angaben gewöhnlich dann ein, wenn infolge einer Unterbrechung der tiefen Narkose, die Schmerzempfindung wiederkehrt, oder trotz Fehlens von Schmerzempfindung eine Reflexwirkung auf das Herz angenommen werden kann. Solche Reflexe führen bisweilen zu Pupillenerweiterung und Herzschwäche, wenn an stärkere Reize nicht gewöhnte, mit Schleimhaut bekleidete Kanäle durch Instrumente irritiert werden, wie beim Kathetrismus, der Vaginaldouche, Pinselungen des Pharynx etc. Man kennt ja den Shock, welcher beim Einleiten einer Narkose entstehen kann, der einer Zahnextraktion folgt, der oftmals beim Einführen von Metallspekula in die Vagina erfolgt, namentlich wenn die Spekula kalt sind etc. Wenn man in dem Moment, wo ein solcher Shock eintritt, zu der Operation, die geplant ist, schreitet, so ist das vielleicht schon geschwächte Herz preisgegeben, und der Tod erfolgt ohne irgend welche Vorboten unter Dilatation der Pupillen.

Der idiopathische Shock tritt vor dem Beginn einer Operation ein. Eine kranke Person wird narkotisiert, als der Narkotiseur das Zeichen zum Beginn der Operation gibt, stirbt die Kranke nach kurzen leichten Abwehrbewegungen. Bucknill gibt einen solchen Fall an, und die Sektion ergab Fettherz. Die Kranke war nicht tief genug narkotisiert, und, als sie vernahm, dass die Operation beginnen sollte, versagte das Herz, weil es die plötzliche durch den Schreck verursachte Anstrengung nicht überstehen konnte. Die Schottische Schule vertritt aus diesem Grunde den Standpukt, man solle gerade um so eher narkotisieren, je schwächer das Herz sei. „Syme's Untersuchung des Herzens vor der Narkose war aus diesem Grunde sehr oberflächlich, er fand es jedesmal „all right". Hatte er doch bei der Eröffnung eines Abszesses ohne Narkose einen Patienten an Shock verloren. In einem anderen Falle trat der Tod eine Minute nach Beginn der Narkotisierung ein. Eine Ueberdosierung konnte also füglich ausgeschlossen werden. Der Shock entstand durch die Empfindung der Erstickung, welche die in zu konzentrierter Form geatmeten Chloroformdämpfe verursacht hatten."

Bucknill ist der Ansicht, dass die verhältnismässig grosse Zahl der Todesfälle an Shock auf die sich immer steigernde Zahl von Operationen einerseits, andererseits auf die grössere Abnahme der Widerstandsfähigkeit des Nervensystems der Menschen, welche durch den gesteigerten Kampf um's Dasein, namentlich der Einwohner grosser Städte, hervorgerufen werde, zu beziehen sei. Ferner verwende man heutzutage, eben wegen der gesteigerten Nervösität der Menschen, mehr Narkosen bei kleinen Operationen, die früher stets ohne Narkose vorgenommen wurden.

Es ist kein Zweifel, dass diese Umstände mit in Betracht kommen, der eine mehr, der andere weniger, und um so mehr müssen wir bei der Einleitung einer Narkose auch die Eventualität des Eintritts eines Shocks berücksichtigen. Dass natürlich jene Ansicht, öfter zu narkotisieren, um die Wirkung des Shocks unschädlich zu machen, eine ganz falsche ist, liegt auf der Hand. Wir müssen erstens versuchen, den Shock zu vermindern, zu verhüten, was durch eine vorsichtige Einleitung der Narkose zu erreichen ist. So ist es ein Fehler des Narkotiseurs, wenn er den Beginn der Operation annonciert, während die zu narkotisierende Person noch so wach ist, dass sie den Narkotiseur versteht. Entsteht in einem solchen Falle ein Unfall, so trifft die Schuld zweifellos den Narkotiseur. Ferner muss derselbe jederzeit über die Tiefe der Betäubung orientiert sein, damit nicht der Patient während der Operation erwacht. Einem geübten, und seiner Aufgabe sich voll und ganz bewussten Narkotiseur kann so etwas nicht passieren. Schwieriger, als alles dies, ist die Aufgabe des Narkotiseurs, vor der Narkose ein Urteil sich zu bilden über den nervösen Zustand des Kranken, ob derselbe geneigt ist, den Shockwirkungen zu unterliegen, kurz, ob er für den Shock disponiert ist. Es ist sehr schwer, hierüber ein Urteil zu erlangen, der Arzt kann es lediglich durch eine genaue Untersuchung des Kranken erfahren. Mit einiger

Uebung wird er aber bald erkennen, ob der betreffende Kranke neurasthenisch, hysterisch, nervös etc. ist, er wird schon aus der Unterhaltung mit dem Kranken ersehen, ob derselbe ängstlich und besorgt ist, oder ob er mit der Ueberzeugung der Gefahrlosigkeit, oder mit Resignation das kommende erwartet. Oftmals wird bei den Beziehungen gerade des Shocks zur Operation, und der Betäubung, eine Methode der Anaesthetologie angebrachter und günstiger sein, als eine allgemeine Narkose. Eine bestimmte Regel ist hier nicht auf zu stellen, der Arzt muss nach den individuellen Verhältnissen handeln.

III. Kapitel.

Die Vorbereitungen zur Narkose.

§ 17. Die Peinlichkeit in den Vorbereitungnu vor einer Narkose muss sich vor allen Dingen auf den Kranken selbst erstrecken. Die Vorbereitungen sollen den Patienten in einen Zustand versetzen, welcher verbürgt, dass eine Narkose ohne jede Nachteile verläuft, und bestrebt ist, so weit als möglich, durch unsere Massnahmen eventuelle Schädigungen zu verhüten. Um aber alles das ausführen zu können, was wir in dem Folgenden mitteilen werden, ist es nötig, dass wir den Kranken schon einige Tage vor der Narkose in unsere Pflege übergehen lassen können, denn wir sollten in jedem Falle bestrebt sein, nicht sofort nach der Einlieferung des Kranken in unsere Klinik, mit der Narkose zu beginnen, denn für eine exakte Vorbereitung sind einige Tage unbedingt notwendig. Dieselben sind vor allen Dingen für den Kranken selbst von grosser Wichtigkeit, damit wir auf seine Psyche nach verschiedenen Seiten einzuwirken imstande sein können. Wenn wir uns in die geistigen Verhältnisse des Kranken versetzen, so wird es uns klar, dass derselbe in einem Zustand starker psychischer Alteration in den allermeisten Fällen sich befindet. Vorhergehende Untersuchungen und Besprechungen haben ihm seinen Zustand erklärt, und er hat mehr oder weniger, je nach der Art der Krankheit, und der seines Charakters, einen entsprechenden Einfluss auf sein Geistesleben erlitten. Es ist nicht nur bei Personen von weichem und zartem Gemüt zu beobachten, dass ein bisweilen hochgradiger Zustand psychischer Alteration eingetreten ist, sondern man kann denselben auch bei fast jedem Kranken in einem mehr oder weniger deutlich ausgeprägten Stadium finden. Man muss bei der Erkennung derselben bedenken, dass die meisten, und vor allem Männer, bemüht sind, oftmals mit Anstrengung aller ihrer Willenskraft, sich ruhig und gleichgültig zu zeigen, um nicht als feige und weichlich zu gelten. Es ist nun aber mit dieser Alteration eine besondere Sache, denn sie lässt sich wohl äusserlich unterdrücken, doch sie ist ärztlicherseits stets nachweisbar durch die Prüfung der Herzaktion etc. Aber trotz aller der verschiedenen Ansichten lassen wir uns nicht irre machen, denn wir wissen, dass jeder Mensch vor einer Operation, namentlich einer solchen von gefährlicher Art, psychisch erregt wird. Und es kann nur derjenige, welcher wenig versteht in das Seelenleben des Menschen einzudringen, behaupten, eine solche Alteration sei eine Feigheit. Versteht es sich nicht von selbst, dass ein Mensch nicht gleichgültig dem Moment entgegensehen kann, in dem er sein kostbarstes Besitztum aufs Spiel setzt, um durch einen schwierigen Eingriff seine alte Kraft und Gesundheit wieder zu gewinnen. Nur ein gefühlloser und harter Charakter wird nicht von jenem undefinirbarem Gefühl beschlichen werden, wenn er den Operationstisch besteigt, welches nur der kennt, der in ähnlichen Momenten den Kampf mit den Schicksalsgewalten bestanden hat. Aber man muss energisch dem entgegentreten, der dieses Gefühl mit dem Ausdruck von Feigheit gleichstellt. Die Beobachtung lehrt uns nur, dass jeder Mensch, mehr oder weniger, in diesen Momenten psychisch erregt wird, und wir müssen bemüht sein, diese Erregung zu beseitigen, da dieselbe für die Narkose im hohen Grade nachteilig wirken kann. Diese Beruhigung des Gemütes erreichen wir nur dadurch, dass wir den Kranken einige Tage, 2 bis höchstens 3, vor der Operation in unsere Behandlung nehmen, und versuchen, während dieser Zeit vor allem das Vertrauen desselben zu gewinnen, und einen Einfluss dahingehend auszuüben, dass er die Ueberzeugung gewinnt von einer mehr, oder weniger grossen Gefahrlosigkeit der ihm bevorstehenden Operation. Es wird uns durch Unterhaltung öfter am Tage, und bei den üblichen Besuchen kurzer Zeit gelingen, derartig auf den Kranken einzuwirken.

Schon die neue Umgebung, in welche der Kranke versetzt ist, wirkt auf denselben ein, zu dem hat das Leben, wie es sich in einer gut geleiteten Klinik abspielt, schon an und für sich einen beruhigenden Einfluss. Der Kranke sieht, wie andere gesund geworden sind, und beobachtet deren zufriedenen und fröhlichen Verkehr untereinander, und bald beschleicht auch ihn die Hoffnung, dass auch ihm ein Wechsel ad bonam partem bevorsteht, indem er sich vorstellt, wie die Personen, die er da vergnügt ihr Leben verbringen sieht, auch einmal vor kurzer Zeit so elend waren, wie er, und dass es doch der ärztlichen Kunst gelungen ist, ihnen des Lebens kostbarstes Gut von neuem zu schenken. Wenn man nun noch diese Gedanken durch Zuspruch hervorruft, indem man ihm Beispiele vorführt, wo viel kränkere Personen, wie er, wieder gesund gemacht wurden, so wird auch er ein mit der Zeit immer grösser werdendes Vertrauen zu seiner Umgebung gewinnen, und die psychische Alteration macht einer von Stunde zu Stunde zunehmenden Ruhe und Gleichmut Platz.

§ 18. Nun fragt es sich, wie man den Kranken an diesen Tagen in Bezug auf seine Bewegungsfreiheit halten soll. Der eine wird durch Bettruhe eher beruhigt, dem anderen hilft der Verkehr mit anderen Kranken besser über die Schwierigkeiten des Eingewöhnens hinweg.

Natürlich kommt vor allem in Betracht, ob der psychische Zustand des Kranken es erlaubt, dass derselbe umhergeht, oder zu Bett liegen soll. Da muss man sich den Charakter des Patienten betrachten, und danach schliessen, und überlegen, wie derselbe zu behandeln sei. Bei den meisten Kranken ist Bettruhe das beste Mittel, um die Psyche von der Erregung zu befreien, doch ist es nicht immer nötig, dass eine strenge Bettruhe beobachtet wird, man kann sehr gut den Kranken in einem Stuhl in sitzender Haltung, die Zeit verbringen lassen. Sehr bald wird sich zeigen, wie die Ruhe und das gleichmässige Leben günstig auf den Kranken einwirken. Ein dem psychischen Zustande entsprechendes Behandeln wird auch die aufgeregteste Frau mit den typischen Zeichen hysterischen Charakters in kurzer Zeit beruhigend beeinflussen, und es ist gerade die Bettruhe, welche in solchen Fällen oft sehr rasch und sicher wirkt. Es ist eine leicht zu beobachtende Erscheinung, dass psychisch erregte Personen eine unruhige, oftmals sehr schwere, und mit starker Excidation einhergehende Narkose erleiden. Diese unangenehmen Begleiterscheinungen werden stark gemildert, und kommen sogar bisweilen ganz in Wegfall, wenn man das aufgeregte Temperament vorher beruhigt hat, was auch noch neben der ruhigen Haltung durch die während der wenigen Tage nötigen anderen vorbereitenden Massregeln erreicht wird.

§ 19. Um die kurze Zeit für den Kranken in jeder Hinsicht günstig auszunutzen, nehmen wir möglichst oft Gelegenheit, den Organismus des Kranken genau zu untersuchen. Wenn es auch nicht in allen Fällen möglich ist, den Kranken während einiger Tage zu beobachten, so müssen wir in jeder Lage vor dem Beginn der Narkose doch ein genaues Bild von den körperlichen Verhältnissen erlangt haben. In dem Falle, wo uns einige Tage zur Verfügung stehen, müssen wir möglichst oft Gelegenheit nehmen, körperliche Untersuchungen einzuleiten.

Wir wollen, um ein klares Bild einer solchen Untersuchung zu geben, dieselbe in ihren Hauptzügen beschreiben. Wenn der Kranke in unsere Behandlung tritt, so ist es zunächst eine genaue allgemeine Untersuchung mit Berücksichtigung der Krankheit, sowie aller anderen körperlichen und seelischen Verhältnisse, welche wir vorzunehmen haben.

Diese erste Untersuchung geht den Gang, welcher für jede derartige vorgeschrieben ist. Als Hauptpunkt für unseren Zweck kommt in Betracht, dass wir erst einmal ein Urteil erlangen über die hereditären Belastungen, und über die Konstitution des Kranken. Wenn wir, nach dem Eruiren der allgemeinen Punkte, uns ein Urteil gebildet haben, gehen wir zu der körperlichen Untersuchung über. Hier haben wir vor Allem zu achten auf die pathologischen Verhältnisse des Herzens, der Lungen, der Organe des Abdomens, von denen vor Allem die Nieren in Betracht kommen.

Das Herz muss eingehend in Bezug auf seine Grössenverhältnisse, auf seine Aktion, auf seine Klappen, sowohl perkussorisch, wie auskultatorisch, untersucht werden. Es wird oftmals nicht ganz leicht erscheinen, irgend welche Krankheitssymptome nachzuweisen, und auch bei dem Fehlen äusserlicher Anzeichen kann das Herz in einem Zustande sich befinden, welcher für die Narkose verhängnissvoll werden kann. Solche Zustände sind hauptsächlich die ersten Anfangsstadien der fettigen Degeneration des Herzfleisches, der braunen Atrophie, der Sklerose der Kranzarterien etc. Hier fehlen oftmals gerade jegliche Symptome, welche ein warnendes Zeichen geben könnten. Die fettige Degeneration des Herzfleisches bildet einen wesentlichen Punkt in der Entscheidung, welches Narkotikum zu wählen sei. In solchen Fällen, wo die Symptome fehlen, müssen uns die Anamnese, und die Mitteilungen des Kranken über sein subjektives Befinden massgebend sein, und es hängt von unserem Geschick, das von dem Kranken herauszufragen, was auf eine beginnende fettige Degeneration deuten könnte, ab, ob wir ein klares Urteil erlangen, und eine definitive Entscheidung fällen können.

Was nun die Lungen anlangt, so müssen wir bei der Untersuchung derselben hauptsächlich auf Tuberkulose, und Emphysem mit Bronchitis fahnden. Die geringsten Anfangsstadien müssen von uns erkannt und erwogen werden, und auch hier werden wir oft an der Grenze deutlicher Wahrnehmung stehen, und auf die Kombination unserer Inteligenz, und die Aussagen des Kranken angewiesen sein. Bei etwaigen Lungenaffektionen ist zu eruieren, ob dieselben akute, oder chronische Erkrankungen darstellen. Die akuten Katarrhe werden von viel besserer Prognose sein, als die chronischen, und wir werden bestrebt sein müssen, eine Heilung vor dem Einleiten einer Narkose zu erzielen, und uns nicht scheuen, die Operation solange hinauszuschieben, wenn es möglich ist, bis die Lungenerkrankung zum Abheilen gebracht ist. Handelt es sich um eine chronische, tuberkulöse Affektion der Lungenspitze, so gewinnen wir durch ein spektatives Abwarten wenig, oder gar nichts. Hier muss unsere Sorge dahin gehen, die Narkose der Erkrankung entsprechend anzupassen an die Verhältnisse, das am günstigsten wirkende Narkotikum zu wählen, und die ganze Leitung der Betäubung nach dem Lungenzustande einzurichten.

Oftmals wird es uns schwer fallen, einen akuten Katarrh von einem chronischen zu unterscheiden. Hier sagt uns aber schon das Verhalten der Krankheit während des Abwartens von 1—2 Tagen und einer entsprechenden Behandlung, ob wir es mit einem gutartigen, leichten, Lungenkatarrh zu tun haben, oder nicht, denn derselbe wird unserer Behandlung nicht widerstehen, sondern schon nach kurzer Zeit eine bedeutende Besserung, wenn nicht gar Heilung aufweisen, während sich eine Phtise nicht so schnell günstig beeinflussen lässt. Somit haben wir darin ein Unterscheidungsmittel, und Hand in Hand mit der Anamnese über die Verhältnisse des Kranken nachdenkend, werden wir ein entscheidendes Urteil über die Lungenverhältnisse erlangen.

Was nun die Nieren anlangt, so sind wir hier nur auf die Untersuchung des Harnes angewiesen, neben den Daten, die wir aus der Anamnese feststellen. Die Harnuntersuchung muss zunächst in der chemischen bestehen, indem wir den Nachweis von der Anwesenheit von Sacharum und Albumen zu liefern suchen. Neben diesen müssen wir aber auch eventuell andere Bestandteile erwarten, und wir können dieselben durch eine mikroskopische Untersuchung des Rückstandes, welchen wir bei der Zentrifugierung des Harns erhalten, vornehmen. Wir haben vor allen Dingen die verschiedenen Arten von Zylindern, rote Blutkörperchen, Epithelzellen in den verschiedenen Zuständen zu suchen.

Nachdem wir so den Patienten genau körperlich besichtigt, studiert, und eine Krankengeschichte mit der Aufzeichnung aller der gewonnenen Daten hergestellt haben, zeichnen wir uns noch die üblichen Puls-, Respirations-, Temperatur- und Harnkurven auf. Dieselben werden durch 2stündliche Aufzeichnungen genau hergestellt, und geben uns an sich schon nach 2 Tagen ein genaues Bild von dem Gesundheitszustande des Kranken. Aber wir begnügen uns noch nicht mit obiger Untersuchung, sondern wir nehmen dieselbe Prüfung noch mehrere Male vor, je nachdem, wie lange Zeit uns für diese Beobachtung gegönnt ist, jedenfalls aber wenigstens 3—4 Mal, und werden dann über alle Verhältnisse des Organismus im Klaren sein. Auch die Untersuchung der Nieren darf nicht nur einmal, vorgenommen werden, sondern sie muss öfter wiederholt werden, denn eine einmalige Prüfung könnte leicht einen Irrtum hervorrufen.

Wenn wir nun durch diese Untersuchungen die pathologischen Zustände erkennen können, so sind doch eine Menge von anderen Momenten vorhanden, die besser durch die Anamnese, und durch genaue Inspektion zu eruieren sind. Deshalb nehmen wir keinen Anstoss, uns immer mit dem Patienten zu unterhalten, um alle Daten seines Vorlebens kennen zu lernen. So wird man dabei oftmals über manches Symptom schneller und besser aufgeklärt, als durch eine schwierige Untersuchung. Wir haben vor allen Dingen neben den hereditären Verhältnissen zu fahnden auf irgend welche schwächende Einflüsse, die vorher bestanden haben. So es ist z. B. von grösster Bedeutung, zu wissen, ob der Patient z. B. vorher an heftigen Blutungen an irgend welchen Organen gelitten hat. Es kann dadurch eine Anämie hervorgerufen worden sein, die noch gar nicht die äusseren Zeichen in solch hohem Grade trägt, obwohl vielleicht die lebenswichtigen Organe schädigende Einflüsse erlitten haben, und gerade die Erschöpfung durch Blutungen kann höchst ominös werden für die Narkose. Denn die starken Blutverluste machen das Herz so widerstandsunfähig, dass oftmals eine Narkose höchst gefährlich wird, namentlich eine solche mit Chloroform, weil dasselbe den Blutdruck noch an und für sich bedeutend herabsetzt, und so unberechenbare Störungen in der Herztätigkeit hervorzurufen im Stande ist, dass plötzlich eine Herzsynkope eintritt, der man machtlos gegenüber steht. Haben wir aber vorher erfahren, dass ein Defizit an Blut besteht, so können wir durch eine subkutane Kochsalzinfusion viel von dem verlorenen Blute wenigstens momentan ersetzen, und wir können den weniger das Herz übel angreifenden Aether als Narkotikum wählen, und so das Leben des Kranken retten. Aber nicht nur die Blutungen höchsten Grades sind hierbei zu verstehen, sondern auch jene geringfügig erscheinenden, denn gerade diese, welche oft schon seit Wochen oder Monaten bestehen, aber wegen der geringen momentan abfliesenden Menge bei unverständigen Patienten als belanglos erachtet, und nicht besonders erwähnt werden, da die Kranken vielleicht wegen eines anderen Uebels narkotisiert werden sollen, sind, so gering die momentanen Blutungen auch erscheinen mögen, eben wegen ihrer Dauer von grossem Einfluss auf das Herz und die anderen Organe. So sieht man wohl dem Kranken eine gewisse Anaemie an, doch man ahnt nicht, wie schwere Veränderungen schon vorhanden sind. Da nun hier bereits eine schwere Herzaffektion im Verborgenen bestehen kann, muss man den Vorgang erkannt haben, um eine eventuelle Gefahr verhüten zu können.

Dasselbe muss betreffend die Erkrankungen und pathologischen Zustände in anderen Organen gesagt werden. Unsere Anamnese muss mit Genauigkeit geführt werden, ebenso wie die Untersuchung. Die Tuberkulose mit ihren vielen Schädigungen ist schon unter den Lungenerkrankungen entsprechend erwähnt worden.

§ 20. Nun haben wir aber noch einen anderen Punkt zu beachten, der, wie die Erfahrung lehrt, fast zu wenig in Betracht gezogen wird, das ist die Frage: ist der Kranke frei von ansteckenden Krankheiten, welche durch die Narkoseninstrumente auf andere Personen vom Kranken übertragen werden können? Hier sehen wir ab von jenen Krankheiten, deretwegen der Patient in unsere Behandlung tritt, sondern wir haben vor allem die Syphilis und ähnliche intercurrierende Krankheiten im Auge. Wenn auch dieselbe keine Kontraindikation für die Narkose an sich bildet, so gibt sie doch Gefahr für die umstehenden Personen, und für andere, die vielleicht mit derselben Maske später, ohne dass die Maske etc. sterilisiert wurde, narkotisiert werden. Es sollte unsere Untersuchung hierbei mehr, als üblich, diesen wichtigen Punkt im Auge haben, denn wir wissen recht wohl, dass wir nicht immer imstande sein können, die syphilitische Infektion mit Sicherheit nachzuweisen. Es ist daher nötig, dass wir mit List bei der Anamnese herauszubekommen suchen, ob eine Infektion dieser Art vor kürzerer Zeit, als zur Heilung nötig ist, stattgefunden habe. Wir werden nicht immer bei direktem Fragen eine wahre Antwort erhalten, deshalb müssen wir versuchen, positive Anhaltspunkte für und wider durch eine objektive Untersuchung zu erlangen. Es ist ja kein Zweifel, dass durch die Maske die syphilitische Erkrankung mit Leichtigkeit übertragen werden kann, ebenso dass der Narkotiseur, und die anderen assistierenden Personen der Gefahr der Ansteckung ausgesetzt sind.

Es kommt nach unserer Ansicht hauptsächlich in Polikliniken, und den Sprechstunden viel beschäftigter Aerzte dieser Umstand in Betracht, da dort, meist ohne vorhergehende längere Beobachtung des

Kranken, eine Narkose eingeleitet wird, und in der Eile vielleicht nicht jede Maske nach der Narkose durch Hitze sterilisiert werden kann. Wenn längere Zeit zur Beobachtung des Kranken gegeben ist, so darf eine syphilitische Infektion niemals dem Arzte entgehen. Es ist ja nun auch die Pflicht des Kranken, in jedem Falle den Arzt von dem Bestehen einer derartigen Krankheit zu unterrichten, allein es wird da nicht jeder Kranke so peinlich mit seiner Wahrheitsliebe umgehen, und es ist eine allgemein feststehende Tatsache, dass die meisten Personen bestrebt sind, diese Infektion nach Möglichkeit zu verheimlichen.

§ 21. Es ist nun bei der Untersuchung des Körpers, ebenso wie auf die inneren Organe, so auch auf die etwa bestehenden pathologischen Veränderungen in Mund, Nase, Rachen und Kehlkopf die Aufmerksamkeit zu lenken. Nicht nur dass man sich durch einfache Inspektion von den oberflächlichen Verhältnissen überzeugt, sondern man muss mit Spekulum und Reflektor eine genaue Untersuchung dieser Organe anstellen. Dies ist nötig, um erstens im Rachen und Kehlkopf etwaige das Lumen verengernde Zustände rechtzeitig zu erkennen, damit man nicht etwa eine plötzliche Verlegung des Atmungstraktus bei der Narkose erlebt, durch welche der Kranke der Gefahr der Erstickung ausgesetzt werden kann. Die Untersuchung muss aber auch auf etwa bestehende Schleimhautveränderungen, Katarrhe und Entzündungen fahnden, denn derartige pathologisch veränderte Organe und Schleimhäute sind die Orte, wo Bakterien und Mikroorganismen der verschiedensten Arten und Krankheiten wuchern und gedeihen, sie stellen künstlichen Brutstätten ähnliche Nährböden dar, wo jeder aus der Atmungsluft von innen oder aussen ankommende Coccus, oder Baccillus einen Ort findet, der ihm gestattet, sich zu Millionen und Milliarden von Lebewesen in kurzer Zeit zu vermehren.

Von diesen Stellen aus werden die Krankheitserreger mit dem Speichel nach der Lunge, oder dem Darmtraktus transportiert, und suchen sich dann dort einen geeigneten Ort, um ihre Krankheit erzeugenden Einflüsse ausüben zu können. Diese Katarrhe und Entzündungen bestehen in der Nase in einem chronischen Schnupfen, im Munde, in Stomatitiden, in Tonsillarabszessen, Wucherungen und Hyperplasien der Schleimhaut des Rachens bis zum Kehlkopf. Auch bei dieser Untersuchung ist uns die Gelegenheit gegeben, etwaige syphilitische Infektionen zu erkenne[illegible] Finden wir solche Krankheiten, so müssen wir uns mit denselben näher beschäftigen.

Haben wir nun nicht Gelegenheit, den Kranken während einiger Tage zu beobachten, so müssen wir uns auf die momentane Untersuchung beschränken, und versuchen, ein entscheidendes Bild von den physischen und psychischen Verhältnissen desselben zu erlangen.

Diese Untersuchung muss natürlich mit derselben Genauigkeit, wie oben beschrieben, wenn auch auf kurze Zeit beschränkt, vorgenommen werden, denn es steht uns hier nicht noch die Beobachtung zur Seite, und so müssen wir versuchen, uns dieselbe durch eine recht eingehende Anamnese zu ersetzen.

Die Hauptpunkte, welche für jede Narkose massgebend sind, müssen so intensiv und erschöpfend behandelt werden, dass ein annähernd brauchbares Resultat erhalten.

Wenn wir nun nach der genauen körperlichen Untersuchung weiter vorbereitend wirken wollen, so müssen wir eine einschlägige Therapie der durch die Untersuchung festgestellten pathologischen Veränderungen einleiten.

§ 22. Beginnen wir mit der Eingangspforte der Atmungswege, dem Munde und der Nase, so ist für die Narkose von grosser Bedeutung, diese Höhlen vorher genau zu inspizieren. Unsere Untersuchung ist bereits bestrebt gewesen, mit Nasen- und Kehlkopfspiegel, diese beiden Höhlen zu mustern, und wir haben uns ein Urteil geschafft über den Gesundheitszustand der Schleimhäute. Worauf wir hier zu fahnden haben, sind die chronischen Erkrankungen der Schleimhaut, wie wir sie bei der Stomatitis, der Pharyngitis, dem Schnupfen, und den Laryngitiden finden. Man wird vielleicht von vornherein meinen, diese Krankheiten würden wohl kaum eine Bedeutung für die Narkose haben. Dem gegenüber haben wir schon weiter oben erwähnt, wie an diesen Erkrankungsorten der Schleimhaut enorm viele Bakterien etc. ihre Wohnung aufgeschlagen haben. Eine solche chronisch-entzündete Schleimhaut ist geschwollen und aufgelockert, hyperaemisch und äusserst leicht verletzbar, was man sofort daran erkennt, dass nur ein leichtes Berühren mit einem stumpfen Spatel, oder ähnlichem Instrument Blutungen hervorruft. In diesem aufgelockerten blutreichen Zustande liegt das günstige Nährmittel für die Mikroorganismen zu Tage. Bakteriologische Untersuchungen haben schon zur Genüge dargetan, welche ungeheuere Menge verschiedener Krankheitserreger daselbst nistet, und man findet unter ihnen oftmals die Erreger der schwersten Erkrankungen der Lungen, des Darmtraktes u. s. w. wie z. B. Pneumococcen, Streptococcen, Diphtheriebacillen, Bakterium coli etc. Nehmen wir einmal ein Beispiel an, und betrachten den Mund eines unserer Bauern z. B. aus der Lüneburger Heide, oder sonstigen Gegenden, abseits der Stätten der Kultur. Schon während einer kurzen Tätigkeit auf dem Lande in diesen Gegenden kann man genug Beispiele sehen, und wir haben im Ueberblick berechnet, dass ca. 90% aller dortigen Landleute mit Stomatitis, meist höchsten Grades behaftet sind, und dies ist ja auch erklärlich, wenn man sich die Lebensweise dieser Menschen, die tatsächlich oftmals ein Dasein kaum würdig eines Menschen führen, betrachtet. Zahnbürste ist ein Instrument, welches in den Augen und Anschauungen des Lüneburger Bauern nur der Arzt besitzt, und das ihm im höchsten Grade überflüssig erscheint, desgleichen sind ihm Mundwasser, und andere zur Reinlichkeit dienende Objekte, ein unbekanntes Ding. Wenn man einem solchen Menschen nur nahe kommt, so wird einem schon der im höchsten Grade widerliche Stomatitisgeruch auffallen, und öffnet man gar erst den Mund des Kranken, so bietet sich dem Auge das Bild hochgradiger chronischer Stomatitis dar. Bei den Stadtbewohnern ist dieser Uebelstand nicht so verbreitet, wie unter der ländlichen Bevölkerung, aber immerhin findet man auch unter dem Stadtvolk noch eine grosse Reihe, welche jener Gattung von verwahrlosten Menschen angehören. Dass in solch verwahrlostem Munde, und ebensolcher Nase eine Kulturstätte für Krankheitserreger aller Art zu finden ist, wird kaum ein vernünftiger Mensch leugnen.

Aber auch von jenen unheimlich verwahrlosten Menschen abgesehen, finden wir in dem Munde eines reinlichen Menschen noch immer eine grosse, wenn auch gegen jene verschwindend kleine Anzahl von Krankheitserregern der verschiedensten Arten, denn die enorm zahlreichen Ecken, Winkel, Schleimhautfalten und Taschen des Mundes und der Nase bilden Schlupfwinkel für Bakterien, und einen Aufenthaltsort für Speisereste, welche den ersteren zur Nahrung dienen. Wir wissen, dass neben den Krankheitserregern auch in jedem gut gepflegten Munde noch eine Reihe von typischen Mund-Mikroorganismen, wie sie Miller so zahlreich nachgewiesen hat, gefunden werden. Daraus geht hervor, dass auch in der üblichen Mundpflege noch nicht genügend Schutz gegen diese Feinde des menschlichen Organismus geboten ist.

Nehmen wir nun an, je eine Person von beiden hier beschriebenen Kategorien käme zur Narkose, so würden bei derselben, wenn auch verschieden stark, so doch ganz sicher mit dem Speichel Infektionen der Lungen und Atemwege hervorgerufen werden durch Krankheitserreger, welche aus der Mund-, Nasen- und Rachenhöhle mit Speichelteilchen in die Lungen übertragen würden.

Deshalb müssen wir Vorkehrungen treffen, um die gefährlichsten Krankheitserreger, wenn möglich, aus den genannten Höhlen zu eliminieren. Dass hierzu zunächst nötig ist, zu wissen, ob die Mund-, Nasen-, und Rachenorgane gesund, oder im höchsten Grade affiziert sind, muss Jedermann einleuchten, denn je nach dem gefundenen Zustande müssen wir unsere therapeutischen Massregeln ergreifen.

Nehmen wir zunächst einmal einen Durchschnittsmenschen an, welcher die übliche Mundpflege gewissenhaft ausführt, so muss unsere Sorge bei diesen Personen dahingehen, die noch immer in den genannten Höhlen anwesenden Krankheitserreger durch Desinfektionsversuche teils abzutöten, teils in ihrer Virulenz so weit zu schwächen, dass sie nicht mehr Lebensfähigkeit genug besitzen, und so von den baktericiden Sekreten des Körpers, und dem Blute überwunden werden können. Wir übergeben dem Patienten eine gute Zahnbürste, und desinfizierendes Mundwasser, indem wir denselben veranlassen, öfter täglich, je nach dem Zustande, 1stündlich, 2- oder 3stündlich den Mund zu bürsten und zu spülen. Dabei muss ebenfalls die desinfizierende Lösung bis in den Rachen, so weit wie möglich hinabgespült werden. Ist die Nasenschleimhaut in gutem, gesundem Zustande, so genügt es, dieselbe so zu erhalten, eventuell einige Nasenduschen kurz vor dem Beginn der Narkose zu dem Zwecke, um den enthaltenen Schleim zu entfernen, vornehmen zu lassen. Zwei Tage einer solchen Behandlung genügen, um Mund und Nase so weit, als möglich zu sterilisieren, und die Folge davon ist, dass Lungenerkrankungen nach der Narkose verhütet werden.

Wenden wir uns nunmehr zu unserem vernachlässigten Bauern wieder zurück, hier genügt die genannte Desinfektion nicht, denn wir haben es hier mit einer bekanntlich sehr hartnäckigen Krankheit zu tun. Meist ist bei diesen Leuten, neben dem Mundleiden, auch noch ein chronischer Pharynxkatarrh, und chronischer Schnupfen vorhanden. Hier müssen wir energisch erst diese Krankheiten in Angriff nehmen, indem wir zunächst die Stomatitis einer direkten Behandlung unterziehen. Zu diesem Zwecke lassen wir den Mund des Kranken öfter am Tage von einer zuverlässigen Person mit einem Haarpinsel, welcher in Tinctura Myrrhae oder andere Mittel getaucht ist, so bearbeiten, dass sämtliche Schleimhäute des Mundes mit der Tinktur bepinselt werden. Je nach der Schwere der Erkrankung verwende man ausser der Myrrhentinktur, noch Tinctura Jodi, oder Solutio argenti nitrici 1,0:15,0, oder Tinctura Myrrhae mit Tinctura Ratanhiae und Tinctura catechu ââ, oder Solutio Kalii chlorici 10,0 : 100,0 zum Gurgeln, oder eine rosafarbene Lösung von übermangansaurem Kali in Wasser usw. Diese Mittel sind je nach der Art der Stomatitis mit einem Pinsel direkt auf die Schleimhaut aufzutragen, oder man lässt den Kranken mit entsprechend dünnen Lösungen Mund und Rachen spülen. Als Gurgelwasser verwendet man noch sehr gut eine wässrige Lösung von Thymol.

Diese Lösung muss von jedem Kranken, sei er mit, oder ohne Mundaffektion behaftet, vor der Narkose zum Ausspülen verwandt werden. Die Behandlung jener schweren Stomatitiden erfordert natürlich eine längere Zeit als 2 Tage, und wir müssen wenigstens 3 oder 4 Tage zur Behandlung verwenden, bis die Erkrankung so weit gebessert erscheint, dass man die Narkose wagen darf.

Wenn wir den Kranken vor der Narkose, in Bezug auf die Reinlichkeit seines Mundes, behandeln, so müssen wir auch nicht vergessen, etwaige Fremdkörper, die er im Munde bei sich führt, aus demselben zu entfernen. Es kommen hier hauptsächlich zwei in Betracht, das sind falsche Zähne und Kautabak.

Die falschen Zähne müssen schon am Tage vor der Narkose Gegenstand unserer Sorge sein, und wir müssen veranlassen, dass der Kranke dieselben während des Schlafens herausnimmt, was viele unvorsichtige Menschen unterlassen, und während dieser Zeit müssen dieselben in einer leicht desinfizierenden Flüssigkeit liegen. So werden sie in Bor-, Salizyl-, Thymollösungen aufbewahrt, und dann muss der betreffende Patient vor dem Wiedereinsetzen derselben eine Reinigung mit einer Bürste vornehmen, denn gerade in den Zwischenräumen der Zähne setzen sich Speisereste fest. Der lebende Zahn hat eine unangenehme Empfindung, wenn zu seiner Seite in dem Zwischenraum mit dem Nachbar ein Rest von Speisen zurückbleibt, und wir suchen denselben zu entfernen, allein an falschen Zähnen wird man dies nicht gewahr, und deshalb müssen dieselben öfters gut gereinigt werden. Dieselben Verhältnisse findet man unter der Gummiplatte am Gaumen, und es zeugt von wenig Sauberkeit des betreffenden Menschen, wenn derselbe sein Gebiss nicht jeden Tag einmal entfernt, und reinigt. Ferner muss unsere Sorge dahin gehen, dass der Kranke, ehe er nach dem Operationssaal gebracht wird, noch in seinem Zimmer die falschen Zähne entfernt und dort geeignet aufbewahrt, denn es wird oftmals vorkommen können, dass die Zähne verloren gehen, wenn er dieselben erst kurz vor Beginn der Inhalationen in dem Operationssale herausnimmt. Dann werden dieselben eventuell an einen Ort gelegt, wo sie entweder unvorteilhaft aufbewahrt werden, oder verloren gehen können. Ausserdem kann es im letzten Moment leicht vergessen werden, dieselben zu entfernen.

Was nun den Kautabak anlangt, so ist es am besten, der Kranke unterlässt dieses schmutzige Vergnügen während seines Aufenthalts im Krankenhause ganz. Wenigstens an den Tagen vor der Operation muss man ihm die Benutzung desselben entschieden widerraten, erstens aus dem Grunde der Reinlichkeit, zweitens um die meist zugleich bestehende Stomatitis zur Abheilung zu bringen. Wird der Stift nicht entfernt, so ist an eine günstige Therapie der Stomatitis nicht zu denken. Dass nebenbei das hässliche Ausspucken in einem Krankensaale nicht geduldet werden kann, ist verständlich, und schon aus diesem Grunde müsste das Tabakkauen verboten werden. Ferner muss natürlich auch der Stift vor der Narkose entfernt werden, und der Kranke sollte jedenfalls nach Entfernen desselben erst noch eine Reinigung des Mundes vornehmen, ehe er die Inhalation beginnt. Daher muss die Entfernung schon längere Zeit vorher verlangt, und eine Desinfektion des Mundes durchgeführt werden.

Andere Fremdkörper kommen in Mund und Nase nicht vor, aber es muss vor jeder Narkose noch einmal vom Narkotiseur der Mund des Kranken, in Bezug auf Fremdkörper, betrachtet werden, denn es geschieht während der Lähmung der Muskeln zu leicht, dass die Gebisse sich lockern, und verschluckt werden, falls sie nicht vorher entfernt wurden, und ernste Gefahren drohen dem Leben des Kranken durch Ersticken, wenn nicht schleunigst Hilfe gebracht wird.

Was nun die Nase anbelangt, so werden dem Kranken, welcher eine chronische Rhinitis aufweist, Nasenduschen mit Salizyl, Bor., Kaliihypermanganici , Kaliichlorici-Lösungen verordnet, ev. geht man direkt gegen die Schleimhaut mittels Aetzungen derselben vor.

Ausserdem lassen wir die Kranken mehrmals am Tage, um auf den Kehlkopf, und die Luftwege desinfizierend einzuwirken, Kochsalzwasserdämpfe, Terpentin-Spray und ähnliche Mittel durch den Zerstäuber einatmen.

Durch diese Behandlung der oberen Atemwege bringen wir uns eine grosse Möglichkeit der Infektion der Lungen und Bronchien in Wegfall. Denn durch diese Massnahmen sind, sowohl in Mund und Nase, wie im Kehlkopf, Pharynx, und den Bronchien, die etwa vorhandenen Krankheitserreger vermindert, und die noch vorhandenen haben einen grossen Teil ihrer Vitalität eingebüsst. Es wird ja in vielen Fällen diese Vornahme von Desinfektion auf heftigen Widerstand seitens unverständiger Patienten stossen, doch wenn man sie über die Wichtigkeit belehrt, so wird ein grosser Teil klein beigeben, und mit Energie und sicherem Handeln wird kaum einmal echter Widerstand geleistet werden.

Ja man soll lieber einen renitenten Patienten seiner Wege gehen lassen, als von dem Grundsatze weichen. Derselbe hat in der Tat die günstigen Wirkungen in vielen Fällen gezeigt, und deshalb darf man nicht nachgeben, weil dann jeder Patient etwas lästiges darin findet, und so wird ein lauer Zug in der Desinfektion der betreffenden Organe eintreten, welcher die ganze Vornahme dann, in Bezug auf die günstige Wirkung, illusorisch machen kann. Wir wissen aber, dass ein ganzes Erfüllen aller Pflichten bei der ärztlichen Tätigkeit Haupterfordernis ist, und dass jede Konzession, die wir eventuell dem Kranken machen, wenn sie nicht durch organische Veränderungen gerechtfertigt wird, entweder ein Zeichen unseres eigenen Zweifels in unser Handeln ist, oder eine Charakterlosigkeit unseres medizinischen Geistes dartut. Nur die Gesamtheit führt hier zum Ziele, und das Ziel ist für den Patienten die Gesundung seines Organismus, und für uns das Bewusstsein, alles für das Wohlergehen des uns anvertrauten Menschen getan zu haben.

Wenn wir hier auf die gesunden Verhältnisse der Lungen bedacht gewesen sind, so sei hier noch bemerkt, dass der Kranke auch vor der Narkose, neben der Pflege des Mundes, durch systematische Atmung einen wohltuenden Einfluss auf die Lungen ausüben kann. Wir werden den Kranken anweisen, wenn es sein Zustand, und die in Aussicht genommene Operation gestattet, sich in der tiefen Respiration zu üben. Dies ist erforderlich aus folgenden Gründen. Wenn die Narkose beendet ist, so drohen dem Kranken Gefahren durch die wenig ausgiebige Lungentätigkeit, indem er hypostatische Pneumonien, Aspirationsbronchitis, und Pneumonien sich zuziehen kann. Daher wird nach der Narkose, wie später noch genauer dargetan werden wird, eine systematische Atmung vorgenommen. Damit nun der Kranke bereits geübt ist für diese Arbeit, lassen wir ihn vor der Narkose schon diese Atmung üben und erlernen. Dieselbe hat aber auch noch den Nutzen, dass sie die Lunge vor der Narkose ausdehnt und lüftet, damit nun so zu sagen, eine tiefe In- und Expiration erfolgen kann. Die Uebung wird folgendermassen vorgenommen. Der Kranke setzt sich in dem Bette auf, wenn dies sein Zustand erlaubt; und nimmt zunächst zehnmal langsam hintereinander tiefe Atemzüge vor. Nachdem eine halbe Stunde verflossen ist, wird dies wiederholt, und zwar macht der Kranke jetzt 15—20 tiefe Atemzüge. Es muss dies regelmässig alle halben Stunden gemacht werden, mehr wie 20 tiefe Atemzüge soll der Kranke nicht vornehmen. Darnach ruht er wieder eine halbe Stunde aus, um dasselbe nach Verlauf dieser Zeit zu wiederholen. Ist der Kranke nicht in der Verfassung, dass er sich aufrichten darf, so macht er die Atmung im Liegen. Jedenfalls muss dies von einem Wärter, oder dem Arzte selbst überwacht werden. Man braucht ja jetzt die Uebung nicht mit solcher Peinlichkeit, wie nach der Operation vorzunehmen, doch ist es ein sehr grosser Vorteil, wenn der Patient diese Respirationstherapie vorher gelernt hat.

§ 23. Von nicht geringerer Bedeutung wie der Atmungstraktus in Bezug auf die Inhalationsnarkose ist der Darmtraktus. Wir haben in Bezug auf denselben in verschiedener Richtung einen Einfluss auf den Kranken auszuüben, denn bei nicht nach bestimmter Ordnung behandeltem Darmtraktus zeigen sich während der Narkose eine Reihe von unangenehmen Ereignissen, welche durch die folgenden Massnahmen leicht verhütet werden können. Einen ganz besonderen Einfluss auf den Verlauf der Narkose übt der Magen an sich aus, und es kommt je nach den obwaltenden Verhältnissen viel auf den Grad der Füllung desselben an, weshalb es nötig ist, demselben eine besondere Be achtung zu schenken. Da ist es nun das nächste, dass wir die Ernährung, die Zufuhr von Nahrungsmitteln vor der Narkose, regeln. Dies soll zunächst in dem folgenden erörtert werden.

§ 24. Es kommt natürlich hierbei vor allen Dingen auf die Hauptkrankheit des Patienten an. Wenn derselbe an einer pathologischen Veränderung des Magens, oder Darms direkt leidet, so werden wir denselben anders ernähren müssen, als wenn er von einer mit den Unterleibsorganen nicht in Berührung kommenden Krankheit behaftet ist. Nehmen wir zunächst an, der Kranke sei im Abdomen gesund, und die Operation an sich verlange keine Rücksicht auf die Ernährung.

In diesem Falle haben wir an den Tagen vor der Narkose dem Kranken eine Nahrung zu verabfolgen,. welche leicht verdaulich ist, und nicht längere Zeit im Darmtraktus verweilt.

Unser Bestreben ist, einen möglichst leeren Magen und Darmkanal zu erhalten. Die Ernährung wird aber hauptsächlich am Tage vor der Narkose so eingerichtet werden müssen, dass der Kranke eine Nahrung erhält, die ihm noch Kraft gibt; und es ist durchaus nicht der Zweck unseres Handelns, wie es früher vielfach Sitte war, den Patienten vor der Narkose völlig hungern zu lassen. Dies wäre ganz verkehrt, denn dadurch verliert derselbe Kraft, und wird am Morgen vor der Operation matt und flau sein. Das Gegenteil wünschen wir aber von dem Kranken, da wir ihn einer doppelten Anstrengung in Bezug auf seine Körperkräfte aussetzen, erstens durch die Operation, zweitens durch die Narkose. So müssen wir im Gegenteil bestrebt sein, den Patienten möglichst zu kräftigen, aber nicht zu schwächen. Aus diesem Grunde geben wir ihm noch am Tage vorher etwas Fleisch und Gemüse, Tee und Wein. Auch am Morgen vor der Narkose soll der Kranke etwas Nahrung erhalten, eine Tasse Tee mit etwas Kognak, eventuell auch ein kleines Brötchen.

Nun ist bei der Nahrungsgabe zu bedenken, ob vielleicht die Zeit bis zur Narkose noch ausreicht, um eine völlige Verdauung dieser Nahrung herbeizuführen.

Soll der Kranke einen völlig leeren Magen haben, was man dann wünscht, wenn, wie bei starken Rauchern und Trinkern es der Fall zu sein pflegt, ein chronischer Rachenkatarrh vorhanden ist, welcher einen erhöhten Brechreiz verursacht, so lässt man diese Nahrungszufuhr am Morgen besser weg, namentlich, wenn die nötige Zeit zur Verdauung fehlt. Andere Patienten, bei denen nicht die Neigung zum Brechen und Würgen wahrscheinlich ist, lässt man ruhig eine Tasse Tee mit Kognak, und ein Brötchen geniessen. In dem Falle, wo dies unmöglich sein sollte, bringt man dem Kranken per rectum eine Nahrungszufuhr bei, worüber weiter unten gesprochen werden soll. Die Regel, welche wir in Bezug auf Nahrungszufuhr vor der Narkose aufzustellen haben, lautet: der Magen soll im Durchschnitt nicht gefüllt sein, sondern fast leer, ohne dass aber vorher eine starke Hungerkur bestanden hat, die den Kranken schwächen könnte. Die Speisen, die wir ihm eventuell noch verabreichen, müssen in geringem Umfange viel kräftigende und anregende Stoffe enthalten, und doch leicht verdaulich sein, damit sie bis zum Beginn der Narkose bereits verdaut worden sind. Eine dazu genügende Zeit muss gewählt werden.

§ 25. Wenn wir nun die überaus häufigen Narkosen bei Laparatomien, Magen- und Darmaffektionen in Betracht ziehen, so besteht hier die Hauptregel, dass der Magen vor der Narkose vollkommen leer sei, ebenso wie der Darm. Deshalb werden wir bei Laparatomien etc., um ein Würgen oder Erbrechen, das die Operation sehr erschwert, zu vermeiden, und zu verhüten, eine Magenausspülung vor der Narkose vornehmen.

Auch in solchen Fällen, wo ein alter Magenkatarrh wahrscheinlich vorhanden ist, werden wir von einer Magenspülung Nutzen sehen.

Zu der Magenspülung brauchen wir folgende Instrumente: Eine Schlundsonde aus elastischem Gummi à la Nélaton, einige Gummischläuche, und ein dreiarmiges Glasrohr, sowie einen Glastrichter, oder Irrigator. Wir verbinden zwei Arme des Glasrohres mit je einem Gummischlauch.

Der eine führt zum Trichter oder Irrigator, der andere in einen Eimer. Das noch freie Glasrohr wird mit der Schlundsonde verbunden. Nun führt man die Sonde in den Magen ein, indem man den Kranken in dem Moment schlucken lässt, wenn das Rohr in die Nähe des Kehlkopfes, unter Führung des Fingers, gelangt. Nachdem die Sonde in den Magen eingeführt ist, lässt man die physiologische Kochsalzlösung aus dem Irrigator in den Magen fliessen, indem man das andere Gummirohr zusammendrückt, oder mit einem Hahn verschliesst. Nachdem der Magen gefüllt ist, öffnet man das Abflussrohr, und schliesst das Irrigatorrohr. Nachdem man so mehrere Male verfahren hat, ist der im Magen etwa vorhanden gewesene Schleim, und überflüssige

Magensaft entfernt, und man schliesst die Spülung. Es ist sehr zu raten, in allen Fällen, wo man Verdacht auf Erbrechen hat, eine Magenspülung vorauszuschicken, man wird die gute Wirkung sofort gewahr werden.

§ 26. Was nun die Verhältnisse im Darmkanal anlangt, so soll derselbe, wenn möglich, durch Purgantien gereinigt worden sein. Man tut dies am besten auf die Art, indem man dem Kranken an den 2—3 Tagen vorher regelmässig früh und abends ein Glas Karlsbader Wasser zu trinken gibt, oder man wendet ein Abführmittel an, falls hier die Wirkung nicht genügend ist. Es ist nun in manchen Fällen erforderlich, dass der Darm ganz leer ist, z. B. bei Operationen am Darmtraktus. In diesen Fällen muss man ein energisches Abführmittel geben, und es empfiehlt sich dabei am besten ein Senna infus, oder ein anderes stärker wirkendes Laxans. Bei den gewöhnlichen Narkosen ist es nicht nötig, so intensiv zu laxieren, es wird dabei ein leichteres Laxans genügen.

§ 27. Bei jenen Kranken, wo man per os eine Nahrungszufuhr für unangebracht hält, wird demselben ein Klysma gegeben. Dasselbe wird von einem Warmwassereinlauf, welcher die etwa im Rektum noch anwesenden Faeces entfernen soll, vorher eingeleitet. Nachdem das Wasser wieder entfernt worden ist, lassen wir in den Darm des Kranken, welcher auf der linken Seite mit dem Anus etwas erhöht gelagert ist, aus einem Irrigator ein Gemisch von 50 gr. Kognak, 50 gr. Rotwein, und einigen Tropfen Tincturae Opii, in warmen Wasser gelöst (Witzel) eventuell mit etwas Tee oder Milch gemischt, falls uns dies nötig erscheint, langsam einlaufen, und fordern den Patienten auf, nichts wieder herausfliessen zu lassen. Man muss eventuell den Anus durch Anpressen einer kleinen Gazekompresse für einige Zeit fest schliessen, um dem Kranken das Anhalten der Flüssigkeit zu erleichtern, da dieselbe sonst oft ohne Zutun des Kranken von selbst abfliesst.

Dieses Klysma muss natürlich bei Kranken, welche am Darm operiert werden sollen, wegfallen, in diesen Fällen werden wir aber den Darm, falls es möglich ist, noch vorher durch Warmwasserklysmata reinigen. Solche Rektalspülungen sind sehr zu empfehlen.

So haben wir die Behandlung des Kranken in Bezug auf Magen und Darmkanal erschöpft, und die wichtigsten Manipulationen erwähnt, welche in keinem Falle vernachlässigt werden sollten. Wir wenden uns nun zur medikamentösen Vorbereitung des Kranken.

§ 28. Da wir ja wissen, dass ein grosser Teil der Menschen in so engen Beziehungen zum Alkohol steht, wie man kaum dieselben Verhältnisse zu einem anderen chemischen Stoffe finden wird, so müssen wir nicht vergessen, auch des Alkohols hier zu gedenken. Da derselbe ja fast in allen menschlichen Verhältnissen eine gewichtige Rolle spielt, so ist es auch von vornherein anzunehmen, dass er diess auch hier tun wird.

Der Alkoholismus ist in einem viel grösserem Masse verbreitet, als man von vornherein glauben möchte, da man im allgemeinen nur die sogenannten Trinker als Alkoholisten bezeichnet. In unserem Falle aber ist dieser Begriff „Alkoholist" viel umfassender, als gewöhnlich angenommen wird. Man könnte fast die Narkose als ein sehr feines Erkennungszeichen selbst für den schwächsten Alkoholisten ansehen, so fein ist die Reaktion. So sehen wir oftmals Frauen ein typisch alkoholistisches Exzidationsstadium passieren, und wir wundern uns, dass auch in diesem Falle der Teufel Alkohol die Hand im Spiele hat. Und wenn man sich nun genauer nach der Lebensweise der betreffenden Person erkundigt, so erfährt man denn auch, dass dieselbe allerdings eine gewisse Vorliebe für unseren Teufel besitzt, und diese Neigung ist eine von zarten Banden gefesselte Leidenschaft.

Wir haben gar oft Gelegenheit zu beobachten, dass selbst die konstante Aufnahme von alkoholischen Getränken, wenn auch in ziemlich geringem Maasse, eine unruhige Narkose hervorbringt. Dass natürlich der unmässige Genuss des Trinkers sich von diesen sehr unterscheidet, ist verständlich. Bei ihm haben wir ja oft die stärksten Exzidationen gesehen, und diese Narkosen waren oftmals, namentlich in früheren Zeiten, ein schwieriges Ringen mit dem im höchsten Grade erregten Kranken.

Nun ist es aber nicht nur die Exzidation, welche man allein fürchtet, es kommt beim Alkoholisten noch die Reaktion auf die Narkotika in Betracht. Es ist vor allem der Eintritt einer Herzsynkope, welcher zu fürchten ist. Um nun all die Nachteile, welchen ein Alkoholist in der Narkose ausgesetzt ist, herabzusetzen in ihrer Wirkung und Intensität, hat man dem Kranken vorher eine Dosis Alkohol gegeben. Durch eine entsprechende Gabe Alkohol, allerdings lieber per rectum, und nicht per os, wegen des eventuell entstehenden Brechreizes im Rachen des Trinkers, wird eine bei weitem ruhigere und weniger gefährliche Narkose hervorgerufen. Man gibt per Rectum bei einem Trinker mittlerer Stärke 50 gr. Kognak, und 50 gr. Rotwein in warmem Wasser gelöst. Durch diese Gabe direkt vor der Narkose wirkt man anregend auf die Herztätigkeit. Wir werden aber auch schon vorher dem Kranken eine regelmässige Alkoholportion verabreichen.

Würden wir dem Manne plötzlich beim Eintritt in die Klinik den gewöhnten Alkohol entziehen, so würden wir einen grossen Fehler begehen. Vor allem würde der Kranke, wenn er starker Trinker war, der Möglichkeit des Eintrittes eines Delirium alcoholicum sive tremens ausgesetzt sein, und der Verlauf desselben ist keineswegs ein günstiger in jedem Falle.

Aber auch bei mässigem Genuss des Alkohols wäre es falsch, denselben ganz wegzulassen, denn wir entziehen dann dem Herzen ein Mittel, welches anregend auf seine Tätigkeit seit längerer Zeit regelmässig gewirkt hat. Dadurch wird das Herz geschwächt und in seiner Widerstandskraft herabgesetzt. Wenn nun noch der Einfluss der Narkose hinzukommt, welcher ebenfalls Anforderungen an die Kraft des Herzens stellt, so haben wir zwei Momente, welche doppelte Einwirkung auf das Herz ausüben. Durch die Alkoholgaben vor der Narkose haben wir eine Anregung der Herztätigkeit zu erwarten, und somit wird das Herz eher die Anstrengung aushalten. Ebenso sind kleine Alkoholdarreichungen an den Tagen vor der Narkose von Nutzen, und wir dürfen nicht vergessen, dieselben entsprechend den Gewohnheiten des betreffenden Individuums einzurichten.

§ 29. Ebenso, wie wir schon durch die Alkoholdarreichung auf die Herztätigkeit einzuwirken suchten, ist es auch von verschiedenen Seiten durch Darreichung von Digitalis und Strophanthus versucht worden, stärkend die Herzaktion zu beeinflussen. Wir werden in der weiteren Entwickelung sehen, dass manche Narkosenarten auf die Herztätigkeit einen gewaltigen Einfluss ausüben. So ist es nachgewiesen, dass das Chloroform für den Blutdruck von ganz enormer Bedeutung, und somit für die ganze Herztätigkeit ist. Wenn wir nun vor der Narkose jenes vor allem im Auge haben müssen, nämlich die Lebensvorgänge in dem betreffenden Individuum zu ermitteln, und Lücken im Getriebe des Organismus noch rechtzeitig auszufüllen; so müssen wir vor allem unsere Aufmerksamkeit auf die Herztätigkeit lenken. Es kommt nur zu leicht vor, dass dieselbe eine Aenderung erfährt, wir sehen die beginnende fettige Degeneration sich in einer unregelmässigen Aktion anzeigen, und wir sehen ebenso die Arteriosclerose von gewaltigem Einfluss auf dieselbe. Ferner kommen wir in die Verlegenheit, selbst an Herzkranken unsere Kunst des Narkotisierens zu erproben. Da ist nun unser Hauptgegenstand der Obacht wiederum das Herz, und wir werden in jenen Fällen, wo eine Degeneration, oder Sklerose bereits ihre Einflüsse in Abweichungen der Herzaktion, und somit auch des Pulses geltend macht, Vorkehrungen treffen müssen, um bei dem an die Herztätigkeit schon an sich hohe Anforderungen stellenden Verfahren der Narkose nicht einen locus minoris resistentiae in der Herzaktion zu finden, sondern einen Felsen, an dessen Festigkeit selbst die Noxen einer Chloroformnarkose machtlos abprallen. Durch entsprechende Medikationen können wir eine unregelmässige Herztätigkeit bessern, können wir eine schwache Kraft stärken, so dass die Narkose von dem Herzen ausgehalten wird. Wir sehen hier ab von spezifischen Wirkungen der einzelnen Narkotika auf das Herz selbst, und ziehen nur die schwächenden Einflüsse der Narkose, der Betäubung im allgemeinen, in Betracht.

Da wir nun aber nicht immer die Herzerkrankungen in ihrem Anfangsstadium zu erkennen vermögen, denn es muss bereits eine bestimmte Grösse und Ausdehnung der Erkrankung vorhanden sein, bis deren Gegenwart durch einen deutlich durch Gefühl und Betastung nachweisbaren Aenderungszustand im Verhalten des Pulses ausgedrückt wird, und die ersten Anfänge der Krankheit entgehen oftmals lange Zeit unserem beobachtenden Betasten und Prüfen mit den Händen. So lassen wir den Patienten bei der leisesten Ahnung und Vermutung einer Herzaffektion eine regelmässige Digitalis- oder Strophanthuskur beginnen.

Namentlich bei gut kompensierten Herzfehlern, wo auch ohne Medikation eine gut geleitete Aethernarkose z. B. vertragen werden kann, bei Alkoholismus, bei Pletora etc. werden wir prophylaktisch diese Mittel mit gutem Erfolge anwenden. Wenn man bedenkt, dass durch ganz geringfügig erscheinende Anlässe oftmals eine Herzschwäche bei solchen Kranken hervorgebracht wird, ist es klar und verständlich, dass eine prophylaktische Bekämpfung eventueller Schwächezustände von grossem Nutzen sein kann.

Neuerdings hat Kader bei über 200 Narkosen Digitalis und Strophanthus angewendet. Er giebt Digitalis 24—48 Stunden, Strophanthus (Tinctura Strophanthi) 2—3 mal täglich 5 bis 12 Tropfen) häufig nur wenige Stunden vor der Narkose. In vielen Fällen genügte ihm eine Dosis, der durch die Medikation kräftiger und langsamer gewordene Puls blieb selbst bei sehr lange dauernden Narkosen älterer Leute gewöhnlich bis zum Ende der Narkose bei guter Qualität. Auch während der Nachbehandlung verwandte Kader dieses Mittel besonders bei Bauchoperierten, und glaubt auch bei Mund-, Rachen- und Kehlkopfoperierten dadurch manche Pneumonie verhütet, ja zur Heilung gebracht zu haben. Da Digitalis das rechte Herz schwächt, (Opeuchowski) und dadurch den kleinen Kreislauf schädigt, ist Kader neuerdings ganz von der Darreichung der Digitalis abgekommen, und verwendet ausschliesslich Strophanthus.

Man gibt diese beiden bekannten Herzmedikamente, Digitalis und Strophanthus auch folgendermassen. Entweder man nimmt Tinctura Digitalis, und gibt dem Kranken von derselben allein 15—20 Tropfen 4 mal am Tage, oder man nimmt einen entsprechend starken Infus der Blätter, oder Pillen. Letztere sind zu 3—6 Pillen täglich zu nehmen, und haben wegen der angenehmen Art des Einnehmens vielleicht einen Vorzug. Man verwendet auch Tinctura Digitalis oder Strophanthi zusammen (Witzel), und gibt dann 4 mal täglich 15 Tropfen von einer Mixtur aus Tinctura Digitalis et Strophanthi ãã. Es ist kein Fehler, wenn man diese Tropfen nach den Angaben von Witzel jedem Kranken gibt, denn man wird fast bei der Hälfte aller Patienten dieselben so wie so anwenden müssen wegen Verdacht einer Herzaffektion. Diese Tropfen besitzen nämlich noch einen vorteilhaften Einfluss auf den Patienten, welcher in Beruhigung und Verminderung der psychischen Erregung besteht. Es ist der direkte Einfluss der Medikamente auf das Nervensystem, welcher sich in einer sedativen Wirkung kenntlich macht. Ausserdem kommt vielleicht noch jener Umstand als Beruhigungsmittel in Betracht, nämlich der, dass der Kranke durch diese Darreichung von Medizin sieht, es wird bei ihm eine Behandlung eingeleitet, und dieses Bewusstsein gibt ihm eine grössere Ruhe, und mehr Vertrauen. So haben wir einen doppelten Nutzen von dem Darreichen der Tropfen. Die Wirkung derselben auf Herz und Psyche ist keineswegs zu unterschätzen.

§ 30. Nächst dem eben erwähnten haben wir noch ein zweites

allbeliebtes Mittel, um die Narkose selbst ruhiger zu gestalten, und den Kranken an sich ebenfalls zu beruhigen. Dies ist das Morphinum muriaticum. Wir geben dasselbe bei jeder Art der Narkose, und es ist kein Zweifel, dass die Wirkung desselben für die Narkose eine günstige ist. Manche sind, und vor allen Dingen war man früher der Ansicht, man müsse das Morphin erst 10—15 Minuten vor Beginn der Inhalationen geben.

Allein wir sind in dieser Hinsicht nicht mit dem alten Verfahren einverstanden. Erstens gibt es Menschen, welche diesem Medikamente eine Idiosynkrasie entgegen bringen. Man sieht, wie nach der kleinsten Dosis Erbrechen und Nausea eintreten, welche oft lange Zeit anhalten, und bisweilen selbst zu Collaps führen können. Es ist keineswegs ohne Gefahr, wenn diese Erscheinungen während der Narkose auftreten, in dem Falle, dass man die Injektionen 10 Minuten vor der Inhalation erst vorgenommen hatte. So treten Schädigungen des Organismus durch 2 Mittel zugleich auf, und aus diesem doppelten Angriff auf die Vitalität des Organismus können ernste Gefahren quoad vitam resultieren. Man hat neuerdings unter anderem dieser Methode den Vorwurf entgegenzuhalten, dass nach 10 Minuten das Morphin noch nicht die ganze Wirkung auf den Organismus entfaltet habe, und dieselbe könne erst innerhalb einer Stunde zur Geltung kommen, sodass man eine Beruhigung des Kranken, und nicht eine Erregung desselben bemerkt, welch erstere man ja ertrebt, während die Erregung wohl oftmals als Vorläufer vor der beruhigenden Wirkung innerhalb 10 Minuten eintreten kann. Diese Behauptung besteht vollkommen zu Recht, und man hat beobachtet, dass man eine **kleine** Morphindosis eine Stunde lang einwirken lassen sollte, um dann erst die Narkose zu beginnen. Ausserdem wird man, wenn eine Stunde verflossen ist, nicht die Wirkung des Morphin gleich der des Chloroforms verspüren, nämlich eine Blutdruck herabsetzende. Das Morphin ist nämlich entsprechend den Einzelgaben ein Gift, welches den Blutdruck herabsetzt gleich dem Chloroform, denn es gehört ja selbst mit unter die Narkotika, und wird zum Zwecke der Betäubung verwendet. So haben manche mit einem gewissen Recht Bedenken getragen, das Morphin mit einem Narkotikum, wie Chloroform, dessen Wirkungen denen des Morph. ähneln, zu gleicher Zeit zu geben. Hat man nun die Injektion erst 10 Minuten vor der Narkose gegeben, so macht sich die Wirkung beider zu gleicher Zeit geltend, wodurch eine schwere Gefahr für das Herz entsteht. Ist aber eine Stunde seit der Injektion verflossen, so ist die Wirkung der kleinen Dosis bereits verflossen, und es besteht nur noch der Einfluss der sedativen Eigenschaft des Morphins, wenn die Wirkung des Chloroforms einsetzt. Einige sind sogar noch strenger, und fordern das Weglassen des Morphins bei Chloroform.

Es ist aber bei vielen Personen sehr nützlich, auch bei der Chloroformnarkose, dass vorher eine gewisse Beruhigung des Organismus eingetreten ist, namentlich bei Alkoholisten. Man sieht, wie auffallend gering die Excidation auftritt bei einer Morphingabe vor einer Stunde, während ohne dieselbe die Excidation eine viel bedeutendere ist. Man soll ja auch die Morphininjektion nicht verallgemeinern, und vor jeder Narkose eine solche vornehmen, wenn dieselbe auch in diesen geringen Dosen nur ganz selten wird schaden können.

Folgende Methode wird die beste sein, und wird von uns in jedem Falle beachtet. Bei den Kranken, welche eine Gewöhnung an Alkohol erwarten lassen, geben wir, wenn nicht besondere Gründe dagegen sprechen, eine Morphininjektion von 0,01—0,02 je nach der Konstitution, dem Alter, und dem Geschlecht 1 Stunde vor dem Beginne der Inhalationen. Bei Kindern wird entweder dieselbe ganz weggelassen, was bei den meisten, jedenfalls bei Kindern bis zehn Jahren, angebracht ist, oder man mindert dieselbe entsprechend herab. Bei sehr alten Personen gilt auch der Rat, sehr vorsichtig zu sein, und entweder dieselbe ganz zu unterlassen, oder, wenn sie doch wünschenswert ist, den körperlichen Verhältnissen entsprechend zu verändern. Das Geschlecht hat wenig Einfluss, doch wird man bei Frauen, die in partu narkotisiert werden, eine solche sehr gut entbehren, ebenfalls bei den Frauen in Krankheitsfällen mit den wenigen Ausnahmen, wo die Frauen, ebenso wie die Männer, dem Alkohol huldigen. Meist ist beim Weib Morphin nicht nötig. Da nämlich Frauen während der Entbindung sehr leicht zu narkotisieren sind, ist kein Grund für eine Morphininjektion zu finden.

Es können auch dieser Kombination der Narkose mit Morphin einige Krankheiten entgegenstehen. So ist vor allem bei Herzaffektionen natürlich Vorsicht geboten, ebenso bei sehr schwachen Personen, welche entweder durch Blutungen, oder maligne Neubildungen in ihrem Kräftezustande arg ad malam partem beeinflusst sind.

§ 31. Wenn wir in dem folgenden die Darreichung von Atropin auf subkutane Weise vor der Narkose behandeln wollen, so geschieht dies deshalb, weil man von einigen Seiten die Anwendung dieses Mittel als äusserst praktisch zur Verhütung der bei verschiedenen Narkosen mehr oder weniger stark auftretenden Sekretion und Hypersekretion der Schleimhäute und Drüsen anempfohlen hat. Wenn wir diese Methode, welche in der subkutanen Injektion von 0,001 Atropin mit 0,02 Morphin vor der Narkose (Reinhard) besteht, verwenden, so müssen wir uns zunächst klar sein, dass wir dem Organismus ein nicht unbedeutendes Gift in dem Atropin einverleiben. Es ist jedenfalls in vielen Fällen gar nicht gleichgültig, ob dem Körper neben den als Gifte wirkenden Narkotika noch ein in seinen Wirkungen gar nicht harmloses Gift zugeführt wird, welches an sich noch Anforderungen an die Kraft des Organismus und die Vitalität stellt, die im Verein mit denen des Narkotikums und der Narkose im allgemeinen eventuell ein zu hohes Mass von Kraft fordern. Jedenfalls muss man bei der Darreichung von Atropin vor der Narkose individualisieren, und nicht allgemein verfahren, wie es von uns verschiedentlich in der Praxis gesehen worden ist. Dazu sind denn doch die Wirkungen des Atropins nicht harmlos genug, und die Individualität ist zu verschieden, um eine allgemeine Anwendung anzuraten. Dessen ungeachtet ist das Atropin wohl angebracht bei jenen Narkotika, wie Aether, für welche die Anwendung von Reinhard und anderen auch empfohlen wurde, da es die Drüsensekretion vermindert. Man hat durch die Atropinbehandlung den Zweck verfolgt, die durch übermässige Sekretion entstehenden Lungenerkranken post narkosin zu verhüten. Es ist nun schon an anderer Stelle darauf hingewiesen und genau erklärt, wie die postnarkotischen Lungenerkrankungen zu stande kommen, und wir wissen jetzt, dass wir auch ohne Atropin die Hypersekretion bedeutend vermindern, und die postnarkotischen Lungenerkrankungen verhüten können. So haben Braun, Witzel und andere selbst bei der Aethernarkose eine Hypersekretion von Schleim und Speichel vermeiden können durch eine exakte und vorsichtige Dosierung. Jedenfalls ist die Injektion von Atropin bei den übrigen Narkotika unnötig, da die Hypersekretion auf harmlosere Art bekämpft werden kann, und auch nur in mässigem Grade bei der Narkose der meisten Narkotika vorkommt. Selbst bei der Aethernarkose können wir nach unserer eigenen Erfahrung die Atropinmedikation entbehren. Eine Contraindikation der Atropinbehandlung bilden die grossen Schwächezustände, Herzerkrankungen, dekompensierte Herzfehler, Arteriosklerose etc., ebenso das jugendliche, und das Greisenalter. Wir werden bei der Behandlung der Aethernarkose im speziellen Teile nochmals auf die Atropinbehandlung vor der Narkose zurückkommen müssen Für die allgemeine Narkose ist diese Medikation in den meisten Fällen zu entbehren.

IV. Kapitel.

Die Lagerung des Kranken zur Narkose.

§ 32. Wenn wir einen besonderen Abschnitt auf die Lagerung des Kranken während der Narkose verwenden, so könnte man eventuell dies für weitschweifig halten. Doch es wird in dem Nachfolgenden die Wichtigkeit der Lagerung des Kranken nach bestimmten Grundsätzen zu tage kommen. Man hat in früheren Zeiten allerdings wenig Sorgfalt auf dieselbe verwandt, denn man kannte noch nicht die vielen Nachteile, und wusste noch nicht, wie leicht dieselben zu verhindern seien. Wenn wir nun die Lagerung bedenken, in der wir an einem Kranken eine Narkose einleiten sollen, so müssen wir als erstes Erfordernis das aufstellen, dass der Patient auf dem Rücken liege. Es wäre in jedem Falle ein Nachteil, wenn man den Kranken etwa in anderer Stellung narkotisieren wollte. Selbst bei einer ganz kurz dauernden, und schnell vorübergehenden Narkose ist die sitzende Stellung insofern von grosser Gefahr für den Kranken, als gerade die schnellen Narkosen eine bedeutende Gefahr für das Herz mit sich bringen. Wenn wir nun eine Herzschwäche eintreten sehen, und es befindet sich unser Kranker in einem Stuhle z. B. aufrecht sitzend, so haben wir, ehe wir sonst rettend eingreifen können, die Pflicht, die Lage so zu ändern, dass der Patient horizontal zu liegen kommt, oder lieber noch mit dem Kopfe tiefer, als mit dem Thorax. Wie lange es eventuell dauern kann, kann man nicht ermessen, jedenfalls ist bei solchen Eventualitäten die Zeit so kostbar, weil die Herzschwäche sehr schnell fortschreitet, wenn nicht eingegriffen wird, und Herzstillstand eintritt, dass man sich nicht erst damit abmühen darf, den Kranken aus der sitzenden in andere Lage zu bringen. Wenn man nur noch bedenkt, dass man oftmals allein ist, weil etwa anwesende Laien den Kopf verlieren, so sieht man ein, dass man schwer die narkotisierte Person aus dem Stuhl herausheben, und ohne Nachteil auf die Erde legen kann. Deshalb ist es unbedingt nötig, dass die Narkosen stets in liegender Stellung vorgenommen werden.

§ 33. Aber auch die horizontale Lage an und für sich ist noch nicht die ideale Lagerung. Wir müssen vielmehr bestrebt sein, den Kranken so zu legen, dass er auf einer horizontalen Ebene, welche mit dem Beginn des Rückens in der Halsgegend abschneidet, liegt, so dass der Kopf dorsalwärts herabhängt (vergl. Figur 1). Derselbe muss mit beiden Händen von einem Assistenten gehalten werden. Diese Lagerung ist von Witzel angegeben und hat eine grosse Reihe von Vorteilen. Der erste und bedeutendste Nutzen ist der, dass sämtlicher Speichel, dessen Sekretion durch die meisten Narkotika, sowohl im Kehlkopf, wie den Bronchien und Munde hervorgerufen wird, durch die tiefere Lagerung des Kopfes nicht vom Munde nach dem Körper zu, sondern durch Mund und Nase nach aussen fliessen kann. Wenn man bedenkt, dass auch die Aspiration von Speichel bei jeder Narkose, selbst wenn eine Vermehrung desselben nicht sehr gross ist, eine Lungenkrankheit vom unschuldigen, nicht infektiösen, schnell abheilenden Katarrh, bis zur tödlich, oder doch sehr schwer verlaufenden, infolge von Infektion bestimmter einzelner Bakterienarten, oder Mischinfektion hervorgerufenen, und lange Zeit bis zur völligen Restitutio ad integrum brauchenden Pneumonie entstehen kann, so ist uns schon durch die Tatsache, dass solche schwere Schädigungen des Organismus überhaupt vorkommen können, die Pflicht auferlegt, die Lagerung, welche zur Vermeidung derselben beitragen kann, einer anderen, die Ursache der Erkrankung begünstigenden, vorzuziehen. Diese Lagerung ist nur eine nicht so einfache, wie sie anfangs erscheinen mag, und man kann dieselbe erreichen, indem man den eigens für dieselbe konstruierten Operationstisch nach Witzel benutzt, oder indem man auch bei den meisten anderen Tischen den Kranken entweder so auf den Tisch legt, dass der Kopf nicht unterstützt wird, oder dass man auch in solchen Fällen, wo ein Operationstisch nicht vorhanden ist, sich auf folgende Art hilft.

Hat man einen gewöhnlichen rechteckigen Tisch zum Zwecke der Operation, so kann man ungefähr sich auf folgende 2 Arten helfen, um annähernd die Vorteile der Witzel'schen Lagerung zu erreichen. Der Tisch wird mit dem einen Paar der Beine auf eine Fussbank, oder einen anderen ähnlichen Gegenstand, der den schweren Druck auszuhalten vermag, gestellt So erhalten wir eine schiefe Ebene. Legt man nun den Kranken darauf, und zwar so, dass der Kopf nach der tieferen Seite des Tisches zu liegen kommt, so hat man auch den Zweck erreicht, und der Schleim und Speichel des Mundes wird nicht nach dem Kehlkopf zu fliessen, sondern zum Munde heraus, vor allem, wenn man dies etwas unterstützt dadurch, dass man den Kopf auf eine Seite dreht und den Mund öffnet, sowie den tiefer liegenden Mundwinkel noch etwas nach hinten unten zieht; dann kann der Speichel zum Munde heraus in ein davor gelegtes Handtuch oder Becken fliessen. Es ist dies so sehr einfach erreicht. Man hat nun noch den Vorteil, dass wie bei der Witzel'schen Lagerung (vergleiche Figur 1. Lagerung nach Witzel) zu gleicher Zeit der Zungengrund nach vorn gezogen wird, was Witzel durch die forcierte dorsale Reklination des Kopfes bewirkt. Hat man genügend Per-

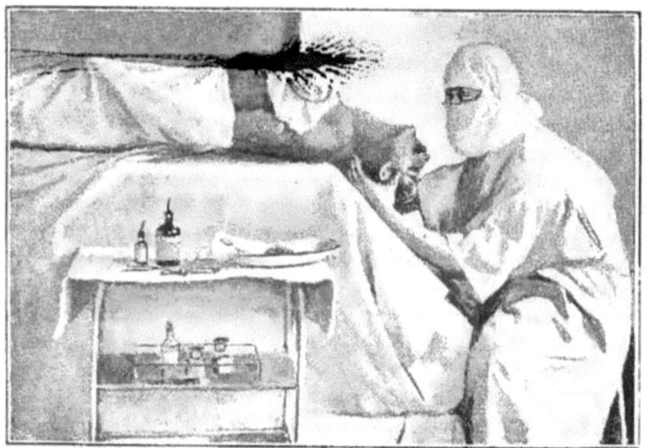

Fig. 1. Lagerung nach Witzel (gez. n. Abb. von Witzel, Münch. med. W. 1902).

sonal, so kann man ja auch auf dieser schiefen Ebene den Kranken so lagern, dass der Kopf dorsal über den Tischrand herabhängt, und von den Händen einer assistierenden Person gehalten wird. Die zweite Art, eine ähnliche Lagerung zu bewirken, besteht darin, dass wir dem Kranken unter den Rücken und die Glutaealgegend nach dem Kopfende zu langsam niedriger werdende Kissen legt. Auf diese Weise ist ebenfalls eine schiefe Ebene hergestellt, und der Kopf liegt tiefer, als die Brust. Es ist diese Lagerung ja vielleicht für den Kranken im Anfang unangenehm, doch dass dieselbe ein Herabfliessen von Speichel, in welchem das Narkotikum gelöst in den Magen gelangt, wo es Würgen und Erbrechen hervorruft, oder in den Kehlkopf, wo Husten und röchelnde, rasselnde Atmung entsteht, und leicht mit Teile des durch den Kehlkopfeingang mit der Respiration ein- und ausgeworfenen Schleimes in die Bronchien und Lungenalveolen aspiriert werden können, verhindert, kann man mit Leichtigkeit an sich selbst prüfen, wenn man sich auf ein Chaiselongue so lagert, dass der Kopf tiefer, als Brust und Leib liegt, also entgegengesetzt zur üblichen Lage, und versucht Speichel zu verschlingen, so merkt man, wie dies sehr erschwert und wie der Speichel nach dem Mund zurückzufliessen bestrebt ist, noch auffallender ist es, wenn man vorher einen Löffel voll Wasser in den Mund nimmt, um denselben in dieser Lage zu verschlucken. Es stellen sich solche Schwierigkeiten entgegen, dass man unwillkürlich sich emporzurichten bestrebt ist. Man kann in dieser Position nur ganz geringe Mengen verschlingen, bemerkt aber deutlich, wie der Speichel sich im Munde ansammelt. So hat man die besonderen Vorteile leicht erkannt.

Da nun während der Narkose die Reflexe erloschen sind, so kann natürlich dieser Schleim bei nicht entsprechender Lage durch den Kehlkopf ohne Hustenreiz aspiriert werden, und die Folge sind Lungenerkrankungen.

Es ist nach diesen Erörterungen klar, dass diese Lagerung einen grossen Vorteil bildet, und derselbe liegt neben dem Nutzen der Verhütung von Lungenleiden auch noch in der Hervorrufung einer Hyperaemie im Gehirn, wodurch eventuelle Ohnmachten, die als Folgen von Shock und nervösen Erregungen vorher entstehen können, verhütet werden Würde man den Kranken in sitzender Stellung narkotisieren, so würden Ohnmachten viel häufiger eintreten.

§ 34. Wenn wir nun bei der Lagerung diese Gesichtspunkte im Auge halten müssen, so haben wir aber neben denselben noch eine Reihe von anderen Momenten zu erwägen. Wenn der Kranke auf dem Rücken flach aufliegt, mehr oder weniger mit Reklination des Kopfes, so ist auch ein Hauptaugenmerk auf die Lage der Extremitäten zu richten. Ziehen wir zunächst die oberen Extremitäten in unsere Betrachtung, so müssen wir als beste Lagerung die annehmen, dass die Hände auf dem Unterleibe gekreuzt sind, falls die Operation dies überhaupt gestattet In anderen Fällen muss man je nach den obwaltenden Umständen die Arme und Hände so legen, dass ihnen kein Schaden entsteht. Wenn nämlich tiefe Narkose eintritt, das Stadium der Toleranz erreicht ist, so sind sämtliche Muskeln des Organismus gelähmt, die Sensibilität ist erloschen, die Extremitäten sind vollkommen schlaff und haltlos. Heben wir einen Arm einer völlig betäubten Person in die Höhe, so werden wir sofort bemerken, welch grosses Gewicht derselbe aufweist. Aus dem Gewicht müssen wir schliessen, dass der Arm einen erheblichen Druck auf seine Unterlage ausübt. Liegt nun z. B der Arm so, dass der Ellbogen auf die harte Unterlage gestützt ist, während der Arm schräg nach dem Körper des Patienten gerichtet ist, so kann gerade der Nervus ulnaris in der Rinne am Condylus des Oberarms nach dem Unterarm zu verlaufend gegen die harte Unterlage gedrückt werden, und zwar kommt derselbe, wenn die Verhältnisse gerade dazu stimmen, so zu liegen, dass er zwischen Knochen und dem harten Polster des Tisches verläuft, und es kann sich ereignen, dass ein grosser Teil des Gewichtes des Armes, auf den Knochen lastend, den Nerv komprimiert, quetscht, und arg lädiert. Wenn nun der Arm vielleicht während der ganzen Zeit der tiefen Narkose, die vielleicht eine Stunde anhält, in dieser Stellung verharrt, so wird der Nerv arg geschädigt werden, und die Folge dieser lange anhaltenden Kompression kann eine Lähmung des Nerven sein. Dieser Umstand spielt ja auch eine gewichtige Rolle in der Krankenpflege, denn jeder Pfleger muss bei benommenen Personen die Extremitäten, namentlich die oft in derselben Stellung, wie eben angezeigt, liegenden Arme, immer von Zeit zu Zeit in eine andere Lage versetzen, da sonst diese Lähmungen, des Nervus ulnaris eintreten, und diese Drucklähmungen sind oftmals sehr hartnäckig, und schwer zu heilen. Deshalb ist es auch Pflicht des Narkotiseurs, die Arme nicht lange Zeit so liegen zu lassen, sondern sie derart zu legen, dass sie im Ellenbogen nicht unterstützt werden, dies geschieht dann, wenn die Hände über dem Leibe gekreuzt sind.

Man kann sich leicht überzeugen, dass die Lage der Arme den Nervus ulnaris insultiert, denn wenn man auf dem Rücken im Bett liegend einen Arm so legt, dass der Ulnaris auf der Rosshaarmatratze aufliegt, so wird man bald merken, wie die ganze vom Nervus ulnaris erregte Partie des Unterarms einschläft. Dies ist das erste Zeichen, dass der Nerv gedrückt wird. Da nun der Narkotisierte keine Empfindung hat, so kann er auch wegen der allgemeinen Lähmung sich nicht gegen diesen Insult schützen.

Es kommen nun aber auch diese Drucklähmungen an anderen Nerven vor, so am Nervus radialis, wenn man einen Arm z. B vom Tische herabhängen lässt, und der innere Teil des Oberarmes kommt gegen die Tischkante zu liegen. Diese scharfe Kante verursacht sehr schwere Lähmungen, eventuell des ganzen Plexus brachialis, wenn in seinem oberen Verlauf, oder des Nervus radialis oder Medianus, wenn im mittleren Teile des Oberarmes eine solche Druckwirkung statthat. Dieselbe Lähmung wird hervorgerufen, wenn man dem Kranken in die Achselhöhlen die oftmals an Operationstischen angebrachten Armschlingen anlegt, die aus einem runden Lederriemen bestehend, in die Achselhöhle zu liegen kommen, und verhindern sollen, dass der Oberkörper bei einer schiefen Stellung des Tisches nach unten gleitet. Wenn nun der schwere Körper des Kranken in den Haltern hängt, wird ebenfalls leicht ein starker Druck auf die Nerven der Achselhöhlen ausgeübt werden, der bei langer Dauer die Lähmung hervorruft. Man bedenke also stets, dass derartige Halter, die ja übrigens bei der jetzigen Lagerung unnötig sind, wenigstens, wenn man sie doch einmal brauchen sollte, aus breitem, weichem Material gefertigt sind, damit der Druck sich verteilt. Immerhin aber sei man bestrebt, während einer sehr langen Narkose die Lage der Riemen zu ändern, damit sie nicht immer auf denselben Punkt drücken. Sehr günstig ist, wenn man sie mit einer dicken Kompresse aus Watte und Mull umwickelt, weil sie dadurch dicker und weicher werden, und durch die dicke Rolle der Druck in der Achselhöhle mehr verteilt wird.

Was nun noch vor allem die Lähmungen des Plexus brachialis anlangt, so werden dieselben noch hervorgerufen durch eine besondere Haltung der Arme, nämlich derjenigen über dem Kopf nach hinten oben. Man ist bei vielen Operationen genötigt, die Arme in der genannten Art zu lagern, da man die Hände und Unterarme nicht im Bereich der Operation liegen haben kann, ferner weil an der Brust und Achselhöhle operiert werden soll, so z. B. bei Laparatomien, Amputationen der Mammae, bei Toilette der Achselhöhle etc. Bei dieser Hyperextension in der Schulter werden die Arme stark abduziert, die Clavicula wird erhoben und der Wirbelsäule genähert, um schliesslich ganz dieselbe zu berühren. Bei dieser Bewegung kreuzt der mittlere Teil der Clavicula die Processus transversi der 6. und 7. Halswirbel, und übt einen starken, quetschenden Druck aus auf die daselbst verlaufenden 5. und 6. Halsnerven (Bernhard, Braun, Hoedenmaker etc.). Eine andere Erklärung ist nach Versuchen an Leichen von Rüdinger und Gaupp abgegeben worden. Nach ihren Versuchen ist zunächst gar nicht möglich, dass die gehobene Clavicula sämtliche Nerven an die Processus transversi anzudrängen vermag, da die unteren Aeste der Nerven regelmässig zur Seite weichen. Bei einer Elevation des Armes um 90°, nähert sich das Mittelstück der Clavicula der ersten Rippe bis auf wenige Millimeter. Wird nun der Arm noch mehr gehoben, so rotiert die Clavicula um ihre Achse so, dass die bisherige untere, hintere Fläche zur unteren Fläche wird, indem sie sich über die erste Rippe nach hinten legt. Bei dieser Bewegung drückt sie nun gerade gegen die Stelle, wo der 5. und 6. Nervus cervicalis aus der Lücke der Scaleni heraustritt, die oberen Wurzeln werden bei dieser Bewegung am öftesten getroffen, bei ganz extremer Elevation werden erst die unteren Wurzeln mit gequetscht. Bei den gewöhnlichen Bewegungen dieser Art weichen die unteren Wurzeln der Nerven aus. Die Aterie wird nicht mit gequetscht, indem sie von den Nerven geschützt wird. (Mally, Duval, Rüdinger, Guillain.) Man wird wohl dieser letzteren Erklärung beipflichten müssen, und zieht die Lehre daraus, die Arme nicht in extremer Weise nach oben hinten zu legen, und vor allen Dingen die Stellung öfter zu wechseln. Auf eine andere Art sollen ebenfalls Lähmungen des Plexus brachialis zu stande kommen, indem die einzelnen Nerven gedehnt werden, was dabei vorkommen soll, wenn der Arm des Patienten stark eleviert ist, und der Kopf nach der entgegengesetzten Seite gedreht, Brechbewegungen vom Patienten aus gelöst werden. Dabei soll eine Dehnung der Wurzeln zu stande kommen, welche eine Lähmung zur Folge haben kann (Duval, Guillain, Mally etc.)

Die hier angeführten Ursachen der Lähmung des Plexus brachialis sind rein traumatischer Natur. Nach Ansicht von französischen Forschern sollen auch Lähmungen des Plexus brachialis auf rein toxischer Grundlage hervorgerufen werden. Der belgische Gelehrte Verhaagen tritt für eine toxische Lähmung ein, hervorgerufen durch eine besondere Wirkung der Narkotika auf die Nerven, und hält den Plexus brachialis als eine Praedilektionsstelle für die toxisch lähmenden Narkotikawirkungen. Er stellt da die Narkotika entgegen dem Alkohol, welcher seine Lähmungen meist in den unteren Extremitäten bewirkt. Wir können nur nicht finden, dass die in sonstigen Wirkungen so verwandten Stoffe, die Narkotika und Alkohol, welch letzterer selbst ein Narkotikum darstellt, hier differieren sollten. Jedenfalls können wir uns mit einer rein toxischen Lähmung, die vorwiegend den Plexus brachialis betreffen soll, nicht befreunden (Verf.).

Jedenfalls ist es möglich, durch Achtsamkeit diese Druck- oder Narkosenlähmungen, letztere Bezeichnung ist sehr ungenau, zu verhüten. Allein, man versäume nicht, nach sehr langer Narkose die Kranken sofort auf etwaige Lähmungen zu untersuchen, denn dieselben werden oftmals erst nach Verlauf von einigen Tagen von dem Kranken dem Arzte mitgeteilt, da die Patienten denken, dieselben gehen als Folge der Narkose noch vorüber. Da hat man aber schon eine kostbare Zeit für die Behandlung verloren, denn nur eine sofortige elektrische kunstgerechte Behandlung vermag in vielen Fällen, ja in den meisten, dieselben noch zu heben, während nach Verlauf von einigen Tagen, bisweilen die Therapie zu spät einsetzt. Hauptsächlich kommen diese Lähmungen an den oberen Extremitäten vor. Doch auch die unteren bleiben bisweilen nicht verschont. Da ist es vor allem das Knie, welches unsere Beachtung verdient. Wenn wir sogenannte Kniehalter bei gynaekologischen Untersuchungen benutzen, haben wir dieselben Vorgänge, wie bei den Riemen als Achselstützen. Das schwere, gelähmte Bein hängt mit all seiner Last auf dem schmalen, wenn auch gepolsterten, so doch harten Kniehalter, und die Nerven werden dann gegen den Knochen gedrückt. Lähmungen des Nervus peroneus und tibialis sind öftere Erscheinungen, wenn wir nicht den Druck verhindern. Allein diese Lähmungen treten auch auf, wenn die Beine vielleicht über die Tischkante herabhängen, oder stark im Knie flektiert, während der Operation nicht wieder ausgestreckt werden. In dem ersten Falle drückt der Tischrand gegen den Knochen, im zweiten Falle werden die Weichteile durch die Knochen des Ober- und Unterschenkels gegen einander gepresst. Man muss also darauf achten, dass die Beine in ihrer Lage verändert werden bei langen Narkosen, und dass die Beinhalter eine entsprechende Konstruktion besitzen, die einen starken Druck verhindert. Was nun die Therapie dieser Lähmungen anlangt, so ist dieselbe Gegenstand einer anderen Disziplin, doch es sei nur kurz erwähnt, dass man sofort diese Lähmungen, wie schon gesagt, diagnostizieren muss, um die Therapie zu beginnen. Dieselbe besteht ausschliesslich in lokaler, elektrischer Behandlung. Mit dem beliebten faradischen Apparat, der dem praktischen Arzte oftmals ein so lieber Geselle ist, ist allerdings nichts getan, sondern man muss diese Paresen mit dem konstanten Strome, und zwar mit der Anode behandeln. Es kann nur von der sofortigen, sachgemässen Behandlung ein Erfolg versprochen werden, ist die Lähmung schon durch andere Behandlung verschleppt, so ist in vielen Fällen kein Erfolg mehr zu erwarten, wenn nicht die Besserung von selbst eingetreten ist. Und es ist zum Glück in einem Teil der Fälle eine Restitutio a. i. von selbst nach Aufhören des Druckes möglich, und zwar in solchen Fällen, wo die Ursache nicht zu lange bestanden hat. Es lässt sich aber kein Mass bestimmen, oftmals hat die Narkose nur kurz gedauert, und die Lähmung ist so stark, dass die Behandlung scheitert, bisweilen ist doch nach langer Dauer der Betäubung die Behandlung, wenn die Parese sofort nach der Narkose erkannt wurde, von Erfolg. Oftmals geht die Lähmung auch nach langer Einwirkung des Druckes von selbst zurück. Gerade aber wegen dieses ganz wechselvollen Ausganges ist eine Beachtung und sachgemässe Therapie sehr wichtig. Die Hauptsache aber ist immer die, die Lähmung von Anfang an zu verhüten, denn es wird stets dem Narkotiseur ein Vorwurf aus dem Auftreten einer postnarkotischen Drucklähmung entstehen können.

Es kommen ausser den bisher genannten Lähmungen noch solche im Bezirke anderer Nerven vor, so z. B. hat man eine Lähmung des Nervus cruralis beobachtet. Ein solcher ist von Gumpertz beschrieben. Nach ca. $^3/_4$ Stunden langer Narkose, während welcher die Frau die Lage in den Sänger'schen Beinhaltern inne gehabt hatte, zeigte sich, dass der Musculus ileopsoas und musculus quadriceps vollkommen parethisch waren. Im Gebiete der Nervi cutaneus femoris medius, saphenus minor et major zeigte sich eine Hyperaesthesie und Thermoanaesthesie der Haut. Die elektrische Erregbarkeit im Gebiete des Nervus cruralis war bedeutend herabgesetzt, eine Entartungsreaktion nicht nachweisbar. Diese Lähmung war entschieden dadurch entstanden, dass bei der extremen Beugung des Oberschenkels im Hüftgelenk die Musculi iliacus internus, psoas major, quadriceps femoris eine Quetschung erlitten hatten, und dass diese komprimierten Muskeln auf den Nervus cruralis gedrückt hatten. Es ist diese Erklärung von Grumpert sehr wahrscheinlich, wenn man den Verlauf des Nervus cruralis bedenkt.

Eine andere Ursache ist noch in den Esmarch'schen Schläuchen bei der künstlichen Blutleere zu finden. Man hat in vielen Fällen, nach lange dauernder Operation, Lähmungen an den Extremitäten beobachtet, an welchen der Schlauch gelegen. Es ist deshalb unsere Pflicht, diesen Druck nicht so einschneidend und intensiv zu gestalten. Wir erreichen das dadurch, dass wir z B. an Stellen, wo wenig Muskulatur über dem Nerven liegt, eine breite Gummibinde an Stelle des Schlauches wählen. Dies kommt bei den oberen Extremitäten in Betracht. Bei den unteren Extremitäten lässt sich leider der Schlauch nicht immer durch andere Gegenstände ersetzen. Wegen der Gefahr muss man immer bemüht sein, die Dauer der Konstriktion nach Möglichkeit herabzusetzen. Man hat natürlich nach Esmarch'scher Blutleere alle Arten Extremitäten-Lähmungen gesehen.

Wenn wir uns nach den Symptomen dieser peripherischen Lähmungen fragen, so haben wir kurz folgendes zu nennen. Erstens die Parese der Muskeln, welche von den betreffenden Nerven versorgt werden, zweitens Sensibilitätsstörungen im Gebiete der Nerven, welche nicht rein motorische sind. Drittens Entartungsreaktion in den Muskeln bei elektrischer Reizung. Viertens Druckschmerz in manchen Fällen an der Stelle, wo die Kompression eingewirkt hat.

Um die Diagnose stellen zu können, müssen wir natürlich genau über die Vorbereitungen der Nerven, über die Muskulatur, welche von denselben versorgt wird, orientiert sein. Es würde zu weit führen, wenn wir dies hier explizieren würden, wir müssen diese Kenntnisse voraussetzen.

Was die Prognose solcher peripherischer Lähmungen anbelangt, so kann man dieselbe meist günstig stellen, wenn sofort eine entsprechende Behandlung eingeleitet wird. Natürlich kommt auch die Intensität der Einwirkung in Betracht, wie auch die Lokalisation. Allerdings sind auch Fälle von dauernder Lähmung vorgekommen. Doch ist dabei stets ein sehr einschneidendes Moment massgebend gewesen. Die meisten heilen, wenn gut behandelt, vollkommen, viele von selbst. Bei manchen bleibt eine Schwäche in den Muskeln noch längere Zeit bestehen.

Neben den peripherischen Lähmungen kommen im Anschluss an Narkosen noch Paresen vor, welche durch Insulte im Zentralnervensystem entstanden sind, es sind dabei die Zentren, die Ganglienzellen verletzt. Diese Lähmungen nennen wir zentrale Paresen, und zwar sind solche zentrale Lähmungen sehr spärlich, und man hat in dem ganzen grossen Gebiete der Literatur nur wenige derartige Fälle beschrieben gefunden. Es sind 2 Arten von zentralen Lähmungen zu unterscheiden. I. Die Lähmungen infolge von primärer Degeneration der Hirnrinde, und II. die Lähmungen infolge von ischämischen Erweichungen der Hirnrinde, respektive infolge einer, oder mehrerer daselbst stattgehabter Hämorrhagien (Rüdinger).

Fränkel hat an mehreren Leichen von Personen, welche in, oder kurz nach der Narkose gestorben waren, eine hochgradige parenchymatöse fettige Degeneration der verschiedensten Organe gefunden, und im Anschluss an diese Degeneration nekrotische Vorgänge. Die Nekrose zeigte sich als Coagulationsnekrose, und war zu finden im Myocard, in den Muskeln, Nieren, Magen, Darm etc. Diese bekannten Erscheinungen werden zwar zum Teil den vorherbestehenden Erkrankungen zuzuschreiben sein; allerdings sind auch verschiedene Narkotika im stande, solche fettige Degeneration primär zu erzeugen, und wenn eine solche schon bestand, hochgradig ad malam partem zu beeinflussen, und so zur Coagulationsnekrose zu führen. Es kann nun auch dieser Einfluss der Narkotika einmal, anstatt sich im Myocard allein zu lokalisieren, im Zentralnervensystem eine fettige Degeneration hervorrufen, und es kann in bestimmten Fällen, vielleicht im Cerebrum, eine Stelle von besonderer Disposition, ein locus minoris resistentiae zu finden sein, welcher eine schnelle Entstehung der fettigen Degeneration, sogar mit Coagulationsnekrose, begünstigen kann. Und es werden diese theoretischen Betrachtungen durch einige Fälle sehr wahrscheinlich gemacht, wenn man auch nicht mit Bestimmtheit dem Narkotikum den Anlass zuschieben kann. Man hat in verschiedenen Fällen, solche Herde im Gehirn gefunden (Rüdinger).

Nun nimmt Rüdinger an, dass die Gefässe ebenso in ihrer Wand eine Veränderung, fettige Degeneration, erleiden, und nachträglich zerreissen können. In der Tat fand man in einem Falle eine ausgesprochene Verfettung der Intima der Aorta, welche durch Einfluss dieser Art entstanden sein konnte (R. Fränkel). So kann man ja auch annehmen, dass die Gehirnaterien fettig degeneriert werden, und dadurch weniger widerstandsfähig sich zeigen können. In solchen Fällen, wo die Lähmung erst einige Tage nach der Operation auftritt, kann man wohl an eine derartige Alteration der Intima der Gehirnaterien denken.

Einen Fall, wo sich solche Erweichungsherde im Gehirn vorfanden, beschreibt Rüdinger. Bei einer 46 Jahre alten Frau wurde eine Inzision zu diagnostischen Zwecken gemacht. Die Frau litt an Carcinoma ventriculi et hepatis. Es war eine kurze Chloroformnarkose. Nach der Narkose bemerkte die Frau eine Lähmung des linken Armes; die Finger, die Hand, und der Vorderarm sind vollständig parethisch, teilweise der Oberarm. Sensibilität und Reflexe normal. Der Zustand besserte sich etwas, doch nicht vollkommen, bis zum Tode, der 7 Wochen post operationem eintrat.

Bei der Sektion fand sich: Ausgedehnte Carcinose, und Marasmus. An der Oberfläche der Konvexität der rechten Hirnhemisphäre zeigt sich eine weich anzufühlende Stelle, entsprechend der hinteren Zentralwindung, eine ebensolche Stelle findet sich entsprechend dem Fuss der zweiten Stirnwindung. Die Pia mater haftet an der weichen Stelle fest an. Auf dem Durchschnitte findet man das untere Drittel der hinteren Zentralwindung, und die hintere Fläche der vorderen Zentralwindung, den Fuss der zweiten Stirnwindung der rechten Hemisphäre erweicht, und im verquollenen, bräunlich verfärbten Rande am meisten, im entsprechenden Markteile mehr ödematös geschwollen. Ausser diesen finden sich noch andere kleine Erweichungsherde in der Marksubstanz des Zentrum semiovale der beiden Hemisphären. Die Arterien sind normal. Inwieweit hier eine, durch den allgemeinen Marasmus hervorgerufene Degeneration schon vorher bestanden hat, lässt sich nicht ermitteln, jedenfalls ist durch den Einfluss der Narkose der Zustand soweit verschlimmert, dass eine Zerstörung zu stande kam, und die Lähmung ist dem Narkotikum zur Last zu legen.

Wenn wir uns nun zu der zweiten Art von Lähmungen wenden, so betreten wir damit ein Gebiet, welches bei weitem mehr Beachtung verdient, als man ihm bisher im allgemeinen gezollt hat. Hier kommt als Grund der Lähmung hauptsächlich die Arteriosklerose in Betracht. Dieselbe ist bekanntlich in einem sehr ausgedehnten Kreise von Menschen verbreitet, sie bildet eine Erkrankung so weiter Volksklassen, dass man sich sehr wundern muss, über die Gleichgültigkeit, mit welcher man bisher deren Vorhandensein in Bezug auf die Narkose betrachtete, und doch sind wir überzeugt, dass eine grosse Menge von Todesfällen plötzlicher Art während der Narkose auf diese Krankheit zurückzuführen sind. Es kommt ja bei der Narkose im allgemeinen eine Verringerung des Blutdruckes zu stande, bei dem einen Narkotikum mehr, bei dem anderen weniger, und so sollte man glauben, eine Zerreissung der atheromatösen Gehirnaterien sei nicht so leicht möglich. Dieser Punkt ist auch für eine gut geleitete Narkose zutreffend. Bei derselben ist die Gefahr tatsächlich eine sehr geringe. Aber es kommen auch bei der best geleiteten Narkose Zustände vor, wo der Blutdruck, namentlich im Cerebrum, erhöht wird, geschweige denn, erst bei den Narkosen, welche nach den veralteten Methoden (Genfer Methode, Aethererstickungsnarkose, Chloroformieren in Güssen etc.) geleitet wurden. Da wird eine starke Excidation erzeugt, und die Folge davon ist eine Blutdrucksteigerung, ferner ist ja der Patient bei diesen Methoden im Anfang bemüht, den Atem anzuhalten, zu pressen, ferner kommt es zum Würgen, Erbrechen, kurz, es sind viele Momente damit verbunden, die den Blutdruck, namentlich im Cerebrum, plötzlich stark erhöhen, noch ganz abgesehen von etwaigen Erstickungsanfällen etc.

Dadurch werden grosse Anforderungen an die atheromatösen Gehirnaterien gestellt, und oftmals sind dieselben diesen nicht gewachsen, und bersten Derartige Blutungen in der Gehirnsubstanz haben Lähmungen zur Folge. Dass man einen grossen Teil der peripherischen Lähmungen vielleicht auf falsche Ursachen bezogen hat, während sie doch einen cerebralen Ursprung haben, ist eine Annahme. Dass aber auch ein grosser Teil von plötzlichen Todesfällen, namentlich denen im Anfange der Narkose auf Blutungen in den lebenswichtigen Zentren zurückzuführen sind, ist ebenfalls eine Annahme, welche aber viel Wahrscheinlichkeit besitzt. Nun, wenn wir noch bedenken, wie viele Unfälle während der Narkosen überhaupt als mit der Narkose nicht zusammenhängend, oder aus anderen Gründen, verheimlicht werden, so können wir uns ein Bild machen, welches uns verrät, dass dieser Unfall doch häufiger ist, als man annimmt. Und es ist oftmals eine sehr schwere Entscheidung, ob eine Apoplexie herrührt, von der Operation, oder Narkose. Vielleicht ist in vielen Fällen die Operation fälschlich als Ursache angenommen worden. Hoffentlich wird in Zukunft in dieser Hinsicht mehr auf die Arteriosklerose geachtet, und es wird dann ein klareres Bild über die Häufigkeit der Unfälle durch Bersten atheromatöser Gehirnarterien entstehen.

Es wird oftmals die Apoplexie dadurch auf andere Ursachen bezogen, weil man, solange der Kranke betäubt ist, eine Lähmung nicht erkennen kann, und, da man ihn bisher immer längere Zeit schlafen liess, so entdeckte man die Lähmung erst am nächsten Tage, vielleicht noch später, und machte andere Momente für dieselbe verantwortlich.

Wenn wir hier noch einen Blick auf die Punkte, durch welche man eine zentrale von einer peripherischen Lähmung unterscheiden kann, werfen wollen, geschieht dies deshalb, weil die Entscheidung oft ziemlich schwierig, und doch von grosser Bedeutung ist. Wenn wir eine Lähmung einer ganzen Extremität vor uns haben, so müssen wir zunächst an eine peripherische Ursache denken. Ebenso, wenn wir einen bestimmten Druckschmerz im Verlaufe eines Nerven finden.

Eine Zerrung des Sympathicus (Ramus communicans sympathici), z. B. ruft eine Verengerung der Lidspalte, Myosis, Zurückgesunkensein des Bulbus hervor.

Hat man es mit einer zentralen Lähmung zu tun, so findet man meist die Lähmung eines bestimmten Nerven z. B. am Arm, und auch am Bein, oder man hat neben der Lähmung eines Nerven an den Extremitäten, Komplikationen im Gesicht zugleich bestehend zu erwarten. Ebenso finden sich oftmals Lähmungen an den Augen, den Sprachorganen etc. Deshalb muss man stets bei einer Lähmung auf andere Begleiterscheinungen fahnden.

Es bleibt uns nun noch eine andere Art übrig zu erwähnen, dies sind die hysterischen Lähmungen.

Dass auch derartige Fälle vorkommen, beweist ein von Mally beschriebener Fall. Es handelt sich dabei um eine 19 Jahre alte Hysterica, welche einer Operation im Abdomen unterzogen werden sollte. Als dieselbe nach Beendigung der Operation aus der Narkose erwachte, zeigte sich eine vollständige Lähmung der rechten oberen Extremität mit Anästhesien. Dieselbe bestand noch 3 Monate nach der Narkose. Die anästhetische Zone nahm einen grossen Teil der Aussenfläche des Armes ein. Die elektrische Erregbarkeit der Muskeln zeigt keine Veränderungen. Es ist nun natürlich immer eine sehr gewagte Diagnose, die einer hysterischen Lähmung, und man kann dieselbe nur per exclusionem stellen. Für das Zustandekommen einer solchen Lähmung ist auch nach der Ansicht Mally's ein psychischer Insult verantwortlich zu machen. Kremmann zitiert verschiedene Fälle, in denen Lähmungen durch psychische Alterationen, Schreck etc. hervorgerufen worden sind, und man kann wohl annehmen, dass die psychischen Erregungen des Kranken vor der Operation und Narkose ausreichen, um einen solchen Insult darzustellen, welcher stark genug ist, bei neuropathisch veranlagten Personen eine hysterische Lähmung hervorzurufen. Ob nun die Narkose an sich eine hysterische Lähmung hervorzurufen im stande ist, ist ein nicht zu entscheidendes Moment, und nur in den seltensten Fällen wird man zu dieser Diagnose schreiten. Wenn auch selten, so ist doch kein Zweifel, dass sie vorkommen kann, wie auch ein von Determann beschriebener Fall beweist, der eine hysterische und organische Parese zu gleicher Zeit aufweist, und deshalb hier erwähnt werden soll.

Determann schreibt darüber: Ein 28 jähriger Tagelöhner stiess sich durch einen Unfall eine Nadel in den rechten Arm unterhalb des Ellenbogens. Dieselbe wurde operativ entfernt, Patient wurde chloroformiert, und eine breite, elastische Binde etwas unterhalb der Achselhöhle angelegt. Die Binde blieb ca. 15 Minuten liegen. Patient will schon beim Anlegen der Binde ein Gefühl von Taubheit im rechten Arm und in der rechten Hand gespürt haben. In der Nacht des Operationstages wachte Patient auf und fühlte, dass er die rechte Hand, besonders die Finger nicht mehr bewegen konnte, und dass er keine Kraft mehr im Arme habe. Am nächsten Tage war der Befund folgender: Muskulatur und Knochenbau kräftig, psychisches Verhalten ist normal, von hysterischen Erscheinungen ist nichts zu bemerken.

Es zeigt sich eine motorische Lähmung, ziemlich gleichmässig verbreitet über die Gebiete der 3 Armnerven. Am meisten ist der nervus radialis betroffen, der Musculus supinator longus ist gänzlich gelähmt; M. extensor digitorum communis, extensor pollicis longus et brevis sind paretisch. Auch der N. ulnaris ist erheblich beteiligt, im Gebiet des Medianus ist die Störung am geringsten. Soweit handelt es sich um das typische Bild einer peripherischen Narkosenlähmung. Hierzu kam folgendes ungewöhnliche Symptom! Es bestand eine sensible Lähmung, die, ohne sich an den Verlauf der Hautnerven zu binden, die Hand und einen Teil des Unterarmes „handschuhförmig" einnahm; es bestand also eine „typische Form der hysterischen Anästhesie. Man konnte also hier an eine hysterische Monoplegie denken, bei der die Esmarchsche Umschnürung als psychisches Trauma gewirkt hätte. Unter Faradisation verschwand nach 3 Tagen die Sensibilitätsstörung grösstenteils, und es blieben nur die peripheren Nervenlähmungen zurück. Anfänglich hatten also 2 Affektionen zu gleicher Zeit bestanden, eine organische und eine hysterische.

Den Entscheid hatte die elektrische Untersuchung geliefert, und man kann die Diagnose einer hysterischen Lähmung dann stellen, wenn die elektrische Untersuchung mit Sicherheit eine organische Erkrankung eines Nerven ausschliessen lässt.

Wenn wir hier noch einen kurzen Blick auf das Wort Narkosenlähmung werfen wollen, so müssen wir sagen, dass dieser eine Ausdruck eine grosse Zahl von Erscheinungen verschiedener Ursachen umfasst. Eine für die in dem vorhergehenden beschriebenen Lähmungsarten passende Bezeichnung würde in dem Ausdruck postnarkotische Lähmung liegen. Erstens gewahrt man die Lähmungen stets nach der Narkose, und dann können hier alle die genannten Lähmungen Erwähnung finden. Dieser Ausdruck gibt nicht den Grund der Lähmung an, sondern nur den Zeitpunkt, in dem man dieselben auftreten sieht. Dass man auch gegen diese Bezeichnung Einwände erheben kann, ist offenbar, doch ist dieselbe immer noch zutreffender, als „Narkosenlähmung".

Was nun die Ursachen der Lähmungen angeht, so glauben wir in dem Vorhergehenden hinreichend bewiesen zu haben, dass für alle auftretenden Lähmungen eine Ursache vorliegt, welche wohl in Beziehung zum Narkotikum steht. Dass Lähmungen einzig und allein durch die toxischen Eigenschaften der Narkotika entstehen können, ist uns sehr zweifelhaft, und wir sind der Ueberzeugung, dass stets eine andere Ursache aufgefunden werden kann, welche eine Folge der Einflüsse des Narkotikums indirekt ist. Da man auch noch niemals bei Tierexperimenten eine Lähmung hat eintreten sehen, die rein toxischen Einflüssen zugeschrieben werden muss, so ist auch dies ein anderer Grund gegen die Annahme reiner Lähmungen durch die direkten Wirkungen der Narkotika als Gifte. Jedenfalls ist die Einwirkung der Narkotika während der Narkose zu kurz, um solche Lähmungen zu erzeugen, denn auch die alkoholischen Lähmungen treten erst nach jahrelangem, starken Alkoholmissbrauch auf. Dass in dieser Hinsicht auch die anderen Narkotika, wenn sie sehr lange Zeit auf den Organismus einwirken könnten, an sich Lähmungen durch ihre Giftwirkungen erzeugen könnten, ist anzunehmen.

V. Kapitel.

Der Verlauf einer Narkose.

§ 35. Wenn wir eine Narkose an einem Kranken vornehmen wollen, so müssen wir so manches vor derselben bedenken, bis wir mit dem Gewissen, das ein jeder Arzt hat, so stehen, dass wir vor dessen unparteiischer Kritik dieselbe verantworten können. Die Narkose an sich schliesst immer eine gewisse Gefahr in sich, und es sollte nicht in jedem Falle, wie es so häufig geschieht, wegen einer fast nichtigen Ursache die Betäubung unternommen werden. Der Grund zu einem solchen Eingriff in das Getriebe des Organismus sollte nicht ein so unbedeutender, wie eine einfache Zahnextraktion, oder Eröffnung eines oberflächlichen Abszesses sein. Durch die Inhalationsanästhesie wird der Organismus so stark und eingreifend beeinflusst, es werden demselben eine Reihe von Gefahren in mehr oder weniger grosser Wahrscheinlichkeit nahe gerückt, und er wird denselben ausgesetzt, dass man beim kritischen Betrachten aller Schädlichkeiten sich sagen muss, man unterschätze oftmals weit die Bedeutung der Narkose. So kommen wir denn zu dem Entschluss, dass man nicht wegen jeder kleinen Schmerzäusserung den Körper vor die Eventualität so gewichtiger Schädigungen stellen darf. Wenn wir uns eine grosse Fabrik vorstellen, die von einer grossen Dampfmaschine in allen ihren einzelnen Teilen in Bewegung gesetzt wird, und es ereignet sich eine kleine Beschädigung einer Maschine, die durch viele Transmissionen erst weit entfernt von der Kraftquelle, durch die sie getrieben wird, sollte man nun wegen des Schadens, und um denselben auszubessern, dem ganzen Maschinerie-Mechanismus plötzlich Ruhe gebieten, und denselben in seinen Funktionen aufhalten, wodurch die ganze Fabrik in Stockung geraten, und grosser Schaden an Material, Leuten und Geld entstehen würde, nur um diesen kleinen Teil auszubessern? Der Besitzer des Werkes wird sich dies nicht gefallen lassen, und nur die eine Maschine abtrennen, und für sich still stehen lassen, um sie wieder herzustellen. So ist der Schaden gering, während er in anderen Fällen enorm sein könnte. Aehnlich verhält es sich mit dem Menschen. Nehmen wir an, derselbe leide an einem kleinen oberflächlichen Panaritium des Nagelgliedes eines Fingers. Die Schmerzen sind enorm, und die Gefahr ist ebenfalls gross. Aber werden wir da nicht lieber den Finger eventuell nach der Methode von Schleich-Oberst anästhesieren, als den ganzen Körper durch eine allgemeine Narkose betäuben? Im letzteren Falle würden wir entschieden zuviel tun, während wir im ersteren Falle gerade das nötige vollbringen. Es wäre nun gleichgültig, wenn das zuviel der allgemeinen Narkose nicht in sich eine Reihe von Gefahren für den ganzen Organismus schlösse. Wir könnten durch das zu ausgedehnte Handeln dem betreffenden Menschen mehr Schaden als Nutzen verursachen. Da wir nun auf eine viel ungefährlichere Art zu demselben Ziele gelangen können, sollen wir dann nicht diesen Weg wählen. So kommen wir zu der Ueberzeugung, dass auch in unserer Wissenschaft das Sprichwort Geltung hat: „In der Beschränkung zeigt sich erst der Meister!“ Nun fragt es sich aber, wie sollen wir immer den goldenen Mittelweg finden, wie sollen wir uns immer als Meister zeigen, indem wir unsere Grenzen in der richtigen Enge ziehen? In dem folgenden wollen wir versuchen, diese Frage in ihrer ganzen Tragweite zu erörtern. Jeder Mensch besitzt eine gewisse Kraft, um den Unbillen, die auf seinen Organismus einwirken, zu widerstehen. Es besteht in der Natur ein ewiger Kampf zwischen Leben und Tod. Der Organismus setzt sich gegen von aussen einwirkende Kräfte zur Wehr, und er wird, so lange er Sieger in diesem Kampfe bleibt, weiter leben, während sein Unterliegen den Tod bedeutet.

§ 36. Diese Kraft, welche unserem Körper, dem tierischen Organismus im allgemeinen, innewohnt, nennen wir Vitalität, oder Lebenskraft. Bei einem gesunden Menschen hat diese Vitalität ein bestimmtes Mass von Energie. Dieses Mass wird aber durch pathologische Prozesse, welche sich im Organismus abspielen, geschwächt. Doch die Vitalität ist immer noch Siegerin im Kampfe, sie versteht noch die pathologischen Prozesse zu bemeistern. In manchen Fällen wird es ihr gelingen, dauernd die Oberhand über die Krankheit zu behalten, dann sehen wir die letztere ausheilen. Allein der Kampf hat die Vitalität doch stark mitgenommen, wenn sie auch die Krankheit überwunden hat, so hat sie doch in diesem Ringen einen Teil ihrer Energie eingebüsst. Nun ist diese Vitalität nicht mehr so stark, und neue schädigende Einflüsse vermögen gegen sie anzustürmen, bis sie schliesslich unterliegt. Nehmen wir nun einmal an, wir stehen vor der Gelegenheit, einen Menschen zu narkotisieren. Wir wissen, dass die Narkose selbst gleich ist einer jener Schädlichkeiten, mit denen die Vitalität kämpft, und die von ihr in vielen Fällen überwunden werden. Doch wir kennen auch die Fälle, wo die Vitalität schon zuviel ihrer Energie eingebüsst hatte, um dem Ansturm der Narkose zu widerstehen, dann wird sie unterliegen. Deshalb ist es unsere Pflicht, zunächst zu prüfen, wie gestaltet sich das Verhältnis der Vitalität des betreffenden Individuums zu den gegen sie anstürmenden Schädigungen der Narkose? Haben wir einen gesunden Menschen vor uns, so fragen wir, wie verhält sich die Vitalität zur Narkose? Hier werden wir von vornherein erkennen, dass die Vitalität bei weitem grösser und stärker ist, als die schädlichen Einflüsse der Narkose. Tritt nun aber jener Fall ein, der der alltäglichere ist, wo noch eine Krankheit, welche durch eine Operation beseitigt werden soll, hinzukommt, so müssen wir neben den Leistungen der Vitalität und Narkose, noch die schädigenden Einflüsse der Krankheit und Operation bedenken. Es muss nun vor der Einleitung einer Narkose erörtert werden, in welchem Verhältnis die Vitalität zu der Summe der Krankheitseinflüsse, oder pathologischen Veränderungen, und der Narkosewirkungen steht. Setzen wir für die Vitalität V., für die krankhaften Veränderungen und Einflüsse auf den Organismus P. (Wirkungen der pathologischen Veränderungen), und für die Einflüsse der Narkose auf die Körperkräfte N., so muss, damit ein für den Organismus günstiges Resultat herauskommt, $V > P + N$ sein. Ist in einem Falle die Summe $P + N > V$, so wird der Kranke den Kampf nicht aushalten, und zu Grunde gehen. In einem Falle, wo $P = 0$ (Null) wird, haben wir einen gesunden Menschen vor uns, und das Verhältnis muss dann ergeben, das $V > N$ sein muss. Es kann aber auch der Fall eintreten, dass N die Grössen von 0 (Null) bis unendlich durchläuft, es wird sich dann, solange N kleiner als V ist, für den Organismus nur ein günstiges Resultat ergeben. Nimmt N aber die Werte an, welche grösser als V sind, so genügen schon die Einflüsse der Narkose, um einen Exitus letalis herbeizuführen. Wir sehen also hieraus, dass je nach den Schwankungen der einzelnen Werte, verschiedene Resultate erwachsen können. Was wir also vor der Narkose zu untersuchen haben, ist zunächst die Grösse V, dann müssen wir prüfen, wie gross P ist. Die beiden Werte haben wir an dem Kranken als konkrete Werte gegeben, und können dieselben bestimmen. Es muss ja in dem Leben immer $V > P$ sein, denn wenn $P > V$ wäre, so würde der betreffende Mensch nicht existieren können. Bilden wir nun die Differenz von $V - P$, so erhalten wir einen Wert, welcher uns sagt, wie gross in diesem Falle das zu wählende N höchstens sei. Die Grösse des N wird schwanken dürfen zwischen den Werten, welche sich bewegen zwischen 0 und dem Werte, welcher gleich $V - P$ ist. Dies würde also heissen, die Anstrengungen, welche die einzuleitende Narkose auf den Organismus ausüben würde, dürfen jene Grösse nicht übersteigen, welche übrigbleibt, wenn wir die Einflüsse der pathologischen Veränderung in Bezug auf die Kraftleistung des Körpers von der Vitalität abziehen, was durch die Differenz $V - P$ dargestellt wird.

Durch die jeweilige Grösse des einen oder anderen Faktors wird bestimmt, wie weit eine Narkose, und welche Narkose, zulässig ist. Wenn wir aber z. B. die Einflüsse der pathologischen Veränderungen in Betracht ziehen, so finden wir diejenigen Beziehungen, welche vor der Narkose schon die Wirkungen auf den Organismus ausgeübt haben. Neben diesen kommen aber auch noch die schwächenden Einflüsse der Operation an sich in Betracht. Bezeichnen wir dieselben mit Op., so kommen wir zu folgenden Schlüssen. Es ist dann $V \geqq P + Op + N$, d. h. es kommt noch ein Faktor dazu, welcher unsere Gleichung kompliziert. Durch diese Zunahme der Summanden wird aber auch die Schwierigkeit grösser, welche in der Wahl der Narkose gelegen ist. Es stellt sich heraus, dass Op ebenso von Einfluss ist wie P, und je grösser Op wird, um so geringere Einflüsse dürfen wir von N voraussetzen, um so weniger darf N im Sinne von Op, also schwächend wirken.

Nehmen wir einen gesunden Menschen an, so lautete die Gleichung, da hier P = O = Null ist, V = Op + N = Operat. + Narkose, dies würde z. B. jenen Fall darstellen, wo wir eine Operation vielleicht aus kosmetischen Gründen, und ähnlichem unternehmen, wo also keine krankhaften Verhältnisse vorher bestanden haben, die schwächend auf V einwirken konnten. In diesem Falle kann N alle Grössen einnehmen, welche zwischen Null = O, und V — Op. liegen. Es besteht demnach das Verhältnis, welches dartut, dass je grösser O = Operat. ist, um so kleiner kann N sein. Oder die Grösse von N steht in indirektem Verhältnis zu der von O = Oper. Wenn wir es nun mit einem vorher schon erkrankten Menschen zu tun haben, so stellt sich heraus, dass für N gar nicht ein sehr grosser Zwischenraum, in dem sich seine Grössen bewegen dürfen, gegeben ist. Die Grösse von N darf dann in den Grenzen zwischen Null und V — P — Op = V — P — Operat. sich bewegen.

Aus allen diesen Gleichungen haben wir einen Begriff zu geben versucht von den Kraftansprüchen, die wir für eine Narkose machen dürfen. Man kann daraus den einfachen Schluss ziehen, dass die Gefährlichkeit der Narkose nicht allein von der Technik derselben, der Dosis, und Art des Narkotikums abhängig ist, sondern auch von der Vitalität, von der Krankheit, und der Operation. Wird z. B. der Kraftaufwand, welchen die Vitalität der Krankheit entgegensetzen muss, sehr gross, so bleibt von der Vitalität nur noch ein kleiner Teil für die Summe von Operat. + N. übrig. Es verhält sich nun re vera in der Natur so, wie in dem Zahlenverhältnis. Die Vitalität, die Krankheit, und die Operation sind so ungeheuer verschieden, dass man gut den Vergleich aufrecht erhalten kann, ihre Werte bewegten sich zwischen Null und unendlich.

Tritt nun bei einem der Faktoren P. und Op. der Fall ein, dass er unendlich gross wird, so bedeutet dies für die Vitalität ein Sinken unter Null, oder den Tod des Organismus. Aus diesen Verhältnissen geht nun hervor, dass es für uns sehr schwierig ist, das richtige Mass jedes dieser einzelnen Faktoren zu ermitteln. Wir müssen immer zuerst bedenken, wie gross die Kraft des Organismus ist. Dieselbe ist von Haus aus verschieden, jedes Individuum hat eine besondere Vitalität vom Beginn seines Lebens an, und wir müssen daher einen Unterschied zwischen den Einzelorganismen machen.

Was nun das Verhältnis des Organismus, oder besser der Vitalität desselben zur Krankheit betrifft, so sehen wir Krankheiten, welche die Vitalität stark, andere, welche dieselbe nur gering beeinflussen. Das wird gegeben in den Werten von P zwischen Null und unendlich. Bestehen aber zwischen den beiden Faktoren grössere Einflüsse, so müssen wir dieselben wohl in Betracht ziehen, ehe wir eine Narkose einleiten. Neben diesem sind aber wiederum verschiedene Einflüsse zwischen Vitalität, Krankheit, und Operation zu finden. Die Krankheit kann durch die Operation in gutem, wie in schlechtem Sinne beeinflusst werden.

. 37. Für uns aber noch wichtiger, als diese Beziehungen, sind diejenigen, welche zwischen Narkose und Krankheit bestehen. So kommt es oft vor, dass eine chronische Erkrankung des Organismus gar nicht von der Narkose berührt wird. Im Gegenteil aber eine sehr grosse Anzahl, wo die Grundkrankheit ad malam partem beeinflusst wird. Solche Beispiele sehen wir beim Diabetes. Oftmals ist der Grund zu einem diabetischen Coma in einer Narkose zu suchen, oder es ist wenigstens eine starke Verschlimmerung der bestehenden Erkrankung, wenn sie auch nicht zum diabetischen Coma führte, durch dieselbe hervorgerufen worden; denn es ist eine vielbeobachtete Tatsache, dass man bei Kranken, bei denen man vor der Narkose Saccharum, oder Albumen im Harn fand, die Mengen derselben Körper nach der Narkose vermehrt findet, und dass in günstigen Fällen die Menge der Beimengungen nach und nach wieder zu der vor der Narkose gewöhnlichen Höhe herabschreitet, allerdings sind auch ungünstige Folgen zu verzeichnen, wo eine dauernde Vermehrung der Harnbeimengungen als Zeichen verstärkter pathologischer Zustände in den Nieren eintrat, und eine direkte Folge der Narkose darstellte.

Andererseits bestehen sichtliche Einflüsse der Narkose auf die Operation, und zwar weniger ad malam, wie ad bonam partem. Die Narkose ermöglicht dem Operateur eine leichtere Arbeit, sie macht ihm die Verhältnisse im Organismus deutlicher, indem sie die Untersuchung ausgiebiger gestaltet, und so weiter in ähnlichen Beziehungen. Ferner werden durch die Narkose die psychischen Alterationen gemildert, der Nervenshock wird seltener, während der Kranke früher mit Bangen und Zittern den Tag der Operation erwartete, und oftmals aus Schmerz in Ohnmacht versank, oder vor dem Betreten des Zimmers tot umfiel, oder beim ersten Schnitt des Operateurs sein Leben aushauchte, sieht er in der Narkose jetzt ein Mittel, durch welches er all des Schrecklichen der Operation enthoben wird, und seine psychische Erregung malt ihm wohl die krassen Bilder der Gefahren, denen er entgegengeht, in lebhaften Farben aus, doch da tröstet er sich, dass er von alledem nichts sieht, und er empfindet so die Narkose als eine Wohltat. Dieser Einfluss muss für die Operation indirekt günstig wirken.

§ 38. Wenn wir aber eben gesehen haben, wie die Vitalität durch Krankheiten eine Veränderung erfährt, so müssen wir neben den wirklich pathologischen Zuständen auch noch andere, welche physiologische Etappen im menschlichen Leben darstellen, erwähnen.

Die Vitalität ist durch das Alter der Personen einer nicht geringen Beeinflussung unterworfen. So sehen wir dieselbe schwanken mit den einzelnen Lebensabschnitten, ein Steigen vom ersten Atemzuge bis zur Zeit der Blütejahre des Menschen, dann ein gleichmässiges Schwanken, während einiger Jahrzehnte, und wieder ein Abfall im Greisenalter, bis zum Tage des Scheidens aus dem Dasein, alles das stellt einen dem allgemeinen Kreislauf im Weltgetriebe ähnlichen Wandel dar.

So haben wir die Vitalität im Kindesalter schwach, und wenig für einen Kampf geeignet, wenig widerstandsfähig, denn z. B. schon eine mässige Blutung wird die Ursache des Unterliegens, eine Narkose eventuell der Anlass zum Tode sein. Mit den Jahren nimmt die Kraft zu. In der Zeit von 15—45 Jahren werden Schädigungen am Organismus am besten vertragen, folglich wird auch dieses Alter für die Narkose das am wenigsten gefährliche darstellen. Vom 45. Jahre abwärts bis an den Rand des Grabes finden wir wieder einen Rückgang der Vitalität. Daher entnehmen wir dem Gesagten die Lehre, eine Narkose im früheren Kindes-, und im späten Greisenalter ist, wenn möglich, zu unterlassen, sie stellt je nach dem Alter eine entsprechend grosse Gefahr für den Organismus dar. Es ist sogar im allgemeinen Brauch, ein Kind unter 1 Jahr nicht zu narkotisieren. Die Grenze im Greisenalter lässt sich nicht so leicht ziehen, denn dasselbe ist mehr Schwankungen unterworfen. Die Geburt eines Kindes stellt einen festen Punkt dar, an den bestimmte, feststehende Daten, in Bezug auf körperliche Entwickelung, und Verhältnisse geknüpft sind, und die Entwickelung der Kinder im ersten Jahre hat noch wenig eingreifende individuelle Schwankungen in dieser Hinsicht natürlich, wir haben mit dem Alter von 1 Jahr einen feststehenden körperlichen Entwickelungs-, und Kräftezustand, welcher bei gesunden Kindern ungefähr gleich ist. Daher können wir in diesem Alter mit Zahlen rechnen, obwohl natürlich auch da noch ein grosser Teil von individuellen Differenzen in Betracht kommt. Anders ist es mit dem Greisenalter. Hier haben wir die Einflüsse eines langen Lebens, welche sich in dem Zustande des betreffenden Menschen kundgeben, und die Verschiedenheit in Bezug auf den Zustand der Vitalität ist eine so grosse, dass eine bestimmte Linie zwecks Abgrenzung der Narkotisierbarkeit zu ziehen, in das Bereich der Unmöglichkeit gehört. In diesen Fällen muss eben die Beurteilung des individuellen Zustandes ausschlaggebend sein.

Es kommen bei dem Greisenalter eine grosse Reihe von Momenten in Betracht, welche sich jetzt zum Teil in pathologischen Zuständen kundgeben, die aber bis zu einer gewissen Grenze nicht als pathologisch anzusehen sind. So haben wir bei alten Leuten die Veränderungen des Gefässsystems in Erwägung zu ziehen. Es hat sich teils als Folge des Berufes, teils als Resultat der Lebensgewohnheiten, die Arteriosklerose eingestellt, es bestehen Zirkulationsanomalien, und varicöse Veränderungen, sowie eine allgemeine Trockenheit des Körpers, und alle diese Veränderungen im Organismus machen einen Ausgleich von Blutverlusten bei Operationen schwierig, und somit können Herzaffektionen entstehen, die eine Narkose jeder Art zu einer hohen Gefahr machen. Dazu kommen noch jene Veränderungen des Herzens, die ebenfalls an der Grenze des pathologischen Begriffes stehen, die braune Atrophie des Herzfleisches, die Sklerose der Coronargefässe, Hypertrophien, und Dilatationen etc. Sie alle bilden die Ursache für eine geringere Widerstandskraft des Organes. Die Herzmuskulatur entspricht nur noch den Anforderungen des alltäglichen Lebens, jede grössere Kraftforderung verursacht eine Schwäche, und in ihrer eigenen Schwäche fehlt der Herzmuskulatur noch die Unterstützung der übrigen Muskulatur des Organismus, welche sonst die Blutzirkulation noch beförderte, jetzt aber wegen des allgemeinen Darniederliegens der Kräfte in Wegfall kommt.

Es kommt noch ein Moment im Alter dazu, welches auf die Verhältnisse der Vitalität ebenfalls einwirkt, nämlich der Umstand, dass mit der Höhe des Greisenalters die **Empfindlichkeit** gegen Schmerz zunimmt. Wenn ein Schmerz z. B. bei einem Manne im mittleren Lebensalter eine Ohnmacht hervorruft, so ruft derselbe bei einem Greise den plötzlichen Tod eventuell hervor. Hier kann man allerdings durch eine Narkose helfend einschreiten. Freilich muss in solchen Fällen die Narkose eine ganz besonders vorsichtige sein, denn es kann ebenso statt Nutzen, Schaden entstehen durch die kleinsten Versehen. So haben wir den Satz aufzustellen: bei dem Greise ist die Narkose als im allgemeinen sehr gefährlich aufzufassen, namentlich, wenn zugleich eine stark schwächende Operation bevorsteht, und stattfindet.

§ 39. Es kommen ausser den Altersstufen vor allem auch die verschiedenen Konstitutionen, und deren Uebergänge in pathologische Veränderungen in Betracht.

§ 39a. Zuerst wollen wir einen Blick auf die anämischen Körperzustände werfen, wie sie durch lange vorher bestandene Blutungen auftreten. Alle diese finden in der Narkose beträchtliche Gefahren, wir müssen den Grad der Anämie kennen, um zu entscheiden, welches Narkotikum wir wählen. Sind die Blutungen nun Folgen von Operationen oder malignen Neubildungen, Entbindungen, oder dergleichen, stets wird durch den starken Blutverlust eine starke schwächende Wirkung auf das Herz ausgeübt. Das Herz neigt zu Kollaps, und wir müssen dem entgegen arbeiten.

Ausser dem Blutmangel kommt nun noch bei etwaigen Neubildungen die Inanition in Betracht, welche auch das Herz schwächt, und pathologische Veränderungen am Myokard hervorruft.

Wir müssen demnach vor der Einleitung einer Narkose den Grad der Herzveränderung feststellen, um entsprechende Massnahmen treffen zu können.

Neben den Anämien durch direkten Blutverlust, welche der allgemeinen Anästhesie hindernd entgegentreten, sind es auch jene schweren Bluterkrankungen, die wir mit Anämie, perniziöser Anämie und Leukämie bezeichnen. Da bei denselben in den meisten

Fällen eine Erkrankung des Myokards mit besteht, wird die Gefahr hauptsächlich in Schwächezuständen des Herzens bestehen. Dass natürlich je nach dem Zustande, in welchem der Kranke sich befindet, d. h. ob die betreffende Krankheit im Anfangsstadium oder bereits weit vorgeschritten ist, eine Entscheidung herbeizuführen ist, ob noch eine Narkose möglich sein kann, und welche Art der Betäubung gewählt werden soll, ist einleuchtend. Wie sich die einzelnen Betäubungsmittel in solchen Fällen zum Organismus verhalten, wird im speziellen Teile ermittelt und besprochen werden. Hier sei nur hervorgehoben, dass diese Blutaffektionen Kontraindikationen hervorzurufen im stande sein können, und dass wir, wenn eine Narkose unumgänglich ist, das Narkotikum wählen müssen, welches dem Herzen am wenigsten gefährlich ist.

§ 39b. Ziehen wir nun jene besondere Art der Konstitution in Betracht, die wir als Fettsucht bezeichnen, und welche dem Menschen schon kaum im alltäglichen Leben die Verrichtungen im Beruf und in seinen sonstigen Verhältnissen vollbringen lässt. Ein solches Individuum verträgt eine allgemeine Narkose in den meisten Fällen nur sehr schlecht, das Herz ist fast immer durch das Fett in hohem Grade nachteilig affiziert, es besteht neben einer hochgradigen Fettdurchsetzung der Muskulatur eine mehr oder minder hochgradige Hypertrophie des Herzens. Durch diese Veränderungen wird dasselbe in seiner Leistungsfähigkeit stark herabgesetzt, und ist in den meisten Fällen nicht im stande, die Anstrengungen, welche eine Narkose an dasselbe stellt, auszuhalten Bei dem überaus fettreichen Organismus kommt vielleicht die Gefahr für das Herz mit daher, dass in dem Myokard, welches reichlich mit Fett durchwachsen, und auch aussen umgeben ist, eine bedeutende Menge des Narkotikums direkt aufgespeichert wird, durch die Eigenschaft des Fettes, das Narkotikum zu lösen. So wird natürlich in dem Fettherzen eine grössere Menge Narkotikum vorhanden sein, als in einem normalen Herzen während der Narkose, weil in dem letzteren nur das Blut Narkotikum dahin bringt, und wenig Fett zum Lösen weiterer Mengen vorhanden ist, und diese vermehrte Menge wird natürlich auf das, an sich schon zur fettigen Degeneration prädisponierte Myokard pathologisch einwirken können, und leichter eine Paralyse des Herzens hervorrufen, als in anderen normalen Fällen. Es ist gerade darin der Grund für eine vermehrte fettige Degeneration der Organe durch viele Narkotika zu finden, dass die kleinen Fetttröpfchen in den Zellen mehr Narkotikum in der Zelle aufhäufen, als die Zelle ohne die Fettdegeneration tun würde, und dass nun das Narkotikum innerhalb der Zelle im Uebergewicht vorhanden ist, und als weiterer, die Degeneration begünstigender Moment, neben den früheren vor der Narkose schon bestandenen pathologischen Zuständen hinzukommt (Verf.).

Weiter haben wir bei der Fettsucht die Beobachtung gemacht, und dieselbe zeigt sich schon bei dem Vergleich zwischen den Narkosen von einem mageren, und einem noch normalen, aber doch fast pathologisch fettreichen Menschen, dass der fette Mensch eine grössere Menge des Narkotikums braucht, als der magere, was wir, da andere Momente nicht wahrscheinlich waren, darauf beziehen mussten, dass das Fett viel Narkotikum löst, und deshalb erst nach Verbrauch einer grösseren Menge des Narkotikums, als im anderen Falle, die Narkose eintreten lässt. Während wir z. B. bei Kranken, die mager waren, 3—5 gr. Chloroform brauchten, bis die Toleranz eintrat, so mussten wir bei den fetten, aber gleichgrossen, ungefähr gleichalten, und auch in anderen Punkten ähnlichen Kranken 7—9 gr. Chloroform verbrauchen, bis dieselben in den gleichen Betäubungszustand verfielen (Verf.).

Es ist auch die Beobachtung gemacht worden, dass die Nachwirkungen beim fettreichen Organismus länger anhalten, so der Geschmack und Geruch nach dem Narkotikum etc., als bei mageren Personen (Verf.)

Es sind diese Beziehungen evident, und man muss die Lehre daraus ziehen, bei fetten Personen dasjenige Narkotikum zu wählen, welches weniger Tendenz zeigt, fettige Degeneration zu erzeugen, als die anderen. Man wird da entschieden mehr den Gefahren ausweichen können.

Neben der allgemeinen Fettsucht kann auch die Gicht eine Narkose verbieten, und es ist natürlich wiederum das Herz, welches hier in der Hauptsache den Ausschlag giebt.

§ 39c. Bei Pletora und stark vollblütigen Personen finden wir in vielen Fällen eine grössere Widerstandskraft gegen narkotische Medikamente, und es müssen oft grössere Dosen, als bei normalen Menschen angewandt werden, damit man eine allgemeine Betäubung erreichen kann. Dass in diesem Falle leicht eine Gefahr für den Organismus eintreten kann, wenn das betreffende Narkotikum kumulierende Wirkung besitzt, muss betont werden, und es ist in solchen Fällen vor einer zu forcierten Narkose mittelst grosser Dosen zu warnen. Die Widerstandskraft ist jedenfalls auch hier in dem grossen Fettgehalt gelegen, wie schon oben erläutert.

§ 39d. Von sehr gewichtigem Einfluss auf jede Art der Inhalationsnarkosen ist der Alkohol. Es ist schon oben gelegentlich der Vorbereitung des Patienten vor der Narkose der grösste Teil der Einflüsse des Alkohols auf die Narkose erwähnt worden. In jenem Falle handelte es sich aber darum, dem Alkohol in seiner Wirkung zu begegnen. Wir wollten hier hauptsächlich jene Verhältnisse beleuchten, wo der vorhergegangene Alkoholismus eine Kontraindikation für die Narkose bildet.

Wenn wir den Alkoholismus näher betrachten, so haben wir drei Arten von Alkoholisten zu unterscheiden, je nach der Form des Alkohols, den sie zu sich nehmen. Es sind dies die Bier-, Wein- und Schnapstrinker.

Diese 3 Arten von Potatoren bieten sowohl im alltäglichen Leben, wie im Verhältnis zur Narkose, jeder ein typisches charakteristisches Bild.

Der Biertrinker ist meist ein dickleibiger, vollblütiger Mensch, bei ihm kommen die Gefahren der Fettsucht und Pletora zusammen in Bezug auf die Narkose in Betracht. Hier müssen wir uns die pathologischen Zustände des Herzens vergegenwärtigen, und wir denken da an das bekannte Münchener Bierherz mit seiner enormen Hypertrophie, Dilatation, Fettdurchwachsung, und oftmals bestehenden Myocarditis in allen den Abstufungen vom ersten Beginn der alkoholischen Einflüsse, bis zu obigem extremen Fall, der so oft in Bayern gefunden wurde. Neben diesen Herzveränderungen leidet der Biertrinker meist an einem chronischen Rachenkatarrh, und chronischem Magenkatarrh, beides Zustände, die bei der Narkose ihren störenden Einfluss in Form von Würg- und Brechakten zeigen. Versetzen wir einen solchen Mann in eine Inhalationsnarkose, so sehen wir, dass schon nach wenigen Atemzügen das Gesicht dunkelrote Farbe annimmt, die sich bis zu blaurotem Kolorit steigern kann. Zwischen den festaufeinandergepressten Zahnreihen wird der vermehrt abgesonderte Speichel hin und hergeblasen, und man hat Mühe, die Kiefer zu öffnen, und den Mund von Schleim zu befreien, welcher oft den ganzen Rachen bis zum Kehlkopf teilweise erfüllt und durch die Atmung hin und hergeschleudert, ein rasselndes Atemgeräusch erzeugt. Nachdem event. noch eine mehr oder weniger starke Excidation eingetreten ist, folgt allmählich ruhigere Atmung, und ein behagliches Schnarchen kündet den Eintritt der tiefen Narkose an, welche nun leicht in dem gewünschten Zustande erhalten werden kann.

Ein anderes Bild gibt uns der Weintrinker. Man sagt der Wein macht lustig, und wohl nicht mit Unrecht nennt man die rheinische Bevölkerung ein lustiges Völkchen. So wie im Leben der belebende, zu fröhlichem Lachen und Scherzen anregende Einfluss des Weines unverkennbar ist, so finden wir auch diesen selben Charakter in der Narkose eines Weintrinkers wiedergegeben. Durch die ersten Inhalationen schon wird der betreffende Mann in ein angeregtes Stadium, vergleichbar dem Weinrausch versetzt. Allein es ist oftmals sehr schwer möglich, die Toleranz zu erreichen, denn der Patient ist kaum in einen Schlaf zu versetzen, er spricht, erzählt, scherzt, und erheitert durch seine fröhliche Art und Weise die ganze Umgebung. Dabei ist er aber in seinem Bewusstsein getrübt, doch gelingt es erst mit Gewalt ihn zu betäuben, allein man zieht, wegen der Gefahren der forcierten Narkose vor, den Kranken in seinem manischen Zustand zu lassen, denn man bemerkt bald, dass jede Schmerzempfindung fehlt, ebenso das Bewusstsein, und man kann ruhig operieren, während der Kranke seine Umgebung scherzend unterhält. Solche Narkosen haben nach Witzel nichts unangenehmes, sondern dienen zu grosser Erheiterung der Umgebung.

Wenn nun auch dieser Zustand wegen seiner Anaesthesie, denn es besteht nicht nur Analgesie, da der Kranke keine Abwehrbewegungen macht, gut zur Operation verwendbar ist, so muss man nicht denken, es sei eine völlige Betäubung unmöglich. Dieselbe ist stets zu erreichen, wenn man auch von einer forcierten Betäubung entschieden abraten muss.

Wenn die motorische Excidation nicht zu schlimm ist, so ist obiger Zustand gut zu benützen, während tiefe Narkosen immer wegen eventueller Kollapszustände etc. Gefahr bringen können.

Ein ganz anderes Bild wird vom Schnapstrinker dargestellt. Die körperlichen Verhältnisse des Mannes zeigen meist weder Fettleibigkeit, noch Pletora, das Gesicht ist allerdings meist bläulichrot verfärbt. Wenn schon der Weintrinker eine gewisse Resistenz gegen das Narkotikum zeigte, so müssen wir in diesem Falle oft ganz enorm hohe Mengen verbrauchen, um die Narkose zu erreichen. Das Excidationsstadium zeigt sich wild und roh in Bezug auf die Bewegungen, und ein lautes Schreien und Toben ist oftmals so hochgradig vorhanden, dass es fast gefährlich erscheint für die umstehenden Personen, sich der Person zu nähern, dabei bricht dieselbe in Fluchen, Schimpfen, und Schreien abwechselnd aus. Hier macht sich mehr der wilde und rohe Charakter, entgegen dem Weintrinker bemerkbar.

Nachdem dieses Stadium lange angehalten hat, fällt der Patient oftmals bald schlaff zurück, und wir haben nun das Bild der gefährlichsten Schwächenarkose. Dieselbe muss unsere ganze Aufmerksamkeit erfordern, zumal die Schwächezustände bei starkem Blutverlust während der Narkose oftmals sehr bedrohlich werden können. Das Zeichen einer gefährlichen Schwäche ist neben den bekannten Symptomen der Ausbruch eines in feinen Bläschen auf dem Gesicht auftretenden Schweisses, wobei die Gesichtshaut livide gefärbt erscheint. Diese Zustände sind bei starken Schnapstrinkern nicht selten, und das Bild wechselt, je nach dem Stadium der Trunksucht, und bietet dann entsprechende Abweichungen. Immer aber sei man bedacht, dass jeder Alkoholist von solchen Schwächezuständen befallen werden kann. Das beste Mittel, um denselben etwas vorzubeugen, ist das, vorher starken Wein oder Kognak, wie oben schon angegeben, dem Kranken zu verabreichen. Es sollte dies nie unterlassen werden.

Durch diese Auseinandersetzungen ist der Einfluss des Alkohols soweit gewürdigt worden, als er für uns in Betracht kommt. Was wir noch in dem Folgenden als Konstitutionsanomalien zu erörtern haben, ist das Vorhandensein jener Zustände, die wir mit dem Namen eines Status lymphaticus, und Status thymicus bezeichnen. Derselbe ist charakterisiert durch eine Hypertrophie der Thymus, der Milz, der Lymphdrüsen im allgemeinen. Es lässt sich bei solchen Kranken, trotz aller Vorsicht, das Eintreten von Todesfällen oft nicht verhindern, und da die Zahl der Todesfälle, die bei solchen Personen beobachtet wurden, eine erheblich grosse ist, so ist die beste Vorsicht in der Vermeidung jeder allgemeinen Narkose zu finden. Man prüfe deshalb bei solchen Personen vorher alle Verhältnisse genau, und sei bestrebt, die Narkose nach Möglichkeit einzuschränken, und durch ein anderes Verfahren zu ersetzen.

Alle diese, in dem vorhergehenden angeführten Momente, müssen bei der Wahl einer Narkose überlegt werden, und erst nachdem die

Prüfung keine dieser Kontraindikationen von Gewicht ergeben hat, schreite man zu der Vornahme einer Narkose. Nunmehr kommt noch jene Entscheidung, welches Narkotikum zu wählen ist. Auf diesen Punkt näher einzugehen, ist nicht der geeignete Ort, denn die Verhältnisse sind Gegenstand der Betrachtung im speziellen Teile, da man die einzelnen Eigentümlichkeiten der Narkotika in Bezug auf physiologische Vorgänge im Organismus, genau kennen muss, um dem einen den Vorzug vor dem anderen zuteil werden zu lassen, und eine genaue Erläuterung der Wirkungen der einzelnen Narkotika finden wir später.

VI. Kapitel.

Die Narkose an sich.

§ 40. Wenden wir uns nunmehr zu der Narkose an sich! Was wir im allgemeinen über die Narkose sagen können, kann nur in bestimmten Grenzen hier gegeben werden, und wird eine Ergänzung zu den Erörterungen im speziellen Teile bilden. Wenn auch zwischen den einzelnen Narkotika Verschiedenheiten bestehen, welche das eine zu einem Wettstreit mit dem anderen berechtigen, so haben sie doch alle einen bestimmten Charakter gemeinsam, und dieser allen Narkotika typische Charakter macht sich bemerkbar, durch die gleiche Wirkung auf den Organismus. Wenn wir nun die einzelnen Narkotika, oder Anästhetika in Bezug auf das Erzeugen von Narkose betrachten wollen, so liegt es nahe, dass wir eine Einteilung der verschiedenen Körper suchen, und wünschen. Es sind nun verschiedentlich Vorschläge zu einer Klassifikation derselben gemacht worden, doch dieselben sind alle, mehr oder weniger, zu widerlegen. Ich will hier gleich darauf hinweisen, dass ich unter die Stoffe, welche wir zur Narkose verwenden, nicht nur jene rechne, welche, wie Chloroform, von dem Organismus durch die Lungen aufgenommen und ausgeschieden werden. Das würde ganz verkehrt sein, denn wir bringen auch Narkose hervor, indem wir das Agens nicht durch die Lungen, sondern auf anderem Wege dem Organismus einverleiben, z. B. durch subkutane Injektion, wie bei der Skopolamin-Morphin-Narkose Schneiderlin's etc. Somit wird es klar, dass eine Unterscheidung der wirkenden Körper nicht durch die Art der Einverleibung in den Organismus bestimmt werden kann, sondern es muss uns bei der Klassifikation das Verhalten der narkotisierend wirkenden Stoffe dem Zentralnervensystem gegenüber leiten.

§ 41. In pharmakologischer Hinsicht haben wir zwei Arten von derartigen Stoffen, die indifferenten, und die basischen Narkotika zu unterscheiden, und es ist diese Einteilung der Narkotika vom Standpunkte der allgemeinen Physiologie wohl berechtigt. Es ist für die Wirkung der beiden Arten der Narkotika offenbar bis zu einem gewissen Grade gleichgültig, auf welchen Bahnen sie in den Organismus des zu Narkotisierenden hineingelangen. Das, was alle gemeinsam haben, ist, dass sie von dem Blute aufgenommen, und von demselben den Zellen im Zentralnervensystem zugeführt werden. Die Narkotika haben nun den Zellen gegenüber die Eigenschaft, durch die Zellmembran hindurch in das Protoplasma derselben zu dringen, und es machen ihre Wirkungen im Protoplasma erst die narkotischen Erscheinungen aus, indem die Narkotika auf den Zustand der Cholesterin-Lecithin-Verbindungen des Protoplasma's verändernd, in physikalischem Sinne, einwirken. Bei dem grösseren Teile der basischen Narkotika ist kein Zweifel, dass, auch wenn sie dem Organismus in Gestalt von Salzen zugeführt werden, lediglich der basische Teil des Salzes die narkotisierenden Wirkungen hervorruft. Es ist dies z. B. ganz sicher der Fall bei den Salzen des Morphin, und denen ähnlicher Alkaloide. Die Salze der meisten Alkaloide können nicht in die lebende Zelle der Tiere oder Pflanzen eindringen, wenn ihnen nicht das Protoplasma der betreffenden Zelle dabei behilflich ist. Es werden nun aber diese Verbindungen durch das Alkali des Blutes zerlegt, und die freien Alkaloide, die so aus den Salzen entstanden sind, können mit wenigen Ausnahmen nunmehr sehr leicht in alle lebenden Tier- und Pflanzenzellen eindringen, und ebenso leicht auch wieder aus denselben austreten. Es besteht also zwischen den beiden Arten der Narkotika nur der Unterschied, welcher sich in ihrem Verhalten gegenüber dem Protoplasma und den Zellbestandteilen im lebenden Zustande zeigt. Die indifferenten Narkotika, z. B. Chloroform, Aether sulfur., Alkohol, Bromäthyl etc. sind vollkommen unabhängig, und selbständig, gegenüber der lebenden Zelle, sie durchdringen die Zellenwand, und gelangen ungehindert in das Protoplasma, während die basischen Narkotika (Morphin, und seine Salze etc.) erst vom Alkali des Blutes zersetzt werden müssen, ehe sie in das Protoplasma gelangen, ihnen wird durch die Zellenwand ein Halt geboten. Wenn auch hierin ein Unterscheidungsmerkmal liegt, in ihrer Wirkung auf das Protoplasma sind sie sich vollkommen gleich, sie bewirken einen physikalischen Aenderungszustand der Lecithin-Cholesteringemische im Protoplasma der Zellen, wodurch wahrscheinlich die narkotische Wirkung auf den Organismus übertragen wird. Es liegt also hinsichtlich unserer Betrachtung der Narkotika eine gewisse Einheit sämtlicher Narkotika vor, und es könnte für uns, bezüglich der Narkose, eine Unterscheidung der Narkotika nicht von Gewicht sein, wenn nicht zwischen beiden Arten gewisse feine Unterschiede in der Wirkung auf die Ganglienzelle beständen, so dass wohl das Resultat der Wirkung bei beiden zwar gleich ist, die Betäubung, die Art aber, wie dieselbe hervorgebracht wird, unter den einzelnen Arten differiert.

Während nämlich bei den indifferenten Narkotika die Konzentrationen der Verbindungen, welche gerade hinreichen, um die verschiedenen Pflanzenzellen, Infusorien, Flimmerzellen etc. zu narkotisieren, nur wenig von einem Mittelwert abweichen, ist dies bei den basischen Narkotika durchaus nicht der Fall. Die Konzentrationen eines freien Alkaloids, welche zur vollständigen Narkose erforderlich sind, differieren vielmehr bei verschiedenen Pflanzenzellen unter sich, bei Protozoen, Flimmerepithelien etc. um ausserordentlich hohe Beträge, nicht selten z. B. um mehr als den zehnfachen Wert. Ganz dasselbe gilt übrigens für die Wirkung der basischen Narkotika auf die Ganglienzellen des Gehirns von verschiedenen Tieren. Bei Fröschen z. B. lässt sich mittelst Morphium überhaupt keine vollständige Narkose erreichen, während, wie später gezeigt werden soll, die Konzentrationen von Chloroform oder von Aether in dem Blutplasma, welche einerseits zur vollständigen Narkose eines Frosches, andererseits zur gänzlichen Narkose eines Säugetieres, oder auch des Menschen hinreichen, wenn überhaupt, so doch nur sehr wenig von einander verschieden sind. (Overton)

Es gibt zwischen diesen beiden Arten von Narkotika, so verschieden dieselben nun auch sein mögen, in ihren einzelnen typischen Vertretern, doch auch, wie es so oft in der Natur der Fall ist, stufenweise Uebergänge. Für die Narkosenfrage kommen vorwiegend Körper aus den indifferenten Narkotika in Betracht, während die basischen eine geringere Menge, sowohl weniger wichtig, und geringer an Zahl, wie an Wirkung, liefern.

Wir wollen uns nun in dem Folgenden damit beschäftigen, zu ermitteln, wie der Wirkungsmechanismus der Narkotika sich verhält. Bei der Narkose spielen nun vor allen Dingen folgende Momente eine Rolle, und zwar zunächst das Narkotikum in Bezug auf Menge, Temperatur, die Natur des Narkotikums, die Ganglienzellen, welche durch die Narkose betroffen werden, neben einer grossen Anzahl anderer Momente, die wir jetzt ausser Acht lassen wollen.

§ 42. Was nun die Natur und Beschaffenheit der Gehirnzellen, der Ganglienzellen anlangt, so ist es ein Feld von vielen anderen Punkten daran angrenzend, welche unsere Aufmerksamkeit fordern, und die noch in einem wenig gelichteten Dunkel ruhen. Es kommt von der Ganglienzelle nur eine bestimmte Menge von Bestandteilen in Betracht, mit denen die Wirkung der Narkotika näher verbunden ist. Wir können mit Recht annehmen, dass jene Faktoren in der Ganglienzelle, welche mit der Narkose in direktem Zusammenhang stehen, bei den normalen Individuen von einer und derselben Tierspezies in demselben Stadium der Entwickelung immer dieselben sind, dass dieselben konstante Grössen darstellen. Wir selbst haben wenigstens keinen Einfluss nach Belieben auf diese Faktoren.

Es ist nun vor allen Dingen von grosser Bedeutung, die zur Narkose hinreichenden und notwendigen Mengen der verschiedenen Narkotika bei einer bestimmten Temperatur und Tierart festzustellen. Um diese ermitteln zu können, müssen wir aber erst ein Mass haben für die Narkotika. Man hat nun dieses Mass ausgedrückt dadurch, dass man ermittelt, wieviel Gramm des betreffenden Narkotikums pro

Kilogramm des Tieres angenommen werden müssen, um einen bestimmten physiologischen Zustand des Tieres zu erzeugen. Es ist nun aber das Ergebnis der Erfahrung, dass man einem Menschen z. B. eine bestimmte Menge eines Giftes nach und nach in bestimmten Intervallen und entsprechend kleinen Gaben zuführen kann, ohne dass der Zustand des Menschen geschädigt wird, während die betreffende Menge auf einmal verabreicht, sofort tötlich wirken würde. Man kann so selbst von den heftigsten Giften bedeutende Mengen ohne Schaden einnehmen, wenn man nur die auf einmal verabreichte Menge bis zu einer bestimmten Grösse ansteigen lässt, ohne diese je überschreiten zu dürfen, und zwischen den einzelnen Dosen einem genügend langen Intervalle Zeit zu verstreichen gestattet.

Ferner haben wir auch durch die Erfahrung gelernt, dass das eine Mittel in bestimmter Hinsicht anders wirkt, wenn es per os, anders, wenn es per rectum, und anders, wenn es subkutan einverleibt wird. Das heisst also, es kommt bei der Wirkung eines Körpers auch auf die Art, wie, und den Ort, wo er dem Organismus einverleibt wird, an. Der Grund für diese Wirkung ist derselbe, wie der für die vorhergenannte Eigenschaft, und besteht in Folgendem:

Wenn ein Narkotikum auf den Organismus wirken soll, so muss es in die Blutbahn gelangen, denn auf keine andere Art kann dasselbe zum Zentralnervensystem gelangen. Es ist nun die Zeit, in der ein Körper vom Blut aufgenommen wird, abhängig von der Art der Einverleibung. Es wird eine grössere Menge des Stoffes vom Blut aufgenommen werden, wenn wir denselben subkutan, als durch die Lungen, als durch den Magen einverleiben. Kommt eine bestimmte Menge von demselben unter die Haut, oder in den Magen, so wird längere Zeit gebraucht werden, bis dieselbe im Magen ganz resorbiert ist, als die gleiche Menge unter der Haut. Nun kommt aber noch folgendes in Betracht, während vom Magen ein Teil ins Blut gelangt, wird von diesem eventuell ein Teil schon wieder durch Drüsensekrete etc. entfernt, oder durch Organe zersetzt, oder sonstwie gebunden, und somit unschädlich gemacht worden sein, ehe die ganze Menge ins Blut gelangt ist. Folglich kommt gar nicht die ganze Menge des Narkotikums zur Wirkung, die wir so dem Individuum verabreicht haben. Dies ist sehr wichtig. Am sichersten wirkt die Menge, wenn man sie direkt in ein Blutgefäss injiziert. Es wird also bei der verschiedenen Einverleibung durch die langsame Aufnahme, und teilweise Ausgabe, die Wirkung gemildert.

Wir kommen somit zu der Ueberzeugung, dass wir das Narkotikum in Bezug auf seine Wirkung nicht nach der Dosis messen, welche einverleibt wurde, sondern nach der Konzentration, mit der dasselbe im Blut gelöst ist, bestimmen dürfen. Man darf, um ein Beispiel zu brauchen, nicht sagen, man kann den Menschen mit 50 gr. Chloroform narkotisieren, sondern man muss sagen, eine Konzentration von Chloroform gelöst im Blut wie die von zirka 8 gr. Chloroform auf 100 Liter Wasser reicht gerade aus, um die Narkose hervorzurufen. Es ist nun bei dem Ausdruck Konzentration im Blute nur die Lösung des Narkotikums im Blutplasma in Betracht zu ziehen, während die Aufnahme desselben durch die Erythrocyten extra zu erwägen ist, und in anderer Hinsicht bei dem Narkosenmechanismus in Betracht kommt.

Die direkte Einführung eines Narkotikums in die Blutbahn ist aber nicht ohne Gefahr, da man durch dieselbe eine sehr konzentrierte Lösung des Mittels im Blute erzeugt, und durch das Narkotikum eine Schädigung der Blutkörperchen resultieren würde, mit ihren bekannten üblen Einflüssen auf den ganzen Organismus. Man muss daher von dieser Art absehen, und hat bei Tierversuchen zuerst als die beste Einverleibung, welche in kürzester Zeit einen Uebergang des Narkotikums ins Blut mit gleichmässiger Verteilung bewirkt, die Injektion einer bestimmten Menge desselben in die Peritonealhöhle gefunden. Von der Peritonealhöhle gehen die allermeisten Stoffe schnell in die Blutbahn über, neben dieser ist die subkutane Injektion von ebenso grosser Bedeutung. Es wird bei dieser Methode eine Verminderung der Wirksamkeit nicht leicht eintreten können, da wenn bereits eine Veränderung, resp. Wiederausscheidung etc. der ersten in das Blut aufgenommenen Teile vor sich gehen könnte, schon die ganze injizierte Menge in das Blut gelangt ist, und ihre Wirkung ausüben kann. Somit werden wir nach annähernd ebenso kurzer Zeit fast dieselbe Konzentration des Narkotikums im Blute haben, als wenn wir es direkt in ein Blutgefäss injiziert hätten.

§ 43 Die Konzentration des Narkotikums im Blutplasma wird aber noch von anderen Momenten beeinflusst, und zwar kommen vor allen Dingen die Beziehungen des Narkotikums zu dem Wasser und zu den Fetten und fettähnlichen Stoffen in Betracht. Diese Beziehungen des Narkotikums bestehen in der Löslichkeit desselben im Wasser und den Fetten. Es gelangen diese verschiedenen Verhältnisse bei der Narkose zu grosser Bedeutung. Erstens ist das Lösungsverhältnis der Narkotika im Wasser verschieden, das eine wird in grösseren Massen vom Wasser gelöst, als das andere, und dasselbe ist in Bezug auf die Fette zu sagen. Durch die verschiedene Löslichkeit der Narkotika im Wasser wird entsprechend die Konzentration des Narkotikums im Blutplasma beeinflusst, d. h. je grösser die Löslichkeit des Narkotikums im Wasser ist, desto leichter, fester und in grösserer Menge wird das Narkotikum auch vom Blutplasma aufgenommen werden. Je grösser die Löslichkeit, um so schwerer ist die Abgabe desselben vom Blutplasma, und um so stärker die Wirkung des Narkotikums.

Die Löslichkeit in Fetten kommt in folgender Hinsicht in Betracht. Wenn ein Narkotikum von den Fetten sehr leicht und in grösseren Mengen aufgenommen wird, so wird im Organismus auch viel von dem Narkotikum dem Blut etc. durch die Fette entzogen. Wenn nämlich ein Narkotikum in alle Gewebszellen einzudringen vermag, und wenn in denselben viel Fett enthalten ist, z. B. in dem Fettgewebe und Unterhautzellgewebe, so wird dieses Narkotikum soweit in dem Fettgewebe aufgehäuft, als dem Teilungskoëffizient des Narkotikums zwischen Wasser und den betreffenden Fetten entspricht. Dadurch aber, dass das Fett dem Blute entsprechende Mengen des Narkotikums entzieht, wird die Konzentration im Blutplasma bedeutend herabgesetzt. Es ist dies von grosser Wichtigkeit, weil tatsächlich alle Narkotika, die in Fetten leicht löslich sind, auch in alle Gewebsteile leicht einzudringen vermögen. (Overton).

Zu dem kommt aber noch als ein Faktor hinzu, dass eine bedeutende Differenz zwischen den Fetten in Bezug auf Zusammensetzung bei den verschiedenen Tieren besteht. Bei den Menschen und einigen Tieren befindet sich das Fett bei der Körpertemperatur in flüssigem Zustande; dies resultiert aus dem Vorwiegen von Triolëin in dem Fette, während bei anderen Tieren Tripalmithin, und Tristearin vorherrschen, und diese Fette zeigen sich von festerer Konsistenz während des Lebens. Durch die verschiedenen Zustände und Zusammensetzungen der Fette bei den verschiedenen Tieren werden natürlich auch die Teilungsverhältnisse des Narkotikums zwischen dem Wasser und dem Fette verschieden beinflusst.

Neben den Fetten sind es noch die in den Geweben vielfach vorhandenen Lecithine und Cholesterine, und diesen ähnliche Verbindungen, welche dem Blute eine nicht unbedeutende Menge des Narkotikums entziehen können.

§ 44. In ähnlicher Weise, wie die Fette, verhalten sich wahrscheinlich auch die Blutkörperchen zu den Narkotika. Die letzteren werden natürlich neben dem Blutplasma ebenfalls von den Erythrocyten gelöst. Die Blutkörperchen enthalten ja ebenfalls Lecithin - Cholesterin, und noch andere diesen Stoffen verwandte Körper und Verbindungen. Von diesen Verbindungen wird natürlich das Narkotikum ebenfalls aufgenommen. Die Blutkörperchen besitzen aber nicht einen direkten Einfluss hinsichtlich des Transportes des Narkotikums, sondern nur einen indirekten. Während in dem Blutplasma eine bestimmte Konzentration des Narkotikums gebildet wird, welche gerade ausreicht, um die Narkose zu erzeugen, so wird bei dieser Konzentration auch das Aufnahmeverhältnis des Narkotikums in den Erythrocyten ein bestimmtes sein. Dasselbe wird in einem direkten Verhältnis zu der Konzentration des Narkotikums im Blutplasma stehen. Nehmen wir nun eine bestimmte Konzentration des Narkotikums im Blutplasma an, so wird, wenn keine weitere Zufuhr von Narkotikum erfolgt, die Konzentration abnehmen, schon weil das Narkotikum von den Gehirnzentren aufgenommen wird. Nun besitzen aber die Erythrocyten noch eine bestimmte Konzentration des Narkotikums in ihren lösenden Bestandteilen, welche der früheren Konzentration im Blutplasma entsprach. Da nun das Blutplasma ein Manko aufweist, so wird zunächst dasselbe durch die Mengen des Narkotikums, die in den Erythrocyten gelöst sind, teilweise ausgeglichen werden, d. h. die roten Blutkörperchen werden einen Teil des Narkotikums wieder abgeben, die Konzentration im Blutplasma wird dadurch wieder etwas erhöht werden, und somit wird auch dem Zentralnervensystem wieder eine bestimmte Menge von Narkotikum zugeführt werden können.

Ein Beweis hierfür liegt darin, dass nicht sofort, nachdem man die Zufuhr des Narkotikums sistiert hat, auch die Narkose wieder weniger tief wird. Dies müsste unbedingt der Fall sein, wenn nicht durch die Erythrocyten eine Reserve gebildet würde. Diese Reserve besteht ja weiterhin auch noch in dem Fettgewebe etc. Aber zunächst kommen die Erythrocyten in Betracht, da sie direkt im Blutplasma schwimmen, und so in näheren Beziehungen zu der Konzentration des Narkotikums im Plasma stehen als das Fett steht. Erst wenn deren Gehalt an Narkotikum entsprechend herabgesetzt ist, können weitere Momente in Betracht kommen. Es wird also das Weiterfortdauern der Narkose bis zu einem gewissen Grade durch die Blutkörperchen bewirkt. (Verf.)

Dass nicht direkte Beziehungen zwischen Erythrocyten und Ganglienzellen bestehen können, in Bezug auf den Transport von solchen Stoffen, wie sie von den Narkotika dargestellt werden, ist aus den anatomischen, und physiologischen Verhältnissen leicht zu ersehen.

Die weissen Blutkörperchen kommen wegen ihrer geringen Zahl hier nicht in Betracht, ebenso nicht die Blutplättchen, und würden in dem Falle eines Einflusses dieselbe Rolle, wie die roten Blutkörperchen spielen.

§ 45. Wenn wir hier noch kurz die Beziehungen des Fettgewebes erläutern wollen, so geschieht dies aus dem Grunde, weil wir in dem obigen einige Lösungsverhältnisse erörtert haben. Das Fett nimmt das Narkotikum auf, es löst dasselbe, und zwar in ganz beträchtlichen Mengen, denn man kann sich davon leicht überzeugen, wenn man ein Tier z. B. durch Chloroform tötet, und das Fleisch, und Fett anriecht. Man wird deutlich den Chloroformgeruch spüren. Das ist den Schlachtern bekannt, denn dieselben können Fleisch von chloroformierten Tieren nicht verwenden, da eben dasselbe infolge des Fettgehaltes mit Chloroform angefüllt, und nebenbei auch noch in der Muskulatur selbst Chloroform enthalten ist. Dadurch wird es in der Schmackhaftigkeit beeinträchtigt. Es ist dies sehr schade, denn man könnte sonst das Schlachten der Tiere viel weniger roh gestalten, und mehr den zarteren Saiten unseres Mitgefühls anpassen.

Aus dieser Beobachtung aus dem praktischen Leben geht die Bedeutung des Fettgewebes hervor. Dasselbe bildet ein Steuer für die Narkose. Könnte nicht ein grosser Teil des Körpers (Muskulatur, Fettgewebe etc.) das Narkotikum aufnehmen, so müssten wir bei weitem vorsichtiger in der Dosierung des Narkotikums vorgehen. Wenn wir einem Tiere 1 Gramm Chloroform inhalieren lassen, so würden, wenn nicht das Fett das Chloroform lösen könnte, die Dämpfe vom Blutplasma aufgenommen, nur nach dem Zentralnervensystem gebracht werden, welches, vermöge seiner besonderen Löslichkeit, sofort eine weit grössere Menge, als nötig, erhalten würde.

Da aber bei der Verteilung das Fettgewebe etc. eine grosse Rolle spielt, so wird nur ein verschwindend kleiner Teil von den Dämpfen des einen Gramm Chloroforms wirklich das Zentralnervensystem gelangen.

Diese Aufspeicherung des Narkotikums im Fett- und Muskelgewebe des Organismus spielt nun noch eine Rolle bei der Dauer der Narkose. Wenn man die Zufuhr des Narkotikums unterbricht, so dauert die Betäubung noch eine geraume Zeit an, der Kranke erwacht nach und nach.

Zuerst bewirken dies die in den Blutkörperchen aufgespeicherten Mengen des Narkotikums, und dann die im Fettgewebe etc. Erst wenn die vom Fettgewebe etc. wieder an das Blutplasma abgegebenen Mengen des Narkotikums nicht mehr ausreichen, um die Narkose zu unterhalten, erwacht der Kranke. Die noch im Fett etc. zurückgebliebenen geringen Mengen veranlassen das Schlafen des Kranken nach der Narkose, und später auch noch das üble Befinden.

Kehren wir nun zurück zu den Beziehungen des Narkotikums zum Blutplasma.

Aus dem obigen ersehen wir, dass es eine sehr schwere Aufgabe ist, aus den Mengen des Narkotikums, und dem Gewicht des betreffenden Tieres die Konzentration des Narkotikums im Blutplasma zu bestimmen. Man muss sich darüber zuerst klar sein, wie das Narkotikum sich zu den Zellen verhält, ob es in die Gewebselemente eindringt, und dann müsste man die Verhältnisse des Fettes des betreffenden Tieres kennen, den Gehalt an Lecithin-Cholesterin, und so weiter Bei diesen Erwägungen muss man auch bedenken, dass nie ein bestimmter Zustand konstant bleibt, dass immer wieder ein Teil von dem Narkotikum aus dem Blute ausgesondert wird, dass chemische Verbindungen eintreten können, und noch viele andere Schwierigkeiten mehr.

§ 46. Trotz all dieser Umstände ist es Bert gelungen, zuerst durch Versuche die Konzentration des Narkotikums im Blutplasma annähernd zu ermitteln. Er verfuhr folgendermassen. Er liess ein Tier, oder einen Menschen eine Luft einatmen, welcher die Dämpfe der zu prüfenden Narkotika unter einer bestimmten, sich gleichbleibenden Spannung beigemischt waren. Das Blut nimmt nun die Dämpfe solange auf, bis die Konzentration direkt proportional dem partiellen Dampfdruck des betreffenden Narkotikums ist. Die Bluttemperatur muss natürlich dieselbe bleiben. Bert stellte die Versuche mit titrierten Gemengen von Chloroform und Aether sulfur. in Luft an. Aus seinen Versuchen, welche Bert an Hunden vornahm, mit Chloroform zum Beispiel, entnimmt man, dass eine tiefe Narkose bei einem Hunde nur dann eintritt, wenn die Konzentration des Chloroform's im Blutplasma so weit gekommen ist, dass das Blut aus einem Gemische von Luft und Chloroform, im Verhältnis von 8 Gramm Chloroform auf 100 Liter Luft, kein Chloroform mehr entnimmt, dass also zwischen beiden Gleichgewicht besteht. So lange nun dieses Gleichgewicht bestehen bleibt, ist auch Narkose vorhanden. Dieselbe wird weniger tief, und das Tier beginnt zu erwachen, wenn die Konzentration im Blutplasma unter obige Konzentration herabgeht.

Man sieht also aus dem Angeführten, dass die Konzentration des Narkotikums im Blutplasma der wesentliche Punkt ist, um eine Narkose bei einem Tier zu erzeugen. Mit der Konzentration wechselt auch die Art und Tiefe der Narkose. Wenn man die Konzentration durch allmähliche Zufuhr von Narkotikum stufenweise steigert, so sehen wir, wie analog dem jeweiligen Stand der Konzentration verschiedene Phasen in der Narkose eintreten. So haben wir folgende drei zu unterscheiden: I. das Stadium, in welchem die Schmerzempfindung nur wenig, und bis zu einem gewissen Grade abnimmt, aber noch nicht aufgehoben wird, während das Bewusstsein des Kranken getrübt, noch teilweise erhalten ist, ebenso die Tastempfindung und die Reflexe, das Initialstadium.

Auf dieses Stadium folgt No. II, das Exzidationsstadium nach alter Benennung, in welchem die Tastempfindung, und der grösste Teil der Reflexe vollkommen aufgehoben sind, der letzte der Reflexe ist nach früherer Ansicht der Kornealreflex, doch dies ist sehr wechselvoll. Oftmals ist derselbe früher erloschen, oftmals besteht er noch länger. Man hat jetzt mit Recht als letzten Reflex, welcher erst beim Uebergang vom II. in das III. Stadium schwindet, den konsensuellen Pupillenreflex gegen Lichteinfall erkannt.

Mit weiterer Konzentration tritt nunmehr das III. Stadium ein, das Stadium der Toleranz, in dem vollständige Erschlaffung der willkürlichen Muskulatur besteht, welcher bald, wenn die Konzentration noch mehr zunimmt, der Stillstand der Atmung und der Herztätigkeit folgt, welch letztere als Folgen der Lähmung der Zentren in der Medula oblongata anzusehen sind. Wenn wir nun sehen wie Bert in seinem Versuche durch die Zuführung des Chloroforms als Gemisch mit Luft eine entsprechende Konzentration im Blut erreichte, welche die Narkose bewirkte, so haben wir gleich in dieser Art der Zuführung eine sehr bequeme, und die gebräuchlichste in der Chirurgie, gefunden. Es lässt sich in der Tat durch die Zufuhr des Narkotikums in Form von Dampf, vermischt mit atmosphärischer Luft, eine Konzentration des Narkotikums im Blutplasma erreichen, welche je nach der Konzentration der Narkotikumdampf-Luftgemische wechselt. Dies hat dazu geführt, für Narkosen diese Art der Einverleibung zu wählen, natürlich ist dieselbe nur möglich, so lange wir Narkotika haben, welche einen sehr niedrigen Siedepunkt besitzen.

Wenn wir uns nun im Folgenden etwas näher mit den Verhältnissen zwischen Narkotikumdampfluftgemisch und Blutplasmakonzentration beschäftigen werden, so ist das damit begründet, dass die meisten und wichtigsten unserer Narkosen auf diese Art der Zufuhr des Narkotikums in das Blut eingeleitet werden. Es ist dabei vollkommen gleichgiltig, ob wir im Geiste uns unter dem Narkotikum Chloroform, oder Aether, oder Chloräthyl, oder irgend ein anderes Narkotikum vorstellen. Es wird uns in dem Folgenden nur das beschäftigen, was im allgemeinen über die Narkotika zu sagen ist. Wie die Verhältnisse jedes einzelnen Narkotikums in Bezug auf die Narkose an sich liegen, das findet sich im speziellen Teil dieses Buches unter der Abhandlung eines jeden der Körper erörtert.

Wenn wir nun die Konzentration eines Narkotikums dieser Art im Blutplasma bedenken, so müssen wir zugeben, dass wir bei der Methode der Einatmung von Luftgemischen von einem bestimmten gleichbleibenden Gehalt des Narkotikums nicht eine unmittelbare Auskunft über die Konzentration desselben Narkotikums im Blutplasma erhalten, sondern dass wir nur sehen, dass zwischen den Konzentrationen des Narkotikums in den beiden Stadien ein bestimmtes Verhältnis besteht, nämlich das, dass die Konzentration des Narkotikums im Blute konstant bleiben muss, wenn die Narkose nicht geändert werden soll. Es wird dadurch, dass das Tier bei konstant bleibender Konzentration des Narkotikums im Plasma, welche die Narkose eben hervorrief, mit der Zeit stirbt, dargetan, dass kein ganz vollständiges Gleichgewicht zwischen der Konzentration des Narkotikums im Blutplasma und dem physiologischen Zustande des Tieres besteht. Diese Veränderung muss man auf Nebenwirkungen des Anästhetikums beziehen Bei den höheren Tieren spielt vor allen Dingen auch die Abkühlung eine Rolle, denn man hat gesehen, dass die Konzentration eines Narkotikums mit dem Sinken der Temperatur steigt bei einem bestimmten Partialdrucke.

Da nun bei langer Dauer der Narkose die Bluttemperatur etwas sinkt, so wird die Konzentration des Narkotikums im Blutplasma eine höhere werden. Dieser Umstand ist von Bert bei seinen Versuchen nicht beachtet worden.

§ 47. Durch diese Methode wird nun auch ein Verhältnis der verschiedenen Tiere zu den Narkotika offenbar. Es hat sich ergeben, dass der Mensch, obwohl er auf einer viel höheren Entwickelungsstufe steht, als die warmblütigen Tiere, und obgleich die Entwickelung seines Zentralnervensystems eine bedeutend höhere ist, nicht empfindlicher gegen die Narkotika, wie Chloroform und Aether, ist, als z. B. der Hund. Man hat nämlich gesehen, dass dieselbe Konzentration des Narkotikums in der Luft, welche eben einen Hund narkotisierte, auch den Menschen in eine Narkose versetzte. Es ist z. B. eine Konzentration von 8 gr. Chloroform oder 20 gr. Aether auf 100 Liter Luft hinreichend, um einen Hund zu narkotisieren, und dieselben Zahlen stimmen auch für den Menschen überein. Da nun der Mensch und der Hund dieselbe Bluttemperatur haben, so müssen wir auch annehmen, dass die Konzentrationen der Narkotika im Blutplasma beim Menschen dieselben sind, wie im Blutplasma beim Hunde. Es hat sich nun durch weitere Versuche, namentlich die Overtons, ergeben, dass Menschen, Säugetiere, Kaulquappen und Entomostraken dieselbe Konzentration obiger beider Narkotika im Blutplasma aufweisen, wenn sie narkotisiert werden. Dies wird nun auch ausser bei Chloroform oder Aether bei den übrigen von Nebenwirkungen freien indifferenten Narkotika der Fall sein. Hingegen werden die verschiedenen Gruppen der Würmer meistens erst bei einer doppelten bis dreifachen Konzentration, welche zur Narkose der Kaulquappe nötig war, narkotisiert. Bei den Pflanzenzellen, Protozoen, Flimmerzellen etc. sind 6—10fache Konzentrationen der indifferenten Narkotika zur Narkose nötig, als zur Narkose von Kaulquappen. Nur bei solchen indifferenten Narkotika, welche im Wasser leichter löslich sind, als im Olivenöl, z B. bei dem Methyl- und Aethylalkohol, Aceton etc., ist kein so grosser Unterschied der Konzentrationen vorhanden, sondern derselbe ist bedeutend geringer (Overton).

Um nun die Menschen und Tiere mit solchen Luftgemischen zu narkotisieren, bedarf man so komplizierter Apparate, dass eine praktische Verwertung derselben bisher nicht möglich war. Bert hat einen solchen Apparat konstruiert, in welchem er das immer konstante anästhesierende Luftgemisch aufbewahrte, und dem Tier durch einen Schlauch zuführte, einen anderen hat R. Dubois gebaut, doch diese Apparate sind nur für wissenschaftliche Untersuchungen wertvoll. Man hat nun in den Bahnen, die hierdurch eröffnet wurden, weiterschreitend sein Augenmerk ausschliesslich auf die Mengenverhältnisse, in welchen die Narkotika der Luft beigemischt sein müssen, um Narkose zu erzeugen gerichtet, und in ihnen einen Massstab für die anästhesierende Kraft der einzelnen Narkotika gefunden. So hat Dastré für die Stoffe: Aethylaether, Amylen, Aethylchlorid, Chloroform, die Zahlen 20, 17, 13, 10 als Ausdruck ihrer anästhesierenden Kraft aufgestellt, weil diese Zahlen die Gewichtsmengen ausdrückten, die in 100 Liter Luft etc. enthalten sein mussten, um Narkose zu erzeugen. Dass dies vollkommen ungenau ist, sieht man sofort ein. Andere haben als Mass die niedrigsten partiellen Spannungen der verschiedenen Narkotika in einem Luftgemisch, welches gerade Narkose bewirken konnte, aufgestellt.

Es ist einzig und allein die Konzentration der Narkotika im Blutplasma, in der interzellulären Lymphe, und im Imbibitionswasser der Ganglienzellen, welche entscheidend ist. (Overton.) Diese Konzentrationen der drei genannten Flüssigkeiten sind einander gleich während der Narkose und verändern sich, sobald eines von ihnen geändert wird, natürlich bei gleicher Temperatur und gleichem Druck etc.

Die Konzentrationen im Blutplasma und die partielle Spannung in dem eingeatmeten Luftgemisch sind aber nur in Bezug auf dasselbe Narkotikum in einem konstanten Verhältnis, bei verschiedenen Narkotika sind die Verhältnisse verschieden. Das Verhältnis bleibt selbst für dasselbe Narkotikum nur für eine bestimmte Bluttemperatur gleich. Die Temperatur hat einen bedeutenden Einfluss auf dasselbe und dies muss man bei Vergleichen und Versuchen an warm- und kaltblütigen Tieren wohl beachten. Wenn man, um dies darzutun, einen Frosch und ein Säugetier in ein und dasselbe Gefäss bringt, in welchem z. B. Aetherdämpfe enthalten, sind und erhält die Temperatur im Gefässe auf 15° C. konstant, so wird die Konzentration des Aethers im Blutplasma des Frosches ungefähr 3 mal höher sein, als die im Blutplasma des Säugetieres, wenn dieses 38° Körperwärme besitzt. (Overton.)

Es wird nämlich von Flüssigkeiten bei einer bestimmten partiellen Spannung der Dämpfe eines Stoffes um so mehr von diesem Stoffe aufgenommen, je niedriger die Temperatur steht, d. h. die Höhe der Temperatur der Flüssigkeiten bei derselben partiellen Spannung des Dampfes des Narkotikums ist umgekehrt proportional den Mengen des absorbierten Narkotikums.

Es wird sehr häufig die Empfindlichkeit von Tieren gegenüber einem Narkotikum dadurch bestimmt, dass man die Zeiten misst, in welchen die Tiere in gleicher Konzentration der Luft mit Narkotikum betäubt werden. So wird von Dastré folgender Versuch angegeben.

„In einem und demselben abgeschlossenen Raume werden Organismen von verschiedener Organisationsstufe, z. B. ein Vogel, eine Maus, ein Frosch, eine Sinnpflanze den Dämpfen von Aether ausgesetzt. Man findet dann, dass der Vogel, der eine zartere Organisation und eine grössere Vitalität besitzt, schon nach 4 Minuten taumelt und empfindungslos hinstürzt. Nach 10 Minuten gibt die Maus kein Zeichen der Sensibilität mehr. Der Frosch wird noch später paralysiert, und erst nach 25 Minuten wird die Sinnpflanze für Reize unempfindlich."

Nach diesem zeitlichen Verlauf der Erscheinungen wäre dann die Maus empfindlicher als der Frosch, und der Frosch empfindlicher als die Sinnpflanze.

Es ist vollkommen falsch, wenn man daraus einen Schluss ziehen wollte, denn erstens kann man nicht zwei Tierarten, welche den Kalt- und Warmblütern angehören, nebeneinander stellen, zweitens nicht Pflanzen und Tiere, ohne in beiden Fällen die Temperatur zu bedenken. Anderntteils kommen noch die Verhältnisse der Absorption in Betracht. Die Geschwindigkeit, mit welcher sich z. B. das Blutplasma bei einer bestimmten Spannung der Aetherdämpfe in der Atmungsluft sättigt, ist abhängig von der Frequenz und Ausgiebigkeit der Atmungsbewegungen und der Herzaktion, von der Menge des Blutes, von dem Fettgehalt des Tieres und noch vielen anderen Momenten. Man kann aber nur eine Tierart als empfindlicher gegenüber einem Stoffe bezeichnen, als eine andere, wenn eine geringere Konzentration des Stoffes im Blutplasma der ersteren, als in dem Blutplasma der zweiten Tierart ausreicht, um ein und dieselbe Wirkung auf den Organismus hervorzubringen. Man erkennt daraus, wie irrig obiger Versuch in Bezug auf die gefolgerten Behauptungen ist.

§ 48. Bisher haben wir uns nur mit der Konzentration des Narkotikums im Blutplasma beschäftigt, und haben uns noch nicht mit jener neben dem Blutplasma ebenfalls bei dem Transport des Narkotikums nach der Ganglienzelle wesentlichen Flüssigkeiten, der interzellulären Lymphe, und der Konzentration des

Narkotikums in derselben beschäftigt, sowie mit der Zelle und der Konzentration derselben, und der Zeitdauer, welche vergeht bis das Narkotikum wirkt, befasst.

Die Zelle, auf welche das Narkotikum einzuwirken hat, wird nun nicht von dem Blut selbst, sondern von der interzellulären Lymphe umspült (vergleiche Figur 2). Diese letztere steht zu der Zelle in dem Verhältnis, wie eine Nährlösung, zu den in ihr lebenden Algen, und Pilzen, oder sonstiger Organismen (Overton).

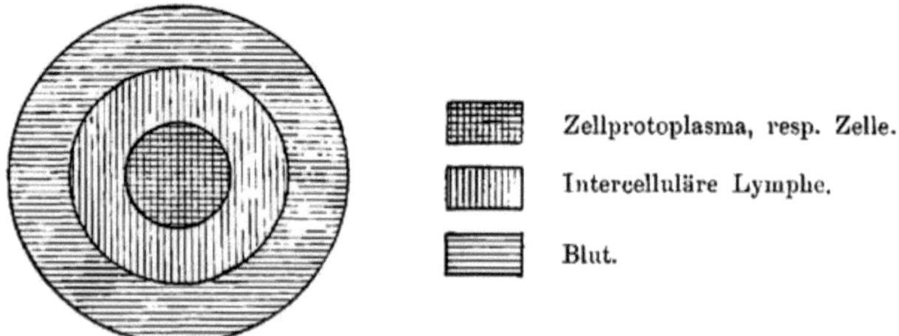

Fig. 2. Schematische Darstellung der Verhältnisse zwischen Ganglienzelle, interzellulärer Lymphe und Blut.

Durch diese interzelluläre Lymphe werden den Zellen nicht nur die zu ihrem Lebensunterhalt, zu ihrer Reorganisation, zu ihrer Funktion selbst nötigen Nährstoffe, welche ja alle in gelösten Salzen bestehen, zugeführt, sondern die Zellen erhalten auch durch die interzelluläre Lymphe alle löslichen Stoffe zugeführt, welche in das Blut gelangen. Es spielt dieselbe sozusagen den Zwischenhändler, welcher vom en gros-Händler, dem Blute, die Stoffe bezieht, und zu den einzelnen Abnehmern, den Zellen, führt. In wieweit dieser Vergleich auch für andere Stoffe, als die Narkotika zutrifft, ist nicht der Ort hier zu erörtern, für die Narkotika aber ist er völlig zutreffend.

Man hat nun einige Gründe für die Annahme, dass alle in das Blut gelangenden Christalloidkörper in der interzellulären Lymphe sehr bald auch dieselbe Konzentration annehmen, die sie im Blutplasma hatten. Es ist dies bei allen solchen Körpern anzunehmen, welche rasch in die Gewebszellen eindringen, und auch wieder dieselben verlassen, indem sie ihren Weg direkt durch die Protoplasmakörper der Kapillarendothelien nehmen können. Bei solchen Körpern, deren Lösungen nicht, oder nur langsam in der Weise der Osmose durch die Zellen dringen können, wird vielleicht der Ausgleich zwischen Blutplasma und Lymphe ein viel langsamerer sein müssen, denn diese Verbindungen werden nicht durch die Zellen selbst dringen können, sondern wahrscheinlich ihren Weg in der Kittsubstanz der Endothelien, und durch deren Stomate, wenn man solche im normalen Zustande der Kapillaren wirklich annehmen darf, sich suchen müssen. Oder es könnte eine aktive Eigenschaft der Endothelien in den Kapillaren bestehen, welche dieselben aus dem Blutplasma aufnimmt, und in die interzelluläre Lymphe transportiert (Overton). Wir haben aber in diesem Falle diese Körper nicht zu bedenken, sondern für uns kommen nur die indifferenten Narkotika in Betracht, und diese gehören zu denjenigen Stoffen, welche in die Zellen einzudringen vermögen.

§ 49. Wir wollen den obigen Vergleich einer Nährlösung mit einer Alge jetzt wiederum mit der Zelle, und der interzellulären Lymphe gleichstellen. Bringt man in das Wasser einen löslichen Christalloidkörper, so wird derselbe die Zellulosehaut der Alge in allen Fällen durchdringen. Er gelangt bis zu der äusseren Plasmahaut. Hier wird demselben eine Mauer geboten, zu der die Körper sich in verschiedener Weise verhalten, und man kann sie nach diesem Verhalten in drei Gruppen teilen, je nachdem sie sich im Protoplasma verbreiten, oder nicht, und im ersteren Falle gibt die Schnelligkeit der Ausbreitung einen Unterschied ab. Genau dieselben Beziehungen bestehen zwischen Zelle, und interzellulärer Lymphe.

Die erste der drei Gruppen umfasst alle diejenigen Körper, welche, solange die Zelle lebt, und unbeschädigt bleibt, gar nicht in das Innere des Protoplasma's einzudringen vermögen. Es bildet also gegen diese Stoffe die äussere Plasmahaut eine sichere Mauer, und es kann mit der Zeit passieren, dass dieselbe von den an sie andringenden Stoffen geschädigt wird, und zu Grunde geht. Nun fehlt der Schutz, und der Körper dringt in das Innere der Zelle ein. Unter diese Stoffe gehört z. B. Kalium bichromat etc. Es kommt nun natürlich hier auch auf die Konzentration des Körpers an, ob sie ihre schädigenden Einflüsse überhaupt, und in welcher Zeit sie dieselben ausüben können.

In die zweite Gruppe gehören jene Verbindungen, welche ohne jedes Hindernis durch die äussere Plasmahaut dringen, sich im Blutplasma verbreiten, die innere Plasmahaut ebenfalls durchdringen und in die Alveolen eindringend so auch in den Zellsaft gelangen. In dem Zellsaft steigt nun die Konzentration des betreffenden Körpers sehr schnell bis zu der Höhe, welche die Konzentration in der interzellulären Lymphe und im Blutplasma besitzt.

Diese Gruppe umfasst beinahe sämtliche indifferenten Narkotika mit Ausnahme der Chloralose, welche in Gruppe III gehört, sowie die indifferenten Antipyretica, viele Antiseptika etc., sowie auch die meisten basischen Narkotika.

Was nun die dritte Gruppe von Narkotika anbelangt, so rechnen wir nach Overton in dieselbe alle jene Stoffe, welche eine Mittelstellung einnehmen zwischen denjenigen der I. und denen der II. Gruppe. Diese Stoffe dringen in das Protoplasma der Zelle ein, aber weniger schnell als die der Gruppe II, sodass einige Zeit erst vergeht, bis die Konzentration in dem Imbibitionswasser gleich der der Lymphe ist. Diese Zeit ist nun eine ganz verschiedene, dieselbe kann schwanken zwischen 5 Minuten und mehreren Tagen. Wenn wir uns deren Wirkung näher überlegen, so sehen wir, dass der Körper zunächst nur über die äussere Grenzschicht des Protoplasmas dringt, und erst nach und nach gelangt derselbe in die Zelle hinein, und kann über das ganze Protoplasma seine Wirkungen entfalten. Es gehören von den indifferenten Narkotika in diese Klasse nur die Chloralose, von den basischen das Morphin, ferner gehören hierzu die verdünnten Lösungen der starken Mineralsäuren.

§ 50. Wenn nun ein Narkotikum in die Zelle eindringt, so wird die Konzentration desselben im Zellsafte gleich der in der die Zelle umgebenden Lymphe sein, allein diese Vermutung trifft für das Protoplasma selbst der Zelle nicht zu. Die Zusammensetzung des Zellprotoplasmas ist nicht mit der interzellulären Lymphe gleich zu setzen. Wir haben nämlich das Blutplasma ebenso wie die interzelluläre Lymphe in seiner Lösungsfähigkeit gegenüber den Narkotika gleich dem Wasser gesetzt. Dies ist insoweit berechtigt, als tatsächlich dadurch einige kleine Fehlerquellen unterlaufen, welche aber nicht in Betracht kommen, denn das Blutplasma und die Lymphe stellen eine dünne, wässerige Salzlösung dar. Dieselbe ist in Hinsicht der Lösungsverhältnisse der Narkotika eben gleich dem Wasser zu setzen, denn die Fehler, die durch die gelösten Salze entstehen, sind so gering, dass man sie mit Recht übergehen kann. Die Bestandteile des Zellprotoplasmas hingegen stellen nicht nur eine wässerige Salzlösung dar, sondern es sind neben den verschiedenen Salzen noch eine Anzahl von Fetten der verschiedensten Arten und ätherischer Oele, wie: Licithin, Cholesterin etc. in der Salzlösung des Protoplasmas suspendiert. Wenn nun unser Narkotikum in die Zelle gelangt, so wird dasselbe nicht nur von der dem Wasser ungefähr gleichzustellenden Salzlösung aufgenommen, sondern auch von den in dem Protoplasma vorhandenen Fetten, und es werden sich nun die Mengen des Narkotikums solange in dem Protoplasma anhäufen, bis ihre in den einzelnen Substanzen erreichten Konzentrationen sich so zu den Konzentrationen desselben Stoffes in der Lymphe und dem Zellsafte verhalten, wie die Teilungskoëffizienten des Narkotikums zwischen den einzelnen Fetten oder ölartigen Zellbestandteilen und dem Wasser. (Overton.)

Wie schon gesagt, kommen nun in dem Protoplasma aller lebenden Zellen sowohl der Tier-, wie der Pflanzenzellen, Lecithin und Cholesterin vor, und diese Verbindungen besitzen unter gewissen Umständen ein den Fetten und ätherischen Oelen sehr ähnliches Lösungsvermögen.

§ 51. Das reine, krystallinische Cholesterin besitzt nun aber bei gewöhnlicher Temperatur kein Lösungsvermögen, und gegen sehr wenige Verbindungen ausnahmsweise nur ein sehr geringes.

Das Lecithin dagegen besitzt die Eigenschaft, im Wasser, oder wässerigen Salzlösungen, aufzuquellen. In diesem gequollenen Zustande löst dasselbe auch bei gewöhnlicher Zimmertemperatur alle Verbindungen, welche in Oelen löslich sind, in dem eine Art fetter Lösung entsteht. Löst man nun Lecithin und Cholesterin in einem anderen Stoffe, z. B. in Benzol auf, lässt das Benzol verdunsten, und bringt zu der zurückgebliebenen Masse Wasser, so quillt die Masse ähnlich dem reinen Lecithin auf, indem das Cholesterin, falls es nicht in zu grossen Massen gelöst war, in dem aufgequollenen Reste gelöst bleibt. Dieses aufgequollene Lecithin-Cholesteringemisch besitzt nun in der Kälte ein dem reinen Lecithin ganz ähnliches Lösungsvermögen, und es besitzt die Fähigkeit, aus den wässerigen Lösungen solcher Verbindungen, die in Aether und Oel leichter löslich sind, als in Wasser, bedeutende Mengen der gelösten Substanz zu entziehen. Auch bestimmte Verbindungen, die in Oel und Aether nicht löslich sind, wie die Mehrzahl der Salze der basischen Anilinfarben, werden von diesem aufgequollenen Gemisch von Lecithin-Cholesterin in grossen Mengen gelöst, respektive den wässerigen Lösungen dieser Farben entzogen (Overton). Es ist nun wohl anzunehmen, dass wir in dem Protoplasma der Zellen des tierischen, wie pflanzlichen Organismus die Lecithin-Cholesteringemische in dieser aufgequollenen Lösungsart vorfinden, und da dieses Lecithin-Cholesteringemisch nur ein, bis zu einem gewissen Grade begrenztes Quellungsvermögen besitzt, und nicht all das im Protoplasma enthaltene Wasser in sich aufzunehmen im stande ist, so ist die Frage naheliegend, wie dasselbe im Protoplasma verteilt ist. Wenn wir nach dem Vorbild Overtons das Protoplasma mit einem vollgesogenen Schwamm vergleichen, so ist es nach dessen Ansicht wahrscheinlich, dass das Lecithin-Cholesterin an dem Aufbau des eigentlichen Protoplasmagerüstes beteiligt ist, und zwar würde es sich ganz besonders in denjenigen Teilen des Gerüstes befinden, welche das Protoplasma nach aussen oder gegen eine Vakuole abgrenzen. Es ist nun im höchsten Grade wahrscheinlich, dass die allgemeinen osmotischen Eigenschaften der Zelle hauptsächlich durch dieses gequollene Lecithin-Cholsteringemisch ausgemacht werden, denn alle Verbindungen. welche in die Zellen einzudringen vermögen, besitzen auch eine Löslichkeit in diesem Gemisch, und die Geschwindigkeit des Eindringens eines Körpers in die Zellen steht in direktem Verhältnis zu der Löslichkeit derselben in Wasser, und in dem Lecithin-Cholesteringemische in gequollenem Zustande. Wenn nun diese Annahme zu recht besteht, so würde die Konzentration eines Narkotikums z. B. in dem Imbibitionswasser des Protoplasmas, nachdem Gleichgewicht eingetreten ist, dieselbe sein, wie in der interzellulären Lymphe. Zieht man aber den gesamten Gehalt der Zelle an dem Narkotikum in Betracht, so ist derselbe natürlich grösser, als der der interzellulären Lymphe, und zwar ist er um die von dem Lecithin-Cholesteringemisch aufgenommene Menge des Narkotikums grösser; d. h. um das Gewicht des Narkotikums pro Volumeneinheit des Protoplasmas.

Um die Konzentrationen der Narkotika z. B. konstant zu erhalten, hat Bert den ersten gelungenen Versuch gemacht. Neben diesen haben Overton und andere eine andere Methode erwählt, nämlich die, die Versuchstiere (Kaulquappen etc.) in eine wässerige Lösung des Narkotikums von bekannter Konzentration zu setzen und das Volumen der Lösung so zu wählen, dass die Konzentration des Narkotikums durch seine Aufnahme von Seiten des Versuchstieres keine wesentliche Änderung erfahren kann. Das, was für und gegen diese Versuche Overtons, Meyers u. a. zu sagen ist, wird hier besser übergangen, es sollen später nur die Resultate, und die nächsten wichtigen Versuche etc. erwähnt werden.

§ 52. Wenn wir nun noch einige Betrachtungen anstellen über die Art, wie das Narkotikum wieder aus dem Organismus entfernt wird, so haben wir zu bedenken, dass der Rückzug des Narkotikums beginnt, wenn die Konzentration des Narkotikums im Blutplasma geringer wird. Es erfolgt ein Austausch an das, den Organismus umgebende Medium, so bei Kaulquappen an das reine Wasser etc. Hierbei ist zu erwähnen, dass der Austausch nicht nur durch die Respirationsorgane, sondern auch durch die Haut etc. geschieht. Man hat nun versucht, künstlich eine Entgiftung herbeizuführen, und zwar hat man gefunden, dass die beste Entgiftung bei Fröschen und Tritonen z. B. dadurch geschieht, dass man die Bauchhöhle öffnet, und die Därme etc. mit physiologischer Kochsalzlösung umspült. Man hat nun weitere Versuche in diesem Sinne angestellt, und hat bei Kaninchen während einer Vergiftung mit Chloralhydrat durch die Bauchhöhle physiologische Kochsalzlösung fliessen lassen, und gefunden, dass dabei eine tötliche Vergiftung überstanden wurde von dem Tiere, welches ohne die Durchspülung der Abdomialhöhle nicht am Leben geblieben wäre (Frey, Overton Verf).

Heisse Vollbäder, welche durch die Haut das Gift entziehen wollen, können nicht genügend wirken. Hingegen ist die Durchspülung der Abdominalhöhle auch von praktischem Interesse, denn es wird dieselbe angebrachter sein, als eine grosse Blutentziehung, welche man zwecks Entgiftung vorgeschlagen hat. Denn eine Blutentziehung wird natürlich ebenso an sich schaden, und nur dann von Nutzen sein, wenn wir es mit einem Gift zu tun haben, welches die Blutkörperchen zerstört. Ferner hat man durch starke subkutane Infusion von physiologischer Kochsalzlösung auf die Nierensekretion einwirken wollen, damit durch dieselben eine Entgiftung hervorgerufen werde. Nun ist noch ein anderer Punkt von Wichtigkeit, und das ist der, dass der Magen eine grosse Rolle in der Absonderung spielt, so dass, wenn man denselben mit physiologischer Kochsalzlösung füllt, eine stärkere Strömung des Blutes zu dem Magen entsteht, und aus dem mit Narkose höher konzentrierten Blute ein Austausch entsteht. Gerade die Magenwand ist in dieser Richtung von grosser Bedeutung, und man würde auch bei Gefahren von Ueberschwemmung des Blutes in zu hohem Masse mit einem Narkotikum zweckmässig handeln, wenn man eine konstante Durchrieselung des Magens mit physiologischer Kochsalzlösung vornehmen würde. Es kommt nun noch ein wichtiger Umstand hinzu, und das ist der, dass fast alle Alkaloide in den Magensaft übergehen, d. h. vom Magen abgesondert werden. Man hat dies zuerst bei Morphin. muriat. gesehen, und hat dasselbe als eine aktive Sekretion des Magens aufgefasst. Aber auch ohne diese aktive Sekretion müssen fast alle Alkaloide in den Magen übergehen, sofern nur der Mageninhalt sauer reagiert (Overton). Jedenfalls ist dieser Vorgang praktisch sehr wichtig, und wohl auch noch zu wenig bekannt. Es werden nun aber die Alkaloidsalze im Blute durch das Alkali desselben zum grössten Teil zerlegt, und diese freien Alkaloide müssen nun auch in den Magen dringen, Dank ihrer Fähigkeit, alle lebenden Zellen zu durchsetzen, den Diffusionsgesetzen gehorchend, in dem sie die Magenepithelien durchwandern. Im Magensaft nun werden sie an die Säure gebunden, und vermögen nun als Alkaloidsalze nicht wieder etwa in die Zellen zu dringen, dies ist als Folge der Undurchdringlichkeit der Zellen durch Alkaloidsalze nicht möglich. Es werden ebenso die Alkaloide in den sauren Zellsaft dringen, und dort gebunden werden, ohne dass sie zurück in die Zelle dringen könnten, wenn nicht eine aktive Protoplasmaeigenschaft dies ermöglichte. Gelangen nun diese Alkaloidsalze aus dem Magen in den Darm, so werden sie dort durch das Alkali des Darmsaftes wieder zerlegt, und können wiederum als Alkaloide die Zellen durchdringen, und in das Protoplasma wandern. So besteht ein Kreislauf der Alkaloidsalze, und sie werden nicht eher aus dem Organismus entfernt werden, bis sie in die Nieren gelangen. Wenn man nun den Magen mit einer sauren Lösung durchspült, so kann man bei abwechselndem Füllen und Entleeren des Magens die Alkaloidsalze aus demselben entfernen, ehe sie wieder in den Darm gelangen, wo sie wieder zersetzt werden könnten.

Was die Entgiftung des Organismus durch heisse Vollbäder anlangt, so sind vom Verfasser Versuche angestellt worden, welche beweisen, dass eine ganz bedeutende Entgiftung durch den Schweiss, welcher im heissen Vollbad vermehrt wird, erzeugt wird. Wir haben zu unseren Versuchen Morphin verwendet, da dasselbe gerade im Bade von allen Narkotika am besten Verwendung finden kann. Es zeigte sich, dass eine subkutan injizierte Dosis von 0,01, welche im alltäglichen Leben bei einem nicht an narkotische Mittel gewöhnten Menschen, eine deutlich fühlbare Wirkung der narkotischen Eigenschaften erzeugte, im heissen Vollbad von 37° C.—38° C. keine merklichen Symptome erzeugte, sondern, dass dieselben Symptome erst bei 0,02—0,03 Morphin subkutan injiziert, erzeugt wurden. Wir haben in 12 einwandfreien Fällen bei sonst stark auf Morphin reagierenden Personen, mit deren Zustimmung unsere Versuche angestellt, und in allen Fällen dieselben Erscheinungen mit mehr, oder weniger Unterschied in den Zahlen gefunden. Die Injektionen wurden vorgenommen, als die betreffenden Personen schon ca. 5 Minuten in dem Bade gesessen hatten, und zwar unter einer Temperatur des Wassers so hoch dieselbe ausgehalten wurde (37—38,5° C.). In allen Fällen war also der Schweissausbruch im Gange, was sich an den im Gesicht auftretenden Schweissperlen offenbarte, als die Injektion vorgenommen wurde. Es fanden sich folgende Zahlen:

	Im gewöhnlichen Zustand deutliche Wirkung bei Morphin	Im Schweissausbruch im heissen Bade erst bei Morphin nur.
I. Fall	0,01	0,02
II. „	0,0075	0,015
III. „	0,01	0,025
IV. „	0,005	0,015
V. „	0,01	0,02
VI.—VIII. „	0,01	0,025
IX.—XII. „	0,015	0,03

Es zeigt sich also, dass sofort, noch während der Resorption des injizierten Morphin, eine Wiederausscheidung des Morphins durch den Schweiss stattfand. Es ist demnach die Entgiftung des Organismus durch die Hauttätigkeit gar nicht zu unterschätzen und wir würden jedenfalls bei einer Inhalationsnarkose, welche während eines Schweissausbruches vorgenommen würde, viel mehr des Narkotikums brauchen, als im normalen Zustand. Nach unseren Versuchen waren in 7 Fällen gerade die doppelten Dosen, bei den übrigen sogar noch mehr, als dieselbe Dosis, $1^1/_2$ soviel nötig, um dieselbe Wirkung hervorzubringen.

Ein anderes Moment, welches während einer Narkose in Betracht kommt, ist die Blutung bei der Operation. Wenn eine sehr blutreiche Operation ausgeführt wird, so wird schon durch die starke Menge des fliessenden Blutes viel Narkotikum aus dem Organismus entfernt (Strassmann). Dieser Umstand ist insofern zu beachten, als bei einem plötzlichen starken Blutverlust der Patient aus der Narkose erwachen kann, wenn nicht Narkotikum zugeführt wird, da durch die Menge des Blutes die Konzentration im Plasma vermindert wird. Dies ist z. B. bei Entbindungen, oder anderen sehr blutreichen Operationen zu beachten. Der Narkotiseur weiss dann, warum die Narkose plötzlich oberflächlich wird.

Die Entfernung des Narkotikums durch die Nieren geht so vor sich, dass teils im Harn gelöste Mengen entfernt werden, teils Zersetzungen des Narkotikums, und Verbindungen desselben entstehen, sodass das Narkotikum dann in Gestalt von im Harn gelösten Verbindungen (Chloriden etc.) ausgeschieden wird. Hier wird das Verhalten jedes einzelnen Narkotikums in Betracht kommen, und dasselbe wird im speziellen Teile bei der Behandlung der einzelnen Narkotika erwähnt werden.

VII. Kapitel.

Einige Hypothesen über den Mechanismus der Narkose.

Wenn wir nun hier noch einige Hypothesen, die über die Narkose aufgestellt sind, kritisch betrachten wollen, so ist nicht der Zweck, ein umfassendes Darstellen aller der aufgestellten Theorien zu geben, darüber kann sich jeder an anderer Stelle unterrichten, und es würde uns zu weit führen, sondern es sollen nur die wichtigsten Theorien, soweit sie für uns noch von Interesse, und soweit sie zu kennen nötig sind, hier behandelt werden.

§ 53. Es liegt nach allen den Erscheinungen so nahe, dass man die Narkose mit dem Schlafe zu vergleichen suchte, und es sind diese Ansichten über die Beziehungen beider Zustände zu einander immer wieder aufgetaucht, von den einen stark befehdet, von den anderen tapfer verteidigt.

Schon seit langen Zeiten bestand die Ansicht, dass der Schlaf durch eine Hyperämie des Gehirns erzeugt würde. Dem entgegen wies Durham um 1860 nach, dass in dem Gehirn, während des Schlafes, eine Anämie besteht, während sich beim Erwachen die Blutgefässe erweiterten, und eine grössere Blutmenge in das Gehirn gelangte. Derselbe stellte seine Beobachtungen an Tieren durch ein im Schädel angebrachtes Loch an. Später veröffentlichte Hammond ähnliche Beobachtungen an einem Manne, dessen Gehirn infolge einer Eisenbahnverletzung zu einem grossen Teile blosgelegt war. Diese Beobachtungen sind mehrfach bestätigt worden, und man hat jetzt die Ueberzeugung, dass der Schlaf, als physiologischer Vorgang, in einer physiologischen Anämie des Gehirns bestehe. Es kommt dabei auf die Grösse der in einer bestimmten Zeiteinheit das Gehirn passierenden Blutmenge an, und diese ist während des Schlafes herabgesetzt, also ist eine Verminderung des Blutes vorhanden.

Es wurden nun von Bedford-Brown, und anderen auch Beobachtungen während der Narkose in Bezug auf die Blutfülle des Gehirns gemacht, und gefunden, dass, was auch Cl. Bernard bestätigte, erst im Anfang eine Hyperämie, dann im Verlauf der Narkose eine Anämie im Gehirn auftrete. Cl. Bernard machte die Versuche an Tieren, deren Gehirn blosgelegt wurde, und er sah, wie zu Beginn das Gehirn aus der Oeffnung herausquoll, um sich dann wieder zu setzen, was durch die vermehrte Blutzufuhr bei Beginn erklärlich wird, und nun auch durch die Farbe des Gehirns sich zeigte. Die Hyperämie im Anfang ist zurückzuführen auf den, durch die Erregung des Kranken erhöhten Blutdruck, und die Anämie durch das Sinken desselben während der Narkose. Doch hat es den Anschein, als wenn die Anämie des Gehirns nicht so hochgradig gewesen ist, als in dem normalen Schlafe. Es bildete sich aus diesem nun die Hypothese, dass eine künstliche Narkose durch die Anämie des Gehirns, resp. durch die Verengerung der Gehirnarterien direkt hervorgerufen werde. Es ist also der Angriffspunkt des Narkotikum's in den vasomotorischen Zentren zu suchen.

Man kann nun diese Annahme sehr leicht widerlegen. Es zeigt sich nämlich, dass bei den Amphibien das Gehirn eine lange Zeit funktionsfähig bleibt, nachdem man die Blutzirkulation in dem Gehirn vollkommen ausgeschlossen hat, und dennoch lassen sich die Amphibien ebenso leicht narkotisieren, wie andere Tiere, und es kommt noch hinzu, dass die Konzentration vieler indifferenter Narkotika, welche gerade genügend ist zu einer vollständigen Narkose bei Amphibien und Menschen die gleiche ist, und dasselbe ist der Fall bei Insekten und Krustaceen, welche überhaupt keine besonderen Blutgefässe im Gehirn besitzen, sondern nur eine Art interzellulärer Lymphe. Und dann spielt bei den Insekten das Blut nur eine untergeordnete Rolle als Vehikel für die Atmungsgase, indem die Endverzweigungen der Tracheen vielfach direkt an die Zellen treten (Overton). Es ist dies also vollkommen falsch.

Es ist klar, dass die Narkotika dadurch wirken, dass sie an die Ganglienzellen des Gehirns direkt ihre Angriffe richten.

§ 54. Die Hypothese, welche Cl. Bernard aufgestellt hat, und welche entschieden Beachtung verdient, soll in dem Folgenden behandelt werden. Derselbe hält die Ganglienzelle für den Angriffspunkt der narkotischen Wirkung. Zu den die Narkose erzeugenden Stoffen rechnet er neben unseren Narkotika noch die „Anämie“, die „Asphyxie“, und die „Wärme“. Nach seiner Ueberzeugung ist trotz der Verschiedenheit der narkotischen Mittel, der Mechanismus der Anästhesie immer derselbe; indem alle diese Mittel ein und dieselbe Modifikation in der Ganglienzelle hervorrufen. Es besteht diese Modifikation der Ganglienzelle in einer Semicoagulation des Protoplasma's der Nervenzelle, und diese Semicoagulation sei nur vorübergehend, und das Protoplasma erhalte nach der Entfernung des Narkotikum's aus der Zelle seine frühere Form wieder. Er hat seine Ansicht hergeleitet von der durch Chlordämpfe hervorgerufenen Starre der Muskelfasern, welche diesen Dämpfen ausgesetzt wurden. Dass bei jeder Narkose derselbe Mechanismus zu Grunde liegt, ist nicht anzunehmen, denn der Mechanismus der indifferenten Narkotika ist ein anderer, als der der Narkose, die durch viele basische Narkotika bewirkt wird. Das wirklich zutreffende an der Hypothese ist die Semicoagulation des Protoplasma's, welche von den meisten basischen Narkotika erzeugt wird.

§ 55. Eine dieser Hypothese sehr ähnliche, ist die von Binz. Derselbe legte bei seinen Versuchen frische Schnitte von der Gehirnrinde des Kaninchens in eine 1 %ige Lösung von Morphin. muriaticum, und dieselben wurden getrübt, die Kerne wie bestäubt, die Umrisse schärfer, als in einer Lösung von Chlornatrium. Dies bezieht er auch auf die Ganglienzellen, und meint, dass eine Verdunkelung derselben eintrete, wenn frische Gehirnzellen Chlordämpfen ausgesetzt würden, dasselbe erzeugt eine Lösung von neutral reagierendem Chloralhydrat. Binz sagt nach diesem weiter:

„Das Ganze macht den Eindruck einer Gerinnungsnekrose, wie man sie auch gewahrt, wenn neutral reagierende Protoplasmagifte auf grosse durchsichtige Infusorien einwirken, und zwar zuerst gelinde, dann stärker. Das Protoplasma wird anfangs ein wenig dunkel. und die Bewegungen werden träge. Weiter wird das Protoplasma granuliert, und die Bewegungen hören auf. Eine Erholung kann eintreten, von dem ersten Stadium, wenn man das zugesetzte Gift wieder auswäscht, nicht von dem letzten. Ich vergleiche jenes mit dem Schlaf, dieses mit dem Tode der Zelle. Der erste Anflug der Gerinnung kann sich lösen, sie selber kann es nicht“ (Binz).

Diese Versuche von Binz sind allerdings sehr vielen Vorwürfen ausgesetzt. Schon der mit den Schnitten des Gehirns eines Kaninchens, welche einer Morphin. muriaticum-Lösung ausgesetzt werden, ist sehr ungenau, und so auch derjenige, wo die Gehirnschnitte den Chlordämpfen ausgesetzt werden. Er hätte müssen, wenn er die Versuche der normalen Chloroformnarkose mehr ähnlich gestalten wollte, dieselben den Dämpfen einer wässrigen Lösung von Chloroform aussetzen, welche das Verhältnis 1 : 6000 aufwies. Die partielle Spannung der Chlordämpfe kommt bei dieser Lösung annähernd der Spannung der Chlordämpfe im Blutplasma eines Tieres gleich, das durch Chloroforminhalationen betäubt ist, aber nicht zu tief narkotisiert, natürlich unter gleicher Temperatur (Overton).

§ 56. Weitere Hypothesen sind die, von Dubois, welche als eine Modifikation der von Cl. Bernard anzusehen ist, und nach der die Narkotika eine Entwässerung des Protoplasma's hervorrufen, oder wie Dubois selbst sagt, die Dissociationsspannung des Imbibitionswassers der Gewebe vergrössern. Darnach sollen die Organismen, welche der Wirkung solcher wasserentziehenden Stoffe ausgesetzt werden, in einen Zustand des latenten Lebens versetzt werden. Es liegt hier eine ganz falsche Deutung der Erscheinungen vor, da das entzogene Wasser nicht aus dem Protoplasma, sondern aus dem Zellsafte stammt. Von Richet ist der Satz aufgestellt worden, dass eine Verbindung ein um so stärkeres Narkotikum sei, oder ein um so grösseres Gift, je geringer die Löslichkeit desselben im Wasser ist.

Diese Behauptung trifft für eine bestimmte Anzahl von Narkotika zu in einem gewissen Grade. Alle in Wasser schwer löslichen indifferenten Narkotika haben die Eigenschaft, sich sehr schnell über das ganze Protoplasma zu verbreiten, und es beansprucht nur wenige Sekunden, bis dieselben in den Zellsaft gelangt sind. Es besteht der Satz: die stärksten Narkotika sind diejenigen Verbindungen, welche gleichzeitig eine sehr geringe Löslichkeit in Wasser mit einer sehr hohen Löslichkeit in Aether, Olivenöl oder den Lecithin-Cholesteringemischen in gequollenem Zustande kombinieren (Overton).

§ 57. In dem Folgenden sollen die Hypothese und Versuche, welche von Overton und von H. Meyer aufgestellt worden sind, näher betrachtet werden, da denselben eine hohe Bedeutung eigen ist.

In diesen soll nun, was bisher immer bei den Versuchen und Hypothesen übergangen wurde, auf die nähere Zusammensetzung chemischer Natur des Nervensystems und der Ganglienzellen ein Gewicht gelegt werden. Es sind die im Aether löslichen Substanzen, das Cholesterin und Lecithin, welche vor allen als Angriffspunkte der Narkotika in Betracht kommen. Es gehören zu diesen Stoffen ausser den genannten noch Protargon und Cerebrine, und ein Stoff, dessen Vorkommen als chemisches Individuum neuerlich geleugnet wird, das Jecorin. Es kommt nun vor allen Dingen darauf an, zu wissen, wie die betreffenden Stoffe verteilt sind, und zwar in der grauen Substanz, denn bei der Narkose kommt es doch wesentlich auf die Verhältnisse in der Rindensubstanz an. Da nämlich die wirbellosen Tiere ebenso gut narkotisiert werden können, wie die Wirbeltiere, so müssen sich die Veränderungen, welche die Narkose hervorruft, nur in der grauen Substanz abspielen, da den wirbellosen Tieren die weisse Substanz fehlt. Und dass der Vorgang der Narkose bei beiden Tierarten im wesentlichen der gleiche sein muss, geht daraus hervor, dass die Konzentrationen der indifferenten Narkotika, welche zur vollständigen Narkose von Entomostraken und Säugetieren hinreichen, vollständig gleich sind.

Petrowsky hat als erster Untersuchungen angestellt über die Verteilung dieser Substanzen in der weissen und grauen Substanz. Es zeigt die quantitative chemische Analyse der grauen Substanz einen bedeutenden Unterschied gegenüber der der weissen. In der weissen Substanz sind die Bestandteile Axenzylinder und Nervenmark. Erstere sind in Bezug auf ihre quantitative chemische Zusammensetzung mit der Zusammensetzung der grauen Substanz übereinstimmend. Er untersuchte Gehirnteile von Ochsenhirn und fand, dass die graue Substanz zusammengesetzt ist aus: 55,7 % Eiweisskörpern, 17,24 % Lecithin, 18,86 % Cholesterin und Fett, 0,53 % Cerebrine, 6,71 % Neurokeratin und andere organische Verbindungen, 1,45 % Salze. Die weisse Substanz fand er bestehend aus: 24,72 % Eiweiss, 9,90 % Lecithin, 51,91 % Cholesterin und Fett, 9,55 % Cerebrine, 3,34 % Neurokeratin etc., 0,57 % Salze.

Durch spätere Forscher wie Gamgee, Blackenhorn, von Ruppel, Freytag, Baumstark etc. ist festgestellt worden, dass Protargon, welches Hoppe-Seyler und Petrowsky für ein Gemisch von Lecithin und Cerebrin hielten, ein chemischer Körper und kein Gemisch sei. Dasselbe kommt aber nur spurenweise in der grauen Substanz vor, während es in der weissen in grösseren Mengen vorhanden ist. Man kann die Annahme, dass Protargon nicht in der grauen Substanz vorkommt, bestätigen durch einen Vergleich der Analysen von einem embryonalen vor dem Auftreten des Nervenmarkes, und einem ausgewachsenen Gehirn, denn das erstere besteht in jener Zeit nur aus grauer Substanz. Solche Versuche sind von Raske angestellt, und die Zusammensetzungen folgendermassen gefunden worden. Bei einem Kinderembryo von 62 cm bestand das Cerebrum aus 6,63 % Lecithin und 18,32 % Cholesterin, bei einem solchen von 68 cm Länge aus 3,49 % Lecithin und 21,32 % Cholesterin. Hieraus ergibt sich, dass der Cholesteringehalt dieser Gehirne mit dem, welchen Petrowsky fand, ungefähr übereinstimmt. Nur ist auffallend, wie der Gehalt an Lecithin differiert.

Wenn man diese, und die Untersuchungen von anderen Forschern genauer betrachtet, so wird augenscheinlich, dass wir bis jetzt nur die beiden Körper Lecithin und Cholesterin als Körper, welche in Aether löslich sind, kennen von der Zusammensetzung der grauen Substanz des Gehirns, und die quantitativen Angaben Petrowsky's bestehen als richtig. Es ist das Lecithin und Cholesterin also in ungefähr gleichen Mengen von je 18 % in Bezug auf die trockene Substanz, und zu wenig, mehr als 3 % auf die frische Substanz vorhanden.

Wenn wir in dem betreffenden Organismus eine konstante Konzentration des Narkotikums im Blutplasma erhalten, so können wir die Verhältnisse im Nervenmark übergehen, wird demselben aber eine Menge in Bezug auf 1 kg seines Körpergewichts dargereicht, so wird eine vermehrte Anhäufung des Narkotikums im Nervenmark analog dem im Fettgewebe stattfinden, und die Konzentration im Blutplasma erleidet dadurch Veränderungen.

Es ist von Harless und Bebra die Theorie aufgestellt worden, dass das Narkotikum durch seine Tendenz, Fette zu lösen, dadurch wirke, dass es die Fette aus dem Gehirn auslaugt, und dass im Gehirn nach mehreren Narkosen eine Abnahme der Fette zu konstatieren sei, während in der Leber eine Zunahme derselben bemerkbar werde. Diese Ansicht ist leicht zu widerlegen.

Wenn man z. B. eine vollständige Aethernarkose erlangen will, muss man eine Konzentration des Aethers im Blutplasma von $^1/_4$ Gewichts-Prozent herstellen. Die Narkose tritt augenblicklich ein, wenn diese Konzentration erreicht ist, ohne dass sie sich weiterhin bedeutend vertieft. Wenn nun eine Auslaugung der Fette aus dem Gehirn der Grund der Betäubung wäre, so müsste doch mit der Zeit die Tiefe der Narkose zunehmen. Ausserdem müsste man doch annehmen, dass, wenn die Konzentration vorübergehend auf z. B. $^1/_8$ Gewichts-Prozent sinkt, ein Zurückwandern des Fettes erfolgen müsste.

Wenn diese Hypothese zu Recht bestände, so müsste auch eine Auslaugung der Fette aus der Flimmerzelle, oder der Pflanzenzelle bei der Narkose einer einzigen Zelle vor sich gehen. Es müsste dies vollständig vor sich gehen, wenn diese Zellen in ein genügendes Quantum von Wasser, in dem Aether gelöst ist, gebracht würden. Dasselbe müssten dann auch Fische oder Kaulquappen erleiden, wenn sie in diese Lösung versetzt würden. Wenn man nun diese betreffenden Individuen aus dem ätherhaltigen Wasser in reines Wasser überführt, so schwindet die Narkose, ohne dass aber aus dem reinen Wasser die ausgelaugten Lecithin-Cholesterine etc. wieder in die Zelle zurückwandern können, denn dieselben sind ja in der anderen Flüssigkeit. Da nun die Tiere tatsächlich erwachen, so ist an ein Auslaugen der Zellen nicht zu denken.

Hermann griff diese Theorie wieder auf, indem er eine ähnliche Wirkung der Narkotika aus deren Einfluss auf die roten Blutkörperchen herleitete. Doch auch dieselbe ist nicht die richtige. Der Angriffspunkt der Narkotika ist zweifellos das Lecithin-Cholesteringemisch, aber man muss nicht eine chemische Veränderung, wie diese Autoren, erwarten, sondern einen physikalischen Aenderungszustand, in welchen die Lecithin-Cholesteringemische durch das Narkotikum versetzt werden, annehmen

Es soll nun auf die Theorie von H. Meyer und Overton näher eingegangen werden, nachdem das vorhergehende als Einleitung gesagt worden ist. Dieselben haben zum Ausgangspunkt ihrer Untersuchungen die Löslichkeit der indifferenten Narkotika in den Lecithin-Cholesteringemischen gemacht. Dieselben nehmen an, dass die Narkose eine Folge der durch die Aufnahme des Narkotikums in der Zelle bewirkten Veränderung des physikalischen Zustandes der Lecithin-Cholesteringemische ist.

Es kommt nun hauptsächlich auf die Menge des Narkotikums an, welches von der Zelle aufgenommen wird, nach dieser kommt bei ihnen erst die Qualität in Betracht. In dieser Hinsicht werden nach unserer Ansicht doch die Eigenschaften der einzelnen Narkotika etwas zu sehr in den Hintergrund gestellt (Verf.). Die Stärke eines Narkotikums hängt nun nach ihnen ab von dem Teilungskoëffizienten der Narkotika zwischen Wasser einerseits, und dem Lecithin-Cholesteringemisch andererseits. Dies ist durch eine Menge von Versuchen bestätigt.

Diese beiden Forscher haben nun, da die Lecithin-Cholesteringemische für sich ausserhalb des Zusammenhanges mit dem Protoplasma der Zelle nicht zu erhalten sind, einen Körper gewählt, welcher denselben annähernd gleichkommt in dieser Hinsicht, um den Teilungskoëffizienten zwischen Narkotikum und Wasser und Lecithin-Cholesteringemisch zu ermitteln.

„Im Allgemeinen zeigt sich nämlich", sagt Overton, „dass, wenn der Teilungskoëffizient einer Verbindung B zwischen Wasser und Olivenöl mehr zu Gunsten des Olivenöls ausfällt, als der Teilungskoëffizient der Verbindung A zwischen denselben beiden Lösungsmitteln, dieselben Erscheinungen auch bei den höheren Alkoholen, Aethyläther, und ähnlichen Lösungsmitteln eintritt, wenn diese an Stelle des Olivenöls als zweites Lösungsmittel verwandt werden. Freilich muss besonders betont werden, dass dies nur im Grossen und Ganzen zutrifft. Der Teilungskoëffizient der indifferenten Narkotika zwischen Wasser und Olivenöl wird kaum jemals mit dem zwischen Wasser und dem Lecithin-Cholesteringemische in der grauen Nervensubstanz völlig übereinstimmen; sondern nur in etwa demselben Grade, wie der Teilungskoëffizient desselben Narkotikums zwischen Wasser und Aethyläther; ja selbst das qualitative Lösungsvermögen der Lecithin-Cholesteringemische stimmt nicht durchweg mit jenem Olivenöl überein, so sind die käuflichen Salze der basischen Anilinfarben in Olivenöl fast, oder ganz unlöslich, während dieselben sowohl in Cholesterin (in geschmolzenem, oder gelöstem Zustande), als auch in Lecithin leicht löslich sind. Das Lösungsvermögen des geschmolzenen Cholesterins stimmt nach meinen bisherigen Erfahrungen qualitativ genau überein mit dem Lösungsvermögen der höheren gesättigten Alkohole, z. B. des Aethals, $C_{16}H_{33} \cdot OH$, oder des Cerylalkohols, $C_{27}H_{55} \cdot OH$, und auch quantitativ liegen die Lösungsvermögen von Cholesterin, Aethal und Cerylalkohol nicht weit auseinander. Merkwürdig ist die Tatsache, dass auch das Lösungsvermögen des

Lecithins trotz seiner chemischen Zusammensetzung, mit demjenigen der höheren Alkohole eine grössere Uebereinstimmung zeigt, als mit jenem der Fette und Oele. Leider ist mir dies erst vor etwas weniger, als zwei Jahren bekannt geworden, als meine Versuche über die Narkose einen vorläufigen Abschluss gefunden.

Im Uebrigen sind die höheren Alkohole von dem Gliede $C_6H_{19} \cdot OH$ an, bis zu dem Gliede $C_{15}H_{31} \cdot OH$ sehr schwer zugänglich, und selbst Aethal, und Cerylalkohol sind so teuer, dass die Bestimmung des Teilungskoëffizienten einer grösseren Anzahl Narkotika zwischen denselben und Wasser ein sehr kostspieliges Unternehmen sein würde, wenigstens, wenn man die Teilungskoëffizienten durch physikalische und chemische Methoden bestimmen wollte. Zudem könnte diese Bestimmung nur bei einer Temperatur ausgeführt werden, welche die Temperatur des Säugetieres bedeutend übertrifft, und sich noch mehr von jenen Temperaturen entfernt, die durch Narkosenversuche bei durch Kiemen atmenden Tieren gefunden sind. Der Schmelzpunkt des Aethals liegt nämlich bei 49,5° C., der des Cerylalkohols erst bei 79° C. Die Teilungskoëffizienten sind aber mit der Temperatur mehr oder weniger veränderlich. Immerhin liegen die Verhältnisse bei diesen beiden Alkoholen viel günstiger, als bei Cholesterin, das erst bei 147° C. schmilzt.

Aus dem vorangehenden ergibt sich, dass, solange man nicht die genaue quantitative Zusammensetzung des Lecithin-Cholesteringemisches der grauen Nervensubstanz kennt, und die Teilungskoëffizienten der verschiedenen Narkotika zwischen diesem Gemisch und Wasser direkt messen kann, sondern sich damit begnügt, an Stelle dieses Gemisches Olivenöl, oder ein ähnliches Lösungsmittel zu den Versuchen über die Teilungsverhältnisse zu verwenden, es für die Prüfung der neuen Theorie der Narkose viel wichtiger erscheint, die Teilungskoëffizienten bei einer möglichst grossen Anzahl indifferenter Narkotika in erster Annäherung zu bestimmen, als die Teilungskoëffizienten einer geringeren Anzahl Narkotika mit besonderer Genauigkeit festzustellen" (Overton).

Es hat sich ergeben, dass bei der Temperatur T sich das Narkotikum völlig unabhängig von der Konzentration zwischen den beiden Lösungsmitteln stets so teilt, dass, nachdem Gleichgewicht eingetreten ist, die Mengen des Narkotikums die gleichen Volumina der Lösungsmittel enthalten, und ihrer Löslichkeit in den beiden Lösungsmitteln proportional sind. Nehmen wir z. B. an, bei 20° C. sei in einem Liter Wasser 1 Gramm des Narkotikums löslich, in einem Liter Xylol, oder Olivenöl aber bei 20° C. 10 Gramm, so teilt sich das Narkotikum zwischen Wasser, und Xylol stets so, dass bei 20° C. das Xylol 10 mal soviel von dem Narkotikum enthält, als das gleiche Volumen Wasser. Es kommt dabei absolut nicht auf die Konzentration des Narkotikums der Flüssigkeit, in der es zugeführt wird, an. Es ist also der Teilungskoëffizient zwischen Wasser und Xylol des Narkotikums bei allen Konzentrationen derselben, $\frac{10}{1} = 10.$, wenn man die in der Volumeneinheit der wässrigen Lösung enthaltene Menge des Narkotikums gleich 1 setzt (Overton).

Der Molekularzustand des Narkotikums darf sich mit der Verdünnung der Lösung nicht wesentlich ändern. Wenn wir uns nun mit der von Overton weiter angeführten Theorie, und Ermittelung des Teilungskoëffizienten befassen wollten, so würde uns dies zu weit führen, und wir können den Leser mit Recht auf die vortreffliche Abhandlung von Overton verweisen. Wir wollen hier nur noch die Bestimmung des Teilungskoëffizienten zwischen dem Lecithin-Cholesteringemisch, und Wasser erläutern.

Wenn man in eine wässrige Lösung eines Narkotikums Lecithin, oder ein Lecithin-Cholesteringemisch bringt, so wird dieses einen Teil des Narkotikums der Narkotikumlösung entziehen, und es ist der Teilungskoëffizient zwischen dem Narkotikum, den wässrigen Lösungen, und einem solchen Lecithin Cholesteringemisch zu finden. Man kann dies mit Hilfe von kleinen Kaulquappen, die in die wässrige Lösung von Narkotikum gebracht werden, sofort tun, und sobald die prozentische Zusammensetzung des Lecithin-Cholesteringemisches in den Zentralnervenzellen bekannt ist, wird es der Mühe lohnen, den Teilungskoëffizienten der Narkotika zwischen dem Lecithin-Cholesteringemisch, und Wasser zu bestimmen.

Die Theorie von H. Meyer ist in folgenden Sätzen ausgedrückt:

I. „Alle chemisch zunächst indifferenten Stoffe, die für Fett, und fettähnliche Stoffe löslich sind, müssen auf lebendes Protoplasma, sofern sie sich darin verbreiten können, narkotisch wirken."

II. „Die Wirkung wird an denjenigen Zellen am ersten und stärksten hervortreten müssen, in deren chemischem Bau jene fettähnlichen Stoffe vorwalten, und wohl besonders wesentliche Träger der Zellfunktionen sind: in erster Linie also an den Nervenzellen.

III. „Die verhältnismässige Wirkungsstärke solcher Narkotika muss abhängig sein von ihrer mechanischen Affinität zu fettähnlichen Substanzen einerseits, zu den übrigen Körperbestandteilen d. h. hauptsächlich Wasser andererseits; mithin von dem Teilungskoëffizienten, der ihre Verteilung in einem Gemisch von Wasser und fettähnlichen Substanzen bestimmt."

Allerdings üben die meisten dieser Stoffe Nebenwirkungen aus, welche nicht zu dem narkotisierenden Charakter stimmen, und die Hauptwirkung vollständig zu verdecken im stande sind. In diesen Fällen muss man eine Kombination mit reiner wirkenden Substanzen anwenden, und erhält so die Summe der narkotischen Wirkungen, wo die Nebenwirkungen geringer sind, und eventuell gehoben werden durch die verschiedenen Narkotika.

Overton ist zu derselben Theorie gelangt bei Versuchen über die osmotischen Eigenschaften der lebenden Tier- und Pflanzenzellen.

Er setzte B. Kaulquappen in eine 2 %ige Lösung von Aethylalkohol. Die Narkose trat innerhalb 1, höchstens 2 Minuten ein. Wenn man aber dieselben Tiere in einer solchen Lösung von Narkotikum in Wasser länger verweilen lässt, und nach einer halben, resp. nach 1 Stunde in reines Wasser wieder setzt, so wird die Narkose nach 2 Minuten, oder auch nach noch weniger Zeit unvollständig, und die Tiere sind nach 3—5 Minuten wieder so lebhaft wie früher. Nimmt man aber eine Lösung von 1 Gewichts-Prozent Aethylalkohol, so findet man, dass die Kaulquappen selbst nach tagelangem Verweilen in dieser Lösung nicht vollständig narkotisiert sind. Versetzt man nun Kaulquappen aus einer 2 %igen Lösung des Alkohols in eine 1 %ige Lösung, so schwindet in wenigen Minuten die vorher in der 2 %igen Lösung eingetretene Betäubung.

Wenn man nun die Tiere in eine 1/2 %ige Lösung versetzt, so werden dieselben nach 2—3 Minuten vollständig betäubt sein. Die Narkose vergeht auch wieder nach 20stündigem Verweilen der Tiere in der Lösung, wenn man sie in reines Wasser bringt.

Hieraus folgert Overton, dass die Konzentration des Alkohols im Blutplasma, im Imbibitionswasser der Ganglienzellen bereits nach 1—2 Minuten über 1 %ig ist, wenn die Tiere in einer 2 %igen Lösung verweilen, oder man kann sagen, dass bei einer 2 %igen Lösung in der die Tiere sich befinden, in derselben Zeit mehr von dem Narkotikum in die Ganglienzelle gelangt ist, als derselben Zeit in dieselbe gelangt, wenn die Tiere in einer 2 %igen Lösung verweilen. ja, dass im ersten Falle mehr von dem Narkotikum in die Zelle eindringt, als im zweiten Falle in beliebig langer Zeit hindurchzudringen vermag, d. h. was dem schliesslichen Gleichgewichtszustande bei einer 1 %igen Lösung entspricht. Ebenso geht aus den Versuchen hervor, dass der Aethylalkohol ebenso schnell wieder die Zellen verlässt.

Aus allen Versuchen und Erwägungen kommt Overton nun zu dem Schluss, dass erstens die narkotische Kraft einer Verbindung in erster Linie von dem Teilungskoëffizienten derselben zwischen den wässerigen und den Lecithin Cholesterinartigen Lösungsmitteln des Organismus abhängt, und zweitens, dass eine Verbindung nur dann als ein eigentliches Narkotikum angesehen werden darf, wenn ihre absolute Löslichkeit in Lecithin, Cholesterin und ähnlichen Lösungsmitteln nicht unter ein gewisses Minimum sinkt.

Die narkotische Kraft der Körper nimmt mit der Länge der Kohlenstoffkette bis zu einem bestimmten Glied zu, und dies wird dadurch zu erklären sein, dass die absolute Löslichkeit der Stoffe in Oel, Lecithin-Cholesterin etc. bei Bluttemperatur von einem bestimmten Gliede homologer Reihen schnell geringer wird, und zwar in einer schnelleren Progression, als der Teilungskoëffizient grösser wird. Es wird natürlich durch Olivenöl, Aethyläther und dergleichen immer nur soviel von dem Narkotikum aus einer Lösung desselben aufgenommen werden, als eine gesättigte Lösung des Oeles oder Aethyläthers etc. mit dem Narkotikum bei gewöhnlicher Temperatur eben aufweist. Wenn auch der Teilungskoëffizient des Aethal zwischen Wasser und Oel mehr zu Gunsten des Oeles liegt, als z. B. bei Aethylalkohol, so hat doch die gesättigte Lösung des Aethals in Wasser keine narkotische Kraft, weil die absolute Löslichkeit desselben in Oel oder Lecithin-Cholesteringemisch bei gewöhnlicher Temperatur eine zu geringe ist. Ganz ähnlich zeigen sich höhere Glieder anderer homologer Reihen. So sehen wir, dass das Phenanthren in kaltem Aethylaether, Oel, etc. schon bei Zimmertemperatur leicht löslich ist, dagegen ist das mit demselben isomere Anthracen nicht in diesen Stoffen bei derselben Temperatur löslich. Folglich wirkt das Phenantren narkotisch, nicht aber das isomere Anthracen, obgleich bei beiden Körpern der Teilungskoëffizient zwischen Wasser und Oel, oder Wasser und Aether stark zu Gunsten des Oeles und Aethers ausfällt. Daher ist es ganz besonders zu beachten, dass selbst eine ganz geringe Löslichkeit eines Körpers in Wasser nicht der narkotischen Wirkung entgegensteht, wenn der Körper nur in Bezug auf Oel oder Aether schon bei gewöhnlicher Temperatur eine hohe Löslichkeit zeigt. Und hat der Körper die Eigenschaft, sich in Oel und Aether zu lösen, so löst er sich auch in den Lecithin-Cholesteringemischen in der Ganglienzelle. So sehen wir, dass Phenantren, welches sich im Wasser erst bei einem Verhältnis von 1 : 300000 bis 1 : 700000 löst, in einer Konzentration von 1 : 1500000 vollständige Narkose hervorruft. Es gibt aber eine Grenze, und dieselbe ist dann gegeben, wenn die Löslichkeit des Körpers im Wasser unter 1 100000 sinkt. In solchen Fällen tritt die Narkose relativ langsam auf, denn das Blutplasma kann dem Gehirn bei jedem Kreislauf nur sehr geringe Spuren des Stoffes zuführen, und es erhält somit auch das Lecithin-Cholesteringemisch der Ganglienzellen nur sehr langsam kleine Mengen aufgespeichert, welche nicht ausreichen, um Narkose zu bewirken.

Wenn wir nun die Ergebnisse der näheren Untersuchungen Overtons über die einzelnen Narkotika kurz zusammenfassen, so werden wir die Resultate finden, die er folgendermassen angiebt:

I. „Die Narkotika lassen sich in zwei Hauptgruppen einteilen, in die indifferenten und die basischen, welche aber beide untereinander Uebergänge aufweisen.

II. Alle Narkotika dringen mehr oder weniger leicht in die unversehrten Pflanzen- und Tierzellen ein, die grosse Mehrzahl derselben ausserordentlich schnell. Ebenso können sie aus den lebenden Zellen leicht wieder heraustreten, sobald die Konzentration des Narkotikums in dem umgebenden Medium erniedrigt wird.

III. Die indifferenten Narkotika wirken in erster Linie in der Weise, dass sie in die Lecithin- und Cholesterinartigen Bestandteile der Zellen übergehen, und hierdurch den physikalischen Zustand dieser Gemische so verändern, dass sie entweder selbst ihre normalen Funktionen innerhalb der Zelle nicht mehr vollziehen können, oder störend auf die Funktionen anderer Zellbestandteile wirken

IV. Die narkotische Kraft eines indifferenten Narkotikums ist ganz vorwiegend bestimmt durch die Grösse seines Teilungskoëffizienten zwischen Wasser, und den wässerigen Säften des Organismus, und den Lecithin-Cholesteringemischen als Lösungsmittel.

V Dem Satze IV entsprechend, nimmt in den verschiedenen homologen Reihen die narkotische Kraft einer Verbindung mit der Länge ihrer Kohlenstoffkette zunächst schnell zu. Wenn aber, wie bei den höchsten Gliedern der Ketten, die absolute Löslichkeit in den Lecithin-Cholesteringemischen unter ein bestimmtes Minimum sinkt, kann die Verbindung nicht mehr als Narkotikum dienen, trotz der ausserordentlichen Grösse ihres Teilungskoëffizienten, zwischen Lecithin-Cholesterin und Wasser.

VI. Von den isomeren Alkoholen, Estern etc. ist die Verbindung mit der am wenigsten verzweigten Kette das stärkste, die Verbindung mit der am meisten verzweigten Kohlenstoffkette, das schwächste Narkotikum, was wieder eine Folge von Satz IV darstellt.

VII. Der Eintritt einer Hydroxylgruppe in ein Molekül an Stelle eines Wasserstoff- oder Halogen-Atoms, setzt die narkotische Kraft der Verbindung stark herab, was in noch potenzierterem Maasse für den Eintritt von zwei oder mehr Hydroxylgruppen in das Molekül gilt. Wird aber der Wasserstoff der Hydroxylgruppen durch eine Alkylgruppe ersetzt, so fungieren die entstehenden Verbindungen wieder als starke Narkotika. Auch die Phenoläther sind starke Narkotika. Diese Aenderungen in der narkotischen Kraft einer Verbindung nach verschiedenen Substitutionen, stehen ebenfalls mit Satz IV in Zusammenhang.

VII. Die stärksten Narkotika sind die Verbindungen, die gleichzeitig eine sehr geringe Löslichkeit in Wasser mit einer sehr hohen Löslichkeit in Aether, Olivenöl, oder strenger genommen, in den Lecithin-Cholesteringemischen kombinieren. Phenantren, z. B. das erst in ca. 300 000 Teilen Wasser, aber in Olivenöl leicht löslich ist, narkotisiert Kaulquappen noch in einer Konzentration von 1 : 1 500 000, Chloroform erst in einer Konzentration von 1 : 6000.

IX. Aether und Chloroform narkotisieren Menschen, Säugetiere, Kaulquappen und Entomostraken bei ungefähr derselben Konzentration in dem Blutplasma (Aether 1 : 400, Chloroform 1 : 4500 bis 1 : 6000). Wahrscheinlich wird dasselbe annähernd der Fall sein, bei anderen reiner wirkenden, d. h. von Nebenwirkungen freien, indifferenten Narkotika. Dagegen werden die verschiedenen Gruppen der Würmer meistens erst von den doppelten bis dreifachen Konzentrationen der indifferenten Narkotika, als die zur Narkose der Kaulquappen erforderlichen, narkotisiert. Zur Narkose von Pflanzenzellen, Protozoen, Flimmerzellen etc. sind meistens 6—10 fach höhere Konzentrationen der indifferenten Narkotika erforderlich, als zur Narkose von Kaulquappen. Nur bei solchen indifferenten Narkotika, die in Wasser leichter löslich sind, als in Olivenöl, wie z. B. bei Methyl- und Aethylalkohol, oder bei Aceton, ist der Unterschied dieser Konzentrationen bedeutend geringer.

X. Amphibien, Insekten etc. werden unter gewöhnlichen Bedingungen bei einem bedeutend geringeren partiellen Drucke der flüchtigen indifferenten Narkotika in der Inspirationsluft vollständiger narkotisiert, als Säugetiere oder Vögel. Diese Erscheinung hängt damit zusammen, dass bei einem gegebenen partiellen Druck der Narkotika das Blut viel grössere Mengen von dem Narkotikum bei niedriger, als bei höherer Temperatur aufnimmt.

XI. Die organischen Antiseptika (Karbolsäure, die Kresole, Thymol etc.) stimmen mit den indifferenten Narkotika darin überein, dass sie äusserst leicht in die lebenden Zellen ein-, und austreten, sie gehen auch z. B. in die Lecithin-Cholesteringemische über, besitzen aber ausserdem die Fähigkeit, mit den Zellenproteïnen Verbindungen einzugehen. Zwischen indifferenten Narkotika und Antiseptika sind alle denkbaren Verbindungsglieder vorhanden.

Vielfach handelt es sich blos um die Konzentrationsfrage, ob eine Verbindung als Narkotikum, oder Antiseptikum zu bezeichnen ist. Auch die Antipyretika und indifferenten Narkotika sind durch Uebergänge mit einander verbunden.

XII. Die typischen basischen Narkotika, und die Alkaloide überhaupt, scheinen salzartige Verbindungen mit den Zellenproteïnen einzugehen, Verbindungen, die sich im Zustande der Dissociation befinden, und durch Herabsetzen der Konzentration der betreffenden freien Basen im Blutplasma weiter dissoziert werden. Die Gleichgewichtszustände werden aber bei der Entgiftung im allgemeinen viel langsamer erreicht, als bei den indifferenten Narkotika. Die meisten basischen Verbindungen von sehr geringer Alkaleszenz wirken, wenigstens bei Kaulquappen, hauptsächlich nach der Art der indifferenten Narkotika.

Es geht also aus den angeführten Betrachtungen von Overton u. Meyer hervor, dass dieselben den Hauptangriffspunkt der Narkotika in die Lecitin-Cholesteringemische der Zellen legen. Der physikalische Zustand dieser wird durch das Narkotikum geändert, sodass die Lecithin-Cholesteringemische nicht mehr im Stande sind, ihren Funktionen in der Zelle nachzukommen, oder dass sie die Tätigkeit anderer Verbindungen in der Zelle stören. Eine Haupteigenschaft der Lecithin-Cholesteringemische ist die Tätigkeit derselben, durch welche die osmotischen Eigenschaften der betreffenden Zellen geregelt werden. Nun müsste man untersuchen, ob während der Narkose eine Veränderung in den osmotischen Vorgängen der Zellen vorhanden sei. Dies ist nun im allgemeinen nicht der Fall, nur bei sehr langen Narkosen, welche noch lange nach der Entfernung der Narkotika Störungen in den Zellen zurücklassen, wäre eine geringe Aenderung der osmotischen Eigenschaften möglich. Dies dürfte aber mehr bei direkten Zellnarkosen zu erwarten sein (Overton).

Wahrscheinlich setzten, nach den Erwägungen Overtons, die Narkotika in den Ganglienzellen und deren Dentriten den Reizübertragungen grosse Widerstände entgegen, welch letztere durch die Modifikation des physikalischen Zustandes des Lecithin-Cholesteringemisches in irgend welcher für uns noch unbekannten Weise hervorgerufen werden. In ähnlicher Weise wirken auch die basischen Narkotika, nur dass die Wirkungen durch die Reizwiderstände auf eine andere Art erzeugt werden. So stehen der Forschung in diesen Verhältnissen in den Ganglienzellen, welche in direktem Zusammenhang mit den Strukturverhältnissen stehen, noch weite Gebiete für eifrige Tätigkeit zur Verfügung. Es ist eine auffallende Erscheinung, dass nicht alle indifferenten Narkotika gleich wirken, und wir müssen diese Verschiedenheit auf Nebenwirkungen in der Zelle zurückführen. Es sind vielleicht noch andere Körper ausser den Lecithin-Cholesteringemischen vorhanden, welche durch die Narkotika einen Einfluss erleiden.

Dass nicht alle Zellen im Zentralnervensystem einem gleichen Einfluss unterliegen, ist auf die verschiedene Verteilung der Lecithin-Cholesteringemische in den Zellen zu beziehen.

Wir haben nunmehr diese Theorie beendet, und können derselben unsere Anerkennung nicht versagen. In vielen Beziehungen hilft uns dieselbe das Dunkel zu erhellen, welches noch über jenen Funktionen im Zentralnervensystem während der Narkose schwebt, und wo wir dasselbe teilen, gelingt es uns wohl, einen tieferen Einblick in das rätselhafte Reich der physiologischen und pathologischen Vorgänge des tierischen Organismus zu werfen, doch bald zeigt sich uns wiederum ein dichterer Schleier, welchen zu durchdringen auch hiermit nicht möglich ist. Wir sind weiter vorgedrungen auf einem dunkeln Pfade, und finden plötzlich nicht mehr weiter, weil unser Licht nicht mehr genügend zu leuchten vermag. Aber immerhin, es ist ein Schritt weiter, und wir verzagen nicht, denn wir versuchen von neuem zu dem verschlossenen Reiche der Dunkelheit die Pforten zu öffnen. Wenn wir in dem folgenden eine andere Theorie bearbeiten wollen, so soll es geschehen, um eventuell durch dieselbe wieder einen Schritt weiter vorwärts dringen zu können. Wie weit dieselbe uns in die Finsternis hineinführen wird mit ihrem Lichte, wollen wir erproben. Diese weitere Theorie ist von Schleich aufgestellt worden, und sie ist mit Genialität und Scharfsinn auf einem neuen Wege eingeleitet, und aufgebaut worden zu einem beträchtlichen Gebäude. In dem folgenden wollen wir uns mit ihr genauer beschäftigen.

§ 58. Schleich geht bei dem Aufstellen einer Theorie über die Narkose von der Psychophysik aus, während bisher immer das Bestreben der Autoren war, vom physiologischen Einfluss der Narkose aus zu gehen. Schleich beginnt mit dem Zentralnervensystem, welches bei anderen das Ende der Betrachtungen ist.

Wenn wir die Theorie Schleich's verstehen wollen, müssen wir uns einige Einleitungen gefallen lassen, denn es scheint uns bei den wichtigsten Theorien nicht genügend, wenn wir in kurzen Worten das Resultat erzählen, sondern wir müssen uns dasselbe nach dem Gedankengange des Autors entwickeln, um ein tieferes Verständnis zu erlangen.

§ 58a. Man nimmt bei der entwicklungsgeschichtlichen Lehre eine Reihe von Stufen an, welche der tierische Organismus nach und nach ersteigt. Es war in der ursprünglichen Zeit eine Einheit vorhanden, von der alles seinen Anfang nahm, und wie durch eine verschiedene Gruppierung des Atomes verschiedene Zustände desselben Körpers entstehen, so sind auch in der Entwickelung durch eine verschiedene Stellung des ursprünglichen Punktes Modifikationen desselben entstanden. Nehmen wir als Ausgangspunkt für unsere Betrachtungen eine Zelle an. Dies ist schon ein sehr weit vorgeschrittener Entwickelungszustand in der Natur, denn zu dem Leben der Zelle sind schon komplizierte Verhältnisse notwendig. Diese Urzelle ist der Anfang für den Organismus, sie stellt das Modell dar, für unsere Zelle. Nur muss man nicht denken, eine Zelle aus dem Gewebe eines Organismus entnommen, stelle die Urzelle dar. Sie ist wohl ähnlich, doch dasselbe ist sie nicht, denn sie hat ja ganz andere Lebensbedingungen. Diese lebt im Konnex mit anderen, und es ist schon eine Art Arbeitsteilung unter den Zellen eingetreten, jene aber war lediglich auf sich selbst angewiesen in einer ganz anderen Umgebung. Mit der Teilung der Zelle traten nun andere Verhältnisse auf, und es bildete sich mit dem weiteren Fortschreiten ein immer anderer Zustand, und eine neue Verbindung der Einzelwesen. So entstanden aus einzelnen Zellen Individuen, und aus den Individuen bildeten sich Arten etc. Die erste Lebensäusserung, die Irritabilität entwickelte sich entsprechend den Organismen weiter während einer Epoche, die nach unseren Begriffen ungeheuer gross, weil wir sie auf unser kurzes Leben beziehen, die aber im Verhältnis zum Entwickelungsvorgang klein erscheint. Und wie sich im Laufe der Zeiten die Organe differenzierten, entsprechend den Leistungen des Orga-

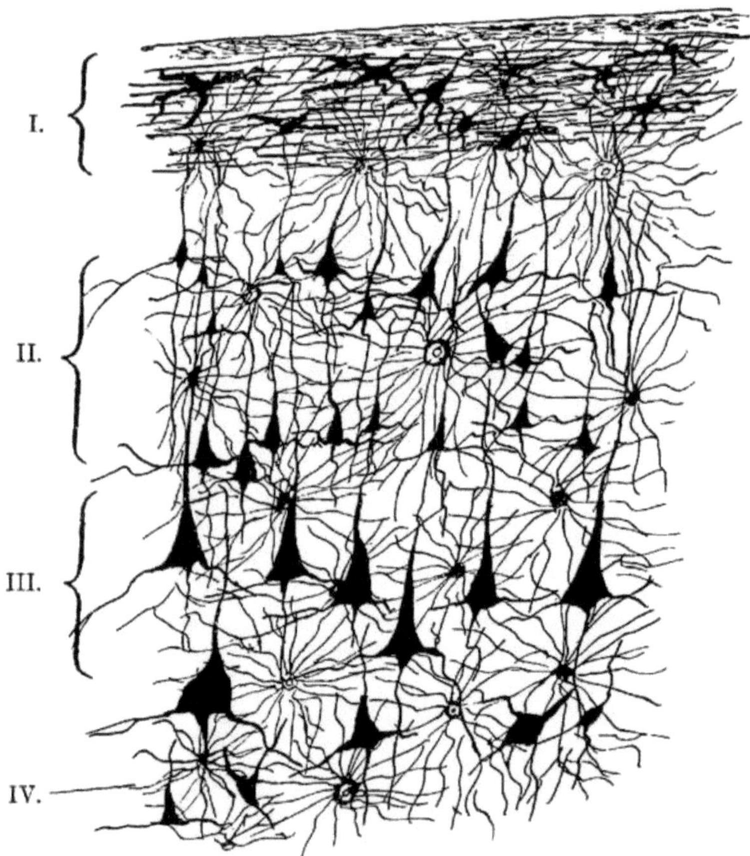

Fig. 3. Mikroskopischer Durchschnitt der Hirnrinde. (Schemat. nach Schleich.)
I. Höchste Ganglienschicht mit unregelmässigen, atypischen kleinen Ganglien.
II. Schicht der kleinen und grossen Pyramiden.
III. und IV. Schicht der automatischen Gangliensysteme.
Rot: Die Neuroglia und ihre Zellen.

nismus, so wurden dieselben mit dem weiteren Fortschreiten weiter ausgeprägt, und ihre Leistungen komplizierter. Entsprechend dem Stande der Entwickelung zeigte sich übereinstimmend auch die Funktion der Organe. Und wie sich im Laufe der Perioden erst nur der Organismus der einfachsten Lebewesen entwickelte, so schritt derselbe weiter in seinen Funktionen, wurde komplizierter, und wo sich erst nur eine Vitalität als einzige sichere Regung offenbarte, so zeigte sich mit der Zeit mehr Tendenz die Lebensäusserungen zu offenbaren. Mit dem weiteren Fortschreiten der Differenzierung der Lebewesen erhob sich bald eines über das andere, nicht nur an Vorzug der körperlichen Funktionen, sondern es zweigte sich ein neuer Teil des Individuums in seinen Ursprüngen ab, der das ureigene innere Wesen über die anderen hervorhob, und sich als geistige Eigenschaft zeigte. So rollen die Bahnen des Lebens weiter in steter Entwickelung des Organismus fortfahrend, und es ist in der jetzigen Entwickelungsepoche hauptsächlich die Entwickelung des Geistes, die in der Entfaltung der Eigenschaften des Menschen den Fortschritt darstellt. Und die höheren Vorgänge, welche sich in geistiger Hinsicht offenbaren, haben ihren Ort in dem Zentralnervensystem, und die momentan am weitesten vorgeschrittene Differenzierung hat ihren Sitz, wo sie sich abspielt, in den Ganglienschichten der obersten Teile der Hirnrinde, in den Sphären des Bewusstseins. Unser Bewusstsein ist aber nicht die Summe aller Tätigkeiten, es ist nicht das höchste im geistigen Leben, sondern dasselbe stellt nur einen Uebergang dar zu anderen, uns noch unbekannten geistigen Erscheinungen. In der ganzen Substanz der Hirnrinde haben wir mehrere Schichten zu finden, vergl. Fig. 3, die erste Schicht ist diejenige, welche wir als oberste Ganglienschicht bezeichnen können, und welche Ganglienzellen von ganz unregelmässigem Bau aufweist. Die einzelnen Zellindividuen dieser Schicht zeigen einen Bau, welcher den amöboiden Körpern mit uni- und multipolaren Fortsätzen des Protoplasma's fast gleich erscheint, es ist kein bestimmter Typus unter den Zellen zu finden, sondern dieselben scheinen mehr den einfachen Grundformen des Lebens zu gleichen, und so einen Rückschritt zu bedeuten, vergl. Fig. 4. Achsenzylinderfortsätze und Protoplasmafortsätze sind schwer an diesen Zellen zu unterscheiden, die Fortsätze sind überall von wohl ausgebildeten Nervenfasern umgeben mit kleinen kolbigen Franzen bedeckt, die aus den tieferen Schichten stammen. Von dieser oberen, oder höchsten Ganglienschicht, kommen wir auf die zweite Schicht, deren Ganglienzellen einen viel ausgeprägteren Bau zeigen, und pyramidenartig mit Fortsätzen gebaut sind, deren Achsenzylinderfortsatz als eigentliche Leitungsbahn deutlich als selbständiger Fortsatz gegenüber den Protoplasmafortsätzen zu erkennen ist. Die Ganglienzellen haben dieselbe Richtung in ihrer Anordnung, und zeigen eine Gleichmässigkeit in ihrer Gesamtheit. Kommen wir nun von dieser mittleren Schicht weiter zu der dritten Schicht, so sehen wir hier viel grössere Zellen, als in der zweiten, und dieselben sind noch deutlicher gleichartig gelagert, pyramidenförmig konstruiert. Die Achsenzylin-

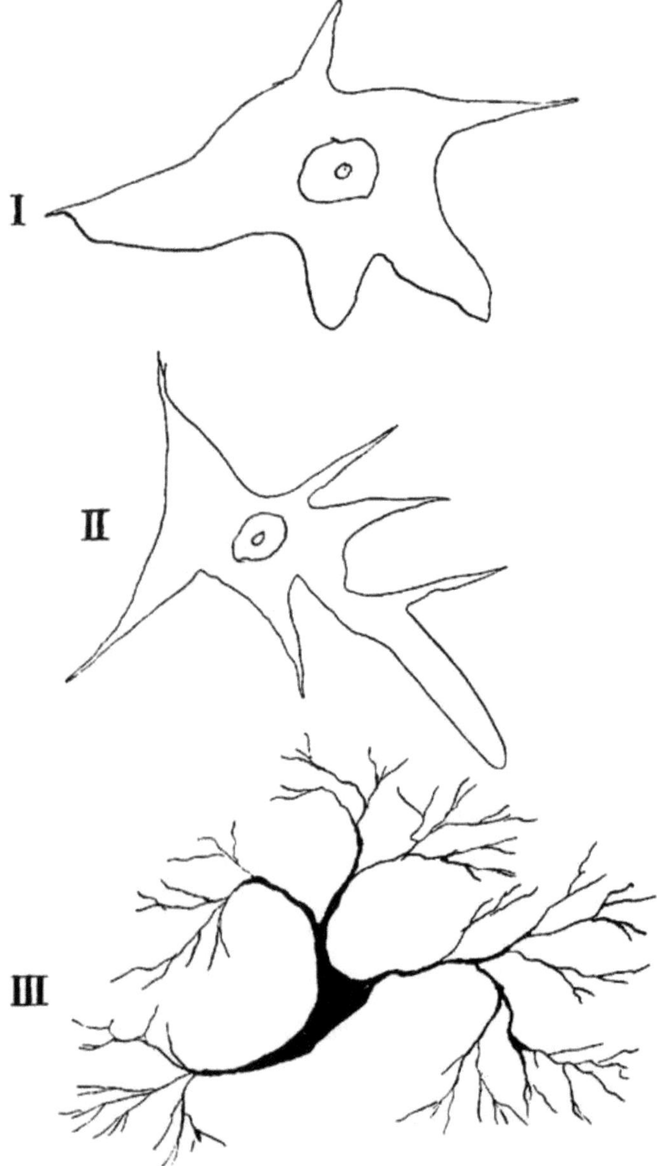

Fig. 4. I. Das belebte Protoplasma, Urform des Lebens darstellend.
II. Ganglienzelle.
III. Ganglienzelle mit gefranzten Protoplasmafortsätzen.
(Nach Schleich gezeichnet.)

der beider Schichten verlaufen teilweise alle nach der Tiefe zu, und reichen mit ihren baumförmigen Verästelungen bis aufwärts in die oberste Zellschicht hinein, wo wir die kolbenförmigen Endigungen schon erwähnten. Unter diesen grossen Pyramidenzellen haben wir eine Schicht kleinerer Zellen, welche mit ihren baumartigen Fortsätzen ein sehr grobes Netz bilden, und deutliche, nach allen Richtungen hin verlaufende Fortsätze mit Achsenzylindern zeigen. Die letzteren sind sehr scharf gezeichnet, und lösen sich vor allem sehr bald nach ihrem Verlauf in ein ungeheuer feines, und nach vielen Seiten deutlich zu verfolgendes Netz von Fasern auf, wodurch sie deutlich als ein selbständiges, organisiertes Gebilde von den Zellen der obersten Schicht unterschieden werden. Siehe Figur 3 und 5.

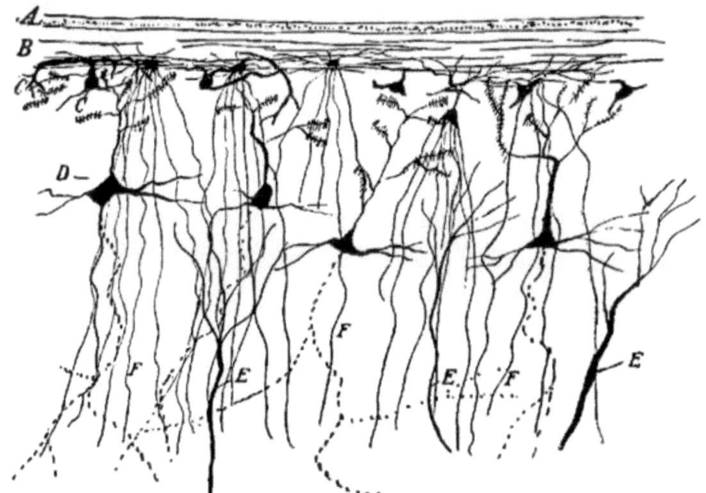

Fig. 5. Verhältnis zwischen Neuroglia (rot) und Protoplasmafortsätze. (Schematisch. Nach Schleich Schmerzl. Operat.)
A. Oberste gegen die Pia mater isolierende Gliaschicht.
B. Schicht der tangentialen Fasern zur Verbindung zerstreuter Rindenganglien-systeme.
C. Oberste Ganglienschicht (psychosensible Scht) mit der Möglichkeit der Hemmung durch Neuroglia-Erregung.
D. Pyramidenzellen (Apperceptionsganglien).
E. Achsencylinderfortsätze.
F. Neurogliafäden zu automatischen Centren leitend.

Wenn wir uns nun mikroskopisch ein menschliches Zentralnervensystem betrachten, so sehen wir, wie von unregelmässigem Baue äusserlich das Grosshirn sich vom Kleinhirn oder der Medulla oblong. unterscheidet. Die Masse des Grosshirns ist von grosser Weichheit, zart, hat eine gelatineartige Beschaffenheit, während die anderen Teile des Zentralnervensystems eine festere Form zeigen, und eine grössere

Derbheit und Härte des Baumaterials. Dieses ist vielleicht als ein Zeichen aufzufassen, dass hier noch die Entwickelung auf einer niedereren Stufe steht, als dort, dass wir es hier noch mit etwas nicht fertigem zu tun haben. Darin mag vielleicht auch schon jene schwankende äussere Form, welche bei dem so, bei jenem so, hier mit deutlicheren Windungen, dort mit undeutlicheren, seinen noch nicht ganz beendeten Entwickelungsgang zeigt, begründet sein. Hierüber sagt Schleich selbst:

„Dafür haben wir aber zahlreiche ähnliche Vorgänge auch sonst im Körper. Der weichen, in der Zeichnung unsicheren Form der Milz, des Knochenmarkes, der Lymphdrüsen mit dem wenig ausgesprochenen inneren Bau entspricht ein physiologisch immer erneuter Wandel und Wechsel der Elemente, ja das weichste Gewebe des Körpers, das Blut, ist auch zugleich das schwankendste und veränderungsfähigste Element des Leibes. Ich scheue mich nicht, den Satz auszusprechen, dass, je fester ein Gewebe ist, um so klarer gereift, um so sicherer ausgeprägt, um so weniger wandlungsfähig erscheint uns auch sein inneres Gefüge, und sein physiologischer Anteil an der allgemeinen Arbeitsteilung des Organismus."

„Es macht sich aber auch in dem mikroskopischen Aufbau des Gehirnes deutlich erkennbar, dass immer mehr nach der Tiefe die Differenzierung der einzelnen Elemente eine höhere wird, die Ausgeprägtheit der einzelnen Form und Lage der Teile zu einander wird immer deutlicher, je mehr man rückwärts durch die radiäre Ausstrahlung der Hirnkappe über das Kleinhirn, die Medulla oblongata in das Rückenmark gelangt. Mikroskopisch aber finden wir vom Rückenmark über die Medulla oblongata, Kleinhirn, und Mittelhirn her eine gegenüber den Elementen des Grosshirns leicht analysierbare Anordnung der Zellen, eine gewisse Konstanz ihrer Verbindungen, sowohl unter einander, als mit anderen Teilen des Zentralapparates, vermittels eines fast typischen Faserverlaufsystems. Vergleich. Fig. 6.

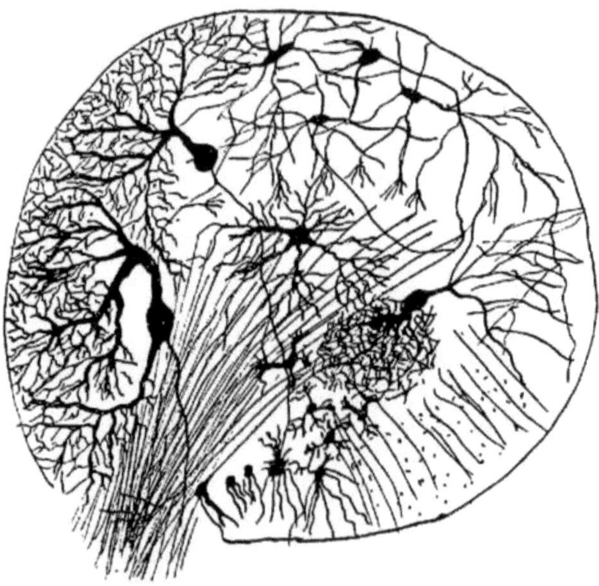

Fig. 6. Mikroskopischer Durchschnitt der Kleinhirnrinde. (Schemat.) (Nach Schleich.) Symmetrie der Teile und Automatie der Funktion.

Diese Tatsache, dass die Anordnung, Gruppierung der Teile mit ihrer mehr typischen Regelmässigkeit und Symmetrie in der Medulla aufwärts zur Grosshirnrinde in den gangliösen Partien immer weniger deutlich wird, um in den obersten Hirnlagern völlig regellos, atypisch, und polymorph zu werden, ist für uns der Ausdruck eines entwicklungsgeschichtlichen Faktums von weittragender Bedeutung. Hieraus entnimmt man, dass der Uebergang von automatischer Coordination der nervösen Funktionen bis in die Sphären der Sinneswahrnehmungen und jene der aperceptiven psychischen Vorgänge ein allmähliger ist, dass also die instinktiven Fähigkeiten des Menschen in die bewussten Empfindungen hinüberreichen, und dass ein prinzipieller Gegensatz zwischen Bewusstem, und Unbewusstem nicht existiert, dass aus den erworbenen instinktiven und automatischen Fähigkeiten durch immer fortschreitende Differenzierung an der entwicklungsgeschichtlichen Peripherie des nervösen Zentralapparates sich die Bewusstseinsvermittlung herausgebildet hat. Dieser Vorgang kommt niemals zum Stillstand: auch für das Bewusstsein dieser Menschheitsepoche ist es denkbar, ja wahrscheinlich, dass sich sein Problemleben zur instinktiven Regulation aller augenblicklichen Daseinspostulate umbildet, dass das, was heute zweifelhaft, strittig, unsicher, ungewiss ist (die Probleme der Ethik, Religion, Kunst, Physik), dereinst seine instinktive Lösung, wie beispielsweise das sozialpolitische Problem bei den Termiten gelöst erscheint, finden werde.“ (Schleich).

Hieraus können wir folgern, dass alles, was wir jetzt unbewusst, instinktiv tuen, früher von uns bewusst getan wurde, indem wir durch unsere vitale Notwendigkeit dazu gezwungen wurden. So hat sich alles, was jetzt im Organismus unbewusst geschieht, erst, als wir auf einer Stufe uns befanden, wo die Verhältnisse andere waren, und wir selbsttätig die Funktion der Organe regulierten, von dieser Willensunterwerfung frei machen müssen durch die Zeit, in der infolge weiterer Differenzierung jene Willensimpulse unnötig wurden. Und in dieser Zeit der weiteren Differenzierung rückte immer stufenweise einmal eine Schicht von Ganglienzellen in eine niedere Region, indem an ihre Stelle andere traten, und die Tätigkeit in anderer Hinsicht entfalteten. Auch unser Bewusstsein wird von nichts anderem dargestellt, als von jenem in der Entwickelung am weitest vorgeschobenen Teile des nervösen Organes, welche Teile momentan in Differenzierung begriffen sind, und nach einer bestimmten Zeit, wenn ihre Differenzierung soweit vollendet ist, wieder durch andere ersetzt werden; und die bewussten, jetzigen Funktionen sind in Zukunft durch automatische, unbewusste ersetzt. In diesen obersten Schichten der Hirnrinde ist ständig rege Tätigkeit vorhanden, hier müssen Systemregulierungen Platz greifen, hier muss das, was definitiv gewonnen und festgesetzt ist, nun auch bewahrt werden, damit ein Ausgleiten aus den bestimmten Bahnen nicht vorkommt; dies ist ein Teil unserer Seele, welcher die schwächste, irrtumreichste, unsicherste Phase derselben darstellt. Das, was durch unsere Perzeption festgesetzt und zweckmässig geworden ist, das kann sich nicht mehr irren, das arbeitet dann in sicheren Bahnen weiter!

§ 58b. Es ist nun die Frage, wodurch die Wandlung des Bewussten in Unbewusstes geschieht. Es ist anzunehmen, dass ein hemmender Apparat besteht, ein sogenannter Isolationsmechanismus, für die einmal gewonnenen und festgesetzten Verbindungen der Ganglienzellen unter sich. Allein, ein solcher Apparat ist noch nicht nachgewiesen worden, und Schleich macht dafür den Umstand verantwortlich, dass man bisher nach dem Vorbilde Virchow's die Neuroglia nur als eine Art von Bindegewebe auffasste. Man muss ja für bestimmte Teile zugeben, und mit vollem Recht sagen, dass die Neuroglia ein Stützgewebe darstellt, doch, man hat auch ein Recht mit Schwalbe, v. Bardeleben, Schleich anzunehmen, dass, neben den Stützungs- und Festigungseigenschaften, derselben auch noch andere mehr mit den Funktionen der in ihr ruhenden nervösen Elemente verwandte Eigenheiten beizumessen sind. Nun ist es aber nach Schleich nicht mehr zu leugnen, dass die Neuroglia mit dem Bindegewebe nichts zu tun hat, sondern, „es ist dieselbe aufzufassen, als eine spezifische geformte Masse mit nachweisbarem Zusammenhang mit den Uranfängen und den Urlagern der primitiven Nervenzentren". „Die Neuroglia ist vielleicht der regulierende, systemhemmende, Leitungsbahnen eindämmende, entwirrende, und gruppierende Isolationsmechanismus, ohne welchen weder die Hirnphysiologie, Psycholo-

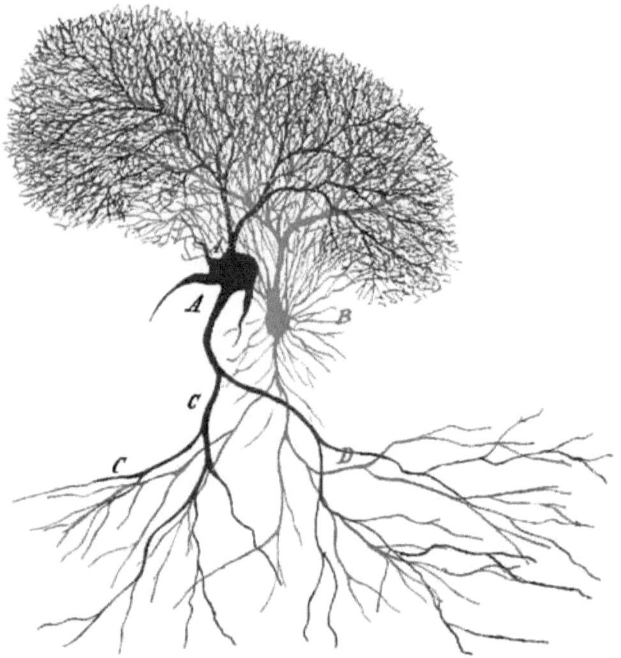

Fig. 7. Verhältnis der Neuroglia zu den Protoplasmafortsätzen.
(Nach Schleich. Schmerzlose Operat.)
A. Ganglienzelle der höchsten Schicht. B. Neurogliazelle mit Netzwerk.
C. Achsenzylinderfortsätze. D. Rückwärtsverbindung der Neuroglia mit automatischen Centren.
Die Neuroglia umgiebt die Verzweigungen der Protoplasmafortsätze dicht in allen Verzweigungen, ebenso die Zelle selbst. Die Neuroglia ist rot gezeichnet.

gie, noch die Psychiatrie auszukommen vermag, innerhalb welcher Disziplinen überall mit einem durchaus unrealen, rein phantastischen Hemmungsmechanismus gearbeitet wird," um mit den Worten Schleich's zu sprechen. Wenn nun diese Annahme der Funktion der Neuroglia verständlich werden soll, so liegt der Vergleich derselben mit Isolationsmassen bei der Elektrizität nahe. Und ganz so isoliert die Neuroglia die Zellen und verschiedenen Bahnen, indem sie die Ganglienzellen und Nervenfasern etc. umspinnt, und verhindert, dass von einer Nervenbahn, wenn elektroide Spannungen und Ströme in den Nervenzellen etc. annehmen, der betreffende Strom in andere Bahn überspringen kann. Vergleiche Figur 7. Wenn man bisher annahm, dass Aktion und Nichtaktion in denselben Systemen selbst ausgeführt würden, dass die Zelle selbst aktiv, und wieder hemmend sich zeige, so ist doch die Annahme eines dritten, besonderen Isolationsmechanismus viel mehr wahrscheinlich, und eine Hemmung ist unbedingt nötig, sonst würden die Assoziationen im Grosshirn jeden Moment in allen Richtungen aufgelöst werden.

So erklärt infolgedessen Schleich das Denken als nichts anderes, „als die transformierte Irritabilität der lebendigen Materie, indem auch die höchsten Orientierungsvorgänge, (Gehirnzellenreaktion auf Aussenweltwirkungen) vermittels dieser Hemmung ihre arterhaltende Regulation von den Uranfängen differenzierter Nerventätigkeit, von dem Sympathikus her erhalten."

Die Untersuchungen von Andriezen rechtfertigen diese Theorie,

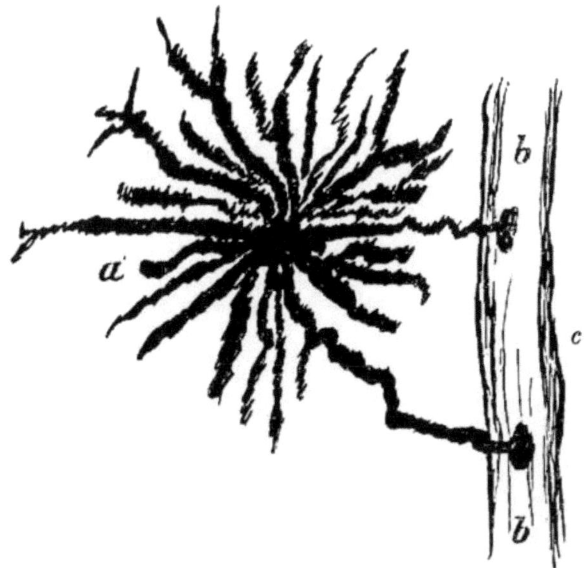

Fig. 8. a. Protoplasmazelle der Neuroglia, in der grauen Hirnrinde vorkommend (zur Isolation der Ganglienzellen). b. Gefässverbindung der aktiven Neurogliazelle. (Nach Andriezen.) c. Blutgefäss.

und nach ihm besteht die Neuroglia aus 2 von einander verschiedenen Elementen zelliger Natur, nämlich den Protoplasmazellen mit vielfachen dentritischen Fortsätzen, und den Faserzellen, geschwänzte und Sternfasern, deren Substanz in mehr oder minder von einander isolierte glatte Faserfortsätze gelöst ist. Vergl. Fig. 8 u. 9.

Die Protoplasmazellen, Fig. 8, sind von eigenartigem, moosartigem Bau, zahllose Fortsätze gehen von ihnen aus, und einer derselben steht stets durch eine platte Ausbreitung mit einem Gefäss in Verbindung. Sie finden sich meist da, wo der Ganglienapparat vorhanden ist, in der Rinde des Grosshirns etc.; die perivaskulären Lymphräume setzen sich direkt durch den Fortsatz in die Zelle fort und umhüllen ihre Gesamtstruktur. Dadurch, dass nachgewiesen ist, dass diese Zellen überall da sind, wo nervöse gangliöse Elemente vorhanden sind, und dass dieselben von den nervartigen Fortsätzen quasi umsponnen werden, wird der Einfluss der Neuroglie sehr wahrscheinlich gemacht.

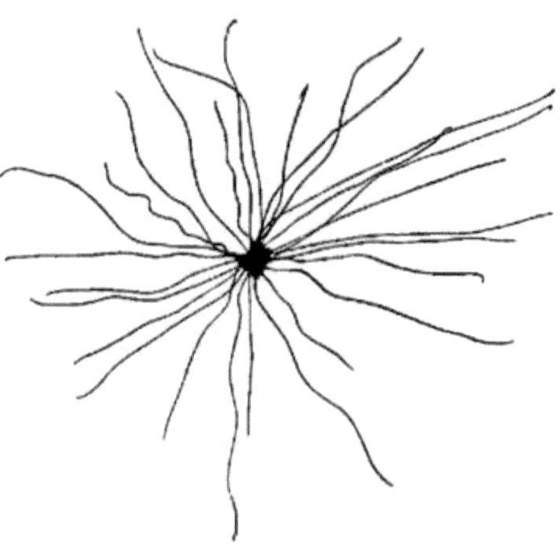

Fig. 9. Neuroglia-Faserzelle der Marksubstanz oder weissen Masse des menschlichen Gehirns. (Nach Andriezen-Schleich).

Die andere Art der Zellen, die vielfach gekreuzte Faserkom-

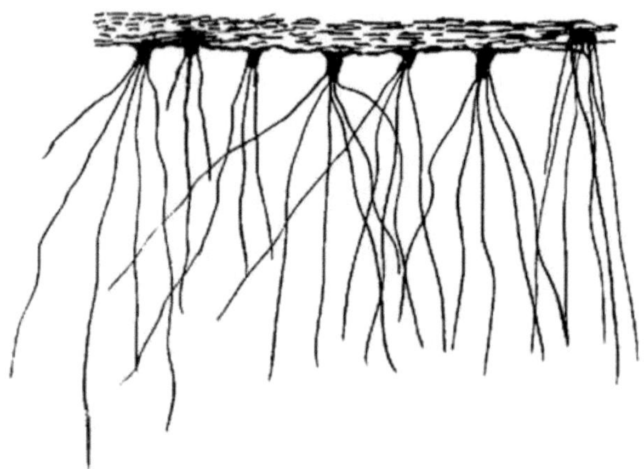

Fig. 10. Sieben geschwänzte Neuroglia-Faserzellen der ersten Lage der menschlichen Rinde (Knotenpunkt assozierter Leitungsstränge). (Nach Schleich-Andriezen.)

plexe darstellen, vergl, Fig. 9 und 10, finden sich, meist nervöse Strangapparate, Achsenzylinder, Assoziationsfasern, Leitungsdrähte vorhanden sind. Die isolierende, hemmend wirkende Neuroglia findet sich nun so verteilt, dass sie in den in entwickelungsgeschichtlicher Hinsicht jüngeren Teilen des Gehirns weniger dicht vorhanden ist, und somit übersprungen werden kann, hingegen an den festen, geregelten, automatischen Bahnen umhüllt sie die Stränge so dicht, dass das Ueberspringen von Strömen des einen Systems auf ein benachbartes unmöglich ist. In dem ersteren Bereich, dem des Bewusstseins, muss eine Möglichkeit bestehen, durch aktive Funktion der protoplasmatischen Neurogliazellen eben die Systeme unscheinbarer Willkürlichkeit abwechselnd von einander zu isolieren, oder miteinander zu verbinden, während in dem letzteren Bereiche eine Willkürlichkeit nicht herrschen darf, und deshalb ist hier die Neuroglia dichter und die Bahnen fest umschliessend angehäuft. Vergl. Fig. 11.

Da nun jede der Neurogliamooszellen mit je einem Blut-

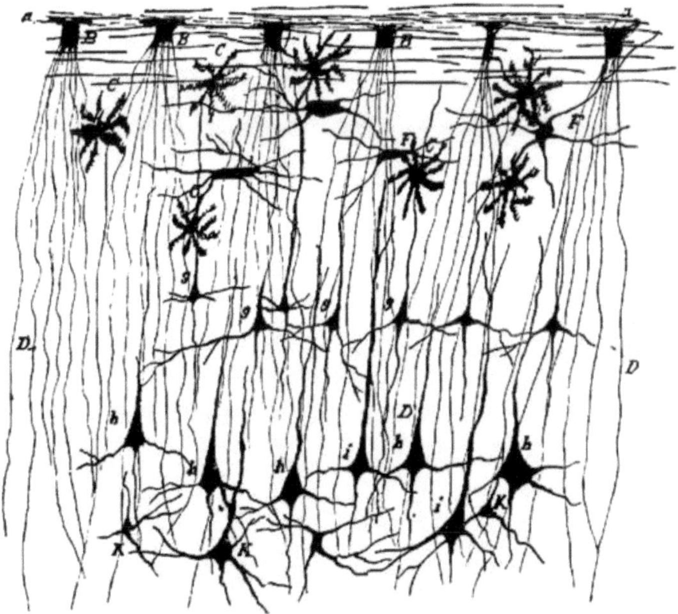

Fig. 11. Verhältnis von Neuroglia-Protoplasma- und Faserzellen zu einzelnen Ganglien-Systemen. (Nach Schleich).
a. Neuroglia-Isolation gegen die Pia.
b. Sternzellen der Neuroglia an Nervensträngen-Kreuzungspunkten.
c. Protoplasmazellen, Mooszellen der Neuroglia.
d. Faserzellen der Neuroglia.
f. g. h. i. k. = Gangliensysteme der Rinde.
(Neuroglia rot, Gangliensysteme schwarz).

gefäss direkt zusammenhängt, vergl. Fig. 8, so erklärt es sich, dass eine wechselnde Blutfülle in der Rinde so starken Einfluss auf die Tätigkeit des Cerebrum haben kann, denn die schwankenden Füllungen der Gefässe stärken und schwächen ganz direkt den Hemmungsmechanismus der Zellen der Neuroglia. Füllung des Gefässes erzeugt feuchte Mooszellen und so Hemmung, während Trockenheit der Zelle die Tätigkeit der Neuroglia herabsetzt. „Bei gesteigerter Hemmung“ sagt Schleich, „also bei Gefässfülle, Neurogliaaktion, überwiegt die Isolation die Erregung, bei herabgesetzter Hemmung, Gefässleere, Neurogliaschwächung vermehren sich die Assoziationen, und vermittelt die ungehemmte Erregungsfähigkeit der Ganglien die schnelle Folge von Perzeptions-Vorstellung und Aktion.“

Die Regulierung dieser Funktion ist natürlich der Psyche unterworfen. In den Gebieten des Kleinhirns, Rückenmarks, Sympathicus bildeten sich im Laufe der Entwickelungsperioden Zentren der lebenswichtigen Funktionen aus, wie das Zentrum für die Herz- und Lungentätigkeit etc. in einer geschichtlichen Reihenfolge quasi, das eine eher als das andere zu einem bestimmten Stand, indem sich so genetisch jüngere, und genetisch ältere Teile differenzierten. Und auch hier war die Neurogliamasse die isolierende Substanz zwischen einzelnen nervösen Elementen, und dieselbe entwickelte sich entsprechend dem Vorwärtsschreiten der Entwickelung der Zellen und Bahnen ebenso weiter, sodass sie Zellen, die in früherer Epoche durch das Bewusstsein regiert wurden, weniger dicht umgab, und machte durch das Hinüberrücken mit diesen Zellen in die Reihe des Unbewussten ihre umgebenden Massen enger an dieselben schliessend sich zu einer undurchdringlichen Isolierungssubstanz, und diese Funktion der Neuroglia ist durch die Blutbahnen direkt zu beeinflussen. „Es ist also,“ nach Schleichs Ansicht, „ein direkter physiologischer Antagonismus im Gehirn ebenfalls vorhanden zwischen eigentlich spezifischer Zelltätigkeit und direkter Aufhebung dieser Zelltätigkeit.“

§ 58c. Durch diese eben auseinandergesetzten Beziehungen der Neuroglia zu den Ganglienzellen erklärt Schleich auch den Schlaf, und er definiert denselben folgendermassen: „Ich fasse den natürlichen Schlaf auf als einen durch Anpassung und Vererbung erlernten Mechanismus der Hemmung zwecks Ausschaltung des laesibeln, jüngeren, bildungs-, wachstums- und schonungsbedürftigen Teiles der Grosshirnrinde. Er tritt ein, wenn von den Zentren des schon definitiv regulierten mehr vegetativen Lebens auf dem Wege des Reflexes die Neuroglia in Aktion versetzt wird. Das geschieht einmal periodisch, und ist eine dem Organismus von aussen aufgezwungene Notwendigkeit, (Eintritt der Nacht, Fehlen des Sonnenlichtes) oder aber er stellt sich atypisch ein, wenn dieser Reflex auf andere Weise zur Auslösung gelangt. (Ueberwindung, Hypnose, Vergiftungen, pathologische Reflexanomalien, Störungen der Gefäss- und Nervenfunktion).“

Nun nimmt er an, dass in den obersten Schichten der Hirnrinde nach den Anstrengungen des Tages eine Hyperämie eintritt, welche allerdings nicht als Hyperämie des Gehirns aufzufassen ist, sondern welche nur eine stärkere Füllung in den Mooszellen von den feinsten Gefässen der Hirnrinde aus, namentlich in den obersten Schichten darstellt, wodurch eine Reizung der Plasmazellen der Neuroglia entsteht, und somit der Schlaf, welcher wieder unterbrochen wird durch eine „Reflexischämie“ des Gehirns.

Es stehen nun zwei Annahmen nebeneinander, die eine ist die, welche die Neuroglia-Tätigkeit durch Reflex bewirken lässt, die andere, welche physiologische Ermüdungsstoffe für die Reizung verantwortlich macht. (Beyer.) Die erstere nimmt reflectorische, die letztere chemische Erregung an.

Schleich nimmt eine reflectorische Erregung an, und zwar aus folgendem Grunde: „Wenn wir einschlafen wollen, sagt er, so nehmen wir entweder nur einen Gedanken in unserer Erinnerung fest, oder hören dem gleichmässigen Ticken der Uhr zu, oder bringen eine gleichmässige Bewegung (Wiegen) hervor etc. Hierdurch werden alle anderen Ganglienfunktionen entspannt, ausser dem einen gleichmässig monoton bewegten vibrierenden psychischen Systeme; dadurch wird das Bewusstsein geschwächt, das Situationsbewusstsein für die übrigen Realitäten des Augenblickslebens herabgesetzt, und der Neurogliareflex, der Sieg der Hemmung über die seelische Erregung, wird erleichtert“.

Dabei bleibt die den tieferen Schichten in der Hirnrinde eigene Tätigkeit erhalten, z. B. das Ichbewusstsein besteht fort, welches sich schon aus älteren festbegründeten und feststehenden Phantasievorstellungen herleitet, entsprechend ist die Möglichkeit einer selbständigen, doch aus dem Bewusstsein nicht resultierenden Wandlung wie Sprechen, Lachen, Weinen etc. erhalten, so finden wir dies z. B. bei Somnambulen dargestellt, und es ist der Somnambule quasi ein Individuum, dessen Augenblicksbewusstsein getrübt ist. „Und man kann demnach annehmen, dass der Somnambule wie der Schlafende überhaupt in einen Zustand zurücktritt, in dem eine Vorperiode physischer Fähigkeiten den einzigen Bestand des Bewusstseins ausmachte, und so dürfte man den Schlaf, die Hypnose, den Somnambulismus als ein periodisches Zurücksinken in frühere Daseinsperioden auffassen.“ (Schleich.)

„Nach unserer Ansicht“, sagt Schleich, „enthalten sowohl der künstliche Schlaf, die kataleptischen Zustände, die somnambulen Aktionen der Hypnose, deshalb nichts rätselhaftes mehr, weil keine Ausschaltung der ganzen Hirnrinde bei der Hypnose angenommen zu werden braucht, denn diese hypnotische Hemmung der Gesamthirnrinde würde es unbegreiflich machen, wie vollkommene Nachahmungen, wie z. B. das Nachsingen zu stande kommen können, während nach unserer Theorie die Freilassung aller unterbewussten, tieferen Schichten der Rinde von der Neurogliahemmung, die Möglichkeit aller motorischen Aktionen angeregt durch die Inanspruchnahme der Sinnesorgane, ohne Bewusstseinssynthese sehr wohl besteht. Darum kann ein Hypnotisierter nachahmen, wandeln, bestimmte Aufträge erfüllen, ohne in seinem Bewusstsein auch nur eine Spur Empfindung, oder Erinnerung davon zu haben, was er tut, oder getan hat. Es spielt sich eben alles im Unterbewusstsein ab. Für die kataleptischen Erscheinungen wird es aber so gewiss verständlich, dass eine Gliedstellung, welche passiv vollzogen wird, dauernd deshalb dieselbe bleibt, weil alle von aussen wirkenden, im Gehirn spezifisch umgesetzten Spannkräfte im Augenblick der Hypnose auf einer Stelle der Bewusstseinsbreite konzentriert erscheinen, und durch die passiv vorgenommene Erregung und Anspannung gewisser Muskelgruppen das ganze Kraftmass nervöser Erregung gerade auf diese peripher erregten Bahnen abgeleitet wird, darum verharren die Muskeln solange in Starre, bis ein neuer peripherer Anstoss die narkotischen Energien in andere Bahnen lenkt. Denn an dem Gesetz von der Erhaltung der Kraft muss auch für die psychischen Funktionen festgehalten werden (Schleich)."

§ 56d. Wenn nun Schleich soweit eine Erläuterung seiner Theorie über die Neuroglia Tätigkeit gegeben hat, zieht er dieselbe ebenfalls, wie zur Erklärung des Schlafes etc., zur Definition der narkotischen Wirkungen heran. Nehmen wir mit ihm an, ein Patient werde durch Chloroform z. B. narkotisiert, so machen sich die ersten Einflüsse des Narkotikums in der Reizung peripherischer Organe, dann in lokalen Reizen an den Endapparaten der Sinnesorgane erkennbar. Die Wirkungen auf den Zentralapparat sind folgende:

Das Blut strömt in der Neuroglia in feinsten Gefässen, und die erste Wirkung des Narkotikums wird sich in einer dumpfen Schwere über den ganzen Kopf zeigen, und es würde, wenn nicht ziemlich zu gleicher Zeit auch die Ganglienzellen selbst eine Reizung erführen, ein Schlaf durch Neurogliareizung eintreten. Tatsächlich kann man diesen Schlaf im Anfangsstadium bei manchen Personen, z. B. bei Kindern, durch sehr langsames Narkotisieren hervorrufen. Die kleinen Mengen des im Blute im Anfang kreisenden Narkotikums können wegen des engen Zusammenhanges der Neuroglia-Protoplasmazellen mit den Gefässen eine Reizung der Vasomotoren, und somit eine Verengerung der Gefässe bewirken. Dadurch wird die Tätigkeit der Protoplasmazellen infolge geringer Flüssigkeit vermindert, die Hemmung ist herabgesetzt. Ideen-Vorstellungen und Gedanken jagen zügellos umher auf freien Bahnen. Erst dadurch, dass eine Vasomotorenlähmung eintritt, werden die Gefässe weiter, und das Narkotikum kann nun direkt die Protoplasmazellen reizen. Nun wird die Ideenjagd eingeengt. Die hemmende Tätigkeit der Neuroglia schiebt sich nun weiter, auch zwischen die einzelnen sensoriellen Verknüpfungen. Die Situation verwischt sich, das momentane Bewusstsein geht verloren, nur Einzelvorstellungen werden bewusst, wie im unruhigen Schlaf jagen die Ideen. Nun beginnt der Zustand immer mehr Aehnlichkeit mit dem Schlaf zu erhalten, anfangs unruhig mit Träumen erfüllt, später tief, ruhig.

Die Pupillen sind noch für Lichtreize empfindlich, doch erreichen sie nicht mehr die volle Weite bei Lidschluss, die Verengerung wird um so stärker, je mehr die Narkose fortschreitet. Auch im Schlafe sind die Pupillen eng. Es besteht wahrscheinlich ein Reflexbogen zwischen Neurogliareizung und Oculomotoriusfunktion resp. Sympathicuslähmung.

„Denn auffallenderweise bei allen narkotischen Giften haben wir dieselbe Wirkung auf die Pupillen". „Bei Morphin, Chloralhydrat, Haschisch, deren Wirkung nach unserer Auffassung eine schlafbringende ist, weil sie die Neuroglia reizen, und so den Schlaf hervorrufen, durch Inanspruchnahme des

Hemmungsmechanismus des Bewusstseins. „Der Antagonismus dieser Mechanismen war recht deutlich bewiesen durch die Tatsache, dass die physiologischen Antagonisten der Narkotika, Atropin, Homatropin, Duboisin, Kokain, neben Pupillenerweiterung Unruhe statt Schlaf, Delirium und andere Aufregungszustände im Gehirn auflösen. Aus dieser Tatsache ergibt sich bis zur Evidenz das Bestehen des von uns vermuteten Antagonismus zwischen Neuroglia- und Ganglientätigkeit einerseits, und Neurogliareizung und Oculomotoriusaktion andererseits. Ja, dieser Antagonismus ist so deutlich, dass im Stadium der Neuroglialähmung und Sprengung ihrer Funktion durch Ueberdosierung und exzessive Giftwirkung gleicherweise beim Morphin, wie beim Chloroform, wieder Pupillenweite (direkte Ganglienreizung) eintritt. Hieraus ergibt sich ein überaus wichtiges Erkennungsmittel des Grades der Intoxikation bei Chloroform. Nach Schleich sind Chloroform und Chloralhydrat, Morphin, Alkohol, Haschisch mildere Gifte, weil sie erst mit einer Neurogliareizung einhergehen, während die echten Zellgifte sofort in die Ganglienzellen eintreten, und ihren relativen Einfluss über die schützende Wirkung der Neuroglia hinweg auf die Ganglienzellen ausüben von den Lymphräumen und Blutgefässen aus. So sehen wir die Neuroglia gegen gewisse Substanzen widerstandsfähig, und zum Schutz um die Ganglienzelle gelagert. Somit sind die Chloroform-, Aether-, Alkohol- etc. Narkosen Steigerungen physiologischer Mechanismen, nämlich Blutfüllungsveränderungen und Reizungen der Neuroglia. Werden sie in bestimmten Mengen verabfolgt, welche einen Gleichgewichtszustand zwischen Wirkung der Narkotika und der Widerstandskraft der Neuroglia hervorrufen, so ist ihre Wirkung eine narkotische, und dieselbe wird stärker, jemehr die Wage des Gleichgewichts nach dem Narkotikum ausschlägt, bis sie endlich die Neuroglia überwindet, und dann so wirkt, wie die Zellgifte, welche über die Neuroglia hinweggehend, sofort die Ganglienzelle angreifen. Wir sehen, wie so in einem Falle eine Narkose möglich ist, und wir müssen daraus die Lehre ziehen, die Zustände der Neuroglia immer genau zu eruieren, um einen Begriff von der Wirkung der Narkotika zu erhalten. So sehen wir, wie in den oberen Zonen, wo die Neuroglia nicht so dicht vorhanden ist, um ein Bild zu brauchen, leichter die Wirkung des Narkotikums zu stande kommt, während die tieferen intrakordikalen Ganglienschichten vermöge ihrer schon ererbten konstanten Struktur und ihres spezifischen Baues weniger leicht zu durchdringen sind, als die genannten oberen, entwickelungsgeschichtlich jüngeren Zonen. Während nun die jüngeren Zonen von der Narkose ergriffen sind, befinden sich die älteren noch im Stadium der Reizung. Wird die Narkose weiter fortgeführt, so werden endlich einmal auch die dichten Umpflanzungen der Neuroglia der älteren Ganglienzellen nicht mehr standhalten können, und es kommt zu einem direkten Angriff der Ganglienzellen, und zu einer Lähmung derselben, welche den Tod des Organismus bedeutet.

Wenn wir uns den Menschen bis zum Engerwerden der Pupillen narkotisiert denken, so ist in diesem Zustand die Neuroglia in voller Funktion, noch ist Erwachen möglich, die Aussenweltswirkung kann ruckweise die Neurogliahemmung überwinden, dann aber werden die obersten Schichten der Rinde gelähmt, die Traumvorstellungen verschwinden. Jetzt beginnt Anästhesie, sie ist praktisch selten zu verwerten, weil noch Abwehrbewegungen aus den tiefsten motorischen Gangliensystemen und zwar oft sehr heftige gemacht werden. Die Zentren der automatisch-motorischen Coordination werden nunmehr getroffen, gereizt, und es entsteht motorische Excidation. Die sensorielle hat schon früher begonnen, und sie ist jetzt schon meist einer funktionellen Depression gewichen. Nun kann unter dem Bilde von heftigen, zwecklosen, oft tetanischen Gliederstellungen, asymetrischen Bewegungen der Bulbi, antiperistaltischen Bewegungen der Därme, die bis in die instinktiven Coordinationen hineinreichende Neurogliareizung, oder Neurogliaauflösung zum Ausdruck kommen. Dann folgt die Lähmung der motorischen Zentren, Aufheben der Reflexe, das Stadium der Toleranz. Nun ist die intrakordikale Neuroglia gelähmt, und man würde ein sofortiges Erwachen erwarten müssen, wenn nicht die zelligen Bestandteile der Rinde schon früher gelähmt wären. Aehnlich dem hier eventuell eintretenden Erwachen, ist das Aufflackern des Bewusstseins in der Agone, denn hier kann bereits die Neuroglia gelähmt, aber noch hier und da ein Teil der Zellen der Rinde in den obersten Schichten unberührt, und am Leben sein, folglich tritt Bewusstsein auf, bis die Lähmung auch diese Zentren erfasst. Da aber bei der Narkose das Narkotikum diese Zellen schon lähmt, ehe die Neuroglia gelähmt wird, so kann ein Aufflackern des Bewusstseins in der Narkose nicht eintreten. Auf dem jetzigen Zustand muss die Narkose weiter geführt werden. Lässt man die Zufuhr des Narkotikums aufhören, so geht die Narkose zurück, und endlich in tiefen Schlaf, den postnarkotischen Schlaf über. Man soll den Patienten hier nicht unnötig erwecken, nur, wenn der Nachschlaf die Neurogliastarre über Stunden hinaus anhält, kann man versuchen, die antagonistischen Ganglienapparate zur „Ueberkompensation der Hemmung anzuregen."

Würde man, anstatt das Narkotikum wegzulassen, dasselbe weitergeben, so erfolgt Reizung der sympathischen Fasern, Ueberreizung des Sympathicus (sprungweises Erweitern der Pupillen), und endlich Lähmung des Nervus Sympathicus mit sprungweiser Verengerung ad maximum der Pupillen, und es werden Affektionen des Herzens resp. Atemzentrums folgen, endlich Lähmung des Zentrums der Herzaktion und der Tod.

§ 58e. Wenn wir nun die Wirkung der Narkotika betrachten, so steigt dieselbe stufenweise abwärts, sozusagen in die Tiefe des Gehirns, an jeder Stelle der Einwirkung folgt auf Reizung Lähmung, auf Excidation Depression.

„Zuerst wird die Wirkung klar," sagt Schleich, „von der Sphäre logischer Empfindungen und Augenblicksvorstellungen zu den Sinneswahrnehmungen und ihrer motorischen und unterbewussten Verknüpfung derselben in die Sphären der motorischen Coordination in der Tiefe der Rinde über die Grosshirnknollen, dann die Systeme coordinierter, glatter Muskulatur, die Sitze der sympathischen Automatie, und endlich geht sie über auf die Herde der Regulation der Atmung und des Herzens".

In Wahrheit greift das Narkotikum die Zentren alle gleich an, und dieselben sind auch verschieden in der Empfindlichkeit gegenüber dem Narkotikum. Die Zentren sind, nach Schleich, um so empfindlicher, je jünger entwicklungsgeschichtlich genommen, der affizierte Bezirk ist. „Die phylogenetisch ältesten Bestandteile nervöser Differenzierung, das Zentrum des Herzens und der Atmung, erweisen sich meist als die widerstandsfähigsten, und erst von hohen Dosen, und zuletzt alterierten Strukturen und Gruppierungen von Nervenelementen der frühesten Entwickelungsperide. Jede daraus hervorgegangene, ihr organisch sich anschliessende Differenzierung folgender Epochen, ist reizbarer als ihre Matrix, so werden aufwärts die einzelnen Ganglien- und Nervensysteme immer leichter und früher von der Schädlichkeit getroffen, je näher ihre Bildungsepoche der gegenwärtigen Epoche der Entwicklung liegt."

Nach Schleich ist also die Wirkung des Chloroforms und der meisten Narkotika auf die einzelnen Zentren des menschlichen Gehirns in ihrem Verlauf in **umgekehrtem Verhältnis stehend zu der phylogenetischen Entwickelung der Zentren.**

So kommt Schleich auch durch diese Theorie dazu, dass er die

Narkotika als primäre Neurogliagifte und ihre Antagonisten (die Zellgifte) als primäre Ganglienngifte darstellt.

Ferner erklärt er den Umstand, dass Morphin und Chloroform bei manchen Menschen so ungeheuer giftig erscheinen, damit, dass bei diesen Leuten die Neuroglia auf die gewöhnliche Giftdosis nicht mit Reizung, sondern sofort mit Lähmung antwortet. Es ist dies von grosser Wichtigkeit, weil dieser Mangel an Widerstandskraft der Neuroglia sich bei genauester Beobachtung der Narkose schon sehr bald nach den ersten Inhalationen oder anderen Gaben des Narkotikums in dem gestörten Ablauf der Pupillenverengerung, und aus dem nicht eintretenden Schlaf erkennen lässt. Wenn bei einem Menschen die Pupillen gar keine Neigung zur Verengerung bei Beginn der Chloroformnarkose zeigen, kann man annehmen, dass die Neurogliamasse des Gehirns bei dem betreffenden Individuum nicht gereizt, sondern sofort gelähmt wird. Wenn nun aber diese Narkotika in einem solchen Fall schon auf die Neuroglia lähmend wirken, so kann man annehmen, dass sie auch auf die tieferen lebenswichtigen Zentren schädigend, d. h. lähmend wirken, woraus dem betreffenden Menschen Gefahren entstehen können. Daher ist es ein grosser Vorteil, wenn man eine solche Idiosynkrasie zeitig erkennen kann, ehe man zu viel von dem Narkotikum verabfolgt.

Somit haben wir die Theorien, welche Schleich aufgestellt hat, in den Hauptpunkten dargetan, und dies mag genügen, um den Leser ohne vorherige Kenntnis der Schleichschen Ansichten einen Einblick zu gewähren und zum klaren Verständnis zu verhelfen. Es mag uns erlaubt sein, in dem Folgenden einige Worte hinzuzufügen.

Wenn Schleich eine verschiedene Empfindlichkeit der Neuroglia in den verschiedenen Entwickelungsepochen annimmt, so ist es damit noch immer nicht erklärt, wie die Narkotika auf die Ganglienzenzellen selbst wirken.

§ 59. Es ist, wenn unsere eigene Ansicht hier in kurzen Worten angegeben werden darf, nicht zu leugnen, dass jene durch Versuche festbegründeten Tatsachen der Theorie Overton-Meyer auch mit dieser Theorie in Einklang zu bringen sind. Nehmen wir also an, das Narkotikum gelangte wie bei einer gewöhnlichen Narkose durch die Lungen in das Blut, und werde von demselben in das Zentralnervensystem transportiert, so gelangt dasselbe, wie oben erläutert, endlich nach den Ganglienzellen der Hirnrinde. In der Ganglienzelle ist der Gegenstand der Einwirkungen des Narkotikums das oben näher beschriebene Lecithin-Cholesteringemisch, und dieses erleidet eine physikalische Umwandlung. Nach der Schleichschen Theorie sind nun neben den Ganglienzellen noch die Plasmazellen der Neuroglia wichtig. Diesen Plasmazellen schreibt er eine hemmende Eigenschaft zu, während dieselben jede funktionsfähige Ganglienzelle umgeben und direkt mit einem Gefäss in Verbindung stehen. Es ist nun die Frage, wie stehen diese Plasmazellen mit den Ganglienzellen hinsichtlich des Baues ihres Protoplasmas, und haben dieselben mit den Ganglienzellen die Lecithin-Cholesteringemische gemeinsam? Da nach den Beschreibungen von Schleich und Andriezen diese Plasmazellen als aktiv funktionierende Elemente zu betrachten sind, so müssen wir annehmen, dass auch dem Protoplasma dieser Plasmazellen die Lecithin-Cholesteringemische eigen sind. Wenn diese Plasmazellen nun die Ganglienzellen dicht umspinnen, so müssen wir annehmen, dass das Narkotikum aus dem Blute dieselben erst passieren muss.

Die Plasmazellen hängen nun tatsächlich direkt mit den perivaskulären Lymphräumen der Gefässe zusammen und werden selbst von Lymphräumen umgeben, folglich muss das Narkotikum, welches in einer bestimmten Konzentration im Blutplasma enthalten ist, von der Lymphe dieser Lymphräume aufgenommen werden, es muss sich zwischen beiden Flüssigkeiten Gleichgewicht in der Konzentration des Narkotikums herstellen. Nunmehr haben wir eine Lösung eines Narkotikums von bestimmter Konzentration, welches die Plasmazellen umgiebt. Es fragt sich nun, wie verhält sich dieselbe dem Narkotikum gegenüber. Nehmen wir, was tatsächlich der Fall ist, wie leicht durch Experimente erwiesen werden kann, an, dass alle indifferenten Narkotika in dieselbe eindringen können. Somit muss von dem Zellsafte im Protoplasma eine bestimmte Menge von Narkotikum aufgenommen werden, ehe dasselbe zu der eingeschlossenen Ganglienzelle gelangen kann. Es kommt nun auf die Zusammensetzung des Protoplasmas der Plasmazellen an, wieviel Narkotikum dieselben aufnehmen werden, ehe dasselbe in die Ganglienzelle gelangt. Nehmen wir ferner an, dass das Narkotikum zunächst die Plasmazelle reizt und dann dieselbe lähmt, so haben wir bei der Lähmung dieser Plasmazelle jenen Moment erreicht, in welchem die Menge des Narkotikums in der Plasmazelle so gross ist, dass keine neuen Mengen aufgenommen werden können, und es gelangt nunmehr das Narkotikum auch in die Ganglienzelle. Jetzt kann die Plasmazelle passiert werden, ohne dass das Protoplasma derselben etwas vom Narkotikum aufnehmen kann, und die Ganglienzelle nimmt Narkotikum aus der interzellulären Lymphe auf. Wenn nun die Plasmazelle z. B. viel Lecithin-Cholesteringemisch enthält, oder ausser demselben noch ähnliche ölartige Stoffe, welche die indifferenten Narkotika zu lösen im Stande sind, so wird ein grosser Teil des Narkotikums, jedenfalls entsprechend den Mengen der lösenden Stoffe, aufgenommen werden.

Nimmt man nun an, diese Plasmazellen seien zur Regulierung der Funktionen der Ganglien da, so wird zunächst durch das Narkotikum eine Reizung durch die ersten kleinen im Blute kreisenden Mengen entstehen, bald aber bei höherer Konzentration des Narkotikums im Blutplasma folgt eine Lähmung der Zelle, die regulierende Tätigkeit hört auf. Dies ist ja nun zweifellos sehr wahrscheinlich, und hat eine sehr grosse Stütze in dem Verlauf der Narkose.

Wenn nun aber eine verschiedene Verteilung der Plasmazellen vorhanden ist, wenn eine besonders starke Netzbildung und Umwucherung durch diese Plasmazellen um die phylogenetisch älteren Bezirke im Zentralnervensystem sich findet, welche man dann also vor allem um die Zentren und Bahnen der lebenswichtigen Organe, wie die Zentren der Herzaktion, Atmung etc., angeordnet findet, so wird jener Umstand erklärt, dass das Narkotikum nicht alle Zentren auf einmal in Narkose versetzen kann. Um das Zentrum der Herztätigkeit z. B. finden wir ein dichteres Geflecht, als um die Zentren der willkürlichen Muskeln etc. Während nun eine bestimmte Konzentration des Narkotikums im Blutplasma entsteht, so wird das Narkotikum mit dem Blute gleichmässig über das ganze Gehirn verteilt. Es gelangt mit dem Blute genau dieselbe Flüssigkeit mit gleicher Konzentration an diese beiden Zentren, und es wird das Zentrum der willkürlichen Motilität gelähmt, während das Zentrum für die Herzaktion weiter unbeeinflusst funktioniert. In dem ersteren Falle hat die Konzentration ausgereicht, um den Zellen der Neuroglia soviel des Narkotikums zu liefern, dass die das Zentrum umschliessenden und regulierenden Plasmazellen vom Narkotikum gesättigt sind, und keinen schützenden Widerstand dem Eindringen des Narkotikums in die Ganglienzellen entgegensetzen, so dass dasselbe lähmend auf die Ganglienzelle zu wirken vermag, während die Menge des Narkotikums im zweiten Falle noch nicht ausreicht, um die Plasmazellen, welche die Ganglienzellen des Herzzentrums umschliessen, zu sättigen, diese sind noch tätig ungelähmt an sich, und verhindern ein direktes Eindringen des Narkotikums in die Ganglienzellen. Erst wenn die Konzentration des Narkotikums im Blutplasma noch höher steigt, so wird auch hier eine Lähmung der Plasmazellen entstehen, und ein Eindringen des Narkotikums in die Ganglienzellen des Herzzentrums ermöglicht, dem bald eine Lähmung auch dieser Ganglienzellen folgt. So sehen wir, wie diese Neurogliatätigkeit eine Erklärung gibt für die verschiedene Wirkung des Narkotikums auf die einzelnen Zentren. Dadurch, dass wir annehmen, dass auch in den Plasmazellen die Lecithin-Cholesteringemische vorhanden sind, wird es erklärlich, dass sie eine Fähigkeit, das Narkotikum zu lösen, besitzen, ausserdem könnte es möglich sein, dass diese Plasmazellen eine noch andere, aber ähnliche, Substanz enthalten, welche in den Ganglienzellen nicht vorhanden ist, und somit den Plasmazellen die Fähigkeit verleiht, noch grössere Mengen des Narkotikums zu binden, und es kann dieser andere Körper in den phylogenetisch älteren Plasmazellen in grösseren Mengen, als in den jüngeren enthalten sein, wodurch sich noch auf eine zweite Art die längere Resistenz erklärt. Da aber die erstere Erklärung durch die vermehrte Neuroglia auf Untersuchungsresultaten beruht, so hat dieselbe mehr Anrecht auf Geltung, und es genügt uns dieselbe auch vollkommen. Dass nun jedenfalls das Lösungsverhältnis des Narkotikums in den Zellen der Neuroglia eine gewichtige Bedeutung haben muss, und auch hat, das ist augenscheinlich und offenbar, wenn man die Tätigkeit der Neuroglia überhaupt als etwas mehr wie Bindegewebsfunktion auffasst.

Auf eine andere Art, als durch verschiedene Lösungsfähigkeit, ist die Steuerung durch die Neuroglia nicht möglich, wenigstens gegenüber den indifferenten Narkotika, weil diese in alle Zellen einzudringen vermögen. Wenn dieselben nun in sämtliche anderen Zellen eindringen, und man nähme an, dass sie die Neurogliazellen nicht passieren könnten, so wäre dies eine zu unwahrscheinliche Annahme. Durch die verschiedene Anzahl der vorhandenen Plasmazellen wird die verschiedene Wirkung auf die Ganglienzellen erklärt. Wenn wir annehmen, die eine Ganglienzelle sei von 5 zu einem Geflecht vereinigten Plasmazellen umschlossen, und eine andere gleiche Ganglienzelle von 15 Plasmazellen, während beide Zellgruppen in einer Lösung von Narkotikum in Wasser von einer beliebigen konstant bleibenden Konzentration sich befinden, so würde es doch erklärlich sein, dass die Ganglienzelle I in einer kürzeren Zeit von dem Narkotikum völlig durchdrungen sein würde, und in ihrem Protoplasma die höchstmögliche Menge des Narkotikums gelöst enthalten könnte, wobei das Imbibitionswasser und der Zellsaft dieselbe Konzentration des Narkotikums erreichen, als die Zelle II. Dieselbe wird, wenn ihr protoplasmatischer Bau in Bezug auf Grösse und Zusammensetzung dem der Zelle I gleich ist, sowie natürlich während des ganzen Vorganges die gleiche Temperatur herrscht, in einer dreimal längeren Zeit erst vom Narkotikum durchsetzt sein, wie Zelle I. Wenn man so sich aus den beiden Theorien eine andere konstruiert, und beide somit zu vereinigen sucht, so lässt sich eine ebenso wahrscheinliche Annahme aufstellen, wie wahrscheinlich jede der beiden einzelnen ist. Dass dieselben widerlegbar sind, ist uns bekannt, doch so lange nicht durch Versuche und Beobachtungen mehr Licht in diese Verhältnisse gebracht ist, muss man sich mit unseren Annahmen und Folgerungen begnügen.

VII. Kapitel.

Die Technik der Narkose.

Wenn wir nun, nachdem wir uns einen Einblick in die Theorien der Narkose geschaffen haben, auf die Technik derselben eingehen wollen, so ist hier um so eher der Platz, als aus den theoretischen Betrachtungen die Erscheinungen der Narkose und unsere Tätigkeit in den verschiedenen Phasen der Narkose, seien sie physiologischer, seien sie pathologischer Natur, herzuleiten sind.

§ 60. Die Narkose wird dadurch erreicht, dass man dem Organismus, wir nehmen hier zunächst immer den menschlichen an, ein Narkotikum so beibringt, dass dasselbe in die Blutbahn gelangt. Es gibt in dieser Hinsicht mehrere Wege, um zu narkotisieren. Der gebräuchlichste ist der, das Narkotikum als Dampf der

Luft beigemengt in die Lungen zu führen. Der grösste Teil aller Narkosen wird auf diese Weise bewirkt, und es sind nur wenige Ausnahmen vorhanden, wo wir im praktischen Leben die totale Betäubung durch subkutane Injektion von gewissen Narkotika erreichen. Dieser Methode begegnen wir bis jetzt hauptsächlich bei der Morphin-Skopolaminnarkose Schneiderlin's. Diese stellt zur Zeit die einzige Narkose mit subkutaner Einführung des Narkotikums dar, wenn wir auch bei den kombinierten Narkosen die teilweise subkutane Injektion öfters antreffen. Bei denselben ist jedoch stets die Inhalation die hauptächlichste Methode der Einverleibung, und man verwendet nur nebenbei eine subkutane Injektion. Bei der letzteren Narkotisierungsart ist es hauptsächlich das Morphin, welches injiziert wird, andere Narkotika werden selten zu solcher Methode verwendet.

Man hat noch die Einverleibung durch den Darm empfohlen, und so hat man vor allem den Aether per rectum in den Organismus gelangen lassen (Mollière, Iversen, Pirogow, Starcke). Wenn auch diese Methode gewisse Vorzüge besitzt, eine allgemeine wird sie nie werden können, denn die Dosierung zeigt entschieden grössere Schwierigkeiten. Ein Vorteil der Methode soll nach Mollière in dem Fehlen jeglicher Exzidation liegen. Es wird allerdings diese Art bei Operationen im Gesicht von Wert sein, und man sollte bei derartigen Fällen derselben auch nähertreten.

Bei Tierversuchen sind die Narkotika vor allem reichlich, leicht und schnell vom Peritoneum aus absorbiert worden. Von praktischer Bedeutung kann eine derartige Beobachtung natürlich nicht sein.

Bei der Inhalation der Narkotikumdampfluftgemische haben wir aber nicht nur mit dem Narkotikum, welches von der Maske aus verdunstet, zu rechnen, sondern wir müssen auch jene Mengen des Narkotikumdampfes mit in Betracht ziehen, welche durch die Exspirationsluft ausgeatmet werden. Dieselben kommen bei den Masken wieder zu der Inspirationsluft hinzu, wenigstens teilweise. Dass diese Mengen nicht unwichtig für die Narkose sind, sehen wir daraus, dass wir bei der Aethernarkose z. B. die Maske während der tiefen Narkose auf dem Gesicht liegen lassen und so den Patienten veranlassen, die ausgeatmeten Aethermassen wieder teilweise zu inspirieren. Dieses Verfahren erspart uns das Aufgiessen von Aether, denn die Narkose wird so eine lange Zeit unterhalten, solange, als die Mengen der Aetherdämpfe, welche die Exspirationsluft liefert, in solchen Dosen in die Inspirationsluft übergehen, welche hinreichen, um die Konzentration des Aethers im Blutplasma auf der Höhe zu erhalten, dass tiefe Narkose besteht. Hier benützen wir tatsächlich die Ausatmung des Narkotikums. In anderen Fällen können wir leicht durch Nichtbeachten dieses Faktors eine Ueberdosierung resp. eine zu hohe Konzentration des Narkotikums im Blutplasma erreichen, und namentlich bei solchen Narkotika, welche kumulierende Eigenschaften besitzen, kann eine Lebensgefahr für den Kranken daraus entstehen. Deshalb muss diese exspirierte Menge des Narkotikums beachtet werden.

In jenen Fällen, wo die Exspirationsluft in die Umgebung des Kranken abgeleitet wird, spielt obiges keine Rolle; nur bei solchen Narkosenapparaten, welche einen Abschluss mehr oder minder dicht um die Respirationsöffnungen: Mund und Nase des Kranken, bilden, muss der Narkotiseur mit diesem Umstande rechnen, z. B. bei der Wauscherschen Maske etc.

Es kommt aber bei der Inhalationsnarkose neben den direkten Einflüssen des Narkotikums noch ein anderer Körper, die Kohlensäure, mehr oder weniger in Betracht. Die Kohlensäure an sich wirkt ebenfalls betäubend auf die nervösen Zentralorgane. Wenn wir z. B. bei den früheren Narkotsierungsmethoden die Gasverhältnisse in den Lungen bedenken, so finden wir, dass ein beträchtlicher Sauerstoffmangel besteht, während ein Ueberschuss von Kohlensäure vorhanden ist. Dies kommt daher: Bei manchen Narkosen, z. B. der Genfer Methode, der Wauscherschen Maske etc., ist das Prinzip das, dem Kranken neben dem Aether, (meist ist derselbe dabei verwendet) oder anderem Narkotikum wenig Luft zuzuführen, und dem Patienten die Exspirationsluft wieder inspirieren zu lassen. Diese Exspirationsluft besteht zum grössten Teil aus Kohlensäure, Wasserdampf, Narkotikumdampf, Stickstoff und ganz wenig Sauerstoff. Je dichter die Maske auf dem Gesicht aufliegt, je länger dieselbe, ohne abgenommen oder gelockert worden zu sein, liegt, um so reicher wird die unter der Maske befindliche Luft an Kohlensäure, die eingeatmet wird. Der Kranke steht also unter einem Sauerstoffmangel, und folglich zeigt er das Bild eines cyanotischen, apnoïschen Menschen, oftmals sucht er sich Luft zu schaffen, und es entstehen Delirien, die Symptome der Excidation. Bei allen diesen Narkosen haben wir es eigentlich mit einer Aether- Kohlensäure- oder Chloroform-Kohlensäure-Narkose, also einer Mischnarkose zu tun. Dass nun die Kohlensäure kein sehr wenig harmloses Narkotikum ist, werden wir später sehen, und dass diese Narkosen sehr viel Gefahren mit sich brachten, hat man erkannt, da man von der Methode abstand.

Es ist jedenfalls in vielen Fällen gar nicht das Narkotikum an sich gewesen, das den Unglücksfall während der Narkose hervorrief, sondern die Kohlensäure, welche toxisch wirkte. Man schrieb irrtümlicherweise die grössere narkotische Kraft, z. B. des Aethers bei Luftabschluss, den konzentrierten Aetherdämpfen zu, weil die Narkose eher eintrat, als bei Sauerstoffzutritt. Während dessen war es aber die Kohlensäure, welche hauptsächlich die schnellere Narkose bewirkte, wenn auch nebenbei die konzentrierten Aetherdämpfe etwas stärker wirkten, doch nicht so stark, wie tatsächlich nötig war für die Betäubung. Man sah auch bei dieser Methode sehr bald, dass man mit wenig Aether eine tiefere Narkose erreichen konnte, als bei Luftzutritt.

Bei Luftzutritt entweicht Aether nach aussen, doch nicht so viel, als die Differenz ausmacht zwischen den verbrauchten Mengen bei beiden Narkosen, denn bei der Luftabschlussnarkose muss weniger Aether gebraucht werden, weil eben die Kohlensäure einen Teil des Aethers vertritt. Die Gefahren für den Kranken resultierten bei der Luftabschlussmethode teils aus den Wirkungen der Kohlensäure, teils aber aus dem Mangel an Sauerstoff. Es ist aus diesen Betrachtungen ersichtlich, dass der Luftzutritt bei jeder Narkose soweit ermöglicht werden muss, dass der Kranke den zur Atmung nötigen Sauerstoff zugeführt erhält. Diesen Grundsatz verfolgt man neuerdings bei allen Methoden, und man muss sich wundern, dass doch noch Anhänger jener Methoden, wie der Genfer und der Wauscherschen ohne Luftzutritt etc., zu finden sind.

Bei dem meist üblichen Verfahren in Deutschland, der **Tropfmethode,** wird diese ausgeatmete Menge des Narkotikums mit in Betracht kommen, weil wir nicht viel Luft seitlich von der Maske zuströmen lassen. Wenn die umgebende Luft dicht abgeschlossen ist, so atmet der Kranke unter der Maske eine höher mit Narkotikumdampf konzentrierte Luft, als wir durch Darreichung erzielen, und zwar um so viel höher, als der Kranke von Narkotikumdämpfen exspiriert. Um übergrosser Zufuhr dadurch vorzubeugen, ist es gut, wenn wir neben der Maske reichlich atmosphärische Luft hinzutreten lassen. Bei den starkwirkenden Narkotika, wie Chloroform, ist dies sehr wichtig, während wir bei den milderen, wie Aether, oftmals die Luftzufuhr etwas beschränken dürfen, und so die Exspiration von Aetherdämpfen mit zur Narkose benutzen. Jedenfalls müssen wir uns bewusst sein, dass der Kranke bestimmte Mengen exspiriert, und dass hierbei auch die Kohlensäure mitspricht, und wir müssen wissen, wie weit wir dieselben in den jeweiligen Fällen benützen dürfen, ohne den Kranken ernsten Gefahren auszusetzen. Jedenfalls sollten wir stets grosse Vorsicht bei Verwendung derselben beobachten.

Die Art, wie wir das Narkotikum dem Organismus einverleiben, hat auf die Narkose an sich wenig Einfluss, denn bei allen Beziehungen kommt es nur auf die Konzentration des Narkotikums im Blutplasma an, wie wir gesehen haben. Auf welche Weise man das Narkotikum in das Blut bringt, ist erst in zweiter Richtung wichtig. In der Tat besitzt auch die Methode der Einverleibung keinen besonders grossen Einfluss auf den Verlauf der Narkose, denn es macht nur wenig Zeitdifferenz aus, ob man inhalieren lässt, oder subkutan einspritzt, oder durch den Darm resorbieren lässt. Hingegen ist die Inhalationsmethode wohl deshalb die gebräuchlichste, weil die meisten Narkotika, welche bis jetzt Verwendung gefunden haben, leicht verdampfbar sind, und somit am zweckmässigsten inhaliert werden. Die anderen Methoden, vor allem die subkutane Einverleibung, sind nicht so vorteilhaft, da man die Dosierung nicht so leicht ändern und bestimmen kann nach der momentanen Reaktion, und weil viele dieser Narkotika auf das Blut, wenn sie in grossen Mengen direkt mit demselben in Berührung kommen, zerstörend, Erythrocyten vernichtend, wirken. Der Vorzug der Inhalationsmethode ist also der, dass man den direkten momentanen Reaktionen des Organismus auf kleine Mengen entsprechend die Dosierung und Darreichung einrichten kann. So kann man in jedem Moment die Narkose unterbrechen, während man bei anderen Einverleibungen derselben Narkotika natürlich mehr auf einmal einführen müsste, und nicht sofort die Narkose unterbrechen könnte, wenn irgend ein Unfall Veranlassung dazu bietet.

Es kommt nun bei der Inhalationsmethode nur darauf an, dass man dem Organismus das Narkotikum in Dampfform mit Luft gemischt in einer bestimmten Konzentration zuführt. Die Höhe der Konzentration ist für jedes Narkotikum einzeln zu bestimmen. Man hat ja gefunden, dass eine bestimmte Konzentration des Narkotikums im Blute herrschen muss, damit die Narkose eine vollständige wird, und dass diese Konzentration gleich bleiben muss, wenn die Narkose gleich tief fortdauern soll. Wird die Konzentration geringer im Blutplasma, so wird auch die Narkose zurückgehen etc. Hieraus geht daher hervor, dass man die Konzentration der Dämpfe immer so gestalten muss, dass die Konzentration im Blutplasma gleich bleiben muss. Daher ist es erforderlich, dass bei Eintritt der Toleranz eine geringere Menge Narkotikumdampf mit Luft gemengt eingeatmet werden muss, gerade so viel weniger, als von dem Blutplasma in bestimmter Zeit an den Körper abgegeben wird. Durch dies Minus wird die Konzentration im Plasma geringer, und es muss das Minus ausgeglichen werden, um die Narkose zu unterhalten. Würde man dieselbe Konzentration des Narkotikums in der Luft weiter geben, so würde das Blut zu viel erhalten, die Konzentration im Plasma würde zu hoch werden, und dadurch könnte der Organismus in Gefahr kommen ev. der Tod eintreten.

Daher ist es nun sehr wichtig zu wissen, wieviel gibt denn das Blutplasma Narkotikum in einer bestimmten Zeit ab, denn soviel muss ihm ja wieder zugeführt werden. Diese Abgabe des Plasma ist aber in jeder Phase der Narkose verschieden, richtet sich auch nach den körperlichen Verschiedenheiten und Verhältnissen. Man muss bedenken, dass das Narkotikum nicht nur von den Zellen des Gehirns, sondern auch im ganzen Körper von vielen Zellen aufgenommen und vorläufig gebunden wird, z. B. von jenen Zellen welche viel Fette und Oele etc. enthalten, denn Fette, Oele und ähnliche Stoffe lösen die indifferenten Narkotika sehr gut. Wenn aber diese Fettzellen mit Narkotikum gesättigt sind, so nehmen sie keins mehr auf, folglich ist die Aufnahme und die Abgabe des Blutplasma in jedem Moment eine andere. Wir müssen also von vornherein verzichten, dieses Defizit ermitteln zu können. Allein wenn wir auch nicht einen Zahlenwert dafür erhalten können, so steht es uns doch zu, jeden Moment über die Konzentration des Narkotikums im Blutplasma uns zu orientieren. Denn der Körper zeigt genau an, wie hoch sich die Konzentration beläuft, und die Werte sind: genügend, zu viel und zu wenig. Diese drei Stufen genügen uns vollkommen. Der Messer dieser Werte wird uns durch die Pupille gegeben, und der Zeiger ist die verschiedene Weite und die Reaktion der Pupillen auf Licht. Diese Veränderungen stellen Reflexe dar.

§ 61. Um aber auch immer die Werte verwerten zu können, welche uns die Pupillenbeschaffenheit angibt, müssen wir Sorge tragen, dass die Dosierung momentan eine sehr geringe ist. Es darf auf einmal eine sehr geringe Menge, dafür aber öfter, der Luft beigemischt werden. Dadurch erhalten wir annähernd die nötige Konzentration des Narkotikums in der Atmungsluft. Die Hauptmethode, wie wir diese Konzentration erreichen, ist die der Tropfmethode. Es sind Apparate konstruiert worden, welche immer die richtige Konzentration herstellen, doch diese Apparate sind derart kompliziert, da zu viel Momente dabei bedacht und in Rechnung gezogen werden müssen, wie Temperatur, atmosphärischer Druck etc., dass dieselben wohl zu wissenschaftlichen Untersuchungen, zu Narkosen an Tieren verwendet werden können, nicht aber für die Praxis zu gebrauchen sind. Wenn man aus einer mässigen Höhe einen Tropfen des Narkotikums, und so weiter jede Sekunde einen neuen, immer in bestimmten Zeiträumen, auf die Maske fallen lässt, so wird unter der letzteren annähernd die gewünschte Konzentration erreicht. Durch dieses Auftropfen ist es nun leicht, in jedem Augenblick die Konzentration zu ändern, indem man schneller oder langsamer die Tropfen fallen lässt, ausserdem kann man durch Lüften der Maske ebenfalls auf die Konzentration einwirken. Nun ist ja auch bis zum Eintritt der Toleranz eine bestimmte Höhe der Konzentration nötig, und solange wird man entsprechend der Art des Narkotikums die Tropfen in einer bestimmten Zeit fallen lassen, bis sie erreicht ist. Von dem Eintritt der Toleranz an kann man die Geschwindigkeit des Tropfens verlangsamen und man wird sich dabei genau nach dem Verhalten der Pupillen richten. Diese Methode ist entschieden diejenige, welche dem Ideal am nächsten kommt. Man hat die Konzentration des Narkotikums unter den verschiedenen Masken während der Narkose geprüft, und chemisch die Zusammensetzung des Luft-Narkotikumgemisches unter der Maske bestimmt, und es hat sich herausgestellt, dass die Luft-Narkotikumdampfgemische unter der Maske während der Tropfmethode am meisten der für das bestimmte Narkotikum feststehenden Höhe der Konzentration ähneln, und bei peinlicher Dosierung und Handhabung fast gleich sind. Diese Untersuchungen machen dem Wettstreit der verschiedenen Methoden der Inhalationsnarkose ein Ende, indem man durch dieselben zum Verwenden der Tropfenmethode gebracht wird. Es spricht auch noch die leichte Handhabung und Transportierbarkeit der Apparate mit für die Tropfmethode und deren Apparat. Da letzterer sehr einfach und klein ist, so lässt er sich leicht in der Tasche mit über Land führen. Aus diesem und noch vielen Gründen ist die

Tropfmethode für den praktischen Arzt die beste. Man hat daher auch in der Jetztzeit bei den meisten Inhalationsnarkotika diese Methode als feststehend gewählt.

§ 62. Es gilt als Tatsache, dass die Reflexe die letzten unwillkürlichen Tätigkeitseffekte der Ganglienzellen darstellen, welche erlöschen ehe die lebenswichtigen Zentren getroffen werden. Von den Reflexen sind nun einzig und allein die Lichtreflexe der Pupillen zu gebrauchen, denn diese widerstehen der Wirkung des Narkotikums am längsten bez. der totalen Lähmung. Dieselben werden aber auch sofort bei den ersten Atemzügen von Narkotikum-Luft beeinflusst, und in jeder Phase der Narkose bilden uns die Pupillen die sichersten Leiter. Es ist ja nicht zu leugnen, dass wir auch den Kornealreflex in manchen Fällen gebrauchen müssen, wo z. B. die Augen krankhaft affiziert sind, und eine Funktion der Pupillen nicht mehr vorhanden ist, z. B. bei Tabes dorsalis, Paralyse. Aber auch in solchen Fällen fehlt meist der Kornealreflex. Ausserdem ist derselbe so verschieden in seinem Schwinden und Vorhandensein beeinflusst durch individuelle und sonstige Verhältnisse, dass er ein sicheres Mass nicht darstellt. Jene wenigen Fälle, wo die Pupillarverhältnisse nicht für uns verwertbar sind, stellen grosse Seltenheiten dar.

§ 63. Die Prüfung der Pupillen muss nun aber in jedem Falle vor dem Einleiten einer Narkose erfolgen, denn es könnte ja z. B. eine Tabes dorsalis bestehen, und die Reaktion fehlen. Hat man sich nun überzeugt, dass im normalen Zustande die Reaktion der Lichtverhältnisse normal vor sich geht, so hat man einen sicheren Führer in derselben während der Narkose. Bei Beginn der Inhalationen hat schon eine genaue Beobachtung zu erfolgen.

Man denke nicht, dass jetzt während des Anfangs noch keine Gefahren eintreten können. Unsere Pflicht ist jetzt, zu erkennen, wie sich der betreffende Organismus gegenüber dem Narkotikum verhält. Schon die ersten Atemzüge führen eine genügende Menge des Narkotikums in den Organismus, dass die Pupillen beeinflusst werden können, und durch ihr Verhalten Gefahren oder eine Idiosynkrasie anzudeuten vermögen. Wenn nämlich die Pupille sofort nach den ersten Atemzügen auffallend starr wird, und eine besondere Neigung zum Erweitern zeigt, so ist dies ein Symptom, dass der betreffende Organismus eine Idiosynkrasie gegen das betreffende Narkotikum besitzt, und es ist das beste Mittel, um plötzlich eintretenden ernsten Gefahren wie Herzsynkope etc. vorzubeugen, das Narkotikum mit einem anderen zu vertauschen. Es ist dieses Verhalten der Pupillen vor allem beim Chloroform beobachtet, und doch sind dieselben Beziehungen, wie man sie bei Chloroforminhalationen beobachtet hat, auch auf die anderen Narkotika zu beziehen. Es ist dieses Symptom im Anfang der Narkose ungeheuer wichtig, und findet doch noch in vielen Fällen eine zu geringe Beachtung.

Die Pupillen verändern sich im Laufe der Narkose mehrfach ganz analog der Tiefe der Betäubung, und geben so ein sicheres

Zeichen, wie tief der Patient narkotisiert ist. Man hat bei der Prüfung der Pupillen vor allen Dingen zu beachten, ob die Pupille normal weit ist, ob sie sehr eng, sehr weit ist. Ferner hat man zu prüfen, ob dieselbe auf Lichteinfall reagiert. Jedermann weiss, dass das Licht die Pupille zur Kontraktion bringt, und dass im Dunkeln die Pupille wieder aus der Kontraktionsstellung zurückkehrt in die gewöhnliche mittelweite Stellung. Durch den Einfluss der Narkotika wird die Pupille durch die Lähmung der Muskeltätigkeit etc. verändert. Wenn wir nun die Pupillenverhältnisse prüfen wollen, so haben wir also zu beachten, wie ist die Weite der Pupille, und wie verhält sich zu gleicher Zeit die Reaktion auf das durch das Oeffnen des Auges in dasselbe fallende Licht. Wir haben da folgende Zustände:

I. Mitttelweite Pupille und vorhandenen Lichtreflex, d. h. die Pupille wird beim Oeffnen des Auges etwas enger. Dies ist der gewöhnliche Zustand des Auges.

II. Enge Pupille, welche nicht mehr auf Lichteinfall hin enger wird. Dies ist der Zustand, wo Toleranz, d. h. tiefe Narkose, bei der schon Anästhesie besteht, eingetreten ist.

III. Enge Pupille, welche beim Oeffnen des zweiten Auges ein ganz wenig enger wird. Das ist der Zustand, auf welchem die Narkose erhalten werden soll, denn der Kranke ist soweit narkotisiert, dass er anästhetisch ist, aber nicht ganz so tief betäubt ist, wie in Fall II, sondern er ist ein wenig näher dem Erwachen.

IV. Weite Pupille, welche nicht auf Lichteinfall reagiert. Hier finden wir die Pupille viel mehr dilatiert, als im Normalzustand. Es ist dies ein sehr gefährlicher Zustand, da die Betäubung so tief ist, dass der Tod nahe ist. Man muss sofort die Zufuhr des Narkotikums sistieren. Wenn nicht, so springt die Pupille plötzlich in die maximale Verengerung über, und der Tod tritt ein.

V. Vollkommene, maximale Enge ohne Lichtreaktion. In diesem Zustand ist die Pupille noch enger, als im Fall III. Dieser Zustand tritt mit dem Tod ein, und nach demselben erweitert sich die Pupille noch ein wenig.

Zu beachten ist noch, dass die Pupille durch irgend welche Zustände oder Medikamente etc. beeinflusst wird, und dass in solchen Fällen natürlich Abweichungen von der Norm eintreten können, welche man kennen muss. So kommt es vor, dass bei Operationen an den Unterleibsorganen die Pupillen während der ganzen Dauer der Operation reflektorisch weit erscheinen.

Ferner kommt es vor, namentlich im Beginne der Narkose, dass eine vorübergehende Erweiterung der mittelweiten Pupille eintritt. Dies ist nach Hankel eine Folge der Trigeminusreizung, welche mit der Erregung reflektorisch auf den Sympathicus wirkt. Dieselbe Erscheinung kann man durch Hautreize, wie Bürsten der Haut etc. hervorrufen.

Die Reaktion der engen Pupille beim Oeffnen des anderen Auges beruht nach Strassmann auf der Vermehrung des direkten

Reizes um den konsensuellen. Die Enge der Pupille kann im höchsten Grade Stecknadelkopfgrösse betragen, während die grösste Dilatation einen Durchmesser der Pupille von 2 mm hervorrufen kann. Die sprungweise Erweiterung der engen reaktionslosen Pupille, oder besser, der maximal engen Pupille, denn die maximale Enge schliesst eine Reaktion auf Licht an sich aus, bei stetem Narkotikumverabreichen wird durch Reizung des Sympathicus erklärt.

Das Prüfen des Pupillenreflexes geschieht so, dass man mit dem Daumen das obere Augenlid hebt. Man achte darauf, dass der Daumen nur die äussere Haut, nie die Konjunktiva oder Kornea berühre, denn die Finger des Narkotiseurs können nicht so sauber sein, dass nicht Spuren des Narkotikums, welche im Auge Aetzwirkungen erzeugen können, an denselben haften, oder andere Verunreinigungen an denselhen sich befinden, welche im Auge Krankheiten erzeugen, und dem Kranken Schaden zufügen können. Aus diesem Grunde ist schon das Prüfen des Kornealreflexes zu verwerfen.

Wenn während der Narkose Erbrechen eintritt, so wird dieses durch ein eigentümliches Verhalten der Pupillen angezeigt. Dieselben befinden sich vor dem Erbrechen in schwankender Bewegung, bald eng, bald weit, vorübergehend rhythmisch ihren Zustand ändernd. Dieses wechselnde Verhalten der Pupillen nennt Strassmann Pupillentanzen. Dieses Pupillentanzen tritt vor jedem Brechen in dem Stadium des Anfanges und des Erwachens auf, während des Brechens sind die Pupillen weit, dilatiert.

Das Verhalten der Pupillen wird ferner durch die vorhergehende Darreichung von Morphin beeinflusst, und zwar wird der Sphinkterentonus verstärkt, die Pupillen werden bei grossen Morphiumgaben im ganzen verengt. Wenn man dies weiss, so kann man die Pupillen demgemäss beurteilen.

Durch die Darreichung von Atropin können die Pupillen ebenfalls eine Aenderung erfahren, sie werden erweitert, und neigen wenig zur Kontraktion. Hierdurch können Verwechslungen entstehen, wenn man nicht weiss, ob und wieviel Atropin vor der Narkose injiziert worden ist.

§ 64. Analog den Aenderungen der Pupillen, die man als Mass für die Tiefe der Narkose ansehen kann, hat man mehrere Stadien der Betäubung zu unterscheiden, von denen jedes einzelne durch ein bestimmtes Verhalten der Pupillen gekennzeichnet ist. Wir werden in dem Folgenden die 4 Stadien der Narkose betrachten, und dabei das Verhalten der Pupillen in jedem einzelnen Stadium erörtern.

§ 64a. Bei Beginn der Narkose müssen die Pupillen noch je nach den Lichtverhältnissen eine mittlere Weite und eine prompte Reaktion auf Lichteinfall aufweisen. Mit dem Weiterfortschreiten der Narkose werden die Pupillen immer enger, und verlieren die Fähigkeit zu reagieren, d. h. die Breite, in der sie auf Lichteinfall sich zusammenziehen, und bei Verdunkelung wieder ausdehnen wird geringer. Jetzt haben wir noch das Stadium I der Narkose, das Initialstadium vor uns. Der Patient verhält sich diesem Stadium meist noch ähnlich einem Menschen mit Bewusstsein, man kann mit ihm noch reden, denn das Bewusstsein ist ja noch nicht erloschen. In diesem Anfangsstadium gilt es bei vielen Narkotika scharf beobachten und aufpassen, denn es ereignet sich in manchen Fällen, dass jetzt bestimmte Symptome auftreten, welche auf eine Idiosynkrasie der betreffenden Person hindeuten, und die Beachtung verdienen, da eine Fortsetzung der Narkose mit demselben Narkotikum den sofortigen Tod des Kranken hervorrufen kann. Diese Zeichen sind in der Reaktion der Pupillen gegeben, denn bei vorhandener Idiosynkrasie werden die Pupillen unverhältnismässig starr und reaktionslos auf Licht, und neigen zur Dilatation.

Ferner muss man gerade im Anfangsstadium Puls, Atmung, und die sonstigen Funktionen des Organismus genau beobachten, um zu erfahren, wie der Kranke auf das Narkotikum reagiert.

Zugleich muss man vorsichtiger in der Verabreichung sein, als eventuell später, da man eben erst die Verhältnisse prüfen und erforschen muss. Es können gerade im Beginn der Inhalationen schwere Gefahren entstehen, entweder infolge von Shock, oder durch Reflexwirkung von den Schleimhäuten in Nase und Rachen, oder durch zu starke und tiefe Inspirationen, nachdem der Kranke den Atem angehalten hat, wodurch eine Ueberschwemmung des Blutes und Gehirns mit dem Narkotikum entsteht, die bei manchen Narkotika verderblich werden kann. Es muss der Arzt jetzt genau beobachten, um die Wirkungen des Narkotikums, und die Reaktion des Organismus kennen zu lernen, und in den späteren Stadien darf er nicht minder achtsam sein, denn er muss dann seine Beobachtungen verwerten, und darf nicht denken, dass jetzt weniger genaue Beachtung aller Erscheinungen nötig sei, denn in jeder Minute ändert sich das Bild, und neue Verhältnisse können entstehen, neue Symptome sich zeigen, die er verstehen und beachten muss.

§ 64b. Mit den weiteren Gaben des Narkotikums stellt sich nach und nach eine Veränderung im Bewusstsein ein, die Gedanken fangen an wirr und kraus durcheinander zu schiessen. Dabei fühlt der Patient meist ein eigentümliches Ameisenlaufen, Krabbeln und Prickeln über den ganzen Körper, und endlich dumpfe Schwere in den Gliedern. Die Pupillen sind jetzt noch mittelweit, und reagieren der Dauer der Narkose, und der Menge des verbrauchten Narkotikums entsprechend träge.

Nunmehr gelangt der Patient in das II. Stadium, das der Exzidation. Wenn man die Dosierung recht langsam steigernd und mit Luft beigemengt eingerichtet hat, d. h. wenn nie eine grössere Menge auf einmal verabfolgt wurde, so wird der Patient oftmals ganz ruhig hinüberschlummern in die Toleranz. Allerdings ist es bei den verschiedenen Narkotika verschieden, das eine erregt eine grössere Unruhe, als das andere, doch es ist als nunmehr feststehend erprobt worden, dass durch eine langsame Einleitung der Narkose die Exzidation bedeutend gemildert, ja in manchen Fällen ganz verhindert werden kann (Witzel, Mikulicz etc.). Früher war man der Ansicht, der Patient müsste mit dem Narkotikum schnell betäubt werden, und so gab man auf einmal grosse Dosen bei Verhinderung von Luftzutritt. Man bezeichnet dies jetzt als Erstickungsnarkosen, und wir finden den Hergang bei solchen Narkosen schon durch diesen Namen erklärt.

Wie viele Gefahren durch diese Methoden heraufbeschworen wurden, kann man garnicht so schnell übersehen, und ein genaues Erwägen zeigt deutlich, wie falsch die Methode war. Wir haben daher jetzt vollkommen die Narkotisierungsart in Güssen aufgegeben, und lassen in den meisten Fällen die Tropfmethode massgebend sein.

Die Exzidation des Patienten zeigt sich als ein hoher Grad von geistiger wie körperlicher Unruhe. Der Kranke schlägt um sich, wehrt sich heftig, und ist in hochgradiger motorischer Unruhe begriffen, nebenbei heftig schreiend, sprechend, singend, weinend, zankend und scheltend etc. Es ist eine Verschiedenheit in der Exzidation bei den verschiedenen Narkotika wahrnehmbar, die einen rufen eine mehr heitere (manische) Erregung, die anderen eine melancholisch traurige, andere eine mehr erotische, sexuelle Erregung hervor.

Neben den direkten Einflüssen der Narkotika sind es die Gesichtskreise der Psyche jedes einzelnen Menschen, welche sich in der Excidation offenbaren, und man kann in vielen Fällen aus dem Charakter der Excidation auf die Eigenschaften psychischer Art, auf die Tätigkeit, die sozialen Verhältnisse, die Charaktereigenschaften, auf die geistige Beschäftigung und die Gedankensphäre des Patienten in normalen Zeiten, die vor der Narkose lagen, schliessen. Oftmals erlangt man einen gar weiten Einblick in die Tiefen des Geisteslebens des Kranken durch die Narkose, oftmals plaudert auch der Kranke Sachen aus, die er lieber als Geheimnis bewahrt hätte. Wir haben diesen Punkt an anderer Stelle genauer erörtert.

§ 64c. Wenn sich nun in dem zweiten Stadium diese Zeichen der Excidation offenbaren, so haben wir nur nötig, dem Kranken die bestimmte Konzentration des Narkotikums in der Luft weiter zu verabreichen. Wir sehen dann bald alle die Erregungszustände sich verringern, und bald wird der Kranke ruhiger und fängt an einzuschlafen. Während er bisher immer noch eine Anspannung der Muskulatur, eine deutliche Funktion der Reflexe (Würgen, Brechen, Husten) gezeigt hatte, macht sich nunmehr eine vollkommene Parese der motorischen Muskeln und teilweise der Reflexe bemerkbar. Die Augenreflexe sind erloschen bis auf den Pupillenreflex, welcher nunmehr ebenfalls immer mehr beeinflusst wird.

Wir haben nunmehr das dritte Stadium, das der Toleranz vor uns. Der Patient liegt schlaff auf dem Tische, die Extremitäten fallen vollständig schlaff herab, die Atmung ist tief, regelmässig, schnarchend, die Augen sind starr, die Pupillen sind ad maximum verengt, ohne Lichtreflexe zu zeigen. Es ist dies eine sehr tiefe Narkose, die Anaesthesie ist eine vollkommene.

Nun fragt es sich, soll die Narkose auf diesem Punkt erhalten bleiben? Viele Autoren wollen diesen Zustand immer erhalten, sie geben so viel Narkotikum bis die maximale Verengerung der Pupillen erreicht wird.

Würde man nunmehr noch weitere Mengen des Narkotikums dem Kranken zuführen, so würden die Pupillen plötzlich maximal erweitert werden, sie springen quasi um, ohne aber auf Lichteinfall wieder zu reagieren. In diesem Zustand ist die Narkose bedrohlich, die Gefahren sind höchst nahe, man muss auf jeden Fall das Narkotisieren unterbrechen. Setzt man es dennoch fort, so werden die Pupillen plötzlich sprungweise maximal eng, nachdem Herz- und Lungentätigkeit gelähmt ist, und es ist der Tod eingetreten.

Der Zustand, auf welchem wir die Narkose erhalten sollen, ist aber nicht derjenige, wie oben geschildert, wo die Pupillen ad maximum verengt sind, sondern es ist eine Spanne Zeit früher. Wenn wir nämlich die Narkose unterbrechen, so gehen mit dem Beginn der Verringerung der Konzentration des Narkotikums im Blutplasma die Pupillen ein wenig aus ihrer maximalen Verengerung heraus, sie werden ein wenig weiter. In diesem Zustande sehen wir, dass eine Pupille beim Oeffnen des Auges auf Licht nicht mehr reagiert, öffnet man aber das andere Auge und prüft die Pupille, so sieht man, wie dieselbe auf Lichteinfall ganz geringe Reaktion zeigt, sich ein ganz wenig kontrahiert. Dieser Moment, wo die Pupillen ein derartiges Verhalten zeigen, ist jener Zustand der Narkose, in welchem sie stets erhalten werden sollte, und es dauert bei weiterem Sistieren der Zufuhr des Narkotikums nur eine kurze Zeit, bis die Narkose zum Erwachen führt. Giebt man nun wieder eine geringe Dosis mehr von dem Narkotikum, so ist das nächste Stadium das der engsten reaktionslosen Pupillen. Wenn man den Kranken immer in diesem Zustande zu erhalten sucht, so ist derselbe den wenigsten Gefahren ausgesetzt. Hingegen ist der Punkt der engsten reaktionslosen Pupille ein gefährlicheres Stadium, da eine geringe Zufuhr von Narkotikum genügt, um die Pupillen ad maximum zu dilatieren, und somit die Lähmung der lebenswichtigen Zentren in bedrohliche Nähe zu rücken. Da verschiedene Narkotika, wie Chloroform, in ihrer Wirkung unberechenbar sind, so neigen gerade diese Stadien zu den höchst gefahrvollen Momenten der Narkose für den Kranken, Herzsynkope ist sehr nahe, und bei der geringsten Dosis zu viel, kann der Tod erfolgen, über dessen unvermutetes Eintreten man event. sehr erstaunt sein kann. Da nun durch jene eigentümliche Reaktion der Pupillen ein Stadium der Narkose kurz vor dem des Erwachens angedeutet wird, in welchem aber vollkommene Anaesthesie noch vorhanden ist, ohne eine so grosse Wahrscheinlichkeit drohender Gefahren, so ist es für den Narkotiseur sehr günstig, den Kranken immer in diesem Stadium der Narkose zu erhalten, freilich erfordert dasselbe auch viel Geschick und Beobachtungskunst, da bei der geringsten Verzögerung der Zufuhr des Narkotikums der Patient erwachen kann.

§ 64d. Die Narkose kann nun durch Sistieren der Narkotikumzufuhr in das IV. Stadium übergeleitet werden, in das Stadium des Erwachens. Die Dauer der Zeit, welche vergeht, bis der Mensch zum Bewusstsein zurückgekehrt ist, richtet sich ganz nach dem betreffenden Narkotikum und nach der Dauer der Narkose, Quantität des Narkotikums und Disposition des Patienten etc. Meist geht die Narkose in einen Schlaf über. Die Pupillen werden wieder mittelweit, die Reaktion derselben auf Licht kehrt zurück, wenn auch dieselbe noch während einiger Zeit etwas träge auf Lichteinfall statt hat, ein Zeichen der noch vorhandenen Narkotikumwirkung im Organismus.

Man hat bei dem Erwachen darauf zu achten, dass man den Kranken nicht plötzlich aufrichtet, während er im postnarkotischen Schlafe sich befindet, denn man kann dadurch leicht Gehirnanämien und Erbrechen hervorrufen. Jedenfalls ist es vorteilhafter, den Patienten ruhig ausschlafen zu lassen.

Es ist nun aber noch nicht die Zeit, dass wir unsere Hände in den Schoss legen, sondern die Behandlung und Beobachtungen des Kranken müssen jetzt noch fortgesetzt werden. Wir müssen noch die Herzaktion und Atemtätigkeit kontrollieren etc. Darüber soll weiter unten gesprochen werden.

§ 65. Man hat bei den verschiedenen Narkotika durch Versuche und exakte Untersuchungen festzustellen gesucht mittels Apparaten, welche den Lungen genau dosierte Mengen des Narkotikums zuführen, wie gross bei dem einzelnen Versuchstiere die zur Erzielung einer tiefen Narkose nötige Dosis des Narkotikums ist. Wenn man diese Dosis überschreitet, so entstehen Gefahren für das Leben des Tieres. Man hat also einen bestimmten Prozentgehalt der Luft mit Narkotikumdampf festzuhalten, unter dessen Höhe herabgegangen in der Inhalation, das Tier aus der Betäubung erwacht, über dessen Höhe bis zu einem gewissen Grade gegangen, der Tod des Tieres hervorgerufen wird. Wir haben also eine bestimmte Dosis, welche Narkose erzeugt, und eine solche, welche den Tod hervorruft. Den Unterschied zwischen der narkotisierenden und der tötlichen Dosis bezeichnet Paul Bert als Zone maniable, Kionka als Narkotisierungszone. Die Narkotierungszone stellt also den Spielraum dar, innerhalb dessen man den Prozentgehalt der Inspirationsluft an Narkotikumdampf schwanken lassen darf, um den Narkotisierten in einer tiefen Betäubung mit vollkommener Anästhesie zu erhalten, ohne denselben jedoch der Gefahr quoad vitam auszusetzen. Diese Narkotisierungszone ist nun bei den verschiedenen Narkotika verschieden, sie schwankt mit der verschiedenen Grösse des Teilungskoëffizienten der verschiedenen Narkotika zwischen Wasser und den Lecithin-Cholesteringemischen, und ist um so breiter, je geringer die narkotische Kraft des Narkotikums oder die Grösse des Teilungskoëffizienten ist. So haben wir bei Aether sulfuricus eine breitere Narkotisierungszone, als beim Chloroform, d. h. wir können durch eine geringere Ueberschreitung der Höhe der narkotisierenden Dosis den Tod bei der Chloroformnarkose hervorrufen, als beim Aether sulfur., bei welchem wir weit über die narkotisierende Dosis hinausgehen können. Von der Grösse dieser Narkotisierungszone können wir urteilen auf die unmittelbare Gefährlichkeit der Wirkung eines Narkotikums. Ebenso können wir von der Breite der Narkotisierungszone eine Lehre ziehen für unser Handeln, d. h. für die Dosierung des Narkotikums. Wir müssen bei einer geringen Narkotisierungszone peinlicher dosieren, und sorgfältiger die Verabreichung einrichten, überwachen und beobachten, als bei einer grösseren Narkotisierungszone. Dies bezieht sich aber nur auf die unmittelbare Gefahr der Intoxikation durch zu hohe Dosen des Narkotikums, nicht auf die Wirkungen im allgemeinen. Es können nebenbei andere Wirkungen mit dem Narkotikum verbunden sein, welche, wenn auch die Narkotisierungzone eine breite ist, doch eine ebenso genaue Dosierung erfordern, als im anderen Falle. Man muss hieraus nur die Aufforderung entnehmen, dann besonders auf die Dosierung zu achten, wenn die Zone gering ist.

Die narkotische Kraft des Narkotikums ist der Grösse der Narkotisierungszone umgekehrt proportional. Ferner ist der Verbrauch des Narkotikums der Narkotisierungszone direkt, der narkotischen Kraft indirekt proportional.

Was nun das Verhältnis zwischen der Narkotisierungsdosis und der letalen Dosis anlangt, so lässt sich folgendes sagen. Wenn man einem Hund in 100 L. Luft 8 gr. Chloroform verabreicht, so wird bald vollkommene Narkose eintreten, und bei permanenter Inhalation dieses Luft-Chloroformdampfgemisches stirbt das Tier nach 4 Stunden. Wird das Gemisch wie 15 : 100 hergestellt, so wird das Tier sofort narkotisiert, und stirbt schon nach 40 Minuten. Bei noch höherer Konzentration stirbt das Tier nach wenigen Minuten. Wir würden also hier die Narkotisierungsdosis 8, und die letale Dosis ca. 15 haben, d. h. die Narkotisierungsdosis ist ungefähr halb so gross als die letale Dosis oder besser, die letale ist doppelt so gross als jene, da wir wohl eher die Narkotisierungsdosis erfahren können. Bei Aether sind die Zahlen 20 zu 50. Folglich ist die Narkotisierungszone für Chloroform 7 und für Aether 30. Es ist durchweg als Regel zu beachten, dass die Narkotisierungsdosis ungefähr die Hälfte der letalen Dosis darstellt. Man kann daher bei jedem Narkotikum ungefähr die letale Dosis feststellen, wenn man die Narkotisierungsdosis kennt. Es ist ferner noch jene Beziehung interessant, nämlich je niedriger in der Zahlenreihe der Wert für die Narkotisierungsdosis liegt, um so geringer ist die Narkotisierungszone, z. B. 8 und 16, oder 20 und 50 etc., und die

Narkotisierungszone wird um so breiter, je höher der Wert für die Narkotisierungsdosis in der Zahlenreihe gelegen ist, ebenso wird dies Verhältnis der beiden Dosen mehr von 2 : 1 abweichend, je höher die Narkotisierungsdosis in der Zahlenreihe liegt, z. B. 20 als Narkotisierungsdosis und 50 als letale Dosis. Folglich gilt das für feststehend, je grösser die Zahl der Narkotisierungsdosis ist, um so weniger gefährlich wirkt das Narkotikum, und um so weniger ängstlich braucht man wegen Erreichen der letalen Dosis zu sein.

§ 66. Nachdem wir nun diese Verhältnisse der Narkose behandelt haben, ist es noch wichtig, ein Bild einer momentanen Analgesie zu erwähnen, welches unter dem Namen als Aetherrausch, oder die Rauschmethode zuerst benutzt und bekannt wurde (Sudeck etc.). Es zeigte sich nämlich, dass man schon im Beginn der Narkose eine kurze Zeit anhaltende Analgesie erreicht, welche man zu kleinen Operationen verwenden kann. Es müssen diese sogenannten kurzen Rauschnarkosen, welche man nicht nur bei der Aetherinhalation, sondern bei allen Inhalationsnarkosen findet, durch schnelles tiefes Einatmen sehr konzentrierter Narkotikumdampfluftgemische hervorgerufen werden. Sobald der betreffende Kranke nicht sehr tief inspiriert, was bei der hohen Konzentration der Gasgemenge seine Schwierigkeiten hat, und sobald man sehr erregte nervöse Menschen vor sich hat, ist dieser Rauschzustand nicht, oder nur sehr unvollkommen zu erreichen.

Man verwandte früher diese Methode ausschliesslich bei Aetherinhalationen (Sudeck, Kronecker, Terveles etc.). Doch hat man dieselbe ebenfalls bei Chloroform (Riedel) empfohlen. Es besteht ja bei allen Narkotika, den einen mehr oder weniger, die Eigenschaft, im Beginn der Wirkung eine kurze Zeit dauernde Analgesie zu erzeugen. Während dieses Zustandes empfindet der Kranke ganz deutlich, dass an der betreffenden Stelle des Körpers etwas getan wird, er kann auch die einzelnen Phasen der kleinen Operation genau feststellen, nur die Schmerzempfindung fehlt. So erzählt Riedel, dass er bei Versuchen an Kollegen von diesen ein Zeichen erhielt, wann die Analgesie eintrat, und er operieren sollte, wobei die betreffenden wohl die Manipulationen des Operateurs genau verfolgten, und als dumpfes Betasten empfanden, doch ohne Schmerzen zu erleiden. Der Laie vermag natürlich nicht den Zeitpunkt des Eintrittes der Analgesie festzustellen, man muss sich da selbst klar sein, wann dieselbe eintritt. Es ist meist der Anfang da, wenn die Kranken die kleinste Unordnung im Zählen verraten, wenn sie eine uncoordinierte Bewegung der Extremitäten machen und dergleichen. Diesen Zeitpunkt muss man sofort ausnutzen, und die Operation beginnen.

Die Methode besteht darin, dass man die Kranken zunächst zählen lässt, während man ihnen das Narkotikum zuführt und zwar verfährt man bei Aether mit grossen Dosen auf einmal, während man bei Chloroform dasselbe tropfenweise auffallen lässt. Die Rauschanalgesie tritt in letzterem Falle meist nach 80 bis 100 Tropfen Chloroform auf. Die grosse Gefährlichkeit des Chloroforms namentlich gegenüber dem Herzen verbietet ein Verabreichen in grossen Dosen. Wenn wir andere Narkotika in Betracht ziehen, so sehen wir dieselbe Rauschnarkose ausgenutzt bis zu einem gewissen Grade bei der Bromaethylnarkose und den ähnlichen kurzen Narkosen, bei denen oftmals das Bewusstsein nicht schwindet. Wenn auch bei diesen kurzen Narkosen eine volle Betäubung während weniger Minuten auftritt, so wären dieselben zur Rauschanalgesie ebensogut zu verwenden, da dieselben ebenso bei tropfenweiser Darreichung nach 30—40 Tropfen wirken, wie Aether und Chloroform. Die Bromaethylnarkose ist eigentlich nur eine tiefere Rauschnarkose, wenigstens in vielen Fällen, oftmals fehlt bei ihr ebenso die Bewusstseinsstörung und es besteht nur Analgesie. Darüber ist im speziellen Teil mehr zu finden.

Jedenfalls ist diese Analgesie sehr gut in der kleinen Chirurgie zu verwenden, zu Operationen an Organen, wo wenig sensible Nerven vorhanden sind, oder bei Erkrankungen wo eventuell nur ein Hautschnitt zu machen ist. So ist diese Methode sehr vorteilhaft zu verwenden bei Zahnextraktionen, bei Abscessspaltungen, bei Reposition von Brüchen kleinerer Knochen, wie bei Behandlung der Radiusfractur (Riedel), und beim Einrichten von Malleolarfrakturen etc. Ferner gibt Riedel den Rat, diese Rauschanalgesie bei Verbandwechsel zu verwenden, wo man aus Wunden Tampons entfernt, da dieses Herausnehmen von Verbandgaze meist ungeheuer schmerzhaft ist. Zu derartigen chirurgischen Eingriffen ist diese Methode sehr gut zu verwenden und kaum zu ersetzen. Es ist aber entschieden zu weit gegangen, wenn man dieselbe zu grösseren Operationen verwenden will, wie man es angeblich mit gutem Erfolg versucht hat. Man muss immer bedenken, dass dieser Zustand nur ein kurz dauernder und vorübergehender ist, und man muss sich vorher genau klar sein über die Dauer des chirurgischen Eingriffes. Wenn die Operation nicht ganz schnell beendet sein kann, so werden dem Kranken starke Schmerzen verursacht, und die Wirkung der ganzen Methode ist eine illusorische, wenn der Kranke am Ende noch, wenn auch nur ganz kurze Zeit, heftige Schmerzen erleidet. Korrekt angewandt und ausgeführt in Harmonie mit der Operation muss der Patient völlig von Schmerzen verschont geblieben sein, und der Operateur muss fertig sein mit seiner Arbeit bei der Wiederkehr der Schmerzempfindlichkeit.

Es ist nun allerdings diese Methode sehr leicht in eine Narkose überzuleiten. Die Analgesie tritt am Ende des I. Stadiums vor dem Beginn des II. Stadiums, des der Excidation, ein. Bedarf man nun aus unvorhergesehenen Gründen einer vollständigen Narkose, so ist es ein leichtes, diese zu erhalten, man braucht nur die Inhalation fortsetzen zu lassen.

So ist man selbst soweit gegangen, diese Methode als Einleitung zu jeder Narkose zu verwenden, allein es stehen dieser Methode grosse Bedenken entgegen. Vor allem ist jede schnelle Betäubung bei vielen Narkotika sehr gefährlich, und es bleibt bei der Rauschmethode, wenn sie weiter fortgesetzt wird, meist eine starke Excidation nicht aus. Diese Excidation lässt sich hingegen bei langsamer Narkose vermeiden. Ferner muss man bei vielen Narkotika auf etwa vorhandene Idiosynkrasie achten, und dies kann leicht vernachlässigt werden bei solcher Narkose. Es ist auch im allgemeinen der Rat zu geben, die Rauschmethode nicht zu überschätzen und vor allem dieselbe auf den Aether zu beschränken, da die meisten anderen Narkotika bei einer Verabreichung in solch hohen Dosen, wie sie zur Rauschnarkose nötig sind, viele ernste Gefahren für den Kranken quoad vitam mit sich bringen können.

Diese Methode hat allerdings für den praktischen Arzt einen ganz ungeahnten Wert, und es ist nur leider zu wenig Kenntnis von der Rauschnarkose in die Aerztewelt gedrungen. Der Arzt kann bei dieser Methode einen Assistenten entbehren, oder kann die Handhabung einem Laien überlassen. Andernteils verursacht die Methode dem Kranken keine Beschwerden nachträglich, daher ist dieselbe in der Sprechstunde gut zu verwenden, ebenso bei Entbindungen, wo vielleicht nur kurze Zeit arge Schmerzen verursacht werden (Zange, Extraktion etc.). So bietet die Rauschnarkose einen weiteren grossen Nutzen in der Geburtshilfe. Auch hier kann der Arzt, wenn nur eine kleine Operation von kurzer Dauer vorliegt, die Analgesie verwenden, ohne einen Kollegen wegen der Narkose zu benötigen, so z. B. bei einer leichten Zangenentbindung, wo die meisten Schmerzen ja während des Durchtrittes des Kopfes durch den Introitus vaginae bestehen, oder bei ähnlichen Operationen. Während der Entbindung, wo die Frau an sich wenig widerstandsfähig gegen die Wirkung der Narkotika ist, genügen nur wenige Tropfen um den geeigneten Zustand zu erzeugen.

Wir haben jedenfalls in dieser Methode ein Hilfsmittel, das grosse Bedeutung für den Arzt und Kranken besitzt, und verdient mit Recht eine allgemeinere Verwendung zu erlangen.

§ 67. Wenn wir während der Narkose noch weiter eine genaue Beobachtung des Kranken durchführen, so ist es vor allen Dingen die Herztätigkeit und Atembewegung, welche unser Hauptaugenmerk beanspruchen muss. Die Verhältnisse der Herzaktion und der Atmung werden bei jeder einzelnen Narkose in so detaillierter Weise beschrieben werden müssen, dass es hier nicht eines genaueren Eingehens auf diese Verhältnisse bedarf, zumal die Einflüsse des Narkotikums an sich bei jeder Narkosenart andere sind. Die Eigentümlichkeiten in dem Verhalten der Wirkungen der Narkotika zu diesen beiden Hauptfunktionen des Organismus werden bei der Abhandlung der einzelnen Narkotika im speziellen Teile dieses Buches genau erwähnt.

Wir haben hier nur zu betonen, dass eine genaue Prüfung dieser beiden Organfunktionen während einer Narkose in jedem

Moment geschehen muss. Der Narkotiseur muss nicht nur eine Hand am Pulse des Kranken halten, sondern er muss vor allen Dingen bei der Sache sein, und muss ganz in seiner Tätigkeit aufgehen, so dass er nicht nur nach dem Pulsfühlen urteilt, sondern auch mit den Augen seinen Narkotisierten im ganzen betrachtet und jede Stelle des Körpers besichtigt, so dass ihm nicht die geringste Veränderung entgehen kann. Zu diesem Zwecke muss aber auch der Patient dem Narkotiseur an allen jenen Körperstellen zugänglich sein, wo Veränderungen von Wichtigkeit durch die Narkotikumwirkung entstehen können, die Brust muss vor allem frei und offen sein, das Gesicht wenn möglich nicht bedeckt, das Abdomen ebenfalls sichtbar. Liegen dem Narkotiseur alle diese Regionen des Körpers frei da, so kann er keinen Grund zur Entschuldigung anführen, wenn dem Kranken ein Unglück in der Narkose zustösst, ohne dass es von ihm vorher bemerkt wurde. Es handelt sich hier hauptsächlich um folgende Ereignisse, die während der Narkose eintreten können.

§ 67a. Zunächst betrachten wir die Herzschwäche. Es ist nur zu leicht der Fall, dass eine solche eintritt. Es giebt während der Narkose im allgemeinen leichte und schwere Herzschwächen. Die leichten stellen die aus diversen Gründen entstehenden Collapse dar, welche oftmals nicht in direktem Zusammenhange mit der Narkose stehend schnell ohne schwere Folgen vorübergehen. Wir haben schon an anderer Stelle die Ursachen kennen gelernt, Shock, Neurasthenie und Hysterie, grosse psychische Alterationen, beginnende Herzkrankheiten, Anämie etc. Der Symptomenkomplex ist folgender. Der bisher immer völlig normale Mensch bekommt plötzlich blasses Gesicht, blasse Lippen, schwache Herzaktion, unregelmässigen, sehr kleinen Puls etc., Zeichen, wie sie bei jeder Ohnmacht vorkommen. Wir müssen diesen Zustand sofort erkennen und im Augenblick des Eintretens auch schon orientiert sein, was die Ursache dazu ist. Nur dann können wir sachgemäss handeln, denn es gilt bei allen diesen Accidenten zuerst die Narkose wegzuschaffen, dann erst können wir zu anderen Mitteln des Bekämpfens schreiten, denn besteht die Ursache fort, so nützen all unsere etwa eingeleiteten Manipulationen nichts. Die Ursachen zu solchen vorübergehenden Collapsen sind aber meist geringfügiger Art, denn die Collapse gehen eben schnell wieder vorüber. Selbst auch dann, wenn sie so schnell vorübergehend auftreten, dass viele Narkotiseure, wie es oft vorgekommen ist, dieselben garnicht bemerkt haben, und sie sich nur in schnell wieder schwindender Blässe des Gesichtes dartun, muss man ihnen Beachtung schenken und den Grund zu ermitteln suchen, jedenfalls muss man sie stets bemerken und nie übersehen, denn oftmals deuten dieselben auf Idiosynkrasien der Person gegen das Narkotikum, oder auf nicht bemerkbare Herzerkrankungen im Beginn etc. hin. So können sie doch oftmals den Anlass geben, ein anderes Narkotikum zu wählen.

Die schweren und gefährlichen Herzschwächen bilden leider den weitaus grösseren Teil von allen, während die eben geschilderten in geringerer Zahl auftreten. Somit sagt uns auch schon dieser Umstand, dass wir vor allem dem Auftreten gleich im Beginn Beachtung schenken und den Collaps sofort diagnostizieren müssen. Diese Collapse zeigen ganz dasselbe Bild im Beginn wie die vorhererwähnten, der Puls beginnt zuerst etwas schwach und unregelmässig zu werden. Daran ist in allen Fällen eine nahende Herzschwäche zu erkennen. Nunmehr treten sehr bald schwerere Symptome ein, Blässe der Schleimhäute, weite reaktionslose Pupille. Die Blutung bei der Operation lässt nach, man merkt dies schon sehr zeitig. Nach und nach wird der Puls immer schwächer, bis er nicht mehr zu fühlen ist. Wenn man nun auch den Stillstand des Herzens erkennt, so sind meist nur noch wenige Atemzüge dem Patienten vergönnt, wenn nicht schnell Hilfe kommt.

Diese ist nun tatsächlich in manchen Fällen ohne Erfolg, selbst, wenn man bei dem ersten Zeichen die Schwere des Collapses erkennend, ihm entgegenarbeitet. Der Grund zu diesen Collapsen liegt in zu hohen Dosen der Narkotika, in Herzerkrankungen und Schwächezuständen, die vorher schon bestanden, sei es bei malignen Neubildungen, sei es bei Blutungen etc., sowie in der Anstrengung durch die Operation, und heftigem Blutverlust während der Narkose. Auch hier haben wir natürlich zu versuchen, die Ursache zu beseitigen, und das ist leicht getan in jenen Fällen, wo das Narkotikum die Schuld trägt. In den anderen Fällen müssen wir entsprechend den Ursachen handeln. Daher können wir nicht ein definitiv begrenztes Bild des Handelns bei Herzcollapsen aufstellen, da in jedem Falle nach den obwaltenden Verhältnissen und den individuellen Dispositionen die Massnahmen eingerichtet werden müssen. Nichtsdestoweniger wollen wir hier die Hauptmassnahmen anführen.

§ 67 b. Das erste Gebot heisst hier, mag die Ursache in irgend welcher Veränderung bestehen stets die Narkose unterbrechen, die Verabreichung des Narkotikums sistieren. Doch damit ist noch nicht alles getan, sondern der Narkotiseur muss nun schon die Ursache erkannt haben. Nehmen wir z. B. an, die Herzschwäche ist schon beim ersten Andeuten durch Veränderung des Pulses bemerkt, es kommt ja vor allem darauf an, bei dem ersten Zeichen keine neuen Dosen von Narkotikum zu verabreichen, und nehmen wir ferner an, die Ursache sei in Anaemie, durch eine maligne Neubildung, vorherige Blutungen, sowie starken Blutverlust bei der Operation bedingt, nebenbei sei noch eine durch die maligne Neubildung hervorgerufene Herabsetzung der Kräfte mittleren Grades vorhanden, so haben wir es mit mehreren Ursachen zu tun.

Nachdem die Verabreichung des Narkotikums unterbrochen ist, müssen wir zunächst suchen, die Herzkraft zu erhöhen, und verhüten, dass das Herz aufhört zu schlagen. Da haben wir nun mit Ruhe und Ueberlegung vorgehend unserem Assistenten die künstliche Atmung anzubefehlen. Während dieselbe vorgenommen wird in der richtigen Weise, wie später dargetan werden soll, haben wir bereits die beiliegenden nötigen Instrumente ergriffen, und machen an den beiden Oberschenkeln und auf der Brust eine subkutane Kochsalzinfusion.

Durch die künstliche Atmung wird bewirkt, dass die Oxydation des Blutes weiter vor sich geht, und die Herzaktion infolgedessen nicht ganz aufhört, denn wenn dieses eingetreten wäre, würde uns auch die Infusion nichts nützen, da ja die Kochsalzlösung nicht resorbiert werden und in die Blutbahn gelangen kann. Wir sehen, dass durch die Infusion die Herztätigkeit schon nach kurzer Zeit etwas steigt. Dies ist ein gutes Zeichen, doch wir haben noch nicht gesiegt.

Würden wir nun den Herzschlag überhaupt nicht mehr gefühlt haben, so würden wir versuchen müssen, dem Herzen doch noch neben der künstlichen Atmung wieder Kraft zu geben, indem wir die Infusion nicht subkutan, sondern in eine grosse Vene direkt, z. B. die Vene mediana des linken Armes machen. Es kommt vor allen Dingen bei diesen Manipulationen in Betracht, dass man sich über Ursache der Syncope klar ist. Denn in unserem Falle, wo das Herz durch vorherige Schwächezustände sehr matt und schwach ist, und wo nun die noch hinzugekommenen Anstrengungen, (Narkose, Blutung, Operation) genügt haben, um dies Erliegen herbeizuführen, würde es ein grosser Fehler sein, wollte man z. B. mit Massage gegen das Herz vorgehen. Die Massage ist zweifellos ein sehr gutes Unterstützungsmittel der Herztätigkeit, allein nur in solchen Fällen wo ein sonst gesundes Herz vorliegt, und die Herzschwäche durch eine Lähmung der Centren infolge zu grosser Dosen des Narkotikums, oder infolge spezifischer Wirkung derselben hervorgerufen worden ist. Wir haben es in unserem Falle hingegen mit einem sehr schwachen, matten, überanstrengten in der Ernährung herabgekommenen Organ zu tun, und somit wäre es ein grosser Fehler, dem Herzen eine neue Arbeit zu zumuten. Durch Massage würde dasselbe noch mehr geschwächt. Die Herzmassage ist nur dann anwendbar, und das ist sehr wichtig, dass nicht durch falsche Handlung eher die Schwäche gefördert wird, anstatt aufgehoben und beseitigt zu werden, wenn der Reiz, welcher das Herz zum Schlagen veranlasst, und der von dem Zentrum der Herzaktion ausgeht, fehlt, infolge Lähmung des Zentrums durch vielleicht zu hohe Dosen oder spezifische toxische Wirkung des Narkotikums bei entsprechender Disposition des Organismus. Dann muss man versuchen, durch Krafteinwirkung von aussen, den Reiz zu ersetzen, man muss versuchen, das Herz zu erregen, ja zur Kontraktion zu bringen. Allein in unserem obigen Falle ist der Reiz zur Kontraktion vorhanden, nur fehlt die Kraft, diesem Reiz zu entsprechen. In jenen Fällen, wo, wie bei Chloroform eine kumulierende Wirkung der Mengen im Blute zu bemerken ist, und sei es durch übergrosse Dosen, oder die spezifische toxische Wirkung eine Parese des Herzzentrums stattgefunden hat, ist Herzmassage am Platze.

Weiterhin kann man die Herzschwäche auch noch durch Medikamente zu heben suchen, indem man subcutan Kampher oder Aether einspritzt. Alle die subcutanen Injektionen können natürlich nur dann wirken, wenn noch eine Spur von Herzbewegung besteht, sonst wird ja eine Aufnahme der durch die subcutane Injektion einverleibten Medikamente in das Blut nicht erfolgen können, und dieselben gelangen nicht zum Herzen. Deshalb soll man diese Injektionen auch nicht an einer Stelle des Körpers vornehmen, welche sehr weit vom Herzen entfernt ist, sondern in der Nähe, damit eventuell die Bahn im Blutwege nicht so gross ist, dass die Herzkraft das Blut nicht mehr hindurch zu treiben vermag.

Man hat neuerdings in dem Nebennierenextrakte resp. dem Suprarenin und Adrenalin Mittel, die, in Fällen höchster Gefahr in das Myocard selbst durch die Thoraxwand injiciert, (Reichert) das Herz wieder zum Schlagen anregen, gefunden. Wir haben selbst Versuche mit Suprarenin und Adrenalin in Lösungen 1 : 10 000 und 1 : 5 000 angestellt, und sahen nach Injektion von 1 cbcm in die Wand des linken Ventrikels die Herzkraft wiederkehren, nachdem alle andren Mittel versagt hatten, und die Versuchstiere erholten sich wieder und lebten weiter. Diese Injektionen können als völlig gefahrlos als ultimum refugium empfohlen werden. Ueber die Technik siehe später.

Ferner muss beim Aether in Betracht gezogen werden, dass derselbe bei Aethernarkosen nicht als herzerregendes Mittel wirkt, sondern im Sinne der Narkose an sich, also lähmend. Daher muss man bei einer Aethernarkose Kampher injizieren. Ausser diesen Mitteln hat man auch noch den Sauerstoff zur Verfügung, den man teils durch die Lungen, teils durch das Blut dem Organismus einzuverleiben versucht.

Wenn wir also unsere Handlungsweise bei Herzschwächezuständen kurz zusammenfassen, so haben wir bei allen, zunächst Unterbrechen der Verabreichung des Narkotikums und dann erst in jedem Falle Einleiten von künstlicher Atmung, nach dieser erst die andern Hilfeleistungen zu bewerkstelligen. Unter jeder Bedingung muss die künstliche Atmung vorgenommen werden, und man darf in diesem Falle nicht die Zeit, in der sie noch hilft, die Anfangszeit der Schwächezustände vorübergehen lassen vielleicht mit Inszenierung der Infusion etc. Es ist unter allen Umständen, in allen diesen analogen Fällen, wo die Herzschwäche durch Veränderungen im Organismus hervorgebracht wird, die Pflicht des Arztes, künstliche Respiration vorzunehmen, und alles andere zu unterlassen, und nur diese solange auszuführen, bis ein Erfolg oder Misserfolg deutlich ist. Andere Hilfsmittel kommen erst in Betracht und Verwendung, wenn genügend Personal zur Verfügung steht, sodass durch diese Manipulationen die künstliche Respiration nicht beeinträchtigt wird. Fehlen geeignete Hilfskräfte, so lassen wir alles andere weg, und machen selbst künstliche Atmung. Dieselbe muss auch kunstgerecht ausgeführt werden, und man sollte diejenigen Laien, welche man ev. zur Hilfe bei der Narkose verwenden will vorher genau über die Methode der künstlichen Respiration unterrichten, damit man es ihnen nicht erst im Falle der Gefahr beibringen muss, wobei sie meist den Kopf verlieren. Erst in zweiter Linie kommen Infusionen und Kampfer-Aether-Injektion, Sauerstoffinhalationen etc. in Betracht, dabei möchte ich nicht die Infusion vernachlässigt wissen, wenn auch die künstliche Atmung mehr wert ist, weil sie erst die Wirkung der Infusion möglich macht. Es ist sogar oftmals die Infusion als Prophylaktikum zu verwenden. In Fällen von starkem Blutverluste, wo man einen Collaps vermuten kann, wird man durch Infusion oftmals denselben am Eintritt zu verhindern im Stande sein. Deshalb soll man sich nicht scheuen, vor der Narkose eine Kochsalz-Infusion zu machen, wenn nur der geringste Verdacht des Eintretens von Herzkollapsen vorliegt, und wenn namentlich starke Blutungen vorausgingen.

In den Fällen, wo eine stark toxisch wirkende Dosis Narkotikum einen Herzcollaps erregt, ist ein entsprechendes Antidotum ebenfalls verwendbar, so ist Atropin gegen Morphinintoxikation, andere Exzidantien sind Amylium nitrosum, Strychnin. nitric. etc. Andere haben empfohlen heisse Kompressen, Senfteige oder Thermophore auf die Herzgegend zu applizieren, Eis in den Mastdarm zu bringen, ebenso sind Alkohol-Darreichung, Berieseln des Kopfes und der Brust mit kaltem Wasser, Schlagen der Brust mit Tüchern und anderes mehr als weitere Hilfsmittel empfohlen worden. Diese letzteren Manipulationen sind nur bei leichteren Collapsen wirksam, bei schweren muss man nicht die kostbare Zeit mit diesen Kleinigkeiten verlieren, sondern muss der künstlichen Respiration seine ganze Kraft widmen. Für dieselbe sind zwei geübte Personen nötig, und diese sollten nie in ihrem Handeln gestört werden, denn es ist nicht immer mit der Arbeit während einiger Minuten getan, sondern es ist in vielen Fällen stundenlange ununterbrochene Tätigkeit nötig gewesen, um die immer wieder collabierende Herzkraft aufrecht zu erhalten. Man soll daher in solchen Fällen, wo nicht schon nach einigen Minuten Restitutio ad integrum auftritt, nicht den Mut verlieren und mit der Tätigkeit nachlassen, denn es ist schon gelungen nach 2—3 stündigen Bemühungen doch die Kraft des Herzens wieder dauernd zu stärken, und so dem Kranken durch Ausdauer das Leben zu retten. Leider gibt es auch so desolate Fälle, und oft sind es gerade diejenigen, wo man vom ersten Moment an den Collaps bemerkt und ihm entgegengearbeitet hat, welche endlich doch ad exitum letalem kommen. Wir sehen, wie nach den ersten künstlichen Atembewegungen die Herzkraft wieder steigt, um sofort wieder zu sinken, sobald die Atembewegungen sistiert werden. So geht es abwechselnd oft stundenlang fort, und es wird dabei trotz aller nebenbei eingeleiteten Hilfsmittel keine Besserung erzielt, sondern die Herzkraft schwindet zusehends, um unter unseren Händen endlich ganz zu erlöschen dem Tod den Sieg zuerkennend. Wir haben in solchen Fällen eben dann nur das eine Bewusstsein, alles getan zu haben, was in unserer Macht stand, sind wir ja doch schon gewöhnt zu unterliegen, und unsere Kraft erlahmen zu sehen, wo wir sie so gern siegreich gesehen hätten, indem wir so oft unsere teuersten, liebsten Wesen auch müssen gerade zum Trotz unserer Kunst sterben sehen unter unseren Händen, ohne helfen zu können.

§ 68. Neben den Herzcollapsen sind es die Lungenlähmungen, welche die zweite Rubrik der Verhängnisse während der Narkose bilden. Hier ist der Angriffspunkt das Zentrum der Atmung, welches vom Narkotikum gelähmt wird, und neben diesen direkten toxischen Lähmungen sind es noch eine Reihe anderer Ursachen, welche einen Atmungsstillstand hervorrufen können. In diesen Fällen steht die Atmung still, während die Herztätigkeit noch einige Zeit fortbesteht. Man hat hier für eine grosse Gruppe von Unfällen den Ausdruck Asphyxie gebraucht. Derselbe bedeutet in der alten Weise alle Unfälle während der Narkose, die durch Atembeeinflussung entstehen. Es ist ganz verkehrt, die ganz verschiedenen Ereignisse mit diesem einen noch dazu ganz etwas anderes bedeutenden Ausdruck zu benennen. Das Wort Asphyxie = A, alpha privativum und σφύζειν = pulsieren, bedeutet demnach Pulslosigkeit, und wäre folglich viel besser eine Bezeichnung für die Herzsynkope, welche wir eben beschrieben haben, als für einen Zustand, wo eine Lähmung des Atemzentrums vorliegt, also eine Apnoë, eine Atemlosigkeit. Alle diese hierhergehörenden Unfälle sind, wenn man sie auf ihren endlichen Ausgang hin betrachtet, alle Apnoën, denn es tritt stets entweder durch das Narkotikum selbst, oder durch Kohlensäurevergiftung eine Lähmung des Atemzentrums ein. Folglich ist der passende Ausdruck Apnoë.

§ 68 a. Dieser Zustand der Apnoë macht sich durch folgende Symptome sehr bald kenntlich. Der Kranke zeigt unregelmässige, erschwerte Atemzüge, bekommt ein dunkelrotes bis blaurotes Gesicht, die Atmung hört auf, ev. sieht man noch krampfhafte Bewegungen der Atemmuskeln. Das Blut, welches vorher hellrot bei der Operation floss, ist jetzt dunkelrot bis schwarz, venös, dies ist ein sicheres Zeichen für drohende und beginnende Apnoë.

Was nun ein Zeichen der höchsten Gefahr kurz vor dem Tode anlangt, so hat man ein solches in den athetotischen Bewegungen der Finger, manchmal auch der Hände, ganz ähnlich wie sie auch bei Athetose auftreten, beobachtet. (Strassmann). Dieses Symptom ist mit eines der ersten einer hohen Gefahr. Neben diesen athetotischen Flexionsbewegungen der Finger, resp. der Hände sieht man auch unkoordinierte Bewegungen der Bulbi.

Diese unwillkürlichen Bewegungen sind durch zentrale Reizung zu erklären, und man darf dieselben nicht mit den willkürlichen Abwehrbewegungen verwechseln. Diese treten nur im Stadium II, dem der Erregung auf, wo noch ein Teil des Bewusstseins vorhanden ist, während jene in einem Stadium tiefster Narkose auftreten, wo jedes Bewusstsein und alle Reflexe erloschen sind. Der Puls ist anfangs noch normal, wird nach und nach schwächer bis er nicht mehr zu fühlen ist, die Pupillen, die anfangs plötzlich maximal dilatiert, reaktionslos wurden, springen jetzt plötzlich in maximale Verengerung über, und der Tod ist eingetreten.

Die Ursachen hierzu sind zunächst eine direkte Lähmung des Atemzentrums durch das Narkotikum. Entweder es sind zu grosse Dosen gegeben, oder es besteht eine Idiosynkrasie der Person gegen das Narkotikum. Was haben wir in solchen Fällen zu tun? Wenn wir uns klar sind, dass kein anderer Grund vorliegt als direkte Lähmung durch das Narkotikum, so ist die erste Handlung die Einleitung künstlicher Respiration. Es fehlt hier der Impuls, der Reflex, welcher die Lungentätigkeit hervorruft, deshalb muss man bemüht sein, die Bewegung der Lungen anzuregen. Dies erreicht man am allerbesten wieder durch Einleiten künstlicher Respiration. Dieselbe ist in jedem Falle dieser Art die wichtigste Vornahme, und darf nicht vernachlässigt werden, etwa um andere nebensächliche Massregeln zu ergreifen. Wenn genügende Hilfe zur Hand ist, kann man noch andere Hilfsmittel verwenden: Anwenden von Elektrizität, Einblasen von Luft in die Lungen, oder Einblasen von Sauerstoff, oder man kitzelt den Kehlkopf mit einer Feder, man sucht durch die bekannten Mittel die Herztätigkeit zu stärken etc. Wenn wir uns einmal den Zustand genauer klar machen, den wir jetzt vor uns haben, so ist zu sagen: es besteht eine Ueberschwemmung mit Narkotikum. Dasselbe kann nicht wegen Stillstand der Atmung und schwacher Herzaktion aus dem Körper entfernt werden, in dem Blut ist zu hohe Konzentration des Narkotikums vorhanden. Aus diesen Erwägungen können wir Schlüsse für unser Handeln ziehen. Wir müssen versuchen, das Narkotikum aus dem Blut zu entfernen, das erreichen wir erstens dadurch, dass wir, wenn das Herz nicht durch starke Blutungen und Schwächezustände vor der Narkose geschwächt ist, eine Menge Blut aus dem Organismus entfernen, und dasselbe durch sterile Kochsalzlösung ersetzen. Aber diese Blutentziehung darf nur bei sehr kräftigem Herzen vorgenommen werden. In dem anderen Falle, bei zugleich bestehenden Herzschwächezuständen, was in den meisten Fällen zutrifft, werden wir nur Kochsalzlösung infundieren, dadurch wird das Blut verdünnt, und wir erreichen ungefähr dasselbe. Man kann ausserdem eine konstante Durchrieselung des Magens mit Kochsalzlösung vornehmen, wodurch ebenfalls Narkotikum dem Blutplasma entzogen wird. Ausserdem wird gegebenenfalls eine Durchrieselung der Bauchhöhle mit steriler Kochsalzlösung sehr gute Dienste leisten, wenn vielleicht zufällig eine Laparatomie vorgenommen wird.

Nun gelangen wir zu der zweiten Reihe von Apnoën. Dieselben sind hervorgerufen durch direkte Verlegung des Atemweges, durch Zurücksinken der Zunge, Krampf der Kehlkopfmuskeln, Fremdkörper, Schleim, Strumen, Tumoren, etc. Alle diese Gegenstände und Verhältnisse verursachen eine erschwerte Atmung zunächst mit krampfhaften Atembewegungen, Stertor, Hyperaemie des Gesichts etc., weiter zeigt sich ein immer stärkeres Auftreten der Symptome, eine Ueberladung des Blutes mit Kohlensäure, und diese starke Anhäufung der Kohlensäure ruft endlich eine Lähmung des Zentrums der Atembewegungen hervor mit Stillstand der Atmung. Diese Fälle sind also ebenfalls unter die Rubrik Apnoë zu stellen, und unsere erste Handlung muss wieder sein: Unterbrechen der Verabreichung des Narkotikums.

§ 68 b. Aber ehe wir die künstliche Respiration einleiten, müssen wir erst das Hindernis entfernen. Dies geschieht entweder durch direktes Extrahieren der Fremdkörper, Hervorziehen der Zunge, Entfernen von Schleim oder Blutgerinnseln etc. Liegt aber die Sache so, dass man entweder von oben der Ursache nicht beikommen kann, oder ist ein Krampf im Kehlkopf, ein Tumor vorhanden, der die Trachea komprimiert, oder ähnliches mehr, so lassen wir nicht die kostbare Zeit mit langen Versuchen des Luftschaffens durch den Mund etc. vergehen, sondern greifen rasch zum Messer und tracheotomieren den Kranken. Wer die Technik beherrscht, kann in einzelnen Fällen auch Intubieren. Nachdem wir durch die Tracheotomie Luft geschaffen, ev. durch Aspirieren Schleim oder Blut aus der Trachea oder den Bronchien entfernt haben, sehen wir in vielen Fällen, wie die Lungentätigkeit wieder einsetzt, und wenn dies nicht geschieht, so ist es jetzt an der Zeit, künstliche Respiration einzuleiten. Die Zeit vom ersten Bemerken der Atmungserschwerung bis zum Luftschaffen auf irgend eine Weise muss, obgleich sie sehr kurz ist, doch gut ausgenutzt werden. Die Tracheotomie soll man nicht zu lange hinausschieben, da man doch dazu ½—1 Minute Zeit gebrauchen kann, und es ist besser, früher zu tracheotomieren, damit es dann nicht zu spät ist. Es ist aber wiederum die Geschicklichkeit des Narkotiseurs, welche entscheiden muss, wie derselbe handeln soll. Er muss durch seine gute Beobachtung von Anfang an informiert sein über den ganzen Hergang. Wenn er das ist, wird er meist seinen Kranken retten können, indem er dann sofort sachgemäss handelt, und nicht die kostbare Zeit zu nebensächlichen Manipulationen verschwendet.

Die Hauptsache aber ist die, die Ursachen zu solchen Komplikationen von Anfang an zu beseitigen. So kann man sehr viel tun, und mit Recht behaupten, dass nur ein kleiner Teil der zweiten Gruppe von Apnoën übrig bleibt, wenn wir alle geforderten Bedingungen für eine Narkose der Jetztzeit erfüllt haben. Fremdkörper dürfen nicht im Munde sein, der Speichel muss durch entsprechende Lagerung entfernt werden, ebenso Blut bei Operationen, so bleiben uns noch jene Fälle wo ein Krampf im Kehlkopf eintritt, wo Tumoren die Passage verengern, und wo der Zungengrund nach hinten fällt. Letzterer Fall ist aber so oft zu sehen, dass jeder so geübt ist, um hier nie ernste Gefahren entstehen zu lassen, und wir kennen ja die Handlungsweisen, wie wir ein Herabsinken des Zungengrundes zu verhindern im Stande sind. Daraus geht hervor, dass nur wenige Ursachen bestehen bleiben. Jene Fälle, wo die dünnen Lippen und Nasenflügel sich an die Knochen anlegen, und Ventilverschluss herstellen, braucht man wohl kaum zu erwähnen, es ist ja eine Kleinigkeit, diese Uebelstände zu beseitigen. Ferner sind jene Fälle, wo Anschwellungen und Wucherungen in Nase und Rachen vorhanden sind, ebenfalls bekannt genug, und leicht zu behandeln.

Neben alledem ist noch ein anderer die Atmungverhinderung und Apnoë erzeugender Umstand, welcher ebenfalls wie der Glottiskrampf unvorhergesehen eintritt, in dem Glottisoedem gegeben. Dasselbe tritt so plötzlich auch in der Narkose auf, dass man stets damit rechnen muss.

Die Ursachen für ein so unerwartet auftretendes Glottisoedem sind natürlich sehr schwer zu eruieren, und man wird in vielen Fällen vollkommen im dunkeln tappen. Von manchen wird eine spezifische Wirkung bestimmter Narkotika, welche in sehr konzentrierten Dämpfen auf die Schleimhaut des Kehlkopfes einwirken, für das Glottisoedem verantwortlich gemacht. Es lässt sich dies allerdings nicht mit Sicherheit behaupten. Dass aber eine Reflexwirkung durch konzentrierte Dämpfe des Narkotikums, auch wenn sie nicht direkt auf die Schleimhaut des Kehlkopfes einwirken können, ein solches Oedem hervorrufen kann, ist nicht von der Hand zu weisen, und ist immerhin wahrscheinlich. Sehr oft trägt aber weniger die Narkose, als die Operation, welche vielleicht in der Nähe des Kehlkopfes stattfindet, die Schuld. Eine Therapie kann natürlich nur in der Tracheotomie gegeben sein, und es ist Pflicht des Narkotiseurs, sich sofort bei Eintritt einer Erschwerung des Atmens klar zu machen, worin letztere besteht, und dass einzig und allein ein Glottisoedem vorliegt. Er muss diese Ueberzeugung aus dem ganzen Hergang der Narkose durch scharfe Beobachtung erlangt haben, und muss im Beginn der Gefahr schon per exclusionem anderer Ursachen seine Diagnose sichern, und sofort richtig handelnd einschreiten. Eine Untersuchung etwa erst noch, ob Fremdkörper den Weg versperren, muss unnötig, und zu unterlassen sein, da sich der Narkotiseur klar sein muss, dass kein Fremdkörper anwesend gewesen ist, und die Untersuchung würde nur die Zeit rauben, welche gerade noch ausreicht, um schnell zu tracheotomieren, und dadurch den Menschen zu retten.

In manchen Fällen, wo wir eine Verlegung des Atemtraktus erwarten können, wie bei sehr blutigen Operationen im Munde und Rachen, sowie bei Strumektomien, ist es wohl angebracht vorher zu tracheotomieren, und im ersteren Falle die Trendelenburgsche Tampon-Canüle einzulegen, welche ein Herabfliessen von Blut in die Trachea verhindert. Die Narkosen bei Strumen sind besonders gefährlich, und es sind gerade bei diesen Operationen sehr viele Narkosenunfälle, sowohl Apnoë- als Herzsyncope-Fälle zu verzeichnen. Inwiefern die Operation infolge nervöser Laesionen und anderer Verhältnisse hier mit hineinspielt, ist nicht der Ort zu erörtern.

§ 69. Nachdem wir nun diese Gefahren, und unsere Tätigkeit zur Ueberwindung derselben gezeigt haben, wenden wir uns zu dem genaueren Explizieren der zu ergreifenden Gegenmassregeln, und betrachten zuerst die künstliche Respiration. Es ist ganz unbedingt nötig, dass dieselbe hier erklärt wird, denn ein grosser Teil der Leser wird nicht leicht sich die Instruktion darüber aus anderen Werken suchen wollen, und dann wird eine alleinige Schilderung der Vornahme der künstlichen Respiration in Bezug auf die Narkose sehr viel Wissenswertes für den Narkotiseur zu Tage fördern.

Es gibt verschiedene Arten, eine künstliche Respiration einzuleiten. Die künstliche Atmung hat den Zweck, die Atembewegungen, welche normaler Weise von den Atemmuskeln bewirkt werden, zu erzeugen, und so in rhythmischer Folge eine Kompression der Brust, also eine Verringerung des Inhaltes der Lungen, und darauf folgend wieder eine Erweiterung des Brustkorbes, eine Vermehrung des Inhaltes der Lungen zu bewirken. Dadurch, dass man innerhalb der Brusthöhle einen luftverdünnten Raum herstellt, werden die Lungen ausgedehnt, und saugen Luft ein, während bei entgegengesetzter Manipulation die Luft aus der Lunge heraus getrieben wird. Die erstere Art entspricht einer Inspiration, die letztere einer Exspiration.

Als erste Methode der künstlichen Respiration wollen wir das Verfahren von Marshall Hall beschreiben. Man legt die betreffende Person in Bauchlage, bringt ein Kissen oder zusammengelegte Kleider etc. unter die Brust, und legt einen der Arme unter das Gesicht. Auf den Rücken zwischen den Schulterblättern übt man nun mit beiden Händen während zweier Sekunden einen gleichmässigen, inten-

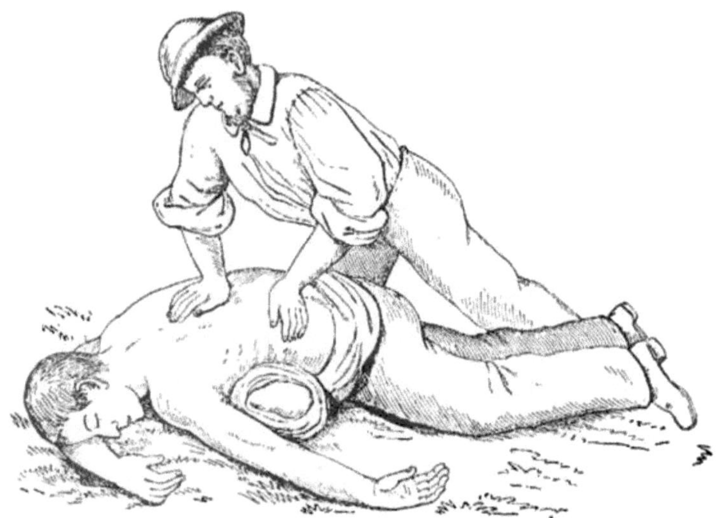

Fig. 12. Künstliche Respiration nach Marshall Hall.

siven Druck aus, wendet die Person dann auf die Seite, und darüber hinaus, um sie dann wieder nach 2 Sekunden schnell in die Bauchlage zu rollen. Vergleiche Figur 12. Während man diese Prozedur 15 mal in der Minute wiederholt, wird der Kopf des Patienten von einem Assistenten gehalten. Die hier in der Bauchlage erzielte Verengerung des Brustkorbes, und die während der Supinationsbewegung vermöge der Elastizität des Thorax folgende Erweiterung derselben, sind verhältnismässig gering. Denn der durch die Unterlage gebogene Rumpf ruht in der Bauchlage nur allein auf Hüften und Schultern fest auf, während der von der elastischen Brust gebildete höchste Punkt des Bogens hohl liegt, sodass der hierselbst ausgeübte Druck keinen festen Widerstand findet. Die Zunge muss von einem Assistenten hervorgezogen werden, da dieselbe sonst zurücksinkt und den Luftzutritt verhindert.

Das Sylvester'sche Verfahren: Man legt den Patienten in der Rückenlage auf eine geneigte Fläche mit dem Kopfe nach oben. Unter den oberen Teil des Rückens und den Nacken legt man ein Kissen. Die Zunge muss von einem Assistenten hervorgezogen aus dem Munde gehalten werden, oder man muss dieselbe irgendwie durch einem Faden fest binden. Man ergreift nun hinter dem Kopfe des Patienten stehend beide Arme des letzteren dicht oberhalb des Ellenbogens, und zieht sie kräftig über den Kopf des Patienten zugleich etwas nach unten, und hält sie so 2 Sekunden lang aufwärts gestreckt, um sie alsdann wieder abwärts führend fest an die Seitenwände der Brust zu drücken. Vergleiche Figur 13 u. 14.

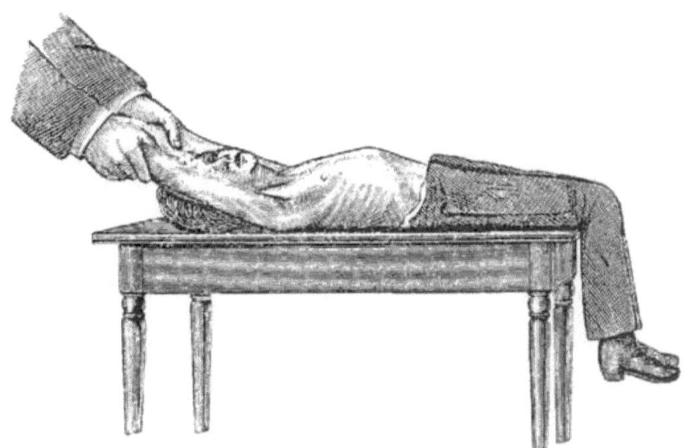

Fig. 13. Künstliche Respiration nach Sylvester. I. Teil.

Dies Auf- und Abwärtsführen der Arme wird zehnmal in der Minute rhythmisch wiederholt. Diese Bewegungen müssen rhythmisch, intensiv, aber langsam ausgeführt werden. Man sei nie hastig.

III. Pacini's Verfahren stellt eine Modifikation des Sylvester'

schen dar. Der Arzt umfasst hier beide Schultern des Patienten, so dass die geschlossenen vier Finger jeder seiner Hände hinten auf den

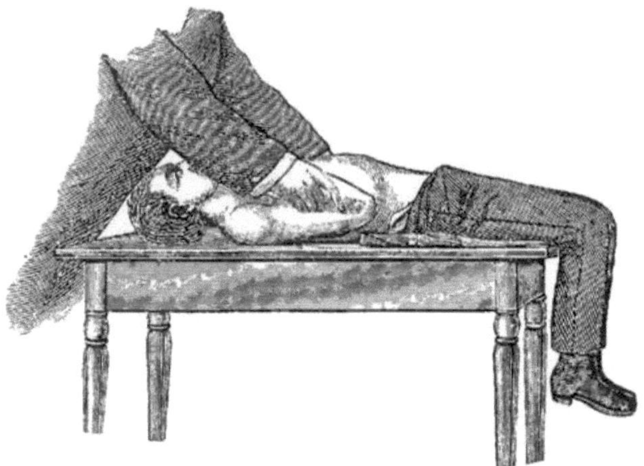

Fig. 14. Künstliche Respiration nach Sylvester. II. Teil.

Schulterblättern, seine beiden Daumen auf den entsprechenden Oberarmköpfen des Patienten ruhen. Alsdann zieht er im Rhythmus einer langsamen Inspiration die Schultern kräftig nach oben und rückwärts. Hierdurch wird der Brustkorb vermittels der mit ihm verbundenen Knochen des Schultergerüstes erweitert.

IV. Bains Verfahren: Beide Schultern des Patienten werden von den beiden Händen des Arztes so umfasst, dass die vier Finger jeder derselben in den Achselhöhlen, beide Daumen aber auf den entsprechenden Schlüsselbeinen des Patienten liegen. Die übrigen Manipulationen sind dieselben wie bei dem Sylvester'schen Verfahren.

V. Howards Verfahren. Der Apnoische wird bis zur Taille entblösst auf den Bauch gelegt. Unter das Epigastrium legt man eine Rolle oder Kissen, so dass das Epigastrium den höchsten Punkt bildet, der Mund aber tiefer gelegen ist. Eine Hand oder einen Arm legt man unter das Gesicht, damit derselbe nicht auf dem Boden aufliegt. Der Arzt breitet nun seine linke Hand auf die Basis des Brustkorbes des Apnoischen links von der Wirbelsäule aus, seine rechte Hand legt er aber auf die Wirbelsäule etwas unterhalb seiner linken Hand. So drückt er nun mit der ganzen Last etwa drei Sekunden lang auf den Körper des Patienten, und wiederholt diesen Druck noch 2—3 mal, bis die gesamte im Magen, oder der Luftröhre angesammelte Flüssigkeit herausgeflossen ist. Dies kommt hauptsächlich bei Ertrunkenen in Betracht, allein auch bei den Apnoischen in der Narkose ist diese Entfernung von etwa vorhandener Flüssigkeit von Wert, denn sehr oft sind Schleim-, Blut- oder Speichelmassen im Kehlkopf und der Trachea angesammelt. Dieselben müssen stets entfernt sein, ehe Respirationsbewegungen gemacht werden, weil durch dieselben sonst die Flüssigkeiten in die Lunge aspiriert werden, was vom grössten Nachteil für den Kranken ist, und, wenn dennoch Rettung eintritt, schwere Lungenerkrankungen zur Folge haben kann. Nachdem man dies getan hat, legt man den Kranken in die Rückenlage. Das Rollkissen legt man nun mehr unter die Basis des Brustkorbes, sodass die Schultern etwas abwärts geneigt, Kopf und Hals stark nach hinten unten gebeugt sind, und legt die Hände des Patienten, welche an ihren Gelenken kreuzweis vielleicht zusammengebunden sind, über den Kopf. Falls ein Assistent vorhanden ist, so hält derselbe wieder die Zunge mittelst einer Zange aus dem Munde herausgezogen. Nunmehr kniet der Arzt rittlings mit gespreizten Beinen über den Patienten, sodass die Hüften des letzteren zwischen seinen Knieen liegen, und setzt die Ballen seiner beiden Daumen und kleinen Finger derartig auf die inneren freien Ränder des knorpeligen Rippenbogens des Patienten, dass die Spitzen seiner beiden Daumen nach aufwärts gerichtet sind, letztere aber in der Nähe des Processus Xiphoideus, oder auf diesem selbst, und die übrigen Finger seiner Hände in den beiderseitigen, entsprechenden Interkostalräumen des Brustkorbes des Kranken liegen. Nun stützt er fest seine eigenen Ellenbogen unbeweglich auf die eigenen Hüftknochen und Seiten, und drückt dann gegen das Zwerchfell des Patienten zu nach auf- und rückwärts 2—3 Sekunden lang mit wachsender Stärke, indem er seine Kniee als Drehpunkte brauchend sich selbst mit dem Gewicht des eigenen Körpers langsam nach aufwärts zieht, bis sein Gesicht das des Patienten berührt. Hierauf geht er plötzlich in seine frühere Stellung zurück, sodass die vorher ausgedehnten Rippen zurückweichen und die Brusthöhle verengern. Man muss diese Kompressionen ca. 10 mal in der Minute wiederholen. Vergl. Fig. 15.

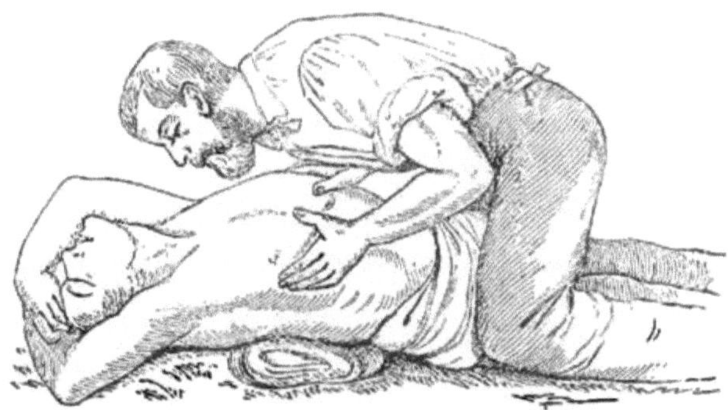

Fig. 15. Künstliche Respiration nach Howard.

Nach Nussbaum ist die künstliche Respiration folgendermassen einzurichten. Man komprimiert in Zwischenräumen von 3—4 Sekunden den Unterleib stark, aber langsam, wodurch das Zwerchfell nach oben gedrängt, und somit die Luft aus den Lungen getrieben wird. Man nimmt dies am besten mit beiden flachausgebreiteten Händen vor, die eine auf das Sternalende, die andere auf die Gegend des Nabels legend. Wenn der Druck schnell nachgelassen wird, dringt Luft in die Lungen ein. Man muss dasselbe Komprimieren ungefähr 5—6 mal in der Minute wiederholen.

Schütter greift mit den Fingerspitzen unter die Rippenbögen, zieht dieselben in die Höhe, und presst sie dann wieder zusammen, beides rhythmisch nacheinander ausführend.

Eine sehr brauchbare Methode ist nach unserer Erfahrung eine Kombination von der Sylvesters und dem zweiten Teile von Howards Methode. Es geschieht dies folgendermassen. Wenn der Narkotiseur ausruft „künstliche Respiration", fasst er die Arme nach Sylvesters Methode, und ein anderer Assistent arbeitet, sich über den Kranken beugend, ja ev. knieend, nach der Howard'schen Methode, indem er die Rippenbögen zusammendrückt. Beide Ärzte müssen sich aneinander anpassen, sodass während der Narkotiseur die Arme nach oben zieht, der Assistent die Brust auseinander gehen lässt, und nun zu gleicher Zeit die Rippenränder komprimiert, während der erstere die Arme seitwärts andrückt. Diese Methode muss rhythmisch, langsam, und einer nach dem andern entsprechend arbeitend vor sich gehen. Sie ist bei Narkosen sehr vorteilhaft, weil man hier nicht die Zeit verlieren darf mit der Lagerung des Patienten entsprechend der Anforderungen der Methoden. Wir lassen ihn ruhig in seiner Lage, und beginnen sofort die künstlichen Atembewegungen. Selbstverständlich muss vorher etwaiger Schleim oder dergleichen aus dem Kehlkopf, Rachen oder der Trachea entfernt sein.

Eine grosse Hauptsache bei der Einleitung der künstlichen Respiration ist die Ruhe und Gleichmässigkeit in der Methodik. Man muss nicht denken, dass man durch überaus schnelle Handhabung eher zum Ziele kommt. Je langsamer und ruhiger die Bewegungen gemacht werden, um so bessere Erfolge haben dieselben. Man muss bei den Versuchen, die Brust zu vergrössern, auch der Lunge Zeit lassen sich auszudehnen, indem man auf dem Punkte, wo man die Arme nach oben hinten gezogen hat, eine Sekunde verweilt, und nicht schnell wieder zurückkehrt, denn dann würde der Lunge gar keine Zeit gelassen, zum Ausdehnen. In allen Lagen des Lebens muss der Arzt Ruhe und Kaltblütigkeit bewahren, so auch hier, der ängstliche, hastige und nervöse kommt nicht zum Ziele. Deshalb sollte man sich vor jeder Narkose mit seinem Assistenten vereinigen, wie man im Falle der Gefahr zusammen arbeiten will. Hat man einen Arzt zur Assistenz, so werden wenige Worte zur Verständigung genügen, hat man Laien zu Hilfe, so wird es gut sein, denselben erst einmal die Prozeduren zu zeigen, damit sie im Punkte der Gefahr orientiert sind, denn nur durch gegenseitiges Ergänzen und Einvernehmen kann man das höchste leisten, ist dann aber auch belohnt durch den herrlichen Erfolg, welcher die Mühen lohnt. Wer Momente solcher Gefahren durchgemacht hat, der kennt die bangen

Gefühle, die einen beschleichen, wenn man während den wie Stunden erscheinenden Minuten der Entscheidung über Leben und Tod die Wahl des Schicksals erwartet. Und wie stolzes Bewusstsein erhebt uns, wenn wir sehen, wie das gut geschulte Personal Hand in Hand mit dem Narkotiseur auf ein kurzes Wort desselben stumm aber zielbewusst, mit kalter Ruhe arbeitet gewiss des Erfolges, welcher in den meisten Fällen nicht ausbleibt, und wie froh und befriedigt sieht man die ersten Atemzüge des Kranken wieder einsetzen.

Aber es ist in diesen schweren Zeiten nicht die künstliche Respiration allein, die uns hilft, wir haben noch mehr Hilfsmittel.

§ 70. Es ist in vielen Fällen die Tracheotomie nötig jedermann kennt den Hergang, und jedermann weiss auch, welche Schwierigkeiten diese Operation bisweilen selbst dem geschicktesten Operateur bereitet. Wir dürfen in solchen Fällen keine Zeit verlieren, nur rasches Handeln kann dem Patienten das Leben retten, daher seien wir nicht im Zweifel, ev. die Laryngotomie zu machen, wenn die Verhältnisse, wie es bei kleinen Kindern, oder sehr starken Personen mit kurzem Halse, oder bei Tumoren der Schilddrüse etc. der Fall sein kann, sehr hindernd für die Tracheotomia superior und inferior liegen. Es muss hier nur das Bestreben uns leiten, Luft zu schaffen, allerdings müssen wir immer bedacht sein, den Kranken soviel wie möglich nicht zu schädigen. Es wird aber einem geschickten Chirurgen in jedem Falle glücken, in wenigen Bruchteilen von Minuten die Tracheotomie beendet zu haben, und nun muss sofort die künstliche Respiration begonnen werden. Auch hier ist es nötig, sein assistierendes Personal bereits instruiert zu haben, über die Tätigkeit bei dem Befehl „Tracheotomie". Jeder muss sofort die richtigen Massnahmen treffen, damit die Operation schnell vor sich gehen kann.

Nachdem man die Tracheotomie beendet hat, müssen stets die etwa in der Trachea angesammelten Sekret-Schleimmassen, Blut und Blutgerinnsel aus derselben entfernt werden. Dies gelingt am besten dadurch, dass man durch die Wunde einen weichen elastischen Katheter (Nelaton etc.) in die Luftröhre einführt, oder eine dünne weiche Schlundsonde, und durch Aspirationsversuche die Schleim- resp. Blutmassen heraussaugt. In den meisten Fällen sind solche Substanzen vorhanden, und deren Anwesenheit würde die Inspirationsbewegungen verhindern, Luft einzusaugen. Sie würden bei der künstlichen Respiration in die Lungen aspiriert werden, und entweder die Wirkung der künstlichen Respiration unmöglich machen, der Kranke würde trotz aller Mühe sterben, oder, wenn sie in geringeren Mengen vorhanden waren, würden sie wenigstens einen Teil der Lunge schwer schädigen.

§ 71. Ein weiteres Mittel, welches die künstliche Respiration ergänzen kann, ist das Einblasen von Luft oder Sauerstoff in die Lungen. Man führt durch den Kehlkopf einen Katheter oder eine dünne Schlundsonde in die Trachea ein, bei Tracheotomierten durch die Wunde, und versucht erst eventuell in den Luftwegen angesammelten Schleim oder Blut zu aspirieren und zu beseitigen. Erst wenn man sich überzeugt hat, dass derartige Substanzen nicht im Wege stehen, beginnt man mit dem Einblasen von Luft durch das Rohr. Ich erwähne ausdrücklich, dass in jedem Falle erst aspiriert werden soll, denn in den meisten Fällen sind Schleimmassen vorhanden, und, wenn man dieselben nicht entfernt, so bläst man sie ja direkt in die Lungen. Wenn man die Vorrichtung haben kann, so wird die Luft mittelst eines Blasebalges, oder Gebläses eingeführt. Man kann auch aus einem eigens dazu vorhandenen Apparat Sauerstoff mit Luft in die Lungen blasen. Dies ist ein ganz vorzügliches Mittel, denn durch den starken Sauerstoffgehalt der Inspirationsluft wird die Lunge zum Atmen angeregt.

Das Einblasen von Luft mit dem Munde ist entschieden dem Verfahren mittelst Gasometer unterlegen, denn, wenn man auch noch so sehr bemüht ist, nur gute Luft einzublasen, es wird doch stets viel Kohlensäure beigemengt sein, und die Luft ist verschlechtert und kann dem Kranken wenig oder gar nichts nützen. Ein Gasometer, welcher eine sauerstoffreiche Luft enthält, ist in jedem Falle besser, und kann im Operationssaal bereit gehalten werden. Der reine Sauerstoff ist nicht so wertvoll wie ein Luftgemisch. Allerdings wirkt der erhöhte Sauerstoffgehalt sehr günstig, indem er erstens die Atmung anregt, schneller und leichter, als Luft in gewöhnlicher Zusammensetzung, das Blut oxydiert, und dadurch den Menschen retten kann.

§ 72. Es ist nun noch hier der Ort jene Methode zu beschreiben, wie man bei Zurücksinken des Zungengrundes dauernd denselben gehoben halten kann. Das Zurücksinken des Zungengrundes stellt sich bei fast allen Menschen im Stadium der Toleranz ein, und ist bei dem einen ein grosses Hindernis für den Luftzug wegen der engen Rachenverhältnisse, indem es in solchen Fällen schwere Erstickungszustände hervorruft. In anderen Fällen, wo weitere räumliche Verhältnisse bestehen, kommt nur eine Behinderung der Atmung zu stande, durch welche eine schnarchende Atmung erzeugt wird. In beiden Fällen muss das Hindernis beseitigt werden. Wenn man meint, im zweiten Falle die schnarchende Atmung mit in Kauf nehmen zu sollen, so ist dies ganz falsch, denn namentlich bei langen Narkosen wird der Kranke mit der Zeit einen beträchtlichen Mangel an Sauerstoff im Blut aufweisen, und eine zu grosse Menge Kohlensäure, denn, da durch die Verengung des Kehlkopfes nicht so viel Luft, als nötig, inspiriert werden kann, so wird dieses Manko entstehen, und bei langem Anhalten dieses Zustandes wird eine Kohlensäureintoxikation entstehen, die ebenfalls Gefahren mit sich bringt. Daher muss auf jeden Fall dafür gesorgt werden, dass der Zungengrund nach vorn oben gelangt Dies erreicht man durch die Lagerung nach Witzel.

Wer aber diese Lagerung nicht wählt, muss einen Handgriff anwenden, welcher in folgendem besteht.

Der Narkotiseur steht hinter dem Kopfe des Patienten und

fasst mit jeder Hand mit dem Zeige- und eventuell dem dritten Finger dicht hinter dem Angulus des Unterkiefers den hinteren Teil des Kiefers und schiebt denselben so von hinten unten nach vorn oben. Man wird sofort bemerken, dass der Unterkiefer in genannter Richtung geschoben wird, und derselbe steht vollkommen richtig, wenn die Zahnreihe desselben ca. 1 Fingerbreit über die Zahnreihe des Oberkiefers nach vorn steht. (von Esmarch und Kappeler). Vergl. Fig. 16 und 17. Sobald diese Stellung erreicht ist, wird auch sofort das Schnarchen der Atmung wegfallen, und man hört jetzt keine Geräusche mehr, sieht nur, wieviel ausgiebiger jetzt nach Beseitigung des Hindernisses die Brust arbeitet. Durch dieses Verschieben des Kiefers wird der Zungengrund infolge des Zuges der bekannten Muskeln nach vorn oben gezogen, und die Passage wird frei. Bei dem Handgriff nach Kappeler Fig. 17 fasst der Arzt den Angulus von vorn mit dem Zeige- und dritten Finger.

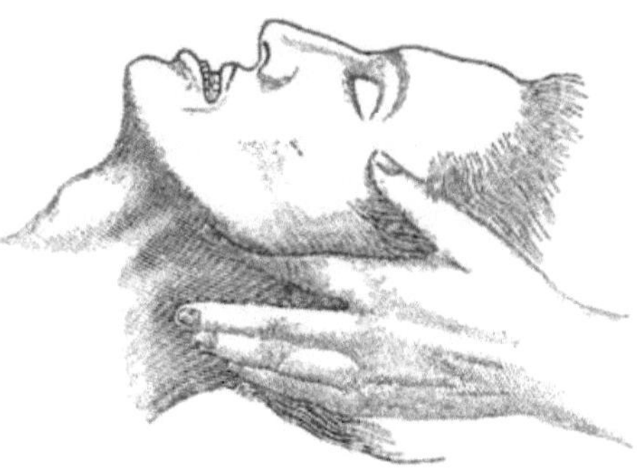

Fig. 16. Lüften des Kiefers nach von Esmarch.

Ein anderes Mittel, um dasselbe zu erreichen, besteht darin, dass man mit zwei Fingerspitzen unter das Kinn in den Winkel,

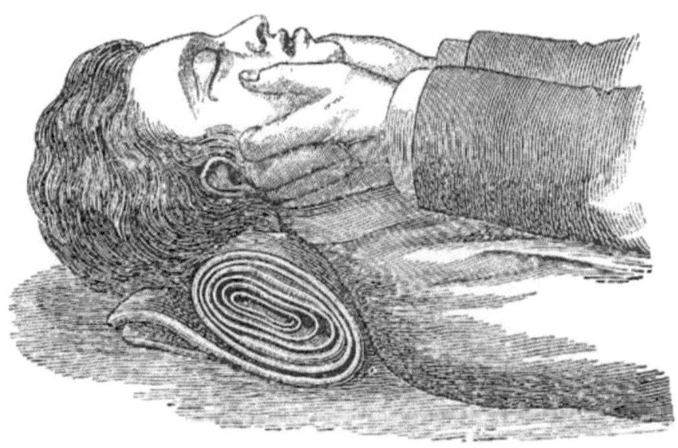

Fig. 17. Lüften des Kiefers nach Kappeler.

den beide Kieferknochen bilden, greift, und den Kiefer nach vorn zieht. Die Wirkung ist dieselbe wie oben, nur ist es eine unbequemere Art, den Kiefer nun dauernd so zu halten, denn man muss bei beiden Methoden natürlich während der ganzen Dauer der Narkose den Kiefer unterstützen, da derselbe beim Nachlassen des Druckes unserer Hände sofort nach hinten unten sinkt, und der alte Zustand ist wieder vorhanden.

Eine andere Methode ist die, mittelst eines scharfen Häkchens das Zungenbein anzuhaken und nach vorn oben zu ziehen, ev. es dauernd so zu halten. (Nussbaum). Diese Methode ist von Wichtigkeit, denn es kann in besonderen Verhältnissen auf andere Art sehr erschwert sein, den Kiefer selbst anzufassen. Dieses Anhaken des Zungenbeins ist besser als die folgende Methode.

Braatz gibt den Rat mit dem Zeigefinger über den Zungenrücken herabzugreifen, und die Zunge schnell nach vorn zu drücken.

Allein durch diese Methode wird nur momentan Luftdurchtritt geschaffen, während man nicht die Zunge längere Zeit vorn auf diese Weise halten kann. Die Zunge wird sofort wieder zurücksinken, nachdem man den Finger aus dem Halse entfernt hat. Man muss sich daher nach Instrumenten umsehen, durch die man dasselbe dauernd erreichen kann.

Man nimmt zu dem Zwecke entweder einen scharfen Haken, oder eine Hakenzange, fasst die Zunge selbst damit, und zieht dieselbe hervor. Dadurch werden aber Verletzungen in die Zunge gesetzt, welche unnötige Schmerzen nachher bereiten können. Ausserdem kann man bei unvorteilhafter Wahl der Stelle durch Anstechen der grossen Vene eine mässige Blutung erhalten, welche doch vermieden werden kann. Man kann bei dieser Methode auch grössere Verletzungen der Zunge herbeiführen, denn ungeübten Händen können selbst Einreissungen in die Zunge durch zu forsches Ziehen an dem scharfen Haken oder der Hakenzange entstehen, ev. kann dies durch unvorhergesehene Bewegungen des Kranken, indem er den Kopf seitlich dreht etc. ohne Schuld des Narkotiseurs hervorgerufen werden.

Um derartige Verletzungen zu vermeiden, sind verschiedene Zungenzangen konstruiert worden, welche an anderer Stelle beschrieben, hier nur erwähnt werden sollen. Fehlt eine solche Zungenzange, so kann man an deren Stelle auch eine gewöhnliche Péanzange verwenden. Man fasst mit der Zange die Zunge fest an, denn durch die stumpfen Branchen können so leicht keine Verletzungen entstehen, und zieht die Zunge kräftig aus dem Munde heraus. So kann dieselbe lange Zeit gehalten werden. Es sind auch Zungenzangen mit scharfen Branchen konstruiert worden, um ein Abgleiten der Zange von der Zunge zu verhüten. Allein dieselben sind wegen der Verletzungen nicht vorteilhaft, und man tut dann besser eine Hakenzange zu nehmen, denn diese setzt nur zwei Wunden, während die scharfen Zungenzangen mehrere Wunden verursachen.

Durch das Hervorziehen der Zunge ist auch eine Unterstützung der künstlichen Atmung gegeben, indem man systematisch die Zunge nach vorn zieht, ebenso den Kiefer nach vorn schiebt. Allein diese Atembewegungen sind nur gering, und bei ganz leichten Apnoëfällen zu verwenden.

Ein Uebelstand ist meist der, dass man nicht in den Mund des Kranken gelangen kann, namentlich wenn derselbe krampfhaft geschlossen ist, was mehr in dem Stadium des Erwachens vorkommt, wo aber doch ein Hindernis, sei es Schleim oder sonst etwas, die Atmung verhindert. Man muss in solchen Fällen gewaltsam den Mund öffnen, und offen halten. Dazu verwendet man die bekannten Mundsperrer, von denen der Roser-König'sche und der Keil die gebräuchlichsten und besten sind. Die Beschreibung derselben findet sich an anderer Stelle.

Wir kommen nun zu den Hilfsmitteln, welche uns in der Elektrizität gegeben sind.

§ 73. Man hat durch die Elektrizität versucht, die Zwerchfellmuskulatur zur Kontraktion zu bringen, und somit künstliche Atembewegungen zu erzeugen. Dieses wird dadurch erreicht, dass man die Nervi phrenici am Halse elektrisch reizt, wodurch der Zwerchfellmuskel ebenfalls erregt wird, und ausser ihm auch noch andere Nerven und Inspirationsmuskeln, wie die Musc. scalenus anticus, sternocleidomastoidei, cucullares, pectorales, serrati etc. zur Tätigkeit angeregt werden. Man setzt zu dem Zwecke die beiden Elektroden eines Induktionsapparates zu beiden Seiten des Halses am äusseren Rande des etwas medianwärts gedrängten Musculus sternocleidomastoideus über dem unteren Ende des Musculus scalenus ant. auf. (Ziemssen, Duchenne). Die Reizung soll alle zwei Sekunden erfolgen und immer methodisch fortgeführt werden. Dies wird unterstützt durch Komprimieren der oberen und unteren Thoraxpartien während der Exspiration, und Nachlassen des Druckes während der Inspiration.

Andere setzen eine grosse Schwammelektrode auf dem Epigastrium auf, und die andere Elektrode an die bezeichnete Stelle an einer Seite des Halses, und schliessen dann den Strom. Durch rhythmisches Oeffnen und Schliessen des Stromes regt man die Muskeln zur Kontraktion an.

§ 74. Andere Manipulationen bestehen noch im Komprimieren des Bauches und der unteren Thoraxpartien während der Exspiration und methodischem Fortsetzen desselben. (Ziemssen). Die etwa im Hals und Kehlkopf angesammelten Schleim- und Blutmassen versucht man zu entfernen durch Austupfen mit Schwämmen, durch Auslösen von Brechbewegungen, Einführen von Kathetern in die Luftröhre etc. Das Gesicht bespritzt man mit kaltem Wasser, reibt die Schläfen mit Essig, schlägt Brust und Gesicht mit nassen Tüchern, hält dem Patienten Salmiakgeist unter die Nase, um Reflexe auszulösen etc.

Durch Strychnininjektionen, subcutan, ruft man eine starke, erhöhte Erregbarkeit des Rückenmarkes und der Medulla oblongata hervor, und regt ebenso das Respirationszentrum und die motorischen Herznerven zur Tätigkeit an. Man injiziert bis eine Spritze voll = 1 cbcm. von einer Lösung: Strychn. 0.02 : Aqua destill. 10,0, die natürlich sterilisiert sein muss.

§ 75. Wenden wir uns nun zu den Methoden, die Herzschwäche zu behandeln. Um die Herzkraft zu erhöhen haben wir vor allem die subcutane Infusion von steriler Kochsalzlösung als Hilfsmittel. (Kronecker, v. Ott, v. Ziemssen, Breuer, Feis u. a.). Die Infusion besteht darin, dass man eine dem Blutplasma ungefähr gleichkommende Salzlösung in die Blutbahn bringt. Diese Lösung ist nach den bisherigen Beobachtungen am geeignetsten in der physiologischen Kochsalzlösung von 0,6 % zu finden, andere haben eine Salzlösung aus 6 gr. Kochsalz, 1000 gr. Aqua destill. und geringen Mengen Natrium bicarbonicum und 2 Tropfen Liquor Natri caustici angegeben. Die am meisten benutzte Lösung ist allerdings die physiologische Kochsalzlösung. Man muss von derselben stets mehrere Liter gut sterilisiert in einer grossen Flasche vorrätig haben. Ferner muss ein sterilisierter Irrigator mit Gummischlauch und Infusionsnadel bereit stehen. Die Infusionsnadel wird mit dem Schlauch des Irrigators verbunden, und die sterile Flüssigkeit in den Irrigator gegossen, worauf man den Schlauch durch einen Hahn abschliesst. Natürlich muss die Flüssigkeit Körpertemperatur besitzen und auf derselben erhalten werden, ca. 38—39° C warm, denn dieselbe wird beim Durchfliessen durch den Schlauch um 1—2° C abgekühlt. So muss der Apparat neben dem Operationstisch stehen. Man hat verschiedene Arten von Infusionsnadeln konstruiert, solche, welche drei Nadeln nebeneinander an einem Ansatzrohr besitzen, sodass der Wasserstrahl an drei wenige cm. von einander entfernt liegenden Orten unter die Haut geführt wird. Allein es genügt eine Nadel, und man kann ev. mehrere Schläuche von dem Irrigator, oder einer grossen Flasche etc. ableiten, um an drei verschiedenen Stellen des Körpers eine Infusion vornehmen zu können. Dies ist sehr praktisch und anzuraten. Die Stellen, welche man wählt, sind die Aussenseiten des Oberschenkels, die Brust oberhalb der Mamilla, die Nates, ausser an diesen Stellen kann man gut am Rücken in der Gegend der Scabulae einstechen.

Was die Oertlichkeit betrifft, wo man die Infusion vornehmen soll, so muss man bedenken, dass eine Infusion in der Gegend des Halses leicht üble Folgen haben kann, so Glottisoedem und andere Oedeme der Schleimhaut im Rachen und der Kehlkopfgegend, welche die Passage für die Atmungsluft erschweren, ja verhindern können. Auf der Brust liegt die Gefahr vor, dass sich die Flüssigkeit in das Mediastinum senkt, und daselbst die Herztätigkeit beeinträchtigt. Das letztere entsteht nur, wenn man sehr grosse Mengen unter die Brusthaut injiziert, bei mässigen Mengen von $^1/_4$—$^1/_2$ Liter ist nichts nachteiliges zu befürchten. Eine sehr geeignete Stelle bilden die Nates.

Es wird sich ganz nach den besonderen Verhältnissen richten, wieviel man Flüssigkeit infundieren muss. Ein Liter wird in den meisten Fällen die geringste Menge sein. Nachdem man an einer Stelle ca. $^1/_2$ Liter hat einfliessen lassen, muss daselbst sistiert, und der Tumor etwas massiert werden, damit die Flüssigkeit schneller in die Blutbahn gelangt. Während ein Assistent die Vertreibung der Schwellung vornimmt, infundiert man an einer anderen Stelle, und sofort, ev. an mehreren Stellen zu gleicher Zeit. Dadurch wird Zeit gespart und mehr Flüssigkeit in die Blutbahn gelangen zu derselben Zeit, als wenn man nur an einer Stelle infundiert. Dass natürlich eine peinliche Sterilisation, sowohl der Instrumente und Gefässe, wie der Flüssigkeit, vorher stattgefunden haben muss, ist selbstverständlich und muss streng beachtet werden.

§ 76. Man hat ferner in solchen Fällen, wo die Herztätigkeit stark herabgesetzt ist, eine intravenöse Infusion vorgenommen. (Kronecker, Jul. Sander etc.). Auch hierzu verwendet man am besten physiologische Kochsalzlösung. Man präpariert eine Vene, meist die Vena mediana basilica des Armes, und zwar des linken, frei, und verbindet dieselbe durch einen entsprechend starken Trocart mit dem Gummischlauch. Man muss darauf achten, nicht schnell die Kochsalzlösung ausfliessen zu lassen und nicht unter hohem Druck. Die Lösung soll sich vielmehr langsam mit dem Blute in der Vene vermischen. Es richtet sich die Menge, welche man infundiert natürlich nach den Verhältnissen. Selbstverständlich muss man beachten, dass die Flüssigkeit genau die Bluttemperatur besitzt. Natürlich müssen vor jeder Infusion Schlauch und Nadel mit Flüssigkeit gefüllt sein, damit keine Luft in das Gefäss oder unter die Haut gelangt. Die speziellere Technik muss als bekannt vorausgesetzt werden, wie die Kenntnis der Regeln strengster Asepsis.

Es sind früher vielfach Versuche gemacht worden, Blut von anderen Tieren oder von Menschen bei Anaemien z. B. zu injizieren. (Blundell, Panum, Gesellius, Hasse, v. Ziemssen, Freund, Eulenburg, Landois etc. etc.). Diese Methoden sind vollkommen ohne Erfolg, da die Blutkörperchen anderer Individuen, selbst derselben Gattung, wie von Mensch zu Mensch (Blundell, Panum etc.), wenn sie in ein anderes Individuum gelangen, sämtlich zu Grunde gehen. (Landois.) Folglich nützt von dem Blute nur das Serum als dünne Salzlösung, während die abgestorbenen und aufgelösten Erythrocyten nur erschwerend in Betracht kommen, da sie wieder ausgeschieden werden müssen. Da man nun dies beobachtet hat, so kam man auf den Gedanken, eine dem Blutserum entsprechende Salzlösung zu infundieren, was schneller und leichter möglich ist, und genau denselben, wenn nicht einen besseren Erfolg hat, als die Transfusion von Blut. (Kronecker etc.).

§ 77. Man hat weiterhin eine Art Autoinfusion angegeben, welche in folgender Prozedur besteht. Man legt den Patienten mit dem Kopfe tief, hält Arme und Beine des Kranken in die Höhe, so dass sämtliches Blut aus denselben zurückweicht. Nun wickelt man die Extremitäten, nachdem man das Blut durch entsprechende Massage noch herausgetrieben hat, fest mit elastischen Binden ein, und beschwert den Unterleib. So führt man das Blut in grösseren Massen zum Gehirn und in die Medulla oblongata als im normalen Zustand. Man muss hierbei nur beachten, dass die Belastung des Unterleibes nicht die Atmung erschwert, denn vor allen Dingen muss die Atmung frei bleiben. Diese Methode kann wohl bei Gelegenheiten auf dem Lande, wo man einen Apparat für die Infusion nicht mitführen kann, an Stelle der Infusion angewandt werden.

Hierbei muss man noch beachten bei dem Abstellen der Transfusion die Binden nur ganz allmälig zu lösen, da bei einer plötzlichen Freigabe der Blutbahn, eine grosse Menge Blut sofort in die leeren Extremitäten schiessen wird, und dadurch werden Gehirnanaemie und ev. wieder starke Collapse entstehen. Deshalb muss man ganz langsam und allmälig die Blutbahn freigeben.

§ 78. Wir kommen nun zu einem anderen wichtigen Verfahren, welches in der Herzmassage besteht. Diese wird durch verschiedene Manipulationen dargestellt.

Man hat nach den Autoren König, Holtz, Maas, ein Verfahren das König-Maas'sche benannt. Dasselbe soll bei Sistieren des Herzschlages durch rasch aufeinander folgende starke Kompressionen der Herzgegend die Herzaktion anfrischen. Man tritt auf die linke Seite des Patienten, das Gesicht demselben zugewandt, und drückt mit raschen kräftigen Bewegungen tief in die Herzgegend ein, indem man den Daumenballen der geöffneten rechten Hand zwischen die Stelle des Spitzenstosses und der linken Thoraxwand setzt. Man muss 120 und mehr solche Kompressionen in der Minute ausführen. Man braucht nicht zu fürchten, zu stark zu drücken, sondern muss während der Tätigkeit die Kraft immer von neuem anstrengen. Man schafft sich etwas Erleichterung, indem man mit der linken Hand die rechte Thoraxseite des Kranken umfasst, um so einen Gegendruck gegen die Massage auszuführen. Die Erfolge dieser Massage zeigen sich in dem Auftreten von einigen Carotispulsschlägen.

Eine andere Art von Herzmassage besteht darin, dass man mit der Hand unter den Rippenbogen drückend nach oben und vorn versucht das Herz an der Spitze gegen die vordere Brustwand zu drücken. Ferner kann man durch Reiben der Herzgegend, durch stossweises Drücken gegen Spitze und Ventrikel den Muskel reizen.

Eine sehr empfehlenswerte Massage wird durch die Vibrationsmassage erreicht. Wenn man die nötige Vorrichtung, welche auf verschiedene Weise eingerichtet werden kann, besitzt, um den Apparat zu jeder Zeit in Bewegung zu setzen, so bildet keine andere Art einen Ersatz. Man setzt einen Vibrationsmassage-Apparat auf die Herzgegend auf, und durch die enorme Geschwindigkeit der aufklopfenden Metallschlägel, oder dergleichen, wird ein sehr tiefgehender Reiz ausgeübt, welcher das Herz zum Schlagen wieder anregt. Vergl. Fig. 18. Durch die verschiedenen Apparate, welche leicht ausgewechselt werden können, vermag man die Stösse in jeder Zahl pro Minute regelmässig wirkend anzuwenden, ausserdem kann man noch weniger intensiv wirkende Methoden der Vibrationsmassage brauchen, welche nur durch Umschalten eines Ansatzes an den Apparat erhalten werden können, und welche man je nach dem Zustand des Herzens zu wählen vermag. Den Vorzug bildet die gleichmässige, andauernde Funktion des Apparates.

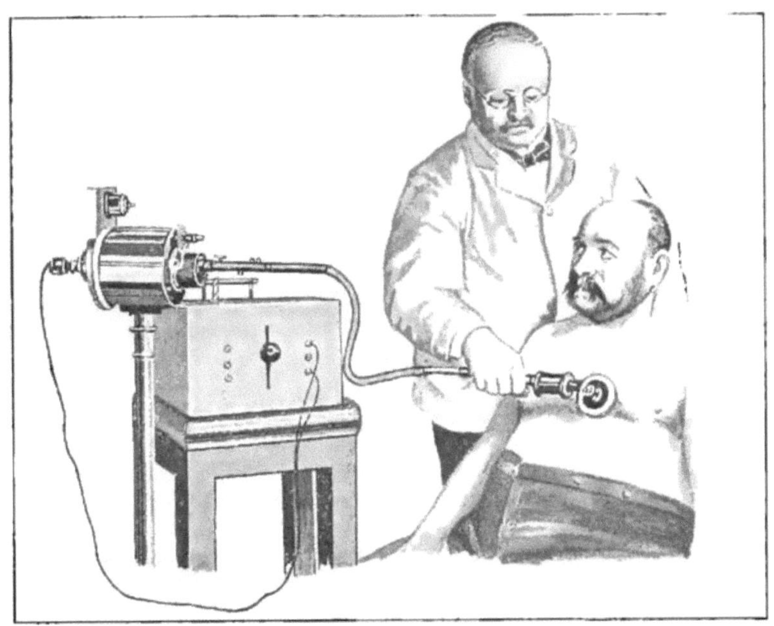

Fig. 18. Vibrationsmassage des Herzens.
gez. Nach Goldscheider und Jacob. Hdb. d. phys. Therapie.

§ 79. Neben der Massage hat man noch die Elektropunktur des Herzens verwandt. Man versuchte hierbei mittelst einer mit einem elektrischen Strome in Verbindung stehenden Nadel, welche in der Herzspitzengegend eingestochen wurde, direkt das Herz durch elektrische Ströme zu reizen. Das Verfahren ist allerdings wegen der Gefährlichkeit nicht zu empfehlen, denn Siegmund Mayer hat bewiesen, dass direkte elektrische Reizung des Herzens durch constante, wie Induktionsströme, als Herzgift wirkt. Nach den Versuchen von Watson ist die Punktur an sich unschädlich an Tieren, nur wenn die Vena cava getroffen wurde, erfolgte eine profuse Blutung in die Brusthöhle! Allein diese Methode wird im Moment der Gefahr nicht von besonderem Erfolge sein, zumal auch die Einleitung derselben eine längere Zeit erfordert.

§ 80. Andere Mittel, um die Herztätigkeit wieder anzuregen, bestehen in ähnlich der Infusion wirkenden Spülungen des Magens, Darmes etc. wie oben erwähnt. Durch die erhöhte Wasserzufuhr soll die Ausscheidung des Narkotikums in höherem Masse eintreten. Man füllt zu diesem Zwecke den Magen mit Kochsalzlösung, und lässt so eine grosse Menge durch denselben laufen. Zu diesem Zwecke muss man eine Magensonde in den Magen bringen und diese in Verbindung mit einem Irrigator setzen. Dass diese Manipulationen nicht so sehr bei direkter Syncope, als bei etwaigen Collapsen nach langen Narkosen verwandt werden sollen, leuchtet ein. Wir wissen, dass durch den Magen eine bestimmte Menge des Narkotikum's abgesondert wird.

Ebenso nimmt man Spülungen des Rectums vor. Man macht dieselben mit einem langen Katheter, den man ziemlich hoch in den Darm schiebt, so hoch wie möglich, und indem man nun aus einem Irrigator durch ein Gummirohr mit dreiteiligem Glasrohr abwechselnd warmes Wasser ein- und auslaufen lässt.

Ferner verwendet man bei anhaltenden Collapsen Klystiere, welche nach einer ausgiebigen Wasserspülung vorgenommen werden, und statt Wasser $^1/_4$ bis $^1/_2$ Liter Thee mit 1 Glas Kognak und 1 Glas Rotwein in den Darm führen. Dies lässt man möglichst lange im Darm verweilen, damit es resorbiert wird. Man kann dem Gemisch noch beliebige Medikamente beimengen je nach dem vorliegenden Falle das nötige wählend.

Hat man im gegebenen Falle gerade eine Operation im Abdomen vor, so wird man sehr gut tun, die Bauchhöhle mit einer sterilen Kochsalzlösung zu durchspülen, falls ein Collaps bei der Operation stattfindet. Zu diesem Zwecke muss sterile Kochsalzlösung vorhanden sein und die nötigen Instrumente.

Alle diese letzteren Methoden sind solche, welche nur quasi als nachträgliches Hilfsmittel, um die Herzkraft intakt zu erhalten, verwandt werden sollen, und ausserdem als Hilfsmittel dienen können, wenn man sehr lange, 2—3stündige Narkosen überstanden hat, nach denen die Patienten noch lange im Rausche des Narkotikum's liegen, und bei denen sich Zeichen von Herzschwäche kund tun. Hier muss es unser Bemühen sein, dem Kranken das Narkotikum, das sich während so langer Narkosen in grossen Mengen im Organismus aufgestapelt hat, aus dem Körper ausscheiden zu helfen. So suchen wir eben durch Magen- und Darmspülungen die Ausscheidung zu fördern, und auf andere Art das Herz kräftig zu erhalten, damit dasselbe die Ausscheidung leichter bewerkstelligen kann. Wenn nach sehr langer Narkose noch eine grosse Menge des Narkotikums im Körper vorhanden ist, wirkt dasselbe natürlich noch nach, und dies zeigt sich dadurch, dass der Kranke lange schläft und benommen erscheint. In diesen Zuständen sind die genannten Methoden sehr wertvolle Mittel, den Organismus in seiner Tätigkeit zu unterstützen.

Injektionen vom Kampher und Aether werden ebenso wie Digitalin-Injektionen die Herzkraft stärken. Man muss bekanntlich diese Injektionen in die Muskulatur, und nicht subcutan ausführen. Man wählt am besten die Aussenseite des Oberschenkels, die Nates etc. dazu.

Kobroff warnt vor Aetherinjektionen, indem er angibt, dass

dieselben zum Beispiel bei Intoxikation mit Chloroform die Wirkung des Narkotikums erhöhen, und zu einer Lähmung der lebenswichtigen Zentren führen. Diese Annahme ist berechtigt bei Aethernarkosen. Dann kann man durch Aetherinjektionen nur eine Vermehrung der Narkose erwarten, allein bei anderen Narkosen kommt die Injektion des Aethers als herzerregend in Betracht, wenn nicht zu grosse Dosen, die dann narkotisierend wirken, injiziert werden. Kleine Dosen werden stets herzanregend wirken, und es könnte obige Wirkung nur, wie gesagt, bei zu grossen Mengen des injizierten Aethers oder bei gleichzeitiger Aethernarkose zutreffen.

Ein anderes Mittel ist Amylnitrit, Amylium nitrosum, welches ev. bei Unfällen angewandt werden darf. Dasselbe ruft eine Hyperaemie im Gehirn hervor. Es wird daher anzuwenden sein bei allen jenen Unfällen, welche auf Anaemie des Gehirns zurückzuführen sind. Diese anaemischen Zustände sind aber bei Narkosen sehr häufig.

Andere Methoden bei Collapsen anwendbar sind folgende: Man schlägt Brust, Gesicht und Arme mit nassen Tüchern, man massiert die Extremitäten um die Zirkulation in den Hautgefässen durch Reizung der Hautnerven zu befördern. W. Koch hat Folgendes empfohlen: Man führt die nicht mit Elektroden versehenen Enden der Leitungsdrähte eines Induktionsapparates in die beiden Nasenlöcher, und lässt recht starke Ströme durch die Drähte auf die Schleimhaut der Nase wirken, während 10 bis 20 Sekunden, nach ein- oder mehrmaligen solchen Reizungen erfolgen meist Inspirationen, und die Atmung beginnt wieder stärker zu werden.

§ 81. Eine weitere Beachtung verdient während der Narkose die Temperatur sowohl des Patienten, als auch der ihn umgebenden Luft.

Während der Narkose erleidet der Patient eine nicht unbedeutende Abkühlung. Dieselbe wird erstens hervorgerufen durch Herabsetzung des Blutdruckes, andererseits durch die ruhige Lage, durch die Inaktivität der Muskeln. Ferner ist die Abkühlung nicht unbeträchtlich, welche die Inspirationsluft erfährt durch das verdunstende Narkotikum.

Man kann letzteres leicht nachweisen, wenn man in die grosse, früher vielfach verwandte, jetzt auch noch gebrauchte Julliardsche Äthermaske ein Thermometer bis auf die Rosette in die der Äther gegossen wird, führt. Es ist beim Äther garnicht selten zu bemerken, dass bei langer Narkose die Rosette hart gefriert, wenigstens zeigt sich fast bei jeder Narkose Schnee auf derselben gefroren. Wenn man schnell einmal während einer Äthernarkose in die Julliardsche Maske riecht und deren Luft einatmet, empfindet man deutlich, dass die Luft sehr kalt ist. Bei weniger leicht verdampfbaren Narkotika ist die Abkühlung vielleicht nicht so hochgradig, doch sie ist vorhanden, da eine Verdampfung stattfindet, und sie stellt einen Faktor dar, mit welchem man rechnen muss.

Die Inspirationsluft wird bei verschiedenen Narkotika verschieden beeinflusst, bei allen Inhalationsanästhetika aber wird dieselbe mehr oder minder abgekühlt. So atmet der Patient eine kalte Luft ein, welche ihm natürlich Wärme entzieht. Dies ist nicht unwesentlich bei langen Narkosen. Deshalb muss man bemüht sein, der allgemeinen Abkühlung des Kranken entgegen zu arbeiten. Zu diesem Zwecke muss man versuchen, die Momente der Abkühlung selbst zu mindern. Dies lässt sich hier nicht tun. Deshalb muss man den Kranken vor einer weiteren Abgabe von Wärme an seine Umgebung gut schützen. Dies erreicht man dadurch, dass man den Kranken mit Decken gut zudeckt an den Stellen seines Körpers, an denen es durch die Operation nicht verhindert wird. Der Kranke wird also überall mit wollenen Decken, welche in Leinenüberzug, der sterilisiert werden kann, gehüllt sind, gut zugedeckt, die Extremitäten werden mit solchen Decken umwickelt.

§ 82. Allein in manchen Fällen, wo wir stundenlang zu operieren haben, wird dies nicht genügen. Deshalb sucht man dem Kranken Wärme zuzuführen, und zwar durch die Luft. Die Temperatur der umgebenden Luft darf aber nicht sehr viel höher als 20° C gesteigert werden aus Rücksicht auf die anderen Personen. Nebenbei muss gut ventiliert werden, wodurch auch kalte Luft wieder in den Saal gelangt. Da nun die Luft nicht viel wärmer gemacht werden darf, so hat man den Kranken auf mit warmem Wasser gefüllte Wasserkissen gelegt. Dies ist eine einfache und überaus wirksame Wärmequelle für die Patienten, die an sich wenig Körperwärme besitzen. Ausserdem gibt es heizbare Operationstische, welche durch das unter der Platte, auf welcher der Kranke liegt, fliessende heisse Wasser warmgehalten werden, und so dem Kranken vom Lager aus Wärme zuzuführen vermögen. So muss man auf jede mögliche Weise versuchen, das durch die lange Narkose entstehende Defizit an Körperwärme des Kranken zu ersetzen.

Durch die Abkühlung der Inspirationsluft infolge der Verdunstung des Narkotikums können dem Kranken ernste Gefahren bereitet werden in Erkältungen der Respirationsorgane. Um diese möglichst zu verhüten, wäre es sehr angebracht, wenn man heizbare Masken verwenden wollte. Dieselben werden durch eine Thermophorrosette, oder durch eine um die Maske in zahlreichen Windungen laufende Rohrleitung aus Metall, welche mit heissem Wasser vor der Narkose gefüllt wird, erwärmt. Solche Masken sind neben anderen vom Verfasser konstruiert und angegeben worden. Dieselben liefern eine etwas erwärmte Luft direkt vor dem Munde und der Nase des Patienten, und verhindern vollkommen eine so grosse Abkühlung der Inspirationsluft durch die Verdunstung des Narkotikums, dass dem Patienten eine Erkältung der Respirationsorgane drohen kann. Durch die so konstant erhaltene Temperatur wird auch eine gleichmässigere Verdunstung des Narkotikums, und somit eine gleichmässigere Konzentration des Narkotikumdampfluftgemisches erzielt. Ein weiterer Umstand, der die Abkühlung vermindert, ist der, dass man möglichst warme Luft unter die Maske gelangen lässt, deshalb muss die Luft im Zimmer eine möglichst hohe Temperatur haben.

---

§ 83. Für die Handhabung der Narkose ist eine grosse Menge von Instrumentarium notwendig. Dasselbe wird hauptsächlich gebildet aus den für die Einverleibung der Narkotika in den Organismus nötigen Apparaten, und wir wollen uns zunächst mit diesen etwas näher beschäftigen, soweit dieselben eine allgemeine Behandlung gestatten. Da wir in weitaus den meisten Fällen von Narkosen es mit der sogenannten Inhalationsnarkose zu tun haben, welche dem Organismus die Narkotika in Form von Dampf mehr oder weniger mit Luft vermengt durch die Lungen einführt, so haben wir uns zunächst mit den verschiedenen Formen der sog. Masken zu befassen. Die Maske war von Anfang an der gebräuchlichste Narkosenapparat, und man hat da ganz verschiedene Formen konstruiert, die einen, welche nur für Chloroform, die anderen, welche nur für Aether bestimmt waren, dabei von jeder Kathegorie verschiedene Arten mit diesen und jenen Veränderungen. Eine erschöpfende Behandlung aller Masken kann hier nicht gegeben werden. Hier wollen wir in dem Folgenden nur die gebräuchlichsten Masken kurz behandeln, wie wir sie noch teilweise in Verwendung finden.

Zunächst betrachten wir die Julliard'sche Maske, wie sie zur Aethernarkose vielfach verwendet wurde. Dieselbe stellt, wie aus Fig. 19 und 20 ersichtlich, ein Drahtgestell dar mit dichtem Billroth oder Gummistoff überzogen, unter welchem eine Lage Mull sich befindet, auf welchen der Aether gegossen wird. Man kann vermittels des Drahtreifens oder des inneren mit Scharnieren verbundenen Korbes in Fig. 20 die Bedeckung des Drahtgestelles nach Belieben entfernen und erneuern zum Zwecke der Sterilisation.

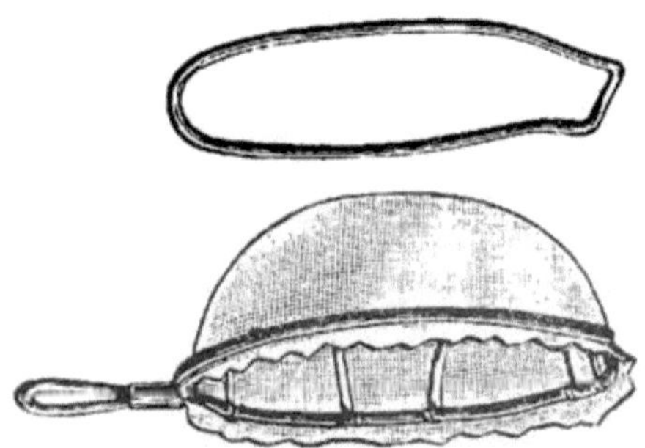

Fig. 19. Julliard'sche Maske.

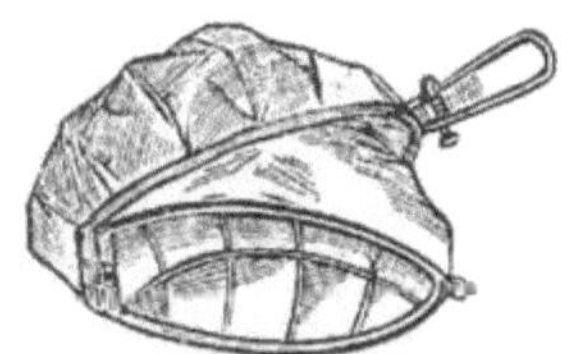

Fig. 20. Julliard'sche Maske mit Korbeinsatz.

Diese Julliard'sche Maske ist in verschiedenen Modifikationen vorhanden, die hier übergangen werden können. Andere Aethermasken sind die von Czerny (siehe Figur 21) und von Rosenfeld (siehe Figur 22).

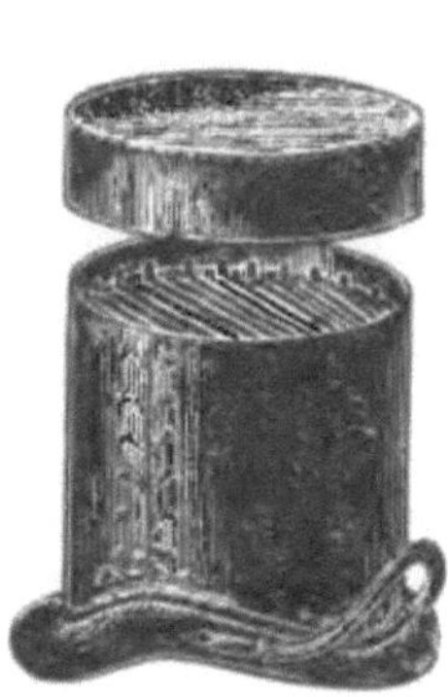

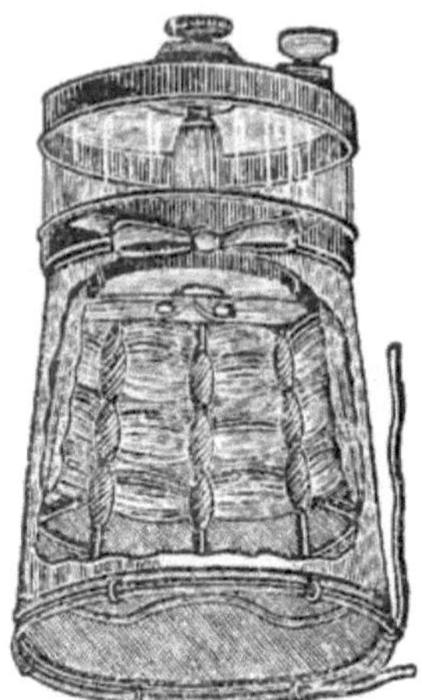

Fig. 21. Aethermaske nach Czerny. Fig. 22. Aethermaske nach Rosenfeld.

Die obengenannten Masken stellen schon komplizierte Apparate dar. Wir kommen nun zu den Aethernarkoseapparaten von Wanscher (vergleiche Fig. 23) und Grossmann (vergl. Fig. 24). Beide stellen besondere Apparate dar, welche man nicht allein mit dem Worte Maske bezeichnen darf, da sie ein besonderes Prinzip für die Dosierung verfolgen.

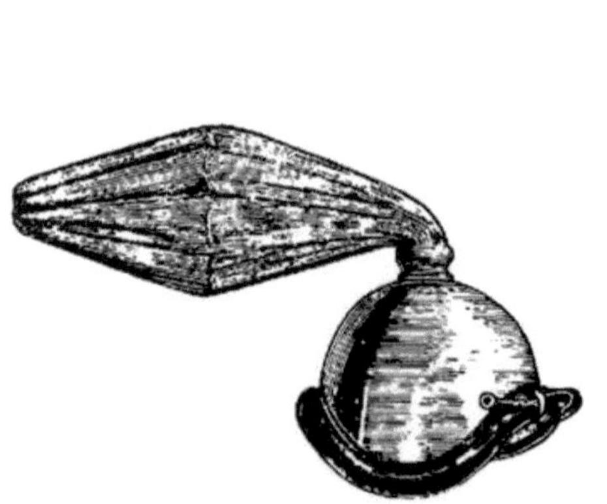

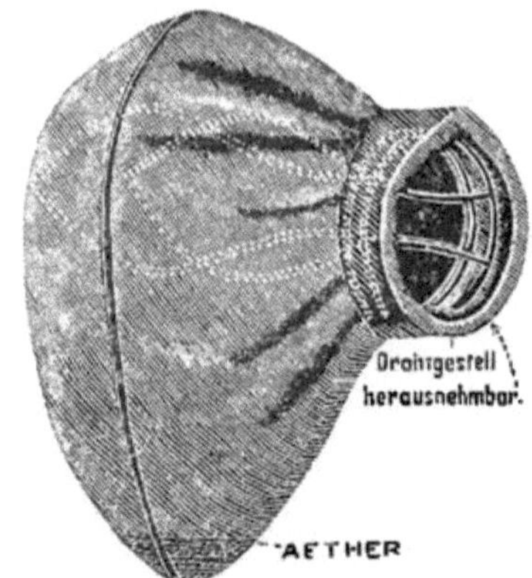

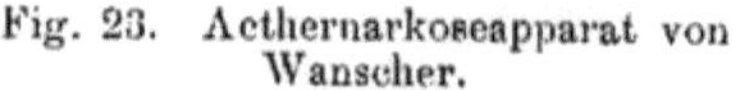

Fig. 23. Aethernarkoseapparat von Wanscher. Fig. 24. Aethernarkoseapparat nach Grossmann.

Wenn wir uns nun zu den Masken für die Chloroformnarkose wenden, so haben wir zunächst die gebräuchlichste Maske zu nennen, die von Esmarch'sche, welche bedeutend kleiner als die Julliard'sche

Maske ist, aber nach demselben Prinzip gebaut, aus einem Drahtgestell bestehend mit einem Bezug aus Trikotstoff überzogen wird. Der Unter-

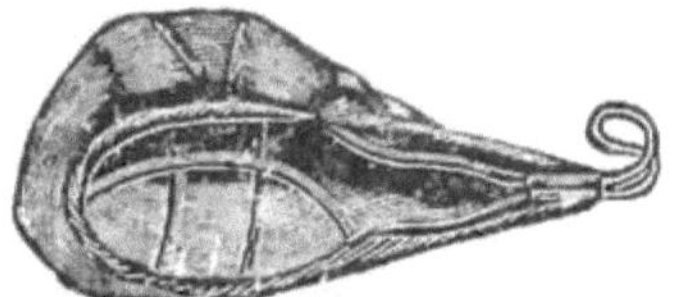

Fig. 25. Chloroformmaske nach v. Esmarch.

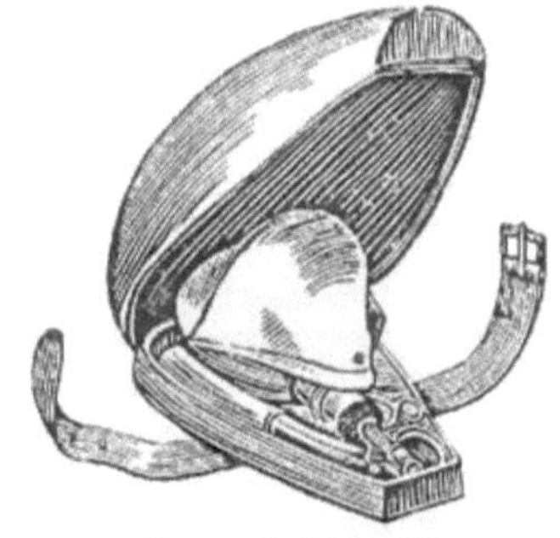

Fig. 26. Esmarch'sche Chloroformmaske im Etui mit Tropfvorrichtung und Zungenzange.

schied liegt neben der verschiedenen Grösse darin, dass die Esmarch'sche Maske mit einem durchlässigen Stoffe überzogen ist, so dass man das Chloroform auf die Aussenseite der Maske tropfen kann, während die Julliard'sche Maske von einem undurchlässigen Stoff überzogen ist. Figur 25 zeigt die Esmarch'sche Maske mit Ueberzug und Figur 26 zeigt uns dieselbe Maske mit den dazu nötigen Instrumenten, Tropfeinrichtung und Zungenzange in einem Etui, eine Zusammenstellung, die für den praktischen Arzt von grossem Werte ist.

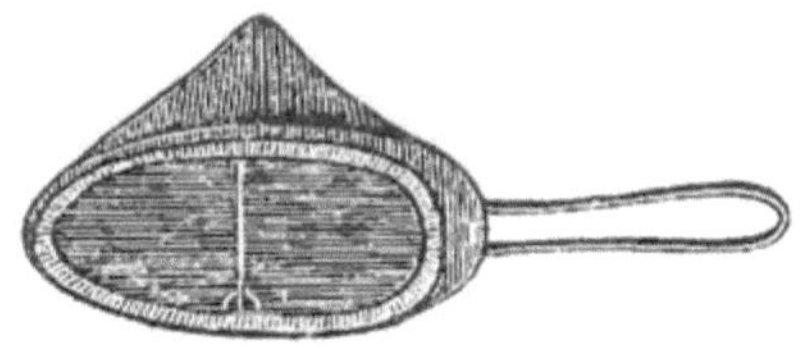

Fig. 27. Chloroformmaske nach Skinner.

Eine andere Chloroformmaske ist die von Skinner (vergl. Fig. 27), welche ähnlich der vorhergehenden ist, wohl aber kaum besondere Vorzüge vor jener voraus hat.

Weitere Chloroformmasken sind von Schimmelbusch konstruiert worden. (Verf. Fig. 28 und 29.) Dieselben besitzen den Vorteil, dass man sie nicht von der Stirn aus festhalten muss, sondern dass sie einen seitlichen Griff besitzen, welcher ein bequemeres Festhalten mit der einen Hand ermöglicht, während man dieselbe Hand zum Kieferlüften etc. benützen kann. Ferner kann man das Drahtgestell dieser Maske, wie aus den Abbildungen ersichtlich ist, zusammen legen, wodurch ein leichterer Transport der Maske ermöglicht wird.

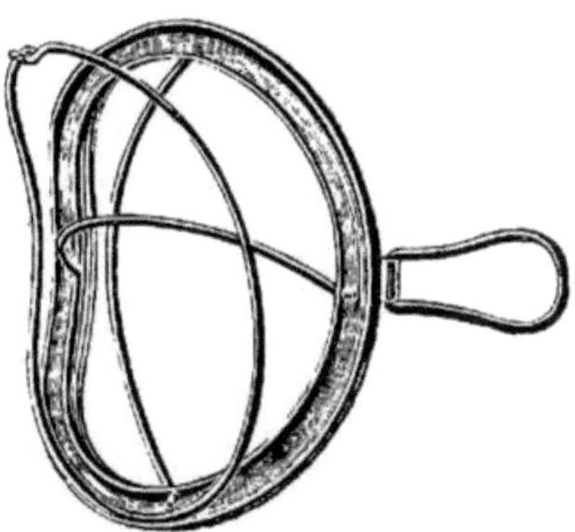

Fig. 28. Chloroformmaske nach Schimmelbusch.

Neben den Masken, in welche das Narkotikum direkt gegossen wurde, konstruierte man bald kompliziertere Apparate für die Narkose, welche dem Kranken ein Narkotikum-Dampfgemisch mit Luft zuführen sollten. Solche Apparate wurden von Kappeler und Junker konstruiert für die Chloroformnarkose. Der Junker'sche Apparat ist in Figur 30 dargestellt. Einige Veränderungen dieses Apparates zeigen die Modifikationen von Friedrich (Fig. 31) und Schönemann in Figur 32.

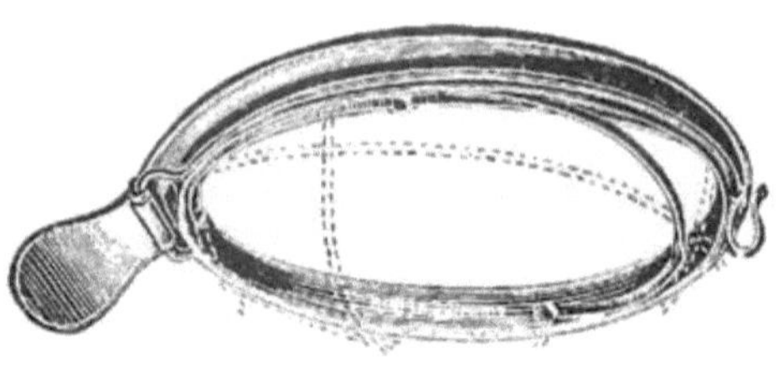

Fig. 29. Chloroformmaske nach Schimmelbusch.

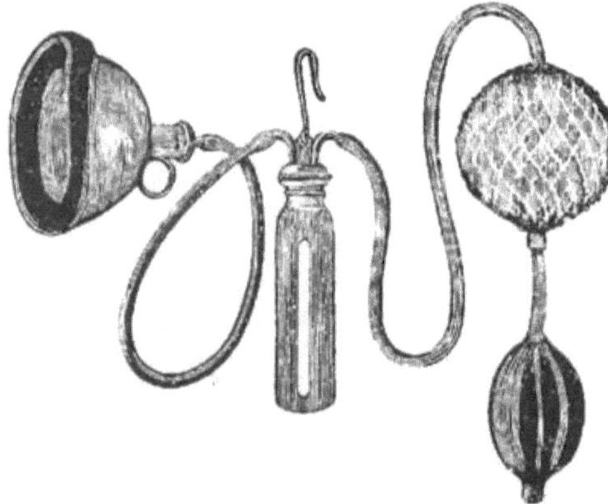

Fig. 30. Chloroformapparat nach Junker.

Bei diesem Apparate wird ein Luftstrom durch das in der Flasche befindliche Chloroform getrieben, und bei dieser Gelegenheit mischt sich die Luft mit Chloroformdämpfen, welches Gemenge nach der Maske, die über Mund und Nase gehalten wird, getrieben vom Kranken inspiriert wird. Man kann durch langsames und schnelles Drücken des Blasebalges die Menge des einzuatmenden Chloroforms verringern und vermehren, und so nach Bedarf die Dosierung modifizieren.

Es sind diese Apparate freilich nicht vollkommen in der Dosierung,

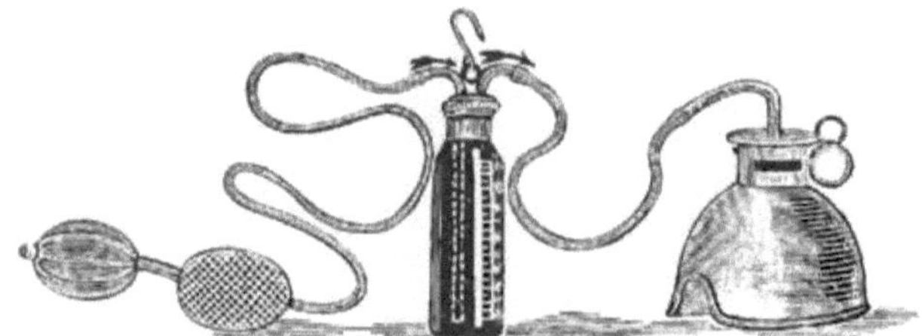

Fig. 31. Chloroformapparat nach Friedrich.

doch immerhin ganz brauchbar und wertvoll, wo man Laien zum narkotisieren verwenden muss, welche die Tropfmethode schwerer erlernen als den Gebrauch dieser Apparate.

Für die wenigen Fälle, in denen man eine Person durch die Tracheotomiewunde narkotisieren muss, sind zwei sehr brauchbare kleine Apparate mit geeigneter Trachealkanüle konstruiert worden, der eine in Trendelenburgs-Trachealkanüle in Figur 33 und der andere in Hahns Kanüle in Figur 34.

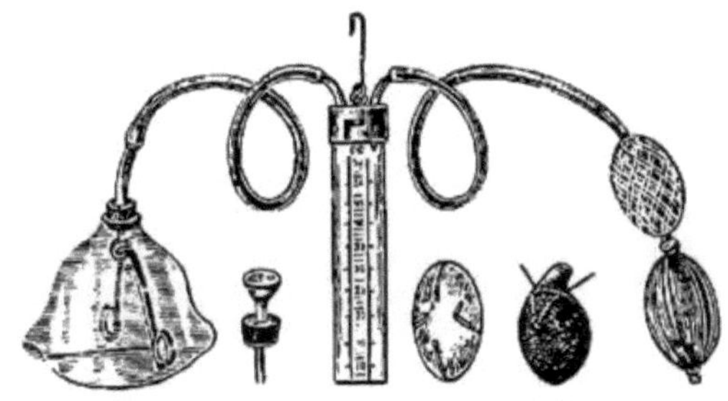

Fig. 32. Chloroformmaske nach Schönemann.

Fig. 34. Hahns Trachealkanüle.

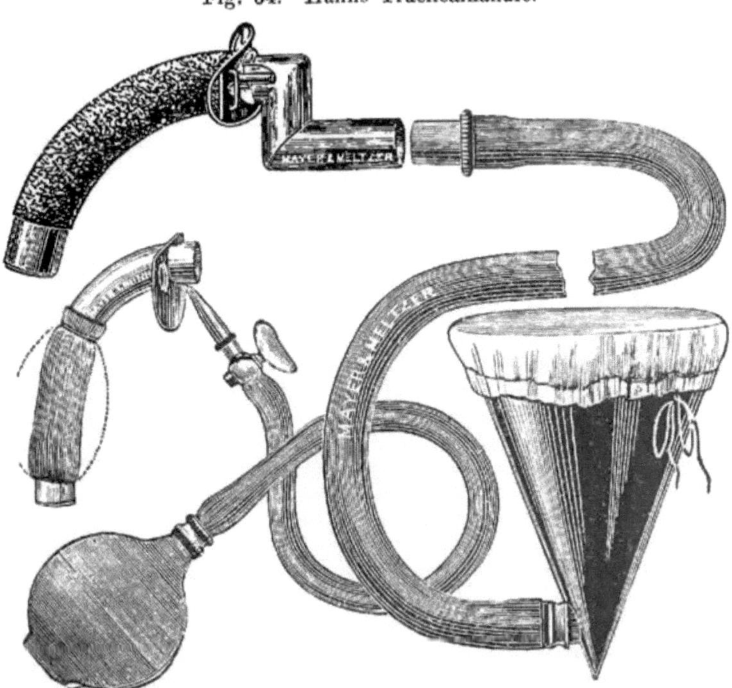

Fig. 33. Trendelenburgs Tamponkanüle.

In beiden Apparaten wird das Narkotikum auf einen mit Mull überspannten Trichter getropft, welcher durch einen Schlauch mit der Kanüle verbunden ist, sodass der Kranke die Luft durch den Trichter atmet. An Stelle des Trichters kann man auch einen Junkerschen Apparat oder dergleichen anfügen, durch welchen man die Luft mit Narkotikumdampf in die Trachea blässt.

Im Anschluss an diese Apparate wollen wir noch jene sinnreiche Vorrichtung erwähnen, die, wie Figur 35 zeigt, an einem Mundsperrer 2 Rohre besitzt, durch die das Narkotikumdampfgemisch in den Mund aus einem Junker'schen Apparat geblasen wird. Dieser Apparat wird dann verwendet werden, wenn man im Gesicht operiert, oder im Munde usw., sodass eine Maske nicht gut Verwendung finden kann, und wobei der Mund offen gehalten wird durch den Sperrer. Dieselbe ist von Hewitt konstruiert worden.

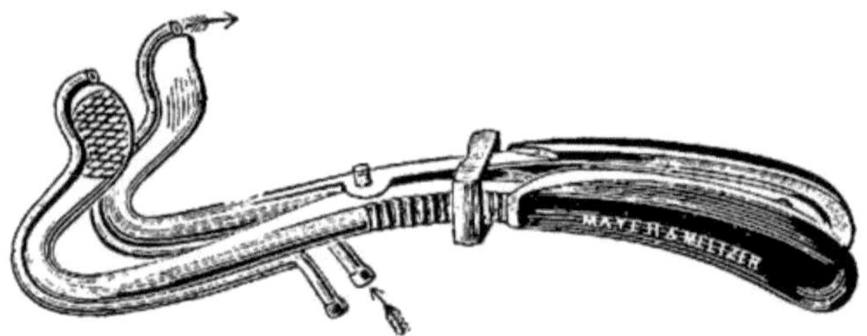

Fig. 35. Narkoseapparat nach Hewitt.

Ein dem vorigen sehr ähnliches Instrument jedoch nur mit einem Rohr zum zuführen des Narkotikumdampfluftgemisches, welcher bei Mundoperationen sehr praktisch zu verwenden ist, indem man denselben geschlossen vor Beginn der Narkose zwischen die Zahnreihen legt und so liegen lässt, bis man ihn zum Öffnen des Mundes braucht, ist der

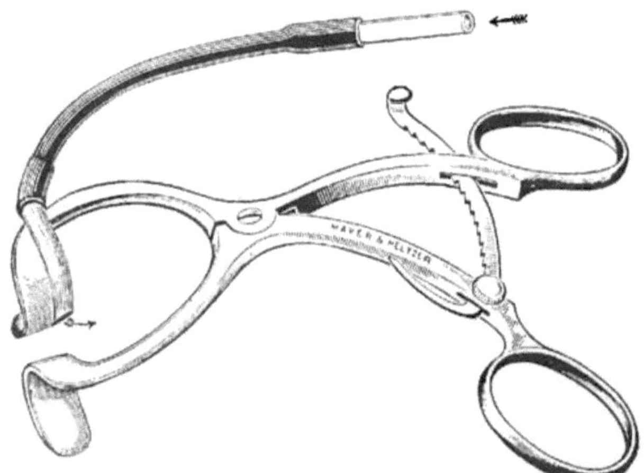

Fig. 36. Doyen'scher Mundsperrer modifiziert von Probyn Williams.

von Probyn-Williams modifizierte Doyensche Mundsperrer, wie wir ihn in Figur 36 sehen.

Das Rohr wird mit einem Junkerschen Apparat verbunden, und

so erhält der Kranke das Narkotikum durch der Apparat im Munde zugeführt, ohne dass der Operateur in seiner Tätigkeit durch eine Maske oder dergl. gestört wird.

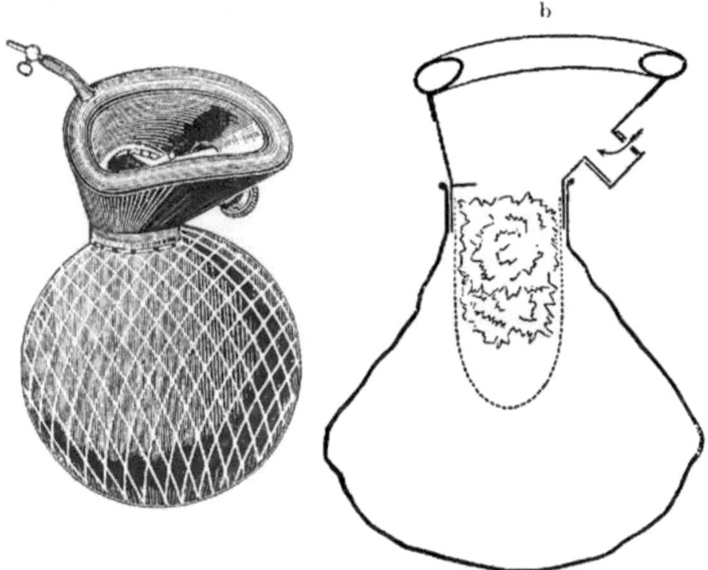

Fig. Ormsby's Apparat für die Aethernarkose.
a) gebrauchsfertiger Apparat. b) Durchschnitt durch den Apparat von Ormsby.

Auch für den Äther hat man kompliziertere Apparate ersonnen, so den Ormsbyschen Apparat, Figur 37, und den Cloverschen Apparat Figur 38, sowie eine Modifikation des letzteren in dem Sheppardschen Apparat, Figur 39. Dieser Apparat von Ormsby soll dem Narkotiseur ermöglichen, nach Belieben dem Kranken die reinen Ätherdämpfe zu verabreichen, oder atmosphärische Luft hinzuzufügen, oder nur Luft atmen zu lassen, ohne dass der Apparat

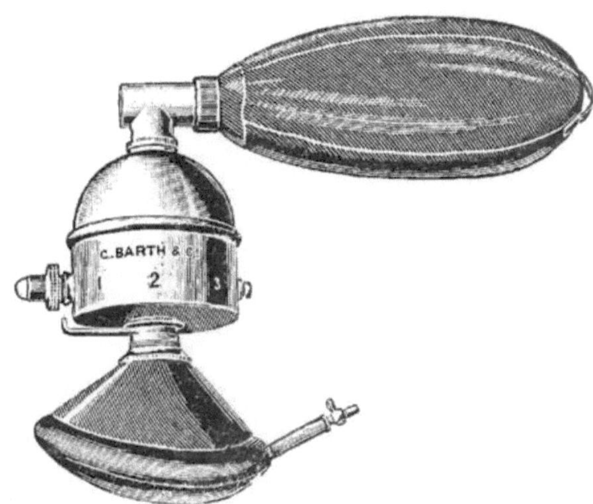

Fig. 38. Aethernarkoseapparat von Clover.

vom Gesicht des Kranken, dem er dicht aufsitzt, entfernt zu werden braucht.

Dasselbe Prinzip weist der Cloversche Apparat auf, welcher noch ein Bassin besitzt, in welchem Luft und Ätherdämpfe gemischt werden

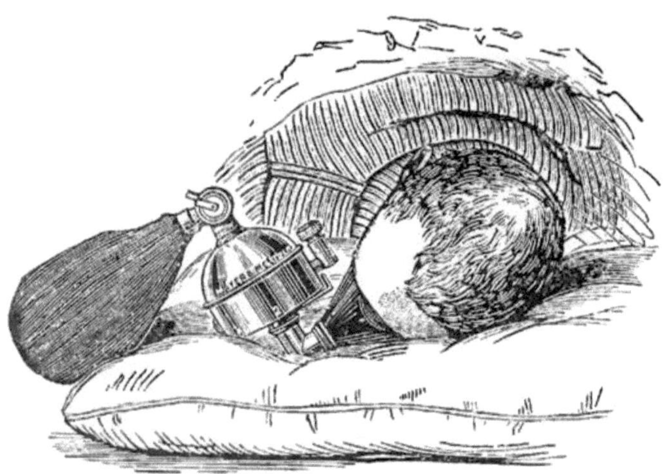

Fig. 39. Aethernarkoseapparat nach Sheppard.

je nach dem Bedürfnis durch einen Hahn regulierbar, und dem Kranken das fertige Luftäthergemenge in bestimmten Verhältnis zugeführt wird.

Der Sheppardsche Apparat ist dem Cloverschen sehr ähnlich im Prinzip und unterscheidet sich von diesem durch eine Abknickung des Gasleitungsrohres, wodurch ermöglicht wird, dass der Apparat auch dann auf dem Gesicht dicht aufliegen kann, wenn der Kranke auf Brust und Bauch liegen muss, wie aus Figur 39 ersichtlich.

Neuerdings hat Longard einen Apparat zur Äthernarkose angegeben, welcher manche Vorzüge hat, und in Figur 40 abgebildet ist. Über das Prinzip soll im speziellen Teil dieses Buches näher berichtet werden.

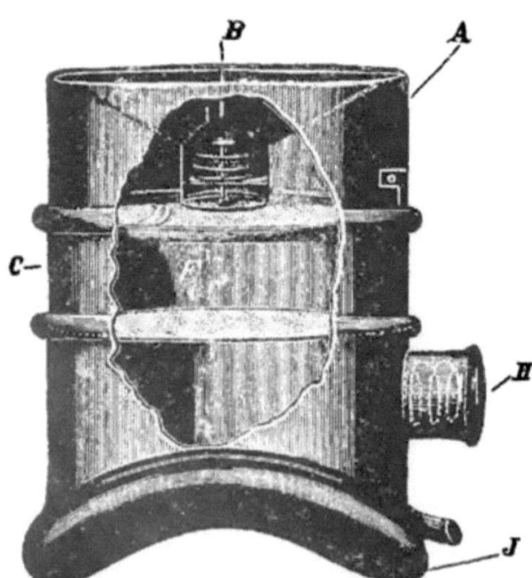

Fig. 40. Aethernarkoseapparat von Longard.

Wenn man aber hierbei die Bestrebungen hatte, einen Apparat zu konstruieren, welcher eine genaue Dosierung der Narkotikummengen gestattete und dem Kranken ein je nach dem Bedürfnis veränderbar konzentrirtes Narkotikumdampfluftgemenge zuführte, so war das ein Problem, welches nicht so leicht zu lösen war. Die genannten Apparate reichten nicht aus, um zuverlässig zu arbeiten. Wir haben eine Reihe der besten und brauchbarsten von diesen Apparaten genannt, und können hier die anderen übergehen, da dieselben nicht in der Praxis verwendbar sind, und der einfachsten Narkotisierungsmethode, der Tropfnarkose nie eine ernste Konkurrenz machen können. Es kommen eben eine ganze Reihe von Schwierigkeiten in Betracht, wenn man einen genau dosierenden Apparat bauen will, z. B. die Temperatur, der Luftdruck und das wechselnde Bedürfnis einer hohen und niedrigen Konzentration der Gasgemische. Diese Punkte sind bei obigen Apparaten nicht alle beachtet, und deshalb können dieselben nicht genau arbeiten. Dabei sollen die Apparate möglichst klein, handlich und leicht zu transportieren sein.

Allerdings hat man tatsächlich Apparate konstruiert, welche eine vollkommen genaue und exakte Dosierung gestatten. Da diese Apparate für wissenschaftliche Untersuchungen namentlich für Tierexperimente sehr wertvoll sind, so wollen wir einige derselben erwähnen. Für die allgemeine Praxis können dieselben keine Verwendung finden, da sie nicht von Ort zu Ort transportiert und so über Land vom Arzte mitgeführt werden können. Sie sind nur in einer Klinik zu verwenden, und stellen in gewisser Hinsicht einen sehr wertvollen Apparat dar. Doch, wenn sie nicht Allgemeingut der Ärzte werden können, so ist ihre Verwendung für Narkose in der Klinik ebenfalls illusorisch, denn dort sollen dem Studierenden und Arzte doch die in der Praxis verwertbaren Methoden gezeigt werden.

Da nun auch noch die Handhabung derselben einige Übung erfordert, so kann man sie auch aus diesem Grunde nicht für alle Narkosen verwenden. So sind sie eben nur zum Experiment, namentlich an Tieren für uns brauchbar.

Schon Snow kam zu der Überzeugung, dass man bei der Narkose eine bessere Dosierung des Narkotikums anwenden müsse, und konstruierte einen Apparat, welcher die Darreichung bestimmt dosierter Narkotikumdamfluftgemische ermöglichen sollte.

Nach ihm war es P. Bert, welcher in diesem Sinne weiter arbeitend zeigte, dass die Schnelligkeit des Eintrittes der Narkose, deren Tiefe und Dauer, während welcher der Tod bei fortgesetzter Darreichung des Narkotikums endlich eintrat, einzig und allein von dem Prozentgehalt der betäubenden Dämpfe an der Inspirationsluft abhängig sei. Bert empfahl gestützt auf seine Untersuchungen titrierte Mischungen von Luft und Narkotikumdampf für die Narkosen in der Praxis.

In denselben Bahnen arbeitete auch Péan weiter und fand, dass z. B. zu einer Narkose ein Gemisch aus 8 g Chloroform auf 100 Liter Luft nötig sei. Die Apparate, welche dazu verwandt wurden, waren sehr umständlich, und nicht allgemein verwendbar.

Einen sehr sinnreichen und gut arbeitenden Apparat konstruieret Dreser, wenn derselbe auch hinlänglich kompliziert war. Die Apparate der neueren Zeit zeigen uns zwar nicht weniger komplizierten Bau, aber eine exakte Funktion, welche bei vielen der früheren fehlte.

So konstruierte Kionka 1894 einen Apparat, welcher folgendermassen aussieht.

Das Tier ist tracheotomiert und mit einer T-förmigen Trachealkanüle versehen, in dem es durch Ventile atmet, sodass von der einen Seite her die Luft eingeatmet, nach der entgegengesetzten ausgeatmet wird. Das Zuleitungsrohr besitzt noch eine andere Leitung, welche die Dämpfe des Narkotikums in die Inspirationsluft mischt. Das Tier atmet also durch ein in zwei Röhren sich teilendes Rohr. Eine dieser Röhren endet in die Luft, die andere führt zu verschiedenen Apparaten, welche die sie durchströmende Luft mit Narkotikumdampf (Chloroform etc.) sättigen sollen.

Die Luft soll nun einen bestimmten Prozentgehalt an Narkotikumdampf erhalten. Dies wird folgendermassen erreicht: Vor der Öffnung des Rohres, durch welches das Tier atmet, befindet sich eine Gasuhr, auf deren Achse ein Rad befestigt, sich mit dem Uhrwerk dreht. Um das Rad ist eine Schnur gewickelt, die sich beim Drehen desselben abwickelt, an deren freiem Ende sich mit der Konkavität nach unten gerichtet ein gebogenes Röhrchen befindet durch einen Gummischlauch mit dem unteren Ende einer senkrecht stehenden Bürette kommunizierend. In letzterer befindet sich Wasser, das sich immer in gleiches Niveau mit der Mündung des Röhrchens einstellt. Wenn sich die Schnur vom Rad abwickelt, fliesst Wasser durch das gebogene Röhrchen aus der Bürette, und swar entsprechend den Bewegungen der Gasuhr, d. h. eine Menge Wasser fliesst ab, welche den die Uhr passierenden Luftmengen entspricht. Das Wasser fliesst in einen auf eine Wulffsche Flasche luftdicht gefügten Trichter, der erst am Boden der Flasche in eine die Flasche teilweise füllende Wasserschicht mündet, welche sich entsprechend den Inspirationen der Atmung des Tieres hebend ein entsprechendes Quantum Luft aus der Wulffschen Flasche durch ein luftdicht aufgesetztes Glasrohr in einen Apparat drückt, in welchem die Luft mit Dampf eines Narkotikums gesättigt, und aus welchem Apparat dieselbe endlich wieder in die Leitung geführt wird, durch die das Tier atmet, vgl. Fig. 41.

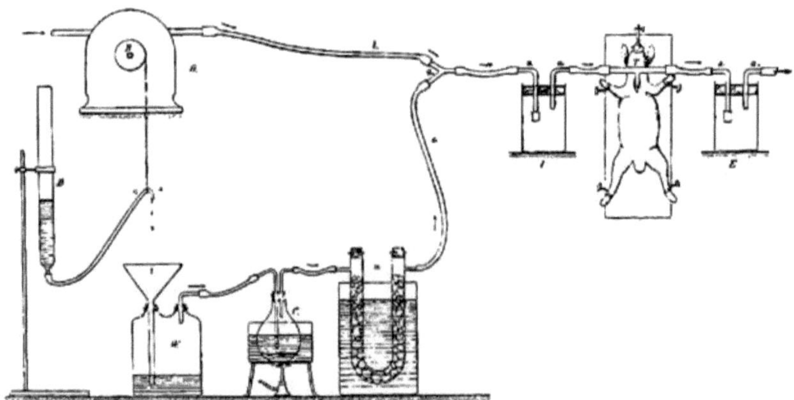

Fig. 41. Narkotisierungsapparat nach Kionka.

Dieser letztere Apparat besteht aus einer in einem Wasserbad auf entsprechende (bei Chloroform 60° C) Temperatur erwärmte doppelt tubulierte

Flasche mit dem Narkotikum (Chloroform), in welcher sich die Luft mit den Dämpfen des Narkotikums sättigt, und zweitens aus einem im Wasser von gewöhnlicher Temperatur hängenden M-Rohr, in welchem die erwärmte Luft beim Durchtreten abgekühlt wird, und das überschüssige Narkotikum (Chloroform), welches sich beim Abkühlen abscheidet, zurücklassen kann.

Je nach der gewählten engeren oder weiteren Bürette kann man den Gehält der Inspirationsluft am Narkotikumdampf ändern und regulieren. Man kann das Tier durch diesen Apparat ein bestimmt konzentriertes Luft-Narkotikumdampfgemisch atmen lassen, und vermag auch den Gehalt an Narkotikumdampf beliebig zu ändern. Die Resultate, welche man hiermit erreicht hat, sind befriedigende.

Indessen genügte dieser Apparat nicht bei dem Verwenden mehrerer Narkotika, und zu diesem Zwecke konstruierte Kionka folgenden Apparat, vergl. Fig. 42, den er wie folgend schildert:

„Während bei dem ersten Apparat das Tier selbst durch seine Inspiration den Luftstrom im Apparat in Bewegung setzen musste, lasse ich jetzt — ebenfalls mit einer T-förmigen Trachealkanüle, sowie Inspirations- und Exspirationsventil versehen — aus einem grossen Kautschukbeutel atmen, durch den vermittelst eines Wasserstrahlgebläses ein permanenter Luftstrom streicht. Die Dosierung wird nun in diesem Luftstrome, der den Kautschukbeutel ventiliert, vorgenommen.

Zum Abmessen der zur Einatmung dienenden Luft bediene ich mich einer Gasuhr. In derselben Weise wie bei dem früheren Apparat wickelt sich beim Gehen der Gasuhr von einem auf ihrer Achse befestigten Rade eine Schnur ab, welche an ihrem freien Ende eine unten zugeschmolzene, durch Schrotkugeln beschwerte, lange Glasröhre trägt. Diese Röhre taucht in ein hohes zylindrisches Gefäss, welches an einer Stelle kurz unterhalb des oberen Randes mit einem Überlauf versehen ist und das betreffende Narkotikum aufnimmt. Da das Rad auf der Achse der Gasuhr sich genau nach dem Gange der Gasuhr dreht, so muss sich auch die an der Schnur hängende Glasröhre in einem

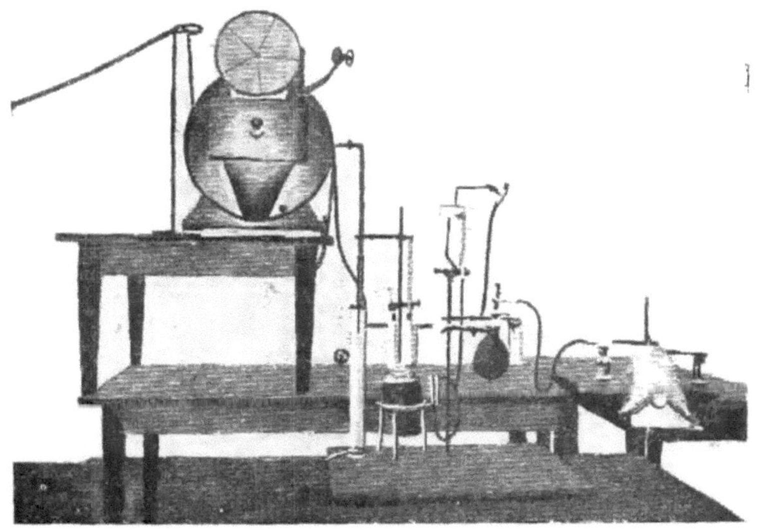

Fig. 42. Narkotisierungsapparat für Chloroform und Aether nach Kionka.

genau dem Gange der Gasuhr entsprechenden Verhältnis in das flüssige Narkotikum einsenken. Hierbei verdrängt sie aber aus dem Zylinder eine entsprechende Menge Flüssigkeit, die also in ganz bestimmten Verhältnis zu dem Gange der Gasuhr, d. h. den durch sie hindurchtretenden Luftmengen, steht. Die Grösse dieses Verhältnisses kann man leicht dadurch variieren, dass man engere oder weitere Röhren eintauchen lässt, oder noch einfacher, wie wir es gewöhnlich taten, dadurch, dass auf die Achse der Gasuhr eine ganze Anzahl von Rädern verschiedenen Durchmessers gesetzt sind, sodass man jederzeit mitten im Versuch wechselt, bald von einem kleineren, bald von einem grösseren Rade die Schnur sich abwickeln lassen kann.

Das aus dem Zylinder ausfliessende Chloroform gelangt durch einen mit trichterförmigem Mundstück versehenen kleinen Siphon, der zu gleicher Zeit als Luftabschluss dient, in die Luftleitung und wird dort verdampft. Zu diesem Zweck tritt die vom Wasserstrahlgebläse getriebene Luft hinter der Gasuhr zunächst in eine U-Röhre. Diese steht in einem Wasserbade von 60° C. und ist locker mit Glasperlen angefüllt, sodass das von oben eintropfende Chloroform sofort in Dampfform umgewandelt wird. Die aus der U-Röhre austretende Luft besitzt also, da ja die in der Zeiteinheit abtropfende Chloroformmenge in einem bestimmten Verhältnis zu der in derselben Zeiteinheit hindurchpassierenden Luftmenge steht, stets einen konstantbleibenden Chloroformgehalt. Sie streicht jetzt durch einen Schlangenkühler, in dem sie wieder auf Zimmertemperatur abgekühlt wird, und gelangt so in den Gummibeutel, aus welchem durch eine Seitenleitung das Tier atmet. Die freie Öffnung, durch die der Ventilationsstrom den Gummibeutel verlässt, ist gegen etwaiges Eindringen der Aussenluft durch ein leicht spielendes Ventil verschlossen, wodurch verhindert wird, dass etwa bei einer besonders tiefen Inspiration des Tieres reine, unvermischte Luft in den Gummibeutel eingesogen werde."

Man muss diesen Apparat vor jedem Gebrauch aichen, indem man den Chloroformcylinder bis an den Ueberlauf mit Chloroform füllt, und die Schnur mit der Glasröhre so einstellt, dass die Glasröhre gerade mit dem Ende in das Chloroform eintaucht. Man nimmt den Syphon ab, und befestigt ihn direkt unter dem Ueberlauf mit einem Halter. Ein graduierter Cylinder wird unter die Ausflussöffnung gestellt, welcher in $^{1}/_{10}$ cbcm-Teile graduiert ist. Darauf setzt man durch das Wasserstrahlgebläse die Gasuhr in Bewegung, und liest die abgeflossene Chloroformmenge nach dem Durchtritt von je 10 Liter von dem Messcylinder ab. Natürlich muss man dies mit dem betreffenden zu benützenden Narkotikum und bei bestimmter konstanter Temperatur vornehmen. So kann man erfahren, wieviel Kubikzentimeter des Narkotikums bei der Benutzung jedes Rades in 10 Liter Luft verdampfen. Die Berechnung ist folgende:

„Es sei z. B., wie Kionka anführt, gefunden, dass bei Benutzung des (kleinsten) Rades I in 10 Liter je 0,25 cbcm Choroform zur Verdampfung gelangen. 0,25 cbcm entsprechen aber 0,064 Liter Chloroformdampf bei einer Temperatur von 15° C. und 760 mm Hg. Stand, d. h. aus je 10 Liter Luft, welche durch den Apparat gehen, werden 0,64 Liter chloroformhaltige Luft mit einem Gehalt von 0,064 Liter Chloroformdampf. Es enthält also 0,635 Volumenprozent Chloroformdampf."

So kann man diesen Apparat auch für andere Narkotika als Chloroform verwenden, und derselbe entspricht den gestellten Anforderungen.

Es lässt sich dieser Apparat auch zu Narkosen an Menschen verwenden mit einer kleinen Modifikation in Gestalt einer gut anschliessenden Maske an Stelle des Gummibeutels oder anderen kleinen Veränderungen.

Ein anderer, sehr genau funktionierender und dosierender Apparat für Narkosen, an Menschen sowohl wie zu Tierexperimenten, ist von Geppert konstruiert worden, und wollen denselben hier kurz beschreiben.

Er besteht aus einem Gasometer, dessen unterer Kessel mit Wasser bis etwa 8 cm unter dem oberen Rand gefüllt ist. Wenn man den Apparat an Gewicht leichter machen will, um denselben zu transportieren, ist eine Seele eingesetzt. Dieselbe stellt ein verjüngtes Abbild des anderen Kessels dar. Der obere Kessel hängt an einem Drahtseil, welches oben über zwei Räder läuft und am andern Ende ein Gegengewicht trägt. Das letztere ist so gewählt, dass im Kessel ein Druck von 3 cm Wasser herrscht. Wenn man den Kessel aufziehen will, um ihn mit Luft zu füllen, so fügt man noch zwei Gewichte hinzu und öffnet einen Hahn w am Boden des Gasometers. Nachdem der Kessel aufgestiegen ist, schliesst man den Hahn und entfernt die beiden Gewichte. Ein anderer Hahn v gestattet der Luft, wenn er geöffnet ist, vom Innern des Gasometers nach dem Verdampfungsapparat f zu strömen. Man lässt denselben solange geschlossen, bis das Narkotikum in den Verdampfungsapparat f gegossen ist. Damit man nun bequem und leicht das Narkotikum hinein bringen kann, ist ein Hahn a dicht hinter dem Verdampfungsapparat angebracht, durch dessen Öffnung die Luft nach aussen entweichen kann, wodurch der Kessel z sinkt. Dabei stellt sich das Niveau des Narkotikums auf den richtigen Stand ein. Man schliesst den Hahn nachdem einige Tropfen des Narkotikums übergeflossen sind, und der Apparat ist zum Gebrauch fertig. Der Hahn a ist an dem unteren Schenkel eines Y-förmigen Rohres befestigt, und hat den Zweck, wenn man unvorsichtig Narkotikum in das Rohr D eingegossen hat, welches nach F überfliesst, dass es daselbst verdampft wird, und die Dämpfe gelangen in das Y-förmige Rohr, woselbst sie sich kondensieren. Öffnet man nun den Hahn a zum Einstellen, so fliesst das Narkotikum ab. Man leitet nnn entweder durch ein Gummirohr, wenn man den Apparat in die Nähe des Operationstisches stellen kann, oder sonst durch eine feste Rohrleitung das Gas bis zum Regulierhahn, indem man das Leitungsrohr mit dem Ansatzstück an dem Y-förmigen Rohr verbindet. Man kann bei mehreren Operationen zu gleicher Zeit mehrere Hähne mit Schlauchansätzen anbringen, und so zu gleicher Zeit mehrere Narkosen ausführen.

Der Regulierhahn ist an einem Ständer O befestigt, welcher oben eine Gabel trägt, durch welche der Schlauch gelegt werden kann. Er führt dann hoch durch die Luft, ohne im Saal die Personen in ihrer Bewegungsfreiheit zn stören.

Der Regulierhahn ist folgendermassen konstruiert.

Auf einem Stopfen q befindet sich eine Platte r, durch die man denselben wie einen gewöhnlichen Hahn drehen kann. Diese Bewegung wird durch die Schraube s getan, wodurch eine sehr feine Einstellung geschehen kann. Eine Skala befindet sich auf dieser Platte, auf welcher ein Zeiger vom Zuleitungsrohr t mit seiner Spitze aufliegt. Derselbe zeigt entsprechend den Drehungen der Platte auf die verschiedenen Zahlen der Skala. Die letzteren geben nun an, wieviel Kubikzentimeter des Narkotikums bei der betreffenden Hahnstellung verdampft werden und in die Maske gelangen. Dieselben werden bei jedem Hahn bestimmt. Zu diesem Zwecke verfährt man folgendermassen: Ehe die Skala auf der Platte fest bestimmt wird, wird der Hahn im Apparat befestigt und bis zu einem beliebigen Punkte gedreht. Nun sieht man zu, wieviel cm das Schrotrohr e pro Minute in die Flüssigkeit einsinkt, und kann daraus berechnen, wieviel cbcm des Narkotikums verdampft werden. Dies wird notiert, und der Punkt wird auf der Platte markiert. So werden noch weitere Punkte bestimmt, und man erhält einen Anhalt, wo die Zahlen zu liegen kommen, auf die es beim Narkotisieren hauptsächlich ankommt. Dies ist namentlich die Anfangsdose, mit der jede Narkose begonnen wird. Dieselbe entspricht nach Geppert 1,2 cbcm. Dieser Punkt wird durch Probieren genau bestimmt und mit einer längeren Linie markiert. Weiter bestimmt man die Stellen, die

2,2, 3,2 cbcm etc. entsprechen, weiter bis ca. 6 cbcm. An diesen Stellen werden längere Striche gezogen, deren Zwischenräume noch durch 3 kleinere Striche geteilt werden. So erhält man eine regelmässige Skala.

Man muss für die Leitung sehr weite Rohre verwenden, um die Reibung möglichst gering zu gestalten, sowie die Leitung durch gleichmässig temperierte

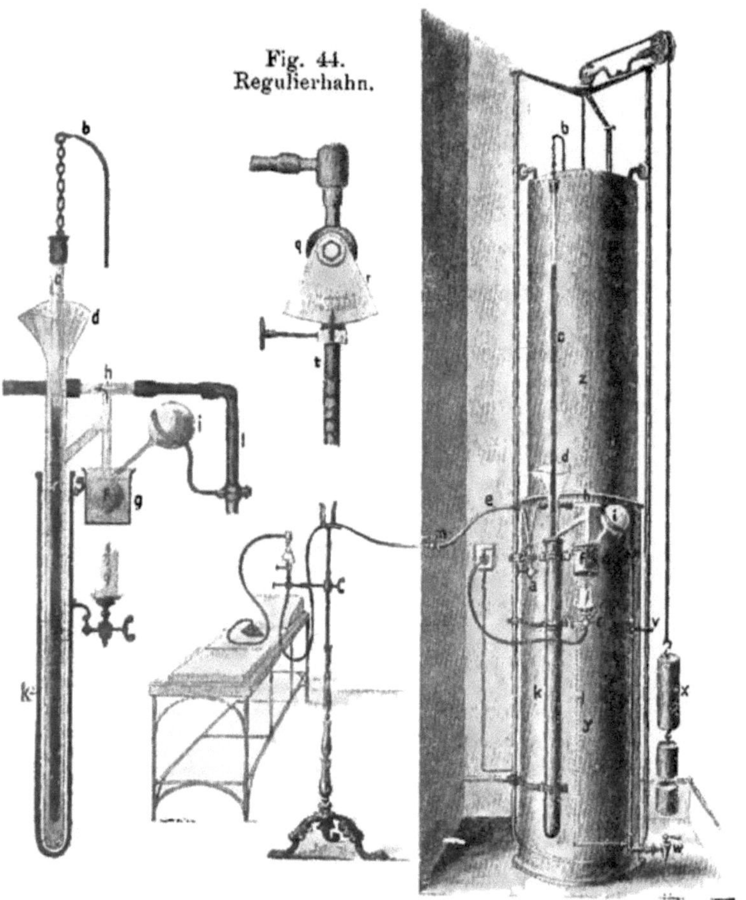

Fig. 45. Verdampfungsapparat. Fig. 43. Apparat von Geppert.

a Hahn am Y-Rohr links von der Flamme. b Bügel, an dem hängt c Schrotrohr. d Rohr für Chloroform. e Rohrleitung ausgehend vom Y-Rohr. f Glaskugel des Verdampfungsapparates. g Wasserbad. h Leitung an der Einmündungsstelle des Chloroformdampfes. i Wasserkugel zur Erhaltung des konstanten Niveau's. k Eisenrohr. l Luftrohr des Gasometers. m Leitungshahn an der Wand. N Klammer, mit der der Regulierhahn befestigt ist an o Ständer. q Stopfenteil des Regulierhahnes. r Skalenplatte. t, t Zu- und Ableitungsrohr des Regulierhahnes. v Hahn im Leitungsrohr. w Hahn am Boden. x Contrebalance. y unterer Kessel des Gasometers. z oberer Kessel.

Räume führen, da etwaige Temperaturunterschiede auf die Konzentration einwirken. Die Hähne müssen 0,5 cm Durchmesser in der Bohrung haben.

Als Maske wählt man eine gewöhnliche, in welche das Rohr die Wand durchbohrend führt, im Innern der Maske noch etwa 1 cm fortgesetzt, über welche Fortsetzung ein kurzer Gummischlauch befestigt ist, durch welchen der Narkotikumdampf unmittelbar ins Bereich der Atmung, dicht vor den Mund, gebracht wird. Lässt man das Rohr im Niveau der Maske enden, so kann es passieren, dass beim Verschieben der Maske der Narkotikumdampf gegen den Nasenrücken geblasen wird. Das Rohr selbst ist beweglich in die Maske eingesetzt und hat Knieform, an deren horizontalem Schenkel der Schlauch angesetzt ist.

Das Grundprinzip, nachdem der Apparat gebaut ist, und nach welchem die narkotikumhaltige Luft hergestellt wird, ist das, dass man auf eine gemessene Menge Luft ein gemessenes Quantum des Narkotikums verdampft. Der Gasometer wird mit Luft gefüllt, er hat ein Ausflussrohr l, das in seinem Innern beginnend, die Luft entweichen lässt, wenn man den Hahn v geöffnet hat. Dieselbe strömt dann vom Rohr l in das Rohr h, woselbst der Narkotikumdampf in abgemessener Menge zugeführt wird. Dies geschieht, wenn Luft aus dem Gasometer strömt, sinkt der Kessel z, mit welchem man eine mit Schrot gefüllte, unten zugeschmolzene Glasröhre c verbunden hat. Dieselbe ist an einem Metallbügel b befestigt und taucht in eine mit dem Narkotikum gefüllte Glasröhre d, welche soweit mit dem Narkotikum gefüllt ist, dass dasselbe auch noch in dem rechts angesetzten Querrohr, das nach f leitet, steht. Wenn der obere Kessel sinkt, senkt sich auch das Schrotrohr c in das Narkotikum ein, wodurch dasselbe nach f überfliesst. Von da an gelangt soviel Narkotikum in das Rohr f, als durch das Einsinken des Glasstabes aus dem Rohr D verdrängt wird. In dem Rohre f verdampft sofort das Narkotikum, da dasselbe in einem heissen Wasserbade g steht. Das Rohr f ist unten kugelförmig geblasen, damit eine grössere Fläche zum Verdampfen vorhanden ist. Wenn f mit Dampf gefüllt ist, bewirkt jede neu überfliessende Menge Narkotikum, dass eine entsprechende Menge Dampf aus der Röhre f oben entströmt, welche in das Rohr h mündet, durch welches die Luft vom Gasometer hergeleitet wird, und so wird Luft mit Narkotikumdampf gemischt, und zwar in abgemessenen Mengen. Wenn nämlich der Kessel um 1 cm sinkt, so fliesst ein bestimmtes Quantum Luft aus und wird ein gemessenes des Narkotikums verdampft. Das Verhältnis dessen ist durch die Querschnitte des oberen Kessels und des Glasrohres c bestimmt. Das entstehende Gemenge entspricht diesen Verhältnissen genau. Nun kann man diese Luft-Narkotikumdampfgemische nach dem Regulierhahn leiten, das Wasserbad ist in einem verzinnten Kupferkessel durch eine Gasflamme heizbar angebracht, ev. kann es auch mit Spiritusbrennern geheizt werden. Die Temperatur desselben muss mindestens 90° C betragen, damit die Verdamfung momentan und richtig bewirkt werden kann. An Stelle des Wassers soll besser eine Chlorkalziumlösung 500:1000 Verwendung finden, da dieselbe immer geheizt werden kann, ohne dass viel verdunstet und nicht bei 100° C überkocht, doch lässt sich das Wärmebad auch auf andere Art leicht regeln.

Dieser Apparat ist zweifellos ein gut funktionierender und entspricht den Forderungen, die wir an eine exakte Dosierung stellen. Derselbe hat allerdings den grossen Nachteil, dass die Narkose nur in dem Raume vorgenommen werden darf, in welchem der Apparat aufgestellt ist. Man kann höchstens die Gasgemenge einige Meter weit in ein anderes Zimmer leiten. Für die allgemeine Praxis ist dieser Apparat nicht brauchbar. Da derselbe aber zweifellos für wissenschaftliche Untersuchungen, für Narkosen an Tieren etc., sehr geeignet ist, haben wir denselben hier genauer beschrieben.

In dem Folgenden sollen noch einige Apparate für Narkosen hier Erwähnung finden, welche für die Praxis wohl brauchbar sind, wenn auch nur teilweise, und welche vor allem in Krankenhäusern und Kliniken Verwendung finden.

Zunächst betrachten wir den Apparat für die Chloroformsauerstoffnarkose von Dr. Roth-Dräger in Lübeck. Derselbe bewirkt eine genaue Dosierung des Chloroforms und Sauerstoffes und gestattet eine vorzügliche Narkose. Die genaue Beschreibung finden wir im speziellen Teil unter der Chloroformsauerstoffnarkose. Hier seien in Fig. 46, 47 und 48 die Apparate abgebildet. Fig. 46 zeigt uns den Apparat auf

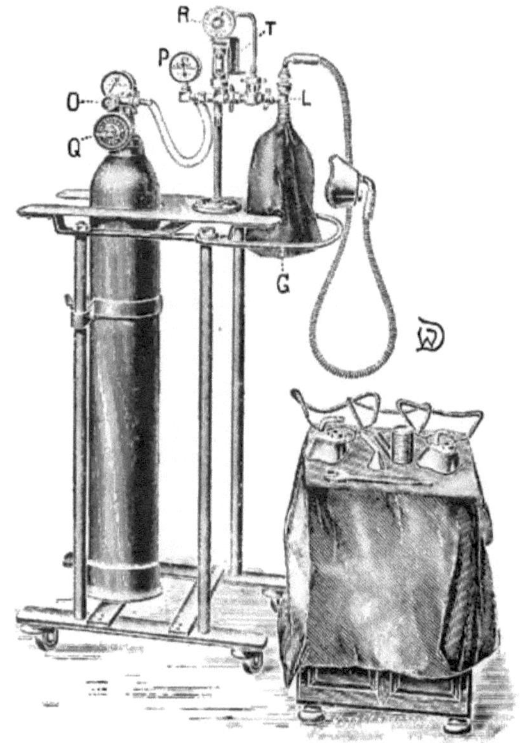

Fig. 46. Chloroformsauerstoffapparat nach Dr. Roth-Dräger auf fahrbarem Gestell.

einem durch Rollen fahrbaren Gestell montiert, mit Sauerstoffzylinder und dem Chloroformapparat, daneben auf einem Tischchen die nötigen Masken und Instrumente. Fig. 47 zeigt uns die wichtigsten Teile des Apparates vergrössert, ebenso führt uns Fig. 48 den Chloroformmessapparat noch vergrössert vor.

Aus den Abbildungen ersieht man die Funktion des Apparates. Derselbe verdient entschieden den Vorzug vor manchen anderen dergleichen. Im Anschluss an die Apparate von Roth-Dräger wollen wir die Apparate für Sauerstoffinhalation und für Sauerstoffchloroform-

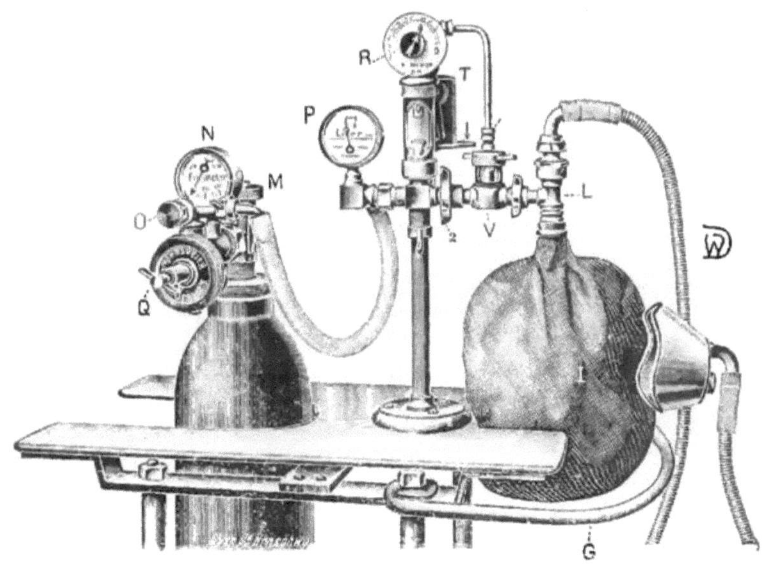

Fig. 47. Grössere Abbildung der Ventile und Messapparate des Apparates von Dr. Roth-Dräger.

M. ist das Verschlussventil auf dem Sauerstoffzylinder.
N ist das Finimeter, welches den Inhalt des Zylinders ständig anzeigt zum Zweck der Kontrolle des vorrätigen Sauerstoffquantums.
O ein kleines Ventil zum Öffnen und Schliessen des Sauerstoffstromes.
P Instrument, das den Sauerstoffverbrauch pro Minute in Litern anzeigt. Die Sauerstoffdosierung geschieht mit der Flügelschraube Q.
P reagiert auf Q.
R ist der Hahn zum Dosieren der Chloroformmenge pro Minute.
T ist das Chloroform im abnehmbaren Glase, welches nach Gramm eingeteilt ist, um am Schlusse einer Narkose noch eine Kontrolle über den tatsächlichen Chloroformverbrauch zu ermöglichen.
V ist der Vergaser im Schauglas.
L ist der Sparapparat mit Beutel I. Von L führt ein Metallschlauch zur Gesichtsmaske.

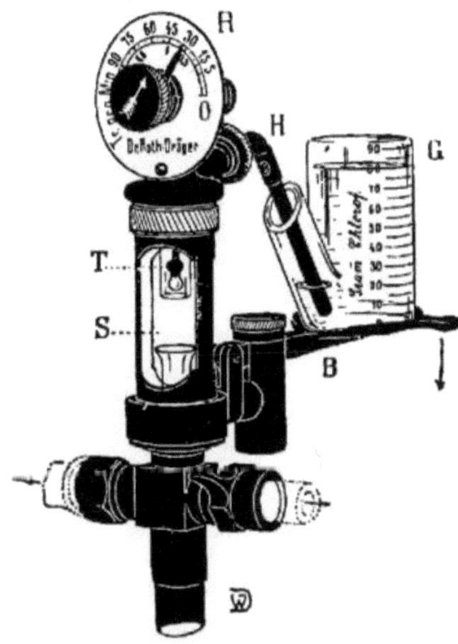

Fig. 48.

Chloroformmessapparat des Apparates von Dr. Roth-Dräger vergrössert.

R Skala zur Messung des Chloroforms. S Tropfschauglas. T Tropfenbilder. G Chloroformglas. H Steigrohr, welches Chloroform ansaugt durch den strömenden Sauerstoff. Durch Drehen am Chloroformhahn kann das Saugen stärker oder schwächer gemacht werden.

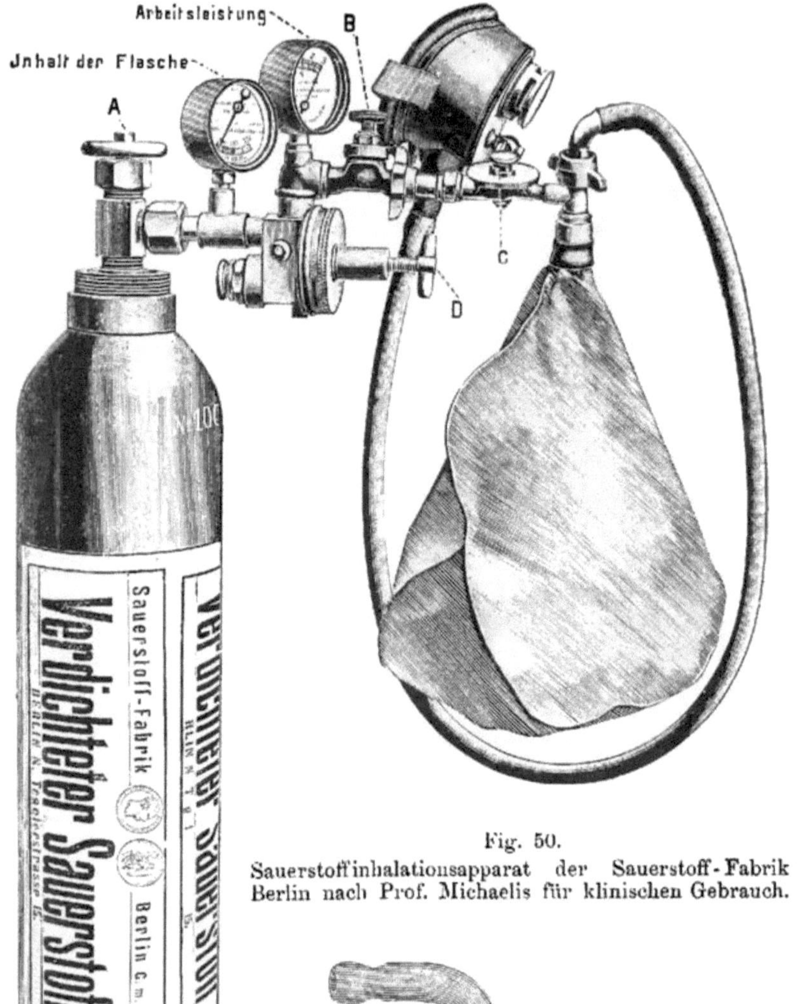

Fig. 50.
Sauerstoffinhalationsapparat der Sauerstoff-Fabrik Berlin nach Prof. Michaelis für klinischen Gebrauch.

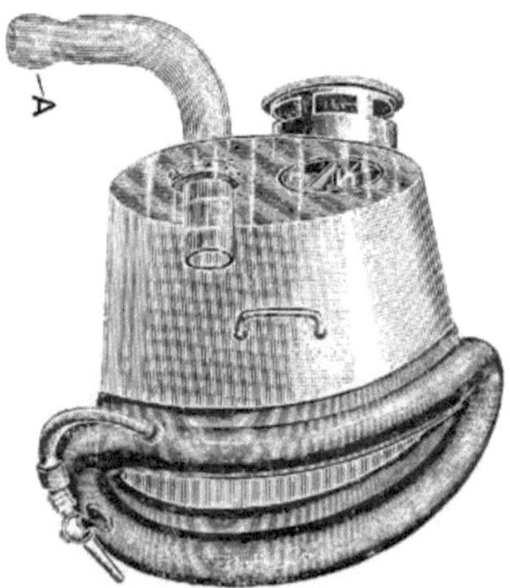

Fig. 53.
Maske ohne Befestigungseinrichtung für obigen Apparat.

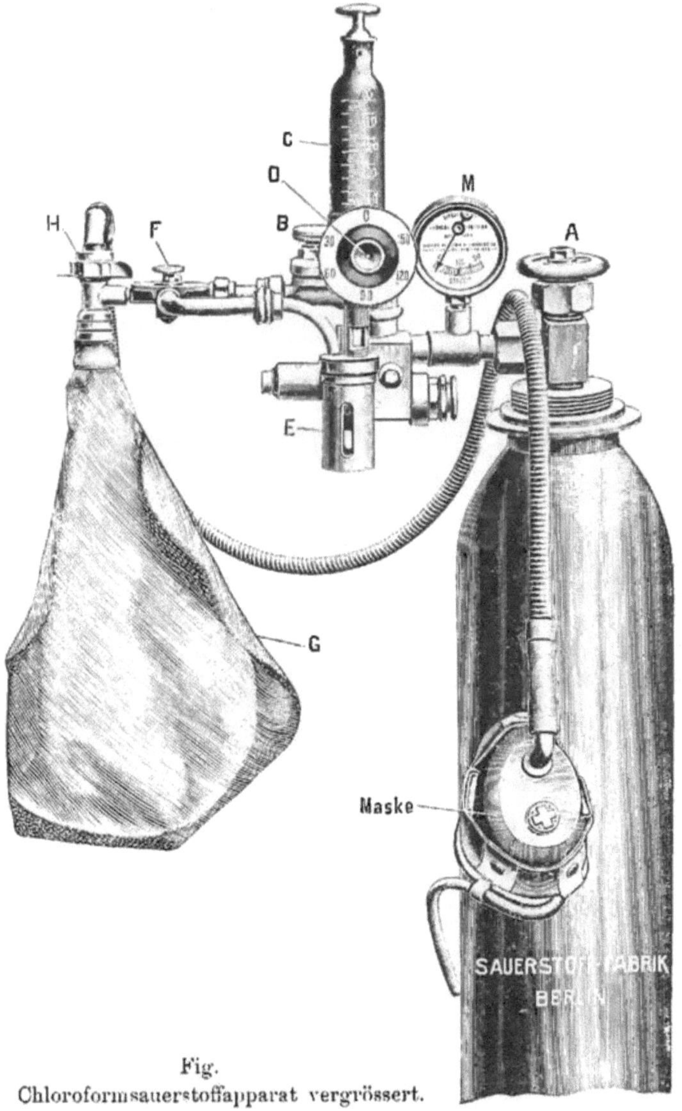

Fig.
Chloroformsauerstoffapparat vergrössert.

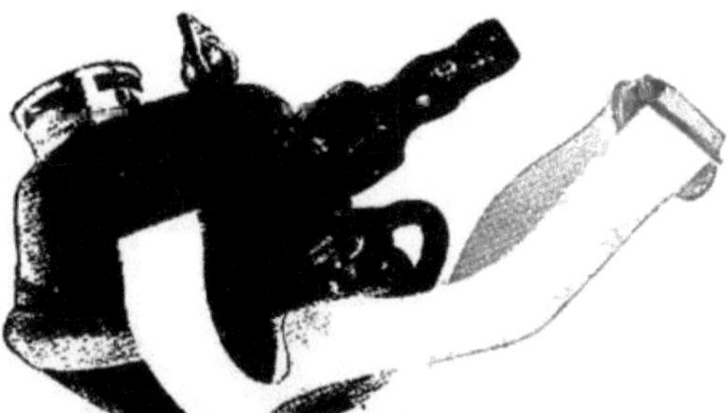

Fig. 54.
Maske mit Befestigungseinrichtung für obigen Chloroformsauerstoff-Apparat.

narkose von Wohlgemut und Prof. Dr. Michaelis hier erwähnen. Dieselben werden von der „Sauerstoff-Fabrik in Berlin“ hergestellt und bilden sowohl einen Apparat für die Inhalation von Sauerstoff allein, die wir ebenfalls bei Unfällen während der Narkose mit grossem

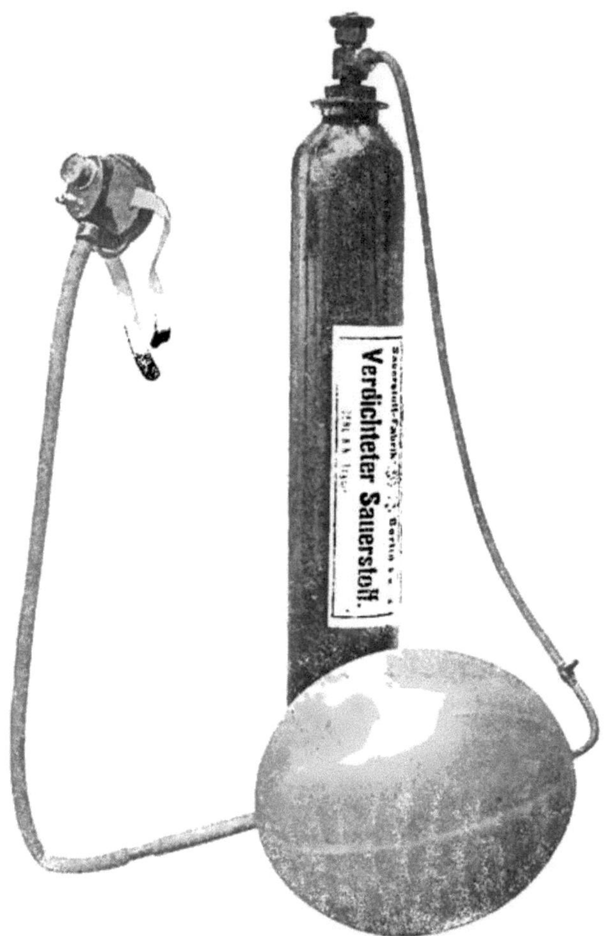

Fig. 49. Sauerstoffinhalationsapparat der Sauerstoff-Fabrik Berlin nach Prof. Michaelis für den häuslichen Gebrauch.

Nutzen für den Kranken anwenden, als auch Apparate zur Chloroformsauerstoffnarkose, welche als erste Instrumente unter der Reihe der Narkotisierungsapparate dastehen. Wir haben zunächst in Fig. 49 einen Sauerstoffinhalationsapparat einfacher Art für den häuslichen Gebrauch und in Fig. 50 einen komplizierten Sauerstoffinhalierapparat für klinischen Gebrauch, welcher durch seine Ventile und Messapparate eine willkürliche Regelung der Sauerstoffzufuhr in jedem Moment veränderbar gestattet.

Der Sauerstoffapparat Fig. 50 ist nun noch mit einem Chloroformapparat verbunden worden, um eine Sauerstoffchloroformnarkose zu

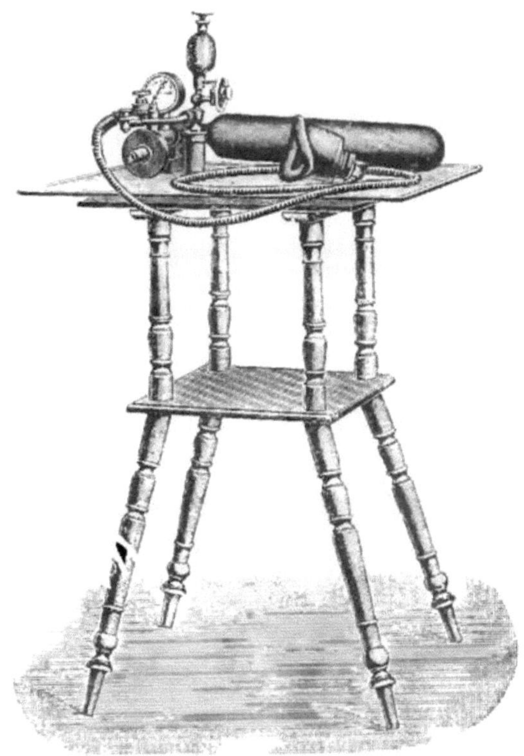

Fig. 51. Chloroformsauerstoff-Narkose-Apparat der Sauerstoff-Fabrik auf einem Tischchen liegend.

ermöglichen. Fig. 51 zeigt uns diesen Narkoseapparat auf einem Tischchen liegend zum Gebrauche fertig. Dieser Apparat kann infolge seiner verhältnissmässig mittleren Grösse auch in der Praxis verwandt werden, da man ihn mit sich über Land nehmen kann, freilich erhöht er den Balast des ärztlichen Instrumentariums beträchtlich. Immerhin ist es ein Vorteil, dass man diesen Apparat nicht nur in der Klinik verwenden darf, sondern auch über Land, wenn auch der komplizierte Mechanismus eine sachverständige Bedienung erfordert, so dass der Arzt selbst die Narkose stetig mit überwachen muss, wenn er auch die Handhabung der Maske einem Laien übertragen muss.

Fig. 52 zeigt uns denselben Apparat vergrössert, sodass man die Konstruktion und Funktion ersehen kann.

Fig. 53 und Fig. 54 zeigen uns 2 Masken, welche das Narkotikumluftgemisch dem Kranken zuführen. Die eine Maske Fig. 53 muss vom Narkotiseur gehalten werden, während die Maske in Fig. 54 mit einem Band versehen ist, um dieselbe am Kopfe des Kranken zu fixieren.

Nachdem wir hier eine Reihe der gebräuchlichsten und besten Apparate für die Aether-Chloroform und Sauerstoff-Choroformnarkose angeführt haben, wollen wir noch einen Apparat für die Stickstoffoxydulnarkose in Figur 55 erwähnen, den Paterson'schen Apparat. Aus der Abbildung ist die Konstruktion ersichtlich. Neben diesem sind natürlich noch eine Reihe von Apparaten für diese Narkose konstruiert worden, doch deren Erwähnung würde zu weit führen, zumal dieselben von geringer Bedeutung sind.

Figur 55. Patersons Apparat für die Stickstoff-Oxydulnarkose.

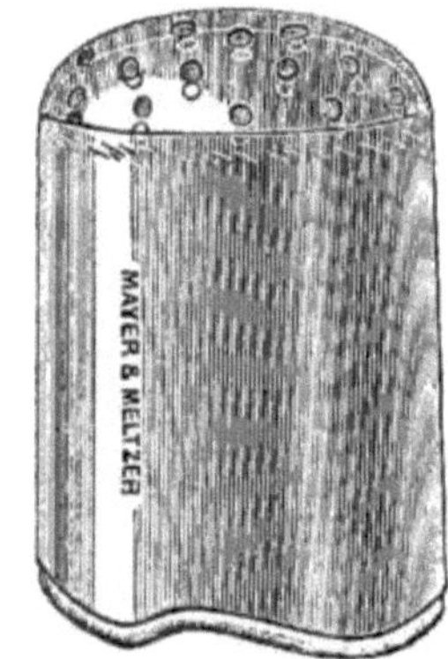

Figur 56. Rendler's Narkoseapparat für Narkosengemische.

Für die gemischten Narkosen sind ebenfalls noch eine Anzahl von Apparaten konstruiert worden, z. B. Rendler's Narkoseapparat (siehe Fig. 56) und noch verschiedene andere, welche aber von geringerer Bedeutung sind und hier übergangen werden können.

Wenn man sich auch noch soviel Mühe gegeben hat, durch Apparate eine genaue Dosierung zu erzielen, so hat man zwar das Ziel erreicht, doch mittelst Apparaten, welche nie das Gemeingut der praktischen Aerzte werden können. Diese Apparate sind sehr teuer, umfangreich und schwer an Gewicht, weshalb der praktische Arzt meist von ihnen absehen muss. Er wird immer wieder zu der Tropfmethode zurückkehren, für die er nur eine kleine Maske nötig hat, die er überall mit sich führen kann.

Um nun die Tropfmethode zu erleichtern, hat man besondere Flaschen konstruiert, welche ein kontinuierliches Tropfen des Narkotikums ermöglichen. Am besten ist dazu eine ganz gewöhnliche Tropfflasche, wie man sie in der Apotheke erhält, zu verwenden. Neben dieser sind eine ganze Reihe von anderen Tropfflaschen konstruiert worden, wie: von Esmarch (Fig. 57), von Skinner (Fig. 58), nach Lomsky (Fig. 59), nach Lomer (Fig. 60), nach Loursky (Fig. 61), nach Paul Rosenberg (Fig. 62). Ferner eine Aetherflasche von Kurrer (Fig. 63),

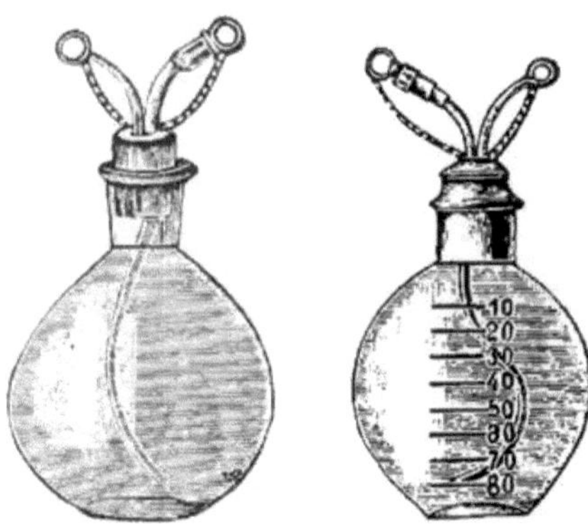

Figur 57. Tropfflasche nach v. Esmarch.

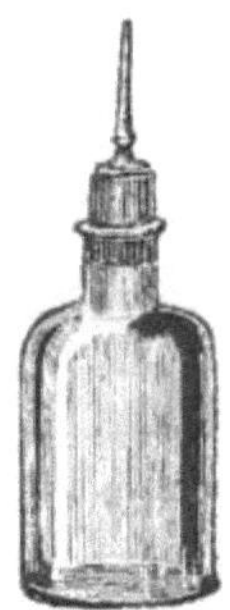

Figur 58. Tropfflasche nach Skinner.

welche sich selbst verschliesst, so dass nie Aether heraus fliessen kann, wenn die Flasche umfällt etc. Die Vorteile einer jeden Flasche ersieht man leicht aus den Abbildungen.

Wenn wir hiermit die Tropfflaschen verlassen, so dürfen wir nicht unerwähnt lassen, dass diese Flaschen selbstverständlich peinlichst sauber gehalten werden müssen, und dass man das Narkotikum erst kurz vor Beginn der Narkose in dieselben giessen darf. Niemals lasse man von einer Narkose zur anderen längere Zeit Narkotikummengen in den Tropfflaschen stehen. Dabei würde das Narkotikum Zersetzungen erleiden und unbrauchbar werden zum Schaden der Kranken, die event. damit später narkotisiert würden.

Zum Schluss unserer Betrachtung der Narkosenapparate im allgemeinen wollen wir nicht die neueste Maske vergessen, welche von Dr. Sudeck für die von ihm ausgebildete Methode der Aetherrauschnarkose konstruiert worden ist. Dieselbe ist, wie Figur 64, 65 und

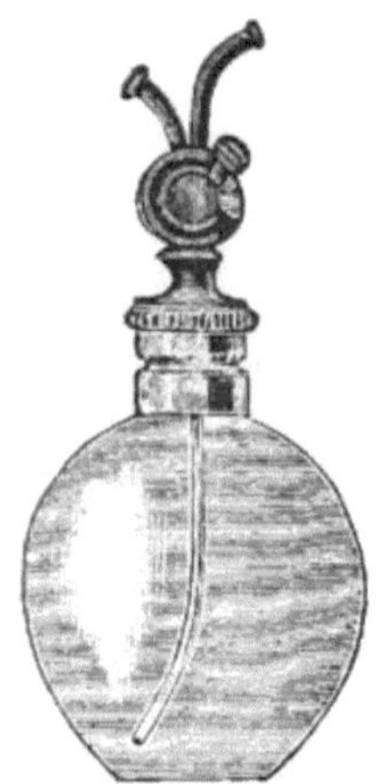

Figur 59. Tropfflasche nach Lomsky.

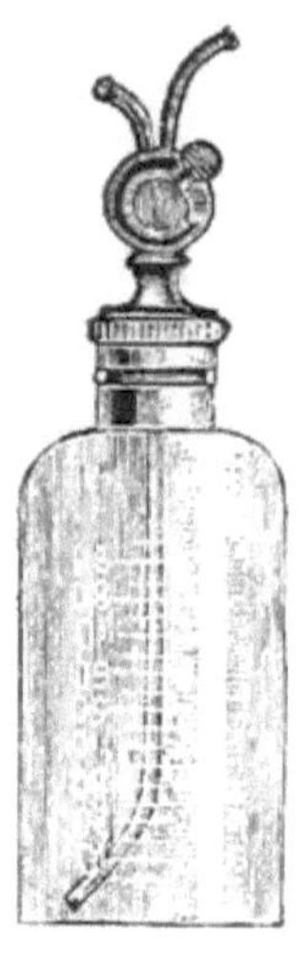

Figur 60. Tropfflasche nach Lomer.

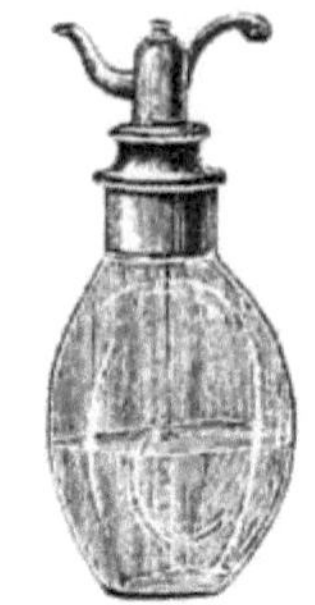

Figur 61. Tropfflasche nach Loursky.

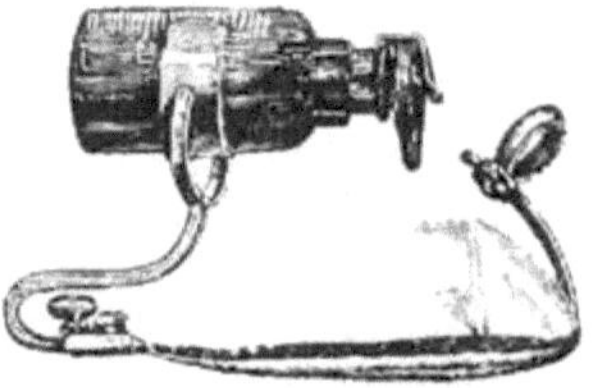

Figur 62. Narkosenapparat nach Paul Rosenberg.

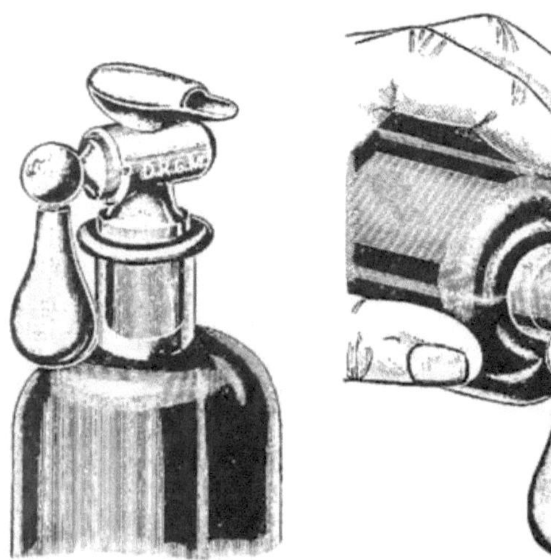

Figur 63. Selbsttätiger Aetherflaschenverschluss nach Kurrer.

66 zeigen, aus Metall gefertigt und mit 2 Ventilen versehen, ein Ventil, durch welches der Kranke den in die obere Oeffnung auf Gaze ge-

tropften Aether einatmet, und ein zweites seitliches Ventil, durch welches die ausgeatmete Luft des Kranken entweicht. Die für die Rauschnarkose überaus praktische Maske hat den Vorteil, dass sie in toto sterilisiert werden kann. Dieselbe wird in 2 Grössen, eine für Erwachsene, die andere für Kinder angefertigt.

Was nun die Anwendung der Narkosenapparate im allgemeinen anlangt, so müssen vor allen Dingen unsere Obacht auf denjenigen

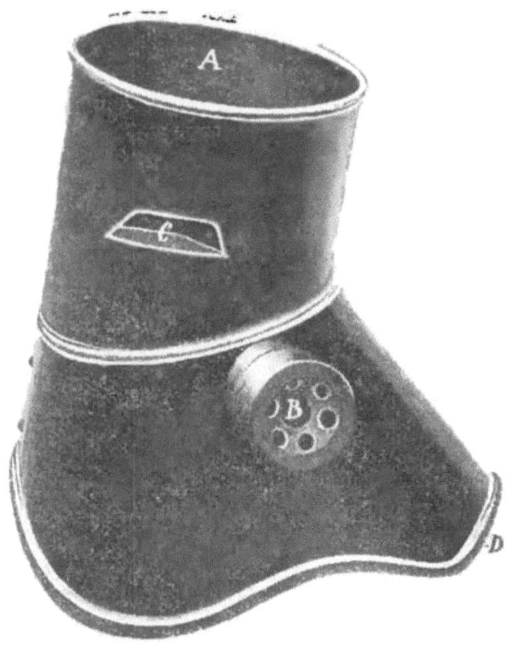

Figur 64. Maske von Sudeck für Aetherrauschnarkose.

A. Einguss für den Aether. B. Ventil für die Exspirationsluft. C. Eingussöffnung für Aether bei seitlicher Kopfhaltung.

Teil richten, welcher mit dem Gesicht des Kranken direkt in Berührung kommt, um ihm den Narkotikumdampf zuzuführen, diesen Teil bezeichnen wir der Einfachheit halber bei jedem Apparat mit dem Namen Maske. Den übrigen Teil des Apparates haben wir natürlich je nach der Konstruktion besonders zu behandeln, event. müssen die Hähne geölt oder gefettet, Gläser gereinigt werden etc. Manipulationen, welche uns als Arzt nicht besonders interessieren, sondern die ebensogut von einem in der Mechanik bewanderten Diener besorgt werden können.

§ 84. Wir wollen nunmehr noch einiges beachtenswertes über die Masken erwähnen. Dieselben sind insofern für uns von Wichtigkeit, als sie Träger von Infektionsstoffen der verschiedensten Krankheiten darstellen können. Wenn wir jetzt einen Kranken mit Gesichtserysipel oder mit Diphtherie narkotisiert haben, so können wir mit derselben Maske den nächsten Kranken infizieren, wenn wir nicht die Maske sterilisieren. Aber nicht nur diese Krankheiten kommen in Betracht, sondern noch eine grosse Anzahl anderer und vor allem die Syphilis. Leider können wir in die Lage kommen, dass wir gar nicht wissen, dass unser Kranker auch noch an infektiöser Syphilis leidet. Da ist es nun unsere Pflicht, den Kranken genau zu untersuchen, um zu eruïeren, ob er an Syphilis oder einer anderen infektiösen Krankheit leidet. Da wir auch eine Menge anderer Krankheiten übertragen können

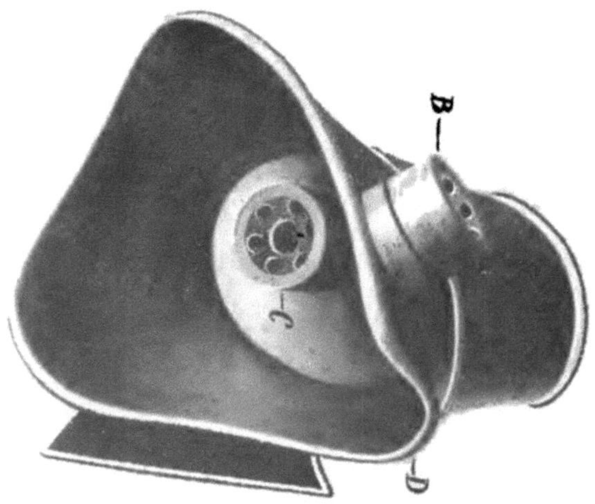

Figur 65. Sudeck'sche Maske von unten gesehen.
B. Ventil für die Exspirationsluft. C. Ventil für Inspirationsluft (Aetherdampf). D. Einkerbung für den Nasenrücken.

durch die Maske, so muss die Reinlichkeit dieser Instrumente der Gegenstand unserer Sorge sein. Ausser Syphilis kommen auch Tuberkulose, Mundkrankheiten und viele andere mehr in Betracht. Aber nicht allein aus dem Grunde der Infektion, auch in ästhetischer Beziehung ist die peinlichste Reinlichkeit hier erforderlich, wenn auch die Ansteckung einen entscheidenden Faktor bildet.

Man darf sich da nicht zufrieden geben, dass man den Kranken womöglich noch oberflächlich auf Lues hin geprüft und nichts Verdächtiges gefunden hat. Es wird uns in unseren Krankenhäusern bei der genauen Untersuchung, welcher sich die Kranken unterziehen müssen, möglich sein, stets oder in den allermeisten Fällen sicher über eine etwa vorhandene Lues unterrichtet zu sein, doch in poliklinischer Behandlung, und in der Tätigkeit des praktischen Arztes, wird oftmals eine Lues übersehen werden können, da ja die Symptome meist gar nicht so offen zu Tage liegen, und der Kranke vielleicht wegen einer kleinen Operation am Finger oder Kopf, nicht in bezug auf die Genitalien untersucht wurde. Daher müssen wir prophylaktisch vorgehen, und unsere Instrumente desinfizieren. Es ist kein Zweifel, dass der Arzt in dieser Hinsicht für die Gesundheit seines Patienten verantwortlich ist. Allerdings ist oftmals einer Desinfektion namentlich bei einer angestrengten Tätigkeit eines vielbeschäftigten Arztes manches grosse Hindernis in den Weg gestellt, und man ist nur zu leicht geneigt, sofort mit dem Narkotisierapparat von dem Kranken auf jenen überzugehen. Wenn wir es uns aber zum Grundsatz machen, jede Maske zu sterilisieren, bei komplizierten Apparaten kommt ja nur das auf dem Gesicht aufliegende Ansatzstück in Betracht, so werden wir uns bald daran gewöhnt haben und sehen, dass die Schwierigkeiten doch überwunden werden können. Natürlich müssen genügend Masken zur Verfügung stehen, damit nicht ein Mangel entsteht. Die Sterilisation kann nur in einem Aussetzen der Maske dem strömenden Dampfe, oder kochendem Wasser bestehen. Die etwa vorhandenen Stoffüberzüge oder Watteeinlagen müssen selbstverständlich vor jeder Narkose erneuert werden.

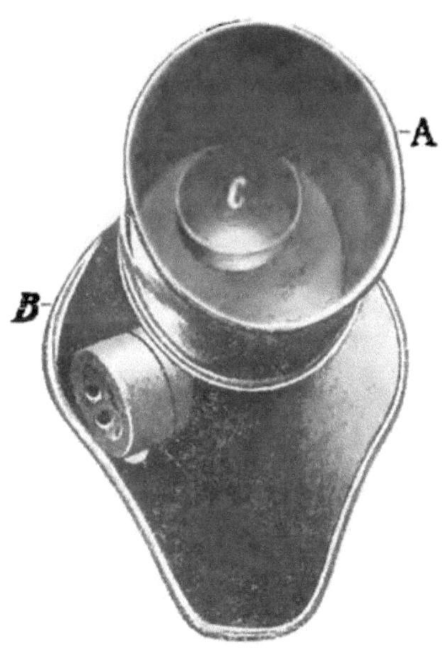

Figur 66. Sudeck'sche Maske von oben gesehen.
A. Einguss für Aether. B. Ventil für die Exspirationsluft. C. Ventil für die Inspirationsluft (Aetherdampf).

Dieser Umstand sollte bei weitem mehr Beachtung finden, und man sollte nicht auf Grund der Behauptung, dass man noch keinen Fall von Übertragung einer Krankheit durch die Maske gesehen habe, die Sterilisation, wie in manchen Fällen Usus ad acta legen, oder so lau betreiben, dass von einer Sterilisation nicht mehr die Rede sein kann.

In den seltensten Fällen wird man den Tatbestand einer Infektion durch die Narkose klar legen können, da erstens die Kranken vielleicht bald aus unserer Behandlung scheiden zweitens der Ausbruch einer Syphilis eine längere Inkubationszeit vorausgehend haben kann, und aus vielen anderen Umständen mehr. Eher wird man ja an die Möglichkeit einer anderen ursächlichen Beziehung denken, und so ist dieser wichtige Punkt oft übersehen worden. So gut man aber weiss, dass die Mundinstrumente, wie Zahnzangen usw. leicht Übertragungsobjekte bilden, und wir jeden Arzt gewissenlos nennen, der diese Instrumente nicht peinlich desinfiziert, ebenso gut muss man in unserem Falle eine strikte Desinfektion üben.

§ 85. Wenden wir uns nun dem Narkotikum selbst zu. Es sind nur wenige Worte über die Narkotika im allgemeinen zu verlieren, und wir wollen nur die allen Narkotika gemeinsamen, beachtenswerten Verhältnisse hier erwähnen. Alle Narkotika, welche für Inhalationsnarkosen Verwendung finden, haben einen verhältnissmässig niedrigen Siedepunkt, je niedriger der Siedepunkt gelegen um so grösser ist die Verdampfbarkeit, um so leichter verdunsten sie bei gewöhnlicher Temperatur. Diese leichte Verdunstbarkeit veranlasst uns, das Narkotikum in gut verschlossenen Gefässen aufzubewahren. Ein anderer Grund ist der, dass sie sich sämtlich sehr leicht unter Anwesenheit von Luft, (bei schlechtem Verschluss) und Licht zersetzen. Deshalb muss man dieselben unter Ausschluss von Licht, d. h. in braunen oder schwarzen Flaschen aufbewahren. Da die Zersetzungsprodukte meist dem Organismus schaden können, so muss man in jedem Falle das Narkotikum vor der Narkose untersuchen, ob es rein und unzersetzt ist. Die schädlichen Stoffe können herrühren von der schlechten Herstellungsweise und von der schlechten Aufbewahrung. Deshalb sollte man vor jeder Narkose sich durch eine schnell vorgenommene Untersuchung von der Reinheit der Präparate überzeugen.

Die Untersuchungsmethoden werden bei jeder speziellen Abhandlung über die einzelnen Narkotika angegeben werden, und es ist ein leichtes, sich die nötigen Chemikalien zu einer Probe bereit zu halten. Man muss aber schon durch die Fabrik, von der man die Narkotika bezieht, einige Sicherheit über die Güte und Reinheit der Narkotika erhalten können. Die Fabriken stellen durchweg gute Präparate her und zwar in solchen Verpackungen, dass man in jeder Einzelpackung meist für eine mittellange Zeit dauernde Narkose genügende Menge des Narkotikums findet. Diese Packung in Einzeldosen ist sehr praktisch. Man lässt sich eine Anzahl von Flaschen kommen, und kann dieselben an einem kühlen, dunklen Ort aufbewahrend das Narkotikum unzersetzt halten. Diese Flaschen bleiben fest verschlossen stehen, und es werden von ihnen kurz vor der Narkose nicht mehr als eine geöffnet, der Inhalt geprüft und wenn rein befunden, verwandt. Natürlich darf man nicht unterlassen, einige Flaschen als Reserve ungeöffnet in die Nähe zu stellen, denn es könnte doch passieren, dass entweder die eine Flasche nicht reicht, oder der Inhalt vergossen wird, kurz, es können Verhältnisse eintreten, welche eine grössere Menge erfordern. Durch diese Einzelpackung wird es noch ermöglicht, dass man auf Reisen leicht einige Dosen mit sich führen kann. Bei jeder Narkose gelte die feststehende Regel, dass man nie den Rest des Narkotikums von einer Narkose für spätere Narkosen aufhebt. Stets muss das übrigbleibende Narkotikum vernichtet werden, wenn man es nicht zu einer sich direkt anschliessenden Narkose verwenden kann. Jedenfalls darf eine geöffnete Flasche nicht wieder verschlossen werden, denn in diesem Falle wird sich das Narkotikum nicht unzersetzt aufbewahren lassen. Durch die den Narkosen angemessene Packung wird verhindert, dass man grosse Mengen übrig behält und somit kommt der Kostenpunkt nicht in Betracht.

Eine ganz falsche Methode ist die, sich aus einer Apotheke eine bestimmte Menge des Narkotikums für jede Narkose zu verschreiben. Erstens weiss man nicht, auf welche Art der Apotheker dasselbe aufbewahrt hat, und ob es nicht schon Gelegenheit hatte, sich in der Apotheke zu zersetzen. Ferner kann das Narkotikum auf dem Transport von der Apotheke eine Zersetzung erleiden. Die oben beschriebene Verpackung in Einzeldosen ist die beste Art des Versandes und der Aufbewahrung der Narkotika.

Weiterhin ist es besser die kleine Flasche, in welcher das Narkotikum aus der Fabrik bezogen wurde, direkt zu benutzen, man kann an ihr eine Tropfvorrichtung anbringen, denn durch Umgiessen in ein anderes Gefäss wird eine Zersetzung möglich, und die Dosis verändert. Eine grosse Anzahl von Gefahren können aus den Verunreinigungen der Narkotika entstehen, und es ist Pflicht des Narkotiseurs, dass er dieselben nach Möglichkeit vermindert.

§ 86. Wenden wir uns nun zu den Instrumenten welche der Narkotiseur für den Mund des Kranken usw. braucht. Hierzu gehören die Kieferklemmen, Zungenzangen, Tupfer oder Schwammhalter, Brechschale usw.

§ 86a. Was zunächst die Kieferklemmen anlangt, so ist als gebräuchlichste der Mundsperrer von Roser-König zu nennen (Fig. 67). Derselbe besteht, wie Figur 67 zeigt, aus einer Art Zange, welche zusammengeschlossen zwischen die Zahnreihen eingeschoben, dann gespreizt wird, und so den Mund öffnet. Man bringt am besten um die auf die Zähne zu liegen kommenden Branchen etwas Gummi an, um so besseren Halt zu haben. Dasselbe geschieht am einfachsten

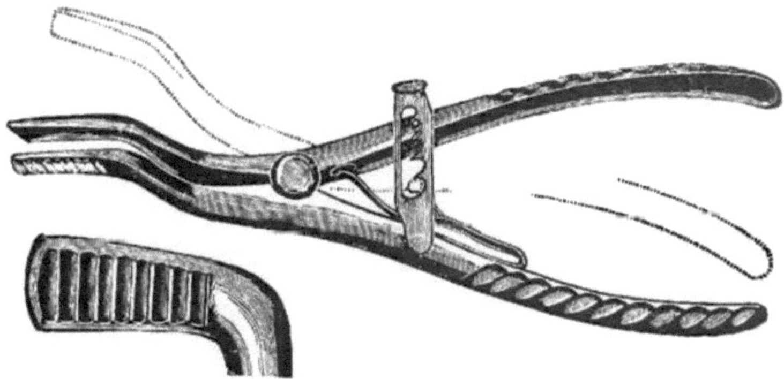

Fig. 67. Mundsperrer nach Roser-König.

dadurch, dass man ein kurzes Stück gewöhnlichen Gummischlauches, wie man denselben an Irrigatoren und dergleichen Apparaten verwendet, über die Enden der Branchen streift. Es wird namentlich leicht ohne den Gummi erstens die Zange von den Zähnen gleiten, zweitens können bei starkem Zusammendrücken der Zange kleine Stückchen vom Schmelz des Zahnes abgesprengt werden. Durch den Gummi wird beides verhütet.

Nachdem man mit demselben den Mund geöffnet hat, legt man zwischen die Zähne einen an einem Faden befestigen Gummikeil oder Holzkeil (wie Fig. 68) ein, welcher ein Wiederschliessen der Kiefer verhindert (vergl. Fig. 69).

Ein zweiter ebenfalls während der Narkose sehr brauchbarer Mundsperrer ist der von Heister. Derselbe öffnet, wie aus beistehender Figur 70 ersichtlich, den Mund dadurch, dass man, nachdem man ihn geschlossen zwischen die Zahnreihen geschoben hat, durch die Schraube die Schenkel zum Spreizen bringt, welche die Kiefer von einander entfernen. Diese beiden Mundsperrer genügen, und müssen auf einem Tischchen neben dem Narkotiseur liegen. Zugleich bei ihnen liegt der schon erwähnte Gummikeil. Andere Mundsperrer, die ebenfalls sehr brauchbar sind, sind die von Schmidt (vergl. Fig. 71), die ähnlich wie der Roser-König'sche wirken, ferner von Nussbaum in Figur 72 und von O'Dwyer Figur 73. Der Mundsperrer von Wingrave dient dazu, den Mund, nachdem er mit einem der genannten Mundsperrer geöffnet ist, offen zu halten. (Fig. 74.) Für Mundoperationen sehr praktisch während einer Narkose zu verwenden ist der Mundsperrer von Whitehead (Figur 75). Weiter finden wir auf dem Tischchen ein Eiterbecken, welches zum Auffangen von erbrochenen Massen dient, und am besten eine nierenförmige Gestalt hat. Man kann diese mittelgrossen nierenförmigen Becken dank ihrer Krümmung dicht vor den Hals- oder die Mundgegend anlegen, und so die aus dem Mund fliessenden Schleimmassen, oder den erbrochenen Mageninhalt auffangen.

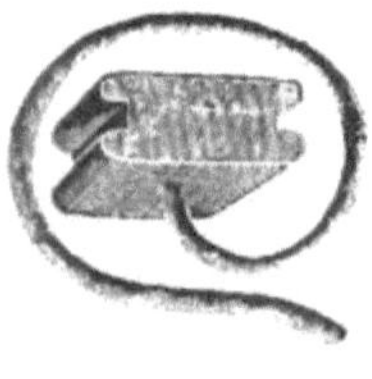

Fig. 68. Gummikeil

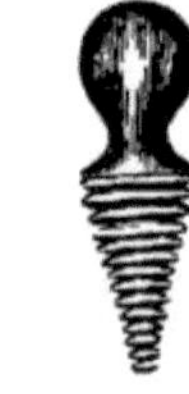

Fig. 69. Holzkeil nach Pitha.

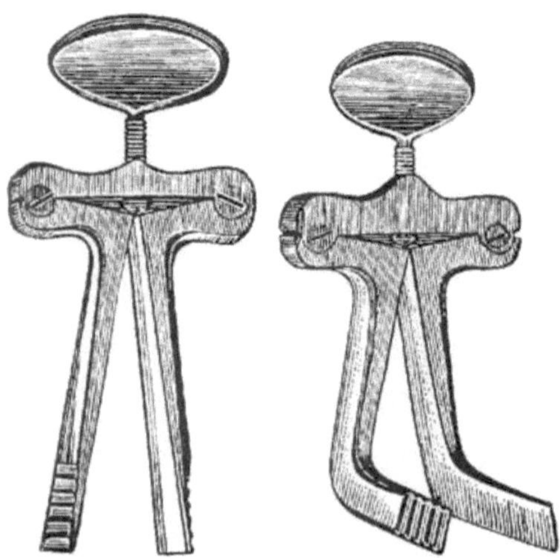

Fig. 70. Mundsperrer nach Heister.

Eine Zungenzange darf weiter nicht fehlen. Am meisten ist die Esmarch'sche Zungenzange zu empfehlen. (Siehe Fig. 76.) Die-

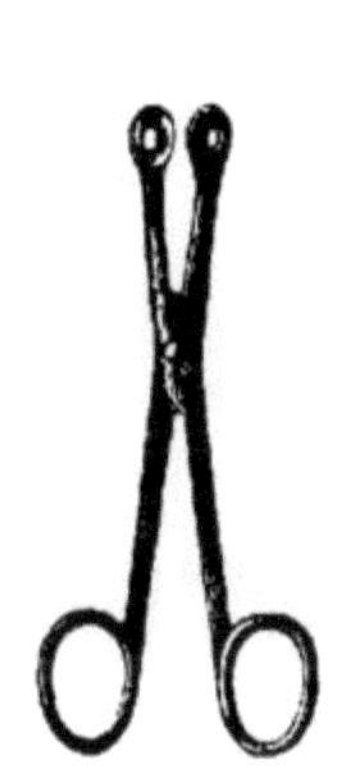

Fig. 76. Zungenzange nach v. Esmarch.

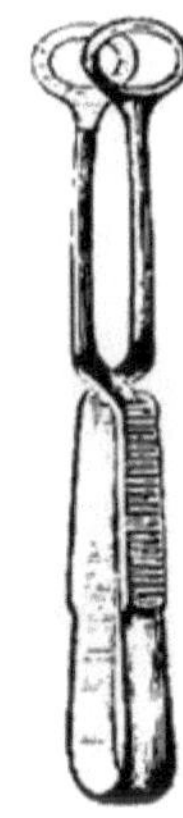

Fig. 77. Zungenzange nach Strassmann.

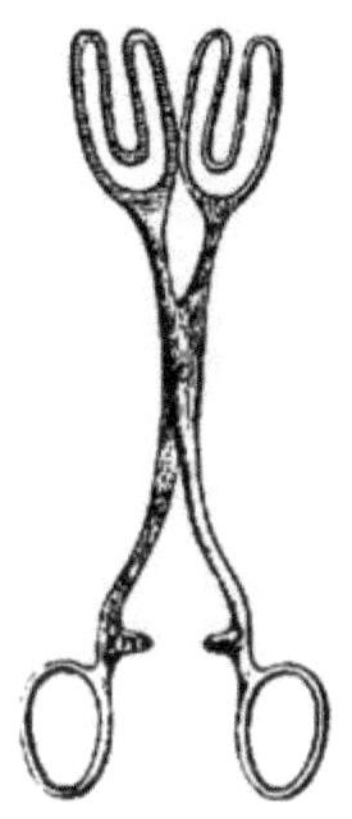

Fig. 78. Zungenzange von Houzé.

selbe ist, wie aus der Abbildung (Fig. 76) ersichtlich ist, mit ringförmigen Zwingen versehen, mit welchen man die Zunge fasst. Dadurch, dass die Zunge in den Ring hineingepresst wird, erhält die Zange grösseren Halt, und gleitet nicht so leicht ab. Dieselbe hat den Vorteil, dass

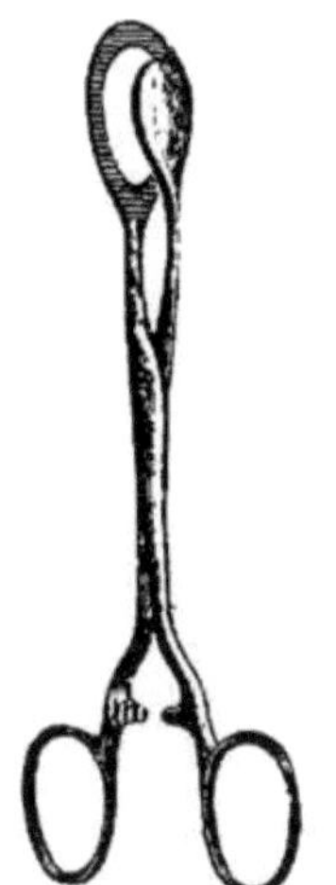

Fig. 79. Zungenzange nach Mathieu.

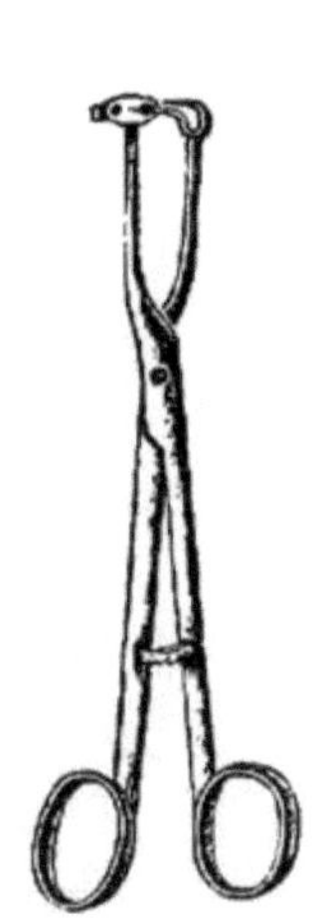

Fig. 80. Zungenzange nach Champonnière.

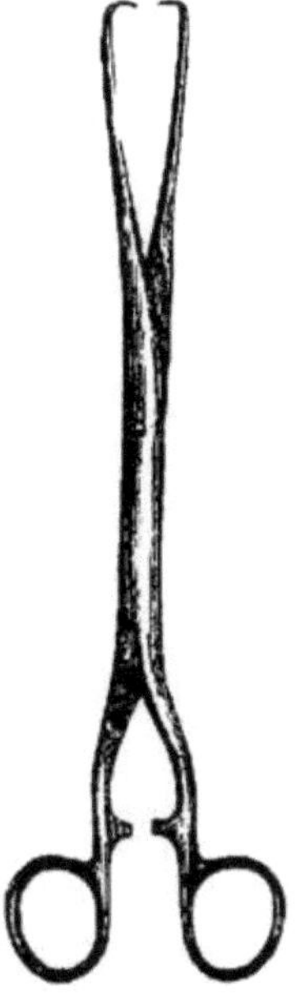

Fig. 81. Zungenzange nach König.

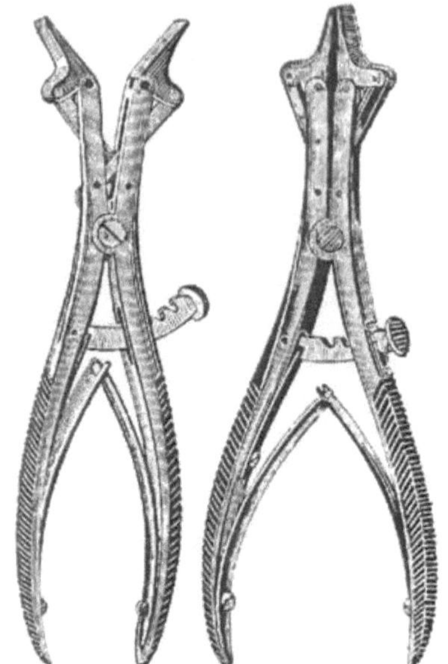

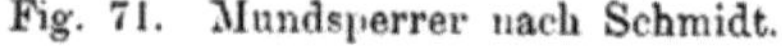

Fig. 71. Mundsperrer nach Schmidt.

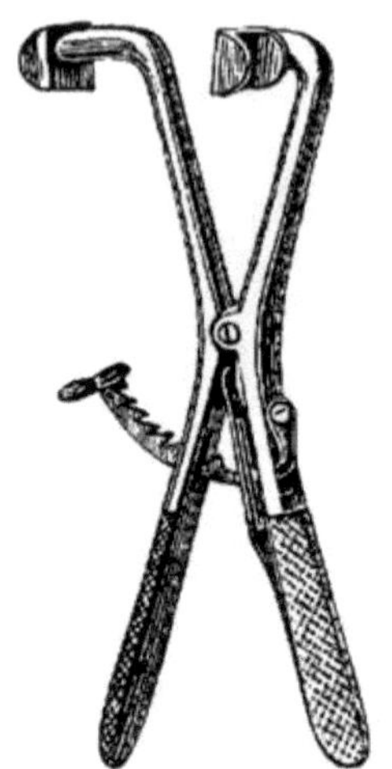

Fig. 73. Mundsperrer nach O'Dwyer.

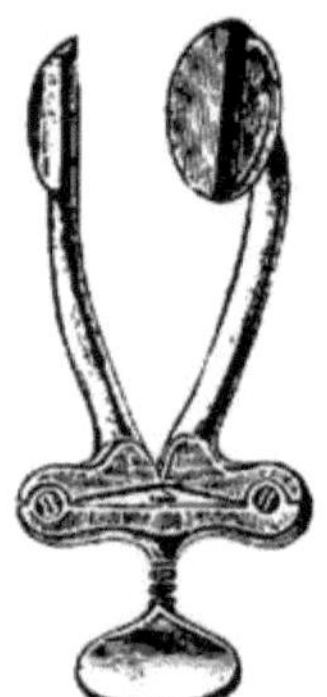

Fig. 72. Mundsperrer nach Nussbaum.

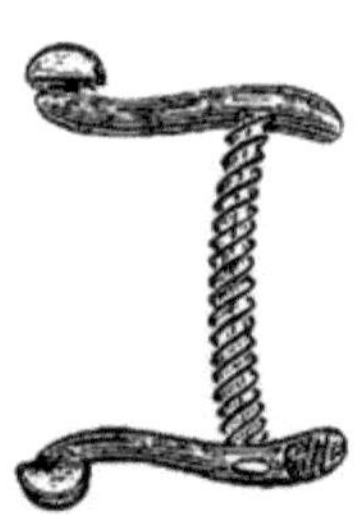

Fig. 74. Mundsperrer nach Wingrave.

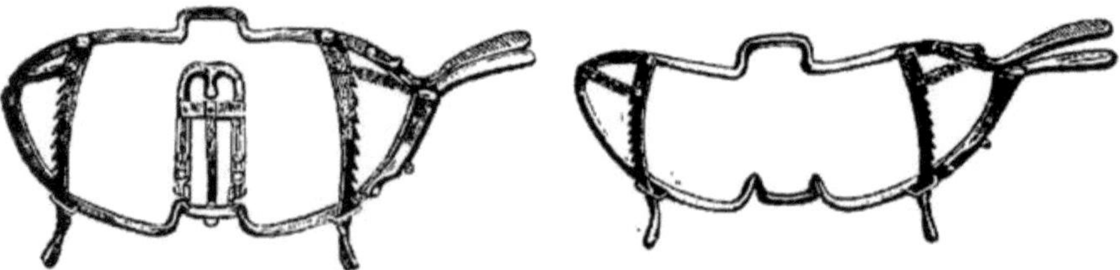

Fig. Mundsperrer nach Whitehead.

sie keine Verletzungen die Zunge setzt. Aehnliche Zangen zum Hervorziehen der Zunge wie die von Esmarch'sche sind die von Strassmann (Fig. 77), ferner von Houzé (Fig. 78) und die von Mathieu in Figur 79, welche keine Verletzungen setzen und doch möglichst fest fassen. Allerdings gleiten dieselben doch bisweilen ab, aber man kann bei korrektem Fassen der Zunge dieselbe doch sehr weit und sicher nach vorn ziehen. Nach den Angaben anderer soll man Zungenzangen nehmen, welche an den ringförmigen Branchen im Innern derselben mehrere ineinanderfassende lange Spitzen haben, ähnlich wie in Figur 80 die Zange von Championnière zeigt. Dieselben dringen beim Fassen der Zunge tief in die Muskulatur derselben ein und bewirken allerdings das, dass die Zunge festgefasst wird. Durch die Verletzungen aber werden dem Patienten noch nach der Narkose Schmerzen entstehen, und man hat selbst stärkere momentane Blutungen entstehen sehen. Es ist entschieden von dem Gebrauch derselben abzuraten.

Als Ersatz für die Zungenzange empfehlen andere eine mit scharfen Haken versehene Hakenzange, z. B. die König'sche Zungenzange (Fig. 81) und die von Muzeux in Figur 82. Man setzt da allerdings nur zwei Wunden und kann die Zunge fest fassen. Doch wer dabei übersieht, die Zunge in der Mitte, wo dieselbe stark ist, zu fassen, sondern an der Spitze oder am Rande einsetzt, dem kann es leicht passieren, dass die Zange das Gewebe durchreisst, und es entstehen hässliche schmerzhafte Verletzungen der Zunge. Auch aus diesem Grunde ist diese Methode verwerflich, doch man mag sie im Notfalle verwenden, nur muss man Vorsicht beobachten.

Ein der Esmarch'schen Zungenzange sehr nahe kommender Ersatz ist die Köberle'sche oder Péan'sche Zange Figur 83. Mit derselben, wenn sie nicht zu klein ist, lässt sich die Zunge sehr leicht und fest fassen und hervorziehen.

Eine dieser Zangen muss bei jeder Narkose daneben auf dem Tische liegen, ausserdem event. noch ein scharfes Häkchen zum Anhaken des Zungenbeines.

§ 86b. Es muss auf dem Tische neben dem Narkotiseur eine Flasche mit Oleum camphoratum und eine Flasche mit Aether pro injectione, eine Flasche mit einer Lösung von Strychnin, Atropin, Morphin etc. bereitstehen.

Die Strychninlösung wird folgende sein: Strychnini nitr. 0,05, Aqua destill. 10,0. Von dieser sterilisierten Lösung injiziert man $^1/_3$ bis $^1/_2$ Spritze. Von Atropin hält man eine Lösung von Atropini tuffur. 0.01, Aqua dest. 10,0 bereit, von welcher man $^1/_4$ bis 1 Spritze injiziert. Das Morphin ist in folgender sterilisierter Lösung anzufertigen. Morphin. muriat. 0,2, Aqua destill. 20,0. Hiervon werden 1 Spritze injiziert.

Daneben liegen in einem Glaskasten mit Glasdeckel zugedeckt in steriler Watte zwei ausgekochte, gut funktionierende Pravazspritzen mit mehreren mittelstarken Nadeln, fertig zum Gebrauch. Der ganze Inhalt dieses Glaskastens ist sterilisiert, und der Kasten wird, nachdem er geöffnet und eine Spritze gebraucht ist, weggenommen und durch einen neuen sterilen ersetzt. Alles dies muss an seinem bestimmten Platz stehen nach der

Reihenfolge, nicht einmal hier und morgen dort, sondern so geordnet, wie es der Narkotiseur gewöhnt ist. Dadurch weiss er sofort, wo er das, was er wünscht, zu suchen hat. Dabei muss jede Flasche eine deutliche

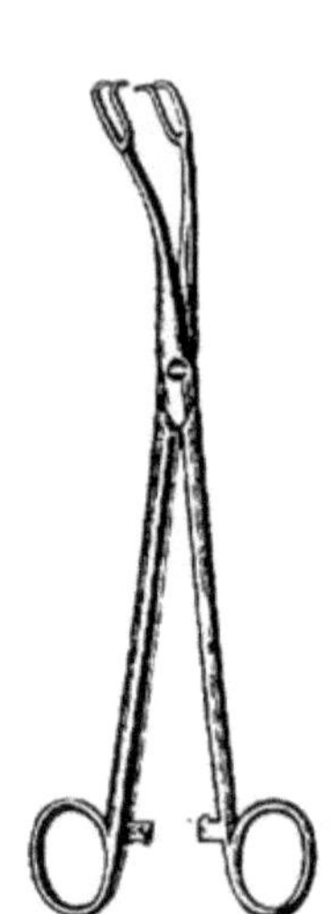

Fig. 82. Zange nach Muzeux.

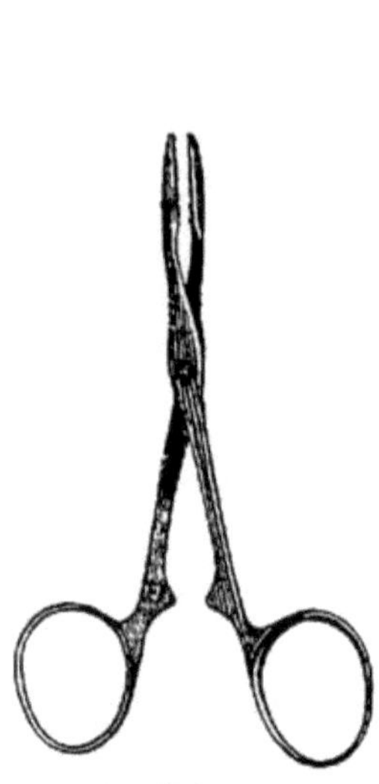

Fig. 83. Köberle- oder Péan-Zange.

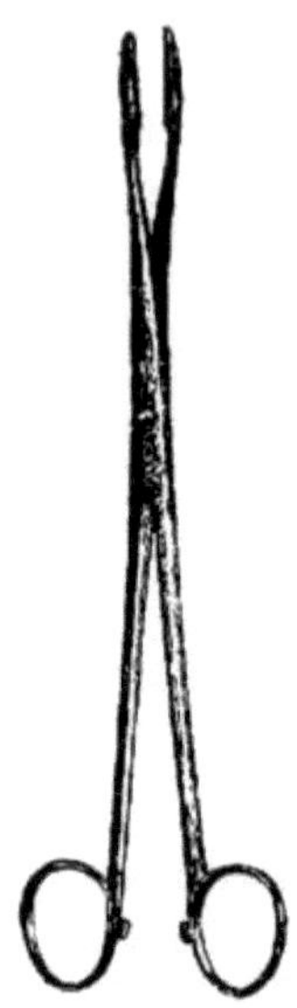

Fig. 84. Zange zum Halten der Tupfer u. Schwämme.

Signatur des Inhalts, welcher natürlich sterilisiert sein muss, aufweisen, damit keine Verwechslung möglich ist. Die Flaschen selbst müssen aus dunklem Glas mit weitem Hals und Glaspfropfen versehen sein.

§ 86c. Der Tisch besitzt noch eine zweite Abteilung, die unter der Platte sich befindet. Daselbst steht eine grosse Glasschale von der

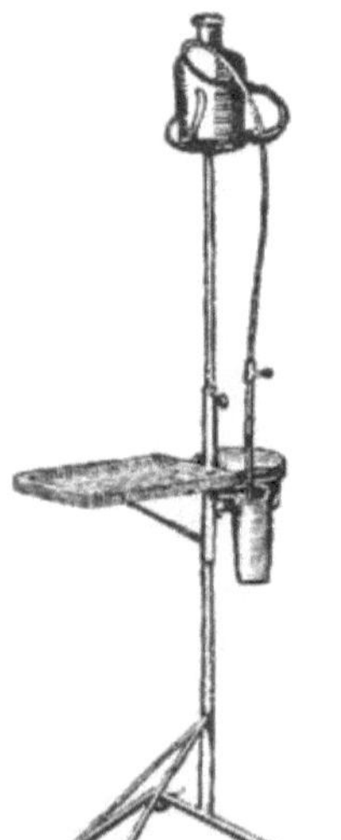

Fig. 85. Irrigator auf Gestell und Tisch.

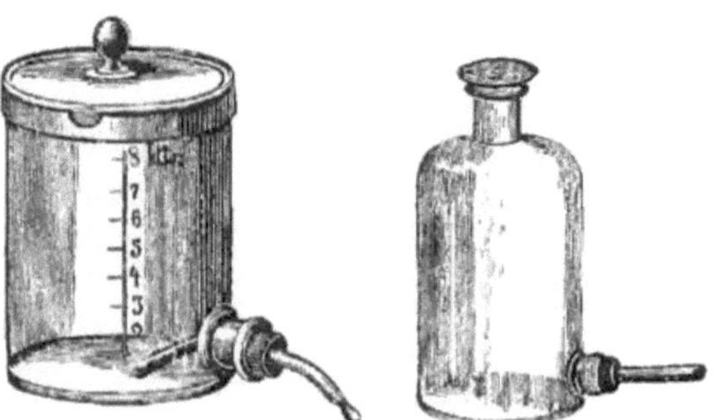

Fig. 86. Irrigator mit Glasdeckel und Flasche als Irrigatorgefäss.

Grösse der Tischplatte mit einer passenden Glasplatte verschlossen. Der Inhalt der Glasschale stellt die sterilisierten Instrumente für die Tracheotomie dar. Man findet darin alles, was für eine Tracheotomie nötig ist, einige Messer, zwei krumme, zwei spitze Scheren, mehrere Koberles, zwei Paar scharfe Häkchen, ein Paar doppelte scharfe Häkchen, verschiedene Nadeln mit Seidenfäden, zwei Nadelhalter, verschiedene Canülen, mehrere Katheder und Schlundsonden, zwei Paar stumpfe Haken, Kornzangen und Klemmen, und was sonst noch nach persönlichen Wunsche des Narkotiseurs dazu gehören sollte.

Auf dem Tische auf der oberen Platte sind noch mehrere lange Stieltupfer und Zangen für Schwämme, wie Figur 84 zeigt, bereit, mit denen man den Schleim aus dem Halse und Kehlkopfe entfernen kann.

§ 86d. Abseits neben dem Tischchen sehen wir einen auf einem verschiebbaren Gestell befindlichen Irrigator mit langem Gummischlauch Fig. 85. An dem Gummischlauch ist ein dreieckiges Glasrohr angebracht, dessen einer Schenkel mit einem Gummirohr in Verbindung steht, welches in einen Schmutzeimer führt, dessen drittes Ende mit einer Schlundsonde oder einem anderen Ansatzstück, welche alle in einer Glasschale nebst einigen Kathetern und Glasröhren sterilisiert daneben liegen, verbunden werden kann. Die Gummischläuche sind durch Quetschhähne zu verschliessen. In dem Irrigator befindet sich angewärmte Kochsalzlösung, die vorher sterilisiert wurde. Der Irrigator, wie in Fig. 86, ist entweder mit einem Glasdeckel verschlossen oder wird von einer Flasche gebildet. Derselbe muss vor jeder Operation sterilisiert werden, wenigstens jeden Morgen, wenn er an dem Tage noch nicht gebraucht wurde. Dieser Irrigator dient zu Magen- und Rektalspülungen.

§ 86e. Daneben steht ebenfalls auf einem leicht durch Räder bewegbaren Gestell eine grosse Glasflasche, welche 5—6 Liter wenigstens fasst. Dieselbe hat drei Öffnungen am Boden, an welche Gummischläuche angebracht sind. Diese Gummischläuche sind sterilisiert mit Quetschhähnen verschlossen und haben eine Länge von 3—3$^1/_2$ m. An ihr Ende sind je eine Nadel zur Infusion angebracht, welche in einem Glasgefäss in steriler Kochsalzlösung liegen, welches Gefäss am Ständer angebracht ist. Man braucht nur eine der Nadeln zu erfassen, unter die Haut zu stossen und den Quetschhahn zu öffnen, um eine Infusion vorzunehmen. Durch die drei Schläuche kann man an drei Stellen zu gleicher Zeit Kochsalzlösung infundieren, ein Vorteil, welcher nicht zu verkennen ist. Diese Flasche ist in ihrer Öffnung durch einen Stopfen verschlossen, welcher ein zweimal rechtwinklig gebogenes Glasrohr trägt, das somit nach unten offen steht, wodurch keine Bakterien hineingelangen können, wohl aber Luft. Indem man dies Rohr mit einem Gummischlauch verbindet, kann man frische heisse Kochsalzlösung in die Flasche hebern oder durch Druck spritzen. An dem Gestell ist, unter dem Boden der Glasflasche ein Gasbrenner oder ein Spiritusbrenner angebracht, welcher das Wasser in der Flasche, die aus Glas, das durch die Hitze nicht springt, hergestellt ist, auf der gewünschten Temperatur erhält. Ein Thermometer führt von oben durch den Stopfen in die Mitte der Flüssigkeit und zeigt die Temperatur an. Man fertigt den Apparat auch aus Blech an, ganz ähnlich dem aus Glas, wodurch die Gefahr, dass das Glas springt usw. vermieden wird. Das Stativ, welches auch nicht unbedingt nötig ist, ist so gebaut, dass der Apparat beliebig gehoben und gesenkt werden kann, je nach den Verhältnissen, die einen bestimmten Druck erfordern. An dem Stativ sind Behälter mit Deckeln vorhanden, in denen die Nadeln und Troikarts steril aufbewahrt werden. Dieser Infusionsapparat ist für Kliniken und Operationssäle sehr praktisch. In der Praxis kann man ihn natürlich durch jeden Irrigator ersetzen. Man kann mit diesem Infusionsapparat auch eine Druchrieselung der Bauchhöhle oder eine Infusion intravenös vornehmen. Zu beiden Operationen ist er gleich praktisch. Die drei Gummirohre ermöglichen also zu gleicher Zeit eine Infusion, Magenspülung und Durchrieselung der Bauchhöhle. Es kann jedenfalls nicht grössere Bequemlichkeit geschafft werden, allerdings kommt diese Einfachheit im Apparat auch dem Kranken zu gute, denn es wird ermöglicht, durch einen Apparat dreierlei herzstärkende Manipulationen vorzunehmen. Der Apparat ist vom Verfasser konstruiert und durch jeden Instrumentenhändler von demselben zu beziehen. Natürlich muss man für eine peinliche Sauberkeit sorgen, der Apparat muss wenigstens teilweise öfter sterilisiert werden. Die Temperatur der Lösung kann auch durch Zufuhr von heissem oder kaltem Wasser durch die U-förmig gebogene Röhre geändert werden. An die Gummirohre lassen sich sämtliche Ansätze anbringen. Durch eine Mechanik kann die Flasche leicht gehoben und gesenkt werden, je nach dem Druck, welcher gebraucht wird. Ausserdem lässt sich der Druck auch durch die Hähne ändern, d. h. vermindern wenn nötig.

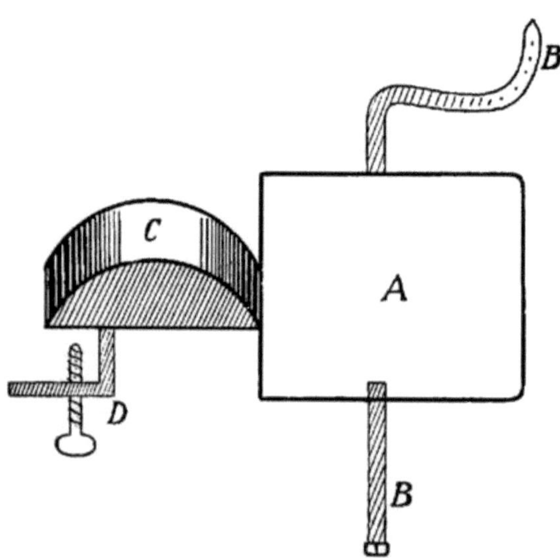

Fig. 87. Vorrichtung zum Fixieren des Kopfes in der Lage nach Witzel in Ansicht von oben seitlich.

Ausser diesem Apparat ist noch ein Sauerstoffapparat in der Nähe des Narkotiseurs vorhanden, welcher ihm Sauerstoff liefert falls er solchen bedarf. Derselbe wird zweckmässig durch den Michaelischen Sauerstoffapparat Fig. 34 und 35 gebildet, aus welchem der Narkotiseur jederzeit Sauerstoff dem Kranken zuführen kann, meist durch Inhalation.

§ 86 f. Nun sollen zum Schluss noch einige Worte über die zur Narkose praktischsten Tische gesagt werden. Wie wir bereits aus früheren Erwägungen wissen, ist die Lagerung mit tiefer liegendem Kopf die beste. Zu diesem Zwecke kann man jeden Operationstisch verwenden. Witzel hat eigens zu seiner Methode einen Tisch konstruiert, welcher nicht ohne grosse Vorteile alle Wünsche des Narkotiseurs für die Lagerung des Kranken erfüllt. Wer aber den Tisch nicht neu anschaffen kann, der kann ebenfalls an den bisher üblichen Formen die richtige Lagerung erreichen. Ja man kann sogar jeden gewöhnlichen vierbeinigen Tisch im Privathaus verwenden. Um die Kopfhaltung nach Witzel dem Narkotiseur zu erleichtern und zu verhindern, dass am gewöhnlichen Operationstische der Kopf nach hintenüber fällt, habe ich eine an jedem Tisch anzubringende Vorrichtung konstruiert, welche wie die Fig. 87 und 88 zeigt, den Kranken in der gewünschten Kopfhaltung zu verweilen zwingt. Der Kopf wird dabei über eine gepolsterte Erhöhung in Nacken gebeugt und durch einen Stirnriemen festgehalten. Dadurch wird dem Narkotiseur das Halten des Kopfes genommen und doch bewirkt, dass erstens der Speichel aus dem Munde läuft, dass zweitens der Zungengrund durch den Muskelzug nach vorn gebracht wird.

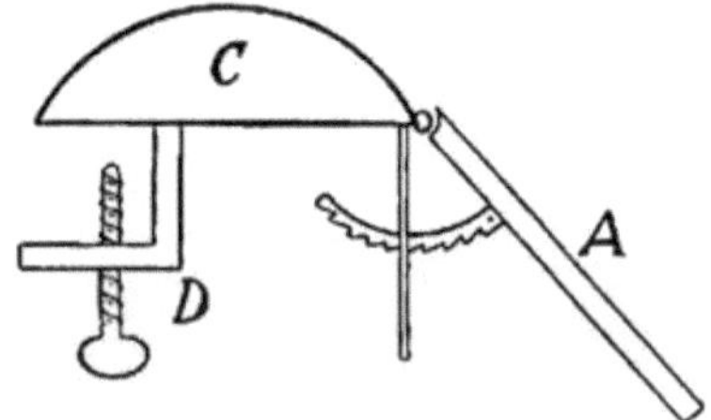

Fig. 88. Dieselbe Vorrichtung in seitlicher Ansicht.

IX. Kapitel.

Der Narkotiseur.

Mit dieser Ueberschrift ist ein Thema gegeben, welches wegen seiner enormen Wichtigkeit eine genauere Behandlung in eingehender Weise verdient. Was hängt nicht von dem Narkotiseur alles ab, welche Verantwortung ruht nicht auf seinen Schultern, sowohl in strafrechtlicher als in rein menschlicher Hinsicht! Wollen zunächst einmal erörtern, wer die Narkose leiten soll.

§ 87. Es war früher allgemein Usus, die Narkose als ein nebensächliches Ding zu betrachten. Die Leitung derselben wurde meist als ein sehr lästiges Amt betrachtet und in den meisten Fällen dem jüngsten Assistenzarzte übergeben. Derselbe bekam den Patienten zum ersten Male zu sehen, kurz vor der Narkose, er kannte seine körperlichen Verhältnisse gar nicht. Aber oftmals war es nicht einmal ein Arzt, welcher die Narkose leitete, sondern man übergab sie einer Pflegerin, einem Heilgehilfen oder einem Studenten. Die ersteren beiden Personen waren sich jedenfalls nicht der grossen Aufgabe bewusst, welche ihnen zu Teil wurde, sie besassen ja gar nicht die Fähigkeiten, eine Narkose zu leiten. Sie können wohl Chloroform aufgiessen, oder Aether in grossen Mengen in die Maske schütten, aber von einer Beobachtung des Patienten ist bei solchen Personen meist gar keine Rede. Das war ja etwas anderes, wenn junge Aerzte, die sich praktisch weiter ausbilden wollten, die Narkose in die Hand bekamen. Sie besassen vielleicht die Fähigkeit zu beobachten, doch sie hatten ihre Augen auf den Händen des Operateurs, und verfolgten mit Interesse die Operation, ohne viel der Narkose die gebührende Beobachtung zu schenken. Und doch ist in vielen Fällen die Narkose ein viel schwierigeres Unternehmen, als die Operation.

In England hat man mehr als in Deutschland den hohen Wert einer fachgemässen Leitung der Narkose erkannt. Dort legt man die Betäubung in die Hände eines Arztes, welcher für die Ausführung aller Narkosen angestellt ist. Wenn auch derselbe nicht alle Narkosen selbst ausübt, so überwacht er doch jede, und es wird keine solche vorgenommen, ohne dass derselbe sein Urteil abgegeben hat. Er prüft alle Umstände, gibt die Art der Narkose an, und überwacht die Handhabung.

Das ist ein sehr wichtiges Beginnen. Wir können jetzt nicht mehr von einer Narkosenmethode sprechen, sondern wir müssen eine Narkosenwissenschaft anerkennen. Es ist nicht nur eine Technik, die jedermann erlernen, sondern es ist eine Wissenschaft, welche nur der medizinisch durch und durch gebildete Arzt verstehen und richtig ausüben kann. Ist wohl ein Krankenpfleger imstande zu entscheiden, ob in einem Falle von Herzsynkope Massage angewandt werden darf, oder nicht? Wie soll er denn die Verhältnisse klarlegen? Er hat ja keine Ahnung von den interkurrierenden Krankheiten und deren Einfluss auf das Herz, er wird probieren und da ihm in vielen Fällen Herzmassage guten Erfolg gebracht hat, so wird er dieselbe stets anwenden, und auch in demjenigen Falle, in welchem er sie unter keinen Umständen anwenden dürfte. Hier wird natürlich, weil die Massage wegen Herzschwäche kontraindiciert war, der Patient sterben, allein, wer kann ihm jetzt noch nachweisen, dass die Massage das Herz erst noch ganz zu grunde gerichtet hat?

Es gibt jetzt eine so grosse Menge von Spezialfächern in der Medizin, aber keines wird mehr Berechtigung haben von den in neuerer Zeit sich abgeschiedenen Spezialfächern, als das für die Narkosenwissenschaft. Es gibt eine Rhinologie, Laryngologie, Balneologie und so viele andere mehr, warum soll es nicht auch eine Narkologie geben? Es ist nur eine Frage der Zeit, und auch in Deutschland wird sich die Aenderung in den chirurgischen Kliniken einstellen, und wir werden besondere Aerzte anstellen, welche nur die Leitung der Narkose übernehmen. Die grosse Ausdehnung des wissenschaftlichen Materials macht es auch nötig, dass an den Universitäten Vorlesungen über Narkologie gehalten werden, damit auch den Studierenden ein besserer Einblick in die Tiefe der Narkosenwissenschaft geboten wird, und damit die jungen Aerzte dadurch schon einen besseren Grund gelegt erhalten zum Verständnis der Narkosenleitung. Dann darf es allerdings auch nicht vorkommen, dass die Leitung einer Narkose in die Hände einer Krankenpflegerin gelegt wird. Kein Chirurg gestattet einer Pflegerin oder einem Heilgehilfen ein Panaritium zu inzidieren, und doch ist dabei nicht soviel wissenschaftliche Bildung notwendig, als bei der Ausführung einer Narkose, deren Leitung er aber dem Laien ohne weiteres überliess.

§ 88. Damit dem Kranken während der Narkose in jeder Minute eine ungeheuer grosse Gefahr, die, wenn sie der Laie kennen würde, ihn sicher davon abhielte sich betäuben zu lassen, verhütet werde, muss der Arzt mit seiner ganzen geistigen Kraft den Gegenstand seiner Tätigkeit verarbeiten, er muss denken, muss in jedem Augenblick denken, sehen, handeln. Aber diese drei Anforderungen sind nicht leicht erfüllt. Damit der Narkotiseur denken kann, muss er zunächst durch keine äusseren Eindrücke in Anspruch genommen werden, er muss sich nur mit seinem Kranken beschäftigen. Und während er denkt, muss er auch sehen. Dies Wort ist hier mehr allgemein als Sammelbegriff für fühlen, sehen, hören, empfinden etc. aufzufassen, denn mit Sehen allein kommt er nicht aus, und wir haben kein Wort, das alle diese Tätigkeiten ausdrückt in unserer Sprache. Durch dieses „Sehen“ geht er in seinem Kranken ganz auf. Er betrachtet seine Hautfarbe, fühlt nach dem Puls und hört auf die Atmung, prüft die Reflexe etc. So verschafft er sich einen Gesamteindruck von dem Zustande, in welchem sich sein Patient in jeder Minute, ja Sekunde, befindet. Derselbe ändert sich aber in jedem kleinsten Zeitraum, und deshab muss der Narkotiseur immer scharf beobachten und nicht gestört oder abgelenkt werden, um immer über seinen Kranken vollkommen orientiert zu sein. Aus dem folgt dann das Handeln des Narkotiseurs, welches entweder in Verabreichen oder Sistieren von Narkotikumdosen besteht, oder in dem Verhüten etwa vorhandener Gefahren, oder in dem Bekämpfen der eingetretenen. Dies alles ist eine sehr grosse und schwere Aufgabe, die der Arzt beim Einleiten einer Narkose übernimmt.

Nur eine tiefe wissenschaftliche Bildung kann den Narkotiseur in den Stand setzen, alles das in dem gegebenen Moment richtig durchzuführen. Allein, diese wissenschaftliche Bildung sollte nicht so vernachlässigt werden in bezug auf die Narkose, denn jeder, der ein wissenschaftlich gebildeter Narkotiseur sein will, muss auch die Wissenschaft in Rücksicht auf die Narkose studiert haben. Jetzt ist es nur einigen wenigen Forschern möglich, sich mit der wissenschaftlichen Narkose zu beschäftigen. Dadurch aber, dass die Narkose in die Hand von bestimmten Aerzten gelegt wird, wird die Wissenschaft noch weiter ausgebildet und auch weiteren ärztlichen Kreisen zugänglich gemacht werden. Ausserdem können, wenn bestimmte Personen sich ausschliesslich mit der Kunst zu narkotisieren beschäftigen, die wissenschaftlichen Beobachtungen besser verwertet werden, das Material kann besser zum Nutzen der Menschheit und zum Erweitern und grösseren Ausbauen der Wissenschaft verwertet werden, als bisher, wo die Narkose in vielen Fällen von ungeübten Händen geleitet worden war. Denn die Beobachtungen und Aufzeichnungen sind bis jetzt oftmals nicht von dem Wert, als wie sie es sein könnten. Nehmen wir z. B. den jetzigen Stand der Todesfälle während der Narkose an. Früher rechnete man mit einem Verhältnis, das riesig günstig erschien, wo früher 10000 stand, steht jetzt 100. Dies ist ein Zeichen, nicht dass jetzt mehr Menschen in der Narkose sterben, sondern dass man in der Wissenschaft der Narkose weiter vorgedrungen ist, und jetzt die Einwirkungen der Narkotika auch in weiteren Beziehungen wie früher kennen gelernt hat. Früher kannte man noch nicht die Nachwirkung nach Chloroform und Aether, man bezog den protrahierten Chloroformtod auf ganz andere Momente und ebenso in vielen weiteren ähnlichen Beziehungen. Somit haben wir die Erklärung für die zu Ungunsten der Narkotika ermittelten Zahlen. Da man nun früher eine ganz enorme Anzahl von Todesfällen nicht mitgerechnet hat, so kann man auch diese Statistiken in unseren jetzigen Zeiten nicht mit verwerten. Wir müssen jetzt bemüht sein, neue Statistiken zu bilden, wie dies ja schon in vielen Fällen in lobenswerter Weise geschieht. Aber diese Statistiken können erst Wert erlangen, wenn die Wissenschaft der Narkose in einheitlichere Bahnen gelenkt worden ist. Was nützen denn die Statistiken, wenn bei den angeführten Fällen keine einheitliche Methode zu Grunde liegt, wenn der eine noch 100 Fälle überliefert, in denen er nach der Genfer Methode narkotisierte, und daneben stehen andere, die nach der modernen Tropfmethode ausgeführt wurden. Ferner liegt auch noch keine Einheit in den Beurteilungen der Folgezustände vor. Der eine bezieht das auf die Narkose, was der andere durch eine nicht mit der Narkose zusammenhängende Ursache erklären will. Es ist eben noch zu viel geteilte Meinung in dieser jungen Wissenschaft. Das wird sich ändern, sobald die Wissenschaft anerkannt ist, um, wie alle anderen, eine gleich angesehene Stellung im grossen Reiche geistiger Betätigung einzunehmen. Damit die Narkologie aber diese Stellung erreicht, muss jeder Narkotiseur vollbewusst seiner heiligen Pflichten gegen die Wissenschaft, mit ganzer Seele in seiner Disziplin arbeiten und das wissenschaftlich verwerten, was er Gelegenheit hat täglich zu beobachten. Mit dem geistigen Auge muss er sehen und sichten, und bald wird er bemerken, wie sich so manches dunkle und ungekannte Gebiet ihm erschliesst, mit seinem geistigen Lichte wird er es erleuchten und verwerten, indem er auch seinen Baustein zu dem allgemeinen grossen Werke beiträgt.

§ 89. Nach diesen abschweifenden Betrachtungen kehren wir wieder zurück zu dem Narkotiseur. Wie oben schon bemerkt, lastet eine grosse Verantwortung auf seinen Schultern, und so wollen wir hier dieselbe noch ein wenig erläutern. Es drohen dem Kranken durch die Einleitung der Narkose eine Reihe von Gefahren. Dieselben sind erstens solche, welche von dem Narkotikum direkt herrühren, gegen die wir nicht angehen können. Allein ein anderer und bei weitem der grössere Teil der Gefahren, welche dem Kranken überhaupt während der Narkose drohen, können entweder durch die Kunst des Narkotiseurs verhindert werden, oder sie werden durch direkten Fehler desselben heraufbeschworen, oder sie entstehen durch Unkenntnis des Narkotiseurs etc. Das Eintreten der ersteren Art von Gefahren, welche er verhindern kann, werden ihm bei ihrem Auftreten ohne sein Gegenhandeln den Vorwurf der Nachlässigkeit nicht ersparen können, die zweite Art, welche durch Fehler in seinem Handeln entstehen, machen ihn ebenfalls für die Folgen verantwortlich, und die dritte Art, machen ihm den Vorwurf der Unkenntnis, d. h. er ist in seinem Fach nicht erfahren und gebildet genug, um diese Kunst auszuüben. Wir sehen aus diesen nur wenigen Gefahren, an die wir erinnert haben, dass die Verantwortung eine sehr grosse ist. Es kommt ja in den meisten Fällen nur die Verantwortlichkeit vor dem eigenen Gewissen in Betracht, denn der Strafrichter wird nur in seltenen Fällen dazwischen zu treten haben. Eine Menge von Fehlern sind nur von Sachverständigen zu beurteilen, und dann oftmals auch nur in dem Moment des Vorganges. Natürlich kann der Sachverständige oftmals auch nach der Narkose noch entscheiden, ob ein Fehler des Narkotiseurs vorgelegen oder nicht. Nun, wenn man auch in den seltensten Fällen den Strafrichter zu fürchten hat, so ist doch das Gewissen ein ebenso strenger Richter im Menschen, vielleicht bei manchen ein strengerer als der Strafrichter. Deshalb wird jeder Arzt sich eine entsprechende Ausbildung aneignen müssen, wenn er narkotisieren will.

§ 90. Wir treten hierbei an den Punkt, zu entscheiden, ob man die Narkose in die Hände eines Laien legen darf. Im Krankenhause und in der Stadt wird man entschieden dem entgegentreten müssen, einen Laien mit der Handhabung der Narkose zu betrauen. Es ist ganz unmöglich, dass ein solcher dieselbe leiten kann, und es ist der Operateur ganz entschieden im Falle eines Narkosentodes für den Tod verantwortlich, man wird eine Fahrlässigkeit hier ganz entschieden sehen müssen, und es wird eine fahrlässige Tötung im Sinne des Strafgesetzes vorliegen können wenn ein Laie narkotisierte. Es ist Bestimmung, dass stets ein Arzt die Narkose leiten muss, wenn nicht aussergewöhnliche Fälle vorliegen. Dann muss der Operateur selbst im Notfalle dieselbe überwachen.

Anders liegen die Verhältnisse auf dem Lande. Wenn der praktische Arzt nachts zu einem Kranken, sagen wir zu einer Entbindung, gerufen wird, so ist es in den meisten Fällen unmöglich, einen zweiten Arzt zu rufen. Wenn es natürlich angeht, so soll man einen solchen für die Ausführung der Narkose zuziehen. Wenn es aber nicht möglich ist, so wird man natürlich die Maske von der Hebeamme halten lassen, oder von einer andern Person, immer aber muss man sich bewusst sein, dass die ganze Verantwortung auf den eigenen Schultern ruht. Deshalb muss der Arzt mit grosser Vorsicht zu Werke gehen und verschiedene Punkte vorher erwägen. Diese sind die, ob überhaupt Narkose nötig, oder Lokalanästhesie, welches Narkotikum zu wählen, welche Art der Dosierung etc.

§ 91. Die Entscheidung, ob Narkose überhaupt nötig ist, muss Folgendes bedenken: Wenn man die Operation ohne Narkose ausführt, trägt dann der Patient grossen Schaden davon? Es ist ja in vielen Fällen eine Narkose nicht so unbedingt nötig, dass durch ihr Unterlassen der Kranke Schaden erleidet. Man wird in vielen Fällen die Narkose unterlassen können.

Weiterhin muss man, wenn die Narkose unbedingt notwendig ist, das für den Kranken am wenigsten Gefahren mit sich bringende Narkotikum wählen, vor allen Dingen ein solches, welches nicht kumulierend wirkt, wie etwa Chloroform, sondern an dessen Stelle lieber Äther. Wenn sich auch die Gefahren beider die Waage ziemlich halten, so ist doch eine gesundheitliche Schädigung oder Lebensgefahr bei der Äthernarkose nicht so gross, wie bei der Chloroformbetäubung. Aber dies ist natürlich nicht die einzige Hinsicht bei der Wahl des Narkotikums. Es kommen noch viele andere Momente hinzu, und so muss der Arzt in jedem Falle besonders entscheiden. Ferner darf er die Narkose nur soweit aus der Hand geben, als er der Person das Tropfen des Narkotikums und das Halten der Maske überlässt, während er in jeder Hinsicht die Narkose selbst leitet. Er hat bei Operationen ein gutes Merkmal in der Blutung, Stärke derselben und der Farbe des Blutes Wird die Blutung schwächer, so droht Gefahr von Seiten des Herzens, wird das Blut dunkel bis schwarz, so ist eine Atembehinderung im Anzuge, das Blut ist mit Kohlensäure überschwemmt und es besteht Sauerstoffmangel. Aber er muss diese Symptome schon frühzeitig entdecken, damit sein Einschreiten nicht event. zu spät geschieht. Es ist in jeder Hinsicht eine Riesenarbeit für einen Arzt, zu operieren und zu gleicher Zeit die Narkose zu leiten. Nicht allein schon wegen der Asepsis etc. wird ihm grosse Schwierigkeit bereitet, sondern auch in dem Übersehen so wichtiger kleiner Anzeichen kann ihn ein grosses Unheil überraschen. Deshalb kann es sich in solchen Fällen nur um kurzdauernde kleine Operationen handeln, bei denen nur kurze Narkose nötig ist. Jedenfalls wird er in vielen Fällen besser mit einer Methode der lokalen Betäubung zum Erfolg kommen.

Es ist leider in der Hinsicht der Wahl und Anwendung der verschiedenen Narkosen und Anästhesierungsmethoden noch bei den Ärzten eine grosse Unwissenheit vorhanden. Wenn erst die lokalen Anästhesierungsmethoden das Allgemeingut der Ärzte geworden sein werden, dann wird auch noch manche Gefahr vermieden werden, und manche schlechte Narkose ohne Assistenz wird durch eine lokale Methode der Betäubung besser ersetzt werden, ohne dass der Kranke Schmerzen empfindet, und mehr zu seinem Nutzen. Deshalb ist dem Arzt eine bessere Ausbildung, eine reichlichere Gelegenheit zum Erlernen der verschiedenen Methoden zu geben, überaus notwendig. Man liest jetzt oft von Kursen zur weiteren Ausbildung der Ärzte, so müsste auch ein Kursus zur Ausbildung in dieser Wissenschaft viel öfters gehalten werden, denn gerade unsere Wissenschaft schreitet rasch fort in der Entwickelung, und die neueren Methoden werden den praktischen Ärzten auf andere Art schwer bekannt.

Der Narkotiseur muss für die Leitung der Narkose eine vollkommen sichere Kenntnis von den körperlichen Verhältnissen des

Kranken erhalten haben, und er kann dies nur dann, wenn er die Kranken an den Tagen vorher untersucht hat. Diese Untersuchung kann Hand in Hand mit denen des Stationsarztes gehen, der letztere muss durch Mitteilung seiner Beobachtungen den Narkotiseur unterstützen. Es würde an grossen Anstalten ganz unmöglich sein, dass der Narkotiseur ohne diese Hilfe auskommt, doch mit derselben wird ihm die Vervollkommnung seiner Kenntnisse möglich. Er wird mit der Zeit eine grosse Fertigkeit erlangen im Beurteilen eines Menschen in Hinsicht einer vorzunehmenden Narkose. Das wird ihm sehr zu Gute kommen in Fällen, wo eine längere Beobachtung ihm nicht gestattet ist, bei poliklinischem Material usw. Dabei wird für die Narkosen der am meisten erfahrene Narkotiseur die Narkose übernehmen müssen denn was ein anderer minder erfahrener sich durch Beobachtungen und öftere Untersuchungen erst aneignen muss in Bezug auf Kenntniss der Kranken nach allen Richtungen, das gewinnt der andere durch eine einzige Untersuchung und Betrachtung Dank seiner grösseren Übung.

Der Narkotiseur wird aber nicht zu diesem Zweck allein angestellt sein, dass er alle Narkosen selbst leitet, sondern ihm wird auch die Pflicht obliegen, die jüngeren Assistenzärzte in der Wissenschaft des Narkotisierens praktisch auszubilden, indem ihm je nach Bedarf 1 oder 2 Assistenten zugeteilt werden, die er weiter auszubilden hat. Zu dem Zwecke wird er dem Assistenten die Technik der Narkosen je nach den Verhältnissen überlassen, während er nur denselben kontrolliert und ihm, wo nötig, einen Wink gibt, oder ihn das oder jenes anders zu machen lehrt. Dadurch werden die jungen Ärzte in der Narkologie weiter ausgebildet. An Universitäten wird es dem Narkotiseur noch obliegen, die Studierenden in die theoretische Wissenschaft einzuweihen durch Vorlesungen mit praktischen Übungen.

Während der Narkose hat sich der Narkotiseur ausnahmslos mit der Narkose zu beschäftigen, er darf seine Aufmerksamkeit nicht durch andere Dinge vor allem durch die Operation ablenken lassen; wenn er auch durch einen Blick sich von dem Stand der Operation überzeugt, damit er die Narkose darnach einrichten kann, so muss er doch hauptsächlich dem Betäubten seine Aufmerksamkeit schenken. Hat er die Narkose bis zur Toleranz geleitet, so giebt er dem Operateur zu wissen, dass er beginnen darf, und dieser wiederum gibt dem Narkotiseur zu wissen, wann er die Narkose sistieren darf nach Beendigung der Operation. So arbeiten beide für sich, jeder muss ganz mit seiner Arbeit beschäftigt sein, und doch kann auch jeder bis zu einem gewissen Grade die Arbeit des andern mit verfolgen. Hat einer der beiden Ärzte dem anderen etwas mitzuteilen, so muss dasselbe laut und für alle vernehmbar sowie kurz ausgedrückt geschehen. Überflüssige Unterhaltung ist entschieden zu vermeiden. Der Operateur wird allerdings oftmals die Narkose ebenfalls sehr leicht beobachten können, hat er doch in der Blutung der Wunde einen genauen Messer der Verhältnisse der Betäubung, da eine Herzschwäche sich sofort durch die nachlassende Blutung kund tut, die dunkle Verfärbung des arteriellen Blutes eine beginnende Apnoë anzeigt, somit ist er wohl berechtigt, den Narkotiseur von seinen Wahrnehmungen zu benachrichtigen. Allerdings muss letzterer diese Gefahren längst erkannt haben, er darf die Unfälle nicht erst so spät erkennen, denn in diesen Fällen hat eine Herzschwäche oder Apnoë sich schon längst dem geübten beobachtenden Auge eines gewandten Narkotiseurs kund getan. Nach Ansicht von Mikulicz ist es wohl erlaubt, die Narkose einer Schwester usw. zu übergeben, aber er bemerkt dabei ausdrücklich, dass dann nur der rein mechanische Teil der Narkose von derselben gehandhabt wird, während ein älterer Assistent oder der Operateur selbst die Beobachtung übernimmt und die Verantwortung trägt. Dies ist natürlich wohl angängig, denn es bleibt dann immer ein Arzt Narkotiseur und der „mechanische Narkotiseur“ darf nichts tun, als auf Anordnung Narkotikum auftropfen usw. In dieser Weise wird ja bei uns meist in den Krankenanstalten verfahren, und die Ärzte werden ja auch so zu Narkotiseuren ausgebildet. Besser wäre es aber doch wenn nur bestimmte Ärzte zur Narkose angestellt würden, es würde dann eine bessere Ausbildung der praktischen Ärzte in der Narkologie die Folge sein. Es ist nicht uninteressant hier noch die Bestimmungen anzuführen, welche Mikulicz in seiner Klinik in allen Operationssälen für den Narkotiseur angeschlagen hat.

Dieselben lauten:

1. Jeder Narkotisierende hat sich ausschliesslich mit der Narkose zu beschäftigen.
2. Der Narkotisierende führt die Narkose ohne Unterbrechung von Anfang bis zu Ende; er verlässt den Kranken erst dann, wenn derselbe zum Bewusstsein zurückgekehrt ist, event. begleitet er ihn auf die Station.
3. Die Übertragung der einmal begonnenen Narkose an einen zweiten Arzt ist unter keiner Bedingung zulässig, auch nicht vorübergehend. Die Verantwortung für die Narkose trägt ausschliesslich derjenige, der sie zu Anfang übernommen hat.
4. Bei jedem Kranken ist nachzusehen, ob künstliche Zähne vorhanden sind, und sind dieselben zu entfernen.

   Der Narkotisierende muss stets bei sich haben: den Mundspiegel und die Zungenzange.

6. Der Magen muss mit der Magensonde entleert werden
   a) bei allen Kranken, die nicht mindestens 6 Stunden vor der Operation gefastet haben;
   b) die an irgend einer Art des Magen- oder Darmverschlusses leiden (Stenosis pylori, incarcerierte Hernie, alle Arten von Ileus etc.).

   In den Vorbereitungsräumen sind die Kranken nur ganz oberflächlich zu narkotisieren, eine tiefe Narkose darf nur im Beisein des verantwortlichen Assistenzarztes eingeleitet werden.

8. Wer gegen die vorangehenden Bestimmungen verstösst, hat persönlich alle Konsequenzen zu tragen, die sich aus einer event. eintretenden Gefahr für das Leben des Narkotisierten ergeben. Für die Überwachung und Durchführung der vorstehenden Bestimmungen ist der Assistenzarzt, zu dessen Station der zu Narkotisierende gehört oder gehören soll, verantwortlich.

Diese wichtigen Bestimmungen enthalten das zunächst notwendigwissens- und beachtenswerte für den Narkotiseur und sind geeignet für eine Bekanntgabe auch in allen Operationssälen.

§ 92. Der Narkotiseur wird in den verschiedenen Methoden

verschiedene Stellungen einnehmen. Bei der Methode nach Witzel wird er auf einem Stuhl sitzend hinter dem Kranken sich befinden. Sind zwei Ärzte nötig, so sitzt der Assistent, welcher den Kopf hält, und der Narkotiseur steht daneben seitlich vom Kopfe des Kranken und tropft das Narkotikum auf die Maske. Ist nur ein Arzt nötig, so setzt er sich hinter den Kopf, welcher auf der Vorrichtung fixiert ist und tropft das Narkotikum auf die Maske mit der rechten Hand, während er mit der linken die Maske hält. Bei anderen Lagerungen steht der Narkotiseur meist, doch ist es ihm nicht übel zu nehmen, wenn er sich nach Möglichksit setzt, denn er muss oft lange Zeit ruhig stehen, und dasselbe strengt sehr an.

§ 93. Was nun die Kleidung desselben anlangt, so hat er einen gewöhnlichen weissen Operationsmantel an, die Arme bis über die Ellenbogen entblösst. Witzel empfiehlt eine Schutzvorrichtung vor den Mund des Narkotiseurs, damit ihm nicht die ganze Menge von Narkotikum, das in der Luft verdunstet, direkt in den Mund strömt, sondern von der Schutzhaube abgehalten wird. Es mag dies von Nutzen sein und wohl verwendbar. Allein unbedingt nötig erscheint es uns nicht. Der Narkotiseur wird trotzdem viel Narkotikum mit inspirieren müssen und folglich dies als Übelstand empfinden. Eine Schutzvorrichtung vor dem Munde wird den Narkotiseur nur noch mehr beengen, und mancher wird lieber die Narkotikummengen mit einatmen, als durch eine solche Vorrichtung in der Atmung behindert zu sein. Der Narkotiseur muss vor allem nicht zu warm und einengend gekleidet sein, denn er erträgt sonst die warme Temperatur des Operationssaales nur schwer zugleich mit der durch Narkotikumdämpfe verschlechterten Luft.

§ 94. Worauf der Narkotiseur während der Narkose vor allem zu achten hat, das ist uns schon bekannt. Im Falle eines nahenden Unfalles während der Narkose kommt es vor allen Dingen darauf an, dass der Narkotiseur seine Sache ganz versteht. Er muss zunächst laut und deutlich verkünden, was geschehen und was zu tun ist. Durch seine Beobachtung während des ganzen bisherigen Verlaufes muss er orientiert sein über den Grund des Unfalles, und er muss auch schon die ersten Symptome bemerkt und sofort die Narkose sistiert haben. Ruhe und Geistesgegenwart setzen ihn in den Stand, sofort die Ursache zu beseitigen und die richtigen Gegenmassregeln zu treffen. Er tut selbst was unbedingt notwendig ist und erteilt ruhig und präzise die Befehle, welche die anderen Personen vollführen müssen. Überhaupt muss ihm in diesem Moment jedermann gehorchen. Aber auch das Personal muss sich geschult zeigen, indem es nicht in Hast und Aufregung verfällt, sondern es muss jeder an seinem Platz den Befehl abwarten und nach demselben handeln. Nur der Narkotiseur weiss, welche Massregel am Platze ist, deshalb soll kein anderer Arzt Hand an den Kranken legen, und tun was ihm nicht befohlen ist. Ein solcher Vorgang muss sich abspielen, als sei er vorher verabredet, als stelle er eine Operation dar, die man mit Bewusstsein alles Handelns vorgenommen hat und nicht als sei er ein unvorhergesehener Zufall. Der Laie darf garnicht gewahr werden, dass ein Unfall geschehen ist, so ruhig und wie selbstverständlich müssen die nötigen Massnahmen getroffen werden. Dann läuft jeder Riemen über seiner Rolle, dann greift ein Rad in das andere, und das Resultat wird das gewünschte sein. Ist der Unfall vorüber, so muss alles wieder in seinen gewohnten Bahnen weiter laufen, alles aufgeregte Reden usw. ist zu vermeiden, die Operation wird fortgesetzt. Der Operateur hat ja nur bei der letzten Behandlung zugesehen, da der Narkotiseur Mann genug sein musste, um korrekt zu handeln. So hat der Operateur auch sterile Hände behalten und kann sofort mit seinem Assistenten die Operation fortsetzen, denn oftmals liegt gerade darin der Wert, dass nunmehr die Operation schnell beendet werde, und eine lange Narkose erspart bleibe. Der Narkotiseur gibt dem Operateur das Zeichen wenn er wieder fortfahren darf. Für den Narkotiseur darf es während der Narkose überhaupt keine Überraschungen durch Unglücksfälle geben. So schnell und unerwartet sie auch auftreten, so haben sie doch stets, wenn auch nur geringfügige Vorläufer, welche Veränderungen an Puls, Atmung oder sonstwo verursachen, die dem Narkotiseur nie entgehen dürfen. Überdies wird er aus dem Urteil, welches er sich über den Kranken vorher gebildet hat, schon vor der Narkose ahnen und vorhersehen können, welche Unfälle etwa auftreten können, und so hat er dieselben sich schon vorher vergegenwärtigt und kennt die Symptome genau genug, um ihr Eintreten nicht zu übersehen. So wird er aber event. auch schon vorher denselben nach Kräften entgegen gearbeitet haben. Auch dies ist ihm möglich. Folglich muss einem gut gebildeten geübten Narkotiseur eine Überraschung ein unbekanntes Etwas sein.

Wenn wir gesehen haben, wie der Narkotiseur den Kranken vom ersten Tage an beobachtet hat bis jetzt, wo die Narkose unterbrochen werden soll, weil die Operation beendet ist, so hat er noch nicht alles getan, er trägt noch immer die Verantwortung für den Kranken. Deshalb darf er ihn nicht eher aus den Augen verlieren, als bis derselbe vollkommen munter und aus der Betäubung erwacht ist. Solange bleibt er neben dem Lager desselben anwesend, denn es können noch viele wichtige Ereignisse eintreten. Erst wenn der Kranke die Augen aufgeschlagen und vernünftig mit dem Arzte gesprochen hat, dann kann der Narkotiseur die Obhut dem Personal überlassen, welchem er noch Weisungen betreffs der Nachbehandlung des Kranken gibt. Was der Arzt noch für Pflichten nach der Narkose dem Kranken gegenüber auf sich genommen hat, wollen wir im folgenden behandeln.

X. Kapitel.

Die Behandlung des Kranken nach der Narkose.

§ 95. Die Behandlung des Kranken nach der Narkose richtet sich immer in gewissem Masse nach den Vornahmen vor der Narkose. Zunächst müssen wir den Kranken in einen Raum bringen, wo derselbe eine gute frische, nicht gerade kühle, aber auch nicht warme Luft atmen kann. Daselbst darf er auch nicht Abkühlung erleiden, sondern er muss in warme Decken gehüllt sein. Hat derselbe vielleicht eine sehr lange Narkose durchgemacht, und vermutet man eine grosse Abkühlung und Verminderung der Körpertemperatur, so werden wir den Kranken mit Wärmflaschen umgeben, welche zwischen die Decken längs des Körpers gelegt werden. Es darf dies ja nicht vernachlässigt werden.

Die Luft im Krankenzimmer muss frisch und ev. etwas kühl sein. Eine zu warme Luft wirkt nicht so anregend auf die Respiration wie eine etwas kühlere. Deshalb werden vorher die Fenster geöffnet, doch es muss immerhin eine Temperatur von 18—20° C. herrschen.

Die Güte der Luft besteht hauptsächlich in einem hohen Sauerstoffgehalt. Um denselben zu erreichen, muss eben für eine vorhergegangene Lüftung des Krankenzimmers gesorgt werden, ehe der Kranke in das Zimmer gebracht wird. Die Luft muss aber nun auch dauernd auf der richtigen Temperatur von 18—20° C. und der hohen Sauerstoffbeimengung erhalten werden. Durch das Verweilen des narkotisierten Kranken in dem Zimmer wird die Luft verschlechtert, besonders dadurch, dass derselbe konstant noch Dämpfe des Narkotikums ausatmet. So mengen sich je nach der Dauer und Tiefe der Narkose mit dem Verweilen des Kranken immer mehr Mengen von Narkotikumdämpfen zu der Luft. Damit nun der Kranke bald erwacht, müssen wir diese narkotikumhaltige Luft entfernen. Dies muss bei kleinen Krankenzimmern durch gute Ventilation ev. durch Oeffnen der Fenster geschehen. Will man das Oeffnen der Fenster umgehen, so muss man den Kranken in ein grosses geräumiges hohes Zimmer bringen, woselbst soviel Luft vorhanden ist, dass die Beimengung des Narkotikumdampfes zu der Exspirationsluft keine Bedeutung haben kann. Dies ist der Fall in grossen Krankensälen.

§ 96. Die nächste Sorge haben wir auf Herz- und Lungentätigkeit zu verwenden. Wenn das Herz kräftig und ohne Besonderheiten ist, so können wir besondere Massnahmen unterlassen. Im entgegengesetzten Falle müssen wir ev. Kampherinjektionen oder nochmals Infusionen vornehmen. Sehr angebracht ist ein Einlauf von Thee mit Rum und Rotwein, ev. mit Tinct. digitalis oder Strophanthuszusatz. Diese die Herzkraft anregenden Darmeinläufe sind von grossem Vorteil namentlich bei Alkoholisten, welche an Herzschwächezuständen leiden.

Was nun die Lungentätigkeit anlangt, so haben wir zu befürchten, dass Hypostasen usw. eintreten. Diese zu verhüten muss unsere nächste Sorge sein. Zu diesem Zwecke haben wir den Patienten schon vor der Narkose unterrichtet, und lassen ihn nun sein Gelerntes verwerten, indem wir ihn auffordern, wenn die Operation es erlaubt, sich ein wenig aufzusetzen. Ist die Operation hindernd, so lassen wir ihn im Liegen folgendes ausführen. Er atmet mehrere male 10—15 mal hintereinander tief ein, dann wieder normal, nach 20 Minuten atmet er wieder ev. unter Aufrichten des Oberkörpers langsam und tief 20 mal hintereinander, und so wird diese Prozedur alle halben Stunden wiederholt. Das erste Mal hat der Narkotiseur es selbst überwacht, in den folgenden Zeiten ist es die Pflicht des Pflegepersonals dasselbe zu besorgen, und den Kranken dazu zu veranlassen, denn er wird es vergessen, weil er wieder einschläft. Man wird bald sehen, welchen grossen Einfluss diese Respirationstherapie zur Verhütung von hypostatischen Pneunomien besitzt.

§ 97. Sehr oft tritt nun in dieser Periode Erbrechen ein. Man begegnet demselben dadurch, dass man eine Magenspülung vornimmt, denn das Erbrechen ist ein Zeichen, dass der Kranke Schleim und Narkotikummengen in dem Schleim gelöst verschluckt hat. Nach einer Spülung des Magens mit Kochsalzlösung lässt meist das Brechen sofort nach. Der Kranke erhält weiter reichliche Gelegenheit den Mund mit Wasser zu spülen, mit der Zahnbürste zu reinigen und ev. desinfizierendes Mundwasser. Sehr vorteilhaft ist es, denselben kleine Eisstückchen auf die Zunge nehmen zu lassen, ohne dass er das Wasser verschluckt.

Nach einigen Stunden geben wir dem Kranken eine Tasse schwarzen Kaffee zu trinken, und, wenn er denselben gut vertragen hat, nach einiger Zeit eine entsprechende Nahrung.

Wenn wir vor der Narkose dem Kranken Digitalis, Strophanthus oder dergleichen gegeben haben, so wird dies nunmehr auch fortgesetzt, so lange bis man annehmen kann, dass eine Herzschwäche nicht wieder eintreten wird.

§ 98. Es ist nun die Frage, soll man einen Kranken nach der Narkose im Bett liegen, oder, wenn es sonst sein Zustand erlaubt, aufstehen lassen? Diese Frage ist ja nicht nur in Hinsicht auf die Narkose von Wichtigkeit, sondern auch hinsichtlich der Operation. Wenn man irgend kann, d. h. wenn die Operation nicht das Abdomen, oder die Brust oder unteren Extremitäten etc. in erheblichem Masse getroffen hat, wodurch eine ganz ruhige Lage gefordert wird, so wird man besser tun, den Kranken so bald als möglich nach der Narkose, entweder im Bett aufzurichten, oder in einen bequemen Stuhl zu setzen. Die Aufrechthaltung ist von grossem Werte für die Lungen. Und wenn die Tätigkeit der lebenswichtigen Organe eine vortrefflich gesunde ist, so wird auch die Heilung von Wunden schnell vor sich gehen. Die Kranken sollen, was die Rücksicht auf die Narkose anlangt, schon sobald als sie das Bewusstsein erlangt haben, und aufrecht sitzen können, in diese Stellung gebracht werden. Wollen sie noch schlafen, so können sie dies in einem bequemen Stuhle ebenso gut tun, als in dem Bett, ja wegen der Bequemlichkeit, die die sitzende Stellung besser unterstützt, noch vorteilhafter. Nun in vielen Fällen wird es unmöglich sein, den Kranken derart zu behandeln, so soll man aber so viel als möglich bestrebt sein, den Oberkörper auch im Bett höher zu lagern, damit die Atmung unterstützt, und ausgiebiger wird.

Es wird ja nach vielen Operationen vor allem auf eine andauernde ruhige Lage des Kranken ankommen, die Narkose wird dieselbe auch nicht stören, nur die Forderung für eine möglichst ausgiebige Atemtätigkeit muss erfüllt werden. Die gefürchteten postnarkotischen Lungenerkrankungen müssen vor allen Dingen an ihrem Eintreten verhindert werden. Es wird ja nach den verschiedenen Narkosen eine verschieden grosse Gefahr für die Lungen bestehen. Wir wissen aber, dass ein grosser Teil der Lungenerkrankungen nur durch die wenig ausgiebige Atmung und das Vermeiden des Aushustens der Schleimmengen in den Luftwegen hervorgerufen wird. Wir lassen deshalb den Kranken nicht nur die Lungengymnastik, wie oben geschildert, vornehmen, sondern wir halten ihn auch an, den Schleim auszuhusten. Es wird nun nach vielen Operationen diese Lungengymnastik und das Husten vor allen Dingen durch die Schmerzen verhindert werden, die der Kranke beim Atmen und tiefen Atmen sowie Husten in gesteigertem Masse empfindet, wie nach Laparatomien, Brustoperationen etc., wodurch er bestrebt ist, möglichst wenig tief zu atmen, die operierten Teile möglichst wenig zu bewegen, da jede Verwendung der Muskeln in diesem Körperbezirk heftige Schmerzen auslöst. Wir können den Kranken immer nur dadurch zum tiefen Inspirieren und Husten bringen, indem wir ihm die Schmerzen lindern oder ganz nehmen. Dies wird durch Injektionen oder Verabreichen von Opium, Morphium oder dergleichen Mitteln geschehen. Man sei nicht sparsam mit diesen Medikamenten, denn der Nutzen hebt vielmals den geringen Schaden auf. Wenn wir vielleicht in manchen Fällen, wo Herzschwäche zu befürchten ist, Bedenken tragen, Morphin anzuwenden, können wir entweder ein weniger stark wirkendes, wie Dionin, Codein etc. Medikament wählen, oder man gibt zugleich die Herzkraft anregende Mittel.

§ 99. Man hat bekanntlich oftmals durch die Einwirkungen vieler Narkotika schwere und leichte Erkrankungen der Nieren beobachtet. Es besteht ja die Gefahr der fettigen Degeneration in den Nieren, welche man vor allen Dingen häufig nach Chloroformnarkosen beobachtet hat. (Ungar, Junker, Strassmann, Stommel, Foerster, Verf, etc.) Es ist aber nicht nur das Chloroform, welches in gewissen Fällen schwere Nierenerkrankungen hervorrufen kann, es sind die deletären Einflüsse auf die parenchymatösen Organe im tierischen Organismus allen Narkotika, dem einen mehr, dem anderen weniger eigen. Wir ziehen daraus den Schluss, dass wir nach jeder Narkose der Nierensekretion unsere besondere Beachtung angedeihen lassen müssen. Wir müssen daher sofort nach der Narkose zunächst den Harn, welchen der Kranke zuerst wieder lässt, genau untersuchen, und zwar nicht nur chemisch auf Eiweiss und Zucker, sondern auch mikroskopisch auf Cylinder, Epithelzellen etc. Allerdings ist mit dieser einen Harnuntersuchung noch nicht genug getan, denn die Erkrankungen der Nieren treten nicht immer sofort ein, man hat beobachtet,' dass Stunden vergingen nach den Narkosen, ehe man Symptome der degenerativen Prozesse in Gestalt Harnveränderungen finden konnte. (Ungar, Junker etc). Wir werden daher nach Verlauf von einigen Stunden eine neue Harnuntersuchung vornehmen müssen. Nur durch eine mehrmalige Untersuchung von zu verschiedenen Zeiten vom Kranken gelassenen Harn können wir definitives Urteil über den Gesundheitszustand der Nieren erhalten. Die Veränderungen in den Nieren zeigen sich vor allen Dingen durch Eiweissgehalt des Harnes an, ferner durch Gegenwart von Cylindern, Epithelzellen, zerfallenen Zellen und ev. durch Blutkörperchen im Sediment oder dem Ergebnis des Centrifugierens des Harnes. Was wir nun zur Therapie solcher Nierenerkrankungen tun müssen, gehört der inneren medizinischen Behandlung an. Wir haben vor allem aus diesen Befunden zu lernen, dass der betr. Kranke jedenfalls einer weiteren Narkose nicht wieder ausgesetzt werden darf, bis nicht die abnormen Harnbestandteile wieder verschwunden sind, d. h. die Nieren-Degeneration zurückgegangen, abgeheilt ist. Es besteht nach den Erfahrungen der Grundsatz, dass man bei jeder Nierenerkrankung mit einer Narkose grosse Vorsicht beachten soll, vor allen Dingen nicht das Narkotikum wieder zur Betäubung des Kranken brauchen darf, welches eine Nierenerkrankung bei ihm erzeugt hat. Es besteht ja bei dem Eintreten von Nierenerkrankungen zweifellos eine Disposition des Kranken, denn ein völlig undisponiertes Individium wird erst nach sehr langen Narkosen eine Nierenschädigung erleiden, wobei vielleicht vorher schon andere Organe geschädigt werden, ehe die Nieren ergriffen werden. Er wird daher, wie schon früher erwähnt, vor allem schon vor der Einleitung der Narkose vom Arzte zu eruieren sein, ob der betr. Kranke prädisponiert ist für Nierenerkrankungen. Diese Prophylaxe ist das wichtigste. Eine Behandlung leichter Nierenaffektionen ist meist nicht nötig, da dieselben von selbst nach Verlauf von einigen Stunden bis Tagen wieder zurückgehen, schwere Affektionen führen oftmals sehr bald ad exitum letalem, oder werden nach den Grundsätzen der internen Medizin behandelt. Wir werden im speciellen Teil dieses Buches bei der Behandlung der einzelnen Narkotika noch genauer die Nierenaffektionen zu behandeln haben. Dass dieselben nicht ohne Bedeutung sind, zeigt eine Mitteilung von Rindskopf, welcher nach 93 Chloroformnarkosen 31 mal Albuminurie und Cylindrurie nachgewiesen hat.

XI. Kapitel.

Die Statistik der Narkosen.

100. Wenn wir hier noch einige Betrachtungen über die Statistik anstellen wollen, so ist es nur das Bestreben, alle Beziehungen der Narkosen im menschlichen Leben zu erörtern. Jedenfalls können wir von Anfang an nicht das von der Statistik erwarten, was man im allgemeinen derselben zu entnehmen geneigt ist. Wir sind der Ueberzeugung, dass die ganzen Statistiken der Narkosen mit ihren Todesfällen, schädlichen Ein-

flüssen usw. usw. nicht einen so grossen Wert für unsere Wissenschaft haben, wie er allgemein angenommen wird. Wenn eine Statistik ein wirklich massgebendes Resultat liefern soll, so muss jeder Statistiker dasselbe Prinzip verfolgen, d. h. er darf nicht eine Statistik mit 2000 Narkosen, die mit Aether nach der Genfer Methode vorgenommen wurden, anderen mit vielleicht 3000 Narkosen mit Chloroform nach der Tropfmethode, oder einer mit 1000 Narkosen der Sauerstoffchloroformmethode entgegenstellen. Es fehlt bei der bisherigen Statistik die Einheit wohl im Narkotisieren, als auch die Gleichheit im Beobachten, im Beurteilen usw.. Wenn wir strenggenommen alle die genannten Unterschiede der einzelnen Statistiken bedenken, so müssen wir zu dem traurigen Urteil gelangen, dass uns alle Statistik wenig nutzt, dass uns kein sicheres Resultat liefern kann. Eine Statistik würde allein für uns von Wert sein, wenn ein Narkotiseur an grossen Anstalten gestellt wäre, welcher bei einem enormen Material, das nur mehrere Krankenhäuser einer Grossstadt liefern können, stets die Narkosen nach derselben Methode vornehmen liesse, möglichst alle selbst beobachtete, wenigstens von seinen Assistenten, die ja nach seiner Methode sowohl im Beobachten wie im Handeln angelernt sind und folglich wie er arbeiten, beobachten oder leiten sowie genaue Berichte jeder Narkose abfassen liesse. So könnte eine grosse Menge einheitlich geleiteter und beobachteter Narkosen zusammengestellt werden und so allein mit der Zeit, im Laufe von 5—10 Jahren eine massgebende Statistik geschaffen werden. Es wäre dies nicht unmöglich, wenn endlich die Narkose in die Hände von Aerzten gelegt würde, und auch bei uns Aerzte als Narkotiseure angestellt würden.

Wenn wir uns einmal die alten Statistiken ansehen, in Bezug auf die Todesfälle in der Narkose z. B., so werden wir obiges bewiesen finden. Wir haben seit der Einführung der Narkose gelernt mit der Zeit der Beobachtung eine Menge Todesfälle auf die Einwirkung des Narkotikums beziehen, die man früher nicht als Folgen der Narkose ansah. So kam es, dass mit der weiteren Ausbildung der Narkose sowohl in Bezug auf Technik als auf Wissenschaft, die Todesfälle zahlreicher wurden, anstatt abzunehmen an Zahl, was nach der besseren Kenntnis der Narkosenwissenschaft ja anzunehmen ist. Es ergibt sich z. B. aus der Narkosenstatistik von Gurlt 1895 eine Mortalität bei der Chloroformnarkose von 1:2075. Neve hat aus einer grossen Sammlung von Narkosen, welche an grossen Krankenhäusern in Indien vorgenommen wurden, für Chloroform ein Verhältnis von 1 Todesfall auf 8000 Chloroformnarkosen, in einer anderen Krankenanstalt Indiens hat ... Verhältnis von 1:20000 berechnet, Grube hat auf 40000 Chloroformnarkosen 3 Todesfälle, also 1:1333, innerhalb 40 Jahren angegeben, Sklifossowski rechnet 28708 Chloroformnarkosen mit 5 Todesfällen, also 1:5741. Nach Mikulicz kommen in neuester Zeit sogar auf 1683 Chloroformnarkosen 1 Todesfall. Gurlt hat für Aethernarkosen ein Verhältnis von 1:5112, Riedel ein solches von 1:3000 angegeben. Die Narkosenstatistik von Gurlt aus den Jahren 1890—93 gibt folgende interessante Verhältnisse an:

Von 133729 Chloroformnarkosen traten 46 Todesfälle auf,
also ein Verhältnis von 1 : 2907

Von 14646 Aethernarkosen traten 1 Todesfall auf,
also ein Verhältnis von 1 : 14646

Von 4118 gemischte Cloroform- u. Aethernark. traten 1 Todesfall auf.
also ein Verhältnis von 1 : 4118

Von 3440 Narkosen mit Billrothscher Mischung traten 0 Todesfall auf,
also ein Verhältnis von 0 : 3440

Im Jahre 1895 kamen auf 1376 Chloroformnarkosen 1 Todesfall und auf 3164 Aethernarkosen ebenfalls 1 Todesfall vor. Ferner sind von Gurlt für 4555 Bromaethylnarkosen 1 Todesfall, für 591 Pentalnarkosen 3 Todesfälle, also ein Verhältnis von 1:197, für 11464 Narkosen mit Stickstoffoxydoll kein Todesfall angegeben worden. Für Pentalnarkosen sind folgende Zahlen angegeben worden, Stallard 1:149, Gurlt 3:600 = 1:200, Snow 2:238 = 1:119. Nach Mikulicz sind in den Jahren 1896—00 in der Provinz Schlesien auf 87530 Chloroformnarkosen 52 Todesfälle, also 1:1683, auf 6046 Bromaethylnarkosen 1 Todesfall, auf 223 Chloroformaethernarkosen 2 Todesfälle also 1:111 vorgekommen.

Wenn wir nun einmal alle die hier angeführten Zahlen addieren, um ein Durchschnittsverhältnis für die Todesfälle in der Narkose überhaupt zu erlangen ohne Rücksicht auf das verwendete Narkotikum, so erhalten wir auf 373208 Narkosen 127 Todesfälle oder ein Verhältnis von 1:2938. Diese Zahl ergibt immerhin ein recht gutes Verhältnis, wenn sie auch strengenommen nicht massgebend sein kann. Wenn wir dieses Verhältnis einmal mit der der Unfälle mit tötlichem Ausgang bei den Methoden der Anaesthetologie vergleichen wollen, so finden wir es immer noch recht schlecht. Mikulicz hat im Jahre 1901 eine Statistik über die Todesfälle aufgestellt, die bei einer Methode der Anaesthetologie eintraten und auf 103064 Fälle von lokaler Betäubung 3 Todesfälle festgestellt, also ein Verhältnis von 1:34155. Letzteres ist gewiss ein vorzügliches Resultat, nur muss man bedenken, dass weitaus die meisten schwer kranken Menschen, bei denen also eine Todesgefahr überaus gross ist, einer Inhalationsnarkose unterzogen werden, während man meist nur leicht Kranke, leicht Verletzte mit den Methoden der Anaesthetologie behandelt.

Wenn wir uns obige Zahlen etwas genauer betrachten, so finden wir recht grosse Differenzen zwischen den Verhältniszahlen der einzelnen Narkosenarten. Wir sehen z. B. dass die Pentalnarkose die bei weitem gefährlichste Narkose darstellt, denn die Statistiken von 3 Autoren zeigen ungefähr das gleiche schlechte Resultat. Allerdings müssen wir immerhin vorsichtig sein mit dem Schlussfolgern, denn wir sehen aus den Angaben von Mikulicz, dass auf 233 gemischte Narkosen 2 Todesfälle kommen. Dieses Verhältnis stellt jedenfalls nur einen unglücklichen Zufall dar, denn man hat von anderer Seite meist sehr gute Resultate mit den gemischten Narkosen erlangt, hat doch Schleich bei 600 Narkosen mit seinen Siedegemischen nicht einen Todesfall erlebt.

Ferner können wir aus der Gurlt'schen Statistik entnehmen, dass bei 3440 Narkosen mit Billrothscher Mischung kein Todesfall vorkam, ferner bei 4118 gemischten Chloroform-Aethernarkosen nur 1 Todesfall aufzuweisen war. Die Todesfälle, die Gurlt in 5 Jahren bei über 200 000 reinen Chloroformnarkosen fand, bilden ein Verhältnis von 1:2286. Es ist also die Verhältniszahl der Mischnarkosen, die, wenn wir das Mittel aus jenen beiden ziehen, 1:7558 beträgt, bedeutend zu Gunsten der gemischten Narkosen ausschlagend. Selbst wenn wir 1:4118 als die Verhältniszahl ansehen, so ist dieselbe fast noch doppelt so günstig als die bei Chloroformnarkosen.

Wenn wir uns nun aber einmal überlegen, was uns diese Zahlen streng genommen positives angeben, so müssen wir zugeben, dass diese Zahlen doch immerhin sehr relative sind. Erstens ist die Ansicht sehr geteilt über die Narkosentodesfälle, der eine rechnet einen Todesfall zur Last der Narkose, während ein anderer denselben einer anderen Ursache zuerkennt. Es ist ja so oft die individuelle Ansicht massgebend, und kein Mensch, auch nicht der genaueste Statistiker, wird sich bei der Aufstellung seiner Zahlen ganz von der Subjektivität freimachen, er wird unwillkürlich immer zu Gunsten seiner Statistik fühlen und arbeiten, wenn er sich auch die grösste Mühe gibt, ganz objektiv zu verfahren. Ferner kommen neben dem Statistiker an sich die verschiedenen Methoden und Narkotika in Betracht. Eine Statistik der Narkosen im allgemeinen, wie wir oben eine berechnet haben, ist nur ein willkürliches Spiel, dem man kein ernstes massgebendes Urteil entlocken darf. Man muss wenigstens nur Statistiken jeder einzelnen Narkosenart aufstellen, ja selbst die Methoden der Dosierung und Verabreichung des Narkotikums haben entschieden Einfluss, denn die Persönlichkeit des Narkotiseurs mit seinem ihm angeborenen Geschick und den wechselnden Kenntnissen und Erfahrungen, die er sich auf irgend eine Art angeeignet hat, die Beschaffenheit des Narkotikums und last not least die Individualität des Kranken selbst mit den wechselnden Bildern der Krankheit, Operation, Disposition und des psychischen Zustandes sind gar einflussreiche Objekte, die hie und da in den extremsten Zuständen ihres Einzelseins vorhanden den und jenen Aenderungszustand in der Zahlenreihe hervor zu rufen im Stande sein können. Man müsste alle diese vielen Punkte genau präzisieren, ehe man eine massgebende Statistik verlangen könnte. Wer hindert denn jenen Arzt, dass er einen fast ausgebluteten Verunglückten noch einer Chloroformnarkose unterzieht, um ihn zu operieren und dabei vergisst, erst die allein Rettung schaffende Infusion vorzunehmen? Der Kranke stirbt nach den ersten Zügen, die er unter der Maske getan hat, und der Chloroformtot ist fertig. Natürlich wird dieser Fall dem Chloroform zur Last gelegt, obwohl viel näher liegende Ursachen da sind: die Verblutung, ev. zu rasches Narkotisieren, falsche Wahl des Narkotikums, Aether wäre besser gewesen, eventuelle Ueberdosierung etc. Gerade die vielen kleinen Versehen bei der Narkose, die zu leichtsinnige Vornahme der Narkose überhaupt, wo die vielen Methoden der Anaesthetologie zur Verfügung stehen, und so vieles mehr, müssten vorerst beseitigt werden, ehe man Statistiken aufstellt. Es sei aber hiermit nicht etwa jenen vortrefflichen Statistikern, wie Gurlt, Mikulicz und andern ein Vorwurf gemacht. Wir sind der Ueberzeugung, dass in deren Klinik solche Fälle, wie der oben erwähnte und ähnliche, dank der vortrefflichen Leitung nicht vorkommen, allein Mikulicz hat nicht allein bei der Aufstellung der einen Statistik die Narkosen aus seiner Klinik gesammelt, er hat die Beiträge von praktischen Aerzten mit verwendet, allerdings mehr zum Zwecke des Nachweises der Häufigkeit der Narkosen etc. Die Methode der Fragebogen ist zweifellos eine sehr gute, allein jedermann wird erkennen, dass man eine exakte Statistik, welche das Verhältnis von Todesfällen angeben soll, nicht damit gründen kann. Nun, wie dem auch sei, die Statistik hat immerhin auch ihr Gutes, und neuerdings ist man bemüht jene Mängel abzustellen. Freilich wäre es im Interesse der Wissenschaft sehr zu wünschen, dass auch in Deutschland in den grossen Krankenhäusern mehr die Handhabung der Narkose etc. in eine Hand käme, dann könnte der Narkotiseur zuverlässigere Statistiken aufstellen, und wir zweifeln nicht, dass dieselben ganz andere Zahlen aufweisen würden, als die jetzigen Statistiken angeben.

Wir wollen uns hier nicht weiter mit dieser allgemeinen Statistik abgeben. Ein annähernd genaues Resultat kann nur die Statistik jeder einzelnen Narkosenart geben, deshalb soll bei den Abhandlungen der einzelnen Narkosen im spez. Teil noch genauer auf die Statistik eingegangen werden.

§ 101. Wenn man Statistiken aufstellt in der medizinischen Wissenschaft, so hat man nicht allein die Todesfälle zu verzeichnen, sondern man hat auch mit leichteren Schädigungen des Organismus zu rechnen. So haben wir also auch Statistiken über die Unfälle und Nacherkrankungen ohne direkten tötlichen Ausgang. Die Narkose bringt ja dem Menschen, wie wir gesehen haben, eine Reihe ernster Gefahren auch quoad valitudinem neben denen quoad vitam. Dieselben bestehen ja vor allem in dem Eintreten von Herz-, Lungen-, Nieren- und Gehirnerkrankungen, sowie Erkrankungen der Extremitäten (Lähmungen) und anderen mehr. Die Schädigungen der Gesundheit, die nicht sobald ad exitum führen, sind hauptsächlich Folgezustände nach Narkosen, während die tötlichen Unfälle hauptsächlich und zum grössten Teile während der Narkose auftreten, obwohl natürlich eine Reihe von Todesfällen auch erst nach der Narkose auftreten (protrahirter Chloroformtot) und wieder Glieder aus der ersteren Kategorie auch während der Narkose sich ereignen können. Die Statistik dieser Unfälle ist nun aber nicht so leicht aufzustellen, denn eine allgemeine Angabe der Zahl von Schädigungen quoad valetudinem auf eine grössere Zahl Narkosen ist so wenig bedeutend, dass wir verzichten hier Zahlen zu nennen, denn man wird sich leicht erklären wie viel relativer diese Zahl sein muss, als die Zahl der wirklichen Narkosentodesfälle, wie sie ja viel mehr noch abhängig ist von der Technik der Narkose, Dosierung, Qualität und Art des Narkotikums, ferner von der Disposition des Kranken, der Krankheit, Operation und endlich nicht weniger abhängig von dem Narkotiseur selbst, dessen Kenntnissen, Uebung, Erfahrung, Fertigkeit usw.

Wir können alle diese Beziehungen hier nicht erörtern, wir können nur Statistiken aufstellen bei größerer Beschränkung der einzelnen in Betracht kommenden Verhältnisse, weshalb wir die genauen Zahlen in späteren Kapiteln dieses Buches nennen werden, wo die einzelnen Narkosenarten mehr im besonderen zu betrachten sind. Um genauere Statistiken zu ermöglichen, ist es vor allen Dingen nötig, daß genauere Aufzeichnungen, wie bisher, über den Verlauf der Narkosen gemacht werden. So empfiehlt M. v. Cačković ein Narkosènbuch mit folgenden Rubriken, welche genau ausgefüllt wohl eine wertvolle Statistik mit der Zeit zu liefern imstande sein könnten. Die einzelnen Rubriken sollen folgende Überschriften tragen: 1. fortlaufende Nummer. 2. Datum. 3. Operation, Nummer des Operationsprotokolls, Name und Alter des Patienten. 4. Diagnose und Allgemeinzustand. 5. Herz. 6. Puls. 7. Lunge. 8. Narkotikum. 9. Art der Narkose (tief oder oberflächlich). 10. Dauer und Verbrauch (Minuten, Gramm). 11. Eintritt der Anästhesie nach Minuten, Gramm. 12. Abnormale Beobachtungen: a) Excidation, b) Puls, c) Pupillen, d) Atmung, e) Speichelfluß, f) Erbrechen,: α) im Beginn, β) während, γ) nach. 13. Harn: a) vor, b) nach. 14. Unmittelbare Einwirkungen. 15. Folgeerkrankungen. 16. Bemerkungen. Diese Tabelle läßt sich leicht durch Hinzufügen noch einiger wesentlicher Punkte mit wenigen Änderungen zu einer recht brauchbaren gestalten. So fehlt die nähere Bezeichnung der Methode, des Apparates zur Narkose, ferner der Name des Narkotiseurs, ferner müßte noch die Vorbehandlung des Kranken und die Nachbehandlung, die Lage des Kranken während der Narkose, ferner muß genau der Zeitpunkt angegeben werden, wann die Inhalation begonnen, wann Anästhesie auftrat, wann die Darreichung des Narkotikums sistiert wurde, wann Patient erwachte, wann die Operation begann, wann beendet war, ferner müßte noch genau erwähnt sein, ob irgend welche Medikamente, wie Morphin, Atropin etc. gegeben wurden. Wenn man so die Tabelle noch vervollkommnet, wird dieselbe sehr brauchbar. Man wird dann nach Verlauf von mehreren Jahren die Notizen sammeln können, und wenn möglichst die Beobachtungen immer von einem Arzte oder nur wenigen, die aus einer Schule stammen, herrühren, ein wertvolles Material für eine annähernd genaue Statistik erhalten.

XII. Kapitel.

Die Mischnarkosen.

§ 102. Nachdem wir nun in den verschiedensten Richtungen die allgemeine Narkose betrachtet haben, indem wir dabei immer eine Narkose im Sinne hatten, die durch ein Narkotikum erzeugt wurde, so wollen wir uns nunmehr mit einigen wenigen Worten zu jenen Narkosen wenden, welche mit mehreren Narkotika ausgeführt werden.

Man hatte bei der Anwendung der verschiedenen Narkotika gesehen, wie das eine so, das andre so wirkte, man hatte bald das eine vorgezogen, um es ebenso bald wieder als schädlich beiseite zu tun. Kurz, es zeigten sich bei allen Betäubungsmitteln Nachteile, die schwere Gefahren für den Organismus mit sich führen konnten. So kann man auch noch jetzt kein einziges Narkotikum finden, welches nicht unter gewissen Umständen, als starkes Gift wirkend, den Tod des narkotisierten Menschen herbeiführen könnte. So lernte man nun viele üble Eigenschaften auch weniger gefährlicher Natur an den einzelnen Narkotika kennen, und man sah, daß oftmals das eine gerade die üble Eigenschaft oder Wirkung des anderen kompensierte, ersetzte. So kam man auf den Gedanken, durch Verwendung von zwei der Narkotika, die quasi sich gegenseitig unterstützend in ihrer Wirkung nun weniger gefährlich zusammen wirken sollten, indem das eine die üble Wirkung des andern aufhob, eine ungefährlichere Narkose zu erzeugen, als mit einem der Stoffe allein möglich war.

Der erste Schritt zu der kombinierten Narkose war darin getan, daß man mit dem Chloroform oder Äther das Morphin so verband zum Zwecke der Erreichung einer Narkose, daß man einige Zeit vor dem Beginn der Inhalationen dem Kranken subkutan eine entsprechende Dosis Morphin verabreichte. Die Folge davon war eine Verminderung der psychischen wie motorischen Excidation, die geringere Neigung zum Brechen, weniger starke Nausea nach der Narkose. Wenn man früher diese Morphiuminjektion ca. 10 Minuten vor der Narkose gab, so beging man damit einen Fehler, wie schon oben erörtert und man ist jetzt zu der Überzeugung gelangt, daß eine erfolgreiche Mitwirkung des Morphins nur dann eintreten könne, wenn die Verabreichung wenigstens $^1/_2$—1 Stunde vor Beginn der Inhalation gemacht wurde.

Mit diesen Erfolgen nicht zufrieden strebte man immer nach einer völlig gefahrlosen Methode der allgemeinen Narkose und begann einige Inhalationsnarkotika zusammen zu geben, immer von dem Gesichtspunkte ausgehend, bei der Wahl der einzelnen Narkotika und deren Mengen, daß dieselben sich in ihren Wirkungen auf den Organismus gegenseitig ergänzten. So entstanden verschiedene Mischungen, wie Chloroform und Äther, oder Bromäthyl und Chloroform und verschiedene mehr. Ja man ging sogar noch viel weiter und nahm 3 bis 4 Narkotika, wie Chloroform, Äther, Alkohol, in verschiedenen ihren physikalischen Eigenschaften (Siedepunkt, Verdampfbarkeit, Lösungsverhältnis in Wasser und Fetten etc.) entsprechenden Mengen. So entstanden die Billroth'sche Mischung, Wiener Mischung, ACE-Mischung etc. Eine andere Methode gab Schleich an, die Narkose mit den Schleichschen Siedegemischen. Dieselben bestanden aus Chloroform, Aether sulf. oder Aether Petrol. etc. Das Ziel seiner Bestrebungen war das, in dem Narkotikagemische solche zusammenzustellen, welche einen Siedepunkt gleich der Körpertemperatur besitzen. Nähere Einzelheiten darüber finden sich im speziellen Teile. Hier sei nur das erwähnt, was mehr oder weniger allen diesen genannten Mischnarkosen gemeinsam ist.

§ 103. Es ist bis zu einem gewissen Grade nicht zu leugnen, daß diese Narkosen einen Vorzug vor den einfachen Narkosen besitzen, allein dieser Vorzug ist sehr individuell verschieden, und in manchen Fällen auch nur sehr gering. Wenn man behauptet, durch die kombinierte Narkose einen ruhigeren Verlauf, geringere Excidation, geringeres Übelbefinden nach der Narkose, geringere Gefahren während der Narkose für das Leben des Kranken zu erreichen, so sind dies alles Postulate, welche bei vielen einfachen Narkosen durch vorsichtige Technik etc. auch erreicht werden können. Immerhin muß man bedenken, wie viel komplizierter die kombinierte Narkose für den praktischen Arzt ist. Dieser wird kaum dieselbe anwenden können, sobald dieselbe wie die Schleichschen Siedegemische gar viel mehr Aufwand an Kosten, Instrumentarium etc. machen als die einfache Chloroformnarkose.

Aber noch andere Punkte können den Mischnarkosen als mangelhafte und unvorteilhafte Eigenschaften entgegengehalten werden. So hat man sehr bald bemerkt, daß jedes der gemischten Narkotika einzeln verdampft (Honigmann), wenn man die Tropfmethode verwendet. So fand Honigmann, daß die Bestandteile des Gemenges mit verschiedener Schnelligkeit verdunsten und annähernd nach dem Gesetze der fraktionierten Destillation einzeln übergehen. Der Kranke steht also nach jedesmaligem Anfträufeln z. B. eines Äther-Chloroformgemenges anfänglich hauptsächlich unter dem Einflusse des flüchtigeren Äthers und erst nach dem Verdampfen desselben unter der Einwirkung der Chloroformdämpfe. Hierdurch müssen große gefahrvolle Schwankungen in der Konzentration beider Mittel entstehen und bei häufigerem Aufträufeln wird der Kranke ausschließlich unter einer Äthernarkose stehen. So wirkt eine Mischung von 4 Teilen Äther und einem Teile Chloroform lediglich wie eine reine Ätherdarreichung. Zu derartigen Erfahrungen sind außer Honigmann noch eine Reihe von Forschern durch zahlreiche Versuche an Tieren und Beobachtungen von Narkosen an Menschen gelangt, wie Rodmann, Thomson und Kemp, Zahn, Trumann, Poppert, Schmidt etc. Man sieht aus diesen Angaben, daß man bei der Verwendung von Narkotikagemischen auf die Tropfmethode verzichten muß. Denn wenn man eine bessere Wirkung von Gemischen erzielen will, muß man nicht die Flüssigkeiten selbst, sondern deren Dämpfe mischen und das Dampfgemisch dem Kranken darreichen.

In dieser Hinsicht weiterschreitend hat Braun einen Apparat konstruiert, welcher derartig eingerichtet ist, daß der Narkotiseur durch 2 Hähne durch den einen 1 Vol.-Prozent Chloroform und durch den anderen 4 Vol.-Prozent Äther dem Kranken verabreichen kann. Allein auch dieser Methode haften in gewissem Grade die Nachteile der reinen Äthernarkose an.

Eine andere Methode ist von Geppert angegeben worden mit einem von demselben konstruierten Apparate. Der letztere ist an anderer Stelle genauer beschrieben und die Verhältnisse dieser Methode werden im speziellen Teile noch klarer gelegt werden. Hier wollen wir nur kurz mitteilen, daß es Geppert gelungen ist, eine genaue Dosierung zu erreichen.

Wenn man ein Urteil über das Verhalten der Mischnarkosen fällen will, so müssen noch mehr Versuche und Beobachtungen der einzelnen Methoden vorausgehen. Nur eines ist bis jetzt zu sagen, das ist, daß die richtige exakte Dosierung nur durch Mischen der Dämpfe erhalten werden kann, und daß hierzu Apparate nötig sind, welche, wenn sie gut und exakt funktionieren sollen, sehr kompliziert gebaut sein müssen und dadurch so kompendiös und schwer transportabel werden, daß der praktische Arzt dieselben nie verwenden kann, sondern daß dieselben nur in einer Klinik gebraucht werden, wo sie an einem Platze feststehen können. Ferner ist dann auch die Bedienung eine so wenig leichte, daß der praktische Arzt, der Narkotiseur und Operateur zu gleicher Zeit ist, dieselbe nicht ausüben kann. Was nun die Wirkung der Mischnarkose auf den Organismus anlangt, so hat man bei einigen Methoden z. B. den Blutdruck weniger tief sinken sehen als bei einer einfachen Narkose, wie bei der Chloroformnarkose, wo er fast die Hälfte der Norm erreicht. Allein bei anderen Mischnarkosen war dieser Vorzug nicht zu beobachten. Ferner glaubte man, die Lungenkomplikationen, die so oft nach dem Anwenden des Äthers auftreten, zu vermindern und doch starben nach Poppert von 812 Mischnarkosen 5 Personen an Pneumonie, außerdem beobachtete er eine große Menge von Bronchitiden und leichteren Pneumonien, die in Genesung übergingen. Wenn man auch aus diesen Unfällen lernte und andere Gemische herstellte, welche in dieser Hinsicht besser auf den Organismus wirken sollten, so zeigten sich dann wieder andere Nachteile. Wir können hier weitere Einzelheiten nicht geben, ohne in eine spezielle Betrachtung der einzelnen Methoden und Gemische treten zu müssen. Im zweiten Teil dieses Bandes wird jede einzelne Methode genau erwähnt werden und wir werden sehen, welches die Vorzüge des einen, welches die des anderen Gemisches sind. Zweifellos ist, daß die Akten hierüber noch nicht geschlossen sind, denn der Gedanke ist jedenfalls ein sehr vielversprechender, und es muß ein stetes Weiterforschen ergeben, ob hierin das Ideal einer Narkose gelegen ist.

§ 104. Wenn wir hier noch wenige Worte hinzufügen wollen, so ist es um eine Methode zu erwähnen, welche vollkommen gesondert steht von den Mischnarkosen, die aber auch 2 Narkotika verwendet. Dies ist die Schneiderlinsche Scopolamin-Morphin-Narkose. Dieselbe unterscheidet sich von den obigen dadurch, daß die Darreichung durch subkutane Injektion beider Mittel geschieht. Es ist im allgemeinen über diese Methode nichts zu erwähnen, da ein näheres Eingehen auf dieselbe Sache der speziellen Betrachtung ist. Die gesonderte Stellung dieser Methode ist ihr durch die besondere Art der Einverleibung gegeben. Meist ist man gezwungen, noch eine geringe Menge Äther zu geben, um die Betäubung vollkommen zu machen.

Wir können hiermit das Kapitel über Mischnarkosen verlassen. Die im vorhergehenden über die einfache Narkose genannten allgemeinen Daten finden ihre Anwendung auch auf diese Methode, die Gesichtspunkte beim Einleiten, bei der Technik, der Vorbereitung und Nachbehandlung des Kranken etc. sind hier ebenso wichtig, wie bei der einfachen Inhalationsnarkose und so brauchen wir weiter nichts hinzuzufügen, sondern nur auf die früheren Kapitel dieses Buches zu verweisen.

B. Spezieller Teil.

I. Kapitel.

Die Chloroformnarkose.

§ 1. Das Chloroform ist eine wasserklare Flüssigkeit, stark lichtbrechend und leicht verdampfend, von dem spezifischen Gewichte 1,485—1,489, dessen Siedepunkt zwischen 60° und 62° gelegen ist. Dasselbe hat einen angenehm süßlichen Geruch und Geschmack, ist nur wenig im Wasser löslich, leichter in Alkohol, Äther, Fetten und ätherischen Ölen. Durch Einwirken von Luft, Licht und Wärme zersetzt sich das Chloroform sehr leicht.

Dasselbe ist von Methangas derartig ableitbar, daß 3 Wasserstoffatome des Methan durch 3 Chloratome im Chloroform ersetzt werden, daher die chemische Formel für Chloroform $C.H.Cl_3$.

Die Darstellung des Chloroforms erfolgt fabrikmäßig aus dem Äthylalkohol durch Hinzufügen von Chlorkalk. Weitere Darstellungsmethoden sind die durch Einwirken von Alkalien auf Chloralhydrat, von Aceton auf Chlorkalk und verschiedene mehr, welche in neuerer Zeit soweit vervollkommnet sind, daß die Fabriken ein völlig reines Präparat in den Handel bringen.

In England stellt man hauptsächlich das Chloroform durch Chlorieren des sorgfältig gereinigten Methylalkohols dar, und ist auf dessen Reinheit besonders stolz. Auf Veranlassung von Liebreich hat Pictet aus dem im Handel käuflichen Chloroform bei — 70° bis 80° eine Art Chloroform in langen Nadeln ausgeschieden und dies mit dem Namen Eischloroform belegt. Anschütz hat das reinste Chloroform aus einer Verbindung des Salizyl mit Chloroform hergestellt, das sogenannte Salizylidchloroform. Die Verbindung des Salizyl mit Chloroform ist ein kristallinischer Körper, aus welchem durch Destillation das reine Chloroform erhältlich ist. Witzel ist ein eifriger Verteidiger dieses Chloroforms, während Hans Schmidt Witzels Erfolge nicht auf die Reinheit bezieht, sondern auf die Methode des Narkotisierens, die sorgfältige Tropfmethode. Schmidt konnte auch mit anderem Chloroform wie dem Eischloroform keine besonderen Erfolge erzielen, welches nach Hoheneınser das beste Chloroform sein sollte, derselben Ansicht war Philip. Custing untersuchte auch Fabrikate ausländischen Chloroforms und fand bei ihnen dieselben Erfolge wie mit den anderen Chloroformarten. Reznier rät, Chloroform kurz vor der Narkose zu destillieren, da es so keine Zeit habe, sich zu zersetzen.

Die Pharmakopoe bestimmt die Eigenschaften des Chloroforms wie vorher geschildert. Durch Zusatz von Alkohol wird der Siedepunkt und das spezifische Gewicht herabgesetzt. Nach den Behauptungen von Biltz, Lewin, Husemann, Rumpf, Liebreich, Hirsch, Schneider ist der Zusatz von Alkohol notwendig, um der Zersetzung vorzubeugen. Der Zusatz von 1/2 % Alkohol soll bis zu

11 Monaten, 1% bis über 1 Jahr Schutz vor Zersetzung bei Aufbewahrung des Chloroforms im ungedämpften Tageslicht gewähren.

Biltz hatte über 6 Jahre einen Teil solchen Chloroforms aufbewahrt, ohne daß dasselbe sich zersetzt hatte.

Ohne Alkoholzusatz ist freilich Vorsicht anzuraten und nur guter Verschluß mit Abschluß von Licht dringend zu empfehlen.

Das Chloroform ist in bezug auf den menschlichen und tierischen Organismus ein sehr starkes Gift und wir müssen infolgedessen bestrebt sein, bei der Anwendung nur ein vollkommen reines Präparat zu verwenden. Es ist leicht zu verstehen, daß etwaige Zersetzungsprodukte des Chloroforms ebenso Beimengungen von anderen chemischen Stoffen, wie sie bei der Darstellung leicht dem Chloroform anhaften bleiben können, für den Organismus schädlich sein werden. Deshalb ist es unsere erste Pflicht, ein vollkommen chemisch reines Präparat zu verwenden. Die in dieser Hinsicht besten Chloroformsorten sind folgende. Ein vorzügliches Chloroform wird von der Aktiengesellschaft für Anilinfabrikation in Berlin unter dem Namen Chloroform-Anschütz in den Handel gebracht. Dieses Chloroform ist von uns während unserer Tätigkeit ausschließlich zu Narkosen verwandt worden und wir haben bei den vielen Narkosen, die wir mit Chloroform-Anschütz gemacht und gesehen haben, nie irgendwelchen Schaden für den Kranken entstehen sehen und keinen Unfall ernster Art, der auf etwaige Mängel am Chloroform zu beziehen wäre, erlebt. Witzel, Schmid, Tillmanns, Fritsch und andere rühmen ebenfalls die vorzüglichen Eigenschaften dieses Chloroforms. Anschütz hat durch die Herstellungsweise die größtmögliche Reinheit erreicht, indem er Chloroform mit Salizylid verbindet zu einem kristallinischen Körper, dem Salizylid-Chloroform. In demselben spielt das Chloroform dieselbe Rolle wie das Kristallwasser in vielen Salzen. Durch Erhitzen des Salizylid-Chloroform in einem Destillierapparat spaltet sich das Chloroform ab und wird als vollkommen chemisch reines Präparat durch diese Destillation erhalten. Es entspricht also dieses Chloroform den geforderten Eigenschaften, nur muß man bei demselben ebenso wie bei allen anderen Sorten vor der Zersetzung bei Anwesenheit von Luft, Licht und Wärme auf der Hut sein. Es wird deshalb das Chloroform in Einzelpackungen von 25, 50 und 100 g in braunen gut verschlossenen Flaschen in den Handel gebracht. Diese Packung ist von ganz enormem Wert, da der Arzt die gebräuchlichste Menge für eine Narkose (25 g) in einer Flasche erhält, er braucht nicht große Quantitäten zu kaufen, die umgegossen und länger aufbewahrt werden müssen, wobei sie Zersetzungen erleiden. Eine andere Packung in Ampullen ist ebenfalls sehr brauchbar und praktisch. Nur durch die Abgabe von festverschlossenen Einzeldosen von der Fabrik, an denen der Apotheker nicht zu öffnen etc. hat, kann eine Gewähr für ein dauernd reines, vollkommen unzersetztes Präparat gegeben werden und der Arzt kann diese Flaschen uneröffnet mit sich führen und sofort bei Bedarf verwenden, ohne Sorge zu haben, daß etwa eine Zersetzung eingetreten sein könnte, wie bei Bezug in abgegossenen Mengen aus einer Apotheke.

Neben dem Chloroform-Anschütz haben wir in dem Chloroform von Schering ein ebenfalls vorzügliches Präparat. Dasselbe wird aus Chloralhydrat durch Zersetzung desselben dargestellt und hat nach verschiedentlichem Verwenden einen ebensolchen Ruf der Reinheit erlangt, wie das vorhergehende.

Andere ebenfalls bekannte und vorzügliche Präparate sind folgende:

Das Chloroform Ph. G. IV. puriss. Marke Riedel.
pur. Ph. G. IV. E. Merck, Darmstadt,
puriss. Marke E. H. Chem. Fabrik E. Heuer, Cotta bei Dresden,
Duncans Pure. S. G. 1,490 Prepared entirely from British Ethelic Alcohol by Duncan, Flockhard & Co. Edinburgh and London.
e chloralo, J. D. Riedel,
e chloralo Ph. Hung II. E. Merck, Darmstadt.

Diese hier genannten Sorten sind sämtlich von der Pharmokopöe anerkannte, gute Präparate. Die deutsche Pharmakopöe nimmt nämlich keine Rücksicht auf die Darstellung des Chloroforms, sondern nur auf die Eigenschaften desselben. Das Chloroform kann aus Chlorkalk und Alkohol, oder Chloralhydrat etc. hergestellt sein, es muß den gesetzlich bestimmten Anforderungen entsprechen. Es hat sich nun bei der näheren Untersuchung dieser verschiedenen Chloroformarten herausgestellt, daß dieselben doch mehr oder weniger voneinander verschieden sind, obwohl sie den Anforderungen der Pharm. germ. entsprechen.

Es folgt in den nächsten Paragraphen eine Tabelle von Langgaard, welcher mit den gebräuchlichsten Chloroformarten mit einer Schwefelsäure-Formalinprobe Untersuchungen anstellte. Er fand bei seinen Untersuchungen, welche später noch genauer aufgezeichnet sind, daß gerade die sich in der Praxis am besten bewährten Chloroformsorten ein weniger gutes Resultat bei diesen Untersuchungen abgeben. Nach diesen von Langgaard vorgenommenen Proben stellt sich das Chloroform Schering als das beste heraus. Es geht ferner aus dieser Untersuchung Langgaards hervor, daß die Herstellung aus Chloralhydrat oder Salizylidchloroform keine Garantie für absolute Reinheit abgibt, und daß die Sorten, die aus Chlorkalk oder Aceton und Chlorkalk etc. hergestellt sind, ebenso Beimengungen aufweisen, ev. sogar bisweilen weniger als jene. Aber dennoch sollten doch die Bestrebungen dahingehen, auch nach den Untersuchungen jener Tabelle hin, ein möglichst reines Chloroform, wie das Scheringsche, herzustellen. Diese Beimengungen nämlich haben jedenfalls keinen Einfluß bedeutender Art, denn in praxi hat man einen Todesfall durch dieselben nicht zu verzeichnen, wohl aber mögen dieselben unangenehme Erscheinungen während und nach der Narkose eventuell hervorrufen, wie Kopfschmerz, Übelkeit, Erbrechen etc. Diese Beimengungen werden nun aber ganz erheblich dann vermehrt, wenn das Chloroform Gelegenheit hat, sich zu zersetzen. Deshalb muß man dies vermeiden, denn bei der Zersetzung bilden sich durch Einwirken von Licht, Luft und Wärme Chlorverbindungen, Phosgen und andere Stoffe, die den Organismus bei genügenden Mengen stark schädigen können. Auch die obengenannten Fabriken bringen das Chloroform in kleinen Einzelpackungen in den Handel, wodurch weniger günstige Verhältnisse für die Zersetzung geschaffen werden. Der Arzt muß schon durch den Geruch reines Chloroform von zersetztem, schlechtem, verunreinigtem unterscheiden können, deshalb sollte jeder sich darin üben, indem er bei jeder Gelegenheit das zu verwendende Chloroform vorher auf seinen Geruch hin prüft.

Wir wollen uns nun in dem Folgenden mit den anderen Methoden zur Prüfung der Beschaffenheit des Chloroforms befassen.

Es sind die gebräuchlichsten und die, welche von jedem Arzt durch Bereithalten der wenigen notwendigen Chemikalien leicht vorgenommen werden können, in dem Folgenden zusammengestellt:

I. Die Bestimmung des Weingeistgehaltes im Chloroform ist die einfachste Methode. Man bestimmt das spezifische Gewicht des betreffenden Chloroforms. Hat dasselbe ein geringeres als 1,485—1,489, so deutet dies einen Gehalt von Weingeist an, welcher um so größer ist, je geringer das spezifische Gewicht ist.

II. Läßt man ca. 1 ccm Chloroform auf einem Uhrschälchen verdunsten, so darf in dem Uhrschälchen kein Rückstand bleiben. Ist nach wenigen Minuten in dem Uhrschälchen ein fester oder öliger Rückstand, so sind fremde Bestandteile in dem Chloroform enthalten gewesen.

Diese Rückstände könnten sein: Salzsäure, Arsenverbindungen, Chlorverbindungen etc.

III. Schüttelt man 6 ccm Chloroform mit 3 ccm Wasser heftig einige Sekunden und taucht in dieses Gemisch blaues Lackmuspapier ein, so muß dasselbe bei reinem Chloroform blau bleiben. Wird das Lackmuspapier rot gefärbt durch die Flüssigkeit, so deutet dies auf Anwesenheit einer Säure, meist Salzsäure hin.

IV. Nimmt man einige Kubikzentimeter obiger Mischung von Chloroform mit Wasser und schichtet dieselben vorsichtig auf eine Lösung von Silbernitrat, so bildet sich bei Gegenwart von Salzsäure eine weiße milchige Trübung, zuerst an der Grenze beider Lösungen. Bleiben diese Flüssigkeiten beide klar, so ist das Chloroform rein, wenigstens nicht mit Salzsäure verunreinigt.

V. Wird bei obiger Überschichtung in No. IV ein rötlich-brauner bis gelber Ring und schließlich Trübung sichtbar, so ist in dem Chloroform Arsen enthalten.

VI. Schüttelt man Chloroform mit Jodzinkstärkelösung zu gleichen Teilen, so bleibt bei reinem Chloroform dasselbe ungefärbt, und es darf ferner keine Blaufärbung der Jodzinkstärkelösung auftreten. Ist freies Chlor im Chloroform enthalten, so färbt sich die Jodzinkstärkelösung blau, bei größerer Menge freien Chlors wird auch das Chloroform violett gefärbt.

VII. Verunreinigungen des Chloroforms, welche durch Zersetzung desselben bei langem Stehen ohne oder bei schlechtem Verschluß etc. entstanden sind, kann man durch den Geruch wahrnehmen, indem man bemerkt, daß dieses Chloroform einen erstickenden Geruch nach Phosgengas besitzt.

VIII. Nimmt man bestes weißes Filtrierpapier, tränkt dasselbe mit Chloroform, und läßt letzteres verdunsten, so darf das Papier, nachdem es trocken geworden ist, keinen Geruch mehr aufweisen Hat dasselbe noch irgendwelchen Geruch, so deutet das auf die Gegenwart von Chlorverbindungen des Aethyls, Amyls etc. hin.

IX. Nimmt man 20 ccm Chloroform, versetzt dieselben mit 15 ccm Schwefelsäure und bringt das Gemisch in ein vorher durch Schwefelsäure ausgespültes und gereinigtes Fläschchen mit Glasstöpsel, welches gut verschlossen, während einer Stunde stehen gelassen wird, wobei man es häufig kräftig umschüttelt, so darf sich nach einer Stunde die Schwefelsäure nicht färben, wenn das Chloroform rein ist. Färbt sich die Schwefelsäure braun, so deutet dies auf Gegenwart von fremden Chlorverbindungen des Aethylidens, Amils etc.

Eine weitere Probe ist von Langgaard angegeben, welche wohl der allgemeinen Anerkennung wert erscheint und den bisher üblichen Prüfungsmethoden angereiht werden muß. Langgaard hat auf Anregung einer englischen Firma, welche in verschiedenen Chloroformarten Beimengungen fremder Art gefunden zu haben meinte, indem sie ein Destillationsresultat von teils kristallinischer, teils schmieriger Natur aus diversen Chloroformproben dargestellt hatte, Versuche angestellt, und sich mit der Prüfung näher befassend durch seine neue Probe festgestellt, daß mehrere von der Pharmakopöe als vorzüglich rein anerkannte Präparate doch noch Verunreinigungen enthalten, wie oben schon bemerkt wurde.

Diese Probe besteht in folgendem: Man bringt das oben in No. IX geschilderte Chloroformschwefelsäuregemisch in ein durch Schwefelsäure ausgespültes Glasgefäß, welches durch einen Glasstopfen verschließbar ist. Diesem Gemisch setzt man 3—4 Tropfen Formalin hinzu und schüttelt dieses Gemisch kräftig durch. Direkt nach dem Umschütteln tritt eine mehr oder weniger intensive Braunfärbung der Schwefelsäure auf, und selbst eine braune Abscheidung in manchen Fällen. Diese Reaktion ist nach den Versuchen von H. Linke zur Erkennung von Benzol als sicher geschildert, und es deutet demnach die positive Chloroformprobe eine Beimengung von Benzol an. Das von Linke verwandte Reagens auf Benzol besteht aus 3 ccm konzentrierter Schwefelsäure mit 2 Tropfen Formalin und gibt bei Gegenwart von Benzol braune bis schwarzbraune Färbung resp. Abscheidung. Dasselbe Reagens wurde vorher von Marquis zum Nachweis von Morphin verwandt, da es bei Morphingegenwart eine rotviolette Färbung liefert.

Langgaard hat nun dieser Probe folgende Chloroforme unterworfen und zugleich dieselben auf ihren Verdampfungsrückstand geprüft und fand zwar bei unsern gebräuchlichsten Chloroformsorten keinen wägbaren Verdampfungsrückstand, wohl aber geringe Rückstände von sehr intensiv stechendem Geruch.

Ich lasse hier seine Resultate in der von ihm aufgestellten Tabelle folgen:

Chloroformprobe	Verdampfungsrückstand	Formalin-Schwefelsäurereaktion
I. Chloroform Ph. G. IV puriss. Marke „Riedel"	Stechender Geruch nach gechlorten Produkten	Braunfärbung
II. Chloroform pur. Ph. G. IV. E. Merck.	Geruchlos	Dunkelbraune Färbung, nach einiger Zeit braune Abscheidung
III. Chloroform puriss. Marke E. H. chem. Fabrik Cotta. E. Heuer	Geruch nach gechlorten Produkten, leicht stechend	Ganz leichter Stich ins Bräunliche, am folgenden Tage Färbung stärker
IV. Chloroform Duncans „Pure" Sp. G. 1, 490	Widerlicher, senfölartiger Geruch	Farblos. Am folgenden Tage schwache Gelbfärbung
V. Scherings Chloral-Chloroform	Geruchlos	Farblos. Am folgenden Tag gelb, etwas stärker als bei IV
VI. Chloroformium e chloralo J. D. Riedel	Stechender starker Geruch nach gechlorten Produkten	Starke dunkelbraune Färbung, nach einiger Zeit braune Abscheidung
VII. Choroform e chloralo Ph. Hung II, E. Merck	Geruchlos	Starke dunkelbraune Farbung, später braune Abscheidung wie bei VI
VIII. Chloroform - Anschütz	Schwacher, muffiger Geruch	Starke dunkelbraune Färbung, später braune Abscheidung wie bei VI.

Das Resultat dieser Untersuchungen ist ein sehr interessantes, denn es zeigt, daß gerade das in ärztlichen Kreisen als reinstes Chloroform gekannte Chloroform-Anschütz die meisten Beimengungen enthält und als schlechtestes in dieser Reihe dasteht. Es ist ja aus dieser Tabelle nicht ersichtlich, was diese Beimengungen bedeuten. Jedenfalls kann man diese Beimengungen nicht für die wenigen Chloroform-Todesfälle verantwortlich machen, ob sie die Ursache zu üblen Erscheinungen während der Narkose sind, läßt sich bis jetzt noch nicht sicher entscheiden. Auf jeden Fall ist es nötig, daß in dieser Richtung noch weitere Versuche angestellt werden.

Dieses sind die Proben auf die hauptsächlichsten Verunreinigungen des Chloroforms, welche durch ihre Nebenwirkungen dem Organismus Schaden zuzufügen imstande sein können. Dieselben zeichnen sich dadurch aus, daß sie schnell und ohne große Mühe nicht nur in einer chirurgischen Klinik, wo ihre Anwendung meist überflüssig erscheint, da hier dem Präparat schon von Haus aus mehr Aufmerksamkeit geschenkt wird, sondern auch vom praktischen Arzte in dessen Wohnung vorgenommen werden können, welcher oftmals nicht die Garantie hat, daß ihm von der Apotheke ein einwandfreies Präparat gesandt wird, oder schon länger aufbewahrtes Chloroform verwenden will. Da bei ihm nicht täglich Narkosen gemacht werden, so kann es passieren, daß er ev. fern von einer Apotheke nur auf seinen Vorrat von Chloroform angewiesen ist, und es ist in einem solchen Falle für den Arzt eine große Annehmlichkeit, wenn er eine Probe auf die Verwertbarkeit und Reinheit seines Narkotikums anwenden kann, um ev. verunreinigtes auszuschalten, ehe ein Unglücksfall durch Unreinheiten im Chloroform sich ereignen könnte. Eine dieser Methoden auszuführen wird er wohl stets imstande sein, denn dieselben sind einfach und erfordern Mittel, die ihm fast überall zur Verfügung stehen können, in seinem Hause aber zur Hand sein müssen.

§ 2. Wenn wir uns in dem Folgenden mit der Chloroformwirkung auf den Organismus beschäftigen wollen, so muß ich vorausschicken, daß ich die Chloroformwirkung als eine physiologische, d. h. physiologisch in bezug auf die Narkose an sich, und eine pathologische Einwirkung betrachte. Es ist ja die Chloroformnarkose wie jede Narkose eine Intoxikation des Organismus. Da aber die Narkose in der ärztlichen Praxis eine so unentbehrliche Vornahme ist, so halte ich es nicht für falsch, wenn man die normal verlaufende Chloroformwirkung physiologisch nennt, gegenüber den schädigenden Wirkungen der Chloroformnarkose, die unter besonderen Verhältnissen entstehen, ja aus den physiologischen Wirkungen hervorgehen und sich als stärkere Wirkung äußern, die eine pathologische Veränderung im Organismus zur Folge hat.

Diese physiologische Wirkung des Chloroforms, welche also dem Körper des Chloroformierten keinen dauernden, ja auch keinen momentanen Schaden verursacht, muß präzisiert werden, damit der Arzt weiß, wo hört dieselbe auf und wo fängt die pathologische an.

Das Chloroform wirkt ja, wie früher im allgemeinen Teile dieses Buches genau erörtert wurde, zunächst auf die nervösen Zentralorgane, das Gehirn mit seinen Ganglienzellen ein, es bringt in den Ganglienzellen einen anderen Zustand hervor, wodurch diese oder jene Erscheinung am Körper hervorgerufen wird. Wie diese Veränderungen in den Ganglienzellen vor sich gehen, das entzieht sich unserer Kenntnis, wir haben wohl gewisse Theorien, aber wir wissen es noch nicht mit Bestimmtheit. Das Vehikel, durch welches das Chloroform in das Gehirn transportiert wird, wird durch das Blut dargestellt. Wir verabreichen dem Kranken das Chloroform mit Luft mehr oder weniger stark vermengt als Dampf durch die Respirationsorgane, die Lungen nehmen die Chloroformdämpfe auf, und in denselben werden sie dem Blute übermittelt. Es ist wohl am wahrscheinlichsten, daß das Plasma des Blutes das eigentliche

Vehikel darstellt, jedenfalls spielt nach Overton, Meyer etc. dasselbe die Hauptrolle, während das von den Blutkörperchen gebundene Chloroform nur einen geringen Teil repräsentiert, welcher, wie im allgemeinen Teil des genaueren erörtert, erst in zweiter Linie in betracht kommt. Aus dem Blutplasma gelangt das Chloroform im Gehirn zunächst in den Zellsaft der Ganglienzellen und dann in die Cholesterin-Lecithinverbindungen des Protoplasma, woselbst es die Wirkung als Narkotikum entfaltet.

Wenn man einen Menschen mit Chloroform vollkommen narkotisieren will, so muß man demselben ein Gasgemenge von 8 g Chloroform auf einen Hektoliter Luft bei 20° C. von gleichbleibender Konzentration zuführen (Overton). Dieses Gasgemisch bewirkt bei der Einatmung durch die Lungen die zur Betäubung nötige Konzentration der Lösungen von Chloroform im Blutplasma und Zellsaft. Aus dem Zellsaft gelangt dann das Chloroform in die Lecithin-cholestearinhaltigen Bestandteile der Ganglienzellen des Gehirns und verändert den physiologischen Zustand dieser Lecithin-cholestearingemische derart, daß sie entweder selbst ihre normalen Funktionen innerhalb der Zellen nicht mehr vollziehen können oder störend auf die Funktionen anderer Zellenbestandteile wirken. Die narkotische Kraft des Chloroforms ist bestimmt durch die Größe des Teilungskoëffizienten des Chloroforms zwischen Wasser resp. den wässerigen Säften des Organismus und den Lecithin-cholestearingemischen als Lösungsmittel. Der Teilungscoëffizient des Chloroforms zwischen Wasser und Olivenöl ist für verdünntere Lösungen ca. 30—33, wie durch Bestimmung des partiellen Dampfdruckes des Chloroforms in Lösungen von Wasser und Öl gefunden wurde (Overton etc.)

Das Chloroform tritt leicht in die Zellen des lebenden Organismus ein, kann aber ebenso leicht bei wechselnden Konzentrationen in den umgebenden Medien (Blutplasma, Zellsaft etc.) aus der Zelle in die Medien übertreten.

Durch Versuche hat man gefunden, daß die einzelnen Tierklassen verschieden zur Chloroformwirkung sich verhalten. Die Widerstandsfähigkeit der Tiere gegen das Chloroform ist umgekehrt proportional der Reihenfolge der einzelnen Tierklassen, d. h. je niedriger ein Tier steht, um so mehr Chloroform ist nötig, um dasselbe zu narkotisieren (Overton, Meyer) und die Menge wird um so größer, als das Tier in die niedrigeren Klassen rückt. Hieraus folgt, daß die Empfindlichkeit des Organismus auf die Wirkung des Chloroforms mit der höheren Stufe, auf der das Tier steht, wächst, also die Empfindlichkeit der einzelnen Tierklassen ist direkt proportional ihrer Stufe der Entwicklung, d. h. das Säugetier reagiert leichter, oder schon auf eine geringere Menge Chloroform als die Würmer, diese wieder leichter als die Protozoën.

Als Folgen dieser Einwirkung auf die Ganglienzellen des Gehirns sehen wir am narkotisierten Menschen all die Erscheinungen auftreten, wie sie im allgemeinen Teil als typische Zeichen der Narkose erläutert wurden. Die Chloroformnarkose weist typisch die 4 Stadien auf, welche nur die Folgen der stärkeren und intensiveren Intoxikation des Organismus, die Zeichen der stufenweise progredient einhergehenden Lähmung der Ganglienzellen im Gehirn darstellen.

Das Initialstadium bei der Chloroformnarkose ist als ein gegenüber dem der Äthernarkose kürzeres anzusehen, eine Folge der stärkeren Giftwirkung des Chloroforms.

Es ist auch in diesem Stadium die Chloroformwirkung ähnlich der des Äthers, indem dieselbe auch einen Zustand allgemeiner Analgesie hervorruft, die sogenannte „Rauschnarkose", die am Ende des Initialstadiums eintritt (Riedel etc.). Dieser Chloroformrausch tritt namentlich dann ein, wenn man dem Kranken schnell und tief Chloroformdämpfe in hoher Konzentration einatmen läßt. Es wird dabei der Organismus sehr rasch mit viel Chloroform überschwemmt und dabei eine sehr gute und vollkommene Analgesie des Menschen bei erhaltenem Bewußtsein erzeugt, so daß sehr leicht kleinere Operationen vollkommen schmerzlos ausgeführt werden können. Allerdings dauert dieser Zustand nur sehr kurze Zeit an, er ist bei weitem kürzer als bei der Ätherwirkung, eine Folge der größeren Giftigkeit des Chloroforms. Außerdem ist dieser Chloroformrausch auch mit Gefahren für den Menschen quoad vitam verbunden. Es ist eine bekannte Tatsache, daß gerade im Beginne der Chloroformnarkose bei sehr rascher Intoxikation des Organismus plötzliche Todesfälle eingetreten sind, welche man der Chloroformwirkung zur Last legen mußte. Es sind diese Unfälle beim Chloroform im ersten Stadium, ja bei den ersten Zügen, die der Kranke unter der Maske atmet, auf einen direkten Reiz der Nervenendigungen in der Nasenschleimhaut (Trigeminus-vagusreiz) wodurch Herzstillstand (Synkope) hervorgerufen werden kann, einerseits zurückzuführen (Dastré, Richardson, Rutherford etc.), andrerseits auf eine zu schnelle Überschwemmung des Zentralnervensystems mit großen Mengen Chloroform im Blutplasma gelöst (schnelle hohe Konzentration) wodurch die lebenswichtigen Zentra in der Medulla oblongata sofort gelähmt werden können, was den Tod zur Folge hat. Diese Verhältnisse werden weiter unten genauer erörtert werden. Aus diesen üblen Erfahrungen geht hervor, daß man die Chloroformnarkose nur langsam beginnen darf, jede Überschwemmung des Cerebrum mit hohen Konzentrationen des Chloroforms im Blute ist zu vermeiden. Man ist daher auch von der Rauschmethode mittels Chloroform abgekommen.

Es wurde oben die Reflexwirkung von der Nasenschleimhaut aus auf den Herzdruck erwähnt. Dieser Zusammenhang zwischen Reflex und Herztätigkeit ist keineswegs ohne praktisches Interesse. Wir sehen z. B. bei Tieren, welche tracheotomiert worden sind und mit dem Kopf unter Wasser gehalten wurden, so daß sie aber noch durch die Kanüle Luft erhalten konnten, wie sie zugrunde gehen, ohne eine Atembewegung zu machen (Fischer). Ebenso gehen Kaninchen durch Riechen von verschieden stark reizenden Stoffen durch Anhalten der Respiration und Stillstand der Zirkulation zugrunde (Rutherford). Durchschneidet man den Nervus Vagus, so sterben die Tiere nicht, sondern leben weiter. Dies beweist, daß von der Nasenschleimhaut ein Trigeminus-vagusreiz ausgeübt wird, der sich entweder in Druckschwankungen im Herzen oder bei stärkerem Reiz im Stillstand der Atmung und Herzaktion zeigt. Gerade dieser Umstand ist bei der Chloroformnarkose zu beachten, denn man hat gerade im Beginn der Narkose öfter Todesfälle ganz plötzlich eintreten sehen, welche einzig und allein auf die Trigeminus-vagusreizung von der Nasenschleimhaut aus zurückzuführen sind. Deshalb beachte man stets im Beginn der Chloroformnarkose eine langsame nicht zu konzentrierte Verabreichung des Chloroforms, um eine zu starke Reizung der Nasenschleimhaut zu verhüten. Man hat zur Verhütung dieses Reizes eine Kokainisierung der Nasenschleimhaut vor der Narkose vorgeschlagen, und dahingehende Versuche (Aurep,

Mosso, Rosenberg) haben auch gezeigt, daß bei ausgiebiger Kokainisierung der Nasenschleimhaut bei der Inhalation des Chloroforms Unregelmäßigkeiten des Pulses und Anhalten der Atmung wegfallen, und ein langsames Sinken des Blutdruckes und Langsamerwerden der Atmung auftritt. Dastré hat die Zufälle durch Trigeminus-vagusreizung durch eine Herzsynkope, Richardson in einer „syncopal apnoea" verursacht gehalten. Jedenfalls hat es den Anschein, daß das Chloroform hinsichtlich der Gefahren einer Trigeminus-vagusreizung andere Narkotika übertrifft und gefährlicher erscheint.

Es sind diese Zufälle bei anderen Narkotika bei weitem seltener beobachtet worden, obwohl z. B. Äther sulfur. eine viel intensivere Wirkung infolge seines mehr stechenden Geruches haben sollte. Vielleicht sind spezifische Chloroformwirkungen hierbei anzunehmen. Wahrscheinlich ist aber dies bei weitem zurücktretend gegen die individuelle Disposition, die eine viel größere Rolle spielen mag. Solche Unfälle treten vorwiegend bei sehr nervösen Personen auf, deren Reflexerregbarkeit an sich schon eine enorm gesteigerte ist. Es ist jedenfalls von ganz besonderem Werte, daß man vor dem Einleiten einer Chloroformnarkose auf diese nervöse Belastung achtet und deren Vorhandensein zu diagnostizieren und deren Beziehungen zum Chloroform zu eruieren sucht. So kann man durch die obengenannte Art dem Unfall vorbeugen, indem man die Schleimhäute kokainisiert. Ein weit sicheres Vorbeugen ist aber in einer vorsichtigen Verabreichung des Chloroforms zu finden, und man geht viel sicherer, wenn man vorsichtig narkotisiert, indem man dem Patienten nicht sofort stark konzentrierte Chloroformluftgemenge atmen läßt, sondern anfangs viel Luft beimengt, um erst zu sehen, wie das Chloroform vertragen wird, als daß man sich auf die Kokainisierung der Schleimhaut verläßt. Vielleicht spielt bei diesen Todesfällen auch der Chock eine nicht zu unterschätzende Rolle.

Im Initialstadium zeigt der Kranke noch Besinnung, die Reflexe am Auge sowohl wie am anderen Körper sind noch vorhanden. Wenn man nun dem Patienten weitere Mengen Chloroform verabreicht, so stellt sich bald eine teilweise Trübung der geistigen Fähigkeiten ein und das erste Stadium geht in das zweite über. Man findet im Anfangsstadium der Chloroformnarkose die Pupillen meist etwas mehr erweitert als im normalen Zustande des Menschen. Diese größere Weite der Pupille ist die Folge einer Trigeminusreizung, die reflektorisch auf den Sympathikus wirkt (Haeckel). Diese selbe Erweiterung kann man am normalen Menschen auch durch Hautreize (wie Bürsten der Haut) erzeugen. Diese etwas erweiterte Pupille verengert sich sofort beim Öffnen des Auges. Mit dem weiteren Verabreichen von Chloroform trübt sich das Bewußtsein des Menschen mehr und mehr, und es tritt jetzt im zweiten Stadium meist eine mehr oder weniger starke Exzitation ein. Nur bei wenigen Menschen (Frauen und Kindern) findet sich gar keine Exzitation. Bekanntlich hängt der Grad der Erregung im zweiten Stadium vom psychischen Zustand, in dem sich der Kranke gerade befindet (Angst vor der Operation) vom Potatorium, von Nervosität, Temperament, Alter etc. ab. Das Exzitationsstadium in der Chloroformnarkose ist geringer, als in der Äthernarkose, es läßt sich bedeutend mildern durch eine sehr vorsichtige Dosierung, durch die Methode der Betäubung, durch eine Morphiuminjektion vor der Narkose. In früherer Zeit, als man noch nicht die Technik der Narkose so beherrschte wie heute, sah man meist sehr starke Kämpfe sich abspielen zwischen dem Kranken und dem Personal und Narkotiseur. Zweifellos kann der Arzt sich als gewandter Narkotiseur dadurch beweisen, daß man bei seinen Chloroformnarkosen kein oder nur ein sehr mäßiges Erregungsstadium sieht. Im zweiten Stadium schwinden die Reflexe, der Cornealreflex fehlt am Ende des zweiten Stadiums. Dastré hat einen Zahnfleischreflex noch länger bestehen, sehen als den Cornealreflex. Derselbe besteht in einem Zucken der Oberlippe, nachdem man das Zahnfleich mit einem harten Gegenstand gereizt hat. Am längsten soll der Reflex der Adduktoren der Oberschenkel in der Chloroformnarkose bestehen. Das Auge verhält sich am Ende des zweiten Stadiums wie schon früher genau erörtert, es steht starr, die Pupille ist eng, reaktionslos. Es soll nun die Narkose so erhalten werden, daß man am Auge noch das Straßmannsche Phänomen findet. Dasselbe zeigt an, daß der Kranke tief narkotisiert ist, aber beim Sisticren der Chloroformzufuhr erwacht. Der Kranke befindet sich jetzt im dritten Stadium, dem der tiefen Narkose. Jetzt findet man keine Reflexe mehr auslösbar, die Extremitäten sind schlaff, der ganze Körper ist gelähmt bis auf die Herz- und Atemtätigkeit. Bei weiterer Chloroformzufuhr werden die Pupillen maximal dilatiert, um dann wieder eng zu werden. Jetzt tritt Exitus ein und nach dem Tode werden die Pupillen nochmals ein wenig dilatiert. Das Engerwerden nach der sprungweisen Erweiterung ist die Folge einer stärkeren Reizung der Okulomotoriuszentrums, das dann kurz vor dem Tode gelähmt wird (Straßmann). Bei dieser letzten Erweiterung kann nach Straßmann ein Reiz des dilatierenden Zentrums noch vorliegen, nach Joh. Müller kann die Erweiterung auch durch die Volumenzunahme der Iris nach Lähmung der Vasomotoren mit Gefäßerweiterung begründet sein.

Man sieht also, wie die Wirkung des Chloroforms auf die Zentren im Zentralnervensystem bei der Narkose sich im Verhalten der Pupillen genau in ihren einzelnen Phasen widerspiegelt, und der Narkotiseur kann sich stets durch einen Blick in die Augen vom Stande der Betäubung überzeugen. Natürlich muß er vor Beginn der Narkose die Augen auf ihre normale Beschaffenheit geprüft haben (Tabes, Paralyse etc.). Die Pupillen können aber auch durch das Erbrechen des Kranken beeinflußt werden, indem man beim Erbrechen im ersten Stadium enge Pupillen findet. Es kann an diesem Verhalten der Pupillen eine durch Anämie des Gehirns erfolgte Reizung des Okulomotorius oder eine Sympathikuslähmung durch Magenreizung die Schuld tragen. Findet man beim Erbrechen maximal dilatierte Pupillen ohne Reaktion, so ist das Erbrechen eine Prodromalerscheinung des Todes, hierbei wird das Erbrechen durch Reizung der Medulla oblongata hervorgerufen. Ferner können die Pupillen bei Operationen in der Bauchhöhle während der ganzen Narkose maximal dilatiert sein.

Auf das dritte Stadium folgt auch bei der Chloroformnarkose das vierte Stadium, das des Erwachens. In diesem klingt die Lähmung der nervösen Zentren ebenso ab, wie sie im ersten Stadium begonnen hat, natürlich in umgekehrter Reihenfolge, denn diese nervösen Zentra, welche am spätesten gelähmt wurden, erwachen zuerst wieder.

Wenn wir uns nun zu dem Einfluß der Chloroformwirkung auf das Herz wenden wollen, so wollen wir zunächst in wenig Worten die Verhältnisse zwischen Chloroform und dem Blut erörtern, um dann auf den Einfluß der Chloroformwirkung auf den Herzdruck, Blutdruck etc. näher einzugehen.

Das Chloroform wirkt auf die Blutkörperchen direkt zerstörend, d. h. wenn man Blut mit Chloroform mischt, so verbindet sich das letztere mit den Blutkörperchen. Diese Verbindung ist eine sehr innige und kann nur durch sehr starke Luftzufuhr wieder getrennt werden. Läßt man das Chloroform längere Zeit auf die Blutkörperchen außerhalb des Organismus einwirken, so werden dieselben zerstört, der Rand derselben quillt auf, das einzelne Blutkörperchen nimmt kugelförmige Gestalt an und löst sich im Blutplasma auf (Benassi, etc.). Das Hämoglobin wird in eine kristallinische Verbindung übergeführt, bindet Sauerstoff.

Man hat die Annahme gemacht, dieser Prozeß gehe auch bei der Chloroformnarkose im Körper vor sich, die Blutkörperchen würden aufgequollen und bewirkten so eine Embolie in den Hirngefäßen, wodurch eine venöse Stase entstehe und so die Lähmung erzeugt würde. Diese Ansicht ist jedenfalls nicht die richtige. Man hat bisher noch niemals im lebenden Blute eine derartige Einwirkung des Chloroforms auf die Blutkörperchen konstatieren können, denn man hätte doch in dem Blute von narkotisierten Menschen oder Tieren rote Blutkörperchen mit zackigen aufgequollenen Rändern finden müssen.

Bei der Inhalation von Chloroform in den zur Narkose gebräuchlichen Mengen wird jedenfalls kein deletärer Einfluß auf die Blutkörperchen ausgeübt. Die roten Blutkörperchen besitzen eine Affinität zum Chloroform und können viermal soviel Chloroform aufnehmen, als das Blutserum. Eine Konzentration des Chloroform im Blute, die auf die roten Blutkörperchen zerstörend einwirken könnte, wird bei Narkosen nie erreicht (Kappeler). Das Blut nimmt das Chloroform jedenfalls nur auf, um es nach dem Zentralnervensystem zu transportieren und dabei spielen die roten Blutkörperchen nur eine untergeordnete Rolle, indem sie das Chloroform binden und dann wieder abgeben. Die Hauptrolle bei dem Chloroformtransport nach den Nervenzellen im Gehirn spielt das Blutplasma.

Nach Sabbarth roch das Blutplasma noch 24 Stunden nach dem Tode des Tieres nach Chloroform.

Um einen Menschen vollkommen zu narkotisieren, muß eine bestimmte Konzentration des Chloroforms im Blutplasma vorhanden sein. Bei 38° C und einem Partialdruck der Chloroformdämpfe von 12 mm absorbiert ein Liter Wasser 0,275 g Chloroform (Overton). Das Blutplasma ist nun eine Salzlösung, welche, wenn man von der Beimengung von Fetttropfen, Cholestearin, Lezithin etc. absieht, ungefähr dieselbe Menge Chloroform absorbieren wird, etwas weniger, bei 38° C und demselben Partialdruck der Chloroformdämpfe von 12 mm wie das Serum. Diese Konzentration des Chloroform wird natürlich erhöht für das Blut im allgemeinen, da ja die Blutkörperchen auch noch Chloroform aufnehmen infolge ihres Lezithin- und Cholestearingehaltes. Es ist nun nachgewiesen, daß den meisten aller Säugetiere eine Konzentration des Chloroforms im Blutplasma von 1:6000 genügt, um eine Narkose zu unterhalten. Diese Konzentration 1:6000 ist gleich 0,275 g Chloroform pro Liter, wenn man einige Abweichungen, die an der Grenze der Versuchsfehler liegen, außer acht läßt. Nach Overtons Versuchen genügt eine Chloroformlösung von 1 Teil Chloroform auf 6000 Teile Wasser, um 3 Kaulquappen von 9 mm Länge zu narkotisieren. Dies ist gleich dem Lösungsverhältnisse des Blutplasma.

Die Blutverhältnisse welche während der Narkose vor allen Dingen im Gehirn herrschen, mögen uns in dem Folgenden beschäftigen. In der Mitte des 19. Jahrhunderts brach man mit der alten Ansicht, daß der Schlaf eine

Hyperämie des Gehirnes als Ursache habe. Durham widerlegte 1860 diese Ansicht, indem er eine Anämie des Gehirns für den Schlaf verantwortlich machte und stellte darüber an einem trepanierten Hunde Versuche an, die zeigten, daß das Volumen des Gehirnes im Schlafe ein geringeres wurde unter dem Zeichen der Anämie, während er beim Erwachen des Tieres eine Zunahme des Volumens des Gehirns feststellte und die Gefäße sich erweitern und füllen sah.

Später wurden ähnliche Versuche von M. Hammond veröffentlicht, die diese Ansicht bestätigten. Bedford-Brown beobachtete zuerst an einem narkotisierten Kranken dieselben Erscheinungen und konstatierte, daß im Beginn der Narkose eine vorübergehende Hyperämie des Gehirns eintrete, welche bald durch eine Anämie gefolgt wurde, die während der ganzen Narkose bestand. Nun folgten Tierversuche, welche teils Anämie, teils Hyperämie konstatieren ließen. Cl. Bernard's Versuche ergaben eine Hyperämie im Beginn der Narkose, die sich dadurch zeigte, daß die Hirnsubstanz über die Ränder der Schädelöffnung, welche durch Trepanation hergestellt worden war, hervorquoll. In Wahrheit wird diese hervorgerufen durch die Aufregung des Tieres. Nun folgt bald eine Blutarmut des Gehirns, die sich durch ein Zurückweichen der Gehirnhernie erweist und selbst so weit geht, daß das Gehirn von dem Knochen zurücksinkt, indem die Oberfläche desselben blaß wird, während sie im normalen Zustand des Tieres rot gefunden wurde. Nach dieser Anschauung mußte das Chloroform zunächst die Zentren der Vasomotoren angreifen. Diese Annahme ist aber eine völlig falsche. Sie ist leicht zu widerlegen durch ein Experiment an Amphibien. Das Gehirn derselben bleibt nämlich noch längere Zeit funktionsfähig, nachdem die Zirkulation in demselben vollständig unterbrochen ist. Demnach lassen sich die Amphibien ebenso leicht narkotisieren wie die Säugetiere.

Es ist eine besondere Einwirkung des Chloroforms auf den Blutdruck im allgemeinen vorhanden. Der Blutdruck sinkt zunächst bei dem Beginne der Narkose, um bald nachdem wieder zu steigen und wechselndes Verhalten während des Verlaufes der Narkose zu zeigen, indem das Chloroform nicht nur auf das vasomotorische Zentrum, sondern auch auf den muskulomotorischen Apparat des Herzens direkt wirkt (Tillmanns). Die ersten dahingehenden Versuche wurden von Lens, Brunner, Gall und von dem englischen Chloroformkomitee ausgeführt. Letzteres stellte mit Hilfe des Hämatodynamometers fest, daß die Quecksilbersäule im Anfang verschieden hoch stieg, dann während $^1/_2$—1 Minute sank und mit der Tiefe der Narkose weiter fiel, um erst mit dem Sistieren der Narkose wieder zu steigen. Die Beobachtungen über die Druckverhältnisse sind auseinandergehend (Scheinesson, Joh. Müller). Was den Herzdruck anlangt, so ist man sich darüber einig, daß derselbe mit der Tiefe der Narkose sinkt, jedes Aufgießen von Chloroform zeigt sich in einer Verminderung des Herzdruckes. Wenn man Chloroform auf die Nasenschleimhaut direkt bläst, so treten starke Schwankungen in der Herztätigkeit auf (Holmgreen). Der mittlere Herzdruck ist dann gesteigert (Joh. Müller, Kretzschmer). Atmet ein Tier Chloroformdämpfe durch die Nase ein, so zeigen sich Differenzen im Herzdruck von bis 70 mm Hg. (Müller). Nach Rosenberg steigt der Druck der Systole von 110 auf 190, der der Diastole fällt von 90 auf 40 bei Chloroformgabe. Joh. Müller untersuchte die Schwankungen im Anfang der Narkose und fand dieselben bei 17,5° Lufttemperatur, 38,7° Körpertemperatur 69—130 mm, bei 5° (1 Stunde angekühlt) 34,5° Körpertemperatur 30—102 mm, bei 40° (1 Stunde erwärmt) und 40,7° Körpertemperatur 20—48 mm. Man sieht daraus, wie verschieden die Druckschwankungen im Herzen sind, da sie normalerweise auf 93—103 mm angegeben werden, und wie sie abhängen von Körper- und Lufttemperatur.

Es sind noch von verschiedenen Forschern über die Blutdruckverhältnisse Untersuchungen angestellt worden. So sind zuerst Tierversuche vorgenommen worden. Cushny stellte durch solche an Kaninchen und Hunden fest, daß das Chloroform ein fortwährendes ununterbrochenes Sinken des Blutdruckes hervorrief, dasselbe fand Du Bois-Reymond. Ganz besonders starke Erniedrigungen fand Remedi durch Messungen, welche er mittels Quecksilbermanometers in der Arteria femoralis und Carotis von Hunden anstellte, die bis 86 mm Hg. betrugen.

Kionka hat bei Verwendung seines Apparates, welcher ihm eine genaue Messung der zugeführten Menge des Narkotikum ermöglichte und den Prozentgehalt der eingeatmeten Luft an Cloroform angab, gefunden, daß Chloroform schon von vornherein vor Eintritt der Toleranz ungünstig auf die Zirkulation und Atmung wirke, sowie daß es rasch zum Stillstand der Atmung und Herztätigkeit kommen könne.

Rosenfeld hatte bei seinen Versuchen mit sehr geringen Mengen Chloroform gearbeitet und fand, daß der Blutdruck bei Eintritt der Narkose nur um wenige Millimeter niedriger stand als zu Anfang des Versuches, um dann sehr intensiv zu sinken. Wenn die Chloroformmengen noch geringer waren, so blieb der Druck zu Anfang derselbe oder stieg sogar etwas, um dann aber auch wieder schnell abzunehmen.

Orthelder stellte Versuche am Froschherzen an, durch welches er Schweineblut mit Chloroformzusatz leitete. Das Chloroform bewirkte schon in kleinsten Mengen eine sehr erhebliche Störung der Blutzirkulation, vor allem eine bedeutende Herabsetzung der Herzleistung.

Witte hatte in der Carotis von Kaninchen Blutdruckmessungen angestellt und fand, daß beim Erlöschen des Kornealreflexes der Druck während der Chloroformnarkose bedeutend herunterging.

Chloroform rief, nach den Untersuchungen von Boitz in bezug auf das isolierte Herz von Säugetieren, stets ein bedeutendes Sinken des Blutdruckes hervor. Fast unmittelbar nach dem Beginn der Inhalationen des Chloroforms begann das Sinken und nahm immer mehr zu, je weiter die Inhalation fortschritt, sie dauerte auch noch während der ersten Zeit nach Sistierung der Chloroformzufuhr an.

Simon Dyplai und Louis Hallian hatten außerordentlich eingehende Untersuchungen der Blutdruckverhältnisse gemacht und benutzten dabei tracheotomierte Hunde, denen sie durch die Kanüle bestimmte Mengen Chloroform einverleibten.

Im Anfang der Chloroforminhalationen stieg der Druck, selten erfolgte ein vorübergehendes Sinken. Im allgemeinen bestand aber das Hauptmerkmal der Druckkurve beim Chloroform im Sinken des Blutdruckes, wobei sich zeigte, daß die Größe der Schwankungen unter der Normaldruckhöhe direkt proportional sei der Menge des inspirierten Chloroforms. Die Respirations- und Pulskurven fielen, auch wenn der Blutdruck sehr tief sank, doch dies geschah erst so spät, daß bereits hohe Gefahr quo ad vitam bestand. Sie stellten dann durch Untersuchungen an der Niere fest, daß das erste Ansteigen der Kurve durch Kontraktion der Gefäße verursacht werde, daß aber beim Abfallen das Nachlassen der Tätigkeit des Herzens die Ursache des Sinkens darstellt. Die Einflüsse auf die Vasomotoren waren bei den Versuchen mit Chloroform und Äther dieselben.

Nun stellten Gaskel und Shore Versuche darüber an, ob bei der Chloroformnarkose das Sinken durch Beeinflussung des Vasomotorenzentrums oder des Herzens und der Herzbewegung selbst bedingt sei. Deshalb kreuzten sie den Blutkreislauf zweier Tiere derart, daß das Cerebrum des einen von dem Blut des anderen durchflossen wurde. Hierbei fand sich ebenfalls ein stetiges Sinken des Blutdruckes während der Chloroforminhalationen. Sie zogen daraus den Schluß, daß das Sinken des Blutdruckes bei den Chloroforminhalationen nicht durch eine Lähmung des Vasomotorenzentrums hervorgerufen werde, sondern daß an dem Sinken primär eine Erschlaffung der Herztätigkeit die Schuld trage.

Géza Dieballa hat demgegenüber durch Versuche am Froschherzen gezeigt, daß erst bei einer 16fachen Konzentration der das Herz nicht mehr beeinflussenden Chloroformdosis ein Aufhören der Herztätigkeit eintrete.

Wenn wir nun alle diese Tierversuche zusammen betrachten, so ergibt sich das Resultat, daß das Chloroform ein Sinken des Blutdrucks hervorruft. Diese Tatsache könnte man auf den Menschen in gewisser Hinsicht mit Recht übertragen, doch muß man die Beschränkung zugeben, daß eine außerordentliche Empfindlichkeit mancher Tierarten, wie z. B. des Kaninchens, gegenüber Chloroform besteht, und daß für den Menschen vielleicht eine Abweichung anzunehmen sei.

Um diese Unsicherheit der Annahme zu beseitigen, sind Versuche an Menschen während der Chloroformnarkose angestellt worden. Kappeler fand, daß bei Beginn der Narkose eine Pulsfrequenz um 10—20 Schläge eintrat. Mit dem Erlöschen der Sensibilität und der Erschlaffung der Muskulatur schwand diese Frequenz wieder und der Puls ward langsamer als unter normalen Verhältnissen. Die Pulskurve veränderte sich in diesem Stadium dahingehend, daß der aufsteigende Schenkel schräg emporstieg, der Kurvengipfel abgerundet war, und daß der absteigende Schenkel eine bedeutend mehr schräge Richtung erhalten hatte. Die Rückstoßelevation zeigt sich wenig ausgeprägt. Dasselbe erklärt Kappeler durch eine Lähmung der Vasomotoren, eine Verminderung des arteriellen Druckes und eine Verlangsamung des Blutkreislaufes.

Durch Holz wurden zuerst instrumentale Untersuchungen an Menschen angestellt, indem er das von Kriessche Tachometer verwandte, durch welches die von der Herztätigkeit abhängige periodische Schwankung der Stromstärke oder die Geschwindigkeit des Blutes an einem bestimmten Gefäßquerschnitt festgestellt werden. Er hat bei 34 Chloroformnarkosen Beobachtungen angestellt und kam zu dem Resultat, daß das Chloroform eine schon im Beginn oder erst am Ende der Narkose auftretende Abnahme der Pulsstärke hervorrufe. Man kann aus dem Ausschlag der Flammen des Apparates mittels einer von Thoma aufgestellten Formel den Zuwachs in Millimeter Hg. berechnen, welchen der mittlere Druckwert in der Arterie durch die Systole erleidet. Von diesem schloß Holz wieder auf den mittleren arteriellen Druck. Dieses Verhältnis der beiden Größen war nun aber nur für Tiere berechnet. Man konnte aber doch bei einer bedeutenden Zunahme des ersteren eine solche des anderen auch erwarten.

Es wurde nun durch Turicelli mittels sphygmographischer Untersuchungen bei mit Chloroform narkotisierten Personen ermittelt, daß konstant ein Steigen des Blutdruckes und der Pulszahl während der Zeit der Vorbereitungen zur Narkose und im Anfangsstadium derselben sich zeigte. Sobald aber die Toleranz erreicht war, trat ein kontinuierliches Sinken ein. Dieser niedrige Druck hielt selbst noch nach Aussetzen des Chloroforms und nachdem der Kranke bereits erwacht war, noch eine zeitlang an und kehrte dann erst allmählich zur Norm zurück.

Wir haben nun diese wichtigen Daten kennen gelernt, allein man muß diesen Versuchen den Vorwurf machen, daß sie den Blutdruck nicht direkt bestimmten, sondern daß bei denselben nur mehr oder weniger genaue und zutreffende Schlüsse aus denselben gezogen wurden. Man hatte eben keine Apparate zu diesen Versuchen, welche am Menschen ohne große Schwierigkeiten und doch mit einiger Genauigkeit Blutdruckbestimmungen auszuführen ermöglichten. Es wurden nun Apparate zu diesem Zwecke von Basch, Harthle und Riva-Rocci konstruiert. Doch deren Handhabung erfordert umständliche Behandlung und es zeigen sich während der Narkose große Schwierigkeiten.

Einen brauchbaren Apparat für diese Zwecke entwarf Gärtner, und mit demselben sind von Kapsammer, Schröder, Blauel etc. Untersuchungen gemacht worden, auf deren Resultat wir näher eingehen wollen.

Die mit dem Gärtnerschen Tonometer angestellten Versuche von den ersten beiden Autoren ergaben einen sehr starken Abfall des Blutdruckes. Schröder schiebt, abgesehen von Länge und Schwere der Operation die Schuld auf die Güte und Dauer der Narkose. Wenn man die Blutdruckverhältnisse bestimmen will, so muß man die Beeinflussung der Operation und Narkose bedenken. Der Einfluß der Operation auf den Blutdruck ist nun nach den Versuchen von Blauel nicht bedeutend.

Ein großer Teil der Blutdruckschwankungen bei Operationen ohne Narkose ist für sich schon psychischen Momenten zuzuschreiben und diese fallen während der Narkose fort. Aber gesetzt den Fall, die Einwirkung der Operation als solche wäre eine erhebliche in bezug auf den Blutdruck, so würde die Brauchbarkeit der Ergebnisse nicht leiden. Es würden dieselben sogar dann dem praktischen Bedürfnisse gerecht werden, da sie die Einwirkung des Chloroforms gerade unter den äußeren Umständen veranschaulichen, unter welchen wir dasselbe gebrauchen, nämlich während der Operation (Blauel).

Das Gärtnersche Tonometer welches Blauel verwandte, mißt den Blutdruck an den Arteriae digitales. Daselbst kann durch einen zirkulären Druck leicht eine vollständige Kompression der Arterien gegen den Fingerknochen erfolgen. Es übt nun diesen Druck ein pneumatischer Ring aus, welcher an der Außenseite mit einem Metallreif versehen ist. Der Gummi läßt sich mit Luft durch entsprechende Vorrichtung aufblasen. Durch ein Manometer wird der Druck gemessen. Man legt bei den Versuchen den Ring um die 2. Phalange eines Fingers, während die Endphalange mittels einer besonderen Kompressionsvorrichtung nach Möglichkeit anämisch gemacht wird. In dem Ring wird ein so hoher Druck erzeugt, daß derselbe ein Rückströmen des Blutes in den vor dem Ringe gelegenen anämischen Teil des Fingers verhütet. Bei langsamem Nachlassen des Druckes wird sich ein Augenblick einstellen, in dem der arterielle Druck dem auf die Arterie wirkenden Außendrucke gleich ist. Im nächsten Moment wird bei weiterem Nachlassen das Blut in die Fingerspitze schießen und dieselbe rot färben. Die jetzt im Manometer bezeichnete Zahl ist der Blutdruck in der Arteria digitalis.

Es haften natürlich auch diesem Apparate Fehler an, doch dieselben lassen sich bei einiger Übung und genauer Befolgung der Anwendungsmaßregeln Gärtners zum Minimum herabdrücken, so daß man sie gut mit in Kauf nehmen kann.

Gärtner stellt folgende zwei Thesen auf in bezug auf die Funktionen seines Apparates:

1. Die Tonometerwerte entsprechen oder nähern sich den absoluten Werten des mittleren Blutdruckes.

II. Veränderungen der Tonometerwerte an ein und demselben Individuum beobachtet, bedeuten gleichgroße Veränderungen des Blutdruckes.

Wenden wir uns nun den Versuchen Blauels zu und lernen wir sein Verfahren kennen, welches sich folgendermaßen gestaltete:

„Mehrere Tage vor der Operation, im Notfalle nur einen Tag vor derselben, oft aber auch mehrere Tage nachher, wurde die Normalblutdruckhöhe festgestellt. Dieser Teil des Versuches erfordert nicht nur wegen seiner Wichtigkeit, sondern vor allem auch seiner Schwierigkeit besondere Beachtung. Den nicht unerheblichen Einfluß der Tageszeit auf den Stand des Blutdruckes anszuschalten, gelingt am einfachsten dadurch, daß die Messungen regelmäßig zu derselben Stunde vorgenommen werden. Die genaue Tageseinteilung in einem Krankenhause bringt dabei die angenehme Erleichterung mit sich, daß zu derselben Tagesstunde auch immer ungefähr die gleiche Zeit seit der letzten Mahlzeit verstrichen ist, der Einfluß derselben auf den Blutdruck, der fraglos vorhanden, also auch für alle Untersuchungen annähernd der gleiche ist. Die Störungen durch Tageszeit und Nahrungsaufnahme sind aber verschwindend klein gegenüber denjenigen, welche die Patienten durch ihr psychisches Verhalten bieten. Es erfordert nicht nur große Uebung, sondern auch gehörige Geduld, um Resultate zu erlangen, auf welche man sich verlassen kann. Sicherlich findet man hier und da einen Patienten, bei welchem fortgesetzte Untersuchungen in schöner Regelmäßigkeit dieselben Druckwerte ergeben. Minder entwickelte Intelligenz und ausgesprochene Indolenz sind hier ausnahmsweise Verbündete des untersuchenden Arztes. In der Mehrzahl der Fälle bewirkt aber die Angst vor einer Untersuchung mit einem etwas gefährlich aussehenden Apparate eine oftmals sehr beträchtliche Steigerung des Blutdruckes. Ich habe solche bis zu 50 mm Hg. gesehen. Daß die größere Aufregung, in welcher die Mehrzahl der Patienten einer chirurgischen Klinik vor der Operation sich befinden, hierfür von wesentlichem Ausschlage ist, ergab sich aus der Beobachtung, daß Messungen einige Tage nach der Operation bedeutend weniger durch die psychischen Momente beeinflußt wurden.

Ich begnügte mich in der Regel, wenn in drei aufeinanderfolgenden Untersuchungen sich die gleichen Werte ergaben; bei schwankenden Zahlen nahm ich den tiefsten Blutdruckstand als die Norm an. Durchschnittlich nahm ich sechs Einzelmessungen vor, zwischen welche nach Möglichkeit Pausen von einigen Minuten eingefügt wurden. Auf diese Weise gelang es mir mit vereinzelten Ausnahmen stets zum Ziele zu gelangen“ (Blauel).

Es würde ein großer Fehler sein, den Blutdruckstand vor der Operation als den normalen Punkt anzusehen, dann würden stets Senkungen zu verzeichnen sein, denn derselbe pflegt vor der Operation wegen der Aufregung des Kranken ein sehr hoher zu sein. Die Messungen hat Blauel nun erst im Stadium der Toleranz begonnen, denn wie man sich leicht erklären kann, ist im Stadium der Exzitation ein genaues Messen oft unmöglich wegen der Bewegungen des Kranken. Die Messungen wurden minutenweise wiederholt. Dadurch entstanden Kurven, die denen eines registrierenden Apparates sehr nahekommen. Die Atmung muß während der Messung natürlich ruhig gleichmäßig sein, eine wenn auch ganz geringe Änderung im Atmen erzeugt sofort sehr beträchtliche Schwankungen der Hg.-Säule.

Nach Eintritt des Bewußtseins wurden die Messungen sistiert. Die besonders wichtigen Ereignisse während der Operation wurden notiert, damit dieselben bei der Kurve ev. in Rücksicht gezogen werden konnten. Der Einfluß der Operation an sich darf allerdings nicht zu hoch gerechnet werden, denn die durch operative Maßnahmen hervorgerufenen Schwankungen gleichen sich sehr bald aus, einen bedeutenden Einfluß besaß aber die Abnahme des Esmarchschen Schlauches bei Blutleere, sie hatte stets eine Abnahme des Blutdruckes zur Folge, aber auch diese glich sich bald wieder aus.

Messungen bei kleinen Eingriffen ohne Narkose ergaben stets im Anfang ein Steigen des Blutdruckes, die Folge der Erregungen psychischer Art, und bald sank der Druck auf die normale Höhe nach Ablauf der Erregung oder wenn man die Aufmerksamkeit des Kranken von der Operation ablenkte.

Die Prüfung des Blutdruckes wurde nun bei 37 Chloroformnarkosen vorgenommen. Zur Anwendung kam der Kappelersche Apparat der Narkose. Bei tiefer Inspiration wurde das Gebläse in Tätigkeit gesetzt bis zur Toleranz, nach deren Eintritt nur dann wieder Chloroform gegeben wurde, wenn der Kranke Zeichen des Erwachens gab. Bei 25 Narkosen wurde vorher 0,01 Morphium gegeben, 12 waren reine Chloroformnarkosen. Von den Patienten waren 25 Männer, 12 weiblichen Geschlechtes.

Das Alter der Patienten bewegte sich zwischen den Jahren von 40 und 50 in der Mehrzahl, unter 20 Jahren waren nur 9 Personen (1 weibliche und 8 männliche Personen). Das jüngste Kind war 3 Jahre, die älteste Person 76 Jahre alt. Die mittlere Dauer der Narkose war 60 Minuten.

Es waren 7 Operationen am Knochensystem, 14 Tumorexstirpationen, 4 Laparatomien, 4 Radikaloperationen von Hernien, 3 Exstirpationen von Strumen, 1 von Lymphomen und 4 andere Operationen.

Nach der Ansicht der meisten Autoren wirkt das Chloroform so gering auf den Blutdruck ein, daß eine Mitwirkung bei der Chloroformnarkose nicht deutlich zutage tritt, und man kann annehmen, daß die reinen Chloroformnarkosen ebenso wie die Äthernarkosen verliefen in bezug auf den Blutdruck. Was nun die Versuche von Blauel selbst anlangt, so hat sich ergeben, daß die Blutdruckkurve eine ausgesprochene Neigung zum Verlaufe unter der Normalhöhe besitzt. In 30 Kurven ist dies besonders deutlich. 3 Kurven halten sich ungefähr auf der Normaldruckhöhe, doch gewahrt man auch bei diesen verschiedentlich Remissionen, welche eine Tendenz zum Sinken unter die Normalhöhe andeuten. In 4 Fällen erhalten sich die Kurven über der Normalhöhe. Wir können die Kurven in 4 Gruppen teilen:

I.	Es verlaufen die Kurven durchweg unter der Normalhöhe in	23	Fällen	= 62,2 %
II.	„ mäßig tief in	7		= 18,9 %
III.	durchschnittl. m. d. Normalhöhe in	3		= 8,1 %
IV.	„ „ „ „ durchweg unter der „	„ 4		= 10,8 %

Das höhere Alter, über 50 Jahre, ist hauptsächlich in der Gruppe IV vertreten, das jugendliche Alter dagegen hauptsächlich in Gruppe I. Kinder unter 15 Jahren kommen nur in Gruppe I in Betracht. Dies entspricht nicht der Anschauung, die allgemein herrscht, daß Kinder das Chloroform besonders gut vertragen.

Man muß aus den Versuchen in Anbetracht der Konstitution der Kranken schließen, daß auch bei mäßig geschädigtem Allgemeinzustande das Chloroform nicht unbedingt blutdruckherabsetzend wirken muß.

Die Mehrzahl der Fälle betraf durchaus gesunde Menschen und so finden wir hierdurch den alten Satz bestätigt, daß auch ein gesunder Körper im kräftigen Alter durchaus nicht einen Schutz gegen die Gefahren der Chloroforminhalationen bietet. Ferner ergeben diese Versuche, daß auch schon eine ganz geringe Chloroformdosis, die kaum das Stadium der Toleranz hervorrufen kann, eine tiefe Depression des Blutdruckes zu erzeugen imstande ist. Ferner ist die Tiefe der Narkose von keinem geringen Einfluß auf die Blutdruckkurve.

Es zeigt sich aber noch eine Eigentümlichkeit an der Blutdruckkurve, welche den Gegensatz zu der bei Äthernarkosen bildet, und die in einem ständigen Schwanken zwischen Hoch- und Tiefstand besteht. Die Kurve sinkt plötzlich ganz unvermittelt tief und schroff ab, während die Abfälle beim Äther, wenn sie einmal vorkommen, sich in allmählichem Senken zeigen. Dabei fehlt beim Chloroform jede Möglichkeit, ein solches Sinken vorauszusehen, es tritt ganz plötzlich und unvermittelt ein, der Patient atmete ganz ruhig und doch zeigte sich in der nächsten Sekunde der Tiefstand. Dabei kommen neben harmlosen Senkungen, welche ca. 10—20 mm ausmachen, auch solche von sehr besorgniserregender Tiefe vor. Man bekommt dadurch das Gefühl, daß während der Chloroforminhalationen der Zirkulationsmechanismus sich in labilem Gleichgewicht befinde, aus dem er durch die unbedeutendsten Ursachen herausgebracht werden kann, oftmals ist es überhaupt sehr schwer, eine Ursache für das rasche Fallen zu finden. Dadurch wird dem Charakter der Blutdruckkurve beim Chloroform eine Unruhe verliehen, während derselbe bei der Äthernarkose ein gleichmäßiger ist.

Was das Verhalten der Blutdruckkurve vor der Chloroformnarkose anlangt, so ist zu sagen, daß hier keine Einheit im Verhalten vorhanden war, immerhin ist aber in 59,5 % der Fälle ein Sinken des Blutdruckes festzustellen gewesen. In 21,6 % war ein Steigen zu konstatieren und in 18,9 % verhielt sie sich auf dem Niveau der Normaldruckkurve. Im Verlaufe der Narkose fand sich selten bei neuer Zufuhr von Chloroform eine Beeinflussung der Kurve, was wohl auf den Narkoseapparat zu beziehen ist, es zeigte sich deutlicher Einfluß der Chloroformzufuhr 24 mal. In den meisten übrigen Fällen zeigte sich ein starkes Sinken innerhalb sehr kurzer Zeit. In Fig. 2 sehen wir deutlich einen solchen Einfluß durch die Chloroformzufuhr durch plötzliches Sinken kundgegeben. Auf jede weitere neue Gabe sah man einen neuen Abfall, und zwar erreichte derselbe einen immer tieferen Stand mit den fortschreitenden Chloroformgaben.

Beim Erwachen aus der Narkose finden wir in 27 % der Fälle den Druck über oder auf dem Niveau der Normaldruckkurve, in 46 % unter demselben. Dieses Verhalten könnte man im ersten Augenblick als unerwartet finden, denn man sollte doch eher annehmen, daß infolge der kumulierenden Wirkung des Chloroforms die Kurve den maximalen Tiefstand zu Ende erreichte und doch ist obiges Erscheinen erklärlich, wenn man bedenkt, daß das Erwachen eine geraume Zeit nach der letzten Chloroformdosis erst eintritt. Der Chloroformeinfluß hat daher schon beträchtlich nachgelassen beim Erwachen des Kranken.

Bei leichten Narkosen mit wenig Chloroformverbrauch wird die Zeit bis zum Erwachen genügen, um einen Druckstand gleich dem der Normaldruckkurve annähernd zu erreichen. Der Zeitpunkt an dem die normale Druckhöhe wieder erreicht wird, wird um so später eintreten, je länger die Narkose und je größer der Chloroformverbrauch war. Es entsprechen nun auch bei den Versuchen diejenigen Fälle mit dem annähernd normalen Stande der kürzeren Narkose, während wir bei sehr langen Narkosen mit viel Chloroformverbrauch oftmals noch sehr lange Zeit nach der letzten Gabe einen sehr tiefen Stand, bisweilen 50 mm unter Normaldruck selbst noch beim Erwachen fanden.

Es ist nicht für alle Fälle gleichmäßig festzustellen, wo der tiefste Punkt während der Narkose lag. In der Mehrzahl aller Chloroformnarkosen finden wir zwei Punkte des tiefsten Standes, von denen der erstere Punkt noch in das erste Viertel, der andere Punkt etwa gegen das Ende des dritten Viertels der Narkosendauer zu liegen kommt. Zwischen beiden liegt eine Zone von mäßiger Erhebung der Kurve. Man kann sich das so erklären: Der erstere Tiefstand ist die Folge der ersten konzentrierten Chloroformdämpfe. Nimmt dann während der Narkose der Prozentgehalt an Chloroform der Atmungsluft wieder ab, so erhält der Zirkulationsapparat wieder soviel Kraft, um eine geringe Steigerung des Blutdruckes zu bewirken. Mit der Zeit tritt nun doch eine kumulierende Wirkung des Chloroforms gegen Ende der Narkose auf, welche nunmehr den zweiten Tiefstand bewirkt.

Um das Gesagte nun nochmals kurz zusammenzufassen, erhalten wir nach Blauel als das Bild der durchschnittlichen Chloroformdruckkurve einen nach oben offenen Bogen, der im allgemeinen von Anfang an steil abfällt und in seinem Verlaufe wenig Gleichmäßigkeit zeigt. Im ersten und dritten Viertel der Kurve sehen wir auf längere Strecken ausgedehnte Erhebungen und Senkungen sich markieren, dann aber ist ein Hin- und Herschwanken in kurzen Zeiträumen zu bemerken, wodurch steile Remissionen auftreten, welche der ganzen Kurve einen unruhigen Charakter verleihen. Diese Remissionen können besonders intensiv und direkt bis zum Bedrohlichen sich steigernd, von synkopeähnlichen Symptomen begleitet werden, wenn während der Narkose größere Chloroformmengen zugeführt werden.

Beim Erwachen des Kranken steht der Blutdruckstand gewöhnlich in direktem Verhältnis zur Länge und Tiefe der Narkose, meist unter der Normaldruckhöhe sich haltend (Blauel).

Folgende beiden Kurven in Figur 89 und 90 mögen ein Bild der Blutdruckschwankungen geben.

Figur 89.

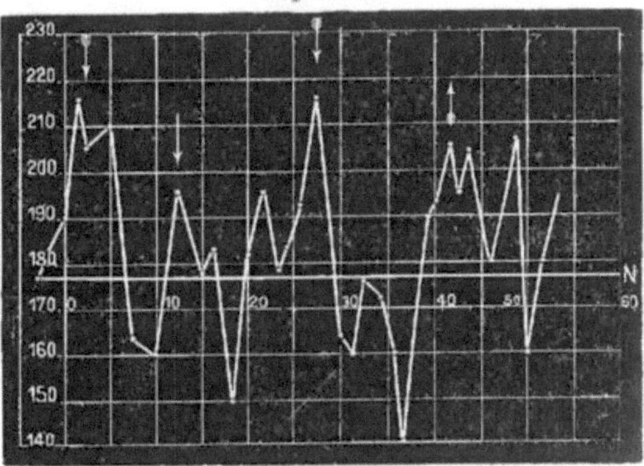

Chloroformblutdruckkurve nach Blauel.

Exstirpation eines Wangensarkoms. Narkosenlänge 52 Minuten. Chloroformverbrauch 15,0 ccm. Morphin 0,01. Die Horizontale N bedeutet die Normalblutdruckhöhe und gibt als Abszisse zugleich die Zeit in Minuten an. Die Ordinate zeigt in Millimeter Hg. die Blutdruckhöhe an. Bei 0 Beginn der Narkose. Die Pfeile bedeuten verstärkte Chloroformzufuhr.

Ich habe diese Versuche von Blauel etwas eingehend geschildert, weil dieselben so überaus deutlich ein Bild von der Chloroformwirkung geben und für uns von so hoher Bedeutung sind, denn wir sehen hier direkt graphisch dargestellt, wie gefährlich doch die großen Dosen Chloroform wirken können und wie schon durch verhältnismäßig gar nicht übertrieben hohe Konzentrationen plötzlich, wie sie so leicht bei neuer Zufuhr von Chloroform auftreten können, sich schon gar bedrohlich erscheinende Schwankungen in den Kurven markieren.

Figur 90.

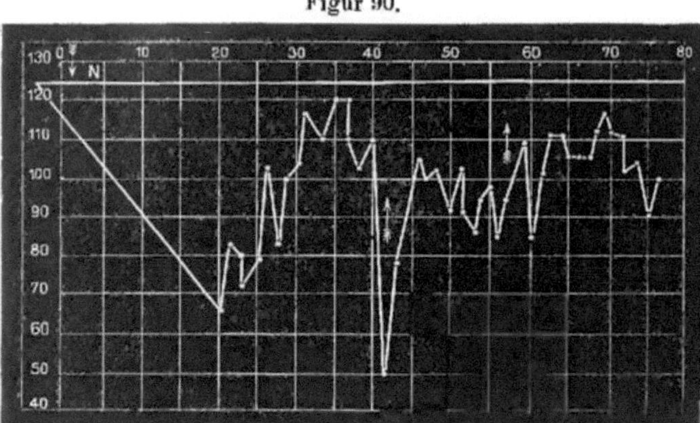

Chloroformblutdruckkurve nach Blauel.

Resectio genus. Narkosenlänge 76 Minuten. Chloroformverbrauch 28 ccm. Morphin 0,01. Bezeichnung sonst wie in vorhergehender Kurve.

Wir sehen aus diesen ebenso wie aus den früheren Tierversuchen, wie das Chloroform eine beträchtliche Herabsetzung des Blutdrucks hervorruft und wie wiederum die kumulierende Wirkung ersichtlich wird. Ferner ersehen wir aber auch, wie plötzlich ganz unvermittelt starke Senkungen des Blutdruckes auftreten, ohne daß wir eine Ursache finden könnten. Ein Beweis für die heimtückische Wirkung des Chloroforms.

Es wäre nun zu wünschen, daß solche Untersuchungen auch bei der Tropfmethode angestellt würden, damit sich nachweisen ließe, ob man durch die Methode die Gefahren vielleicht verringern könnte.

Die Verhältnisse der Einwirkung des Chloroforms auf den Puls sind ähnlich den Druckverhältnissen im Herzen. Man muß zunächst bedenken, daß der Mensch vor dem Beginn der Narkose mehr oder weniger aufgeregt ist und daß dabei auch sein Puls beeinflußt wird, er ist meist beschleunigter und kleiner als in normalem Seelenzustande des Patienten. Es ist deshalb von großem Wert für den Narkotiseur, daß die normale Pulstätigkeit vor der Narkose festgestellt worden ist. Man wird dies in vielen Fällen tun können, indem man während 2—3 Tagen vor der Operation den Puls prüft. Bisweilen wird es aber nicht angehen und man muß dann die Aufregung bei der Beurteilung der Pulstätigkeit bedenken. Kurz nach Beginn der Narkose schwindet die Aufregung, der Puls wird langsamer, seine Frequenz nimmt ca. 20 Schläge ab, in seltenen Fällen nur 2—8 oder 30—40 Schläge. Im Stadium der tiefen Narkose wird der Puls weich und langsam analog der Herabsetzung des Blutdruckes, der Spitzenstoß verschwindet oft ganz oder wird weniger deutlich sicht- und fühlbar. Das Gesicht wird blaß. Dies ist das Bild bei ruhiger Narkose.

An den Kapillaren chloroformierter Tiere hat man beobachten können, und dies Experiment ist leicht mit einem narkotisierten Frosch etc. anzustellen, daß im Beginn der Narkose die Blutbewegung beschleunigt wird, die kleinsten Arterien werden kontrahiert, während die Kraft der Zirkulation gleichbleibt. Später fängt die Zirkulation an zu stocken in den Kapillaren, die Blutkörperchen beginnen sich zusammenzuballen und wälzen sich nur langsam vorwärts. Endlich tritt Erweiterung der kleinsten Arterien und Stase ein.

Wenn man bei einem Tier den Nervus vagus und Nervus sympathicus durchschneidet und chloroformiert dieses Tier, so findet man denselben Einfluß auf die Gefäße. Folglich ergibt sich, daß die Herabsetzung der Kraft des Pulses und des Blutdruckes durch Veränderung des Gefäßtonus der Arterien entsteht, welche nicht nur durch die Lähmung der vasomotorischen Zentren, sondern auch durch eine lähmende Beeinflussung der gangliösen Zentren, welche im Herzmuskel und der Gefäßwand der großen Arterien gelegen sind, hervorgerufen wird.

Interessante Versuche hierüber wurden vom englischen Chloroformkomitee gemacht, indem einem Hunde ein Hämatodynamometer in die Schenkelarterie gebracht wurde. Das Quecksilber stieg zuerst plötzlich bei Inhalation von Chloroformdämpfen, was auf die erregende Wirkung des Chloroforms auf die Tiere bezogen werden kann, dann sank sie plötzlich. Wenn die Tiere ganz ruhig lagen, ohne sträubende Bewegungen zu machen, stieg die Quecksilbersäule ebenfalls und man wird diese Steigerung der kumulierenden Wirkung kleiner Chloroformdosen zuschreiben können. Mit der Wirkung des Chloroforms fiel in dem weiteren Verlauf die Quecksilbersäule. Wenn das Tier nicht atmete, stieg sie sofort wieder, also wenn kein Chloroform aufgenommen wurde, oder wenn man das Chloroform ganz wegließ. Wurde es wieder verabreicht, so sank die Säule wieder.

Die Hyderabad.-Kommission hat auf Grund von 100 Tierexperimenten folgende Thesen aufgestellt:

„Chloroform fortwährend unter hinreichendem Luftzutritt gegeben, verursacht ein Sinken des Blutdruckes in ganz allmählicher Weise, solange die Respiration nicht gehindert ist und das Atmen ruhig vor sich geht. Bei stärkerer Chloroformdosis ist das Sinken des Blutdruckes rascher, aber immer noch allmählich, selbst starke Dosen von Chloroform bedingen keinen Herzstillstand.“

„Das Fallen des Blutdruckes wird nur dann plötzlich, wenn unregelmäßiges Atmen eintritt, dann allerdings kommt es vor, daß Tiere rasch bewußtlos werden, die Respiration und zuletzt der Herzschlag aufhört.“

Neben der Verringerung der Pulszahl ist auch ein Herabsetzen der Temperatur während der Chloroformnarkose zu konstatieren. Die Temperatur sinkt während der Narkose um 0,2—1° C, im Mittel um 0,59° C. Die Erniedrigung der Temperatur wird erst ca. 10 Minuten nach Beginn der Narkose bemerkt, das Maximum der Verringerung der Temperatur fällt in das postnarkotische Stadium. Nicht allein die Verminderung des Blutdruckes an sich erzeugt eine Herabsetzung der Temperatur, sondern auch die Ruhe sämtlicher willkürlicher Muskeln trägt mit dazu bei. Die wärmeerzeugenden Funktionen der lebenswichtigen Organe sind in ihrer Intensität bedeutend herabgesetzt während der Chloroformnarkose, die Oxydation des Blutes ist eine geringere, die Tätigkeit des Magens und Darmtractus ist fast ganz aufgehoben, die Leberfunktion liegt fast ganz danieder, und gerade durch diese chemischen Vorgänge wird eine Menge Wärme im Körper erzeugt. Durch das Fehlen dieser Quelle an Wärme kühlt der Körper ab. Zu gleicher Zeit gibt der Körper viel Wärme ab, er liegt entblößt da, die Lungen atmen ein kühles Gasgemisch ein, denn bei der Verdunstung des Chloroforms entsteht starke Abkühlung der Gasgemenge. Die kühlen Gasgemische entziehen der Lunge Wärme. Infolge der verschiedenen Verdunstbarkeit ist die Wärmeabgabe der Lungen bei der Chloroformnarkose nicht so groß wie bei der Äthernarkose. Immerhin erleidet aber der Körper durch alle diese Momente beträchtliche Abkühlung auch in der Chloroformnarkose. Man muß die Abkühlung nach Möglichkeit verringern. Hierfür gelten die im Allgemeinen Teil aufgestellten Thesen.

Der Einfluß des Chloroforms auf die anderen Funktionen des Körpers in physiologischer Hinsicht ist von geringerer Intensität. Die Nierentätigkeit wird durch das Chloroform nur wenig beeinflußt in den Grenzen, die man als physiologisch ansehen kann. Ein großer Teil des in den Körper gelangten Chloroforms wird durch die Nieren abgesondert, und es ist behauptet worden, daß die Nierentätigkeit durch das Chloroform bedeutend vermindert werde. Daß ein besonderer Einfluß auf die Nierenepithelien durch das Chloroform ausgeübt wird ist zweifellos, doch derselbe erzeugt an den Nierenepithelien Veränderungen, welche pathologischer Natur sind und später erörtert werden. Das Chloroform wird im Harn hauptsächlich in Form von Chloriden abgesondert (Zeller). Die Harnsekretion wird während der Chloroformnarkose, wahrscheinlich infolge der Verminderung des Blutdruckes, nach den Versuchen von Dranske sehr stark herabgesetzt, er fand dieselbe auf $^1/_6$—$^1/_7$ der Norm vermindert. Nach seiner Ansicht soll man die Harnsekretion durch Darreichen eines Diuretikums vor der Narkose anregen, das man ca. 1 Stunde vor Beginn der Chloroforminhalation verabreichen soll.

Was den Darmtraktus anlangt, so findet man in dessen einzelnen Teilen während der Chloroformnarkose ebenfalls nur geringe physiologische Vorgänge sich abspielen, die rein durchs Chloroform hervorgerufen wurden. An Mund und Rachen sehen wir die Schleimdrüsen stärker in Tätigkeit, es zeigt sich vermehrte Salivation und Schleimabsonderung, die sich weiter auch auf die Luftröhren, den Kehlkopf, den Magen und Darm erstreckt. In den vermehrt abgesonderten Säften findet sich reichlich Chloroform, vor allem im Magensaft. Die starke Sekretion des Magens ruft leicht Erbrechen hervor, weil das im Saft enthaltene Chloroform im Magen bei genügenden Mengen einen solchen Reiz auf die Magennerven ausübt, daß antiperistaltische Bewegungen ausgelöst werden. Entfernt man nach der Narkose die vermehrten Magensaftmengen durch eine Magenspülung, so hört sofort das Erbrechen auf. Es ist also die Wirkung des Chloroforms hier als eine Reizung der Drüsen aufzufassen. Dabei wird gleichzeitig Chloroform aus dem Körper entfernt. Die Darmtätigkeit ist aber während der Chloroformnarkose vermindert, die Bewegungen der Darmmuskulatur sind geschwächt.

Eine bedeutendere Beeinflussung erleiden die Lungen durch das Chloroform in physiologischen Grenzen. Der Einfluß des Chloroforms auf die Respiration zeigt sich in einer, sobald die Chloroformwirkung nicht mehr vom Willen des Kranken beeinflußt werden kann, eintretenden Verlangsamung der Atemzüge. Im Anfang wird mancher Mensch die Atmung namentlich bei mangelhafter Chloroformierung anzuhalten suchen.

Es muß vor allen Dingen gesorgt werden, daß der Patient ruhig atmet, man kann dies am ehesten erreichen, indem man ihm genügend Luft neben dem Chloroform zuströmen läßt. Wird die Narkose tiefer, so werden auch die Atemzüge langsamer und tiefer und man muß hierbei wiederum beachten, daß man nicht gerade bei einer Inspiration zu konzentrierte Chloroformdämpfe gibt, denn es kann bei sehr tiefen Atemzügen leicht eine Intoxikation erfolgen.

Bisweilen werden die Atemzüge aber sehr oberflächlich und unregelmäßig und es ist wichtig, daß der Narkotiseur dieses sofort erkennt um eventuell die Weitergabe des Chloroforms zu sistieren.

Die allgemeinen Vorschriften über die Atmung während der Narkose sind natürlich zu beachten. Daß oftmals das Zurücksinken des Zungengrundes die Atmung übel beeinflußt, muß bedacht, und die allgemeinen Vorschriften zu dessen Verhütung etc. müssen getroffen werden. Fremdkörper, Schleim etc. können die Respirationsbahnen (Kehlkopf, Bronchien etc.) verlegen und verstopfen, man muß dieselben daher vor der Narkose so weit wie möglich entfernen, damit die Atmung durch sie nicht gestört wird.

Ein ruhiges Atmen im Anfang der Narkose zu erreichen muß das Ziel sein, da sonst auch im weiteren Verlauf der Narkose dieselbe unregelmäßige Respiration herrscht. Man erreicht am besten eine recht ruhige Atmung, indem man von Anfang an den Patienten von 200 oder 300 abwärts zählen läßt. Dadurch wird er gezwungen, mehr zu denken, als beim Zählen von 1 an, und infolgedessen wird seine Aufmerksamkeit von der Angst um die Narkose abgelenkt und mehr konzentriert. Dabei erkennt man zeitiger, wenn das Bewußtsein getrübt wird, da der Patient bei halbem Bewußtsein nicht mehr rückwärts zu zählen vermag, Fehler macht etc. Die Folge dieser Methode ist ein regelmäßigeres Atmen als beim Zählen von 1 aufwärts. Man verhütet ferner dadurch wie durch ruhigen Zuspruch, daß der Kranke nicht lange den Atem anhält, denn gerade dies kann bei der Chloroformnarkose gefährlich werden. Wenn nämlich der Kranke plötzlich krampfhaft verweigert zu atmen, so folgt auf das Anhalten des Atems eine enorm tiefe Inspiration, durch welche, wenn nicht der Narkotiseur die Maske entfernt hat, eine sehr große Menge Chloroform plötzlich in das Blut gelangt. Das Chloroform ist nun in dieser Beziehung ein sehr gefährliches Gift, denn es kann auf eine solche Überschwemmung des Blutes mit Chloroform durch die tiefe Inspiration sofort Herzsynkope oder Apnoë folgen, hervorgerufen durch die toxische Wirkung der starken Chloroformdosis, die durch die tiefe Inspiration in das Blut und somit in das Gehirn gelangte, indem das Chloroform sofort die Zentra der Herztätigkeit oder Lungenfunktion lähmt. Man hat zahlreiche solche Fälle beobachtet, und es ist zum Teil die speziell intensiv toxische, stark narkotische Wirkung des Chloroforms in diesen Fällen, welche das Unheil bewirkt, zu dem der Anlaß durch die unregelmäßige Atmung gegeben wurde.

Es wird auch in den Bronchien und Broncheoli durch das Chloroform die Schleimhaut zur stärkeren Absonderung angeregt, so daß sich bei der Atmung im Kehlkopf reichlich Schleim ansammelt. Diese vermehrte Schleimproduktion in der Lunge selbst ist nun beim Chloroform nicht pathologisch gesteigert, wenigstens nicht in den meisten Fällen, sie besteht aber doch in gesteigertem Maße, wie mir durch eingehende Untersuchung der Lungen von Hunden nach Chloroformnarkosen nachzuweisen gelungen ist.

Ein großer Teil der im Organismus kreisenden Chloroformmengen wird durch die Lungen wieder aus dem Körper abgesondert. Somit geschieht es, daß die Respirationsluft des Kranken noch längere Zeit nach der Chloroformnarkose nach dem Narkotikum riecht, daß der Kranke selbst auch meint, das Chloroform zu riechen.

Neben den Lungen und Nieren sondert auch die Haut durch die Schweißdrüsen Chloroform ab. Auch in die Milch der Frau und in den fötalen Kreislauf der graviden Frau geht Chloroform über und ist im Blut des Kindes nachgewiesen worden (Zweifel).

Ein großer Teil des Chloroforms wird auch in zersetztem Zustande aus dem Körper ausgeschieden. Ein Zeichen, das auf sehr starke Stoffwechselveränderungen im Organismus schließen läßt, ist die Tatsache, daß das Körpergewicht des Kranken nach der Chloroformierung bedeutend niedriger ist als vorher (Malenjuk). Aus dem Organismus wird bedeutend mehr Stickstoff, Schwefel und Phosphor, ferner werden größere Mengen Chloride ausgeschieden nach und in der Narkose. Das Chlor der Chloride stammt aber nicht aus dem Chloroform. Ferner bewirkt die Chloroformwirkung eine größere Ausscheidung von nicht volloxydiertem Schwefel, und organischen Stoffen, die Chlor enthalten, und welcher Umstand darauf schließen läßt, daß unter dem Einfluß des Chloroformierens die oxydierenden Vorgänge im Organismus bedeutend geringer werden. Die gesteigerte Ausscheidung von Phosphorsäure und Kali erlauben zu glauben, daß die Zerstörungen durch das Chloroform in den an Phosphor und Kali reichen Geweben vor sich gehen, also im Muskel- und Nervengewebe, in den morphologischen Bestandteilen des Blutes und überhaupt in dem zellreichen parenchymatösen Organen und Geweben (Herz-, Leber-, Nieren-, Nervenganglien-, Fettmetamorphose und Nekrose). Die gesteigerte Ausscheidung von Chlor muß man als direkte notwendige Folge der gesteigerten Zufuhr von phosphorsaurem Kalk in die Zirkulation auffassen (Malenjuk).

Viel bedeutender als die physiologischen Schwankungen der Organfunktionen infolge der Chloroformnarkose sind die pathologischen Einwirkungen, die dem Chloroform zur Last gelegt werden können. Es ist schwer eine genaue Grenze zwischen physiologischen und pathologischen Veränderungen hier zu ziehen, doch ich glaube bis zu einem gewissen Grade beide gesondert zu haben.

Zuerst sollen die Veränderungen im Gehirn Erwähnung finden. Die pathologischen Veränderungen im Gehirn bestehen vor allem in Lähmungen wichtiger Zentren, hervorgerufen durch entweder zu hohe Dosen, oder durch Disposition im Gehirn, durch unreines Präparat etc. Die beiden wichtigsten Lähmungen, die der Respirations- und Herztätigkeitszentren, sollen an anderer Stelle behandelt werden.

Hier soll nur auf die Lähmungen anderer Gehirnabschnitte aufmerksam gemacht werden, welche ebenfalls schwere Schädigungen des Organismus zur Folge haben können. Ein Teil der Narkosenlähmungen ist auf eine zentrale Lähmung der Nervenzentren durch die Chloroformwirkung zurückzuführen. Es hat sich nämlich nach Chloroformnarkosen in den Ganglienzellen im Gehirn Fettmetamorphose nachweisen lassen (Verf.). Nach längeren und öfteren Chloroformnarkosen fand man in dem Protoplasma einzelner Ganglienzellen Fetttropfen von verschiedener Größe, Zahl und Anordnung. Vergleiche Figur 91. Dieselbe stellt eine Zeichnung nach einem Präparat aus dem Gehirn eines mit Chloroform narkotisierten Hundes dar. Gleiche Bilder und solche, wo noch mehr Fetttropfen in den Ganglienzellen zu finden waren, wurden stets nach Chloroformnarkosen bei den vom Verf. angestellten Experimenten beobachtet. Hier soll nur diese Abbildung ein oberflächliches Bild der Fettmetamorphose der Ganglienzellen des Gehirns geben.

Figur 91.

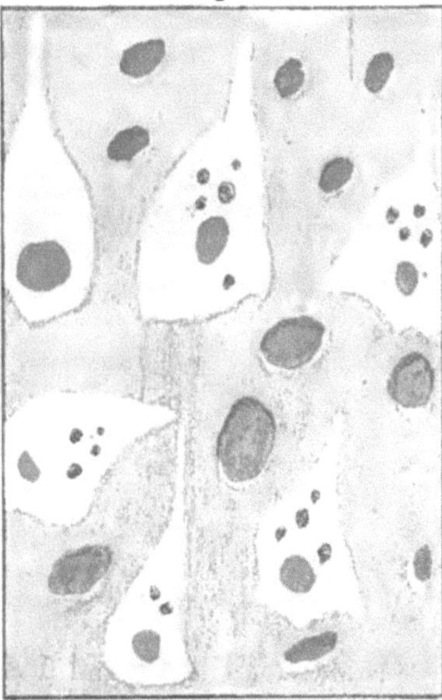

Ganglienzellen des Großhirns mit Fetttropfen im Protoplasma nach Chloroformnarkose.

Es ist infolge dieser Befunde zu vermuten, daß in geeigneten Fällen eine stärkere Fettmetamorphose in einzelnen Zentren eintreten kann, welche, sei es vorübergehend oder für immer, die Ganglienzellen schädigt, was eine Lähmung der von den Zellen innervierten Körperteile zur Folge haben kann. Das Chloroform besitzt eine besonders starke Tendenz, solche Fettmetamorphose im Zerebrum hervorzurufen.

Weiter hat man in den Wandungen der Kapillaren und größeren Gefäße der Hirnmasse reichlich Fett in großen Mengen gefunden (Verf.). Dies Fett war in Haufen in einzelnen Zellen der Wand gelegen, bewirkt eine Verdünnung der Gefäßwand an dieser Stelle und größere Brüchigkeit. Somit können einesteils Aneurysmen der Hirngefäße andererseits Berstungen der Wand während der Narkose und Hämorrhagien in das Gehirn entstehen. Die Aneurysmen können auch gelegentlich platzen und Apoplexie erzeugen. Somit kann man dunkle Fälle von plötzlichen Lähmungen vielleicht erklären. Jedenfalls können diese Veränderungen in den Hirngefäßen dem Patienten sehr gefährlich werden. Diese Einwirkung des Chloroforms auf das Gehirn ist besonders gefährlich bei Leuten mit Arteriosklerose, alten Leuten etc. Besonders günstige Momente für die Entstehung solcher Apoplexien werden während der Narkose gegeben durch die Blutdrucksteigerung im Anfang, beim Brechen, beim Atemanhalten im Exzitationsstadium. Die Gehirnhämorrhagien können nicht nur in der Narkose, sondern auch noch nach derselben hervorgerufen werden, sie können besonders gefährlich werden bei Wiederholungen von Narkosen.

Immerhin hat man die zentralen Lähmungen nach Chloroformnarkosen selten beobachtet. Es mögen aber vielleicht manche raschen Todesfälle, manche vorübergehenden Lähmungen nicht als zentrale Veränderungen (Fettmetamorphose der Ganglienzellen und Hämorrhagien durch Ruptur der fettmetamorphosierten Gefäßwand) infolge der Chloroformwirkung erkannt worden sein.

Weit größere Bedeutung hat für uns die Lähmung des Zentrums der Herztätigkeit. Dieselbe tritt in mehrfacher Form auf. Zunächst beobachtet man die Synkope ganz im Anfang der Narkose. Der Kranke, welcher die ersten Atemzüge unter der Maske tut, sinkt plötzlich tot nieder, das Herz steht still. Diese Herzsynkope entsteht wahrscheinlich entweder infolge einer Trigeminusvagusreizung von der Nasenschleimhaut aus, oder durch Reizung der Ausbreitungen des nervus laryngeus superior im Kehlkopf. Man hat gegen diese Reizung von seiten der Nasenschleimhaut empfohlen, die Schleimhaut vor jeder Narkose zu kokainisieren (Gerster, Rosenberg etc.).

Einen anderen Vorschlag, diese Reflexsynkope zu verhüten, hat Gräfe gemacht. Er gibt den Rat, die Nasenlöcher während der ganzen Dauer der Narkose mittels einer von ihm ersonnenen Klemmvorrichtung zu verschließen. Er ist mit dem Erfolg dieser Methode recht zufrieden gewesen. Der Kranke ist dabei gezwungen, nur durch den Mund zu atmen. Es fällt zwar der Reflex von der Nasenschleimhaut aus weg, doch kann immer noch ein solcher von der Kehlkopfschleimhaut aus erfolgen (nervus laryngeus super.). Doch es ist dieselbe vielleicht weniger empfindlich, als die Nasenschleimhaut.

Eine weitere Ursache für die plötzliche Synkope im Anfang der Chloroformnarkose ist in einer Idiosynkrasie des Kranken gegen Chloroform gegeben, ferner kann durch Unachtsamkeit auch eine so starke Überschwemmung des Kranken mit Chloroform durch schnelles tiefes Atmen hervorgerufen worden sein, daß die Menge des Chloroforms im Blut ausreichte, um das Zentrum für die Herztätigkeit zu lähmen. Es gibt noch viele andere Nebenursachen, die Aufgeregtheit des Kranken, den Shock etc., welche solche plötzliche Lähmungen begünstigen, ja selbst herbeiführen können, und im Allgem. Teil schon erörtert sind, aber mehr oder weniger bei jeder Narkose in Betracht kommen.

Das Chloroform besitzt als gefährlichste Eigenschaft eine ganz besonders starke Wirkung direkt auf das Herz. Dieselbe tut sich kund in Lähmungen der nervösen Zentra im Herzen selbst und in direkten Veränderungen der Herzmuskelfaser. Die Zentren im Herzen selbst werden durch das Chloroform leicht gelähmt durch zu große Dosen, die entweder aus Unachtsamkeit des Narkotiseurs verabreicht, oder durch zu konzentrierte Dämpfe und sehr tiefe Atmung bewirkt werden. Alle diese Ursachen der plötzlichen Synkope durch direkte Lähmung der Herzzentren können und müssen vermieden werden. Die dritte Ursache ist in verminderter Widerstandskraft des Herzzentrums gegeben. Dieselbe wird hervorgerufen erstens durch Erkrankungen des Herzens, welche vor der Narkose bestanden, z. B. Fettherz, Myokarditis, Nervosität etc., oder durch Disposition, d. h. eine verminderte Widerstandskraft gegen Chloroform allein bei sonst gesundem Herzen.

Durch alle solche Ursachen kann plötzlich im Anfang oder auch im weiteren Bestehen der Narkose Synkope auftreten, und zwar tritt bei diesen Ursachen meist der Tod sofort ein. Nur in den seltensten Fällen kann man hier die Synkope durch die bekannten Maßnahmen, wie sie im Allgemeinen Teil geschildert sind, bekämpfend, den Tod verhüten.

Die Wirkung des Chloroforms auf die Herzmuskelfaser besteht in der Fettmetamorphose derselben (Unger, Straßmann, Fränkel, Nothnagel, Bastianelli etc.). Diese Veränderung ist die Ursache der meisten Todesfälle nach der Chloroformnarkose, der Kranke geht seltener während der Inhalation als in den Tagen nach derselben zugrunde (protrahierter Chloroformtod). Es sind in solchen Fällen oftmals ganz kurze Narkosen vorhergegangen (Vorderbrügge), es sind während derselben keine besonderen Unglücksfälle etc. vorgekommen, sondern die Narkosen sind ganz normal von statten gegangen, und doch tritt am Ende der ersten 24 Stunden oder später plötzlich rapider Kräfteverfall und Herzschwäche auf, die in kurzer Zeit zum Tode führt. Bei der Sektion findet man neben anderen später zu schildernden Veränderungen anderer Organe im Herz ausgedehnte Fettmetamorphose der Fasern.

Das Fett findet sich in zwei Arten der Anordnung. Einesteils findet das Fett sich in Haufen von feinen Tropfen in der Längsachse der Faser zu beiden Polen des Kernes angeordnet, teils in feinen Tropfen über die ganze Faser verteilt. (Verf.)

In den Abbildungen in Figur 92 und 93 finden sich die Verhältnisse veranschaulicht. Figur 92 stellt einen Schnitt des Myokards eines Hundes, der mit Chloroform narkotisiert worden war, dar. Man sieht daselbst das Fett in feinen Tropfen zu beiden Polen der Kerne in länglichen Haufen angeordnet.

Figur 92.

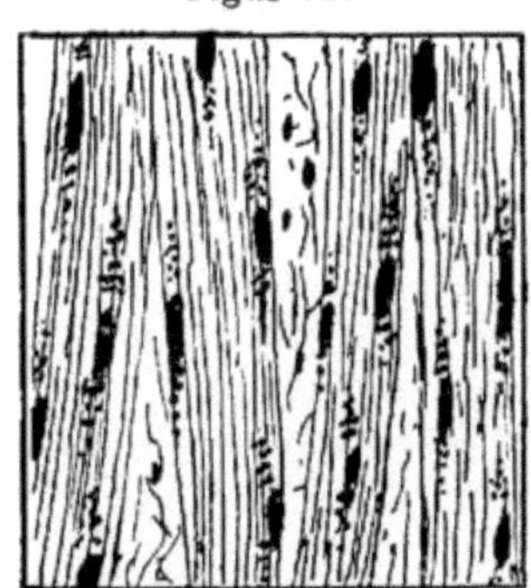

Typische Fettmetamorphose der Herzmuskelfaser nach Chloroformnarkose.

Die Figur 93 bietet ein anderes Bild. Dieselbe zeigt einen Schnitt aus dem Herzen eines ebenfalls mit Chloroform narkotisierten Hundes, welcher drei Narkosen innerhalb drei Tagen überstanden hatte. Hier sieht man, wie die Herzmuskelfasern dicht mit feinen Fetttropfen gleichmäßig besetzt sind.

Es scheint die eine Form ein Stadium des Beginnes der Fettmetamorphose, die andere ein fortgeschritteneres Stadium zu sein. Die Querstreifung der Muskelfasern ist verwaschen und undeutlich, bisweilen hat man auch Zerfall der Fasern gefunden (Straßmann, Unger, Fränkel, Vorderbrügge, Verf. etc.). Diese schwere Schädigung des Herzens ist als reine

18

Chloroformwirkung anfzufassen, das Fett entsteht, nicht wie von einigen angenommen worden ist, durch die vom Chloroform bewirkte Auflösung der roten Blutkörperchen, sondern es entsteht aus den Muskelfasern durch Einwirkung des Chloroforms auf das Protoplasma. Die Fettmetamorphose der Herzmuskelfasern ist wohl imstande, den Tod des Individuums zu bewirken, es kommen aber noch ähnliche Veränderungen in anderen Organen in Betracht, welche zusammenwirkend den Anlaß zu dem protrahierten Chloroformtod geben. Die klinischen Symptome der Herzsynkope sind früher des näheren erörtert worden, ebenso die Behandlung, Verhütung etc., so daß hier diese Sachen übergangen werden können, da das Chloroform in dieser Hinsicht keine Besonderheiten bietet.

Figur 93.

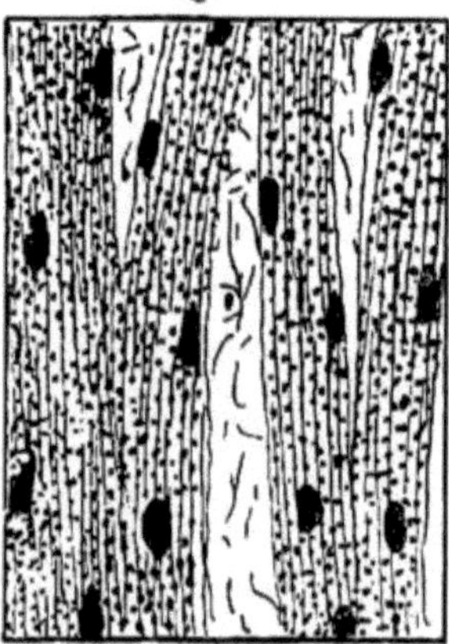

Fettmetamorphose des Herzens nach mehrfachen Chloroformnarkosen.

Es gibt nun oft Bilder. wo man in demselben Präparat Muskelfasern der ersten und solche der zweiten geschilderten Kategorie der Fettmetamorphose findet.

Es ist nun von besonderer Wichtigkeit für die Entstehung der Fettmetamorphose, wie das Herz vor der Narkose sich verhielt. Ein ganz gesundes Herz wird nur wenig vom Chloroform durch eine Narkose geschädigt. Eine geringfügige Alteration der Muskelfaser muß aber fast stets stattfinden, denn wenn man z. B. bei einem Hund innerhalb 24 Stunden eine zweite Chloroformnarkose der ersten folgen läßt, so findet man nach derselben ausgeprägte Fettmetamorphose (Verf.). Dieselbe ist hochgradiger, als wie sie von einer Narkose hervorgerufen werden kann, wie man aus Vergleichen mit Präparaten nach einer Narkose sieht. Hieraus geht hervor, daß die auch nur in den ersten geringsten Anfängen nach der einen Narkose bestehende Fettmetamorphose durch Chloroform stark beeinflußt, vermehrt wird. Die nach einer Chloroformnarkose bestehende geringe Alteration der Herzmuskelfaser genügt also, daß eine erneute Narkose schwere Läsionen aus ihr erzeugt. Hinwiederum besitzt die Fettmetamorphose auch im fortgeschrittenen Zustande große Tendenz abzuheilen, sie ist in wenigen Tagen wieder verschwunden (Verf.). Aus alledem geht hervor, daß die Wiederholung einer Chloroformnarkose innerhalb 24—36 Stunden Gefahren für das Herz in sich schließt. Es ist allerdings auch hierin nicht ein Fall nach dem anderen zu beurteilen, es muß immerhin eine gewisse Disposition des Menschen bestehen, soll durch wiederholte Narkosen der Tod durch Fettmetamorphose des Herzens hervorgerufen werden, wenn man auch annehmen kann, gestützt auf Erfahrungen und Experimente, daß ein gewisser Grad von Fettmetamorphose stets nach Chloroformnarkose im Herzen hervorgerufen wird, so hat man doch vielfach auch beobachtet, daß Personen viele Male in kurzen Intervallen chloroformiert wurden, ohne Schaden zu erleiden (von Nußbaum, Heinz etc.). Hierbei kommt in Betracht, daß die normaliter erzeugte geringe Alteration des gesunden Herzens sehr schnell abheilt.

Der Tod durch Synkope in und nach der Chloroformnarkose kann aber auch durch manche andere Umstände hervorgerufen werden. So bilden eine gewisse Gefahr für die Narkose der Status thymicus oder lymphaticus, das Chloroform ist bei solchen Kranken durchaus kontraindiziert, da die infolge des primären Leidens bestehende Aufregung des Herzens und des Nervensystems durch die Chloroformwirkung gesteigert und leicht Todesfälle hervorgerufen werden können (Paltauf, Kundrat).

Lesser hat für den Chloroformtod in der Narkose Gasblasen, die er bei der Sektion im Blute fand, verantwortlich gemacht, indem durch deren Ansammlung im Herzen die Klappen in ihrer Funktion gestört würden. Diese Blasen sind aber Stickstoffgas, die jedenfalls als Leichenerscheinung aufzufassen sind (Kappeler). Dieselben haben demnach keine Beziehungen zur Chloroformwirkung. Pirogoff hat in einem Falle im Gefäßsystem Gasblasen in größerer Menge während des Lebens nachgewiesen, durch die der Tod verursacht wurde. Dieser Fall ist aber einzig bis jetzt.

Neben diesen Verhältnissen spielt auch der Shock eine bedeutende Rolle. Es ist z. B. bekannt, daß nervöse, aufgeregte, sehr ängstliche Personen plötzlich durch Schreck an Herzsynkope zugrunde gehen können. So hat man auch Fälle beobachtet, wo Personen beim Auflegen einer Maske ohne Chloroform starben ohne einen Atemzug getan zu haben, wo Kranke bei kleinen Operationen bei dem ersten größeren Schmerz ebenfalls tot zusammensanken, man denke an jenen Todesfall bei der ersten Chloroformnarkose Simpsons. Ferner können Synkopetodesfälle durch Reflexwirkung auftreten, indem der Operateur zu zeitig beginnt, während das Stadium der Toleranz noch nicht eingetreten ist. Es wird behauptet, daß selbst im Stadium der Toleranz solche Reflexwirkung zustande kommen könne (Bornträger), so sei z. B. bei Zahnextraktionen und Durchschneiden großer Nerven in tiefer Narkose Herzsynkope aufgetreten direkt nach dem Hauptinsult auf den Nerven. Solche Fälle sind von Vigouroux, Le Fort, Richardson, Sprengel, Vulpian etc. beobachtet worden. J. Müller erklärt diese Fälle dadurch, daß noch ein Teil der Reflexe nicht gelähmt sei, und er stellt diese Fälle im Vergleich mit der Erweiterung der Pupille bei Laparatomien, die auch im Stadium der Toleranz zu beobachten ist. Jedenfalls können solche Reize bei nicht vollkommener Narkose infolge Shockwirkung eine Herzsynkope hervorrufen, vielleicht begünstigt dies gerade die Chloroformnarkose und es mögen solche Fälle gewesen sein, wo auch das Chloroform sehr schwere Schädigung der Herzmuskelfaser bewirkte, so daß das Herz dem Shock nicht standhielt. Daß in vollkommener Narkose eine solche Wirkung möglich ist, ist nicht anzunehmen. Man wird aber aus diesen Fällen die Lehre ziehen, nicht vor Eintritt der Toleranz zu operieren.

Eine Herzschädigung durch die Chloroformwirkung kann auch noch durch andere Verhältnisse begünstigt werden, so spielt vor allem die Intoxikation durch Kohlensäure und der Sauerstoffmangel dabei eine Rolle. Es ist vor allem bei den früher üblichen Methoden der Narkose sehr oft eine direkte Kohlensäurenarkose neben der Chloroformnarkose geleitet worden, unbewußt natürlich, denn man ließ dem Kranken oft absichtlich wenig Luft neben dem Chloroformdampf zuströmen, so trat zunächst Sauerstoffmangel und dann Kohlensäureüberfluß auf. Mancher plötzliche Todesfall an Synkope mag diesem Übelstand in der Methode zur Last fallen. Bei unseren jetzigen Methoden trägt man diesen Umständen Rechnung und es werden bei einer gut geleiteten Narkose heutzutage nie Kohlensäureintoxikationen eintreten.

Es ist von manchen eine Herzsynkope in der Chloroformnarkose vollkommen geleugnet worden. Die Hyderabad-Kommission schließt aus ihren an Tieren vorgenommenen Versuchen, daß die Respiration vor der Herztätigkeit stets sistiere, daß also alle Synkopefälle auf Apnoë zurückzuführen seien. Zur Begründung führt sie außer den zahlreichen Tierexperimenten die Angaben des indischen Chirurgen Syme an, welcher bei 45000 Chloroformnarkosen nicht einen Todesfall an Synkope hatte. Derselbe hat aber nur die Respiration genau beobachtet und die Herztätigkeit vernachlässigt. Obwohl die Hyderabad-Kommission bei einigen Fällen nach dem Herzstillstand noch Atembewegungen beobachtete, leugnet sie doch die Möglichkeit eines Herztodes vollkommen, indem sie die Atembewegungen als Zwerchfellkrämpfe auffaßt. Dem entgegen stehen die Beobachtungen des englischen Chloroformkomitees und Schmeys, welche nach ihren Tierexperimenten die Herzsynkope als Todesursache annehmen. Kappeler tritt entschieden für den Herztod ein, da eine direkte Einwirkung des Chloroforms auf den Herzmuskel außer Zweifel nachgewiesen ist. Kappeler ist der Ansicht, daß jeder Chloroformtod, der seinen Ausgang von der Respiration nimmt, ein Tod infolge Asphyxie im Sinne Richats ist, nämlich ein Tod infolge Überladung des Organismus mit Kohlensäure. Der Stillstand der Atmung sei hier ein ohne durch Störungen in der Lungentätigkeit vorher angezeigter plötzlich eingetretener Tod, eine reine respiratorische Synkope. Mit der größeren Zahl der Chloroformtodesfälle zeige sich, daß der gleichzeitige Stillstand der Herz- und Respirationstätigkeit oder der primäre Herzstillstand mit bald früher, bald später nachfolgendem Stillstand der Atemtätigkeit den primären Stillstand der Respiration bei weitem an Zahl übertrifft. Man hat die Lähmung des vasomotorischen Zentrums durch die Chloroformwirkung festgestellt, durch die Experimente Kroneckers und Schmeys ist die Lähmung des im Herzen selbst sich befindenden Koordinationssystemes für die Herzkammerbewegung durch das Chloroform bewiesen worden, François Frank und viele andere haben die direkte schädigende Einwirkung des Chloroforms auf die Herzmuskelfaser deutlich gezeigt, Winogradoff hat endlich den Beweis von der schädlichen Wirkung des Chloroforms auf die Herzganglien erbracht. Bei alledem und noch bei dem Anspruch, den die Krankheit des zu operierenden Menschen, Blutverlust etc. an die Herztätigkeit stellt, wird man wohl einsehen, daß ein gesundes Herz, um vielmehr ein vielleicht vorher erkranktes, durch die Chloroformwirkung wird zum Stillstand gebracht werden können. Es wird sich schwer entscheiden lassen, ob in manchen Fällen die Respiration vor der Herztätigkeit gelähmt war, es wird oftmals gleichgültig sein es zu wissen, aber es besteht die Möglichkeit eines primären Herztodes ebenso, wie die der Respirationslähmung.

Aus diesen Betrachtungen ersieht man, wie gefährlich das Chloroform für das Herz werden kann. Auch die Lungen und die Respirationstätigkeit wird in vielen Fällen schwere Schädigungen erleiden können. Es besteht, wie im vorigen schon bemerkt ist, in der Chloroformnarkose die Gefahr der

Lähmung des Respirationszentrums in der Medulla oblongata, die schwerste Schädigung bezüglich der Lungentätigkeit durch die Chloroformwirkung.

In dem Folgenden sollen zunächst die Beziehungen der Chloroformwirkung zur Lunge, die sich meist in Apnoë äußern, des genaueren gewürdigt werden. Die Symptome etc. sind im Allgemeinen Teile eingehend behandelt, hier soll nur noch einiges hinzugefügt werden, das für das Chloroform charakteristisch ist.

Die Apnoë infolge der Chloroformwirkung kann auf mehrere Arten entstehen, zunächst als die Folge zu hoher Chloroformdosen, wenn entweder durch Unachtsamkeit des Arztes zuviel Chloroform, d. h. zu hoch konzentrierte Chloroform-Luftgemische dem Kranken verabreicht wurden, oder der Kranke, sei es, weil er vorher die Luft angehalten, sei es aus anderem Grunde, plötzlich tief und ausgiebig inspiriert, und so zuviel Chloroform auf einmal in die Medulla oblongata, vielmehr in zu hoher Konzentration im Blute gelöst, gelangt, in Mengen jedenfalls, welche genügen, das Respirationszentrum sofort zu lähmen. Andere Ursachen für plötzlich eintretende Apnoë sind gegeben in einer verminderten Widerstandskraft der Ganglienzellen im Zentrum der Lungentätigkeit. Infolge irgendwelcher uns unbekannter Momente können die Zellen des Atemzentrums von den zur Narkose unbedingt erforderlichen Mengen des Chloroforms, ja von noch geringeren gelähmt werden. Ein anderer Grund ist vielleicht auch darin zu finden, daß die Ganglienzellen des Atemzentrums durch das Chloroform während einer normal und regelmäßig verlaufenden Narkose eine Fettmetamorphose erleiden. Derartige Fettmetamorphosen sind in den Ganglienzellen nachgewiesen worden (Verf. etc.). Es finden sich im Protoplasma der Ganglienzellen Fetttropfen in verschieden großen Mengen, Tropfen und größere Ballen. So kann während einer Chloroformnarkose in den Zellen des Atemzentrums eine derartig starke Fettmetamorphose erzeugt werden, die genügt, während der Dauer der Betäubung plötzlich die Atmung zu lähmen; oder die Veränderung ist nicht so hochgradig, daß noch während der Narkose der Tod eintritt. Dann heilt die Fettmetamorphose entweder nach der Narkose ab, oder schreitet trotz Sistierens der Chloroformzufuhr fort und führt nach einigen Tagen zum Exitus. Folgt in solchen Fällen eine zweite Narkose innerhalb der Zeit, wo die Restitutio ad integrum noch nicht eingetreten ist, so kann bei Beginn oder im Verlauf derselben der Tod durch Apnoë auftreten, da die Fettmetamorphose nun stark vermehrt wird. Diese Verhältnisse sind zweifellos oftmals bei wunderbaren, unvorhergesehenen Todesfällen maßgebend gewesen. Ein anderer Grund plötzlicher Apnoë in der Narkose kann auch in Verunreinigungen des Chloroforms zu finden sein. Darüber wird weiter unten gesprochen werden.

Ein großer Teil der Apnoën in der Chloroformnarkose kommt durch Kohlensäureintoxikation zustande. Kappeler hält jede Apnoë dadurch für hervorgerufen. Dies ist nun nicht der Fall. Doch, namentlich in früheren Zeiten, als man die Narkosenwissenschaft noch nicht so gut studiert hatte, wie heute, werden viele Todesfälle an Apnoë durch Kohlensäureintoxikation bewirkt worden sein (Richat). Dieselben entstehen dadurch, daß dem Kranken zu wenig Sauerstoff neben dem Chloroform zugeführt, und ihm die Exspirationsluft immer wieder mit neuen Chloroformmengen gemischt verabreicht wird. Dadurch wird der Kranke zunächst unter Sauerstoffmangel und bald unter Kohlensäureintoxikation gesetzt. Die Kohlensäure wird mit der Zeit der weiteren Narkose immer stärker in den Lungen und im Blute konzentriert, und so kann sie endlich genügend sein, um das Atemzentrum zu lähmen, oder sie wird plötzlich so gesteigert, sei es durch Verlegen des Atemtraktus, Atemanhalten etc., daß sie ebenfalls genügend ist, um den Tod zu verursachen. Es kommt zweifellos begünstigend für die Lähmung des Atemzentrums durch die Kohlensäure die Chloroformwirkung hinzu und es ist schwer abzuwägen, welche ausschließlich die Apnoë verursachte, jedenfalls wird in solchen Fällen oft die Kohlensäurewirkung den Ausschlag gegeben haben.

So sieht man deutlich, wie das Chloroform dem Menschen gefährlich werden kann auf verschiedene Art wirkend und immer das gleiche Resultat erzeugend. Es bestehen aber noch andere Einwirkungen des Chloroforms auf die Atmungsorgane, die weniger gefährlich quo ad vitum als quo ad valitudinem werden können.

In den Lungen findet man nach Chloroformnarkosen, namentlich nach wiederholten, eine ausgedehnte Fettmetamorphose der Zellen des respiratorischen Epithels. In den Zellen der Alveolen, denen der Broncheoli und selbst den Zylinderepithelzellen der großen Bronchien finden sich reichlich feine bis große Fetttropfen, oft in großer Anzahl die Zellen auffüllend (Verf.). Diese Fettmengen sind zweifellos durch die Chloroformwirkung erzeugt. Die Zellen sind in ihrer Lebensfähigkeit arg geschädigt. Diese Schädigung der Zellen, die für den Gasaustausch besonders wichtig sind, wird zweifellos für den ganzen Organismus bedeutend sein, es wird zu mangelhafter Reinigung des Blutes kommen können, ein Sauerstoffmangel und Kohlensäurereichtum des Blutes wird die Folge sein, der wohl viel mit zu dem Unbehagen, Kopfschmerz etc. nach der Chloroformnarkose beitragen wird. Diese Veränderung der Lungenepithelien heilt bald ab, nach einigen Tagen nach der Narkose ist kein Fett mehr zu finden. Sie wird aber auch für die Entstehung von Pneumonien begünstigend in die Wagschale fallen, eventuell aus den oberen Luftwegen in die Alveolen gelangte Schleimmassen mit Bakterien versehen, werden in den Alveolen den Anlaß für Lungenentzündungen geben, die erkrankten Epithelien werden das Wachsen und Eindringen der Bakterien nicht verhindern können, wenigstens nicht in dem Maße, wie es gesunde Zellen vermögen. Somit ist auch die Fettmetamorphose in den Zellen des respiratorischen Epithels von großer Bedeutung.

Was nun die vermehrte Schleimabsonderung anlangt, so ist dieselbe zweifellos durch Chloroform hervorgerufen und dieselbe ist vorhanden. Allerdings ist dieselbe nicht sehr hochgradig. Die Schleimhäute der Bronchien und der Trachea sondern zweifellos in der Chloroformnarkose mehr Schleim ab als im Leben. Es spielen dabei auch hier Disposition und ev. Erkrankungen in den Atemwegen begünstigende Momente. Es läßt sich die vermehrte Schleimabsonderung in den Lungenalveolen mikroskopisch nachweisen. Dieselbe ist bei Chloroform am geringsten im Vergleich zu anderen Narkotika, vor allem geringer als bei Aether sulfuricus und Aether bromatus.

Wie oben schon bemerkt wurde, hat man von manchen Seiten den Tod in der Narkose nur durch Lähmung des Atemzentrums entstehen lassen und die Herzsynkope vollkommen geleugnet. Re vera bestehen beide Todesarten nebeneinander, wie aus den obigen Erörterungen hervorgeht.

Wood hat versucht, durch Experimente diese Frage zu lösen, und fand, daß bisweilen die Atmung zuerst stillstand, bisweilen zuerst die Herztätigkeit, und die Atmung dauerte noch bis zu 2 Minuten an nach dem Herzstillstand. Interessant ist es zu untersuchen, wie oft beide Todesarten eintreten. Man hat bei solchen statistischen Untersuchungen gefunden, daß die Synkopetodesfälle ungefähr doppelt so oft auftraten, als die Apnoëtodesfälle. Früher war das Verhältnis ein anderes, weil man da die Wirkung des Chloroforms auf das Herz noch nicht so gut kannte wie heute, und eine große Anzahl Apnoëfälle für Herztodesfälle hielt. Aus folgenden Zahlen geht hervor, wie die Ansichten sich geändert haben.

Es beobachtete z. B.

Sabbarth	im Jahre	1866	auf 1 Apnoëfall	0,3	Herzsynkopetodesfälle
Kappeler		1880	1	1,3	
Bornträger „		1890	1	3,8	
Djakonow „		1891	1	3,0 .	

Man beobachtet also in der neueren Zeit bei weitem mehr Herzsynkopefälle. Eine Statistik aus der neuesten Zeit ergibt ein ganz ähnliches Verhältnis, es kommen auch jetzt wenigstens doppelt bis 3mal soviel Synkopeals Apnoëfälle vor. Es ist ja in vielen Fällen nicht möglich, genau festzustellen, ob zuerst die Atmung oder die Herztätigkeit sistiert. Durch die neueren Untersuchungen über die Chloroformwirkung hat man gelernt, daß viele Todesfälle, namentlich nach der Narkose, die man früher nicht zu den Chloroformtodesfällen zählte, der Chloroformwirkung zur Last gelegt werden müssen. Somit zeigen die neueren Statistiken mehr Todesfälle im allgemeinen und mehr Herzsynkopefälle im besonderen, die durch Chloroform bewirkt werden. Viele der am 1.—3. Tage und später an den Folgen der Narkose eingetretenen Todesfälle wurden früher nicht mit in die Statistik aufgenommen. Daher sind auch die allgemeinen Statistiken des Todes infolge der Chloroformwirkung mit den Jahren bedeutend anders geworden. Dies soll weiter unten des genaueren erörtert werden.

Es erübrigt jetzt noch einige Betrachtungen in aller Kürze über die weiteren Gefahren, die der Lunge durch Chloroform entstehen können, anzuschließen. Es kommt hier vor allem die Fähigkeit des Chloroforms, sich zu zersetzen, in Betracht und vor allem die Zersetzung der Chloroformdämpfe bei einer offenen Flamme, wie Gas-, Petroleum- und Kerzenlicht. Man beobachtete bei Chloroformnarkosen längerer Dauer in einem mit offener Flamme beleuchteten Raume, daß ein starker Hustenreiz sowohl der Ärzte und Pfleger, als besonders auch des Kranken eintrat (Fischer, Röttschau, Bossart, Zeller etc.). Weiter verspürten die Personen ein Oppressionsgefühl im Kopfe, Schwindel, Kopfschmerzen, Übelkeit, Erbrechen.

Röttschau berichtet unter anderem im Jahre 1889 von solchen Beobachtungen und schildert sehr starke Beschwerden, die er an sich wahrgenommen, wie heftigen Hustenreiz, Brechreiz, ja selbst Ohnmachtsanfälle etc. Aehnliche Beobachtungen waren von Stobwasser, Meyer und anderen gemacht, welche der Meinung waren, daß die Gase der Lampen mit den Chloroformdämpfen Stoffe erzeugten, welche die intensivsten Reize auf Lungen und Kehlkopf, Brechreiz und Kopfschmerzen neben allgemeiner Uebelkeit hervorriefen. Man hatte beobachtet, daß der starke Hustenreiz wegfiel, wenn die Personen das Zimmer, in dem die Narkose stattfand, verlassen hatten. Aehnliche Berichte wurden auch von anderen laut. Iterson beobachtete in Leyden schwere plötzliche Asphyxie bei Chloroformnarkose in einem Raum, in dem wegen der unzureichenden Heizanlage mehrere Gasflammen an besonders kalten Tagen zur Erwärmung während der Narkose angezündet worden waren. Er berichtet von einem Todesfall in der Narkose, für den er die aus den Chloroform- und Gasflammengasen entstehenden schädlichen Stoffe verantwortlich macht.

Zweifel, Rosenberger, Schönborn, Hofmeier berichten von Kranken, die laparatomiert wurden in Chloroformnarkose in Gegenwart von Gasflammen und die schweren Hustenreiz, selbst katarrhalische Pneumonien bekamen, während Kranke, die die gleichen Operationen in Chloroformnarkosen ohne offene Beleuchtung überstanden, keine Lungenkrankheiten aufwiesen.

Man wandte daher diesen Verhältnissen seine besondere Aufmerksamkeit zu, und versuchte die Gase zu bestimmen, die unter Einwirkung von Chloroformdämpfen auf offene Flammen entstehen. Benhard fand Phosgengas (Chlorkohlenoxyd, $C Cl_2 O$), Salzsäuregas ($H Cl$) und freies Chlor nebst einigen anderen Stoffen. Dasselbe wurde von Stapp, Schmiedeberg, Ramsay, Schumburg u. a. gefunden, während Rudolph durch eingehende Untersuchungen nachwies, daß Chloroformdämpfe im glühenden Teile einer Flamme meist in Salzsäure übergehen, während nur wenig Chlor frei wird, die anderen Stoffe, wie Phosgen, Kohlenoxydgas, Essigsäure, Ameisensäure etc. nur in ganz geringen, kaum nachweisbaren Mengen entstehen. Diese Menge von Salzsäuredämpfen genügt nun vollkommen, um derartig schwere Schädigungen der Respirationsorgane hervorzurufen. Man hat nachgewiesen, daß ein Mensch in einem Luftgemenge, das 0,01—0,05‰ Salzsäuredämpfe enthält, tätig sein kann, aber die genannten üblen Folgen verspürt (Matt, Lehmann, Rudolph etc.), während man bei mehr als 0,05‰ Salzsäuregehalt nicht existieren kann. Wenn nun in einem Raum von 100 cbm Inhalt, wie es ein gewöhnliches Operationszimmer ungefähr darstellt, 10 ccm Chloroform bei Gaslicht zersetzt werden, so erhält die Luft 0,059‰ Salzsäuredämpfe beigemengt (Rudolph). Wenn man nun bedenkt, wieviel mehr Chloroform oftmals zersetzt wird, so muß man sich wundern, daß nicht öfter solche Schädigungen der Lungen entstehen. Dies wird erklärlich, wenn man erwägt, wie doch in solchen Räumen die Ventilation sehr gut funktioniert und viel der Dämpfe der Salzsäure entfernt, sowie daß diese Dämpfe, die im Zimmer verbleiben, von der großen Menge von Wasser, Feuchtigkeit der Luft etc. gebunden, wenigstens zum größten Teil gebunden werden, so daß man sie nicht oft bemerkt. Sie werden sofort lästig, wenn der Raum klein, schlecht ventiliert ist und wenn sehr trockene Luft und wenig sonstige feuchte Gegenstände darin sind. Diese üblen Gase entstehen nicht, wenn im Zimmer elektrische Glühlampen verwandt werden, während Bogenlicht keinen Schutz gewährt. Auch die Nernstlampe und ähnliche können dem Uebelstande der Salzsäureproduktion abhelfen.

Mit diesen Schädigungen der Lungen und des Herzens ist aber die Gefahr der Chloroformwirkung für den Menschen noch nicht erschöpft, es lassen sich noch schwere Veränderungen pathologischer Natur in verschiedenen anderen Organen nachweisen. Zunächst ist es die Leber, der wir unsere Aufmerksamkeit schenken wollen. Die Veränderungen die sich in der Leber finden, bestehen in Fettmetamorphose, Nekrose und Zerfall der Leberzellen (Unger, Ostertag, Straßmann, Fränkel, Bastionelli, Bandler, Salen, Wallis, Nachod, Marthen, Schenk, Cohn, Luther, Wunderlich, Vorderbrügge, Verf. etc.).

Es findet sich namentlich bei jenen Personen, die in oder nach der Chloroformnarkose gestorben sind, in den Leberzellen sehr viel Fett in feinen bis großen Tropfen im Protoplasma, so daß der Kern oft vollkommen verdeckt wird. Nebenbei sieht man in den Interstitien und den Bindegewebsmaschen reichlich Fett, oft in großen Klumpen, oftmals liegt hier das Fett auch in den Gefäßen oder Gallengängen und füllt stellenweis die Gänge aus, so daß man in mit Flemmingscher Lösung behandelten Präparaten schwarze Ausgüsse von Teilen solcher Gefäße etc. sieht. In Figur 94 findet man einen Schnitt aus der Leber nach Chloroformnarkosen, in dem die obengeschilderten Verhältnisse klar zu sehen sind.

Figur 94.

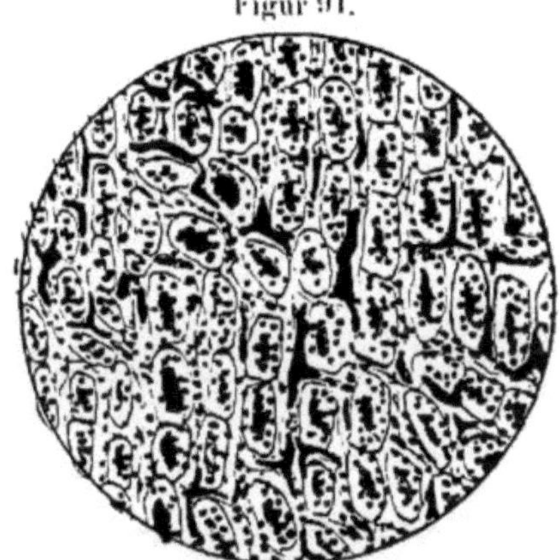

Leber nach Chloroformnarkosen mit Fett als schwarzen Tropfen in den Leberzellen und in den Interstitien, oft Ausgüsse von Gefäßen formend.

Die Fettmetamorphose ist verschieden stark in der Leber. In dem Zentrum der Acini ist sie geringer, während sie in den peripheren Teilen weit hochgradiger, oft in Nekrose und Zerfall der Leberzellen übergehend, sich findet (siehe Figur 95).

Figur 95.

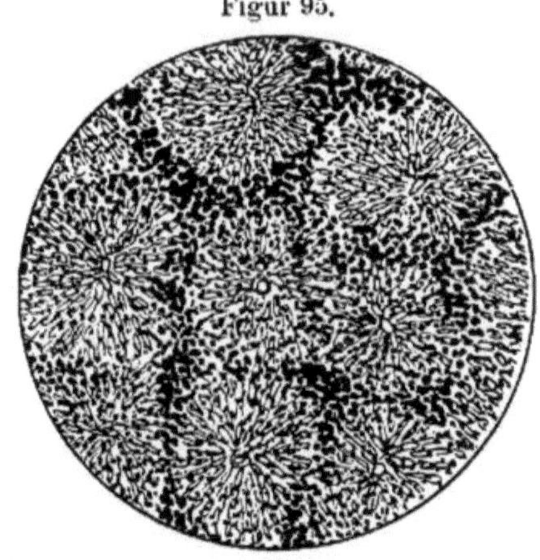

Leber nach Chloroformnarkose. Fett in schwarzen Punkten, mehr in der Peripherie, weniger im Zentrum der Acini sichtbar.

So sieht man in den Präparaten, in denen das Fett aufgelöst ist, Stellen, wo noch guterhaltene Leberzellen, solche, wo reichlich Zerfall und Nekrose sich finden, namentlich bei schwacher Vergrößerung deuten sich die Stellen, wo Nekrose besteht, durch hellere Färbung an und bei stärkerer Vergrößerung sieht man in dem Zentrum der Acini die Leberzellen erhalten, doch bemerkt man in dem Protoplasma zahlreiche rundliche Hohlräume, die Stellen, in denen das Fett sich befand, das aufgelöst ist. In der Peripherie sieht man selten noch einzelne Leberzellen, nur Balken von Zellen, deren Konturen gar nicht mehr zu erkennen sind, liegen in einer Menge von Detritus mit Kernen, Blutkörperchen und Bindegewebe. Auch hier sieht man große Hohlräume, wo Fettballen sich befanden. Diese Bilder, die sich in Figur 96 u. 97

Figur 96.

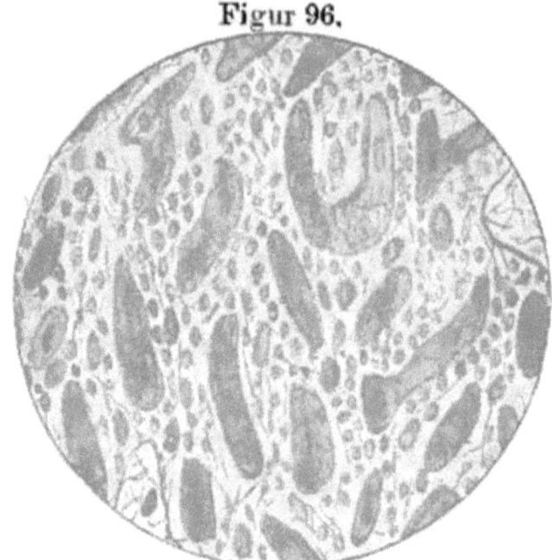

Leber, das Fett ist aufgelöst, es zeigen sich nur noch Fellbalken mit undeutlichen Kernen, daneben viel Blutkörperchen und Zerfall, freie Kerne und schollig zerfallenes Protoplasma. Leber nach zwei Chloroformnarkosen.

Figur 97.

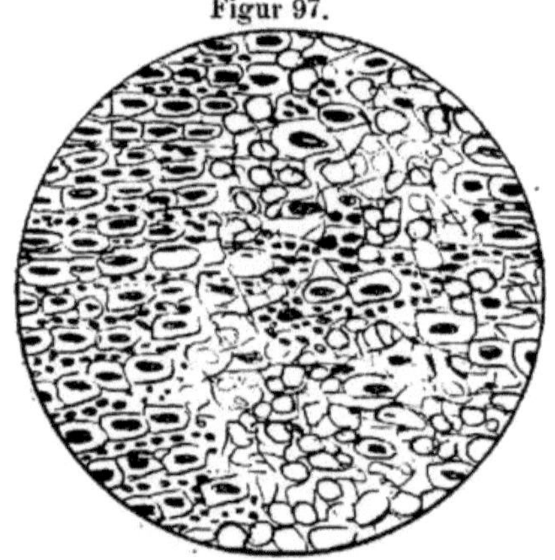

Leber mit Nekrose und Zerfall der Leberzellen nach Chloroformnarkosen. Stellenweis finden sich noch erhaltene Leberzellen, daneben Detritis, freie Kerne, Blutkörperchen, abgestorbene Zellen. Das Fett ist aufgelöst.

wiedergegeben finden, habe ich nach Präparaten von mit Chloroform narkotisierten Hunden gezeichnet. Sie sind von anderen Forschern durch deren Beobachtungen am Menschen bestätigt worden. Diese hochgradigen Veränderungen der Leber, die oftmals kaum noch Leberstruktur zeigen, — die Zellen sind meist trübe, die Konturen sind undeutlich, verwaschen, nicht zu sehen, das Protoplasma ist von Fetttropfen erfüllt, an vielen Stellen zeigt sich hochgradige Nekrose, — müssen natürlich auf den Organismus sehr schädigend quo ad vitam einwirken. Man hat auch am Menschen derart hochgradige Veränderungen der Leber nachgewiesen, so beschreibt Bandler einen Fall von akuter gelber Leberatrophie nach Chloroformnarkose, andere Fälle sind von Stocker, v. Erlach u. a. mehr beschrieben worden. Daß auch gelegentlich in der Leber nach Narkosen Fettmetamorphose, wenn auch nur im beginnenden Zustand, auftritt, darauf deuten die vielen Fälle, wo nach Chloroform Ikterus in akuter, bald schwindender Form beobachtet wurde (Bastionelli, Bandler, Stocker, Ostertag etc.).

Es ist nun von einigen Seiten bezweifelt worden, daß das Fett in den Leberzellen entstehe, Ostertag hielt die Fettansammlung in der Leber für Fettinfiltration, andere wollten Fettdegeneration und Fettinfiltration zugleich wahrnehmen. Straßmann hat durch eingehende Versuche eine Fettmetamorphose nachgewiesen. Nach den von mir angestellten Versuchen an Tieren ist es zweifellos eine Fettmetamorphose. Die Bilder, die sich in sehr hochgradigen Stadien, wo man ganze Ausgüsse von Gefäßen mit Fett findet, aufweisen, lassen ja den Verdacht aufkommen, daß eine Fettinfiltration bestehe, oder wenigstens zu gleicher Zeit stattfinde, doch dies ist nur eine Täuschung, da das Fett in den Interstitien, Gefäßen etc. aus den zerfallenen Leberzellen stammt. Wo kein Zerfall, findet sich auch das geschilderte Symptom nicht.

Es hat sich bei meinen Versuchen gezeigt, daß nach jeder längeren Chloroformnarkose in den Leberzellen sich eine beginnende, wenn auch noch ganz geringe Fettmetamorphose schon nachweisen läßt. Narkotisiert man einen Hund, an dessen Leber man durch Resektion eines Stückes Leber eine beginnende Fettmetamorphose als Folge der ersten Narkose nachgewiesen hat, nach 12–24 Stunden nochmals mit Chloroform und entnimmt nach der zweiten Narkose wiederum ein Stück Leber, so sieht man jetzt bedeutend fortgeschrittenere Fettmetamorphose. Nach einer weiteren Narkose ist das Bild noch hochgradiger. Es geht aus diesen Experimenten mit Evidenz hervor, daß erstens Chloroform stets eine geringe Schädigung der Leberzellen hervorruft, zweitens die beginnende Fettmetamorphose durch eine neue Chloroformnarkose bedeutend verschlimmert wird. Diese Fettmetamorphose besitzt hingegen eine große Tendenz zur Heilung, denn wenige Tage nach einer Reihe von Chloroformnarkosen findet man die Leber wieder normal, es zeigt sich kein Fett mehr, die etwa zerfallenen Zellen sind ersetzt. Dies zeigte sich bei einem Hund, welcher nach zwei Narkosen eine starke Fettmetamorphose mit beginnender Nekrose der Leberzellen erlitten hatte*), nach Verlauf von 3×24 Stunden nach der letzten Chloroformnarkose. Die Leber war wieder normal. Es gehen natürlich auch jene Tiere, wo die Veränderungen zu fortgeschritten, die Nekrose zu ausgedehnt war, nach der Narkose zugrunde. Bei einer mäßigen Fettmetamorphose aber, selbst wenn auch schon Nekrose im Beginn vorhanden war, genaßen die Tiere wieder schnell. Die Veränderungen nach einer Narkose längerer Dauer sind stets nach drei Tagen so weit geheilt, daß eine Schädigung einer weiteren Narkose nicht schwerere Veränderungen in der Leber erzeugt, als eine einmalige Narkose am gesunden Tier. Es besteht also starke Neigung zur Regeneration, zur Heilung. Deshalb erlebt man auch weniger Todesfälle nach Narkosen als man aus den anatomischen Veränderungen erwarten müßte.

Die Experimente an Hunden kann man bis zu einem gewissen Grade auf den Menschen direkt übertragen. Anders steht es mit anderen Tieren, es bestehen unter den einzelnen Tierarten sehr verschiedene generelle Unterschiede hinsichtlich dem Verhalten der Organe gegenüber der Chloroformwirkung (Ostertag, Overton etc.).

Daß diese Veränderungen in der Leber schwere schädigende Momente für das Leben darstellen, muß immerhin anerkannt werden. Denn eine Menge von Todesfällen sind dem Chloroform zur Last zu legen, und stets findet man bei den Leichen der an Chloroformwirkung gestorbenen Menschen die geschilderte

*) Es wurde operativ ein Stück Leber reseziert und untersucht.

Leberfettmetamorphose. Ganz analog den Verhältnissen in der Leber spielen sich Prozesse in den Nieren ab (Unger, Ostertag, Straßmann, Nachod, Bandler, Bastionelli, Marthen, Schenk, Cohn, Luther, Wunderlich, Rindskopf, Eisendraht, Rast, Mestor, Vorderbrügge, Verf. etc.). Es finden sich ausgedehnte Fettmetamorphose in den Epithelien der Nieren bei allen Chloroformtodesfällen. Die Fettansammlung ist nach den Versuchen verschiedener Autoren in den Epithelien der gewundenen Harnkanälchen stärker als in den der geraden (Verf. etc.). An den Versuchen vom Verf. fanden sich nach einer Narkose in den Epithelien der Henleschen Schleifen feine Fetttropfen stets vor, während in den anderen Teilen der Nieren noch kein Fett zu finden war. Nach einer weiteren Narkose war eine weit ausgedehntere Fettmetamorphose in den Nierenepithelien zu finden, es zeigte sich beginnender Zerfall der Zellen in den Harnkanälchen, sehr viel Fett im Protoplasma der Epithelien. Die Nekrose war wenig, oftmals gar nicht in den Pyramiden, reichlich in den Henleschen Schleifen. An den Glomeruli fand sich meist kein Fett, bisweilen nur wenig feine Tropfen. Das Fett fand sich in feinen bis großen Tropfen, in den Epithelien sehr viele der Zellen ganz auffüllend. Meist beobachtet man an den Nieren, namentlich in der Rinde, starke Veränderungen. Viel Fett und Nekrose der Epithelien. Bei schwacher Vergrößerung sieht man oft das Fett in schwarzen Streifen und Flecken, welche bei stärkerer Vergrößerung ganz mit großen Fettballen erfüllte Harnkanälchen repräsentieren. Diese Verhältnisse zeigt die Abbildung in Figur 98.

Figur 98.

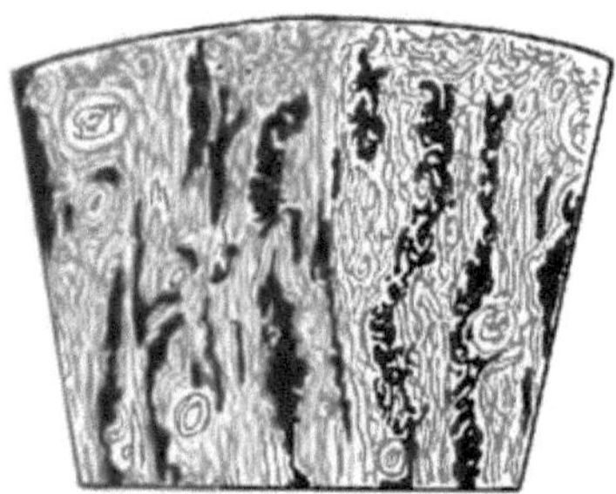

Niere nach Chloroformnarkosen mit schwacher Vergrößerung betrachtet. Die schwarzen Flecke stellen stark fettmetamorphosierte Harnkanälchen dar. Das Fett ist daselbst in großen Mengen und Klumpen, in dem andern Nierengewebe ist das Fett in feinen Tropfen und deshalb bei dieser Vergrößerung nicht sichtbar.

In den Figuren 99 und 100 zeigen sich die Verhältnisse wie oben geschildert. In Figur 99 sieht man in den Epithelien feine Fetttropfen in teils geringen, teils großen Zahlen. Hier sieht man noch geringere Einwirkung des Chloroforms, die Zellen sind noch erhalten, die Konturen sind zwar etwas verwaschen, doch noch sichtbar. (Siehe Figur 99 S. 285).

Anders verhält es sich mit dem Präparat, das in Figur 100 abgebildet ist. Hier sieht man ausgedehnte Nekrose und Zerfall der Zellen, während normal erhaltene Zellen nicht in dem Bilde zu sehen sind. Die Zellen sind größtenteils in homogene Protoplasmahaufen verwandelt, in denen Kerne und zerfallene Kerne mit Fettklumpen zerstreut sind. Zellgrenzen sind nur angedeutet. (Siehe Figur 100 S. 285.)

Diese Veränderungen in den Nieren sind in ebendemselben Maße auch nach Narkosen mit Chloroform am Menschen beobachtet worden und tragen mit zu dem Symptomenkomplex der Chloroformwirkung bei. Es ist nun

Figur 99.

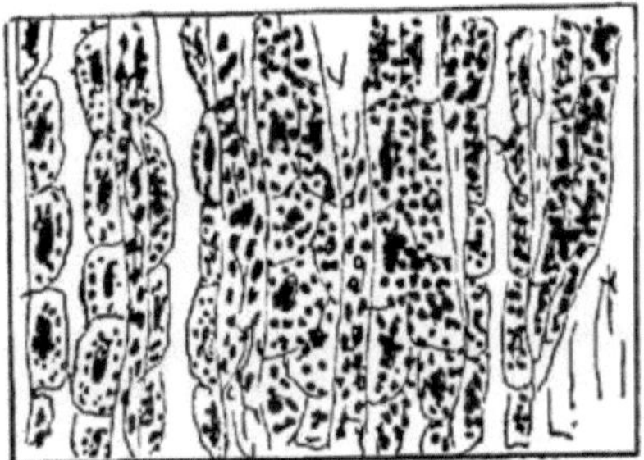

Niere nach Chloroformnarkose. Feine Fetttropfen in den Epithelien. Keine Nekrose.

Figur 100.

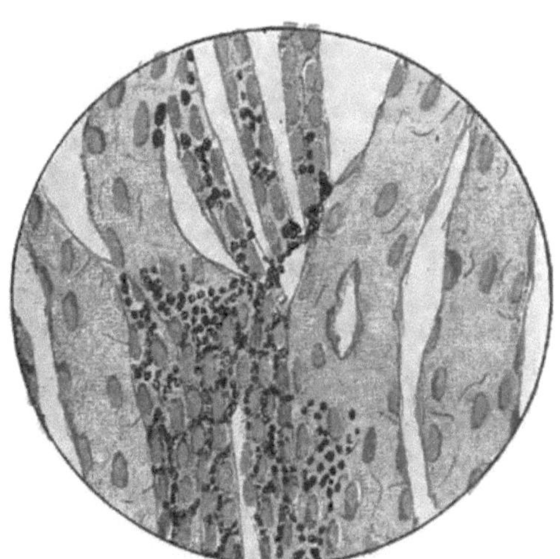

Niere nach Chloroformnarkosen.
Das Fett ist in schwarzen Tropfen sichtbar. Die Epithelien der Harnkanälchen zeigen hier starken Zerfall, die Zellgrenzen sind verschwunden, undeutlich, freie Kerne. Die Harnkanälchen im Bild sind stellenweis vollkommen in Nekrose, stellenweis noch erhalten.

anzunehmen, daß gewisse Läsionen oder Störungen der vitalen Lebensverhältnisse an den Nierenepithelien nach jeder Chloroformnarkose auftraten, mehr oder weniger intensiv, wie man aus den vielfachen Befunden von Eiweiß, Blut,

Zylindern und Epithelien im Harn nach Chloroformnarkosen, ferner aus dem Befunde von Fett nach langen Chloroformnarkosen in den Nierenepithelien, schließen kann. Allein, es müssen gewisse Vorbedingungen erfüllt sein, damit ein solches Bild sich entfalten kann. Dazu rechnet man vor allem die Disposition des betreffenden Organismus, und weiter schwere Erkrankungen, die Veränderungen in den Nierenepithelien an sich schon bedingen, schwere langanhaltende Blutungen vor der Narkose, Nierenentzündungen etc. Diese Zustände bilden zweifellos günstigen Boden für die Entstehung der Fettmetamorphose auch in den Nieren.

An anderen Organen ist gelegentlich der allgemeinen Fettmetamorphose auch Fett gefunden worden, so in der Milz, in den Epithelien der Magenschleimhaut, in der Zwerchfellmuskulatur, in den Bauchmuskeln, in der Aorta, in den Nebennieren etc. Die Fettmetamorphose ist aber in allen diesen Organen gering und von geringerer Bedeutung für den Organismus.

Alle diese beschriebenen und eingehend geschilderten Veränderungen in den parenchymatösen, inneren Organen bilden zusammen den Symptomenkomplex der Chloroformwirkung und meist den des protrahierten Chloroformtodes. Dieser sogenannte protrahierte Chloroformtod ist die Folge von einer oder auch nur von einer kurzen Narkose, bisweilen auch von mehreren innerhalb weniger Stunden oder Tage wiederholten Chloroformierungen. Man hat den Tod nach einer kurzen Narkose innerhalb weniger Stunden auftreten sehen, obwohl die Narkose keine Unregelmäßigkeiten in ihrem Verlaufe geboten hatte, man hat aber auch noch nach 1 2 Tagen dessen Eintritt erlebt. Gerade in den meisten Fällen bemerkt man während der Narkose keine Unregelmäßigkeiten, meist auch hat man an den Personen vorher keine begünstigenden Momente oder Krankheiten nachweisen können, denn dann wäre es ja unverantwortlich leichtsinnig, eine Chloroformnarkose einzuleiten, wenn man eine üble Einwirkung erwarten könnte. Worin in diesen Fällen das begünstigende Moment beruht, ist nicht bekannt, deshalb hilft man sich mit dem Ausdruck Disposition. Man sagt, der Kranke war für Chloroform zuwenig, oder abnorm wenig widerstandsfähig, d. h. für üble Chloroformnachwirkung disponiert.

Wie oben schon auseinandergesetzt wurde, unterscheidet man bei dem Chloroformtod im allgemeinen zwei Todesarten, Synkope und Apnoë. Es ist schon im allgemeinen Teil über beide Todesarten geschrieben worden. Dieselben treten während und nach der Narkose ein. Die während der Narkose eintretenden Todesfälle können oftmals von zu großen Chloroformgaben hervorgerufen werden. Dies ist ein Ereignis, welches nie vorkommen dürfte. Es sind früher die Symptome, die sich vor einer nahenden Apnoë oder Synkope einstellen, genau behandelt worden, diese Symptome haben bei der Chloroformnarkose genau dieselben Grundzüge, wie oben beschrieben, deshalb ist es nicht nötig, hier dieselben zu wiederholen, ebenso sind die Mitttel und Wege, durch welche man diesen Unfällen erfolgreich begegnen kann, genau angegeben worden. Es ist dem hier weiter nichts hinzuzufügen. Es ist nur immer wieder anzuraten, jede Narkose mit Chloroform genau nach den gegebenen Vorschriften zu leiten, da das Chloroform ein stärkeres Narkotikum als Äther etc. ist, und da infolgedessen auch nur geringe Mengen genügen, um den Organismus schwer zu schädigen. Eine Konzentration von 8 g auf 100 l Luft genügen, um Narkose hervorzurufen. Höhere Konzentrationen sind gefährlich. Demzufolge ist auch die Narkosenbreite nur mäßig, kleiner als beim Äther z. B. und folglich leichter ein Unfall möglich. Allein ein aufmerksamer, genau beobachtender, geschickter und geübter Narkotiseur wird selten Unfälle erleben, da man sie in vielen Fällen verhüten kann.

Es ist schon oben bemerkt worden, daß die Chloroformtodesfälle in der Jetztzeit viel häufiger bezüglich des Verhältnisses zur Narkosenzahl geworden sind. Dies beruht darauf, daß man durch genaue Erforschung der Chloroformwirkung gefunden hat, daß weitaus mehr Todesfälle dem Chloroform zur Last gelegt werden müssen, als man früher dachte. Viele Todesfälle, die man jetzt zum Chloroformtod zählt, sind früher auf andere Ursachen und Anlässe bezogen worden. Daher ist die Prozentzahl verändert. Es ist dies also ein Zeichen, daß man in der Wissenschaft weiter vorgeschritten ist, daß man besser beobachtet.

Die Statistik der Chloroformtodesfälle ist ein sehr schwer zu lösendes Problem, liefert auch bei den verschiedenen Autoren recht verschiedene Resultate. In dem Folgenden soll kurz darüber das Notwendigste erwähnt werden.

Zunächst ist es interessant zu ermitteln, in welchem Verhältnis die Synkope zur Apnoë steht. Die Todesfälle an Synkope sind etwa doppelt so häufig als die Apnoëfälle; so wurden z. B. 206 Fälle von Synkope und 117 Todesfälle durch Apnoë auf 323 Todesfälle beobachtet. In der neueren Zeit hat die Zahl der Synkopefälle gegenüber den Apnoëfällen zugenommen, die Verhältnisse sind aus folgendem zu ersehen:

Sabbarth hat im Jahre	1866	auf 1	Apnoë	0,3	Synkopetodesfälle gesehen,
Kappeler	1880	1		1,3	
Bornträger	1890	1		3,8	
Djakonow	1891	1		3,0	

Somit ersieht man eine bedeutende Vermehrung der Synkopefälle, was wohl ebenfalls auf die genauere Beobachtung und Untersuchung der Fälle zurückzuführen ist.

Was nun die Verhältnisse der anderen Todesfälle anlangt, so hat Hewitt eine kleine Statistik aufgestellt, die zwar immerhin etwas unklar erscheint, doch aber interessant ist.

I.	Er beobachtete an Synkope 56 Todesfälle.	
II.	Er sah Synkopetodesfälle in dem Exzitationsstadium in	6 Fällen.
III.	„ plötzlichen Tod in	6
IV.	„ Tod in Ohnmacht in	10
V.	„ „ durch Aufhören von Puls und Atmung zusammen in	9
VI.	„ Aufhören von Atmung allein in	6
VII.	„ „ bei dem der Puls blieb in	

Es ist vielleicht die Trennung der einzelnen Fälle nicht ganz richtig geschehen, denn es sind die Unfälle Nr. 2, 3 und 4 doch sicher Synkopetodesfälle, also zu Nr. 1 zu rechnen, während die Fälle in VII als zweifelhaft zu betrachten sind.

In dem Folgenden werden die Todesfälle nicht nach ihrer Art unterschieden werden, da es ja immerhin für die Statistik belanglos ist, ob Synkope oder Apnoë eintrat, und es wird nun die allgemeine Statistik der durch Chloroform hervorgerufenen Todesfälle besprochen werden.

Nach den verschiedenen großen Statistiken hat man bei allen fast gleiches Resultat gefunden, nämlich auf ca. 3000 Chloroformnarkosen kommt ein Todesfall, der sicher durch Chloroformwirkung verursacht ist.

Von Nußbaum ist bis zum Jahre 1878 auf 15000, von Syme bei 45000 Chloroformnarkosen in Indien kein Todesfall, von 30000 Narkosen der französischen Armee im Krimkriege nur 1 Todesfall verzeichnet worden. Trotz dieser Angaben schätzt Sabbarth bis zum Jahre 1868 die Chloroformnarkosen auf **3000000** und stellt **1197** Todesfälle fest, ein Verhältnis von **1 : 2522**, Andrews hat 117078 Chloroformnarkosen mit 43 Todesfällen, das ist 1 : 2723, Palliard 1 : 3258, Combe 1 : 2733, Ormsbey 1 : 2873, Wachenholz 1 : 2029, Coles 1 : 2873, Williams Roger 1 : 1236 als Verhältnis des Todesfalles zu den Narkosen angegeben. In Skandinavien ist ein Verhältnis von 1 : 2257 beobachtet worden. Nach diesen Angaben sieht man, daß das Verhältnis 1 : 3000 ungefähr richtig ist, denn die dabei sich zeigenden Verschiedenheiten sind immer in der Grenze des Erlaubten.

In neuerer Zeit sind genaue Statistiken von dem Deutschen Chirurgenkongresse in Berlin aufgestellt worden, denen man vielleicht mehr Gewicht beilegen darf, als denen aus früheren Zeiten.

Darnach findet man folgendes:

Im Jahre	1890/91	wurden auf 22636 Chloroformnarkos.	6	Todesf. beob.	= 1 : 3776
	1891/92	72593	31		= 1 : 2341
	1892/93	38499	9		= 1 : 4278
	1893/94	33084	17		= 1 : 1941
	1894/95	34412	25		= 1 : 1376

Das Mittel daraus ergibt 201224 Narkosen mit 88 Todesfällen oder ein Verhältnis von 1 : 2286.

Hieraus sehen wir, daß im Mittel dasselbe Verhältnis ungefähr noch besteht. Aus den einzelnen Statistiken geht aber zweifellos hervor, daß die Todesfälle in Chloroformnarkosen mit den Jahren öfter geworden sind.

In den Jahren 1895/97 wurden 27025 Narkosen mit 29 Todesfällen beobachtet, das ist ein Verhältnis von 1 : 932, welches ein sehr schlechtes Resultat gibt.

Aus den Statistiken in der neueren Zeit lassen sich folgende Zahlen zusammenstellen, aus denen wir Schlüsse ziehen können, welche vielleicht insofern genauere Resultate liefern, als hier meist die Tropfmethode angewandt wurde und man somit einen Faktor ausschließen kann, welcher manche Statistik unklar macht, bei denen man nicht weiß, welcher Chloroformapparat und welche Methoden verwendet wurden. Das Resultat wird anders, wenn in dem Falle die Tropfmethode, in jenem der Junkersche Apparat etc. verwandt werden.

Nach v. Bardeleben	kamen auf 666 Chloroformnarkosen	1 Chloroformtod.
Bardenheuer	797	0
Braun etc.	1365	1
Bruns	152	0
Czerny	589	0
Göschel	358	0
Scheve	1869	1
Zeller	435	1
Angerer	108	1

Nach	Barth	kamen auf	409	Chloroformnarkosen	2	Chl.-Todesf.
„	Boeters	„ „	185	„	0	„
„	„	„ „	568	„	1	„
„	Braun	„ „	962	„	1	„
„	Czerny	„ „	1361	„	1	„
„	Ebkam	„ „	43	„	1	„
„	Garré	„ „	236	„	1	„
„	Göschel	„ „	326	„	1	„
„	Jungengel	„ „	939	„	0	„
„	Kümmell u. Sick	„ „	1371	„	3	„
„	Lauenstein	„ „	288	„	1	„
„	Schopf	„ „	367	„	0	„
„	Sabbotic	„ „	1257	„	1	„
„	Komver	„ „	1200	„	2	„
„	Lawrie	„ „	1236	„	1	„
„	Grube	„ „	40000	„	3	„
„	Sklifossowsky	„ „	28708	„	5	„

In Summa kamen auf 84623 Chloroformnark. 27 Chl.-Todesf.

Also kamen nach diesen Statistiken auf 84623 reine Chloroformnarkosen 27 Todesfälle, oder 1 Todesfall auf 3134 reine Chloroformnarkosen. Rechnet man die vielleicht etwas fraglichen Zahlen von Grube, Lawrie und Sklifossowsky nicht mit dazu, da in diesen vielleicht auch Mischnarkosen etc. enthalten sein können, so erhält man 14671 reine Chloroformnarkosen mit 18 Todesfällen, was ein Verhältnis von 1 Todesfall auf 815 Narkosen bedeutet. Dies ist eine sehr viel kleinere Zahl, bedeutet ein sehr viel schlechteres Verhältnis. Das Verhältnis 1:3134 ist das allgemein bekannte, welches aber wahrscheinlich etwas zu günstig ist, und jedenfalls nicht die wirkliche Verhältniszahl bedeutet.

Im Jahre 1900 wurden in Amerika auf 3749 Chloroformnarkosen 1 Todesfall berechnet, Gurlt gibt in seiner Statistik aus dem Jahre 1897 ein Verhältnis von 1 Todesfall auf 2075 Chloroformnarkosen an, Sklifossowsky hat ein solches von 1 Todesfall zu 5741 Chloroformnarkosen gefunden. Diese Zahlen zeigen alle einen bedeutenden Unterschied. Jedenfalls ist es gar nicht leicht, eine wirklich zutreffende Statistik aufzustellen, denn es kommen zuviel Verhältnisse in Betracht, die berücksichtigt werden müssen, aber von den verschiedenen Statistikern in verschiedenem Maße beachtet wurden. Im großen und ganzen ersieht man jedenfalls aus den angeführten Zahlen, daß die Gefahren des Chloroforms einerseits nicht unterschätzt werden dürfen, andererseits aber auch durch den Narkotiseur und die Technik der Narkose sehr zu beeinflussen sind. So hat z. B. Grube auf 40000 Chloroformnarkosen innerhalb 45 Jahren nur 3 Todesfälle zu verzeichnen und hält diesen überaus günstigen Prozentsatz für die Folge äußerster Sorgfalt, die in Grubes Klinik der Chloroformierung geschenkt wird. Vielleicht sind aber hierbei auch gewisse günstige Momente noch maßgebend.

Ähnlich günstige Zahlen nennt Neve. Er hat in Indien beobachtet, daß dort die Todesfälle in der Chloroformnarkose 1:8000 betragen. In einigen größeren Hospitälern sei das Verhältnis sogar 1:20000. Die Ungefährlichkeit soll hier nicht von einer besonderen Konstitution der indischen Rasse oder ihrer Lebensweise abhängen, sondern durch das warme Klima begünstigt werden, da die Wärme eine schnellere Wirkung des Chloroforms, aber auch eine schnellere Elimination aus dem Organismus bewirkt. Deshalb gibt Neve den Rat, nur bei 70° F zu operieren. Es ist wohl anzunehmen, daß ein gewisser Einfluß der Wärme in dem heißen Klima besteht. Doch ob man diese Verhältnisse durch Erhöhung der Temperatur im Operationssaal ebenfalls bei uns erreichen kann, ist zweifelhaft.

Wenn man das Geschlecht und Alter betrachtet, in welchem die verschiedenen Verstorbenen standen, so haben wir von 207 Chloroformtodesfällen 150 Männer und 57 Frauen, d. h. 72 % sind Männer und 17,5 % Frauen.

Von den 207 Narkosentodesfällen waren

unter 5 Jahren		2 = 0,96 %
von 5—15	„	21 = 10 %
„ 16—30	„	49 = 23,6 %
„ 31—45	„	53 = 25,6 %
„ 46—60	„	37 = 17,8 %
über 60	„	3 = 1,45 %

Hieraus ließe sich entnehmen, daß das kräftige Lebensalter die meisten Opfer 25,6 % erfordere.

Eine interessante Statistik findet man von Hankel aufgestellt, in der er die Beziehungen der Operationen zum Chloroformtod mit in Rechnung bringt. Dieselbe zeigt folgendes:

Die Art der Operation war in der Zusammenstellung von	Englisches Chloroform-Komitee	Snow	Kidd	Sabbarth	Kappeler	Summa
Fisteln, Haemorrhoidenoperat. Kauterisat	—	13	4	6	8	31
Entfernung eines Nagels, Operat. an Zehen, Fingern, Phalangen .	1	9	5	12	9	36
Zahnextraktionen	12	6	4	8	6	36
Entfernung von Geschwülsten . .	8	7	4	12	8	39
Resektion, gr. Amputationen, Ovariotomien, Geburtshilfl. Operationen	17	—	—	15	9	41
Lig. gr. Gefäße, kl. Amputationen .	5	4	5	6	9	26
Augenoperationen	4	2	4	3	12	25
Operat. an Hoden, Anus, Rectum, Katheterism.	29	6	3	10	12	60
Repon. v. Luxat, Forcierte Streckung	29	2	3	4	11	49
Eingeklemmter Bruch	1	1	—	4	2	8
Delir. trem. Manie	1	—	3	3	—	7
Absz. kl. Operat., Unters. Frakt. Nekrose, Karies	9	—	—	8	14	31
Neuralgie	2	—	—	1	—	3
	118	50	35	92	97	392

Hieraus sieht man, daß etwa ein Viertel der ganzen Chloroformtodesfälle bei schweren und großen Operationen vorkommen.

Dieser Satz zeigt nun, daß man vielleicht doch bei manchen Fällen der Operation mit einen Einfluß beimessen muß, auch wenn der Tod ein reiner Chloroformtod zu sein scheint. Die schwächende Wirkung der Operation kann doch eine Disposition schaffen, welche ein geeignetes Terrain für die Giftwirkung des Chloroforms schafft.

Nußbaum rechnet auf 50 Chloroformnarkosen eine, welche mit Gefahren verläuft, hat aber bei 15000 Narkosen keinen Todesfall beobachtet, schildert aber 9 Fälle, wo es nur dem energischen Handeln, der Geschicklichkeit und Gewandtheit dieses Operateurs zu danken ist, daß der Tod verhindert wurde.

Ich habe bei ca. 100 Narkosen ebenfalls zweimal schwere plötzlich eintretende toxische Wirkungen des Chloroforms erlebt, und zwar in beiden Fällen trat Herzschwäche so überaus plötzlich ein, daß kaum eine Sekunde zu verlieren war. Es war dies einmal bei einem 25jährigen Mädchen, die völlig gesund war an den Zirkulationsorganen und bei der eine Abrasio uteri vorgenommen werden sollte. Plötzlich trat Kollaps ein, der Puls fehlte, die Atmung hörte auf und das Herz war ebenfalls dem Aufhören ganz nahe, kaum hörbarer und fühlbarer Herzschlag. Nur dem sofortigen Bemerken der Anämie und dem sofortigen Einleiten von künstlicher Atmung und Herzmassage meinerseits unter gewandter und geschickter Unterstützung der assistierenden Kollegen gelang es mir nach recht peinlichen Minuten die Kranke zu retten. Der zweite Fall war ähnlich. Eine überreichliche Chloroformgabe lag nicht vor und so war bei dem Fehlen sämtlicher anderer Ursachen dieser Kollaps einzig auf die Chloroformwirkung zurückzuführen. Interessant ist, daß ich den zweiten Fall, welcher etwas weniger schwer war, nach ca. $^1/_2$ Jahr wieder narkotisieren mußte wegen Laparatomie, und in diesem Falle wählte ich Aether und hatte eine leidlich gute Narkose. Nach einigen Jahren wurde die Kranke ohne mein Wissen von einem Kollegen wieder operiert und mit Chloroform narkotisiert und ging 3 Tage nach der Narkose an protrahiertem Chloroformtod zugrunde.

Nach den Veröffentlichungen des Chirurgenkongresses 1891 kommen Apnoën im Verhältnis von 1:319, nach Wachenholz im Verhältnis von 1:184 vor.

Man hat hingegen manche Personen hundert-, ja über tausendmal in mehreren Jahren narkotisiert, ohne daß denselben irgend ein Schaden daraus entstand. Wurm z. B. hat eine Hysterika innerhalb eines Zeitraumes von 6 Jahren 1305 mal ohne jeden Nachteil chloroformiert.

Wenn man nun zu ergründen sucht, in welchem Stadium der Narkose der Tod am häufigsten, in welchem er weniger oft auftritt, so finden wir im Stadium des Beginnes ca. 7 % Todesfälle, im zweiten Stadium, dem Excitationsstadium ca. 15,6 %, im Stadium der vollsten Anästhesie ca. 25,5 % bis 35,4 %, im Stadium des Erwachens und nach der Operation ca. 16 %. Hiernach ist das Stadium der tiefen Narkose das gefährlichste.

Man hat auch die Todesfälle berechnet nach den Minuten und zwar in der

1.	Minute	trat	der	Tod	in	10	Fällen	von	75	Todesfällen	auf
1.—3.	„	„	„	„	„	13	„	„	75	„	„
3.—5.	„	„	„	„	„	12	„	„	75	„	„
6.—15.	„	„	„	„	„	33	„	„	75	„	„
später	„	„	„	„	„	7	„	„	75	„	„

Hiernach ergibt sich nach Hankel, daß in der Zeit der 6.—15. Minute der gefährlichste Moment bestände.

Der Wert der Statistik ist nicht ein so bedeutender in Wirklichkeit, als er zu sein scheint, wenn man die Resultate zu Papier bringt. Ganz recht sagt Schleich, daß die Häufigkeit der Chloroformtodesfälle eine viel größere ist, denn der kleinste Teil ist es nur, der bekannt wird, ein großer Teil, namentlich vom protrahierten Chloroformtod, wird nicht als solcher erkannt aus verschiedenen Gründen und kommt somit auch nicht in die Statistiken. In denselben finden wir immer nur die Resultate der Kliniken etc. aufgestellt, der praktische Arzt stellt selten Statistiken auf, erstens weil das ihm zu Gebote stehende Material ein zu kleines scheint, zweitens weil oftmals von anderen Kollegen nicht gern das Material zur Statistik beigetragen wird. Es wird deshalb immer ein gewisser Mangel bestehen bleiben, den zu beseitigen man schwerlich wird imstande sein.

Es ist noch von Interesse, in kurzen Worten die Verhältnisse zu berechnen, in denen die Apnoën ohne tödlichen Ausgang, die Kollapse etc. sich ereignen, die als Unfälle in der Narkose auftreten, aber durch die bekannten Manipulationen beseitigt werden.

Grube hat während der Chloroformnarkosen in 5—6 % der Fälle Apnoëfälle eintreten sehen, Komver sah bei 1200 Narkosen sechsmal Kollapse, dreimal Apnoën. Es ist wohl zu vermuten, daß auch beim Eintreten von Apnoë mehr die individuellen Verhältnisse in Betracht kommen. Im allgemeinen nimmt man an, daß bei Chloroform mehr Kollapse als Apnoëfälle eintreten, das Verhältnis beider Unfälle ist ungefähr 3:2.

Grube hat auch das Auftreten von Erbrechen statistisch behandelt und in 20 % der Fälle während der Chloroformnarkose, in 10—15 % nach derselben Erbrechen konstatieren können.

Eine sehr wichtige Folgeerscheinung der Narkose besteht in der Pneumonie, wie oben erörtert wurde. Diese postoperativen Pneumonien sind ja bis zu einem gewissen Grade abhängig von dem Narkotikum, von der Methode der Narkose etc. Beim Chloroform ist die Gefahr der postnarkotischen Pneumonie nicht so groß als bei anderen Narkotika, hingegen ist sie auch nach Chloroformnarkosen bisweilen zu beobachten. Von besonderer Bedeutung ist hier auch die Operation, so begünstigen z. B. Laparatomien den Eintritt von Pneumonien, da der Kranke nicht so ausgiebig atmet. Sonntag hat nach Laparatomien und Chloroformnarkosen 5 % Pneumonien beobachtet, auf 300 Chloroformnarkosen 15 Pneumonien. Von diesen 15 Fällen endeten 4 tödlich.

Interessante Statistiken hat v. Mikulicz über die Pneumonien nach Chloroformnarkosen und verschiedenen Operationen aufgestellt. Er hat gefunden:
bei Strumen mit oder ohne Basedow in Chloroformnarkose 8,1 % Pneumonien mit 2,5 % Mortalität

bei Gastrostromie und Chloroformnarkose	12,4 %	Pneumonien und	7,4 %	Mortalität
„ Gastroenterostomie u. Chloroformnark. und Pyloroplastik	9,7 %	„ „	5,2 %	„
„ Magenresektion u. Chloroformnark. .	17,7 %	„ „	12,9 %	„
„ and. Laparatomien u. Chloroformnark.	5,8 %	„ „	2,0 %	„
„ Hernien u. Rad. Op. „ „	6,5 %	„ „	1,5 %	„
„ Incarcer. Hernien „ „	4,1 %	„ „	2,0 %	„
„ Gangränöse „ „ „	30,0 %	„ „	20 %	„
Summa bei 1007 Operat. u. „	7,6 %	„ „	3,4 %	„

Diese kleine Statistik gibt interessante Aufschlüsse über die Verhältnisse der Pneumonien zu Narkosen mit Chloroform, es sind die gangränösen Hernienoperationen die gefährlichsten nach der Statistik. Die Zahl der Pneumonien nach Operationen in der Mund- und Rachenhöhle sowie an den Kiefern ist nach v. Mikulicz noch größer.

Diese statistischen Bemerkungen und Beobachtungen werden genügen, um ein Bild von der Gefährlichkeit des Chloroforms auf den Organismus zu geben. Eine erschöpfende Statistik aufzustellen ist unmöglich bei den verschiedenen Methoden und Beobachtungen, von denen das Material stammt.

Eine einwandfreie Statistik der Chloroformtodesfälle und -unfälle vorübergehender Art müßte von Material gebildet werden, das einerseits sehr groß, andererseits aber auch von nur einem Narkotiseur beobachtet und zusammengestellt wäre. Schon diese beiden Postulate sind schwer zu vereinen, dazu kommen noch eine Menge anderer Anforderungen und Bedingungen, die schwerlich alle beachtet und erfüllt werden können. Man kann aber auch aus diesen an sich mangelhaften Statistiken viel für die Praxis lernen. Und wenn sie dieser Aufgabe, belehrend zu wirken, gerecht werden, so ist schon ein großer Zweck dieser Zahlen erfüllt.

Nachdem bisher so vieles über die Wirkungen des Chloroforms im Organismus angeführt und erörtert worden ist, soll in den folgenden Zeilen der Verbleib des Chloroforms im Organismus und die Eliminierung noch kurz gestreift werden. Das Chloroform gelangt von den Lungen aus in das Blut und wird von dem letzteren nach den Ganglienzellen im Gehirn transportiert, woselbst die Hauptwirkung durch Umgestaltung der Protoplasmabestandteile (Cholestearin-Lezithingemische) vor sich geht. Wenn nun die Inspirationsluft eine geringere Konzentration von Chloroformdämpfen aufweist, als in dem Blutplasma vorhanden ist, so wird aus dem letzteren Chloroform wieder in den Lungen an die Luft abgegeben, es gelangt also Chloroform in Dämpfen durch die Respiration aus dem Organismus heraus. So wird im Laufe der nächsten Stunden nach der Narkose eine Menge Chloroform aus dem Körper eliminiert. Jedenfalls ist dies weitaus der größte Teil des im Organismus noch vorhandenen Chloroforms, der durch die Lungen eliminiert wird.

Es sind aber noch verschiedene andere Körperfunktionen, die bei der Entchloroformierung in Betracht kommen, vorhanden.

Ehe die Verhältnisse der Ausscheidung des Chloroforms durch die Lungen verlassen werden, ist es noch interessant, folgende Beobachtungen kurz zu erwähnen. Der Organismus besitzt bekanntlich eine gewisse Kraft, Bakterien, die in die einzelnen Organe eindringen, abzutöten. So besitzt auch die Lunge eine starke baktericide Kraft unter normalen Verhältnissen. Diese Kraft kann durch verschiedene Momente geschwächt werden und so hat man gefunden, daß auch die Narkose mit Chloroform diese baktericide Kraft des Körpers aufhebt, so lange, als noch Chloroformmengen im Blute kreisen (Platania, Klein, Coxwell). Weitergehende Untersuchungen hierüber sind von Snel, betreffend die Lunge, angestellt worden, und er hat gefunden, daß die baktericide Kraft durch Chloroform sehr geschwächt, bei langen Narkosen ganz aufgehoben wird, die Kräfte kehren aber schnell wieder zurück, wenn kein Chloroform mehr vorhanden ist. Deshalb gibt er den Rat, Mund und Rachenhöhle zu desinfizieren und frische Luft während der Narkose zu beschaffen.

Die Verminderung der baktericiden Kraft der Lunge wird wohl dadurch hervorgerufen werden, daß, wie oben bemerkt, durch Chloroform in den Epithelien des respiratorischen Epithels (Epithelzellen der Alveolen etc.) Fettmetamorphose erzeugt wird (Verf.), wodurch die Tätigkeit der Zellen gestört wird, die ja die Quelle der baktericiden Kraft der Lunge ist.

Wenn man bedenkt, daß während der Narkose der ganze Körper mit Chloroform erfüllt ist, daß durch das Blut das Narkotikum in die Haut, Muskulatur und alle Teile und Organe des Körpers gebracht wird, so wird man auch leicht einsehen, daß alle jene Funktionen, die Stoffe, Sekrete etc. aus dem Körper eliminieren, auch das Chloroform mit herausbefördern werden. Infolge dieser Beziehungen zu den verschiedensten Funktionen im Organismus muß das Chloroform auch verschiedene Verbindungen eingehen und chemische

Umsetzungen veranlassen. Solche Veränderungen finden vor allem im Stoffwechsel statt, wofür Zeichen und Andeutungen in dem Sinken des Körpergewichts nach Chloroformnarkosen, in gesteigerter Ausscheidung von Stickstoff, Schwefel und Phosphor, in erhöhter Ausscheidung von Chloriden etc. in und nach der Chloroformwirkung gegeben sind.

Maleujuk glaubt, daß die Ausscheidung von nicht volloxydiertem Schwefel und organischen Stoffen, die Chlor enthalten, mit dem Harn zu der Annahme berechtigen, daß unter dem Einfluß des Chloroformierens die oxydierenden Vorgänge im Organismus bedeutend verringert werden, ferner die gesteigerte Ausscheidung von Phosphorsäure und Kali zu der Vermutung berechtigen, daß die Zerstörungen durch das Chloroform in den an Phosphor und Kali reichen Geweben vor sich gehen; der pathologisch anatomische Ausdruck dieser Vorgänge ist die Veränderung in den parenchymatösen Organen, wie sie oben geschildert ist. Die gesteigerte Ausscheidung von Chlor rühre von der gesteigerten Zufuhr von phosphorsaurem Kalk in die Zirkulation her.

Es wird wohl kaum möglich sein, die im Organismus vor sich gehenden chemischen Vorgänge während der Chloroformwirkung genau zu eruieren. Immerhin bieten die Versuche, das Dunkel zu lichten, manches Interessante.

Man hat nun, gestützt auf Beobachtungen, den im Organismus befindlichen Chloroformmengen und Verbindungen verschiedene Wirkungen zugeschrieben. So hat Baccarani Solimei dem im Blute befindlichen Chloroform eine baktericide Kraft zugeschrieben, ferner die Eigenschaft, die Erythrozyten zu vermindern und die Leukozyten zu vermehren. Benasis beobachtete eine Verminderung der roten und weißen Blutkörperchen, sowie Formveränderungen der Blutkörperchen, die um so langsamer abheilen, je länger Chloroform eingewirkt habe. Spieß will beobachtet haben, daß Entzündungen und Krankheitszustände entzündlicher Natur nach Chloroform schneller abheilen und erklärt den entzündungswidrigen Einfluß des Chloroforms und anderer Stoffe dadurch, daß wahrscheinlich die Wirkung des Narkotikums die Vasomotoren beeinflußt und zur Blutstauung in dem betreffenden Gebiete, sicher wenigstens zur Abnahme der Hyperämie führt. Es mögen wohl diese Beobachtungen eher durch andere Momente als das im Organismus befindliche Chloroform bewirkt werden, immerhin kann man bis jetzt noch den Beweis, daß Chloroform hierbei nicht beteiligt sei, nicht erbringen, so muß man auch diese Eigenschaften des Chloroforms berücksichtigen.

Die im Organismus frei oder in Verbindungen befindlichen Mengen von Chloroform werden zum größten Teil durch die Nieren abgeschieden (Rydygier etc.). Die Nierentätigkeit wird nun durch die Narkotikumwirkung vermindert, somit wird weniger Harn abgesondert. Das Chloroform wird im Harn gelöst und in Verbindungen abgesondert. Man tut gut, durch geeignete Medikation vor der Narkose die Harnsekretion anzuregen (Dranske). Der Harn weist noch lange Zeit nach der Narkose Chloroform beigemengt auf. Weiter wird Chloroform durch die Schweißdrüsen, Speicheldrüsen etc. abgesondert.

Eine bedeutende Menge Chloroform geht durch den Magen aus dem Blute in den Magensaft über. Das in dem Magensaft enthaltene Chloroform regt den Magen zum Brechen an, dies ist auch der Anlaß zu dem oftmals recht hartnäckigen und unangenehmen Erbrechen nach der Narkose. Bei besonders zum Brechen disponierten Personen, sowie bei solchen, deren Magen besonders empfindlich und schwach ist oder im Zustande chronischen Katarrhes sich befindet, tritt das Erbrechen so stark auf, daß man versuchen muß, Linderung zu schaffen. Dieselbe wird bewirkt durch Entfernen des sich immer bildenden und einen Reiz ausübenden Magensaftes durch öfteres Magenspülen.

Ist es nicht möglich, öftere Magenspülungen vorzunehmen, so leisten Kokain, Morphintropfen gute Wirkung. Man gibt den Kranken 15—20 Tropfen einer Kokainlösung 0,1:10,0, ev. mit 0,05 Morphin verbunden. Bei stündlichem Verabreichen dieser Tropfen habe ich meist erfolgreich überstarkes Brechen bekämpft. Auch während der Narkose verursacht das Chloroformerbrechen, einerseits im Beginn der Narkose, wo der Reflex noch nicht gelähmt ist, oder im Zustande des Erwachens, wenn der Narkotiseur zu wenig Chloroform gegeben hat, oder, als ominöses Zeichen kurz vor dem drohenden Exitus, infolge zu großer Chloroformdosen, Herzschwäche etc. Ein großer Teil dieser Übelstände kann am Auftreten verhindert werden, indem man einerseits recht langsam die Narkose einschleicht, denn das Erbrechen im Anfang tritt oft nur dann ein, wenn schnell große Dosen Chloroform gegeben werden, andererseits, indem man den Kranken nicht zur ungeeigneten Zeit erwachen läßt, andererseits, indem man vorsichtig dosiert. Die Beziehungen des Erbrechens zur Pupillenreaktion sind früher erörtert worden, ebenso die verschiedenen Mittel und Methoden zur Verhütung. Das Chloroform besitzt eine besonders starke Einwirkung auf den Magen hinsichtlich des Brechreizes.

Aus allen diesen Erörterungen über die Chloroformwirkung in Hinsicht auf die Organe und Funktionen des menschlichen Organismus lassen sich eine Reihe von Kontraindikationen gegen die Verwendung des Chloroforms ableiten. Im großen und ganzen gelten die Regeln, die im Allgemeinen Teil aufgestellt sind, hinsichtlich der Wahl der Narkose. Es sollen hier kurz die hauptsächlichsten und striktesten Kontraindikationen aufgeführt werden, während die feineren Fragen für oder wider die einzelnen Narkotika später in einem besonderen Kapitel verhandelt werden sollen, nachdem alle die einzelnen Narkotika und Methoden der Narkose des genaueren besprochen sind.

Es lassen sich gegen die Chloroformnarkose als Kontraindikationen vor allem schwere Herzleiden anführen. Die Herzkrankheiten chronischer Art bilden keine strikte Indikation, namentlich nicht die kompensierten Herzfehler (ausgenommen die Aortenfehler, sowie Hypertrophie und Dilatation mäßigen Grades). Alle stark ausgeprägten Herzleiden, alle akuten Herzkrankheiten, Aortenfehler und dekompensierte Herzfehler verbieten stets die Chloroformnarkose. Duret hält die Fettmetamorphose des Herzens für gefährlicher als die Klappenfehler für die Chloroformnarkose.

Die Ansichten über die Herzkrankheiten als Kontraindikationen der Chloroformnarkose sind allerdings oft widersprechend. Bucquoy nennt die Aortenfehler als strikte Kontraindikation, weil dieselben zur Synkope prädisponieren, Le Dentu hält Herzfehler und Myokarditis für Chloroformnarkosen für gefährlich, Huchard hält alle infektiösen frischen Herzleiden für Kontraindikationen, während er bei anderen Herzleiden Chloroform zuläßt, wenn recht vorsichtig narkotisiert wird, derselben Ansicht ist Richelot, Le Dentu, Delorme, Poncet, Guinard, Guyon, Bronardel, Panas u. a. Champonnière erlaubt das Chloroform bei Herzleiden. Es zeigen diese Ansichten eine Differenz in der Ueberzeugung, im allgemeinen gilt aber die Regel, daß man bei Herzleiden Chloroform vermeidet (Kappler etc.). Es läßt sich ja anführen, daß die Erfahrung lehrt, daß viele Herzleidende Chloroformnarkosen gut überstanden haben, doch die Erfahrung lehrt auch, daß man einem Herzkranken nie den nächsten Tag garantieren kann zu erleben. Es ist daher besser, bei solchen Leiden Chloroform nicht zu verwenden.

Andere strikte Kontraindikation bilden Basedowsche Krankheit, Strumen, Hypertrophie der Thymus (Broca, Mignon, Laqueur etc.). Es ist natürlich auch bei diesen Leiden zu individualisieren, bei geringfügigen. nicht ausgesprochenen Krankheiten dieser Gruppe kann wohl eine Narkose mit Chloroform ausgeführt werden, hingegen sind Fälle angegeben, wo man erst bei der Sektion die vergrößerte Thymus fand und so die Ursache zum Chloroformtod feststellte. Broca und Mignon haben Todesfälle an Thymushypertrophie bei Chloroformnarkose beschrieben, Laqueur gibt den Rat, stets vor der Narkose, namentlich bei Kindern, auf vergrößerte Thymus zu fahnden, er hat gefunden, daß bei Thymushypertrophie auch stets die Balgdrüsen des Zungengrundes und der hinteren Rachenwand vergrößert seien, wodurch man sicher die Krankheit erkennen könne. Deshalb solle man vor jeder Chloroformnarkose nach diesen Drüsenschwellungen suchen.

Die Strumen bilden auch eine große Gefahr für die Chloroformnarkose wie für jede Narkose im allgemeinen (Rosenfeld etc.).

Weitere Kontraindikationen bilden alle die Zustände, welche eine Fettmetamorphose innerer Organe hervorrufen, begünstigen oder anzeigen können. Hierzu gehören neben der Fettleber, Fettherz, Nierenleiden auch schwere, langanhaltende Blutungen, Inanitionszustände, Kachexie etc. Last not least ist die Disposition zu erwähnen (Lengemann, Bazy etc.). Es gibt Personen, welche vermöge noch nicht bekannter Eigenschaften ihres Organismus trotz Gesundheit aller ihrer Organe der kürzesten Chloroformnarkose erliegen oder nach einer ganz normal verlaufenen Narkose zugrunde gehen. Man erklärt dies damit, indem man annimmt, diese Personen besitzen so wenig Widerstandskraft gegen die Chloroformwirkung, daß sie derselben unterliegen. Lengemann hat Untersuchungen über die zur Narkose nötigen Mengen von Chloroform angestellt und auch dabei die große Verschiedenheit der Menschen gegenüber der Chloroformwirkung gefunden. Er meint, weder Technik, noch Alkoholismus noch Kachexie, noch Geschlecht, Alter etc. vermögen den Unterschied in der Empfindlichkeit der Menschen gegenüber Chloroform zu erklären. Man drückt dieses verschiedene Verhalten mit dem Worte Disposition aus.

Neben all diesen Kontraindikationen. die hier genannt sind, wären noch eine Reihe weniger wichtige zu erwähnen, die nur dann eine strikte Kontraindikation bilden, wenn man sie nicht genügend beachtet, wie Shock, Angst, Nervenleiden etc. Diese Verhältnisse sind früher genauer erörtert worden.

§ 4. Nachdem ich glaube, in dem Vorhergehenden ein genügend gezeichnetes Bild der Chloroformwirkung, wie sie der Chloroformnarkose typisch ist, entworfen zu haben, soll in den folgenden Abschnitten die Technik und Methodik der Chloroformnarkose des genaueren betrachtet werden.

Die Vorbereitung des Kranken an den Tagen vorher oder auch kurz vor der Narkose selbst ist im Allgemeinen Teil genau beschrieben und es gelten hier die dort festgelegten Tatsachen. Es soll hiermit gleich mit den verschiedenen Methoden der Chloroformnarkose begonnen werden.

Die für jede Chloroformnarkose geeignetste Lagerung des Kranken ist die horizontale, mit dem Kopfe etwas mehr geneigte Lage auf einem eigens für die Operation konstruierten Tische. Man kann entweder, je nach der Art der vorzunehmenden Operation, den Kranken horizontal lagern, und tut am besten, den Kopf etwas tiefer zu posieren, so daß der Speichel aus dem Kehlkopf nach dem Munde läuft. Man erreicht dies einmal dadurch, daß man die forcierte dorsale Reklination des Kopfes nach Witzel anwendet, wie sie im Allgemeinen

Teil beschrieben ist, oder indem man den Kopf über eine Rolle oder die vom Verf. angegebene Vorrichtung mit fixierender Stirnbinde lagert, oder indem der Narkotiseur den Kopf über das obere Ende des Tisches herabhängen läßt, indem er ihn dabei mit einer Hand stützt. Eventuell kann dies auch eine Pflegerin tun. Bei dieser Lagerung befindet sich also der Körper horizontal und nur der Kopf ist tiefer gerichtet, nach hinten unten gebeugt. Die andere Lagerung erübrigt die dorsale Reklination des Kopfes, es ist dies die Beckenhochlagerung. Hierbei kommt der Kopf sowieso sehr viel tiefer zu liegen als der Körper. Bei beiden Lagerungen ist das Prinzip in Hinsicht auf die Narkose das, die im Rachen, Kehlkopf, Trachea vermehrt sezernierten Schleimmassen nicht nach der Lunge, in die Bronchien fließen zu lassen und auch den Speichel aus dem Munde am Zurückfließen in den Rachen zu verhindern, und die Schleimmengen im Munde zu sammeln, wo sie vom Narkotiseur entweder weggetupft werden, oder von wo sie bei der Witzelschen Lagerung durch die Nase und Mundwinkel nach außen fließen. Auch schon bei der horizontalen Lagerung mit tieferliegendem Kopfe kann man durch Seitlichdrehen des Kopfes die Speichelmassen aus dem einen Mundwinkel in ein bereitstehendes Becken fließen lassen.

Es werden durch diese Lagerung Infektionen der Lungen verhindert, bei der Beckenhochlagerung fließen sogar die in den Bronchien vermehrt abgesonderten Schleimmengen nach außen durch den Kehlkopf.

Durch die Witzelsche und die Lagerung auf der Vorrichtung vom Verf. wird auch das Lüften des Kiefers unnötig, der Kiefer und Zungengrund kann nicht nach hinten auf den Kehlkopf fallen.

Es ist nötig, noch einige Worte über die Beckenhochlagerung hier einzuschalten. Man hat derselben Drucklähmungen des nervus tibialis und Emphysem der Bauchdecken zur Last gelegt (Kraske). Auch schwere Zirkulationsstörungen, die nach der Narkose aufgetreten, sind als Folgen der Beckenhochlagerung aufgefaßt worden (Kraske, Schauta etc.). Trendelenburg, Richter, Dührssen etc. haben durch diese Lagerung Aspiration von Mageninhalt erlebt, während Kümmell bei 1000 Beckenhochlagerungen keinen Nachteil gesehen hat. Ein großer Teil dieser Nachteile läßt sich verhindern, während die Zirkulationsstörungen nicht so ohne weiteres zu verhüten sind.

Franz hat nun bei 15 Frauen dahingehende Untersuchungen angestellt. Die Resultate der Atmungsmessungen waren folgende: Es ergab sich bei allen Versuchen eine starke Verminderung der abdominalen Atmung in Beckenhochlagerung, daneben fand sich eine Erschwerung der Exspiration und Inspiration. Die thorakale Atmung verhielt sich etwas anders. Hier konnte in Beckenhochlagerung bei den 12 nichtnarkotisierten Frauen festgestellt werden, daß zweimal die thorakale Atmung flacher war als in Rückenlage, daß sie dreimal ziemlich gleichblieb, und daß sie siebenmal etwas tiefer wurde. Bei den 3 chloroformierten Frauen zeigte sich jedesmal eine sehr starke Minderung der abdominalen Atmung, dagegen eine ausgesprochene Vertiefung der thorakalen Atmung. Man kann also sagen, daß in Beckenhochlagerung die abdominale Atmung konstant bedeutend schwächer wird, die thorakale sich gar nicht oder nur wenig kompensatorisch verstärkt. In der Narkose scheint eine stärkere Kompensation der abgeschwächten abdominalen Atmung durch eine vertiefte thorakale stattzufinden. Es steht fest, daß die Beckenhochlagerung die Ventilation der Lunge in einer nicht geringen Anzahl von Fällen herabsetzt.

Werden die Personen aus der Hochlagerung in die normale überführt, so zeigt sich bei den ersten Atemzügen eine starke Verminderung der abdominalen und thorakalen Atmung. Allmählich bessert sich dann dieser Zustand wieder.

Die folgenden Kurven geben ein deutliches Bild der Einwirkung der Beckenhochlagerung ohne und bei Chloroformnarkose, sowie den Unterschied gegenüber der horizontalen Lagerung.

Figur 101.

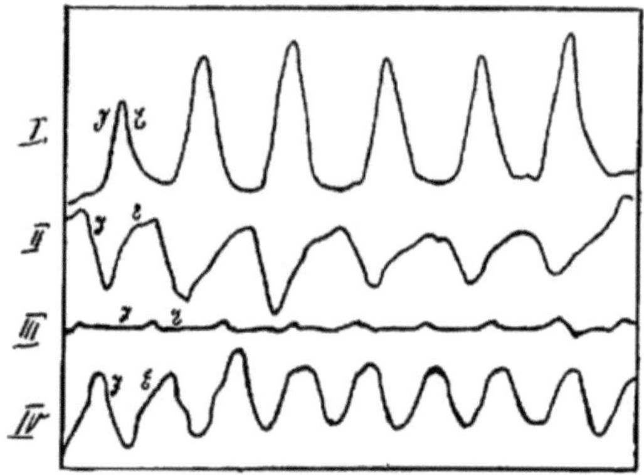

Untersuchung ohne Narkose nach Franz.

I. Abdominale } Atmung in Rückenlage,
II. thorakale

III. abdominale } Atmung in Beckenhochlage von 45°.
IV. thorakale

J = Inspiration. E = Exspiration.

Figur 102.

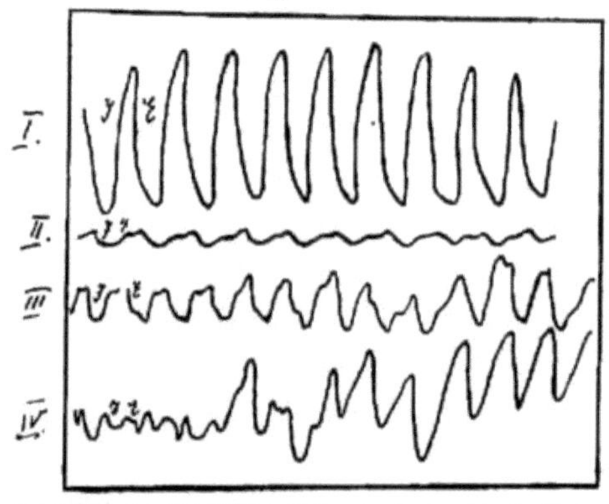

Untersuchung in Chloroformnarkose nach Franz.

I. Abdominale } Atmung in Rückenlage,
II. thorakale

III. abdominale } Atmung in Beckenhochlagerung von 45°.
IV. thorakale

Diese Veränderung der Atmung beim Lagewechsel aus normaler Lage in Beckenhochlagerung ist in Figur 102 zu sehen. Wo die Kurve unregelmäßig sich gestaltet, ist die horizontale Lage mit der Beckenhochlagerung vertauscht.

Es haben sich nun nach den Beobachtungen von Franz bei 150 Chloroformnarkosen in Rückenlage 4 Bronchitiden = 2,7 %, bei 233 Chloroformnarkosen in Beckenhochlagerung 9 Bronchitiden = 3,9 % gezeigt. Ein bedeutender Unterschied besteht demnach nicht bezüglich der Chloroformnarkose. Anders verhält sich dies mit der Äthernarkose. Hierüber wird später gesprochen werden. Jedenfalls besteht bei der Chloroformnarkose keine besondere Schädigung der Kranken durch die Beckenhochlage. Da mag wohl die Ursache für üble Folgen in anderen Verhältnissen liegen. Jedenfalls hat die Lage auf den Organismus einen Einfluß, doch ist derselbe nicht so bedeutend und schädigend, als daß er den Nutzen, den die Beckenhochlagerung bringt, aufheben könnte. Nur das muß beachtet werden, der Wechsel aus der einen in die andere Lage muß langsam vor sich gehen.

Die Arme des Kranken werden am besten entweder auf der Brust gekreuzt, oder der eine seitlich an den Körper des Patienten gelegt, der andere wird vom Narkotiseur leicht nach hinten oben gebeugt, resp. von einem Pfleger seitlich gerade abgebogen gehalten. Man hat zur Erleichterung Handfesseln konstruiert, welche die Hände über dem Kopf des Kranken fixieren (von Holst etc.).

Diese Fesseln haben aber verschiedene Nachteile. Einerseits erschweren sie die Lösung der Arme, falls ein Unfall entsteht und künstliche Respiration vorgenommen werden muß. Es gehen dann sehr kostbare Sekunden mit dem Lösen der Hände verloren. Im Eifer und der Angst gelingt es womöglich dem Pfleger nicht schnell, die Fessel zu lösen, so kann viel Unheil entstehen. Andererseits prädisponiert diese Lagerung gerade zur Drucklähmung der Armnerven (Roth, Glitzsch, Hofmeister, Steinthal etc.). Wenn man auch noch nicht einig ist, wie die Drucklähmungen des Plaxus brachialis etc. entstehen, so scheint mir doch nach den anatomischen Verhältnissen gerade diese Lagerung der Arme über dem Kopfe die gefährlichste zu sein. Man ist in neuerer Zeit auch allgemein zu der Ansicht gekommen, daß die genannte Lagerung neben der Lagerung der Hände und Unterarme über der Brust gekreuzt die besten Formen der Lagerung sind, je nachdem die Operation es erfordert, wählt man die eine oder die andere. Jedenfalls vermeidet man so am ehesten die unangenehmen Narkosenlähmungen.

Puschnig gibt den Rat, die Hände gekreuzt auf dem Brustkorbe zu lagern, so daß jede Hand an den gegenüberliegenden Ellenbogen zu liegen kommt und dieselben in dieser Stellung dadurch zu befestigen, daß man das Vorderblatt des Hemdes hinaufschlägt und ziemlich straff über die gekreuzten Arme legt indem man es unter denselben feststeckt, so daß die Innenseite des Hemdes nach außen gekehrt erscheint. Die Hände sind so leicht zu lösen, und daß die Atmung nicht beeinflußt wird, beweist Puschnig durch eine kleine Statistik der Narkosen in Beziehung auf die Apnoën, die sich während derselben ereignet haben.

Eine weitere Gefahr für etwalge Narkosenlähmungen ist in dem Lagern der Beine gegeben. Wenn man per Vaginam oder im Rectum operiert, legt man meist die Beine über Beinhalter. Hierbei muß man ebenfalls jeden scharfen langen Druck in der Kniekehle vermeiden. Man wähle die geeigneten Beinhalter, die den Fuß stützen, oder lasse die Beine von zwei Pflegerinnen halten. Diese Bemerkungen sollen nur kurz an die Daten im Allgemeinen Teil erinnern.

Es ist in neuerer Zeit ein Fall von Narkosenlähmung vor Gericht wegen Anspruch auf Entschädigung behandelt worden und es sind dabei die verschiedensten Ansichten zutage getreten. Nach genauer Abwägung aller Momente muß man in dieser Frage zur Freisprechung aller Schuld des Arztes gelangen, wenn derselbe nicht die elementarsten Vorsichtsmaßregeln außer acht gelassen hat. Es gibt, wie oben bemerkt, doch Fälle, die man auf zerebrale Störungen durch das Narkotikum (Fettmetamorphose der Ganglienzellen und Hämorrhagien nach fettmetamorphosierten Gehirngefäßen) zurückführen kann (Büdinger). Wenn nicht dann ganz klar auf der Hand liegt, daß die Lähmung durch Druck entstanden ist, so ist die Ursache immer fraglich. Chloroform wirkt stärker auf die zerebralen Elemente als andere Narkotika.

Alle die Umstände verlangen genaue Beachtung von seiten des Narkotiseurs besonders auch deshalb, weil die zahlreichen Untersuchungen ergeben haben, daß sehr viele Umstände und Momente beim Entstehen der Narkosenlähmungen mitspielen (Littauer, Windscheid, Braun, Bardenheuer, Gaupp, van Hoedenmaker, Nonne, Bernhard, Büdinger, Krumm, Kron, Madlener, Bucht, Skutsch, Glitsch etc.). Daß man aber auch noch immer nicht alle Fälle definitiv erklären kann, beweisen die Aeußerungen von Littauer, der sagt: „Es ist anzunehmen, daß in den unglückseligen zu Nervenschädigungen führenden Ausnahmefällen irgendwelche anatomische Anomalien vorliegen (Fettarmut, oberflächliche Lage des Plexus etc.)," und Windscheids, der sich folgendermaßen äußert: „Wahrscheinlich ist es nicht allein der auf die Nervenstämme ausgeübte Druck, sondern es spielt auch die Zerrung eine gewisse Rolle. Ferner muß wohl noch irgendeine äußere Veranlassung dazukommen, sonst wäre nicht zu erklären, warum nicht häufiger Narkosenlähmungen vorkommen." Deshalb muß der Narkotiseur jeden Anlaß vermeiden und der Lagerung der Extremitäten seine Sorge wohl angedeihen lassen.

Was nun den Ort etc., wo die Narkose stattfinden soll, anlangt, so gelten die im Allgemeinen Teil aufgestellten Thesen.

Bei der Chloroformnarkose hat man noch zu bedenken, daß offene Flammen im Zimmer leicht Zersetzungen des Chloroforms hervorrufen, die schwere Lungenschädigungen bedingen. Deshalb wähle man Zentralheizung und Glühlampen oder Nernstlicht, gute Ventilation (Zweifel, Ramsay, Schumburg, Rudolf etc.).

Der Operationstisch wird eventuell zu heizen sein. Es geschieht dies sehr leicht durch Glühlampen, die unter der Platte angebracht sind, so daß über der Birne eine runde Öffnung in der Platte sich befindet, durch welche die Wärme an den Kranken gelangt. Diese Modifikation ist anderen vorzuziehen, da eine Verbrennung des Kranken ausgeschlossen ist.

Nachdem allen Anforderungen, wie sie für jede Narkose erfüllt werden müssen, gerecht geworden ist, wird die Narkose begonnen.

Die Methoden des Chloroformierens sind verschiedener Art, und lassen sich hauptsächlich in zwei große Gruppen scheiden, die einen, in denen dem Kranken das Chloroform direkt in Form von Tropfen oder flüssigen Mengen auf einer Maske gereicht wird, und die andern, in denen in einem Apparat die Dämpfe des Chloroforms mit Luft in einem bestimmten Verhältnis gemischt werden und dieses Luft-Chloroformdampfgemisch dem Patienten zugeführt wird.

Bei der Chloroformnarkose gilt es vor allem zu bedenken, eine Methode zu wählen, welche dem Kranken die denkbar geringste Gefahr quo ad vitam et valitudinem bietet und dabei dem Arzte auch die Handhabung der Narkose so viel als möglich erleichtert. Die Gefahr für den Kranken liegt nun meistens in der Überschwemmung mit Chloroform, in der Verabreichung zu großer Dosen. Es geht aus den früher geschilderten Befunden an Herz, Leber,

Niere, Gehirn der an Chloroformwirkung verstorbenen Menschen und Tiere mit Evidenz hervor, daß große Dosen des Chloroforms, auf einmal in den Organismus gelangt, schwere Schädigungen hervorrufen und daß das Chloroform ein Gift ist, dessen Eigenschaften so überaus verschieden und abhängig sind von so vielen Nebenumständen in ihrer Einwirkung auf den Organismus, daß man die größte Vorsicht in der Verabreichung obwalten lassen muß. Eine sehr üble Eigenschaft des Chloroforms liegt auch noch darin, daß es kumulierend wirkt, worin die Forderung feinster Dosierung gegeben ist. Die kumulierende Wirkung ist die Folge der schwereren Löslichkeit im Blutplasma und somit auch der weniger schnellen Abgabe des Chloroforms von seiten des Protoplasmas der Zellen des Zellsaftes, und endlich des Blutes.

Die erste Methode der Chloroformnarkose, wie sie von Simpson etc. angewendet wurde, bestand darin, daß man auf eine Maske oder auf eine zusammengefaltete Kompresse Chloroform aufgoß und diese mit Chloroform getränkte Maske etc. dem Kranken vor Mund und Nase hielt unter möglichstem Abschluß von Luft. Man glaubte damals, je dichter man die atmosphärische Luft vom Kranken fernhielt, um so schneller und tiefer würde derselbe narkotisiert. So verwandte man die Skinnersche, Esmarchsche und andere Masken zur Narkose, welche Masken aus einem Drahtgestell bestanden, über welches ein Trikotüberzug gespannt war. Man legte die Maske auf das Gesicht des Kranken und goß von außen Chloroform auf den Überzug. Durch die Atmung des Kranken wurde Luft durch den Trikotüberzug gesaugt, der das verdunstende Chloroform sich beimischte. Es entstand somit unter der Maske zunächst ein Gemisch aus atmosphärischer Luft und Chloroformdämpfen. Beim weiteren Atmen des Kranken gelangte aber auch die Exspirationsluft, die reich an Kohlensäure ist, mit unter die Maske und so bildete sich nach wenigen Minuten, wenn die Maske der Vorschrift entsprechend nicht aufgenommen wurde, unter derselben ein Gasgemisch, das hauptsächlich aus Chloroformdampf und Kohlensäure, sowie Stickstoff und Wasserdampf bestand, während Sauerstoff nur sehr wenig dabei war, da ja die Exspirationsluft immer wieder aus- und eingeatmet und so immer ärmer an Sauerstoff wurde, während vom Überzug der Maske nur immer neue Chloroformdämpfe entstanden. Natürlich kann durch den porösen Überzug der Maske Luft hindurch treten, doch diese Menge von Sauerstoff wird sehr gering sein, da ja dieser Überzug mit Chloroform getränkt ist. Es ist also zweifellos, daß die Gemische von Dämpfen und Gasen unter der Maske bei dieser Methode sehr viel Chloroform, Kohlensäure und wenig Sauerstoff aufweisen. Der Kranke atmet neben den Chloroformdämpfen wieder die exspirierte Kohlensäure ein, und steht so unter Chloroform-Kohlensäurenarkose. Im Blut bildet sich Sauerstoffmangel und Kohlensäurereichtum. Dies zeigt sich äußerlich durch Cynose im Gesicht an.

Die Verhältnisse der Gasgemische, welche unter der Esmarchschen Maske während der Chloroformnarkose herrschen, sind von Witte des genaueren studiert worden. Er stellte volumetrische Messungen der unter einer Esmarchschen Maske während der Chloroformnarkose befindlichen Luft an und verglich die gewonnenen Zahlen seiner 34 Versuche mit den Zahlen, welche Paul Bert bei der Aufstellung seiner dose mortelle, anaesthésique et maniable gewonnen hatte. Bei der Umrechnung der nach Gewichtsmengen angegebenen Konzentrationen (dose mortelle ist gleich dem Verhältnis von 20,0 g Chloroform zu 100 l atmosphärischer Luft, die dose anaesthésique ist gleich dem Verhältnis von 10,0 g Chloroform zu 100 l Luft) in Volumprozente ergab sich für die dose mortelle 1,87 %, für die dose anaesthésique 3,74 %. Eine nach drei Minuten tötende Konzentration war 30 g Chloroform auf 100 l Luft, das einem Volumprozent von 5,61 % entspricht. Die Gasgemenge unter der *Esmarchschen* Maske entsprachen nun meist der dose anaesthesique bei einer vorsichtigen, tropfenweis verabreichenden Methode, nur selten näherten sich die Werte der dose mortelle. Gab man aber versuchsweise größere Mengen Chloroform auf die Maske, so erreichte das Gasgemenge sofort einen Prozentgehalt von 6,63 %, was also die in drei Minuten tötende Konzentration (5,61 %) bedeutend überstieg.

Dies ist also ein Beweis, daß man durch Aufgießen von Chloroform in Strömen auf die Maske so hohe Konzentrationen des Chloroformdampfluftgemisches unter der Maske erreicht, daß ein Mensch bei unausgesetzter Inspiration binnen wenigen Minuten zugrunde gehen muß. Durch Analysen der Luftchloroformdampfgemische hat man dann auch den hohen Gehalt an Kohlensäure und den geringen Sauerstoffgehalt gefunden. Es ist leicht verständlich, daß diese beiden Umstände eine große Gefahr für den Narkotisierten bilden. Man ist daher auch von jener alten Methode, der Verabreichung in Güssen, abgekommen und hat den Grundsatz für eine gutgeleitete Narkose aufgestellt, das Narkotikum nur in kleinen Mengen, gleichmäßig dosiert, zu verabreichen.

Durch die Versuche von *Paul Bert*, *Overton*, *Meyer* u. a. ist nachgewiesen, daß eine Konzentration von 8,0 g Chloroform auf 100 l Luft gemischt in Gasgemengen gerade genügend ist, um eine vollständige Narkose zu erzeugen. Wenn dem Kranken ein Gasgemisch dieser Konzentration oder wie oben bemerkt von ca. 1,87 % Chloroformgehalt in die Lungen gebracht wird, so wird im Blute sehr bald eine gleiche Konzentration der Chloroformdämpfe sich zu bilden suchen und wenn diese Konzentration im Blutplasma erreicht ist, wird tiefe Narkose eintreten. Es liegt demnach daran, dem Kranken immer ein Luftchloroformgemisch von 1,87 % oder 8—10 g pro 100 l Luft zuzuführen. Die zahlreichen Versuche haben nun ergeben, daß man diese immer gleich konzentrierten Chloroformluftgemische auf verschiedene Arten erreichen kann. Als einfachste Methode hat sich die Tropfmethode bewährt (*Witzel* etc.). Man hat nämlich gefunden, daß unter einer *Esmarchschen* Maske, wenn man immer nur tropfenweis Chloroform auftropfen läßt, ungefähr 40—60 Tropfen in der Minute, ein Gasgemisch der gewünschten Konzentration entsteht, welches immer ungefähr gleichbleibt, wenn man die Tropfen in der gleichen Weise auffallen läßt. Sobald man aber in Strömen Chloroform aufgießt, wird eine viel zu hohe Konzentration erreicht.

Die Tropfmethode hat ihren eigentlichen Meister in *Witzel*, wenigstens ist von *Witzel* zuerst eine systematische Methode in Form der sog. Tropfmethode angegeben und wissenschaftlich begründet und ausgebaut worden. Es ist dies ein nicht zu unterschätzendes Verdienst, denn wenn man bedenkt, welche enorme toxische Einwirkung das Chloroform auf alle inneren parenchymatösen Organe des tierischen Körpers hat, und besonders noch gesteigert in etwaigen krankhaften Zuständen etc. haben kann, wird man abwägen können, was es bedeutet, eine möglichst gefahrlose und doch überall und unter allen Umständen anwendbare Methode der Chloroformierung zu haben. Und daß die Tropfmethode das leistet, was man von einer guten Narkosenmethode fordert, das hat die Erfahrung hinreichend bewiesen und gezeigt.

Es hat sich diese Methode, die im Anfang nur für die Chloroformnarkose angegeben worden war, auch als überaus geeignet für alle anderen zu längeren Narkosen zu verwendenden Narkotika erwiesen und ist deshalb als beste Methode für jede Narkose schon im Allgemeinen Teil genau erörtert worden. Somit ist es hier nicht nötig, die Technik genau zu wiederholen. Ich will nur bemerken, daß man auch in der Tropfmethode imstande ist, in jedem Moment die Konzentration der Chloroformdampfluftgemische in ihrer Konzentration zu ändern. Dies ist ja natürlich unbedingt nötig, denn man wird bei dem Beginn der Narkose höhere Konzentrationen brauchen, als im Stadium der Toleranz. Natürlich soll man auch im Anfang nur langsam den Kranken in die Betäubung einschleichen, er soll nicht mit Gewalt narkotisiert werden, sondern soll langsam einschlafen, als würde ein ruhiger Schlaf ihn in seine Träume einwiegen. Deshalb soll man im Anfang dem Kranken noch reichlich Luft neben der Maske zuströmen lassen.

Es gilt dies für alle Methoden, daß im Beginn der Narkose der Kranke nicht sofort die höchste Konzentration 8:100 l Luft erhalten soll, denn diese hohe Konzentration würde ihm das Atmen erschweren, es würden Reize ausgeübt werden, die schwere Folgen haben könnten (Reflexsynkope). Es ist also die Hauptforderung, daß der Kranke erst einige Atemzüge unter der Maske tut, ohne Chloroform zu erhalten, er atmet quasi Probe. Dies hat den Zweck, den Kranken zu beruhigen und an das Atmen unter der Maske zu gewöhnen, damit er sicht, er kann auch unter der Maske Luft in genügenden Mengen erhalten. Nach einigen Atemzügen läßt man langsam einige Tropfen Chloroform in Zwischenräumen von je 3—4 Sekunden auffallen. Atmet der Kranke ungestört weiter, so läßt man die Tropfen immer öfter fallen.

Es muß natürlich noch so manches nebenbei beachtet werden, der Kranke muß vorbereitet sein, es muß Ruhe im Zimmer herrschen etc., alles das muß erfüllt sein, was im Allgemeinen Teil des genaueren angeführt und aufgezählt ist. Nur dann kann man eine gute und ruhige Narkose erhalten.

Man wird nun auch bei der Tropfmethode den Kranken von 200 zurückzählen lassen (Lengemann). Früher ließ man von 1 an zählen, doch das Abwärtszählen läßt den Kranken mehr denken, er wird im Geist von der Operation abgelenkt, wird ruhiger und der Narkotiseur bemerkt am ehesten, wenn der Kranke in das Stadium II übergeht, denn die ersten Trübungen der Assoziationen zeigen sich hierbei im falschen Zählen. Der Kranke macht Fehler, überschlägt Zahlen, sagt einzelne doppelt, immer noch merkt man aber das Bemühen, abwärts zu zählen, bis er endlich aufhört. Das Bewußtsein ist dann erloschen. Allerdings kann es sich ereignen, daß der Arzt froh sein wird, wenn die Kranken von 1 an zählen können (Kinder, wenig intelligente Personen). Dann soll man sie nach ihrer gewohnten Weise zählen lassen.

Es hängt sehr viel davon ab, daß der Anfang der Narkose nach den Vorschriften eingeleitet ist, denn danach richtet sich der ganze weitere Verlauf. Man hat beobachtet, daß die ganze weitere Narkose unruhig, von Unfällen, Erbrechen, starker Excitation gestört war, wenn der Kranke bei den ersten Atemzügen zu hochkonzentrierte Chloroformluftgemenge erhielt, so daß er sofort die Atmung anhielt und so nicht respirieren zu können angab, die Maske vom Gesicht entfernen wollte, sich sträubte etc. Dadurch kommt es zu einem wahren Kampf zwischen Patient und Arzt resp. Personal, und der Kranke verliert das Vertrauen und die Ruhe. Wer öfter Narkosen geleitet hat, wird wissen, daß sich nun in den Träumen des Kranken während der nächsten Minuten immer diese Szenen weiter fortspielen, der Kranke träumt dadurch aufgeregt und selbst im Stadium der Toleranz treten Störungen auf, weil der Kranke sofort unruhig wird, wenn er einmal dem Erwachen nahe kommt. Es ist also jeder die psychische Ruhe des Kranken störende Einfluß und Umstand fernzuhalten. Alle die für die Chloroformnarkose sonst erforderlichen Verhältnisse der Umgebung etc. erfordern dieselben Maßnahmen, wie jede andere Narkose auch, und es sind daher die Angaben des Allgemeinen Teiles zu berücksichtigen.

Das Instrumentarium für die Tropfmethode besteht in einer Maske, wie sie von Esmarch, Skinner etc. angegeben ist. Die Hauptbedingung bei den Masken ist die, daß sie mit durchlässigem Stoff überspannt sind, mit Trikot und nicht mit Billrothbattist. Man tropft ja bei der Tropfmethode das Chloroform auf die Außenseite der Maske, dann verteilt sich das Chloroform in dem Trikotstoff, und die durch die Atmung in Bewegung gesetzte Luft streicht durch den Trikotstoff, indem sie den verdunstenden Chloroformmengen sich beimischt. Dies ist das Prinzip der Methode, daß der Kranke von überallher durch die Maske Luft erhalten kann.

Die Maske ist nun nicht unbedingt notwendig für eine Chloroformnarkose, man wird sich auch mit einer Kompresse begnügen können, die man dem Kranken, mit Chloroform getränkt, vor Mund und Nase halten kann. Auch auf diese Art ist Narkose auszuführen und diese Methode ist bei kleinen Kindern sogar besser und praktischer als die Verwendung einer Maske. Wenn man Kinder von 2—4 Jahren chloroformieren will, sei es nun lange oder nur vorübergehend, so bedient man sich am besten eines Handtuches oder einer dünnen Kompresse, die man in einer Lage über das Gesicht legt. Auf die Gegend der Nase tropft man einen Tropfen Chloroform auf. Je nach Bedarf wiederholt man dies, und das Kind wird sehr bald einschlafen. Da Kinder schon von ganz geringen Mengen betäubt werden, so muß man mit Chloroform sehr vorsichtig sein und der leichte Luftzutritt bei dieser Methode verhindert eine Intoxikation mit Apnoë oder Synkope, die bei Kindern schneller und schwerer auftreten als bei erwachsenen Personen. Kappeler empfiehlt ein Tuch tütenförmig zusammenzurollen, so daß ein Kegelmantel entsteht, dessen weite runde Basis auf das Gesicht aufgehalten wird und durch dessen Spitze Luft und Chloroform Zutritt erlangt, nebenbei kann auch durch den Mantel selbst Luft zutreten. Diese einfachen Methoden will ich hier erwähnen, da sie noch immer Verwendung finden können, wenn der Arzt in Verhältnisse kommt, wo er keine Maske zur Hand hat. Bei Gelegenheiten in fernen Ortschaften auf dem Lande kann er dann doch chloroformieren, wenn er auch die Maske gerade nicht bei der Hand hat, sofern er Chloroform bei sich führt, oder aus der Apotheke holen lassen kann. Einzig in solchen Verhältnissen wird man zu solchen einfachen Mitteln greifen, und es ist dann immerhin gut, wenn man sich zu helfen weiß.

Wenn man nun auch in der Esmarchschen Maske eine für die Chloroformtropfnarkose vollkommen genügende Maske besaß, so wurden doch im Laufe der Zeit eine Anzahl neuer Masken konstruiert, die im Grunde von der Esmarchschen ausgingen und das Prinzip behielten, nur hier und da Besserungen und Veränderungen der Konstruktion zeigten.

Die Skinnersche Maske ist der Esmarchschen vollkommen gleich bezüglich der Funktion, nur ist sie etwas anders geformt. Man findet die beiden Masken in nachstehenden Abbildungen in Figur 103 und 104 aufgeführt.

Figur 103.

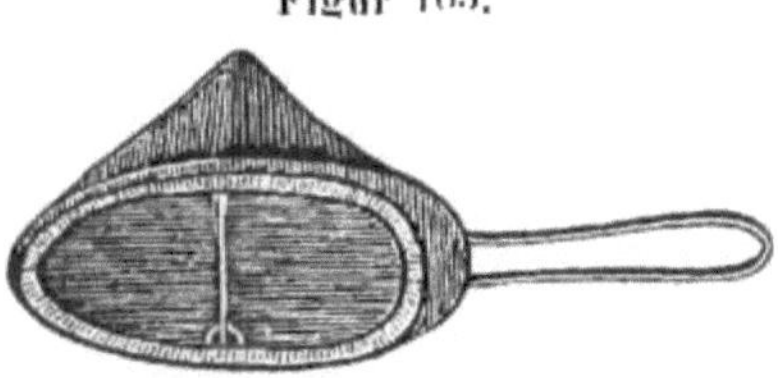

Chloroformmaske nach Skinner.

Figur 104.

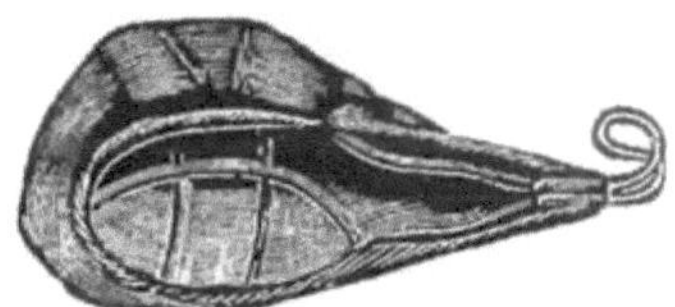

Chloroformmaske nach v. Esmarch.

Schimmelbusch hat eine Veränderung insofern angegeben, als er eine zerlegbare Maske konstruierte, die man besser mit sich über Land führen kann, man findet sie in Figur 105 und 106 abgebildet.

Figur 105.

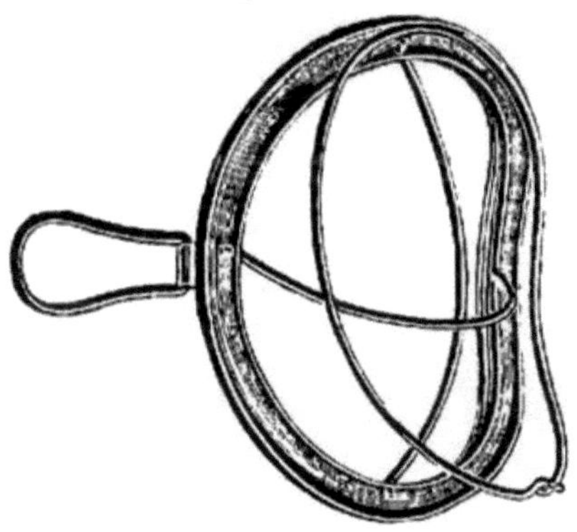

Chloroformmaske nach Schimmelbusch mit seitlichem Halter.

Figur 106.

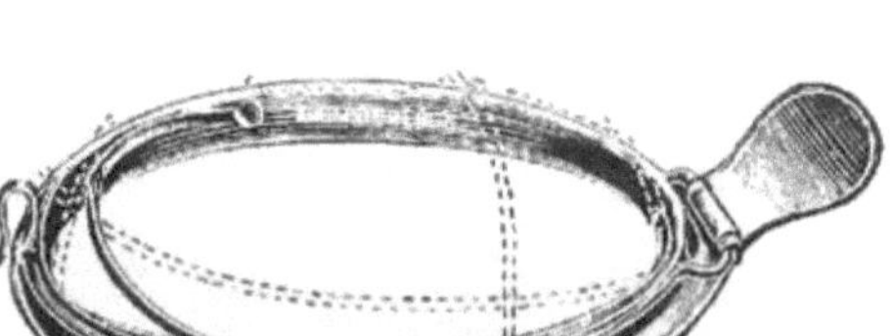

Chloroformmaske nach Schimmelbusch mit Stirnhalter.

Es besteht bei allen diesen Masken ein kleiner Uebelstand, der nur dann als solcher bemerkbar wird, wenn man recht viel Chloroform auf die Maske tropfen muß, und der namentlich früher sehr unangenehm fühlbar wurde, als man noch in Strömen Chloroform aufgoß, nämlich der, daß das Chloroform vom Stoff der Maske herunter auf die Gesichtshaut floß und daselbst die Haut infolge der Kältewirkung schädigte. Kirchhoff hat diesem Uebelstande abgeholfen, indem er um die Maske, da wo sie auf dem Gesicht aufliegt, eine Metallrinne anbrachte, in der sich das abfließende Chloroform sammeln sollte. Diese Maske besitzt für uns keinen Vorteil, da jetzt ein Abfließen von Chloroform bei der Tropfmethode nicht vorkommen, und die alte Methode, in Güssen zu chloroformieren, nicht mehr angewendet werden darf. Eine Maske, welche mit ihrem Trikot nicht auf das Gesicht reicht, sondern unten einen freien Raum läßt, wodurch erstens Herabfließen von Chloroform verhindert, zweitens ein erleichterter Luftzutritt geschaffen wird, ist von Girard, und eine nach derselben Methode, welche noch zwei Ringe zu ihren beiden Seiten besitzt, in denen ein Finger der das Gesicht resp. den Kiefer haltenden Hände einfassen und die Maske halten kann, ist von Kocher konstruiert worden. Vajnas gab eine Maske aus Glas an. Dieselbe besteht aus einem ovalen Glaszylinder, der nach der Gesichtsform an der Basis ausgeschnitten, an der anderen der Basis gegenüberliegenden Fläche gerade abgetrennt ist, worüber ein Trikotstoff gespannt wird, auf den man das Chloroform auftropft. Die Maske hat den Vorzug, daß man das Gesicht betrachten kann. Allerdings ist auch dies nicht leicht und meist unmöglich, da sich das Glas innen mit Wasserdampf beschlägt. Der Nachteil der Maske ist der, daß sie leicht zerschlagen werden kann. Ferner hat man Masken konstruiert, welche durch ein Band an der Stirn des Kranken befestigt werden, somit auf dem Gesicht fixiert sind, der Arzt kann dieselben beiseite schieben, braucht sie aber nicht zu halten (Stobwasser). Cheatle hat einen Apparat konstruiert, der aus einem Fischbeinstab und einem Griff mit Schraubenvorrichtung besteht. Der Fischbeinstab wird gebogen und beide Enden in den Griff geschoben und über die Fischbeinbiegung irgendein Stoff gespannt, so daß man sich schnell eine Maske bereiten kann. Ein Bügel aus Fischbein hält den Stoff gehoben. Ich habe hier eine Reihe solcher verschiedenen Masken kurz angeführt, es gibt noch eine große Menge andere, welche hier anzuführen zu weitschweifig wäre, denn die Esmarchsche und Skinnersche Maske sind für die Tropfmethode vollkommen genügend und am praktischsten.

Es ist jetzt die Tropfmethode diejenige Art der Chloroformierung, welche am meisten angewendet wird und wegen des geringen und kleinen Apparates, den der Arzt nötig hat, in allen Lagen und Verhältnissen anzuwenden ist. In Kliniken und Krankenhäusern kann man sich umständlichere Apparate leisten, allein der praktische Arzt müßte immer einen kleinen Möbelwagen mit sich führen, wenn er solche komplizierte, allerdings auch sehr gut funktionierende Apparate verwenden wollte. Es wird eben so lange als der Arzt äußere Praxis treibt, solange nicht alle Patienten ins Krankenhaus gehen, oder in jedem kleinen Neste ein Krankenhaus besteht, was ja bei der Sucht in neuerer Zeit, überall Krankenhäuser zu errichten und der Überfüllung des ärztlichen Standes vielleicht einstmals möglich sein wird, immer die Tropfmethode die Methode der Praxis sein. Deshalb habe ich dieselbe auch zuerst betrachtet und erörtet.

Bei dem Bemühen, eine möglichst bestimmte Konzentration der Chloroformluftgemische in jeder Sekunde variabel durch einen Apparat zu erreichen, hat man eine Reihe von komplizierten Apparaten konstruiert. Der erste, der einen derartigen Apparat baute, war Junker. Dieser Junkersche Chloroformapparat, wie ihn Figur 107 zeigt, besteht aus einem Fläschchen, in welches das Chloroform geschüttet wird und in dessen Verschluß zwei Öffnungen mit Rohren angebracht sind. Das eine Rohr führt bis auf den Boden des Fläschchens, das andere ist kurz unter dem Verschluß abgeschnitten.

Fig. 107.

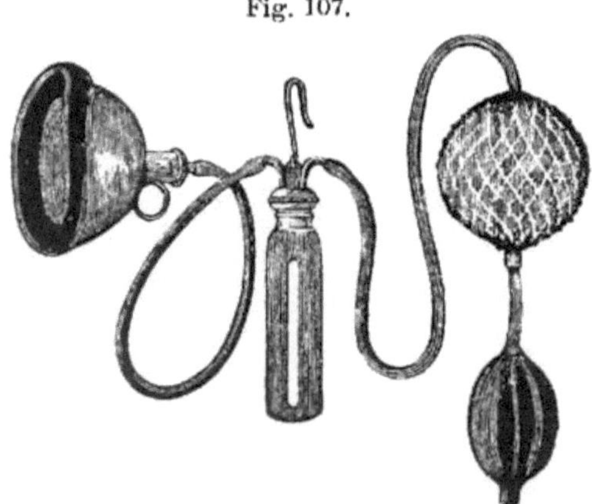

Chloroformapparat nach Junker.

An das auf den Boden reichende Rohr wird ein Gebläse angesetzt und an das andere Rohr ein Gummischlauch der nach einer Metallmaske führt, die luftdicht auf das Gesicht paßt und an welcher noch ein Ventil für den Eintritt von Luft und ein solches für den Austritt der Exspirationsluft sich befindet. Es wird durch das Gebläse Luft durch das in dem Fläschchen befindliche Chloroform getrieben, welche sich mit Chloroformdämpfen sättigt und nach der Maske gelangt. Wenn man nun das Luftventil der Maske schließt, so atmet der Kranke nur die ihm durch den Blasebalg zugetriebene Luft mit Chloroform. Je nach der Geschwindigkeit, mit der man die Luft durch den Apparat treibt, richtet sich die Menge des Chloroforms, die der Kranke atmet. Öffnet man das Luftventil der Maske, so atmet der Kranke noch mehr Luft, und setzt man den Blasebalg nicht in Bewegung, so atmet der Kranke reine Luft. Dies ist der ursprüngliche Junkersche Apparat und dessen Prinzip.

Es sind nun eine Reihe von Modifikationen dieses Apparates geschaffen worden. Friedrich hat denselben verbessert.

Einen ähnlichen Apparat hat Kappeler konstruiert, nur besitzt derselbe einen wesentlichen Unterschied, der darin gelegen ist, daß das in das Chloroformgefäß vom Gebläse aus führende Rohr nicht bis auf den Boden des Gefäßes reicht, sondern nur so tief, daß es 1 mm über der Chloroformfläche endet, wenn 50 ccm Chloroform in die Flasche geschüttet sind. Die übrige Bauart ist dieselbe wie der Junkersche Apparat. Es ist nun sehr wesentlich, daß das zuführende Rohr nie in das Chloroform taucht. Bei der Funktion des Junkerschen Apparates werden leicht durch den durch das Chloroform getriebenen Luftstrom feine Chloroformtropfen mit fortgerissen und gelangen in der Luft in die Lungen etc. des Kranken. Jedenfalls wird beim Junkerschen Apparat sehr leicht eine überaus hohe Konzentration erreicht, was beim Kappelerschen System vermieden wird. Das Gefäß beim Kappelerschen Apparat enthält eine Skala von 5—50, die die Chloroformmenge angibt. Neben dieser Skala sind noch 2 andere, wie aus Figur 108 ersichtlich.

Figur 108.

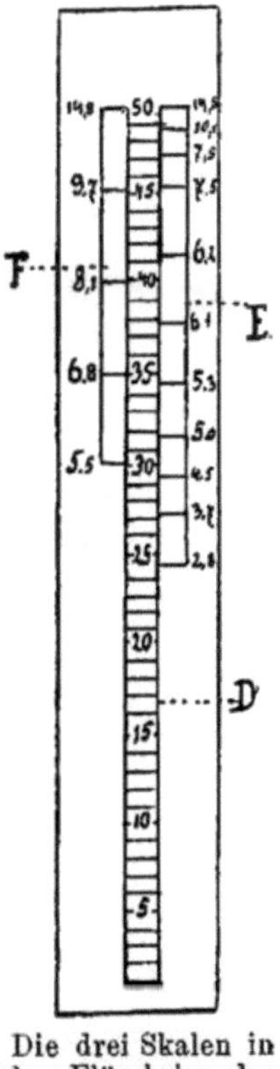

Die drei Skalen in dem Fläschchen des Kappelerschen Apparates.

Das Doppelgebläse des Kappelerschen Apparates muß entsprechend den beiden Skalen E und F, welche die Chloroformverdunstung angeben, einen Rauminhalt von 110 ccm haben. Die drei Skalen sind der besseren Unterscheidung halber im Apparat rot, weiß und blau gefärbt. Wenn man das Gebläse des Apparates 30 mal in der Minute funktionieren läßt, so wird ein genau bestimmtes Chloroformdampfluftgemisch erzeugt, dessen Konzentration auf den Skalen abgelesen werden kann und zwar gibt die Skala D den Chloroforminhalt des Gefäßes in Kubikzentimetern an. Die Skalen E und F zeigen Gehalt des Chloroformdampfluftgemisches an Chloroform auf 100 l Luft in Grammen an. Auf der Skala E liest man die Konzentration des eingeatmeten Luftchloroformdampfgemisches auf 100 l Luft in Grammen ab, wenn von 50 ccm an weiter verdunstet wird. Hat man das Glas mit 50 ccm Chloroform gefüllt und ohne Unterbrechung die Narkose durch stetiges Bewegen des Gebläses bis auf eine Chloroformmenge von 25 ccm im Glas weitergeführt, so erhält der Patient bei 50 ccm Füllung mit Chloroform ein Chloroformdampfluftgemisch von 14,8 g Chloroform auf 100 l Luft. Hat man aber beim Weiterchloroformieren eine Chloroformhöhe von 45 ccm erreicht, so erhält der Kranke jetzt ein Gasgemisch von 7,5 g Chloroform auf 100 l Luft. So ändert sich die Konzentration des Gasgemisches mit dem Sinken des Niveaus des Chloroforms in der Flasche und wenn ein Niveau von 25 ccm Chloroform erreicht ist, erhält der Kranke ein Gasgemisch von 2,8 g Chloroform auf 100 l Luft. Dieses von 14,8 g auf 2,8 g abwärts schreitende Gasgemisch ist für Männer ausreichend, um eine tiefe Narkose zu erreichen. Die Skala F gibt die Konzentration des Gasgemisches in Grammen auf 100 l Luft berechnet an, wenn die Narkose bei einer Höhe des Chloroforms von 50,45, 40, 35, 30 ccm begonnen wird.

Wenn man Frauen oder Kinder mit dem Apparat narkotisieren will, muß man ein weniger hoch konzentriertes Gasgemisch verwenden, als 14,8, und man wählt dann die Skala F. Will man Frauen mit dem Apparat narkotisieren, so füllt man das Gefäß nur bis 45 ccm mit Chloroform, und für Narkose an Kindern nur bis 40 ccm oder 35 ccm, und von diesem Chloroformstand beginnt man die Narkose. Es ist klar ersichtlich, daß der Chloroformgehalt des beim Betrieb des Apparates entstehenden Cloroformdampfluftgemenges ein anderer ist, wenn das Chloroform bis 40 reicht, als wenn es bis 50 reicht, und so in jedem Moment anders, wenn durch den durchströmenden Lufthauch das Chloroform nach und nach verdunstend einen immer niedrigeren Chloroformstand annehmen wird.

Es wird durch diese Einrichtung erreicht, daß man sehr wenig Chloroform für eine tiefe Narkose braucht, daß der Kranke nie einen höher konzentrierten Chloroformluftstrom erhalten kann als der höchste Punkt der Skala anzeigt, daß man das Chloroform annähernd genau dosieren und so dem Alter, Geschlecht, Konstitution und Krankheit des Kranken anpassen sowie die Konzentration des dem Kranken zugeführten Chloroformdampfluftgemenges in jedem Augenblick von der Skala ablesen kann. Daß nun die auf der Skala angegebenen Zahlen nicht ganz mathematisch genau stimmen, kommt bei der geringen Fehlerzahl nicht in Betracht, es werden ja verschiedene Momente, wie die verschiedene Temperatur etc. einwirken, doch die Abweichungen sind so gering, daß man die Zahlen als richtig annehmen kann.

Eine Modifikation dieses Kappelerschen Apparates ist der von Schönemann konstruierte, in Figur 109 abgebildete Chloroformuniversalapparat,

Figur 109.

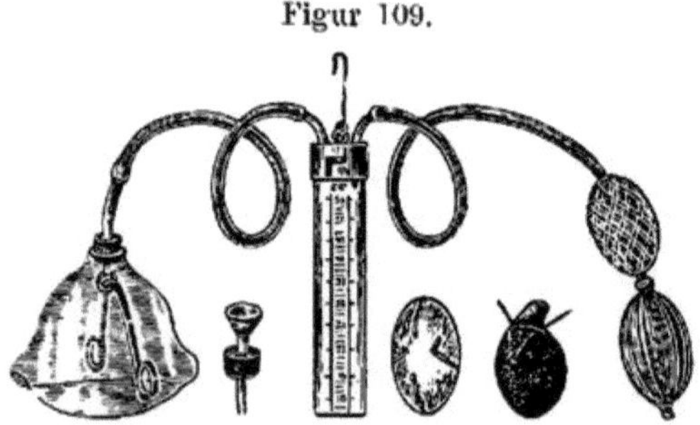

Chloroformapparat von Schönemann.

den man als Kappelerschen Apparat oder als Maske mit Tropfflasche verwenden kann, je nachdem es der Narkotiseur wünscht. Es ist dies ein Vorteil des Apparates. Die Konstruktion ist aus der Figur deutlich zu erkennen, Er ist im Prinzip dem Kappelerschen gleich, nur ist er leicht zu zerlegen.

Diese je nach der Narkose verschieden beanspruchte Chloroformmenge hat man versucht auf andere Art zu modifizieren, als es Kappeler in der verschieden hohen Füllung erreicht hat. Krohne und Sesemann haben den ursprünglichen Junkerschen Apparat gewählt und das Gebläse verändert, während sie sonst den Apparat genau wie den Junkerschen (mit auf den Boden des Glases reichendem zuführenden Rohr) konstruierten. Man hat das Gebläse mit 4 Ringen versehen und diese Druckbirne mit den Ringen so konstruiert, das ein Druck in der Gegend je eines Ringes eine bestimmte Konzentration des Chloroformgemisches hervorruft. Figur 110 zeigt diese Birne, die mit dem Schlauch an die Flasche des Junkerschen Apparates angefügt wird.

Figur 110.

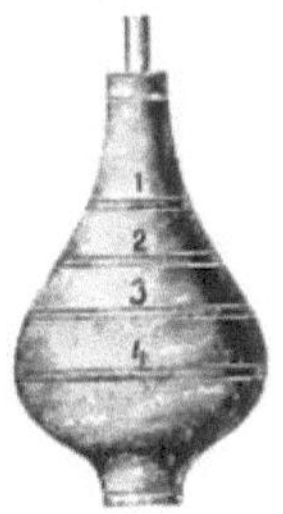

Gebläse des Apparates von Krohne-Sesemann.

Wenn man den obersten Ring komprimiert, so wird am wenigsten, wenn man den untersten komprimiert, am meisten Chloroform dem Kranken zugeführt. Krohne und Sesemann gingen hierbei von den Angaben von Snow aus, daß man zur Erzielung einer ruhigen Narkose 4—5 Minuten brauche, in Ausnahmefällen 6—7 Minuten, bei Kindern und schwächlichen Erwachsenen nur 2—3 Minuten, und daß dazu nötig wären 1,17 ccm — 1,755 g Chloroform. Sie bezweckten nun mit dem Apparat, dem Kranken in der bestimmten Zeit diese Menge Chloroform zuzuführen und zwar in allmählich zu steigernden Quantitäten. So gaben sie für die erste Minute bei 20 Inspirationen 20 Achtelkompressionen, d. h. 20 Kompressionen des obersten Ringes, sodann für die zweite Minute 20 Viertel- (zweiten Ringes), für die dritte Minute 20 Halbe- (dritten Ringes) und für die vierte Minute 20 Dreiviertelkompressionen (des vierten Ringes) an. Wenn dies so ausgeführt wird, so erhält der Kranke wahrscheinlich während der vierten Minute die nötige Chloroformmenge für die Narkose zugeführt. Wenn noch nicht tiefe Narkose eingetreten ist, so soll während der fünften Minute mit jeder Inspiration des Kranken eine volle Kompression des ganzen Gebläses gegeben werden, bis die Narkose vollkommen ist. Sobald Toleranz eingetreten ist, genügen kleine mit jeder Inspiration zu verabreichende Dosen. Man soll nun immer nur so viel Chloroform durch Kompression des Gebläses geben, daß der Kranke eben in tiefer Narkose liegt, nur so viel Chloroform, als der Organismus wieder ausgeschieden hat. Das Prinzip ist also, bei Beginn nur einen kleinen Teil des Gebläses in Tätigkeit zu setzen und nach und nach mehr zu tun, immer in Harmonie mit der Atmung, die natürlich nicht stocken darf und genau kontrolliert werden muß. Dieser Apparat ist nun noch einmal modifiziert worden von Krohne und Sesemann. Derselbe hat an dem Gebläse 3 Abteilungen in Form von 3 Kugeln, von denen die oberste 10 ccm, die zweite 30 ccm und die dritte 60 ccm groß ist und welche bei der Einleitung der Narkose nacheinander in Tätigkeit gesetzt werden, wie oben beschrieben. Es werden durch diese Modifikation, deren Gebläse in Figur 111 veranschaulicht ist, ziemlich genaue Konzentrationen dem Kranken zugeführt.

Figur 111.

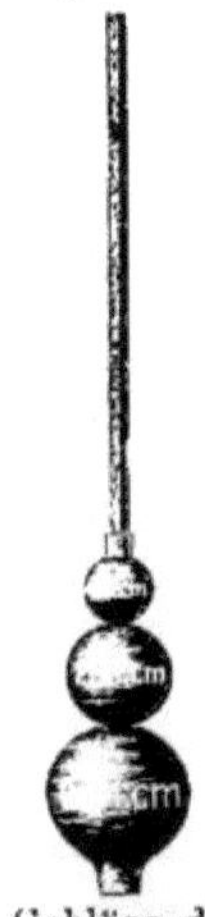

Gebläse des Apparates von Krohne-Sesemann.

Diese Apparate werden von vielen gelobt, weil sie einerseits sehr wenig Chloroform verbrauchen, annähernd genau dosierte Chloroformmengen dem Kranken zuführen und andererseits eine ruhige Narkose bewirken ohne starke Exzitation, ohne Erbrechen und postnarkotischem Übelsein. So haben sich diese Apparate vielfach Anhänger erworben. Natürlich gehört zur Narkose mit diesen Apparaten eine gewisse Übung, die sich ja ein Arzt schnell aneignet und eine genaue Beobachtung des Kranken, die ja bei allen Methoden absolute Notwendigkeit ist. Ob aber diese Apparate einen großen Vorteil vor der Tropfmethode voraushaben, will ich nicht entscheiden, jedenfalls ist ein Urteil nicht leicht zu fällen, und es haften jeder Methode Mängel an, deshalb wird sich jeder Narkotiseur seine spezielle Methode wählen. Aus dem Grunde, jedem eine große Auswahl für seine ganz individuellen Eigenheiten zu geben, führe ich alle diese Apparate an.

Neuerdings ist von Pflüger eine Methode, welche früher rein Methode der physiologischen Laboratorien war, auch in die klinische Tätigkeit eingeführt worden. Dieselbe hat den Grundsatz, dem Kranken möglichst genau dosierte und doch jederzeit wechselbare Mengen von Luft und Chloroform zuzuführen. Der Apparat ist von Kronecker konstruiert und besteht in Vorrichtungen, welche unter dem Drucke einer Hochdruckwasserleitung dem Kranken ein genau titriertes Gemenge von durch Wasser getriebener Luft und durch Chloroform getriebener Luft in leicht veränderbarem Rhythmus zuführt. Man kann die Konzentration der Gemische leicht ändern, ev. sofort Chloroform vollkommen ausscheiden. Die Narkose wird mit einem Gemisch aus 20 Teilen Chloroform und 80 Teilen Luft eingeleitet und später mit 40—50 % Chloroform fortgeführt bis Toleranz erreicht ist, dann wird nur ein 10 prozentiges Gemisch gegeben, um die Narkose weiter zu erhalten. Der Vorzug dieser Methode ist nach Pflüger in der leichten Änderung der Konzentration und genauen Konzentration während der Narkose, ferner darin, daß der Kranke zum Atmen angeregt wird, weil ihm durch den Apparat Luft und Chloroform in die Nase etc. gepumpt wird, ferner in dem geringen Konsum von Chloroform und in der ruhigen exzitationslosen Narkose gelegen.

Es sind nun aber nicht immer die Verhältnisse so, daß man derartige Apparate für Narkosen verwenden kann, wie ich sie bisher angeführt habe. Es können Verhältnisse obwalten, wo es dem Arzte unmöglich ist, die Maske auf das Gesicht des Kranken zu legen, weil gerade das Operationsfeld im Gesicht liegt und somit eine Berührung die Wunden verunreinigen würde, und ferner kommen Gelegenheiten und Verhältnisse vor, wo der Mensch nicht durch den Mund atmet, sondern durch Tracheotomiewunden und Kanülen, da entweder die Krankheit eine Tracheotomie erfordert hat, oder die Narkose oder die ungünstigen Verhältnisse bei der Operation die Tracheotomie verlangten. In solchen Verhältnissen kommt man schwer mit der Maske von Esmarch oder dem Junkerschen Apparat etc. aus. Zu solchen Gelegenheiten hat man eine Reihe von Methoden und Apparaten ersonnen. Es ist im Allgemeinen Teil darüber schon das meiste angeführt und es ist hier nur noch kurz zu erwähnen, daß man bei Operationen die im Munde oder Rachen vor sich gehen, zweierlei Methoden der Narkose verwenden kann. Entweder man narkotisiert hier in Etappen, indem man erst den Kranken tief betäubt und nun den Operateur so lange arbeiten läßt, bis der Kranke wieder zu erwachen beginnt und nun wieder narkotisiert bis zur Toleranz und so fort, bis die Operation beendet ist. Dazu muß man natürlich die Masken peinlich sterilisieren und verwendet am besten den Junkerschen Apparat, da man mit demselben dem Kranken ein Luftgemisch höchstzulässiger Konzentration direkt in Mund und Nase blasen kann, ohne daß man die Maske fest auf das Gesicht legt, sondern sie nur soweit demselben nähert, daß sie nicht die Wundflächen berührt. Wenn auch die Maske steril ist, so wird doch die Asepsis gestört, wenn man die Maske auflegt. Die andere Art, bei solchen Operationen zu narkotisieren, besteht darin, daß man mit dem Junkerschen

Apparat nicht eine Maske verbindet, sondern eigens dazu konstruierte Kiefersperrer, die neben den Branchen ein Rohr führen, durch welches der Junkersche Apparat das Chloroform in den Rachen bläst. So kann operiert und zugleich narkotisiert werden, ohne daß beide Ärzte sich gegenseitig stören. Solche Apparate sind von Hewitt und Probyn Williams konstruiert worden. Sie sind früher erwähnt und abgebildet. Vgl. S. 192 Figur 35 und 36. Diese Apparate lassen sich bei allen Operationen im Gesicht, Rachen, Hals und am Kopf, wenn der Kranke seitlich oder auf dem Bauche liegen muß, gut verwenden und stellen sehr praktische Hilfsmittel dar. Denn in allen jenen Fällen, wo nicht der Operateur wünscht, daß der Kranke nur in einer Halbnarkose gehalten wird, damit er noch Blut und Schleim aus dem Rachen und Kehlkopf aushustet, ist die Narkose durch diese Apparate vorzuziehen der Narkose in Etappen, während man letztere besser verwendet, wenn der Kranke noch auf Reflexe reagieren soll.

Die Narkose durch die Tracheotomiekanüle wird nur in seltenen Fällen angewendet. Wenn man dieselbe brauchen muß, so ist vor allem zu beachten, daß die Luft, welche durch den Junkerschen etc. Apparat in die Trachea eingeblasen wird, eine der Körperwärme nahekommende Temperatur besitzt, denn die Luft von gewöhnlicher Temperatur 12—15° R wird durch den Chloroformdampf stark abgekühlt, und wenn dem Kranken solche kalte Luft direkt in die Lunge gebracht wird, sind Lungenerkrankungen eine sichere Folge. Es ist daher auch nicht geraten, den durch die Kanüle atmenden Menschen mit der Tropfmethode zu narkotisieren, indem man die Esmarchsche Maske über die Kanüle hält. Die Luft unter dieser Maske ist nämlich sehr kalt. Eine andere Methode ist die, die Kanüle mit einem Trichter durch einen Gummischlauch zu verbinden, über die weite Öffnung des Trichters Gaze zu spannen und auf diesen Gazeüberzug Chloroform aufzutropfen. Der Kranke muß die Luft durch den Trichter saugen und atmet das Cloroform mit ein. Auch dieser Methode haftet bis zu einem gewissen Grade der Übelstand der zu starken Abkühlung der Luft durch das Verdunsten des Chloroforms an. Verwendet man diesen Trichter, so muß die Luft eine sehr hohe Temperatur haben. Es ist aber doch viel ratsamer, der Kranke wird durch einen Junker'schen Apparat oder einen ähnlichen narkotisiert, in dem statt der Maske die Kanüle mit dem abführenden Schlauch verbunden ist. Man wird dann entweder die Luft im Zimmer sehr warm, 20—21° R, temperieren, oder man wird die Luft durch eine Wärmevorrichtung erwärmen, indem man den Schlauch in heißes Wasser legt, der zwischen Apparat und Kanüle in genügender Länge vorhanden sein muß, oder indem man auf sonst eine passende Art nur sehr warme Luft in den Apparat gelangen läßt. Dieser Umstand ist überaus wichtig. Zur Erleichterung der Narkose per Tracheotomiam verwendet man die Trendelenburgsche Tamponkanüle oder die Hahnsche Trachealkanüle. Beide Kanülen sind so konstruiert, daß sie das Herablaufen des Blutes und Schleimes neben Kanüle und Trachealwand verhindern, die erstere durch eine von außen mit Luft aufzublasende Gummiwandung, die andere durch Schwamm, welcher das Blut etc. ansaugt und so tamponiert. Die erstere Kanüle ist entschieden der anderen vorzuziehen. Dieselben sind auf Seite 191 abgebildet. Es wird natürlich eine seltene Methode sein, die oben behandelt worden ist, doch sie ist immerhin gelegentlich die einzig mögliche Narkose, und es muß der Arzt wissen, wie er für den Kranken am günstigsten verfährt und was vor allem dabei berücksichtigt werden muß.

Wenn ich bisher Apparate und Methoden genannt habe, so sind es solche gewesen, die in der Praxis meist verwendbar, mit Ausnahme des Pflügerschen Apparates, und gut für die Chloroformnarkose zu brauchen sind, indem sie eine Narkose von geeigneter Tiefe und leichter Methodik gestatten, und die auch meist in den Kliniken und Krankenhäusern für die Chloroformnarkose verwendet werden.

Ehe ich die Narkose mittels dieser Apparate verlasse, ist es nötig, noch einiger hierhergehörender Apparate und Methoden kurz zu erwähnen.

Kuhn empfiehlt, gestützt auf Beobachtungen bei Narkosen mittels der Trendelenburgschen Tamponkanüle eine Narkose ohne Maske, eine sogenannte perorale und nasale Narkose, bei der das Chloroform durch Tubage direkt in die Lunge geleitet wird. Er beobachtete, daß der Vorteil der Narkose mittels der Tracheotomiekanüle in einem geringen Chloroformverbrauch und einem überaus ruhigen Verlauf der Narkose besteht, in dem schnellen Erwachen des Kranken nach derselben, in der geringen Gefahr der Überdosierung, im Wegfallen von Würgen, Erbrechen, Spasmus glottidis, Aspiration von Schleim etc. sich zeigt.

Es ist übrigens diese Methode schon früher angewandt worden. O'Dwyer konstruierte 1894 ein Instrument aus einem abgebogenen Metallrohr, an welches zweckentsprechende Tuben angeschraubt werden konnten, und einem an dem Rohr befestigten Gummischlauch bestehend, der mit einem Gebläse in Verbindung stand. Dieses Instrument wurde ursprünglich zur Unterhaltung künstlicher Respiration bei Asphyxie-, Opium- etc. Vergiftungen verwendet, dann aber als Ersatz für Trendelenburgs Trachealkanüle bei größeren Operationen im Rachen, Nase etc. zur Narkose gebraucht. Nur für Narkosen wurde 1898 von W A. van Slockum ein Apparat konstruiert, ebenfalls aus Tube und Zuleitungsrohr bestehend, der aber dabei eine vollständige Tamponade des Aditus laryngis und der Trachea bewirkte. Weiter haben dann Trumpp, Schlechtendahl und andere die Intubation zur Narkose angeraten. Schlechtendahl stellte Tierversuche mit der Narkose mittels Intubation an, und gibt den Rat, den Kranken erst ein wenig anzunarkotisieren mit gewöhnlicher Maske und beim Eintritt der Toleranz das von ihm angegebene Instrument in den Kehlkopf einzuführen und durch diese Tube weiter zu narkotisieren. Das Instrument besteht aus Tuben, welche je nach dem Alter und der Größe des Patienten gewählt werden und der Form des Kehlkopfes genau entsprechen. Diese Tuben haben einen Fortsatz, an dem ein elastisches Spiralrohr angefügt wird. Mittels einer bestimmten Zange wird die Tube in den Kehlkopf gebracht. Die Kanülen schließen den Kehlkopf genau ab, so daß Blut etc. nicht in die Trachea gelangen kann. Schlechtendahl gibt selbst zu, daß er bei seinen Tieren sehr oft Verletzungen des Kehlkopfes durch die Tube gesehen hat, die jedenfalls beim Menschen ebenfalls bewirkt werden können und eine sehr unangenehme Beigabe sind. Es ist demnach diese Methode immer noch sehr im Beginn der Technik und ist bis jetzt noch nicht als vollkommen anzusehen. Zweifellos hat dieselbe viel Vorteile bei Operationen im Hals, doch es ist die Gelegenheit zur Verwendung immerhin beschränkt, da man ja jetzt durch die Methoden der lokalen

Anästhesie sehr viel derartiger Operationen ohne Narkose ausführen kann. Außerdem gibt auch Schlechtendahl als Kontraindikation der Intubation Katarrhe der Lungen an, die wegen des Schleimes hinderlich sind. Immerhin wird es Fälle geben, in denen auch diese Methode der Chloroformnarkose wird verwendet werden können zum Wohle des Kranken. Vor allem ist dabei zu beachten, daß eine gut passende Kanüle gewählt wird, die keine Verletzungen im Kehlkopf setzt. Es ist von allen Autoren angegeben, daß diese Narkosen ruhiger verlaufen als die gewöhnlichen, was wohl seinen Grund im Ausschalten des Reflexes von der Nasen- und Rachenschleimhaut aus haben mag.

Diese Methoden und Apparate sind nun aber nicht imstande, eine wirklich wissenschaftliche Narkose zu liefern, indem sie ein vollkommen genau dosiertes, jederzeit zubestimmendes und zu veränderndes Chloroformdampfluftgemisch liefern. Es muß ja die Sehnsucht des Narkotiseurs sein, einen Apparat zu konstruieren, der klein, handlich und leicht überallhin transportabel ist, und dabei ein vollkommen genau dosiertes und jederzeit veränderbares Chloroformdampfluftgemisch liefert. Leider ist ein solcher Apparat bis jetzt noch nicht erfunden, die Apparate sind entweder enorm umfangreich und feststehend, wenn sie genau dosieren, oder sie sind transportabel und dosieren nicht genau. Für klinische Zwecke hat man Apparate konstruiert, die allen Anforderungen der genauen Dosierung entsprechen.

Es ist nun gerade bei der Chloroformnarkose von ganz besonderem Wert, jederzeit genau zu wissen, ein wie hoch konzentriertes Chloroformdampfluftgemisch man dem Kranken verabreicht, weil das Chloroform eine nur geringe Narkotisierungsbreite besitzt und ein kumulierendes Narkotikum darstellt. Dabei ist die Einwirkung des Chloroforms auf Herz und Blutdruck sehr stark und intensiv und eine Synkope ist nur zu schnell und leicht eingetreten, wenn nicht genau die entsprechende Dosis gegeben wird. Somit wäre es sehr zu wünschen, einen Apparat zu besitzen, der vollständig genau dosiert. Aber es ist auch mit dem bestdosierenden Apparat möglich, daß eine schwere Herzschwäche oder Intoxikation des Kranken eintritt, wenn nicht die Narkose von einem tüchtigen Arzte geleitet wird, der genau beobachtet. Der Narkotiseur muß trotz allerbester Apparate genau berechnen in jedem Augenblick, wieviel Chloroform dem Kranken jetzt noch zugeführt werden muß. Denn auch der bestdosierende Apparat arbeitet maschinenmäßig, er gibt, auf eine Dosis eingestellt, immer dieselbe weiter oder er steigt oder fällt in der Dosis, je nach der Einstellung, also kommt es auch wiederum darauf an, den Apparat richtig zu stellen und in jeder Sekunde nach dem Stand der Betäubung zu regulieren. Ich will nun nicht entscheiden, ob es leichter ist, bei der Tropfmethode zu regulieren oder einen genau dosierenden Apparat zu lenken. Das ist eine individuell wechselnde Ansicht. Aber es wird auch aus diesem Grunde stets die Tropfmethode jede Konkurrenz bestehen. Man wird deshalb die genau arbeitenden Apparate auch in den meisten Fällen nur zu wissenschaftlichen Narkosen verwenden, in Laboratorien und Kliniken werden sie sehr gute Dienste leisten, da man mit ihnen mit Zahlen rechnen kann, was bei der Tropfmethode unmöglich ist.

Schon früh hat man sich mit dem Problem der Konstruktion solcher Apparate und Ausführung exakter Narkosen beschäftigt, viele Apparate sind angegeben worden, doch sie leisteten nicht genügendes. Wirklich gut arbeitende sind konstruiert worden von Snow, P. Bert, Péan und Dreser. Kionka hat ebenfalls zwei Apparate konstruiert, die für wissenschaftliche Narkosen von Wert sind. Dieselben liefern genau dosierte Chloroformdampfluftgemische und können auch für andere Narkotika verwendet werden. Sie sind auf S. 196 ff. genau beschrieben worden. Einen anderen ebenfalls sehr genau arbeitenden Apparat hat Geppert angegeben, der auch früher beschrieben wurde, vgl. S. 199 ff., und der hier nur erwähnt werden soll. Diese Apparate können nur in Kliniken oder Krankenhäusern Verwendung finden und es ist deshalb hier unnötig, dieselben genau anzuführen.

Es ist aus dem hier über die Technik der Chloroformnarkose Gesagten zu ersehen, daß man verschiedene Wege zur Einleitung einer guten Narkose eingeschlagen hat. Es ist nun zweifellos mit diesen Apparaten und Methoden möglich, eine gute Chloroformnarkose mit der denkbar geringsten Gefahr für den Kranken auszuführen, aber es gehört, wie schon gesagt, zu dem besten Apparat wie zur einfachen Maske ein genau beobachtender, durch und durch geschulter Arzt. Es gehört zur Technik der Chloroformnarkose eben noch viel mehr als ein Apparat und Chloroform, wenn dies auch die ersten Erfordernisse sind.

Es ist hier noch zu erwähnen, daß man für die Ausführung der Tropfmethode noch eines Tropffläschchens bedarf, und man hat deren eine ganze Menge. Sie sind im Allgemeinen Teil genau beschrieben. Das Chloroform besitzt eine große Neigung sich zu zersetzen, deshalb gieße man kurz vor dem Beginn der Narkose erst das Chloroform in die Tropfflasche oder in das Gefäß der anderen Apparate, in dem es zur Verdunstung gelangt. Was die weiteren Utensilien für die Chloroformnarkose und deren Verwendung und Technik anlangt, so verweise ich auf das über die Apparate der Narkose Gesagte im Allgemeinen Teil.

Hier müssen noch einige Worte über die verschiedenen Maßnahmen während der Chloroformnarkose gesprochen werden, denn es bestehen bestimmte Besonderheiten in der Chloroformwirkung, die zu kennen nötig sind.

Zunächst muß man sich klar sein, in welchem Zustand die Narkose zu erhalten ist. Es ist nicht damit genügend gesagt, man soll sie im Stadium der Toleranz erhalten. Dieses Stadium ist immerhin ein weiter Begriff. Man war sich bisher nicht einig. Es gelten für die Chloroformnarkose die Gesetze der Pupillenreaktion und Reflexveränderungen genau wie es in dem Allgemeinen Teil erklärt ist.

Schleich will die Chloroformnarkose in dem Stadium mittlerer Pupillenweite gehalten haben, ohne Reaktion auf Licht, er meint, man müsse sich fortwährend in der Narkose von der Beeinflußbarkeit der Pupillenweite, sei es durch Aufschütten von Chloroform sie zu erweitern, sei es durch Entfernen der Maske sie zu verengern, überzeugen. Joh. Müller will die Pupille an der Grenze der Enge und Erweiterung im Toleranzstadium gehalten haben, nach Kappeler soll für den Chirurgen ein Stadium paralyticum (das der erweiterten Pupille) nicht existieren, da es der Lähmung der Zirkulations- und Atemzentren unmittelbar vorausgeht und somit die größte Lebensgefahr involviert. Es soll also die Narkose kurz vor diesem Stadium gehalten werden. Kionka verlangt mäßig verengte Pupillen, ein Erweitern derselben kann durch Erbrechen oder Erwachen bewirkt werden, tritt es aber nicht aus einer dieser beiden Ursachen ein, so bedeutet es sehr hohe Gefahr. Hankel schreibt: „Tritt an Stelle der Hirnreizung Hirnlähmung ein, so müssen die Pupillen sich natürlich erweitern. Eine Lähmung kann aber nur im Augenblick großer Gefahr eintreten. Wenn in tiefer Narkose sich die Pupillen, sei es auch nur vorübergehend, erweitern, so ist ein Lähmungszustand vorhanden, und die Narkose ist stets eine unangenehme, in der asphyktische Erscheinungen selten fehlen.“ Flockemann weist auf eine Eigentümlichkeit der Pupillen in der Chloroformnarkose hin, welche darin besteht, daß, wenn der Kranke im Toleranzstadium sich befindet, die Pupille des geöffneten einen Auges eng ist und beim Öffnen nicht reagiert, die Pupillen doch noch reagieren, wenn man beide Augen zugleich öffnet. Er nennt dies Phänomen die Grenze der Pupillenreaktion auf Licht in der Chloroformnarkose. Es ist dies ein Stadium in der Narkose, wo der Kranke eben in die Toleranz tritt, und in diesem Zustand soll man den Kranken erhalten. Gibt man mehr Chloroform, so folgt das Stadium der völlig starren Pupillen auch beim Öffnen beider Augen, läßt man Chloroform weg, so erwacht der Kranke. Dies Phänomen beschreibt vor Flockemann schon Straßmann und man bezeichnet es auch als Straßmannsches Phänomen. Ich habe dasselbe übrigens auch bei anderen Narkotika beobachtet und deshalb schon im Allgemeinen Teil für jede Narkose als das Stadium, auf dem dieselbe unterhalten werden soll, bezeichnet.

Es ist für den Kranken zweifellos dieses Stadium der Narkose das wenigst gefährliche und deshalb soll man ihn immer darin zu erhalten suchen. Man wird die Narkose beenden, wenn der Operateur das Zeichen gibt, und braucht dann nicht lange zu warten, bis der Kranke erwacht. Außerdem spart man viel Chloroform, wenn der Kranke immer in diesem Stadium gehalten wird.

Was nun die Menge des Chloroforms, die man für eine Narkose brauchen darf, anlangt, so kann man schwer Zahlen nennen, denn es hängt von so vielen Umständen, vom Apparat, Kranken, Narkotiseur etc. ab, wieviel Chloroform gebraucht wird. Vor allem zeigt sich die Kunst des Narkotiseurs darin, möglichst wenig Chloroform für eine tiefe Narkose zu brauchen. Meist kann man mit 5—7 g Chloroform einen erwachsenen Mann bis zur Toleranz bringen, der weitere Verbrauch ist dann gering und hängt von der Dauer der Operation ab. Jedenfalls kann man mit 30—50 g schon eine Narkose von langer Dauer, bis zu einer Stunde und länger, leiten. Natürlich braucht man bei der Tropfmethode mehr Chloroform als beim Kappelerschen Apparat. Es lassen sich bestimmte Zahlen nicht geben, auch ist es vollkommen belanglos, solche zu kennen.

Es ist versucht worden, durch statistische Zusammenstellungen ungefähr zu ermitteln, wieviel Chloroform zu einer Narkose notwendig ist. Da diese Zahlen manches Interessante bieten, will ich folgende anführen:

1. v. Bardeleben	brauchte	bei	924	Nark.	22	ccm	Chlorof.	pro	Nark.	u.	0,57	ccm	pro	Minute
2. Bardenheuer	„	„	797	„	—	„	„	„	„	„	0,58	„	„	„
3. Braun	„	„	1365	„	37,6	„	„	„	„	„	0,87	„	„	„
4. Bruns	„	„	162	„	20	„	„	„	„	„	0,50	„	„	„
5. Göschel	„	„	358	„	20,8	„	„	„	„	„	0,99	„	„	„
6. Schede	„	„	1869	„	39	„	„	„	„	„	0,9	„	„	„
7. Zeller	„	„	435	„	22,9	„	„	„	„		—	„	„	„
8. Angerer	„	„	1108	„	30	„	„	„	„		—	„	„	„
9. Barth	„	„	409	„	18	„	„	„	„	„	0,61	„	„	„
10. Boeters	„	„	568	„	26,1	„	„	„	„	„	0,53	„	„	„
11. Braun	„	„	962	„	22,0	„	„	„	„	„	0,542	„	„	„
12. Göschel	„	„	326	„	19,32	„	„	„	„	„	0,46	„	„	
13. Jungengel	„	„	939	„	29,50	„	„	„	„	„	1,0	„	„	
14. Kümmell u. Sick	„	„	1371	„	31	„	„	„	„	„	0,72	„	„	
15. Lauenstein	„	„	288	„	11,75	„	„	„	„	„	0,50	„	„	
16. Subbotic	„	„	1257	„	37,0	„	„	„	„	„	0,77	„		

Aus diesen Zahlen geht hervor, daß im Durchschnitt ca. 0,5 ccm Chloroform pro Minute verbraucht wurde, es würde also in einer Stunde ca. 30 ccm Chloroform nötig sein. Es ist natürlich klar, daß man aus diesen Zahlen keine Thesen aufstellen kann, aber man kann ungefähr aus denselben entnehmen, welche Zahlen viel und welche wenig bedeuten und ich habe deshalb diese kleine Tabelle angeführt, denn es könnte vorkommen, daß man bei einer Gerichtsverhandlung z. B. gefragt würde, ob ein Narkotiseur zuviel Chloroform verbraucht hätte. Deshalb ist es immerhin wünschenswert, zu wissen, welche Mengen bei gewöhnlichen Narkosen nötig sind. Natürlich richten sich die Mengen vor allem nach dem Chloroformapparat, den man verwendet hat.

Im Anschluß hieran soll eine Statistik von Hankel angeführt werden, welche angibt, welche Apparate bei 151 Chloroformtodesfällen gebraucht wurden. Es starben von diesen 151 Fällen

87 bei Benutzung eines Tuches oder Lint
5 „ „ „ Lint mit Schwamm
11 „ „ „ Schwammes
3 „ „ einer Papiertüte oder Tuchkonus
2 „ „ „ Maske nach Skinner
5 „ „ „ „ „ Esmarch
1 „ „ „ „ ohne Angabe
30 „ „ von Inhalationsapparaten ohne genauere Angabe
2 „ „ „ Inhalationsapparaten, die freien Luftzutritt gestatteten
5 „ „ mit geschlossenem Apparat.

Es ist ja natürlich immerhin ein unsicheres Urteil, das diese Zahlen reden, sie lassen aber doch ersehen, daß die Apparate mit der besseren Dosierung auch geringere Zahlen an Todesfällen liefern. Ebensowenig wie man genaue Folgerungen aus obiger Statistik ziehen darf, so kann man auch hier nur gewisse Schlüsse ziehen, die mit einer bestimmten Reserve aufzunehmen sind. Es hängen ja die Unfälle noch von vielen anderen Momenten ab.

Allerdings besteht ein großer Unterschied in den Beziehungen der verschiedenen Personen zum Chloroform. Es ist bekannt, daß Männer schwerer zu chloroformieren sind als Frauen und solche wieder als Kinder. Der Mann ist widerstandsfähiger gegen die Chloroformwirkung als die Frau, und der Erwachsene ist widerstandsfähiger als ein Kind.

Es spielen hierbei die Lebensgewohnheiten eine große Rolle und es ist allgemein bekannt, daß man in der Größe der Exzitation in der Narkose einen Messer der Widerstandskraft des betreffenden Individuums gegenüber Chloroform besitzt.

Natürlich hängt das Auftreten von starker Exzitation auch noch von anderen Verhältnissen ab, vor allem von der Methode und dem Apparat, von der Tüchtigkeit des Narkotiseurs etc. Doch alles dies soll hier nicht in Betracht kommen, es soll jetzt eine mustergültige Chloroformnarkose angenommen werden, bei der das Auftreten von Erregung in der Narkose lediglich von den Eigenschaften des Kranken abhängt.

Der gesunde kräftige Mann setzt entschieden der Chloroformwirkung einen größeren Widerstand entgegen als das Weib und es äußert sich dies auch in einer größeren Menge von Chloroform, welche nötig ist, um das Stadium der Toleranz zu erreichen, so berechnet Kappeler für seinen Apparat zur Einleitung einer Narkose für einen Mann 14,8 g Chloroform auf 100 l Luft, während er für eine Frau nur 9,7 g Chloroform auf 100 l Luft festsetzt. Es liegt schon in der Natur, in der Fähigkeit, größeren Anstrengungen jeglicher Art stärker zu widerstehen, beim Manne und überträgt sich die größere Widerstandskraft auch auf die Chloroformwirkung. Natürlich bestehen bedeutende Unterschiede in Alter, Konstitution, Charakter etc. Diese Verhältnisse haben aber keine Besonderheiten voraus vor der allgemeinen Narkose und sind im Allgemeinen Teil dieses Buches erörtert. So ist auch ein nervös aufgeregter Mann unruhiger in der Narkose wie ein Phlegmatiker, ein Greis ist weniger erregt und widerstandsfähig als ein Jüngling. So wie der Greis in allgemeiner Hinsicht sich immer mehr der Kindheit wieder näherbringt, wie er in vielen Beziehungen dem Kinde ähnelt, so auch gegenüber der Chloroformnarkose, sehr alte Leute sind wie ganz junge Kinder besonders empfindlich gegen Chloroform.

Die Haupteinwirkung auf die Chloroformnarkose des Mannes übt aber der Alkoholismus aus. Der Mann, der gewohnheitsmäßig auch nur geringe Mengen Alkohol zu sich nimmt, weist ein stärkeres Exzitationsstadium auf als ein völlig abstinenter. Besonders aber der Trinker, der starke Potator, hat ein schweres Exzitationsstadium und ist überaus widerstandsfähig gegen die Chloroformwirkung, so daß man für eine Narkose bis zur Toleranz oft die doppelte Menge Chloroforms braucht, wie für einen abstinenten oder einen nur mäßig Alkohol zu sich nehmenden Mann. Der Alkoholismus unterscheidet sich, wie früher auseinandergesetzt wurde, in drei Arten, nach der Form, in welcher der Alkohol, sei es als Bier, Wein oder Schnaps, aufgenommen wird. bezüglich auch der Chloroformnarkose. Diese Beziehungen sind im Allgemeinen Teil erörtert und es kann hier darauf verwiesen werden. Nur das ist zu beachten, daß für den Alkoholisten schwererer Art in der Chloroformnarkose eine große Gefahr liegen kann, denn das Chloroform übt, infolge seiner Einwirkung auf das Herz und den Blutdruck, einen schwer schädigenden Einfluß auf das durch den Alkohol krankhaft veränderte Herz und Gefäßsystem in besonderem Maße aus. Deshalb muß der Narkotiseur gegenüber solchen Personen vor allem folgendes beachten: Findet sich bereits eine schwere Schädigung des Herzmuskels, Myocarditis oder Fettmetamorphose stärkeren Grades, so ist eine reine Chloroformnarkose in allen Fällen sehr gefährlich und am besten zu vermeiden. Die hochgradigsten Trinker, namentlich Schnapstrinker, sind unter diese Kategorie zu rechnen. Bei weniger stark krankhaft affizierten Herzen ist eine Chloroformnarkose wohl möglich, doch der Narkotiseur muß sehr vorsichtig dosieren und genau die Herztätigkeit überwachen, mit besonderem Verdacht auf etwa eintretende Synkope. In anderen Fällen bietet beim Trinker die Arteriosklerose Gefahren wegen Apoplexien, Blutungen im Gehirn infolge fettigdegenerierter Gefäßwand. Hierbei ist die Gefahr teils während der Narkose groß, deshalb muß der Narkotiseur durch langsames vorsichtig dosiertes Einleiten der Chloroformierung jede starke Exzitation wegen der Erhöhung des Blutdruckes vermeiden und verhüten, teils liegt sie in der Zeit nach der Narkose, denn die infolge Arteriosklerose zur Fettmetamorphose disponierte Gefäßwand wird während der Chlorformierung erkranken und jede später eintretende plötzliche Blutdrucksteigerung kann zu einer Apoplexie führen. Es ist also bei Potatoren vor allem das Exzitationsstadium abzukürzen und zu verhüten, dabei neigen diese Kranken stark zur Exzitation.

Es sind aber nicht nur die typischen Alkoholisten, die eine stärkere Exzitation in der Chloroformnarkose und größere Resistenz gegenüber derselben zeigen, es sind auch alle jene Männer, die wir nicht zu den Alkoholisten rechnen, die nur mäßig und wenig Alkohol zu sich nehmen, schwerer zu chloroformieren und neigen zur Exzitation. Es besteht ein großer Unterschied zwischen einer Narkose an einem abstinenten und einem mäßig Alkohol zu sich nehmenden Manne.

Aber auch Frauen sind nicht ganz aus der Gruppe der Alkoholisten zu streichen, man findet auch unter ihnen solche, die infolge starken Alkoholgenusses schwere Exzitationsstadien aufweisen und dadurch als Alkoholisten zu erkennen sind.]

Sonst zeigt die Frau und das Kind eine sehr geringe Widerstandskraft gegen Chloroform. Namentlich die Frau in der Entbindung ist leicht zu chloroformieren. Im allgemeinen findet man bei Frauen nie ein Exzitationsstadium, wenn die Narkose gut geleitet und Alkoholismus nicht vorliegt. Allerdings kommt der Charakter etwas mit in Betracht und die nervösen Veranlagungen, Hysterie und Neurasthenie. Die Neurasthenischen und Hysterischen sind etwas widerstandsfähiger gegen die Chloroformwirkung. Im großen und ganzen darf bei einer normalen, quo ad alcohol normalen Frau in der Chloroformnarkose stärkere Exzitation nicht eintreten, der Narkotiseur muß dieselbe vermeiden können. Näheres hierüber ist früher gesagt. Bei den Kindern wird es bisweilen nicht ganz ohne Exzitation abgehen, da dieselben leicht die Luft anhalten und sich sträuben. Allein man kann auch durch vorsichtiges Einschleichen ein Kind chloroformieren, ohne daß es etwas merkt, wenn es nur auf Zuspruch sich beruhigen läßt. So sieht man einen bedeutenden Unterschied im Alter und dem Geschlecht gegenüber der Chloroformwirkung. Es ist aber noch eine kurze Betrachtung über die Verhältnisse der Frauen in der Geburt gegenüber der Chloroformwirkung hier anzuschließen.

Es ist in diesen Fällen das Chloroform sicher das am meisten verwandte Narkotikum, erstens weil dasselbe nicht feuergefährlich ist und weil die meisten Entbindungen nachts unsere Hilfe fordern. In der Geburt besteht eine so geringe Resistenz der Frauen gegen Chloroform, daß sie schon nach wenigen Tropfen narkotisiert sind. Dies hat seinen Grund darin, daß die Frau ermattet und oftmals schon stark verblutet ist, was beides dazu beiträgt, der Chloroformwirkung wenig Widerstand entgegenzusetzen, zweitens wünschen die Frauen so sehnlichst eine Erleichterung, denn meist haben sie schon längere Zeit leiden müssen, ehe die Hebamme das Feld räumt und den Arzt ruft, daß sie mit Freuden die Chloroformdämpfe einatmen, und so wegen der regelmäßigen tiefen Inspirationen schnell in Narkose verfallen. Beobachtungen haben nun gezeigt, daß man in der Tat bei Frauen während der Entbindung die Toleranz schon sehr zeitig erreicht und oftmals sind sie noch lange nicht tief narkotisiert und man kann schon die betr. Operation beginnen, ohne daß sie eine Empfindung haben. Bei keiner sonstigen Narkose braucht man in derselben Zeit so wenig Chloroform, als bei geburtshilflichen Operationen.

Man hat nun früher das Chloroform dazu verwandt, um Frauen die Schmerzen der Entbindung zu lindern, indem man dieselben nur so weit narkotisierte, daß sie die Wehen nur ganz wenig oder eben nicht mehr empfanden, und daß dabei die Kontraktionen des Uterus nicht gelähmt wurden. So hat man die Puerpera stundenlang in Halbnarkose erhalten und die Entbindung vor sich gehen lassen. Man ist jetzt mit Recht von diesem Verfahren ganz abgekommen, bestehen doch zu viel Gefahren bei einer so langen Narkose, daß der Nutzen nicht die Gefahren aufwiegt. Es ist ja natürlich, daß die lange Narkose auf die parenchymatösen Organe deletär einwirken kann und dann besteht noch die Gefahr, daß das Kind ebenfalls narkotisiert wird und ev. tot oder schwer apnöisch zur Welt kommt. Einen solchen Fall habe ich selbst erlebt, wo eine Halbnarkose über 2 Stunden lang zur Erleichterung der Kranken bis zu meinem Eintreffen gemacht wurde und das Kind, ein großer kräftiger Knabe, tot zur Welt kam. Es war in diesem Falle für den Tod des Kindes nach meiner Überzeugung die Hauptursache in der langen Narkose zu suchen.

Aus diesem Grunde muß entschieden von langen Chloroformnarkosen während der Entbindung abgeraten werden. Außerdem liegt eine Gefahr für die Frau auch in der oftmals starken Blutung, die eine Anämie hervorgebracht haben kann. Da man nun die Beobachtung gemacht hat, daß gerade Chloroform bei Anämie durch Blutung besonders gefährlich auf das Herz wirkt, und da hierbei noch die allgemeine Schwäche der Gravida und ihre geringe Widerstandskraft hinzukommt, so soll man lange dauernde Chloroformnarkosen vermeiden, hingegen ist kein Bedenken gegen eine kurze Narkose für die Ausführung der Operation zu hegen. Zweifel ist derselben Ansicht und sieht Gefahr in dem Übergang des Chloroforms auf das Kind, dem stehen Duterre und Dobrowolsky entgegen.

Was den Einfluß des Chloroforms auf die Wehentätigkeit anlangt, so ist derselbe nach Dönhoff, welcher genaue Untersuchungen mit dem Takodynamometer, ein in den Uterus eingeführtes Manometer, angestellt hat, der, daß die Wehen durch die leichteste Narkose etwas gelähmt werden. Die Summe des Wehendruckes sinkt in gleicher Zeit in der Narkose fast bis auf die Hälfte, auf $^7/_{13}$ des vor der Narkose bestehenden Druckes. Nach der Narkose tritt bald wieder eine geringe Steigerung der Wehentätigkeit auf. Die Summe des Wehendruckes in der gleichen Zeit nach der Narkose verhält sich zu dem unmittelbar vor der Narkose vorhandenen Drucke wie 2 : 3. Die Wehentätigkeit bleibt nach der Narkose noch lange Zeit geringer als sie vor der Narkose war. In 2 Fällen war die ursprüngliche Wehentätigkeit erst 2 Stunden nach Beendigung der Narkose vorhanden. Die Bauchpresse wird schon durch leichte Narkose in ihrer Tätigkeit geschwächt und ganz aufgehoben, nur wenn sie vor der Narkose sehr angestrengt war, funktioniert sie auch in der Halbnarkose weiter. Die Wehenpausen werden selbst bei einer leichten Narkose länger, die Wehenzahl verringert sich um 20—25 % sogar. Es ist also auch hierdurch einleuchtend, daß man besser die langen Halbnarkosen nicht anwendet.

Bei Krampfwehen ist die einzige Gelegenheit, wo die Narkose angebracht ist. Durch die Eigenschaft, die Wehen zu verringern, trägt die Narkose in solchen Fällen dazu bei, die Geburt zu beschleunigen. Dazu genügt meist eine kleine Menge Chloroform. Bei eklamptischen Anfällen ist eine Narkose mit Chloroform auf alle Fälle zu verbieten, wenn dieselbe zur Linderung der Krämpfe dienen soll.

In neuerer Zeit wird Chloroform bei Eklampsie strikte verboten, da man bereits eine Intoxikation des Organismus vor sich hat und nicht noch eine zweite ohne Schaden des Kranken hinzufügen darf. Das Chloroform ist hier besonders schädlich. deshalb soll man Aether sulf. wählen, wenn wegen eines operativen Eingriffes bei Eklampsie Narkose nötig wird.

Bei schweren puerperalen Septicaemien ist Chloroform ebenfalls kontraindiziert, Dührssen erwähnt einen Todesfall infolge der Chloroformwirkung bei einer septischen Gebärenden. Der Grund liegt in der schweren Schädigung und Affektion von Herz und Nieren durch die Toxine bei der Septicaemie und der Vorliebe des Chloroforms, solche Prozesse zu fördern und zu verstärken.

Nach langen Chloroformnarkosen während der Gravidität der Frauen sind Aborte beobachtet worden (Ruge, Melischer), die auf die Chloroformwirkung ätiologisch zurückgeführt wurden. Ferner hat man bei stillenden Frauen längere Chloroformnarkosen verboten, weil das Chloroform in die Milch übergehe und das Kind dadurch Schaden erleide.

Aus all diesen Umständen ersieht man, wie schwer schädigend das Chloroform in verschiedenen Zuständen des Menschen wirken kann und es müssen alle diese Verhältnisse genau beachtet werden. Immerhin kommt es vor, daß ein Arzt auch in Fällen, wo man Chloroform verbietet, dasselbe notgedrungen anwenden muß, dann wird er von Fall zu Fall entscheiden müssen, ob er die Verantwortung der Narkose tragen kann oder nicht. Immer muß man auch bedenken, daß man durch vorsichtige, genau alle Umstände beachtende Chloroformierung viel Nachteile verhüten oder vermindern und dem Kranken auch in den schwersten Fällen doch die Vorteile der Chloroformnarkose unter möglichster Einschränkung der Gefahren zuteil werden lassen kann.

Es sind hier nicht alle Kontraindikationen angeführt, dies wird in einem besonderen Kapitel erörtert werden, wo über die Wahl zwischen Chloroform und Aether sulfur. gesprochen werden soll. Es kommen bei der Chloroformnarkose auch die im Allgemeinen Teil als Kontraindikationen für die Narkose überhaupt angeführten Momente in Betracht.

Ehe dies Kapitel verlassen werden soll, mögen noch in kurzen Worten die Mittel und Wege erörtert werden, die für die Chloroformnarkose zur Hand sind, um die Gefahren zu mindern. Es gehören hierher neben der exakten Technik und Ausführung der Narkose all die früher erörterten Verhältnisse. Es muß natürlich der Kranke so für die Chloroformnarkose vorbereitet sein, wie dies im Allgemeinen Teil bestimmt ist. Es kommen hierbei noch zwei Maßnahmen in Betracht, das ist die vorherige Verabreichung von Digitalis-Strophanthus und Morphin. Es ist gerade für die Chloroformnarkose von besonderer Bedeutung, die Herztätigkeit in bester Ordnung und Funktion für die Narkose zu erhalten. Deshalb ist von Witzel u. a. geraten worden, dem Kranken vor der Narkose Digitalis und Strophanthus zu verabreichen und auch nach der Narkose dies zur Verhütung etwa eintretender Herzschwäche zu geben. Es ist entschieden anzuraten, dies auch bei der Chloroformnarkose zu tun, wenigstens sollte es bei allen jenen Kranken, welche auch nur die geringste Herzaffektion aufweisen, bei Alkoholisten, Arteriosklerotikern, älteren Leuten etc. nicht unterlassen werden.

Wie früher schon erwähnt, kann man etwaiger Synkope bei Potatoren dadurch vorbeugen, daß man dem Kranken am Morgen des Operationtages ein halbes Glas Wein oder etwas Tee mit Rum oder Kognak verabreicht (Witzel).

Ist es unmöglich, dies per Os zu geben, so wird dem Kranken ein Einlauf in den Darm mit entsprechenden Flüssigkeiten verabreicht (s. Allgemeinen Teil). Dies ist auch bei der Chloroformnarkose sehr wichtig und es kann durch solche kleine Alkoholgaben schweren Unfällen vorgebeugt werden.

Was nun die Morphiumgabe anlangt, so will ich hier nicht die kombinierte Morphium-Chloroformnarkose besprechen, das soll in einem anderen Kapitel getan werden, sondern es soll hier nur die Verwendung von Morphin behandelt werden wie es durch besondere Verhältnisse gefordert wird. Vor allem die Alkoholiker, nervös aufgeregten Personen, welche voraussichtlich eine sehr starke Exzitation in der Chloroformnarkose werden zu überstehen haben, werden durch eine geringe Gabe von Morphin subcutan vor der Narkose vor allzustarker Exzitation bewahrt. Es ist daher zu raten, solchen Patienten vor der Narkose eine Morphininjektion von 0,001—0,01 zu verabreichen, die Größe der Dosis hat zu wechseln nach den verschiedenen körperlichen und krankhaften Zuständen, Alter, Geschlecht etc. Die Injektion hat am besten $^1/_2$ Stunde vor Beginn der Narkose zu erfolgen. Es wird auf diese Weise erreicht, daß der Kranke schneller in die Toleranz verfällt.

Aus diesem gelegentlichen Verwenden des Morphins ist die kombinierte Morphin-Chloroformnarkose geschaffen worden, worüber später geschrieben werden soll.

Ein weiterer Vorteil der vorhergegangenen Morphininjektion ist das Verschwinden des Brechens in und nach der Narkose. Man hat auch bei Personen, welche sehr viel und stark nach der Chloroformierung brechen, noch nach der Narkose eine schwache Morphininjektion gemacht, die in vielen Fällen das Brechen lindert. Über die Zeit der Morphininjektion vor der Narkose ist man geteilter Ansicht, später werden einzelne Ansichten erörtert werden, hier ist zu beachten, daß für den Zweck der Verhütung starker Exzitation $^1/_2$ Stunde vor der Narkose am besten die Morphininjektion geschieht.

Gegen das nach der Chloroformnarkose oftmals je nach der individuellen Beschaffenheit des Kranken sehr stark auftretende Erbrechen ist von Schüller Orexin empfohlen worden. Derselbe gibt Orexinbasen oder Orexinum tannicum in mehrfach wiederholten Dosen von 0,3—0,4 in Oblaten und hat guten Erfolg damit gehabt. Weljaminow hat mit Erfolg gegen das Erbrechen Injektionen von Spermin angewandt. Chorwath hat gefunden, daß ältere Personen, Hysteriker, Alkoholiker etc. unter dem Einfluß des Sperminum-Poehl viel größere Chloformmengen und längere Narkosen mit Chloroform als sonst vertragen und daß die Narkosen besser verlaufen, Erbrechen, Synkope und Apnöe sollen nur sehr viel seltener auftreten.

Dies sind Mittel und Methoden, welche noch der Nachprüfung und Erfahrung bedürfen, ehe man über sie urteilt. Ich möchte noch bemerken, daß gerade beim Erbrechen nach Chloroformnarkosen die Magenspülung ein glänzend erfolgreiches Mittel ist, das nie versagen wird. Ist das Erbrechen sehr stark, so ist es das sicherste Mittel, da der chloroformhaltige Magensaft einen Reiz auf die Magennerven ausübt. Derselbe wird durch die Spülung entfernt und vor allem werden Schleimmengen herausbefördert, die selbst beim Erbrechen noch an der Magenschleimhaut haften bleiben.

Büdinger hat nämlich nachgewiesen, daß der Speichel, das Sputum, und der Schleim besonders lange Zeit noch nach der Narkose Chloroformmengen enthalten. Dieses Sputum wird ja eben in den meisten Fällen verschluckt und gelangt in den Magen, wo es wegen des in ihm enthaltenen Chloroforms Erbrechen bewirkt. Nach den Untersuchungen von B. fand sich noch bis vier Tage nach langen Narkosen Chloroform in der Expirationsluft, während nach 16—18 Stunden nach verschwinden des Chloroforms aus der Atmungsluft solches im Sputum noch immer zu finden war. Es ist kein Zweifel, daß der mit Chloroformmengen vermischte Schleim noch nach der Narkose zu Schädigungen des Wohlbefindens Anlaß gibt, und daß man dafür sorgen muß, denselben nach Möglichkeit aus dem Magen zu entfernen.

Weber gibt als Vorbeugemittel für das Erbrechen in der Chloroformnarkose an, man solle den Kranken, wenn möglich, tage- ja wochenlang vor der Narkose eine mit Chloroformwasser versetzte Pepsin-Salzsäurelösung verordnen zum dreimaligen täglichen Einnehmen. Er beobachtete nämlich, daß Kranke, denen er diese Lösung dyspeptischer Zustände wegen verordnet hatte, eine Chloroformnarkose sehr gut überstanden, ohne in oder nach der Narkose zum Erbrechen zu kommen. Es ist ja die Wirkung dieses Mittels leicht erklärlich, nur kann man es nicht allgemein brauchen, da man selten Patienten wochenlang für eine Chloroformnarkose durch langsames Gewöhnen an die Chloroformwirkung vorbereiten kann.

Es ist nun alles hier angeführt worden, was für die Chloroformnarkose typisch und wissenswert ist. Die besonderen Details, die hier vermißt werden, sind im Allgemeinen Teil erörtert, da sie für alle Narkosen wichtig sind.

Die reine Chloroformnarkose, wie sie hier beschrieben ist, stellt immer noch die meist angewandte Narkose dar, und sie ist, wenn korrekt von einem Arzte ausgeführt, auch die beste Narkose, die wir bis jetzt besitzen, da sie leicht überall und unter allen Verhältnissen ausführbar ist. Ich will das Kapitel nicht schließen, ohne noch mit einigen Worten der von Riedel angegebenen Chloroformrauschmethode Erwähnung zu tun. Diese Methode ist eine Analgesie, wie sie in jeder Narkose am Anfang derselben zwischen dem 1. und 2. Stadium eintritt. Der Kranke ist vollkommen bei sich und fühlt keinen Schmerz. Zuerst wurde diese Methode beim Äther entdeckt und angeraten zu Operationen (Sudeck). Diese Rauschnarkose tritt ein, wenn man den Kranken recht schnell tiefe Atemzüge unter der Maske tun läßt. Da nun diese rasche Intoxikation mit Chloroform große Gefahren in sich birgt (Reflexsynkope etc.) und sehr leicht eine starke Überschwemmung des Blutes mit Chloroform eintreten kann (Synkope), so ist von der Methode entschieden abzuraten. Die Dauer des Chloroformrausches ist auch bedeutend kürzer als die des Ätherrausches, da Chloroform eine kürzere Narkosenbreite besitzt. Auch dieser Umstand macht die Methode nur selten anwendbar, da sie für die meisten Operationen zu kurz ist. Man ist in neuerer Zeit ganz von dieser Methode abgekommen, sie ist auch tatsächlich nur von wenigen Operateuren probiert (Lawrie, etc.) und bald wieder verlassen worden. Somit ist ihrer nur als historische Tatsache zu gedenken. Man ersetzt sie in geeigneten Fällen durch die Halbnarkose, indem man den Kranken nicht bis zur tiefen Toleranz betäubt, sondern ihn im ersten Anfange der Toleranz, im Übergang vom 2. zum 3. Stadium erhält, wobei noch Reflexe vorhanden, aber das Schmerzgefühl und die Besinnung geschwunden sind. Dies ist auch eine wenig gefährliche und leichte Narkose, die den Rausch vollkommen ersetzt.

II. Kapitel.

Die Äthernarkose.

§ 5. Nachdem in dem Vorigen das Chloroform in seiner schwerwiegenden Bedeutung für den menschlichen Organismus behandelt worden ist, wird nunmehr ein anderer chemischer Körper unsere Aufmerksamkeit in Anspruch nehmen, ein Körper, der eigentlich in der Geschichte der Narkosenwissenschaft ältere Anrechte auf Erwähnung als Narkotikum hat, der denn auch seit dem Bestehen einer Narkologie im Kampfe mit dem Chloroform sich befunden, der Äther, kurzweg so genannt; obwohl dieses Wort eine Gruppe von Verbindungen bezeichnet, erkennt aber doch jeder Arzt sofort unter dieser Bezeichnung den Äthyläther, den er zu Narkosen jeglicher Art verwendet. Es soll hier nicht chronologisch verfahren werden, denn sonst wäre die Äthernarkose vor der Chloroformnarkose zu behandeln, sondern ich habe erst jene erörtert, weil dieselbe als erste und wichtigste dasteht unter allen Narkosen, weil sie vor allen dem praktischen Arzte die Narkose der Praxis bedeutet und somit die erste Stelle verdient. Ich bin mir indessen wohl bewußt, daß man wohl kaum mit vollem Recht die eine der anderen Narkose wird vorziehen können, der Äther ist ebenso wertvoll wie das Chloroform, und es soll deshalb nicht das Gemüt des Ätherfreundes beleidigen, wenn sein Liebling an zweiter Stelle steht. Einer muß eben zuerst kommen.

Der Äther, welcher zur Narkose Verwendung findet, ist der früher sogenannte Schwefeläther Aether sulfuricus. Derselbe ist seiner chemischen Zusammensetzung nach Äthyläther, $(C_2H_5)_2O$ oder $C_4H_{10}O$.

Derselbe stellt eine wasserhelle, stark lichtbrechende Flüssigkeit dar von der Fähigkeit, leicht zu verdunsten. Der Siedepunkt liegt bei 35°, das spezifische Gewicht ist 0,720. Der Geruch des Äthers ist stechend, dabei erfrischend, säuerlich; infolge des niederen Siedepunktes ruft der Äther auf die Haut gegossen Kältegefühl hervor. Der Äther läßt sich aus gewöhnlichem Alkohol dadurch ableiten, daß ein Atom Wasserstoff im Äthylalkohol durch die Gruppe C_2H_5 substituiert ist, also Äthylalkohol $= C_2H_5OH$, folglich Äthyläther $= C_2H_5O\ C_2H_5 = (C_2H_5)_2 . O = C_4H_{10}O$. Der Äther besitzt eine sehr leichte Entzündbarkeit, seine Dämpfe mit Luft gemischt stellen ein Gasgemenge von hoher Explosionskraft dar, was eine große Gefahr bei der Verwendung des Äthers repräsentiert. Man unterscheidet zweierlei Äthersorten. Den gewöhnlichen Aether sulfur., welchen wir zum Waschen etc. verwenden, sowie den Aether pro narcosi. Dies Attribut pro narcosi unterscheidet den reinen Äther von dem gewöhnlichen, welcher nicht chemisch rein ist.

Der Äther ist ein weniger starkes Narkotikum, was aus der leichteren Verdampfbarkeit, dem niedrigen Siedepunkt resultiert. Es ist infolgedessen zu einer Narkose mit Äther eine bedeutend größere Quantität nötig als z. B. von Chloroform. Während man beim Chloroform mit 30—50 ccm eine nicht zu lange Narkose ausführen kann, so braucht man vom Äther wenigstens 100 cbm. Deshalb sind die von den Fabriken unter Garantie der Reinheit in den Handel gebrachten Flaschen solche von 100 g Inhalt. Es muß dieser Umstand der geringeren narkotischen Kraft wohl beachtet werden, denn es kann sonst dem Arzt in praxi leicht passieren, daß der Vorrat an Äther nicht zu einer Narkose ausreicht. Analog der geringeren narkotischen Kraft besitzt der Äther eine größere Narkoseubreite. Zu einer Narkose braucht man vom Äther nach Overton ein Luftätherdampfgemisch von 20 g Äther auf 100 l Luft.

Der Äther besitzt eine starke Eigenschaft. sich zu zersetzen, und zwar tragen dazu bei, das Licht und die Luft, ebenso die Temperatur. Lassen wir Äther an der Luft und bei Zutritt von Licht stehen, so finden wir schon an dem Geruch, daß mit dem Äther eine Veränderung vor sich gegangen ist. Der Geruch ist ein wesentlich anderer geworden, derselbe ist säuerlicher und stark von dem stechenden Geruch des reinen Äthers verschieden, und es sind diese Dämpfe nicht mehr Äther-, sondern Azetondämpfe sowie andere Zersetzungsprodukte. Daher muß man beim Aufbewahren peinlich darauf achten, daß die Flasche luftdicht abgeschlossen ist und daß die Einwirkung des Lichtes verhindert wird. Das letztere geschieht durch dunkles Glas. Wenn eine Flasche mit braunem Glas genügt, um andere Stoffe ganz vor Zersetzung durch Licht zu schützen, so ist beim Äther nicht ganz vollkommene Sicherheit damit gegeben. sondern man muß darauf achten, die Ätherflaschen, auch wenn sie aus farbigem Glas hergestellt sind, nicht dem Licht auszusetzen, sondern im Dunkeln aufzubewahren. Selbst in farbigen Flaschen zersetzt sich Äther, wenn er im Licht, womöglich Sonnenlicht, dasteht.

Der Äther ist in Alkohol löslich, mit Ölen und Fetten mischbar. in Wasser wenig löslich.

Mit Chloroform ist derselbe ebenfalls leicht zu mischen. Der Äther besitzt eine weitaus größere Neigung zu verdunsten als das Chloroform. Die Wirkungen für die Narkose können nur dann eine für den Organismus völlig gleichbleibende und in der Schädlichkeit am beschränktesten sein, wenn der Äther völlig rein und absolut ist. Es ist nun die Art der Darstellung, wie wir es schon beim Chloroform sahen, ein Umstand, welcher für die absolute Reinheit eine annähernde Sicherheit gewährt. Man hat verschiedene Arten der Darstellung erfunden und es besteht ein Wettstreit der Fabriken, möglichst ein gutes, einwandfreies Präparat zu liefern.

Man gewinnt Aether sulfur., indem man Weingeist mit Schwefelsäure vermischt. Daher ist der Name Schwefeläther entstanden, zum Unterschied gegen andere Äther. Richtiger als die alte Bezeichnung Schwefeläther ist der Ausdruck: Äthyläther. Es ist diese Benennung analog der Alkoholreihe, wir haben Äthylalkohol, Methylalkohol, Propylalkohol etc. und so haben wir Äthyläther, Methyläther, Propyläther etc., je nachdem man Äthyl-, Methyl-, Propylalkohol zur Darstellung nimmt. Aus dem Gemisch von Äthylalkohol mit H_2SO_4 entsteht zuerst Äthylschwefelsäure, dann regeneriert sich beim Erhitzen Schwefelsäure und Äthyläther bildet sich: $C_2H_5.OH + H_2SO_4 = C_2H_5 \cdot H_2SO_4 + H_2O.HSO + C_2H_5.OH = C_2H_5 \cdot OC_2H_5 + H_2SO_4$. Fehlt es der H_2SO_4 an Weingeist, auf den sie einwirken kann, so zersetzt sie sich in Äthylen und H_2SO_4. also $C_2H_5HSO_4 = C_2H_4 + H_2SO_4$.

In diesem Äther ist aber sowohl Wasser wie Weingeist in unzersetztem Zustande vorhanden, sowie bisweilen schweflige Säure und andere Stoffe. Durch wiederholtes Schütteln, Abheben und Wiederdestillieren erhält man von 122,15 g rohen Äthers 55,3 g reinen Äther.

Es ist von verschiedenen Fabriken Aether puriss. dargestellt worden und man kann denselben in den meisten Fällen als ein recht gutes Präparat bezeichnen, so z. B. den Aether pro narcosi von Schering, welcher ein vorzügliches Präparat darstellt und andere mehr. Es ist wichtig, reinen Äther von rohem unterscheiden zu können, und es gibt zu diesem Zwecke chemische Reagentien, die Verunreinigungen in dem Äther anzeigen; und diese Untersuchungsmethoden auf etwa besonders oft vorkommende und dem Organismus nachteilige Beimengungen kennen zu lernen, soll in den nächsten Abschnitten Gelegenheit gegeben werden.

Man hat hier sich zunächst zu fragen, welches sind die Beimengungen im Äther, die wir zu ermitteln haben und welche Eigenschaften überhaupt muß der Äther pro narcosi besitzen und wie erkennen wir diese Eigenschaften. Gehen wir zunächst auf die Eigenschaften näher ein, so müssen wir von dem Äther verlangen:

1. derselbe muß ein spezifisches Gewicht haben von 0,720,
2. derselbe muß auf festes Kaliumhydroxyd und Kaliumjodidlösung innerhalb einer bestimmten Zeit in keiner sichtbaren Weise einwirken.

Man hat in dem Äther als Beimengungen Vinylalkohol, Wasserstoffsuperoxyd in geringen Mengen, Acetaldehyd etc. gefunden. Zur Prüfung des Äthers auf Vinylalkohol und Wasserstoffsuperoxyd sind folgende Reaktionen vorhanden:

Scheidet ein Äther, besonders bei Gegenwart von Essigsäure, Jod aus einer Jodkaliumlösung ab, so ist diese Reaktion auf Wasserstoffsuperoxyd zurückzuführen, während der Vinylalkohol eine Bräunung von Kaliumhydroxyd veranlaßt.

Die Entstehung von Vinylalkohol und Wasserstoffsuperoxyd sind durch die Einwirkung des Lichts auf Äther bedingt.

Man hat nun dem Äther, um ihn haltbarer zu machen, ca. 2 % Alkohol zugefügt. Es ist dies nach den Erfahrungen, welche man mit Chloroform und Alkoholzusatz machte, geraten worden, weil man annahm, der Alkohol habe ebenso wie auf Chloroform auch auf Äther eine schützende Kraft.

Man hat nun gefunden, daß der reinste Äther durch Sonnenlicht zersetzt wird und daß Wasserstoffsuperoxyd und Vinylverbindungen durch Lichteinwirkung und die des Sauerstoffes auch bei völlig rein befundenem Äther erzeugt werden. Man fand, daß Wasserstoffsuperoxyd auch dann entsteht, wenn Äther mit sauerstoffhaltigem Wasser in einem geschlossenen Gefäß unter völligem Abschluß des Lichtes mehrere Tage lang einer Temperatur von 60—80° C ausgesetzt wird (Richardson). Ferner wurde unter dem Einfluß von Licht und Luft im Äther nicht nur Äthylperoxyd, sondern auch Salpetersäure gefunden (Berthelot). Thoms fand ferner, daß man bei einem ursprünglich reinen Äther, welcher längere Zeit in nicht ganz gefüllter Flasche aufbewahrt war, beobachten konnte, wie sich nach Hineinwerfen eines feuchten porösen Papierstreifens lebhaft Gas in dem Äther entwickelte. Dieselbe Eigenschaft zeigte Äther, welcher in einem Blechgefäß mit verzinnten Wänden, vor Licht geschützt, aufbewahrt war; die Gasentwicklung hat oft mehrere Stunden angehalten. Dieser Äther reagierte neutral auf feuchtes Lackmuspapier, dasselbe wurde jedoch bei langsamem Abdunsten des Äthers vollkommen weiß gebleicht. Der Rückstand nach dem Verdunsten war ölig und roch stechend, rettigähnlich, seine Reaktion war sauer, angefeuchtetes Lackmuspapier wurde gebleicht.

Wenn man frisch gefälltes breiförmiges Eisenhydroxydul mit diesem Äther in einem Uhrschälchen übergießt, so wird dasselbe sogleich zu braunem

Eisenoxyd oxydiert, während die grünliche Farbe des Eisenhydroxyduls durch reinen Äther bei längerer Zeit der Einwirkung nicht verändert wird. Wenn man nun diesen Äther mit alkalischer Lösung von Quecksilbermonoxychlorid mengt, so erhält man in reichlicher Menge die Vinylverbindung abgeschieden.

Das Gas, welches sich aus dem Äther entwickelt, ist ein Gemenge von 84,4 Volumprozent Stickstoff und 15,6 Volumprozent Sauerstoff.

Man fand ferner, daß der sorgfältigst gereinigte Äther angefeuchtetes, empfindliches, rotes Lackmuspapier bläut. Auch die Dämpfe reinen Äthers wirken in derselben Art. Auf andere Reagentien für alkalische Reaktion wirkt Äther allerdings nicht positiv. Es bleibt zurzeit noch ein Rätsel, wie die bläuende Eigenschaft des Äthers auf rotes Lackmuspapier zu erklären ist. Auf Fuchsinschwefligsäure reagiert der Aether purissimus auch positiv. Man hat nun ganz verschiedene gereinigte Äthersorten daraufhin geprüft und hat gefunden, daß der Äther stets rotes Lackmuspapier bläut und Fuchsinschwefligsäure innerhalb 1/4 Std. rot färbt (Thoms). Daher muß man annehmen, daß diese Eigenschaften dem reinsten Äther spezifisch sind.

Es hat sich nun auch gezeigt, daß das Hinzusetzen von 2% Alkohol nicht die Zersetzung des Äthers verhindern kann und somit ist es unnötig, den Äther mit Alkohol zu versetzen.

Es gibt noch andere Proben auf die Reinheit des Äthers, die wohl Beachtung verdienen. Dieselben sind:

1. Man läßt ca. 20 ccm Äther in einer Glasschale verdunsten. Der sich nach der Verdunstung zeigende feuchte Beschlag muß vollkommen geruchlos sein und derselbe darf angefeuchtetes blaues Lackmuspapier nicht röten noch bleichen. Ist der Rückstand nicht geruchlos, so deutet der Geruch auf Anwesenheit von Fuselölen, Weinöl etc. in dem Äther.

2. Überschüttet man in einem Uhrschälchen einige Tropfen einer 10%igen Ferrosulfatlösung mit Äther und läßt einige Tropfen Natronlauge hinzufließen, so darf innerhalb einer Minute eine Braunfärbung der Flüssigkeit nicht erfolgen.

Einige andere Proben auf verschiedene Beimengungen sollen noch aufgeführt werden, durch welche man im Narsokenäther andere Bestandteile finden kann.

Durch eine rote Verfärbung des Lackmuspapieres im Verfahren I ersehen wir, daß in dem Äther Säuren vorhanden sind, dieselben können sein Schwefelsäure und Essigsäure. Aus der Bleichung des blauen Papieres schließen wir auf Gegenwart von Wasserstoffsuperoxyd. Aus dem Verfahren in Nr. II ersehen wir die Gegenwart von Vinylalkohol und Aldehyd an der gelben Verfärbung.

Wasserstoffsuperoxyd kann man nachweisen, indem man 10 ccm Äther mit 1 ccm Kaliumjodidlösung in einem völlig gefüllten geschlossenen Glasstöpselglase 3 Stunden lang vor Licht geschützt stehen läßt. Bei Anwesenheit von Hydroxyd färbt sich der Äther gelb, ein Farbiosbleiben desselben zeigt seine Reinheit an.

Eine Probe auf den Gehalt des Äthers an Aldehyd wurde von Schönheimer angegeben. Derselbe stellte die Behauptung auf, daß aldehydfreier Äther lange nicht die üblen Eigenschaften habe, als der bis dahin von ihm verwandte Aldehydäther. Man löst 1 g Fuchsin in 1 l Wasser und fügt eine Lösung von 7 g Natriumbisulfit in 18 g H_2O hinzu. Nach 1 Stunde wird dieses Gemenge mit 10 ccm Salzsäure versetzt und muß nun einige Tage stehen. Dann ist es verwendbar und zeigt bei Aldehydgehalt des mit der Lösung geschüttelten Äthers eine nach wenigen Minuten eintretende rote Verfärbung, welche mit der Zeit tiefer rot wird. Fehlt Aldehyd, so bleibt die Lösung klar und farblos.

Rehn hat zuerst gezeigt, daß der Ätherdampf in Gegenwart von brennenden Gasflammen Azetylen bilde. Dasselbe ist für die Umgebung erstens wegen der starken explosiven Eigenschaft und wegen der die Schleimhaut reizenden Wirkung schädlich. Dasselbe entsteht durch unvollständige Verbrennung der Ätherdämpfe. Die Gegenwart des Azetylens den Ätherdämpfen oder der Luft läßt sich nachweisen, indem man das Gasgemenge in eine Lösung von Kupfersulfat oder Silbernitrat leitet. Es bildet sich dabei Azetylenkupfer als brauner Niederschlag und Azetylensilber als weißer Niederschlag (Joh. Müller). Den Gehalt des Äthers an Wasser kann man dadurch nachweisen, daß man in den Äther weißes entwässertes (geglühtes) Kupfersulfat bringt. Bei Gegenwart von Wasser wird das weiße Kupfersulfat geblaut (Binz). Ist Alkohol im Äther enthalten, so löst sich Fuchsin, bei Fehlen von Alkohol löst es sich nicht im Äther.

Schüttelt man Äther mit Quecksilber, so wird letzteres bei Anwesenheit von H_2O_2 (Wasserstoffsuperoxyd) schwarz gefärbt.

Weingeistgehalt des Äthers weist man dadurch nach, indem man zu dem Äther etwas Kaliumacetat und nachher H_2SO_4 bringt. Der charakteristische Geruch von Essigäther zeigt, daß Weingeist enthalten ist.

Dieses mag genügen, um uns kurz über die chemischen Verhältnisse des Äthers zu orientieren. Wir ziehen daraus die Folgerungen, daß wir den Äther wegen seiner leichten Brennbarkeit und der leichten Zersetzungsfähigkeit seiner Dämpfe in explosive Gase und Gasgemische bei offenen Flammen im Zimmer nicht verwenden dürfen. Es ist ja in einem großen Operationssaale mit sehr guter Ventilation keine Gefahr, namentlich bei einer kurzen Narkose. Doch wie leicht vergißt man nicht die Explosionsgefahr, wenn man in anderer Umgebung narkotisieren muß und hat sich nicht gewöhnt, abends Äther zu vermeiden, und kann dann gerade in einem kleinen Raume eine gefährliche Explosion erleben. Freilich kann man bei großer Vorsicht eine Explosion vermeiden, indem man die offenen Flammen sehr hoch über dem Kranken anbringt. Der Äther sinkt infolge seiner größeren Schwere auf den Fußboden des Zimmers, und die explosiblen Gasgemenge sind nur unterhalb der Gesichtsebene des Kranken zu finden. Wenn die Flammen also höher angebracht sind, bringen sie erst bei sehr großen Mengen von Äther oder sehr kleinem Raum Gefahr. Bedient man sich aber des Paquelin, so ist bei Äthernarkosen immer eine Explosion zu fürchten, da die Flamme des Paquelin in dem Bereiche der Ätherdampfluftgemische brennt und diese sehr leicht entzünden kann. Dies muß besonders beachtet werden. Anderenteils beachten wir die große Tendenz des Äthers zur Zersetzung in Gegenwart von Luft, Licht etc. und verwenden nur Äther, der im Dunkeln aufbewahrt wurde und in gut verschlossenem Gefäß. Überhaupt ist es bei Äther unsere Pflicht, denselben nicht lange Zeit aufzubewahren, da er, wie wir sahen, selbst im Dunkeln bei Gegenwart von wenig Licht Zersetzung erleidet. Deshalb machen wir es uns zur Gewohnheit, den Äther für

Narkosen frisch vor jeder Operation zu beziehen. Die Flaschen, welche einmal eröffnet waren, werden nicht wieder zu einer zweiten Narkose verwendet, es sei denn, daß dieselben einander ohne Zwischenzeit folgen.

§ 5. Die Wirkung des Äthers auf den Organismus des Menschen und des Warmblütlers ist im großen und ganzen der Wirkung des Chloroforms ähnlich, der Äther ist dem Chloroform verwandt, er ist ein Narkoticum und unterscheidet sich in seiner narkotischen Wirkung gegenüber dem Chloroform durch seine weniger starke narkotische Kraft. Die Verwendung des Äthers zur Narkose geschieht durch Einverleiben der Dämpfe des Äthers durch die Lungen in das Blut, und von diesem wird der Äther nach dem Zentralnervensystem transportiert, wo er die Wirkung ganz ähnlich dem Chloroform entfaltet, er wirkt auf die Ganglienzellen so ein, daß eine Lähmung derselben erreicht wird, je nach der Widerstandskraft der betreffenden Zentra und Ganglienzellen bei verschiedenen Konzentrationen der Lösung des Äthers im Blutplasma und Zellsaft. Bei immer steigender Konzentration der Ätherdampflösung im Blutplasma wird endlich einmal die Lähmung der Herz- und Lungentätigkeitszentra erfolgen und der Tod ist die Folge. Die Narkose mit Äther ist also ebenfalls nur bei einer gewissen Konzentration der Lösung der Ätherdämpfe im Blutplasma möglich und nur infolge der verschieden starken Widerstandskraft der Ganglienzellen zu erreichen.

Was die Konzentration der Ätherdampflösung im Blutplasma anlangt, die nötig ist, um Narkose zu erreichen, so hat Overton durch Versuche an Hunden gefunden, daß ein Hund, welcher ein Gemisch von 20 g Äther auf 100 l Luft einzuatmen bekam, gegen Ende einer halben Stunde in tiefe Narkose verfiel, es narkotisiert also ein solches Ätherdampfluftgemisch auch einen Menschen innerhalb kurzer Zeit. Das Molekulargewicht des Äthers ist 74. Wenn nun ein Liter Wasserstoff bei 0°C und gewöhnlichem Druck 0,0896 g wiegt, so wiegt ein Liter Ätherdampf bei 760 mm atmosphärischem Druck und 0°C nach dem Henry-Daltonschen Gesetz, nach welchem die Menge des absorbierten Gases bei einer bestimmten Temperatur dem Gasdruck (Dampfdruck) direkt proportional ist, $37 \cdot 0{,}0896 = 3{,}32$ g. der partielle Dampfdruck des Äthers bei einem Gehalt von 26 g auf 100 l Luft oder 0,2 g auf ein l Luft würde bei 0° C $\frac{20}{332} \cdot 760 = 46$ mm oder bei 20°C, die als die Versuchstemperatur angenommen sein soll, $\frac{46 \cdot 293}{273} = 50$ mm betragen. Da man nun den gesamten Partialdruck der Gase in der Lunge ungefähr gleich dem der Luft setzen kann, so wird nur die Temperatur in der Lunge neue Veränderungen hervorrufen, indem sie die Gase entsprechend erwärmt, wodurch eine größere Ausdehnung der Volumina stattfindet. Eine Vergrößerung des partiellen Druckes der Ätherdämpfe findet nicht statt bei der Erwärmung, eher könnte derselbe bei 38°C durch die Sättigung des Luftäthergemisches mit Wasserdampf eine Veränderung in geringem Grade erleiden. Dies ist aber so gering, daß man es übersehen kann. In 100 l Wasser lösen sich bei 38° 5 g Äther. Die Spannung des Dampfes des reinen Äthers ist bei 38°C 840—850 mm. Es zeigt sich nun, daß in einer bei 38°C gesättigten Lösung Äther in Wasser das Gemisch in zwei Teile sondert, von denen der eine eine gesättigte Lösung von Äther in Wasser, der andere eine gesättigte Lösung von Wasser in Äther darstellt, der partielle Dampfdruck des Ätherdampfes ist in beiden gleich. Da sich nun Wasser in Äther so löst, daß nur eine dreiprozentige Lösung entsteht, so beträgt die Erniedrigung nur wenige Prozente des Dampfdruckes des reinen Äthers, so daß man den partiellen Dampfdruck des Äthers in einer gesättigten Lösung Wasser in Äther und somit auch in einer solchen von Äther in Wasser bei 38°C ca. 810 mm setzen kann. Lösen nun bei 38°C 100 ccm Wasser bei einem Drucke der Ätherdämpfe von 810 mm 5 g Äther, so müssen bei einem partiellen Dampfdrucke der Ätherdämpfe von 50 mm und derselben Temperatur von 100 ccm Wasser $\frac{50 \cdot 5}{810} = 0{,}31$ g Äther lösen. Somit kann man sagen, daß bei 50 mm partiellem Dampfdruck der Ätherdämpfe und 38°C vom Wasser etwa $^{1}/_{4}$% Äther absorbiert wird (Overton).

Man begeht keinen großen Fehler, wenn man gleich Wasser eine dünne Salzlösung oder das Blutplasma setzt. Dasselbe würde unter denselben Verhältnissen nur ein geringes weniger als 0,31% Äther lösen; der Fehler wird etwa dadurch ausgeglichen, daß der Teilungskoëffizient des Äthers zwischen dem Blutplasma und den Lecithincholestearinverbindungen im Gehirn in demselben Verhältnis stärker zu Gunsten des letzteren ausfällt, als wenn die Teilung zwischen reinem Wasser und demselben stattfinden würde.

Es ist aus diesen Erörterungen zu entnehmen, daß Narkose des Menschen dann eintritt, wenn im Blutplasma eine solche Konzentration des Äthers besteht, wie das Verhältnis von 20 g Äther auf 100 l Luft angibt. Die Narkose wird nun bei allen Tieren, die die gleiche Körpertemperatur wie der Mensch haben, durch die gleiche Konzentration hervorgerufen. Die Säugetiere, Vögel, Amphibien, Insekten und Entomostraken erfordern nach Overton dieselbe Konzentration des Äthers gelöst im Blutplasma, während die Würmer mindestens die doppelte Konzentration verlangen. Bei den Protozoën und Pflanzen sind etwa sechsmal höhere Konzentrationen nötig, um Narkose zu erreichen.

Die Wirkung des Äthers hat ihren eigentlichen Schauplatz im Gehirn, in den Zentren der verschiedenen Funktionen, und der Äther steht in bestimmtem Verhältnis zu den Cholestearin-Lecithinverbindungen in den Ganglienzellen. Durch das Blutplasma wird der Äther an die Ganglienzelle gebracht, geht in die interzelluläre Lymphe über, von dieser gelangt er durch die äußere Plasmahaut der Ganglienzelle in das Protoplasma, auch die innere Plasmahaut oder Vacuolenhaut durchdringt derselbe und gelangt in den Zellsaft. So wird die Konzentration der Ätherdämpfe in diesen Flüssigkeiten gleich der in dem Blutplasma. Durch die Verbindung des Äthers mit den Lecithincholestearinbestandteilen des Protoplasmas wird die Narkose erzeugt. So hat der Äther genau die Eigenschaften wie jedes Narkoticum, die narkotische Kraft. Die Verhältnisse sind im allgemeinen Teile genau geschildert und nur hier kurz angedeutet worden, um darzutun, wie die Wirkung des Äthers sich vollzieht. Sie ist im Wesen genau gleich der des Chloroforms, nur unterscheidet sich der Äther durch seine verschiedenen Lösungsverhältnisse.

Das Chloroform bewirkt in einer Konzentration von 8 g auf 100 l Luft Narkose, der Äther in einer solchen von 20 g auf 100 l Luft. Man ersieht also, der Äther ist ein schwächeres Narkoticum, er ist nach diesen Zahlen ungefähr zweieinhalbmal schwächer als Chloroform. Dafür besitzt der Äther aber eine größere Narkotisierungsbreite (Kionka) oder Zone maniable (Bert).

Dieser Vorzug der größeren Narkotisierungsbreite macht den Äther weniger gefährlich, da während der Narkose die tötliche Dosis nicht so leicht verabreicht, die tötliche Konzentration des Äthers im Blutplasma nicht so leicht erreicht werden kann. Der niedrig gelegene Siedepunkt des Äthers bringt es mit sich, daß der Äther schneller vom Blut aufgenommen und ebenfalls von den Ganglienzellen schneller absorbiert, wie auch schneller wieder von beiden Medien abgegeben wird als Chloroform. Es ist daher die Wirkung des Äthers weniger anhaltend, und da nun auch eine höhere Konzentration im Blutplasma nötig ist, um Narkose zu erreichen, so wird die Narkose schnell wieder verschwinden, weniger tief werden als bei Chloroform, der Kranke erwacht schneller aus der Betäubung.

Das Verhältnis des Äthers zu den Lecithin-cholestearingemischen in der Ganglienzelle besteht darin, daß diese Gemische den Äther aufnehmen und einen physikalischen Änderungszustand unter dem Einfluß des Äthers eingehen, sofort aber in ihre früheren physikalischen Zustände zurückkehren, wenn der Äther die Ganglienzelle wieder verläßt. Es besteht keine chemische Umsetzung wahrscheinlich, sondern nur eine physikalische Umwandlung. Diese Wirkung des Äthers auf die Ganglienzellen äußert sich am Körper in der Lähmung der Funktionen. Bei einer zu starken Zufuhr von Äther wird auch eine Lähmung der Herz- und Respirationszentren hervorgerufen, welche den Tod des Individuums bewirkt. Der Tod durch Äther kann sowohl eine Synkophe als Apnoë sein. Daß die Zentren nicht alle auf einmal gelähmt werden, beruht auf den im allgemeinen Teil erörterten Umständen, die für alle Narkotica die gleichen sind.

Durch die narkotische Wirkung des Äthers wird eine Narkose hervorgerufen, die die vier Stadien wie alle Narkosen aufweist, nur sind diese Stadien entgegen denen bei Chloroform zeitlich etwas verschieden. Das erste Stadium des Anfanges ist länger, das zweite ebenfalls länger und etwas stärker in der Excidation, das dritte Stadium, der Toleranz, ist im ganzen gleich, doch nicht so anhaltend, da der Kranke leicht erwacht, das vierte des Erwachens ist kürzer als beim Chloroform. Natürlich sind je nach der Menge des verbrauchten Äthers etc. Unterschiede vorhanden. Der Äther bewirkt bei Beginn seiner Einwirkung auf die Ganglienzellen eine Erregung der Reflexe, stärker als andere Narkotica, die sich bisweilen in starkem Tremor aller Extremitäten des Patienten äußert. Im zweiten Stadium tritt bei manchen Personen ein eigentümliches Zittern aller Muskeln auf. Es kann diese allgemeine Steigerung der Reflexe leicht ein Bild zeigen, das dem, der die Ursache etc. nicht kennt, ominös erscheint. Meist beginnt der Zustand mit Zittern aller Muskeln, das immer stärker wird, die Beine schlagen auf den Tisch in rythmischer Weise, die Reflexe zeigen sich stark erhöht (Fußklonus). Der ganze Körper zittert wird erschüttert, die Atmung ist frequent, auch die Arme zittern und schlagen auf und ab. Dieses Bild sieht sehr häßlich aus, und man kann den Zustand nur beenden durch starke Dosen von Äther, er schwindet dann bald, sofort nach Eintritt der Toleranz. Potatoren zeigen oft das Bild (Fueter). Diese Erregung der Reflexe ist eine typische Ätherwirkung und vollkommen harmlos. Der Äther wirkt stärker erregend als andere Narkotica.

Das Gehirn zeigt während der Äthernarkose eine Hyperaemie. Dieselbe ist vor allem im ersten und zweiten Stadium vorhanden; da die Excidation bei der Äthernarkose stärker ist, wird auch die Hyperaemie des Gehirns stärker. Sie schwindet in der Toleranz mehr und mehr.

Im Anfang der Äthernarkose tritt ein Stadium der allgemeinen Analgesie auf, der Ätherrausch, wie er auch dem Chloroform in geringem Grade eigen ist. Dieser Ätherrausch ist infolge der weniger starken narkotischen Wirkung, der größeren Narkosenbreite des Äthers länger dauernd als bei anderen Narkotica, und man kann denselben sehr gut zu Operationen kurzer Dauer verwenden. (Sudeck, Küttner etc.) Derselbe beruht auf der Lähmung der Schmerzempfindlichkeit ehe eine Lähmung der weiteren Funktionen eingetreten ist.

Die bei der Chloroformnarkose so gefürchtete Einwirkung auf die Nervenendigungen des Trigeminus und Vagus in der Nasen- und Rachenschleimhaut ist beim Äther nicht oder nur sehr gering vorhanden, jedenfalls wirkt der Äther nicht so stark, daß Reflexsynkope eintritt. Es ist dies zu bewundern, da der Äther doch einen viel stechender unangenehmeren Geruch besitzt als das Chloroform. Wenn er auch im Anfang der Narkose keine Reflexsynkope erzeugt, so wirkt er doch unangenehm für den Kranken, derselbe hält oft den Atem krampfhaft an, da er sich vor dem stechenden Geruch scheut. Deshalb muß der Narkotiseur reichlich Luft zugleich geben, da starke Äthergemische von vielen Kranken nicht eingeatmet werden können.

Auf das Herz wirkt der Äther hingegen anregend, die Aktion verstärkend im Anfang jeder Äthernarkose, vor allem in kleinen Dosen verabreicht (Holz, Blauel, Kappeler, Duplay und Hallion etc.). In späteren Stadien der Narkose wirkt der Äther nicht mehr so stark anregend auf das Herz, immerhin noch in gewissem Grade verstärkend, jedenfalls nicht schwächend wie Chloroform (Blauel etc.).

Nach der Ansicht von Hankel und Wood allerdings wirkt der Äther im Anfang der Narkose anregend auf die Herzaktion, während er in großen Dosen immer eine Depression herbeiführt.

Der Blutdruck wird durch Äther physiologischer Weise gesteigert und der Puls wird verstärkt durch die Aetherwirkung (Blauel, Holz). Stärkere Veränderungen sind pathologischer Natur und werden weiter unten besprochen. Auf die roten Blutkörperchen wirkt der Aether zerstörend ein. Er war derjenige Stoff, an dem von Wittich zuerst beobachtete, daß sich der rote Farbstoff von den Blutkörperchen trennen lasse und sich im Blutplasma löse, indem er dieses rot färbt. Das Blut wird dadurch, daß man es mit Aether mischt und stark durcheinander schüttelt, in dünnen Schichten durchsichtig lackfarben, aber es wird dunkler. Hierzu sind aber größere Mengen Aether nötig, als man sie bei der Narkose in das Blut bringt. Die während der Narkose im Blute kreisenden Mengen Aether haben auf den Haemoglobingehalt der Erythrocyten keinen Einfluß (Tillmanns).

Außerdem hat man nach Aethernarkosen Polycythaemie beobachtet, die nach Costa und Kalteyer einesteils von den vorangegangenen Vorbereitungen, anderenteils von der Narkose selbst und dem postoperativen Stadium abhängen soll. Das Blut wird durch Wasserverlust konzentriert, was sich besonders sofort nach der Narkose bemerkbar mache, die absolute Haemoglobinmenge sei stes vermindert. Der Aether bewirke vermehrte Haemolyse. Der Körper ersetze die zu Grunde gegangenen Blutkörperchen bald wieder, doch seien dieselben mit einer unter der Norm stehenden Haemoglobinmenge ausgestattet. Es sei nicht mit Sicherheit festzustellen, ob die Dauer der Narkose oder die Menge des verbrauchten Aethers die Blutbeschaffenheit beeinflusse. Sie stellen nun den Satz auf, man solle vor jeder Narkose den Haemoglobingehalt prüfen. Finde man einen sehr niedrigen Haemoglobingehalt, so sei dies eine Kontraindikation für die Narkose im allgemeinen. Aether dürfe nie gegeben werden bei einem unter 50% herabgesunkenen Haemoglobingehalt, auch Chloroform sei dann verboten.

Bei solchen Verhältnissen wird man stets eine Narkose zu vermeiden bestrebt sein. Daß Veränderungen im Blut vor sich gehen während der Narkose ist sicher, ob aber der Aether so stark auf die Blutkörperchen wirkt, ist fraglich.

Der Puls wird bei der Aethernarkose um 20—30 Schläge in der Minute vermehrt (Dieffenbach) und zwar im Anfang, während er mit der längeren Dauer der Narkose wieder normal wird. Beim Erwachen zeigt sich wieder eine geringe Beschleunigung.

v. Gräfe hat an sich selbst bis 180 Schläge in der Minute bei Beginn der Aethernarkose beobachtet, was ihn von der weiteren Verwendung abhielt. Andere wollen Venenpuls beobachtet haben im Beginn und auch der späteren Aethernarkose (Fueter, Noël, Neeb)). Neeb und Kappeler haben auch eine Zunnahme des Pulses an Kraft und Zahl im Anfang gefunden, die gegen Ende der Aethernarkose wieder abnahm. Die Klärung der Verhältnisse des Pulses und der Herzaktion ist von besonderer Bedeutung und es ist wichtig, zu ermitteln, wieweit der Aether den Blutdruck verändert.

Wenn man sich nun mit der Messung der Funktion des Herzens während der Aethernarkose beschäftigen wollte, so konnte man zwei Wege einschlagen, erstens die vergleichende Prüfung des Pulses und die Messung des Blutdruckes. Beim Menschen mußte man, so lange man nicht Methoden geschaffen hatte, mittels denen man ohne direkte Eingriffe den Blutdruck bestimmen konnte, den ersteren Weg betreten, bei Tierversuchen wählte man die Messung des arteriellen Blutdruckes.

So stellte Cushny durch Versuche an Tieren (Hunden und Kaninchen) solche Untersuchungen an und fand, daß Aether ein geringes Sinken des Blutdruckes verursachte, und Kionka fand, daß derselbe Respiration und Zirkulation völlig unbeeinflußt lasse.

Osthelder stellte Versuche am Froschkörper an, durch welchen er Schweineblut mit Aetherzusatz leitete und fand eine deutliche Abnahme der Herzleistung, doch wurde niemals ein Herabsinken unter die Hälfte der Norm gefunden. Bei kleinen Aethermengen fand er sogar mitunter eine Erhöhung der Herzleistung.

Bock untersuchte an isolierten Säugetierherzen die Aethereinwirkung und fand, daß der Aether trotz bedeutender Mengen und langer Zeit fortgesetzter Gaben kein oder doch nur ein geringes Sinken des Blutdruckes bewirkte. Der Blutdruck stieg nach dem Aufhören der Zufuhr sehr schnell bis zu seiner ursprünglichen Höhe wieder an.

Csiky stellte an Hunden fest, daß Aether den Blutdruck erhöhe und zwar dadurch, daß er das Herz reize.

Simon Duplay und Louis Hallion ließen Hunde, welche tracheotomiert worden waren, durch die Canule bestimmte Mengen Aether einatmen und fanden bei der Aethernarkose nach Einführen auch sehr großer Mengen des Narkoticums und während langer Zeit einen dem normalen nahen oder denselben übersteigenden Druck. Die Puls- und Atmungskurve zeigte keine genaue Uebereinstimmung mit der Blutdruckkurve, indem ein deutlicher Abfall derselben trotz vollständiger Gleichmäßigkeit der Druckkurve zu beobachten war. Das Resultat wird daraus gezogen, daß Puls und Atmung keinen Aufschluß über die Verhältnisse des Blutdruckes geben, derselbe vielmehr direkt gemessen werden muß.

Dieselben machten nun den Versuch festzustellen, worin das Fallen und Steigen des Blutdruckes seine Ursache habe. Sie nahmen Messungen der Volumenzunahme oder Abnahme der isolierten Niere vor und schlossen von denselben auf den Kontraktionszustand der Gefäße. Durch Berücksichtigung derselben war nun der Anteil des anderen Faktors an der Regulierung des Blutdruckes, der Energie des Herzens zu berechnen. Es wurde durch diese

Art festgestellt, daß beim ersten Anstiege der Kurve die Gefäßkontraktion die Ursache der Erhöhung des Druckes bildet, während beim Abfall das Nachlassen der Herztätigkeit wirkt. Die vasomotorischen Einflüsse waren bei Chloroform und Aether fast die gleichen. Nur bestand der große Unterschied, daß beim Aether die Herzaktion sich viel höher erhielt und die vasomotorische Reaktion intensiver und dauernder war. Daraus resultiert der andauernd hohe Blutdruck (Blauel).

Diese Versuche ergeben alle, — und es stehen nur die geringen Abweichungen der Versuche Géza Dieballas entgegen, welche ergeben, daß die 46fache Konzentration der das Froschherz eben nicht mehr beeinflussenden Chloroformdosis ein Aufhören der Herztätigkeit bewirkt, während der Äther das schon bei einer 12fachen Konzentration bewirkt — daß der Äther ein Gleichbleiben oder gar ein Steigern des Blutdruckes hervorruft. Es ist nun nicht so ganz ohne Einwand, wenn man diese Versuche an Tieren einfach auf den Menschen übertragen will. Denn es bestehen ja doch bei den verschiedenen Tieren verschiedene Grade von Empfindlichkeit gegen die Narkotica.

Da lag also das Bedürfnis vor, am Menschen selbst nach diesen Verhältnissen zu forschen.

Es ist nun Kappeler der erste gewesen, welcher eingehend den Arterienpuls während der Narkose prüfte. Derselbe fand beim Äther, daß die Pulskurve in einigen Fällen gar nicht beeinflußt wurde, in anderen hingegen zeigt dieselbe eine Veränderung, so daß der aufsteigende Schenkel schräg emporsteigt, der Kurvengipfel abgerundet ist und der absteigende Schenkel eine bedeutend schrägere Richtung annimmt.

Die Rückstoßelevation ist deutlich ausgeprägt, während dieselbe beim Chloroform nur sehr wenig deutlich war.

Bei den 150 Äthernarkosen, welche Kaefer daraufhin untersuchte, stellte sich heraus, daß niemals ein Sinken der Herzaktion zu bemerken war. Der Puls wurde sogar in verschiedenen Fällen kräftiger während der Ätherinhalationen. Auch bei Herzfehlern fand er eine durchwegs gute und nicht ad malam partem beeinflußte Herzaktion.

Instrumentelle Untersuchungen am Menschen wurden zuerst von Holz in Bezug auf die Verhältnisse zwischen Äther und Herzaktion angestellt. Derselbe verwandte zu seinen Versuchen das von Kries'sche Tachometer, welches an einem bestimmten Gefäßquerschnitt die Geschwindigkeit des Blutes anzeigt. Aus seinen Beobachtungen von 37 Äthernarkosen ergab sich folgendes Verhalten. Der Äther bewirkte fast in allen Fällen eine große Zunahme der periodischen Geschwindigkeitsschwankung des Blutes, d. h. der Pulsstärke.

Bei allen diesen Methoden sind aber große Nachteile vorhanden, vor allem der, daß sie den Blutdruck nicht direkt bestimmen, sondern nur mehr oder weniger genaue Schlüsse auf denselben zu ziehen gestatten. Da hat nun, nachdem v. Buch, Hürthle, Riva-Rocci etc. schon solche konstruiert hatten, die aber wenig brauchbar waren, Gärtner einen Apparat, Tonometer, konstruiert, mit welchem genaue Messungen des Blutdruckes am Menschen vorgenommen werden können. Es sind Untersuchungen mit diesem von Kapsammer angestellt, welche mit Schleichschem Gemische narkotisierte Personen betrafen, ferner hat Schröder, wie oben bei Chloroform erwähnt, das Tonometer angewandt. Genaue Untersuchungen mit diesem Tonometer sind von Blauel angestellt worden, deren Details beim Chloroform behandelt wurden, und ich will nur hier die Ergebnisse seiner Untersuchungen während der Äthernarkose mitteilen.

Er untersuchte das Verhalten des Blutdruckes bei 100 Äthernarkosen. Bei der Narkose wurde die Julliardsche Maske benutzt. Nachdem anfangs eine kleine Dosis Äther gegeben war, um den Kranken an die Einatmung des Äther zu gewöhnen, wurde ca. 10—20 ccm Äther in die Maske geschüttet und, wenn nötig, dieselbe Dosis noch einmal nach weniger Zeit verabreicht. Die Maske wurde dabei vollständig luftdicht auf das Gesicht gelegt. Nach 3 bis 4 Minuten hatte Blauel eine ruhige tiefe Narkose meist erzielt. Nach Eintritt der Toleranz wird die Narkose durch kleinere Ätherdosen unterhalten. Der Verlauf der Narkose war stets ein guter und ruhiger. niemals ist es passiert, daß die Narkose schwer oder gar nicht eingetreten wäre. Es waren von den 100 Narkotisierten 53 Männer und 47 Frauen. 30 derselben waren unter 20 Jahren (18 männliche. 12 weibliche). waren die Altersstufen von 2—79 Jahren vertreten.

Die Dauer der Narkosen schwankte zwischen 16 und 125 Minuten. die meisten waren von 50—60 Minuten Dauer.

Von den Operationen waren Operationen am Knochensystem 28. Amputationen 4, Thoracoplastiken 4. Tumorexstirpationen 16, Laparatomien 8, Radikaloperationen von Hernien 22, Castration 3, Exstirpation von Strumen 2, von Lymphomen 2. Andere Operationen 11.

Da hat sich nun gezeigt, daß von diesen 100 Narkosen bei den meisten die Blutdruckkurve über der Normaldruckhöhe sich bewegt.

Nur bei 12 Personen war dies nicht der Fall.

Blauel hat nun aus 100 Kurven 4 Gruppen zusammengestellt.

Dieselben sind folgende:

Gruppe I umfaßt alle die, welche durchweg über der Normaldruckhöhe verlaufen, 42 an Zahl.

Grupe II umfaßt alle die, welche durchschnittlich über der Normaldruckhöhe verlaufen. 37 an Zahl.

Gruppe III umfaßt alle die, welche auf oder wenig unter der Normaldruckhöhe verlaufen, 9 an Zahl.

Gruppe IV faßt alle die, welche ausgesprochen unter der Normaldruckhöhe verlaufen. 12 an Zahl.

Kinder unter 10 Jahren waren nur in Gruppe I und II vertreten.

Personen im zweiten Dezennium gehören auch vorwiegend nach I und II.

Das mittlere Alter bis 50 Jahre ist gleichmäßig auf alle verteilt und das höhere Alter bewegt sich meist in den drei letzten Gruppen (II, III, IV), vor allem aber in No. III. Es hat mehr den Anschein, als habe das jugendliche Alter mehr Neigung zu Blutdrucksteigerung, als die späteren Stufen, das hohe Alter ist dagegen weniger dem Blutdruck steigernden Einfluß des Äthers unterworfen.

Was nun den konstitutionellen Zustand der Kranken anlangt, so waren in Gruppe III keine besonders an Körperkräften heruntergekommenen Personen dabei. bei der II. und I. Gruppe finden sich 16% von heruntergekommenen Leuten. Wir sehen also, daß auch Patienten im schlechten Allgemeinzustande eine Äthernarkose durchmachen können, ohne daß ein Nachlassen in der Energie ihres Zirkulationsmechanismus eintritt, daß aber andererseits ein größerer Prozentsatz in ihrem Allgemeinbefinden gestörter Patienten in der Äthernarkose eine Herabsetzung ihres Blutdruckes erfahren können. Die Gruppe IV, welche 12 Nummern umfaßt, enthält alle diejenigen Kurven, bei denen der Blutdruck eine ausgesprochene Tendenz zeigt, unter der Normalhöhe sich zu halten. Es sind also die Fälle, welche, soweit es den Blutdruck anbetrifft, von der Äthernarkose schlecht beeinflußt wurden.

Fassen wir also zunächst die allgemeinen Ergebnisse dieser Blutdruckuntersuchungen während der Äthernarkose zusammen, so läßt sich sagen, daß der Äther in der großen Mehrzahl der Fälle (79%) eine Steigerung des Blutdruckes bewirkt, bei weiteren 9% ein Gleichbleiben oder geringes Sinken hervorruft. Einen tiefen Manometerstand kann man erwarten bei durch Krankheit sehr geschwächten Personen, sowie bei starken Blutungen und profusen Schweißausbrüchen. Neben diesem Allgemeinbilde der Ätherdruckkurve erfordert jetzt aber auch die Einzelkurve mit ihrem mehr oder weniger wechselnden Verlaufe unsere Betrachtung (Blauel).

Bei dem Beginne der Narkose bewirken die Ätherdosen sofort eine Drucksteigerung, wobei es auf die gegebene Menge Äther ankommt, d. h. große Anfangsdosen steigern den Blutdruck sofort beim Beginne der Inhalation, bei langsamer Darreichung tritt diese Steigerung langsamer ein.

Wenn nun das Stadium der Toleranz erreicht ist, so wird bei einer neuen Ätherzufuhr in den meisten Fällen eine Steigerung des Blutdruckes eintreten, bisweilen bleiben diese Gaben ohne Einfluß. Es ist niemals ein Sinken des Blutdruckes ohne Grund, welcher in zu der Narkose nicht direkt gehörenden Einflüssen wie plötzlichem Blutverlust etc. zu finden war, beobachtet worden. Trat dennoch eine Herzschwäche ein, so war sie nur in langsamem Sinken zu beobachten und man konnte sehen, wie dieselbe nach Beseitigung des Grundes sofort nachließ.

Dies ist ein sehr wichtiges Moment, es zeigt, daß man bei guter Beobachtung eine Herzschwäche immer zeitig genug erkennen kann, um noch rechtzeitig einzugreifen, daß aber nie beim Äther ein plötzliches Sinken eintritt, wodurch man die Herzschwäche erst im Höhepunkt gewahrt.

Was nun das Verhalten des Blutdruckes im Stadium IV der Narkose, dem des Erwachens, anlangt, so hat sich folgendes Resultat ergeben:

Natürlich ist ja, daß die Blutdruckhöhe hier große Verschiedenheiten zeigt, denn es kommen ja meist die Einflüße der Operationen, starke Blutverluste etc. mit in Betracht. Die Blutdruckhöhe stand nun bei Blauels Versuche zur Zeit des Erwachens 33mal annähernd auf dem Niveau der Normaldruckhöhe und 35mal über derselben, 32mal unter ihr. Es war also immer ein günstiger Stand vorhanden, wenn man die Einflüsse der Operationen mit in Betracht zieht. Die Länge der Narkose hat keinen Einfluß auf die Druckhöhe, denn gerade bei den längsten Narkosen war beim Erwachen ein hoher Blutdruck zu verzeichnen. Blauel schreibt weiter über die Verhältnisse der Kurve:

„Berücksichtigen wir jetzt noch, daß in der Mehrzahl der Fälle der höchste Gipfel der Kurve etwa an der Grenze zwischen erstem und zweitem Drittel zu liegen pflegt, so ergibt sich für den Durchschnitt der Ätherblutdruckkurven etwa folgendes Schema:

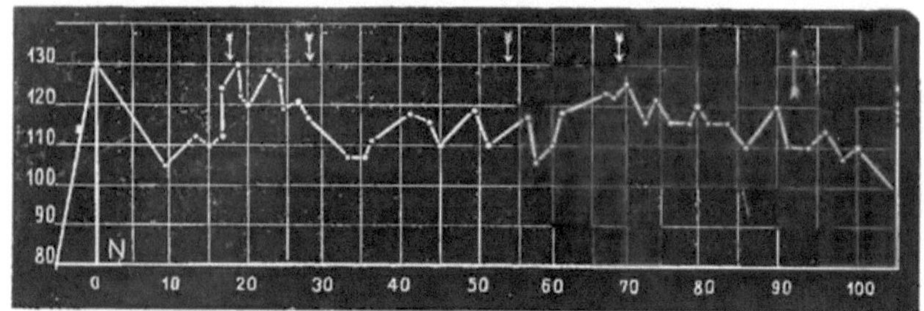

Figur 112.
Ätherblutdruckkurve. Cholecystostomie. Narkosenlänge 104 Min. Ätherverbrauch 125 cbcm. Die Horizontale N bedeutet die Normalblutdruckhöhe und gibt als Abszisse zugleich die Zeit in Minuten an; die Ordinate zeigt in Millimeter Hg die Blutdruckhöhe. Bei 0 Beginn der Narkose, die Pfeile bedeuten Ätherzufuhren.

Die Kurve stellt einen nach unten offenen Bogen dar, dessen Höhepunkt zwischen erstem und zweitem Drittel liegt. Zu dieser Höhe steigt die Linie gleichmäßig an und zwar beginnt dieser Anstieg entweder unmittelbar nach der ersten Äthergabe, oder erst, nachdem eine Zeitlang ein Stand auf der Normalhöhe oder etwas unter derselben innegehalten wurde.

Kleine Ätherzufuhren im Verlaufe der Narkose haben entweder blutdrucksteigernde Wirkung oder beeinflussen den Lauf der Kurve gar nicht. Erniedrigungen des Druckes gehören zu den größten Seltenheiten, ebenso plötzliche Remissionen im Verlaufe der Narkose. Wo solche stattfinden, sind sie durch operative Eingriffe bedingt. Am Schlusse der Narkose zeigt der Blutdruck ein unregelmäßiges Verhalten, ein Sinken unter die Normalhöhe findet jedoch nur in einem Drittel der Fälle statt."

Die beiden Abbildungen in Figur 112 und 113 stellen zwei Kurven von Blauel dar und geben die geschilderten Verhältnisse wieder.

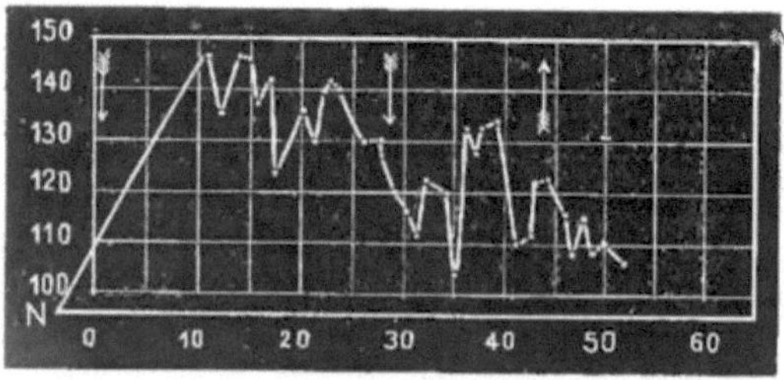

Figur 113.
Ätherblutdruckkurve. Amputatio humeri et cruris. Narkosenlänge 54 Minuten. Ätherverbrauch 100 cbcm. Bezeichnung wie in voriger Figur.

Was wir nun aus unseren Betrachtungen für einen Schluß zu ziehen haben, ist der, daß in der Äthernarkose plötzliche Druckschwankung in Gestalt von raschem Sinken unter die Norm infolge der Ätherwirkung nicht vorkommen, treten sie ein, so liegt die Veranlassung in einem Umstande der Operation und mit der Ursache wird auch das Sinken der Druckhöhe beseitigt. Sinkt aber der Blutdruck stark unter die Norm infolge der Ätherwirkung, so geschieht dic. langsam und zeigt sich rechtzeitig dem Narkotiseur an. Deshalb ist stetes Beobachten des Pulses die Pflicht desselben.

Es ist natürlich auch der Eintritt schwerer Herzkollapse durch Ätherwirkung möglich, doch diese Kollapse treten nicht so rasch ein, sie zeigen sich sehr früh in Störungen der Herztätigkeit. Immerhin können sie auch gelegentlich zu Synkope führen (Schneider etc.).

Es ist eine von Dieffenbach erkannte Erscheinung, daß während einer Äthernarkose eine stärkere Blutung bei der Operation aus den Geweben des Organismus erfolge als in Chloroformnarkose oder im normalen Zustand des Kranken. Der Grund für diese stärkere Blutung kann in der spät eintretenden Gefäßparalyse (Joh. Müller) oder nach anderen in der erhöhten Zirkulation liegen. Dies geht auch aus den Resultaten von Blauels Blutdruckversuchen hervor, daß der stärkere Druck im Gefäßsystem die stärkere Blutung hervorrufe.

Die Temperaturverhältnisse im Organismus werden durch den Äther bedeutend verändert. Es tritt in den meisten Fällen eine bedeutende Erniedrigung der Temperatur in der Äthernarkose auf, nach Kappeler im Mittel um 0,52°. Die Temperatur sank nach seinen Versuchen nach 10—20 Minuten nach Beginn der Ätherinhalationen, der niedrigste Stand der Temperatur wurde 20 Minuten bis 20 Stunden nach Beginn der Narkose beobachtet, Demme fand denselben drei Stunden nach dem Beginn. Man sah die Temperatur eines drei Monate alten Kindes von 37,8° auf 35,6° sinken während einer Äthernarkose, (Allen).

Im Anfang der Äthernarkose sind hin und wieder Temperatursteigerungen beobachtet worden, eine Erscheinung, die wohl mit der angeregten Herztätigkeit zusammenhängen kann. Nach den Untersuchungen von Neeb beträgt das Mittel der Erniedrigung der Temperatur 0,8°, er fand, daß in der Äthernarkose 0,1° mehr Erniedrigung als bei der Chloroformnarkose eintrat. Die größten Differenzen in der Äthernarkose betrugen 6° C. (Harless, Müller).

Allen gibt den Rat, zur Verminderung der Abkühlung den Kranken in warme Decken soweit als angängig zu hüllen und für Zufuhr von Wärme zu sorgen. Seitdem er dies streng befolgt, hat er nur mehr Abkühlung von 0,6°—2° nach langen Narkosen beobachtet.

Es ist die Erniedrigung der Köpertemperatur durch die starke Kältewirkung des Äthers bedingt und zweifellos erleidet der Organismus durch die kalten Ätherdampfluftgemische, die oftmals bei einer hartgefrorenen Maske eingeatmet werden, eine starke Abkühlung in der Lunge. Diese Abkühlung bewirkt in gewissen Verhältnissen eine Abkühlung des ganzen Organismus, vor allem auch bei sehr langer Narkose (Whiteford, Allen etc.). Deshalb soll man Ätherdampfgemische nicht so kalt in die Lungen gelangen lassen.

Die physiologische Einwirkung des Äthers auf Leber und Nieren ist nur gering, denn meist werden dieselben pathologischer Art sein. Die Funktion dieser Organe wird während der Narkose herabgesetzt, die Harnmenge wird nach der Äthernarkose vermindert gefunden, (Couche) namentlich am ersten Tage, weniger am zweiten, der Harnstoff im Urin ist vermindert, die Phosphorsäure ist wechselnd, bald vermindert, bald erhöht gefunden worden. Die Galle ist ebenfalls weniger an dem Tage nach der Narkose, wenn auch nur geringe Differenzen bestehen. Ein großer Teil des Äthers wird durch die Nieren im Harn aus dem Organismus ausgeschieden, allerdings nicht als reiner Äther, sondern in Verbindungen.

Untersuchungen über die Nierenfunktion in der Äthernarkose sind von Popoff angestellt worden. Er fand, daß Äther Albuminurie hervorrufen könne, die aber nicht als Symptom einer Nephritis aufzufassen sei, sondern die, auch nach Wunderlich, infolge der durch die Äthernarkose erzeugte Blutdrucksteigerung hervorgerufen werde, namentlich infolge der Drucksteigerung in den kleinen Nierenarterien. Auch Cylindrurie tritt nach Äthernarkosen auf, die Popoff ebenfalls für eine physiologische auffaßt. Er hält eine toxische Einwirkung des Äthers auf die Nieren zur Erklärung dieser Harnanomalien deshalb für unerwiesen und unwahrscheinlich, weil es ihm trotz sorgfältigster Untersuchungen niemals gelang, Äther im Urin, sei es durch den Geruch, sei es durch chemische Reaktion, nachzuweisen.

Die Magendarmfunktion ist ebenfalls während der Äthernarkose vermindert, die Bewegungen sind geringer und träger als im normalen Zustand. Durch die Magendrüsen wird Äther im Magensaft abgesondert, wodurch beim Anhäufen von Magensaft im Magen Erbrechen hervorgerufen werden kann (Erbrechen während und nach der Äthernarkose). Allerdings ist das Erbrechen geringer als bei der Chloroformnarkose, der Äther reizt jedenfalls die Magenreflexe nicht so stark. Vielleicht ist der Grund auch darin gelegen, daß der Äther schneller aus dem Magensaft in die Luft übergeht und als Gas aus dem Magen entfernt wird (Aufstoßen der Kranken nach Narkosen, wobei die Luft aus dem Munde nach Äther riecht). Nach Äthernarkosen ist Obstipation während zwei bis drei Tagen beobachtet (Comte) worden, bei Kindern dagegen Diarrhoë und Ikterus (Demme).

Die Speicheldrüsen des Mundes und Rachens werden durch den Äther stark zur Sekretion angeregt, vermehrte Salivation. Auf diese Drüsen wirkt Äther stärker als Chloroform. Durch die vermehrte Speichel- und Schleimabsonderung erklärt sich das Röcheln des ätherisierten Kranken, man findet im Rachen während der Narkose stets viel Schleim und Speichel. Derselbe muß am Zurückfließen in die Lunge verhindert werden. In vielen Fällen ist die vermehrte Salivation als pathologische Wirkung anzusehen und soll später noch erwähnt werden.

Auf die Lungen und deren Funktion wirkt der Äther in physiologischer Hinsicht insofern, als bei Beginn der Narkose die Atmung unruhig und meist beschleunigt sowie flacher wird. Der Äther wirkt reizend auf die Lungen, die Kranken husten oft. Auch auf die Drüsen und Schleimhäute in den Bronchien wirkt der Äther reizend und somit auch die Schleimabsonderung anregend. Diese Eigenschaft ist nachzuweisen, indem man Tiere mit herabhängendem Kopfe ätherisiert, so daß aus dem Rachen Speichel nicht in den Kehlkopf fließen kann. Man findet dann in den Lungen reichlich Schleim, die Alveolen sind teilweise oder ganz in manchen Bezirken mit Schleim angefüllt. (Verf.) Diese Eigenschaft des Äthers ist teils physiologisch, in manchen Fällen auch pathologisch, deshalb soll sie weiter unten erörtert werden.

Im Anfang der Äthernarkose veranlaßt die stark reizend wirkende

Eigenschaft der Ätherdämpfe reflektorisch eine krampfhafte Verengerung des Kehlkopfeinganges, wodurch ein Atemhindernis geschaffen werden kann, welches aber beim weiteren Narkotisieren nach und nach wieder verschwindet und deshalb harmlos ist. Man hat auch bei mageren Personen das sog. Ventilatmen beobachtet, welches darin besteht, daß bei der Inspiration die Nasenflügel, Lippen und Wangen eingezogen, bei der Expiration stark aufgebläht werden, wodurch bei der Inspiration ein Hindernis der Respiration geschaffen werden kann. Dasselbe kann leicht verhütet werden.

Sehr oft beobachtet man bei Äthernarkosen eine sehr ausgiebige Zwerchfellatmung, die bei Laparatomien sehr unangenehm werden kann, da die Darmschlingen dann in die Wunde oder das Operationsgebiet getrieben werden. Diese Zwerchfellrespiration besteht in krampfhaften beschleunigten Kontraktionen der Muskulatur des Zwerchfells, wobei die anderen Atemmuskeln untätig sind und das Zwerchfell fast allein arbeitet. Diese Zwerchfellrespiration kann in drei Stadien vorkommen. Im Anfangsstadium tritt sie auf als Reiz oder Reflexerscheinung bei sehr konzentrierten Aetherdämpfen. Der Kranke hat dabei noch sein Bewußtsein ungetrübt. In diesem Zustande beseitigt man die forcierte Zwerchfellatmung durch Entfernen der Maske während einiger Sekunden, denn der Kranke leidet an Mangel von Sauerstoff wegen Ueberfluß von Aetherdämpfen. Im zweiten Stadium tritt die Zwerchfellatmung beim Schwund des Bewußtseins ein und bildet einen Teil des Exzidationsstadiums. Es ist überhaupt beim Aether eine häufige Erscheinung, daß die Exzidation hauptsächlich durch Veränderung in der Respiration dargestellt wird. Man bekämpft die forcierte Zwerchfellatmung hier durch Zufuhr von Aether. Das Eintreten derselben im dritten Stadium, dem der Toleranz, ist das wichtigste und auch gefährlichste, da es in diesem Falle ein Zeichen von Mangel an Sauerstoff ist. Man findet dann alle Zeichen einer drohenden Apnoë und muß deshalb sofort die Maske entfernen und dem Kranken reine Luft und Sauerstoff zuführen, dann schwindet dies Symptom bald. Hieraus ersieht man, daß dieser Erscheinung immerhin einige Wichtigkeit beigelegt werden muß und man es nicht nach den Angaben Großmanns als ganz belanglos betrachten darf. Die Gefahr, welche mit diesem Zustande verbunden sein kann, liegt nicht in dem Zustand selbst, sondern in den Maßnahmen, die der Narkotiseur zur Beseitigung der ausgiebigen Zwerchfellatmung anwendet, denn man ersieht aus dem Gesagten, daß die Gegenmaßregeln je nach dem Stadium der Narkose, in welchem die Zwerchfellatmung auftritt, ergriffen werden müssen, einmal muß mehr Aether in verstärkter Dosis gegeben, das andre Mal Sauerstoff den Lungen in erhöhtem Maße verabreicht werden. Somit kann es für den Kranken höchst gefährlich werden, wenn der Narkotiseur das Stadium der Betäubung nicht beachtet, denn die erhöhte Dosis Aether, zu falscher Zeit verabreicht, kann den Narkotisierten in schwere Lebensgefahr versetzen, es kann schwere Apnoë auftreten. Der ganze Zustand aber kann durch die vorsichtige Leitung der Betäubung leicht vermieden werden, namentlich bei der modernen Aethernarkose beobachtet man denselben sehr selten. Bei richtigem Erkennen der Verhältnisse ist derselbe allerdings ohne Gefahr.

Weitere Einflüsse des Äthers auf die Respiration und Lungen in physiologischer Hinsicht sind nur wenige vorhanden. Der Äther wird in der Lunge sowohl in das Blut durch die Tätigkeit der Zellen des respiratorischen Epithels aufgenommen, als auch aus demselben wieder an die Luft, nachdem er den Kreislauf passiert hat, abgegeben. Somit erfährt die Narkose durch die Respiration eine gewisse Steuerung, und es wird bei der Atmung, wenn die Maske z. B. fest auf dem Gesichte aufliegt, nicht nur der Äther von der Maske aus eingeatmet, sondern es werden auch die mit der Expirationsluft aus der Lunge resp. dem Blut entfernten Ätherdämpfe wieder inspiriert werden. Man muß dies berücksichtigen, ein Sympton, das bei jeder Inhalationsnarkose in Betracht kommt. Infolge des niedrigen Siedepunktes resp. der leichten Verdampfbarkeit des Äthers hat derselbe bekanntlich die Eigenschaft, aus seiner Umgebung viel Wärme aufzunehmen, wodurch er starke Abkühlung der umgebenden Medien bewirkt während er verdunstet. Man verwendet ja diese Eigenschaft zur Erzeugung künstlicher Kälte. Auch in der Lunge wird diese Abkühlung von Wichtigkeit, denn meist bewirkt der Äther unter der Maske eine starke Abkühlung der Ätherdampfluftgemenge, man beobachtet sehr oft, daß die Rosette in der Äthermaske mit Schnee bedeckt oder festgefroren ist. Durch die Einatmung der kalten Gemische erleidet die Luft in der Lunge eine bedeutende Abkühlung, und bei langer Narkose überträgt sich die Abkühlung auf den ganzen Organismus, die Temperatur fällt nicht unbeträchtlich während der Äthernarkose (Allen, Whiteford etc.). Ist die Narkose nicht sehr lang, oder wird für sehr warme Luft der Umgebung gesorgt, so daß die Ätherluftgemenge unter der Maske nicht zu sehr abgekühlt werden, so wird die Lunge durch die kühle Luft nicht sehr belästigt. Allerdings entsteht eine Erniedrigung der Temperatur in der Lunge, doch wenn diese in geringem Grade stattfindet, schadet sie nicht, ist sie aber sehr stark, so erleidet die Lunge Erkältungen etc. und der Patient nimmt Schaden, dann entstehen pathologische Folgen. Für gewöhnlich halten sich die Veränderungen in physiologischen Grenzen.

Beim Eintritt der tiefen Narkose wird die Atmung oft stertorös, ein sehr häufiges Zeichen der Äthernarkose, das Atemgeräusch ist dann rasselnd, fauchend und schnaubend. Das Rasseln wird durch den vermehrt abgesonderten Schleim erzeugt, das Schnaufen und Fauchen ist durch Raumbeengung in Kehlkopf, Nase und Hals hervorgerufen und ist mehr oder weniger bei jeder Äthernarkose zu finden. Das Schnarchen entsteht dadurch, daß der Zungengrund in der Äthernarkose in vielen Fällen nicht ganz zurücksinkt, also den Raum beengt, während er bei Chloroform ganz auf den Kehlkopf zurücksinkt. Dies ist durch die verschieden starke Lähmung der Muskeln zu erklären.

In der Äthernarkose ist im Anfang die Kohlensäureabsonderung in der Lunge vermehrt, später vermindert. Der Grund soll in der starken Muskelanstrengung während der Exzidation und in der Ruhe während der Toleranz für die Vermehrung einerseits und die Verminderung der Kohlensäure in der Toleranz andererseits zu finden sein.

Ehe die physiologischen Einwirkungen des Äthers auf den Organismus verlassen werden, muß auch mit wenig Worten eine eigentümliche Beziehung der Ätherwirkung zur Haut und deren Blutgefäßen der narkotisierten Person erwähnt werden. Es ereignet sich nämlich sehr häufig bei Äthernarkosen, daß eine Turgeszens und Cyanose der Haut auftritt, die sich beim Beginn der Inhalation zeigt und mit der Dauer der Narkose wieder verschwindet. Nur im Gesicht bleibt die Cyanose bestehen und tritt auch dort in jeder Äthernarkose auf. Dieses Phänomen ist auf Erschlaffung der Gefäßnerven der Haut zurückzuführen. Außer diesen Erscheinungen hat man während der Äthernarkosen auf der ganzen Haut des Körpers des Narkotisierten ein eigentümliches Erythem beobachten können, manchmal bevorzugt dasselbe die Haut des Halses und der Brust; dasselbe verschwindet aber sehr bald nach der Narkose wieder und ist daher als harmlos zu betrachten. Auch die Cyanose mäßigen Grades braucht den Narkotiseur nicht zu schrecken, da sie ohne ernste Störungen verläuft.

Nachdem hiermit die hauptsächlichsten physiologischen Einflüsse des Äthers auf die verschiedenen Organe des menschlichen Körpers erörtert worden sind, sollen nunmehr die bei weitem wichtigeren pathologischen Einflüsse und Veränderungen, die durch die Ätherwirkung entstehen und auftreten können, betrachtet werden. Ein großer Teil derselben geht aus den physiologischen Einflüssen hervor, deshalb muß ich bisweilen auf das obengesagte zurückkommen.

Zunächst sollen die Einflüsse des Äthers auf das Gehirn betrachtet werden. Neben den in physiologischen Grenzen erzeugten Veränderungen im Cerebrum finden sich bedeutend schwerere Affektionen pathologischer Natur, welche je nach der Dauer der Äthereinwirkung und der Disposition des betr. Individuums auftreten. Zunächst dokumentiert sich die Ätherwirkung in einer starken Veränderung der Zellen der Blutgefäßwandung, welche genau wie es beim Chloroform schon erwähnt wurde, durch die Ätherwirkung ebenfalls derart geschädigt werden, daß sie eine Fettmetamorphose zeigen. Es werden vor allem die Zellen der Intima und Media größerer und kleinster Hirngefäße und die Zellen der Wandung der Capillaren affiziert und man findet, namentlich nach langen oder häufigen Narkosen stellenweis starke Anhäufung von Fetttropfen in den Wandungen, so daß daselbst die Wand verdickt wird und später eine Narbe mit Verdünnung der Wand entstehen kann.

Diese Einwirkung des Äthers ist von mir im Experiment geprüft worden, und es fand sich folgendes:

Wenn man längere Äthernarkosen 1—2 Stunden lang z. B. an Hunden vornimmt, oder wenn man Hunde $^1/_2$ Stunde lang mit Äther mehrmals in zwölfstündigen Intervallen narkotisiert, so zeigen sich stets in den Gefäßwandungen, sowohl des Groß- als auch des Kleinhirns, reichlich Fettansammlungen, die je größer, häufiger und ausgedehnter sind, je länger die Narkosen waren und je häufiger sie wiederholt wurden. Diese Veränderung in den Gefäßwandungen ist ähnlich der wie sie bei Chloroform beschrieben ist. Die Zellen der Intima und Media, der größeren Blutgefäße, sowie die Zellen der Capillaren erleiden durch den Äther eine Fettmetamorphose, und man findet in den mit Osmium behandelten Präparaten große Mengen Fetttropfen, welche einen Teil der Zellen vollkommen anfüllen und die Zellen zerstören. Man sieht an Querschnitten dann an der Stelle, wo die Fettmetamorphose stattfindet, eine deutliche Verdickung der Gefäßwand, die durch die Fettmengen hervorgerufen wird. Wenn nun aber die Zellen zugrunde gehen, so entsteht dann eine Verdünnung an dieser Stelle der Gefäßwand. In nicht so hochgradigen Fällen zeigen sich geringere Mengen von Fett, nur wenige mittelgroße Tropfen, die meist in Haufen liegen. In den Schnitten solcher Gehirnpräparate waren bei meinen Versuchen stets sehr zahlreiche Stellen mit fettmetamorphosierter Gefäßwandung zu finden, man nahm dieselben oftmals schon mit schwachen Vergrößerungen oder auch mit bloßem Auge als schwarze Punkte in dem gelben Präparate wahr und sah dann eine Menge solcher Punkte. Bei näherer Untersuchung der Schnitte bei stärkerer Vergrößerung stellte sich heraus, daß die schwarzen Punkte Gefäßquerschnitte mit sehr großen Mengen von Fett waren, während sich in der übrigen Gehirnmasse noch viele Gefäßquerschnitte zeigten, in denen weniger oder gar kein Fett vorhanden war.

Jedenfalls ist dieses Fett in den Zellen der Gefäßwandungen durch den Äther hervorgerufen, denn normaliter findet es sich nicht im Gehirn und es hat sich bei den vielen Versuchen mit Äther, die ich angestellt habe, stets gezeigt. Beistehende Figur 114 zeigt einen Schnitt aus dem Gehirn eines Hundes, der nach

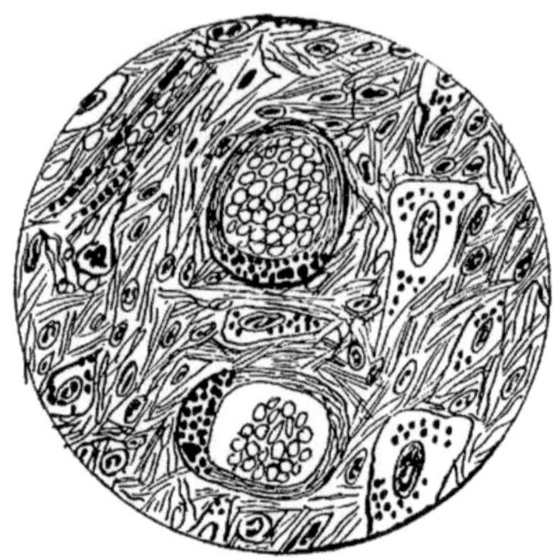

Figur 114. Gehirn von einem Hund nach vier Äthernarkosen.
In Ganglienzellen und Blutgefäßwandungen reichlich Fett.

vier Äthernarkosen getötet wurde. Man sieht darin deutlich die fettmetamorphosierten Gefäßwandstellen. Die Fettmetamorphose in den Gefäßwandungen findet sich ebenso in den Gefäßen des Kleinhirnes, wie des Großhirnes. In Figur 115 ist ein Bild der Veränderungen im Cerebellum dargestellt. Man sieht auch hier, wie die Fettmetamorphose haufenweise auftritt und dann die Gefäßwand vorbuchtet. Natürlich finden sich nicht immer so hochgradige Veränderungen, bei weniger Narkosen, bei kürzere Zeit dauernden Einwirkungen des Äthers sind die Fettmengen geringer, man findet bisweilen nur wenige Tropfen. Immerhin habe ich auch nach 50—70 Minuten langen Äthernarkosen schon Fettmetamorphose in den Gefäßwandungen des Kleinhirns und Cerebrums gefunden, wenn auch die Fetttropfen nicht so groß und zahlreich waren. Es ist nun natürlich auch auf Längsschnitten der Gefäße das Fett zu finden. Die Frage ist nur, wie kommt es, daß so viele Zellen der Gefäßwandungen diese Veränderung erleiden, während andere gesund bleiben. Es ist mir noch nicht gelungen, eine Antwort auf diese Frage zu finden, die mir ein klares Bild der Entstehung gibt, es bleibt nichts anderes übrig bis jetzt, als anzunehmen, daß diese Zellen disponiert sind, daß sie gerade aus irgendwelchen Gründen und Verhältnissen weniger widerstandsfähig gegen die Ätherwirkung sind.

Dieses Vermögen, die Gefäßwandungen zu alterieren, ist allen Narkoticis, die man gewöhnlich zur Inhalationsnarkose verwendet, eigen. Der Äther wirkt ziemlich stark, es scheint mir aus den Beobachtungen meiner Versuche nicht, als ob der Äther in dieser Hinsicht schwächer wirke als Chloroform.

Die Fettmetamorphose in den Blutgefäßen ist nun schon nach einer langen Narkose mit Äther, 1—1½ Stunden lang, zu finden, es zeigen sich dann vereinzelt Fetttropfen in den Zellen der Intima und Media. Nach zwei solchen Äthernarkosen, zwischen denen zehn bis zwölf Stunden Intervall gelegen hat, zeigt sich schon bedeutend mehr Fett, wo ein oder zwei Tropfen in dem Präparat nach einer Narkose zu sehen waren, finden sich jetzt Haufen von drei bis sechs Fetttropfen, nach drei und vier Narkosen sind die Fettmassen noch größer, vor allem sind die Tropfen viel größer, die kleineren sind konfluiert. Es zeigt sich also, daß schon eine lange Narkose Fettmetamorphose erzeugt, daher ist anzunehmen, daß in bestimmten Fällen beim Menschen, wenn Disposition vorhanden ist, die Fettmetamorphose auch in stärkerem Maße auftritt. Aber auch die in mäßigen Grenzen sich bildende Veränderung kann an einzelnen Stellen in der Gefäßwand sich stärker bilden, es kann daselbst zu ausgedehntem Zerfall der Zellen kommen, und die Folge davon kann in Ruptur der Gefäßwand, Hämorrhagie oder in einer Narbe in der Gefäßwand bestehen, welch letztere durch den Blutdruck zu einem Aneurysma ausarten oder rupturieren kann, namentlich gelegentlich starker Blutdrucksteigerungen. So kann auch schon während der Äthernarkose, namentlich während einer sehr langen, oder einer solchen, der am Tage vorher schon eine Narkose vorhergegangen ist, bei Blutdrucksteigerungen (Exzitation, Apnoë etc.) eine Gehirnhämorrhagie entstehen, deren Folgen ja bekannt sind.

Es ist aus diesen anatomischen Befunden die Lehre zu ziehen, nicht eine Narkose innerhalb ein oder zwei Tagen zu wiederholen, und alle starken Erregungen zu vermeiden. Die Fettmetamorphose ist jedenfalls in besonderen Fällen der Grund schwerer Gehirnstörungen, es ist möglich, daß mancher Todesfall, der äußerlich Zeichen, die auf einen Zusammenhang mit der Narkose hindeuten nicht erkennen ließ, auf diese Verhältnisse zu beziehen ist. Es können auch vorübergehende Lähmungen, Schwächegefühle in Extremitäten, starke Kopfschmerzen etc., die nach der Narkose auftreten, in Blutungen aus kleinen fettmetamorphosierten Gehirngefäßen, die einen größeren Umfang nicht angenommen haben, ihre Ursache haben. Vielleicht wird die weitere Beobachtung mit den Jahren solche Fälle entdecken. Man kann jedenfalls auch manche Apoplexie, manchen Fall von Aneurysmata der Gehirngefäße in seinen ersten Anfängen auf eine Narkose zurückführen und deshalb muß man sein Augenmerk auch auf diese Verhältnisse richten. Allerdings muß man auch bedenken, daß die Fettmetamorphose mäßiger Art und Ausdehnung, wie sie meist in normalen Fällen nach einer langen Äthernarkose zu finden ist, sehr schnell abheilt. Nur in schweren Fällen, wie in obigem Präparat veranschaulicht wird, bilden sich nach der Narkose an den Stellen der Fettmetamorphose Narben mit Verdünnung der Gefäßwand. Besonders prädisponierend für diese Verhältnisse ist jedenfalls die Arteriosklerose und der Alkoholismus.

Auch schon andere Forscher haben auf die besondere Gefahr der Apoplexie in der Äthernarkose aufmerksam gemacht (S ä n g e r, de Q u e r v a i n etc.), welche namentlich für alte Leute größer sei als bei anderen Narkotica, wegen der

Blutdrucksteigerung. Es ist ja zuzugeben, daß der Äther nicht so schwer schädigend auf Herz, Blutgefäße etc. wirkt, wie Chloroform, man muß auch die Gefahr gerade der Apoplexie bei alten Leuten, die ohne Narkose operiert werden, als groß erkennen (Kapsammer), aber man muß auch in Betracht ziehen, daß der Äther in der Narkose vielerlei Gelegenheiten zu sehr starken vorübergehenden Blutdrucksteigerungen gibt, namentlich wenn der Narkotiseur ungeübt oder unerfahren ist, und daß unter diesen Verhältnissen die Gefahr der Apoplexie,

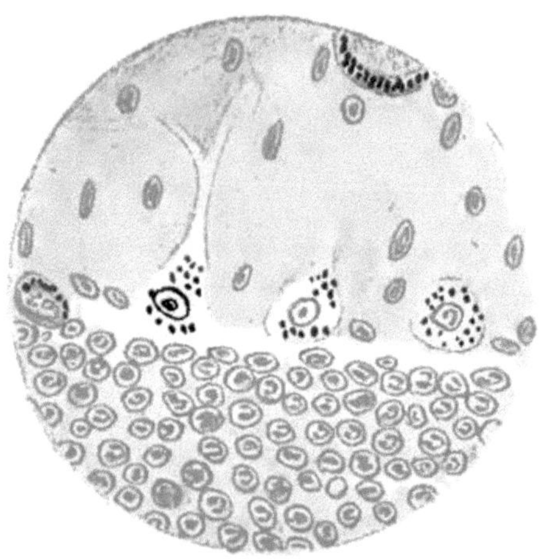

Figur 115. Kleinhirnrinde vom Hund nach Äthernarkosen. Fett in Ganglienzellen und Gefäßquerschnitten.

namentlich bei älteren Leuten, größer ist, als bei der Narkose mit Chloroform. Es ist daher vor allem die Pflicht des Narkotiseurs, vorsichtig zu betäuben und jede plötzliche Blutdrucksteigerung zu vermeiden. Gerade die vorsichtige Leitung der Narkose ist auch beim Äther unerläßliches Postulat.

Die andere Veränderung des Gehirns besteht in Fettmetamorphose der Ganglienzellen. Ich habe bei meinen Versuchen gefunden, daß Äther ebenso wie Chloroform eine Fettmetamorphose in den Ganglienzellen hervorrufen kann. Es fand sich Fett in den Ganglienzellen stets nach langen oder öfteren Narkosen, allerdings war das Fett nur in mäßigen Mengen vorhanden. Bisweilen fanden sich in einzelnen Ganglienzellen nur zwei bis vier mittelgroße Fetttropfen, bisweilen hingegen waren einzelne Ganglienzellen mit Fetttropfen übersät, feine Fetttropfen füllten das ganze Protoplasma der Ganglienzellen aus. In Figur 114 sieht man Ganglienzellen des Großhirns mit Fetttropfen, während in Figur 115 auch einige Ganglienzellen des Kleinhirns mit Fetttropfen abgebildet sind. Es ist diese Figur nach einem Schnitt aus dem Kleinhirn eines mit Äther narkotisierten Hundes gezeichnet. Diese Versuche sind äußerst schwierig anzustellen und ich habe deshalb noch nicht können mehr Klarheit hierüber erlangen. Jedenfalls ist aus den Untersuchungen ersichtlich, daß nicht alle Ganglienzellen ergriffen werden. Es finden sich stets bestimmte Zellen ergriffen, während andere gesund sind. Es waren ebenso die Ganglienzellen des Großhirns, wie die der Kleinhirnrinde, welche Fettmetamorphose zeigten. Stärkere Läsionen habe ich nicht beobachten können. Jedenfalls läßt sich bis jetzt noch nicht erkennen, welche Folgen diesen Veränderungen zuzuschreiben sind. Es wäre ja denkbar, daß gelegentlich auch die Lähmungen bestimmter Nerven durch Veränderungen dieser Art hervorgerufen würden. (Waller, Braatz, Mally, Garrigues etc.). Darüber müssen jedenfalls noch weitere Untersuchungen angestellt werden.

Wenn ich hier noch kurz einige Worte über die etwa in oder nach Äthernarkosen auftretenden Lähmungen peripherer Nerven hinzufüge, so schieht es deshalb, weil auch in der Äthernarkose diese Verhältnisse nicht ohne Belang sind. Der weitaus größte Teil der sogenannten Narkosenlähmungen steht in keiner direkten Beziehung zu dem Narkoticum, da er durch äußere mechanische Einwirkungen auf den peripheren Verlauf der Nerven entsteht. Nur wenige Fälle wird es geben, welche auf zerebrale Entstehung zurückzuführen sind, und für diese waren die genannten Veränderungen des Gehirns durch die Ätherwirkung maßgebend (Fettmetamorphose in den Ganglienzellen, Hämorrhagien nach Ruptur fettmetamorphosierter Gehirngefäße). Diese Fälle sind allerdings sehr selten. Der Narkotiseur hat aber vor allem die Pflicht, die erstere Art von Lähmungen zu vermeiden, und wird für deren Eintritt haftbar zu machen sein in Fällen, wo ihm ein Außerachtlassen der Vorsichtsmaßregeln nachgewiesen werden kann. Es ist dies des genaueren früher bei Chloroform und im allgemeinen Teil besprochen.

Auch in den Gehirnhäuten, in den Meningen und der Dura finden sich Fettmetamorphose der Gefäßwandungen und der Zellen der Haut, namentlich der Entothelzellen. Diese Veränderungen haben aber auf den Gesundheitszustand des Menschen wohl kaum einen Einfluß.

Nachdem ich hier die Einflüsse der Äthernarkose auf das Gehirn erörtert habe, will ich noch den von manchen Seiten angegebenen Zusammenhang der Narkose mit Geisteskrankheiten kurz erwähnen. Man will nämlich Fälle beobachtet haben, wo Personen auch nach Aethernarkosen Geisteskrankheiten bekamen (Tyrell, Scharlieb, Bakewell, Davis, Crouch, Silk, Savage etc.). So wird von Savage angegeben, daß nach den Narkosen zwar Melancholie und Wahnideen nicht sicher nachgewiesen seien, daß er aber häufiger Stumpfsinn (Stupor) von mehreren Wochen Dauer beobachtet habe. Dem entgegen glaubt Silk einen Zusammenhang zwischen dem Ausbleiben von Erbrechen und dem Auftreten von Delirien nach Aethernarkosen annehmen zu dürfen. Low berichtet über einen Fall, wo eine Patientin in der Aethernarkose einen typischen epileptischen Anfall bekam, obwohl sie vorher nie daran gelitten hatte. Auch nach der Narkose trat nie wieder ein epileptischer Anfall auf. Es ist zu bemerken, daß die Patientin allerdings Alkoholistin war. Peterson hält es für möglich, daß der Sauerstoff im Übermaß zu Convulsionen führe. Es sind diese Ansichten wohl nicht als ganz richtig anzusehen, da man wenn wirklich nach einer Narkose, namentlich einer solchen mit Aether, eine Psychose aufträte, dieselbe wohl mehr durch die Operation bedingt sei (Savage). Savage hält es für gefährlich, wegen eines Recidives Leute, die an einer Geisteskrankheit gelitten hätten, zu narkotisieren, während man dies bei Geisteskranken selbst ohne Schaden tun kann. Diese letztere Ansicht mag eine gewisse Berechtigung haben. Immerhin wird man eine vorsichtige Aethernarkose ohne Schaden vornehmen können. Jedenfalls wird man kaum annehmen können, daß der Aether so schwere Einwirkung auf das Cerebrum haben kann, daß er Psychosen erzeugt. Natürlich muß man den psychischen Shock bedenken, doch ist derselbe nur bei prädisponierten oder psychopathischen Individuen vielleicht geeignet, eine vorübergehende Psychose (Hysterie) hervorzurufen, bei gesunden Menschen kann man einen solchen starken Einfluß nicht anerkennen.

Auch das Herz erleidet durch den Äther pathologische Veränderungen. In kleinen Teilen wirkt der Äther ja günstig auf das Herz, indem er die Herztätigkeit anregt. Anders steht es bei langer Einwirkung, namentlich bei langen Narkosen. Es ist früher allgemein angenommen worden, der Äther wirke gerade entgegen dem Chloroform nur günstig, wenigstens nicht schädigend, auf das Herz.

Diese Annahme ist als vollkommen irrig zu betrachten, denn dem Äther ist auch eine schwer schädigende Einwirkung auf die Herzmuskelfaser eigen. Diese Herzwirkung besteht in Störungen der normalen Zellfunktion in der Muskelfaser, die sich in Fettmetamorphose äußert. Es ist nun eigentlich wunderbar, daß man diese Eigenschaft des Äthers noch nicht entdeckt hat, da man doch die Wirkung des Chloroforms in dieser Hinsicht genau studiert hat. Es scheint wohl der Grund darin zu liegen, daß die Einwirkung des Äthers auf das Herz nicht so stark wie die des Chloroforms ist, und daß weit eher schwere andere Veränderungen in den lebenswichtigen Organen, namentlich den Lungen, auftreten und den Tod des Individuums hervorrufen, ehe die Herzfettmetamorphose so stark ist, daß sie tödlich wirken könnte.

Es ist also dies Vermögen des Äthers, Fettmetamorphose im Herzfleisch zu erzeugen, geringer als beim Chloroform. Äther wirkt schwächer in dieser Hinsicht, aber dessen ungeachtet findet man nach langen Äthernarkosen oder nach öfteren Betäubungen deutliche Fettmetamorphose in den Herzmuskelfasern. Bei meinen Versuchen zeigte sich nach mehreren Äthernarkosen mit 12—24 stündlichen Intervallen stets deutliche Fettmetamorphose des Herzens, in den Muskelfasern war die Querstreifung undeutlich geworden, verwaschen, oft ganz fehlend, dabei zeigte sich in den Fasern zu beiden Polen des Kernes reichlich Fett in feinen Tropfen, bisweilen war das Fett auch über die ganzen Fasern gleichmäßig in feinen Tröpfchen verteilt. Die Kerne waren erhalten. In den hochgradigsten Fällen fand sich die Fettmetamorphose im Herzen nur in niedrigem Grade, und sie war geringer wie in den gleichen Fällen bei Chloroform. Es ist aber immerhin aus den Versuchen ersichtlich, daß Aether sulfur. Fettmetamorphose im Herzen erzeugen kann. Übrigens haben meine Versuche ergeben, daß alle Narkotika die gleichen Eigenschaften, die Fähigkeit Fettmetamorphose im Herzen zu erzeugen, haben, nur daß Unterschiede in der Stärke dieser Fähigkeit bestehen, und da hat sich ergeben, daß Aether sulfur. am schwächsten wirkt.

Es hat sich nun aber auch ergeben, daß nach jeder längeren Äthernarkose eine Alteration der Herzmuskelfaser entsteht, die sich in trüber Schwellung und beginnender Fettmetamorphose dartut. Nach Äthernarkosen von 1—1½ Stunden Dauer fand sich hier und da wenig Fett in feinen Tropfen zu beiden Polen des Kernes in den Muskelfasern, doch nur sehr selten, viel weniger als nach gleicher Chloroformnarkose. Nach zwei langen Narkosen mit Äther war die Fettmetamorphose schon ganz deutlich.

Es geht daraus hervor, daß man auch bei der Äthernarkose das Herz beachten muß, und daß Herzkranken auch die Äthernarkose gefährlich werden kann. Die Veränderungen in den Herzmuskelfasern nach einer Narkose heilen allerdings sehr schnell ab, und es ist infolgedessen die Gefahr bei sonst gesundem Herzen geringer als bei anderen Narkotika.

Diese meine Beobachtungen bei Äthernarkosen an Tieren haben mich zu der Überzeugung gebracht, daß der Tod auch in geeigneten Fällen durch Herzsynkope eintreten kann, und es haben auch schon früher andere Forscher Kollapszustände in der Äthernarkose beobachtet, so hat Lewin bei Äthernarkosen eine plötzlich eintretende Herzschwäche gesehen, die immer stärker wurde, bis das Herz stillstand und exitus letalis eintrat. Derselbe hat neben diesem zum Tode führenden Falle auch leichtere Herzkollapse gesehen, welche wieder vorübergingen, nachdem der Arzt Gegenmaßregeln angewendet hatte, daß aber in manchen Fällen auch die Herzschwäche so stark war, daß noch an den Tagen nach der Narkose Gefahr für das Leben des Kranken bestand, indem die Herzkraft zu erlahmen drohte.

Es ist also in diesen Fällen anzunehmen, daß eine mäßige Fettmetamorphose der Herzmuskelfasern bestanden habe, die bisweilen abheilte, in anderen Fällen aber zum Tode führte.

Es wurde bisher von vielen Forschern bestritten, daß beim Äther Synkope eintreten könne, sondern man nahm nur den Tod durch Apnoë an. Zweifellos kommen Apnoëfälle ungleich häufiger vor als Synkopetodesfälle (Kappeler). Doch wird man letztere nicht ganz leugnen können (Lewin, Spellissy).

Die Beobachtungen bei Äthernarkosen an Tieren, die man zur Feststellung der Todesart vornahm, haben gezeigt, daß in allen Fällen zuerst die Atmung stillstand und das Herz noch weiter schlug (Garré etc.). Man hat sich nun den Vorgang beim Äthertod folgendermaßen gedacht. Wenn man ein Tier ätherisiert und zwar so lange, bis die toxische Wirkung zutage tritt, so sieht man zunächst Cyanose auftreten, die engen Pupillen werden sprungweise weit, die Augen erstarren, und die Atmung sistiert. Währenddessen schlägt das Herz noch weiter und zwar in der nächsten Zeit nach dem Stillstand der Atmung ungestört. Der Puls ist dabei frequenter als normal, regelmäßig, kräftig. Wenn man jetzt gleich künstliche Respiration anwendet, so kann man das Tier noch am Leben erhalten, die Atmung setzt bald wieder ein. Gibt man aber weiter Äther, so wird das Atmungszentrum vollständig gelähmt, der Puls wird irregulär, äußerst frequent und steht nach wenigen Minuten still. die Herztätigkeit ist jetzt ebenfalls gelähmt. Wenn man mit dem Beginne der Irregularität des Pulses Wiederbelebungsversuche anstellte, so ist in vielen Fällen keine Rettung mehr möglich, die Herztätigkeit versiegt trotz aller Mittel, die Atmung tritt nicht wieder auf. Es handelt sich also hier um eine primäre Lähmung des Respirationszentrums und eine sekundäre Herzlähmung. Es fragt sich nun, worin besteht die Ursache der sekundären Herzlähmung. Dieselbe ist nach den Versuchen so stark, daß bei Irregularität in der Aktion das Leben nicht mehr erhalten werden kann in den Fällen, wo man mit Gegenmitteln nicht sofort nach Eintritt der Irregularität einzuwirken beginnt. Es kommen hier zweierlei Gifte in Betracht, einmal der Äther, das andere Mal die Kohlensäure. Wenn die Atmung stillsteht, tritt zunächst Sauerstoffmangel auf, dann Kohlensäureintoxikation. Nebenbei besteht im Blute die Konzentration der Ätherdämpfe, welche Narkose bewirkte. Wenn nun die Konzentration der Ätherdämpfe im Blut genügend war, um eine Lähmung des Respirationszentrums hervorzurufen, so sollte man annehmen, daß dieselbe auch das Herzzentrum stark schädige. Dasselbe ist aber zweifellos widerstandsfähiger gegenüber der Ätherwirkung als das Respirationszentrum. Es wird die Herzlähmung nunmehr lediglich durch die Kohlensäureintoxikation und den Sauerstoffmangel hervorgerufen. Das geht auch daraus hervor, daß man kurz nach Eintritt der Apnoë noch lebensrettend eingreifen kann, und zwar nur so lange, als noch nicht zu starke Kohlensäureintoxikation aufgetreten ist. Bis dieselbe auftritt, können einige Minuten vergehen, denn der Mensch kann bekanntlich ca. zwei Minuten, ohne Sauerstoff zu atmen, leben. Die Gefahr dieser Apnoën wird entschieden herabgesetzt durch die Sauerstoffätherinhalationen.

Es geht demnach aus den Beobachtungen hervor, daß beim Äther in den meisten Fällen die Atmung vor der Herztätigkeit stillsteht. Es ist damit aber nicht ausgeschlossen, daß namentlich bei Herzfehlern eine Herzsynkope trotzdem auftreten könne, dies wird bewiesen durch die Fettmetamorphose in den Herzmuskelfasern nach Äthernarkosen. Es ist ja natürlich auch möglich, daß eine Synkope bei unveränderten Herzmuskelfasern auftritt, eine Lähmung resp. Zerstörung der Ganglienzellen des Zentrums der Herztätigkeit in der Medulla oblongata infolge der Ätherwirkung. Es ist aber auch durch die Beobachtung und Erfahrung feststehend, daß ein protrahierter Äthertod, der infolge Fettmetamorphose im Herzmuskel analog dem Chloroformtod entsteht, sehr selten beobachtet ist und von manchen Seiten ganz geleugnet wird. Daß derselbe möglich ist, beweisen die Tierversuche, daß er aber in der Praxis sehr selten resp. gar nicht beobachtet wird, das wird bei den Erörterungen der Lungenkrankheiten nach Äthernarkosen behandelt werden. Es ist jedenfalls feststehend, daß der Äther nicht ein ausschließliches Herzgift ist, sondern daß er das Herz und dessen Tätigkeit in vielen Fällen nicht nachteilig, in anderen wenigstens nicht so schwer schädigend wie Chloroform beeinflußt.

Bedeutend größerer Einfluß wird dem Aether sulfuricus auf die Nieren und die Leber zugeschrieben. Man hat vor allem dem Äther den Vorwurf gemacht, daß er die Nieren direkt schädige, daß er Nierenentzündungen hervorrufe etc.

Die Einwirkung des Äthers auf die Nieren äußert sich nach Comte in einer Verminderung der Harnmenge namentlich am ersten Tage nach der Narkose, das spezifische Gewicht des Harnes wird erhöht, die Harnstoffmenge ist vermindert, der Gehalt des Harns an Phosphorsäure ist schwankend, bald erhöht, bald vermindert.

Emmet, Gester, Millard etc. haben behauptet, daß der Äther wegen des auf die Nieren ausgeübten Reizes bei Erkrankungen der Nieren vor allen Dingen kontrainziert sei. Fueter, Roux, Wunderlich, Garré, Eisendraht u. a. wiesen dem gegenüber nach, daß der Äther nicht einen Reiz auf die Nieren ausübe, sondern daß z. B. bei Albumen, welches vor der Äthernarkose im Harn vorhanden war, eine Verminderung desselben nach der Narkose zu finden sei, daß dasselbe sogar nach der Narkose in manchen Fällen verschwunden gewesen sei.

Leppmann, d'Angelesco, Buxton, v. Lerber, Dudley etc. haben auf Tierexperimente gestützt das Resultat erlangt, daß der Aether bedeutend weniger schädlich als das Chloroform auf die Nieren einwirke. Man hat nun aber dennoch bisweilen Eiweiß im Harn nach Aethernarkosen gefunden, Roux fand bei 115 Aethernarkosen 4mal Albuminurie. Angelesco bei 128 Aethernarkosen 16mal leichte Albuminurie, aber man fand auch, daß diese Albuminurie, wenn sie auftrat, nur vorübergehehend war und nur wenige Tage bestand, daß die Albuminurie, die schon vor der Narkose bestand, keine Steigerung erfuhr (Angelesco) durch die Aetherwirkung. Ferner beobachtete man auch Cylinderurie nach Aethernarkose, die ebenfalls selten und nur vorübergehend auftrat. Garré beobachtete einen Fall, wo Albumen vor der Aethernarkose bestand und nach derselben verschwunden war. Babacci und Bebi sahen nach Aethernarkosen eine

Nierenentzündung entstehen, die sie als hämorrhagische Nephritis bezeichnen, wobei die Entzündung nur in den Glomeruli verlaufe, die aber große Tendenz abzuheilen habe.

Popoff hält die nach Aethernarkosen gelegentlich auftretende Albuminurie und Cylindrurie nicht für Zeichen pathologischer Veränderungen in den Nieren, denn er konnte niemals im Harn den Aether nachweisen

Nach den Angaben dieser Forscher sind die Schädigungen der Nieren nicht erheblich, immerhin deuten die Befunde von Eiweiß und Zylindern gelegentlich nach Äthernarkosen darauf, daß in geeigneten Fällen doch eine schädigende Einwirkung des Äthers auf die Nierenepithelien anzunehmen ist. Es ist nun auch tatsächlich gelungen, durch Äthernarkosen an Hunden schwere Läsionen der Nieren zu erzeugen, die denen nach langen und häufigen Chloroformnarkosen sehr ähnelten, indem sie ebenfalls in ausgedehnter Fettmetamorphose der Nierenepithelien, die stellenweis auch in Nekrose und Zerfall der Zellelemente übergeht, auftrat (Verf.). Diese Befunde sind folgendermaßen erlangt worden.

Es wurden von mir analog den Versuchen mit Chloroform Hunde auch mit Aether sulfur. narkotisiert und zwar 25—50 Minuten lang. Diese Narkose wurde nach Verlauf von 12—24 Stunden wiederholt und so fort, bis das Tier 4—5mal innerhalb einiger Tage betäubt worden war. Die mikroskopische Untersuchung der Organe ergab dann in den Nieren das Bild der ausgedehnten Fettmetamorphose. In den gewundenen Harnkanälchen waren die Epithelien am stärksten affiziert, es fand sich hier sehr viel Fett in feinen bis großen Tropfen, stellenweise fand sich hier auch Nekrose und Zerfall der Epithelien. In den übrigen Bezirken der Niere war ebenfalls Fettmetamorphose stark vorhanden, namentlich in der Rinde, auch in geringerem Maße in den Marksubstanzen. Die Zellen der Harnkanälchen im allgemeinen waren trübe geschwellt, das Protoplasma wolkig und ungleichmäßig färbbar, die Zellgrenzen waren undeutlich verwaschen, im Protoplasma waren stellenweis große zahlreiche Hohlräume. Außerdem bestand starke Hyperämie der Niere, die Gefäße waren strotzend mit Blut gefüllt. In den Glomeruli fand sich kein Fett, wohl aber Hyperämie und anscheinend ein Exsudat zwischen dem Glomerulus und der Wandung. Der Glomerulus zeigt einen ziemlich großen Hohlraum zwischen Wandung und Glomerulus. Ferner ist an gewissen Stellen, namentlich in den Tubuli contorti, reichlich Zerfall der Zellen mit Untergang der Kerne vorhanden. Doch ist dieser Zerfall und diese Nekrose der Epithelien nicht so ausgedehnt und hochgradig zu finden wie bei Chloroform. Durch entsprechende Versuche habe ich nach 1, 2, 3 und mehr Narkosen die Veränderung der Nieren in verschiedenen Stadien gefunden und schon nach einer langen Äthernarkose fand sich stets trübe Schwellung der Nierenepithelien, bisweilen auch in den Zellen der Tubuli contorti Fett in feinen Tropfen, doch nur wenig und selten.

Es ist ersichtlich, daß diese Veränderung durch eine zweite Narkose bedeutend vermehrt und verschlimmert wird, wenn die zweite Narkose innerhalb der Zeit vorgenommen wird, innerhalb deren die trübe Schwellung und beginnende Fettmetamorphose der Nierenepithelien noch nicht abgeheilt ist. Es ist aus diesen Befunden wohl erklärlich, daß gelegentlich beim Menschen auch eine solche starke Fettmetamorphose entsteht, die sich durch Eiweiß im Harn anzeigt. Es entsteht wahrscheinlich nach jeder längeren Äthernarkose (45 bis

120 Minuten) eine mehr oder weniger starke Veränderung in den Nieren, die in trüber Schwellung und auch schon in beginnender Fettmetamorphose sich dartut. Dieselbe heilt aber bald nach der Narkose ab und ist verschwunden, wenn die letzten Äthermengen den Organismus verlassen haben. Deshalb soll für die Praxis die Regel gelten, eine Narkose mit Äther nach Möglichkeit erst zu wiederholen, wenn keine Äthermengen mehr im Organismus kreisen. Man ersieht hieraus, daß eine gewisse Ähnlichkeit in der Einwirkung des Äthers auf den Organismus mit dem Chloroform besteht, nur daß Äther weniger stark auf die Nieren schädigend wirkt als Chloroform. Von einer gut geleiteten, nicht zu langen Äthernarkose kann man erwarten, daß die Nieren nur wenig oder gar nicht geschädigt werden. Allerdings muß auch hierbei die Disposition beachtet werden, bei dem einen Menschen wird eine Narkose nicht schaden, während sie bei einem anderen schon schwere Störungen hervorrufen kann.

Die Nieren haben nun die Aufgabe, den Äther zum Teil wieder aus dem Organismus zu eliminieren. Ein Teil des im Blute kreisenden Äthers wird in den Harn übergehen und durch die Nieren den Körper verlassen.

Was nun die Tätigkeit der Leber in der Äthernarkose anlangt, so ist eine verminderte Tätigkeit der Gallenproduktion zu finden. Man hat auch durch Tierversuche die Verhältnisse geprüft und stellte Bandler fest, daß der Äther die Leber nicht schädige, und so nahm man bisher an, daß die Äthernarkose gegenüber der mit Chloroform hierin einen Vorteil besitze. Nach meinen Experimenten kann ich diese Annahme nicht gelten lassen, denn es hat sich herausgestellt, daß der Äther zwar nicht so stark wie Chloroform wirkt, daß aber doch auch hinsichtlich der Leber in den Grundzügen gleiche Einwirkung wie bei Chloroform besteht.

Es sind in dieser Hinsicht von verschiedenen Seiten Untersuchungen über die Verhältnisse bei der Äthernarkose angestellt worden (Ostertag, Straßmann, Selbach, Bandler, Schenk, Lengemann u. a.), doch meist mit dem Erfolg, daß man Äther die Fähigkeit, Fettmetamorphose zu erzeugen, absprach. Schenk und Lengemann fanden aber doch bei ihren Versuchen einen vermehrten Fettgehalt der Leber bei den Tieren, die sie Äthernarkosen unterzogen hatten.

Aus meinen zahlreichen Tierexperimenten geht mit Sicherheit hervor, daß auch die Leber in der Äthernarkose gewisse Veränderungen erleidet. Es ist nur dadurch erklärlich, daß man bisher annahm, der Äther bewirke nicht eine Fettmetamorphose in der Leber, daß man bei den Tierexperimenten, wie Bandler vornahm, der an 4 Hunden und 4 Kaninchen mit Äther vollständigen Mißerfolg zu verzeichnen hatte hinsichtlich der Erzeugung einer Fettmetamorphose in der Leber, nur zu kurze Äthernarkosen ausführte, deren in der Leber bewirkte Veränderungen allerdings leicht übersehen werden können. Will man solche Wirkungen prüfen, so muß man die Tiere unter eine lange und öftere Äthereinwirkung stellen, so habe ich, wie oben bemerkt, die Tiere 4 langen Äthernarkosen ausgesetzt und gerade in der Leber sehr ausgedehnte Fettmetamorphose erzielen können. Es fand sich stets in der Leber hochgradige Fettmetamorphose, die in der Peripherie der Acini in Nekrose und Zerfall der Leberzellen überging — ein Bild, das dem der Chloroformeinwirkung sehr ähnlich ist. Es besteht wohl ein Unterschied in der Intensität der Wirkung auf die Leber, nicht aber in der Art derselben. Es war vor allem der Übergang in Nekrose und Zerfall bei den Äthernarkosen nicht so hochgradig und ausgebreitet wie bei der Chloroformwirkung. Die Befunde allerdings in der Leber nach einer langen (60—120 Minuten) Äthernarkose sind nicht hochgradig und können ev. leicht übersehen werden, denn es findet sich trübe Schwellung der Leberzellen und stellenweis wenig feine Fetttropfen in den Zellen. Da nun auch im normalen Zustande bisweilen hier und da Fett in den Leberzellen zu finden ist, so kann man namentlich bei der Untersuchung der Leber nach einer kurzen Äthernarkose leicht die geringe Veränderung für normal halten. Die Beobachtungen aber nach 2 oder 3 Narkosen an der Leber lehren eine entschieden starke Einwirkung des Äthers. Somit hat sich eine gewisse Verwandtschaft des Äthers mit dem Chloroform ergeben.

Die Stärke der Fähigkeit eines Narkotikums, Fettmetamorphose in den inneren parenchymatösen Organen und dem Herzen zu erzeugen, ist direkt proportional der narkotischen Kraft oder umgekehrt proportional der Narkosenbreite. Demzufolge ist diese Fähigkeit des Äthers kleiner als die des Chloroforms.

Wenn man nun die Einwirkung des Äthers auf die Leber erkannt hat, findet man auch eine Erklärung für die Fälle von Ikterus, die bisweilen auch oft nach Äthernarkosen auftreten (Demme, Comte etc.). Es besteht jedenfalls in diesen Kranken eine größere Neigung zu Lebererkrankung und deshalb bildet bei ihnen die Leber einen locus minoris resistentiae für die toxische Wirkung des Äthers.

Es ist mir ganz unbegreiflich, warum man bisher so fest an der Annahme hielt, der Äther wirke nicht in der toxischen Art des Chloroforms. Da derselbe ebenfalls ein Narkotikum darstellt und die narkotische Wirkung eine toxische gewisse zentrale Nervenelemente lähmende, schließlich zerstörende Funktion darstellt, so liegt es nach meiner Ansicht sehr nahe, anzunehmen, die hinsichtlich anderer Organe toxischen Eigenschaften und Einwirkungen des einen Narkotikums seien in gewissen Grundzügen allen Narkotika eigen, vor allem da die Kraft, Fettmetamorphose zu erzeugen, mit der narkotischen Kraft eng zusammen zu hängen scheint, wenn überhaupt nicht beide identisch sind. Hierüber müssen erst noch weitere Untersuchungen angestellt werden, ehe man Bestimmtes behaupten kann.

Was nun den Magen-Darmkanal mit seinen Nebenorganen anlangt, so finden sich pathologische Veränderungen nur in geringem Grade durch die Ätherwirkung erzeugt. Die Magentätigkeit ist gelähmt und geschwächt, ebenso die Darmperistaltik. Bringt man Äther in kleinen Teilen in den Magen, so regt er dessen Tätigkeit an, in großen Mengen aber bewirkt er Meteorismus. Nach Joh. Müller soll er wegen seiner leichten Verdampfbarkeit, wenn in größeren Mengen in den Magen gelangt, durch Empordrängen des Zwerchfelles zur Erstickung führen. Diese Annahme ist wohl etwas übertrieben. Nach Demme folgen den Äthernarkosen bei Kindern besonders leicht katarrhalischer Ikterus sowie Diarrhöen. Auch der Darm erleidet nach Äthernarkosen oft starke Gasansammlung, da sich im Magensaft und auch teilweise im Darmsaft Äther aus dem Organismus absondert, verdunstet derselbe in dem Darmraum und treibt den Darm auf, während er dabei namentlich nach langen Narkosen, wo viel Äther noch nach der Narkose im Organismus sich befindet, auch die Darmtätigkeit beeinflußt, indem er dieselbe anregt und reizt. Es entstehen dann zunächst Diarrhöen und später, wenn der Äther entfernt ist, Obstipation.

Der Magen wird durch den Äther noch in anderer Hinsicht beeinflußt, nämlich indem er gereizt wird und Brechbewegungen entstehen. Bei sehr langen Narkosen, wenn sehr viel Äther im Blut gelöst ist, wird das Erbrechen eventuell sehr stark und anhaltend sein, es wird dann hervorgerufen durch die im Magensaft enthaltenen Äthermengen (Stoß etc.) Die beste Gegenmaßregel gegen dieses Erbrechen nach der Narkose besteht in Magenspülungen. Dieses Erbrechen wird namentlich bei Personen mit schwachem Magen sehr stark auftreten und lästig sein. Man hat beim Äther mehr Neigung zu solchem Brechen gefunden als bei Chloroform. Es kann aber durch sparsames Verabreichen von Äther an den Kranken dem Erbrechen entgegengearbeitet werden. Neben diesem postnarkotischen Erbrechen, das bei Äther ebenso oft wie bei Chloroform auftritt, tritt noch Erbrechen während der Narkose auf, erstens im Anfang der Äthergaben, beim Erwachen und eventuell kurz vor dem Tode. Im Anfang kann es verhindert werden durch vorsichtiges Dosieren, das beim Erwachen in der Narkose darf nicht eintreten, da der Narkotiseur den Kranken nicht unnötig während der Betäubung erwachen lassen soll, und das kurz ante exitum darf ebenfalls nie auftreten, da es die Folge starker Überdosierung darstellt und ein sehr ominöses Symptom bedeutet. Man erkennt das letztere Erbrechen an den weiten reaktionslosen Pupillen. Es ist beim Äther nicht so leicht möglich, daß diese Art des Erbrechens auftritt, wie bei Chloroform, weil beim Äther eine solch hochgradige Überdosierung nicht so leicht möglich ist, immerhin muß der Narkotiseur dieses Symptom höchster Gefahr kennen.

Durch den Magen wird, wie schon gesagt, ein großer Teil des Äthers abgeschieden. Dies geschieht in den Magendrüsen vor allen Dingen, dann auch in der Schleimhaut. Auch bei Äthernarkosen findet sich in den Zellen der Magendrüsen und Schleimhaut Fettmetamorphose, genau wie bei Chloroformnarkosen. Es ist aber diese Veränderung in den Zellen nur mäßig und tritt nur noch nach sehr langen oder oft wiederholten Narkosen auf. Nach meinen Versuchen war der Fettgehalt in den Zellen der Magendrüsen oft sehr stark, es fanden sich reichlich Fetttropfen im Protoplasma, in den Zellen der Schleimhaut war die Fettmenge geringer. Jedenfalls ist auch der Einfluß des Äthers auf die Magendrüsen geringer als der des Chloroforms, hingegen ist er doch vorhanden und muß beachtet werden. Gewisse, wenn auch geringe pathologisch vermehrte Fettmengen finden sich in den Magendrüsenzellen stets nach längeren Äthernarkosen, doch habe ich nie Nekrose und Zerfall wie in Leber und Nieren gesehen. Dieser Einfluß auf die Magendrüsen ist nun keinesfalls ohne Belang, denn von ihm wird zweifellos das Übelsein nach der Narkose mit hervorgerufen werden. Die Magendrüsen werden nicht normal funktionieren können, wenn die Zellen pathologisch verändert sind, d. h. wenn sie eine Fettmetamorphose erlitten haben, und die Folge wird Übelkeit, Appetitlosigkeit, Erbrechen etc. sein.

Es ist also anzunehmen, daß eine Veränderung der Drüsen bis zu einem gewissen Grade vorliegt, wenn sehr starke Magenstörungen nach der Narkose auftreten. Auch hierbei spielt die Disposition eine gewichtige Rolle. Diese Veränderung in den Drüsenzellen heilt bald nach der Narkose ab, jedenfalls spätestens dann, wenn die letzten Äthermengen den Organismus verlassen haben.

Sind die Magensymptome sehr unangenehm und stark, so wird dem Kranken am besten durch eine Magenspülung geholfen, die man eventuell nach einiger Zeit wiederholt.

Bei unvorsichtigem Ätherisieren und vor allem bei der Methode, in Güssen zu narkotisieren, kann es leicht vorkommen, daß Äther von der Maske auf Mund, Nase und Wangen fließt, woselbst er die Haut zerstört und die Folge sind Verätzungen, die dem Kranken Schmerzen nach der Narkose bereiten. Dies muß vermieden werden. Der Äther wirkt da vor allem durch die dauernde Kältewirkung schädlich auf die Haut.

Aber es ist früher sogar beobachtet worden, daß der Äther in den Mund floß und die Schleimhaut des Mundes, Rachens und Kehlkopfes verätzte. Man fand dann am Tage nach der Narkose sehr schmerzhafte Ulcerationen im Rachen, die dem Kranken sehr lästig waren. Gelangt der Äther in den Mund in größeren Mengen, kann er entweder in den Magen durch die Speiseröhre fließen, oder er gelangt in den Kehlkopf. Über die Veränderungen des Kehlkopfes wird später gesprochen. Ist bei diesen Verhältnissen der Kranke tief narkotisiert, so fließt der Äther in den Magen, ist der Patient aber noch im Stadium II bei vorhandenen Reflexen, so hustet er und erbricht eventuell. Sehr gefährlich kann das Herabfließen des Äthers in den Magen werden. Es wird auch schon schaden, wenn der Äther nicht rein, sondern mit Speichel vermischt in den Magen gelangt. Er verätzt die Speiseröhre und den Magen, so entstehen Geschwüre in der Speiseröhre und dem Magen. Die ersteren werden bald nach der Narkose bemerkt, der Kranke klagt über Schmerzen im Hals und vor allem, wenn er Speisen verschlingt. Der Oesophagus ist bisweilen schwer geschädigt worden und es haben sich narbige Stenosen nach Abheilen der Ulcera gebildet, und im Magen sind Ulcera beobachtet worden, deren Dasein man meist erst einige Tage nach der Narkose beobachtet. Es ist mancher Kranke durch diese Umstände schwer geschädigt worden und manches Ulcus ventriculi hat früher seine erste Ursache in diesen Unfällen während der Narkose gehabt. Der Äther wirkt sehr stark ätzend, stärker als Chloroform und ist insofern gefährlicher. Es ist auch beim Äther leichter möglich, daß solche Verätzungen entstehen, weil der Äther als schwächeres Narkotikum in größeren Mengen, d. h. in höher konzentrierten Luftgemischen gebraucht wird, weshalb der Narkotiseur leicht geneigt ist, den Äther nicht auf die Maske zu tropfen, sondern zu gießen. Bei einer modernen, gut geleiteten Äthernarkose dürfen solche Verätzungen nicht entstehen. Natürlich verursachen die in den Magen gelangten Ätherspeichelmengen Erbrechen. Schon die im Speichel gelösten Äthermengen nach der Narkose verursachen im Magen Brechreiz, deshalb soll der Kranke den Speichel ausspucken, nicht verschlucken, tut er es doch und erbricht der Kranke viel, soll man den Magen spülen.

Auch in den Kehlkopf und auf die Stimmbänder kann unter diesen Umständen Äther gelangen und daselbst Verätzungen, Geschwüre und Ödem, Glottisödem, hervorrufen, wodurch der Kranke nach der Narkose heisere Sprache zeigt und während der Narkose durch Glottisödem schwere Apnoë mit Erstickungsgefahr entsteht. Es darf dies bei einer modernen Äthernarkose nie vorkommen.

Wenn man durch die bisherigen Betrachtungen den Eindruck erhalten hat, daß der Äther hinsichtlich der behandelten Organe nicht so schwer schädigend wirkt, als das Chloroform und deshalb als ein weniger gefährliches Narkotikum zu betrachten sei, so wird dieser Eindruck bedeutend abgeschwächt, wenn man sich die Beziehungen des Äthers zur Lunge und deren Funktion vor Augen führt. Allerdings muß gleich bei Beginn der Erörterung der Einflüsse pathologischer Natur auf die Lungen hervorgehoben werden, daß der Äther zweifellos in dieser Hinsicht gefährlicher als andere Narkotika ist, daß aber dieser Einfluß nicht zu hoch eingeschätzt werden darf, da er bis zu einem gewissen Grade jedem Narkotikum eigen und daß des Äthers besonders gefährliche Wirkung bedeutend durch eine vorsichtige Dosierung und Handhabung der Narkose abgeschwächt werden kann.

Was zunächst den Einfluß des Äthers auf die Respiration anlangt, so ist beobachtet worden, daß oftmals im Laufe der Narkose stertoröses Atmen, Schnarchen und Rasseln im Kehlkopf auftritt. Es ist dieses stertoröse Atmen absolut nicht, wie vielfach angenommen wird, eine Eigentümlichkeit der Atmung in der Äthernarkose, sondern sie ist ein Zeichen, daß Sauerstoffmangel, daß Schleimansammlung etc. besteht. Man wird sofort ruhiges Atmen erhalten, wenn man dem Kranken in diesen Momenten frische Luft in genügenden Mengen zuströmen läßt, ferner wenn man den Schleim aus dem Kehlkopf wischt etc. Das Atmen muß in der Äthernarkose genau so ruhig und leise vor sich gehen, wie im normalen Zustande des Menschen, und es ist Sache des Narkotiseurs, dafür zu sorgen; wie und wodurch er dies vermag, wird sich weiter unten ergeben.

Es ist schon erwähnt, daß Äther eine starke Salivation der Mund- und Rachendrüsen erzeuge. Diese Vermehrung der Absonderung der Drüsen ist tatsächlich vorhanden und auch die Drüsen des Kehlkopfes, der Trachea und Bronchien, die Schleimhaut dieser Organe selbst werden zur vermehrten Absonderung von Schleim angereizt, durch Äther stärker als durch Chloroform. Man hat allgemein früher angenommen, die Lungenerkrankungen nach Äthernarkosen entstehen durch Reizung der Schleimhaut durch den Äther. Dieser Theorie stehen andere entgegen (Nauwerck, Großmann etc.) und mit Recht, wenn auch die Reizung nicht ganz geleugnet werden kann. Es gibt für die nach Äthernarkosen häufig auftretenden Lungenerkrankungen verschiedene Ursachen, auf die in dem folgenden des genaueren eingegangen werden soll.

Die vermehrte Absonderung der Drüsen und Schleimhaut in den Bronchien, Trachea und Larynx kann man direkt nachweisen, indem man ein Experiment ausführt. Wenn man einen Hund ätherisiert, mit dem Kopfe tiefer liegend oder den Kopf nach unten hängend, während der Thorax horizontal und höher liegt, so ist vollkommen ausgeschlossen, daß Speichel aus dem Rachen in die Luftwege gelangt, sondern man sieht sehr große Mengen Speichel und Schleim aus dem Maule fließen. Tötet man nun den Hund nach einer langen Narkose (50—60 Minuten) und untersucht die Lunge näher mit dem Mikroskop, so findet man verschiedentlich in den Lungenalveolen Schleimmassen, welche die Alveolen stellenweis ganz oder nur teilweise anfüllen. Diese Schleimmassen müssen aus den Luftwegen vom Kehlkopf abwärts stammen, denn wo sollten sie sonst herkommen. Dieselben sind reichlicher in den unteren, d. h. bei der Lage des Tieres gerechnet, Partien zu finden, als in den oberen, ein Zeichen, daß sie sich in den Bronchien gesammelt haben und durch die Inspirationen in die Alveolen aspiriert worden sind. Ich habe bei allen Äthernarkosen diese Schleimmengen gefunden, und zwar habe ich auch bemerkt, daß sie in größeren Mengen vorhanden waren, als bei Chloroformnarkosen. Diese vermehrte Sekretion ist allen Narkotika eigen, doch in verschiedenem Grade, es ist zweifellos die Stärke der Anregung der Salivation umgekehrt proportional der narkotischen

Kraft. Es ist nun aber bei der Äthernarkose am Menschen dieser Umstand von großer Bedeutung, und können aus demselben Krankheiten der Lunge entstehen.

Man hat zweifellos verschiedene Erkrankungen nach Äthernarkosen in den Lungen zu unterscheiden, man hat einmal leichte, schnell zurückgehende Bronchitiden und man hat schwere, sich weiter ausbreitende Pneumonien. Unter den Bronchitiden hat man entschieden zwei Arten, die einen, die ohne bakterielle Infektion entstehen, dieselben werden hervorgerufen nur durch die vermehrte Schleimabsonderung und die Reize, die der Äther auf die Bronchialschleimhaut ausübt, und gehen sehr bald wieder zurück nach der Narkose. Sie äußern sich nur in wenig Husten von seiten des Kranken. Die anderen Bronchitiden entstehen durch Infektion. Hierbei müssen folgende Verhältnisse bestehen: Während der Äthernarkose können, wenn der Narkotiseur nicht ganz geschickt und nach den neuesten Vorschriften narkotisiert, Schleimmassen aus dem Rachen in den Kehlkopf gelangen und werden entweder bei noch bestehenden Reflexen ausgehustet oder aspiriert. Sind nun diese Schleimmassen nur gering oder bestehen dieselben nur aus Speichelbläschen, die bei nicht aus dem Rachen entfernten Schleimmassen während der Narkose bei schnarchendem, rasselndem Atmen durch die Atmung in die Trachea und Bronchien gelangen, so werden dieselben in den Bronchien sich ablagern, sie werden zunächst noch nicht in die Alveolen gebracht werden. Durch die Ätherwirkung wird nun aber auf die Schleimhaut der Bronchien, der Trachea, der Broncheoli eine Schädigung der vitalen Vorgänge und Tätigkeit des Protoplasmas der einzelnen Epithelzellen ausgeübt, welche sich darin pathologisch-anatomisch dokumentiert, daß eine Fettmetamorphose in den Zellen entsteht. Diese Fettmetamorphose ist bei kurzen Narkosen noch im Anfang, es ist vielleicht nur erst trübe Schwellung vorhanden, oder diese erst im Beginn, allein es ist durch diese Einwirkung die Lebenskraft der Zelle geschwächt. Die Zelle kann äußeren schädigenden Einflüssen nicht mehr so wie in gesunden Verhältnissen widerstehen, und sie vermag daher auch nicht die auf sie gelangenden Bakterien zu töten oder sie mittels ihrer Flimmerbewegung nach außen zu befördern. Wenn nun die Speichelbläschen oder kleinen Speichelmassen, welche durch den Atmungsluftstrom in die Bronchien gelangt sind, Bakterien enthalten, wie Strepto - Staphylo - Pneumokokken etc., so werden diese Krankheitserreger günstigen Boden für ihre Weiterentwicklung finden, sie wuchern und rufen eine Entzündung der betreffenden Gegend hervor, die sich in den Bronchien als Bronchitis dartut. Diese Form des Bronchialkatarrhs ist bedeutend schwerer, anhaltender und gefährlicher. Während der Katarrh, der nur durch die auf die Zellen wirkenden Äthereinflüsse entsteht, harmlos ist, schnell verläuft, weil er nicht durch Bakterien hervorgerufen wird und beim Aufhören der Äthernarkose auch sofort das den Katarrh hervorrufende Agens wegfällt ist der bakterielle Katarrh länger dauernd und kann sich noch weiter ausbreiten. Immerhin ist auch der bakterielle Bronchialkatarrh eine der leichteren Erkrankungen nach der Äthernarkose, die sehr oft auftreten. Unter denselben Verhältnissen können auch Pneumonien entstehen, von denen ebenfalls zwei Hauptarten, die harmlosen, schnell heilenden und die schweren Pneumonien zu unterscheiden sind. Die ersteren entstehen nach sehr langen Äthernarkosen, auch nach wiederholten Betäubungen und zwar nur durch die Schleimmengen, die sich durch die Ätherwirkung angeregt und vermehrt abgesondert, in den Alveolen sammeln resp. in die Alveolen aspiriert werden. Bei langen oder öfteren Narkosen werden größere Bezirke der Lunge mit Schleim erfüllt und bieten dann das Bild einer Pneumonie, die aber, da sie nicht durch Bakterien hervorgerufen ist, sofort nach der Narkose zurückgeht, wenig Symptome macht und selten ist. Überhaupt haben diese Pneumonien und Bronchitiden ohne Bakterienanwesenheit die Tendenz, sehr schnell abzuheilen und zu verschwinden (Poppert, Lindemann etc.), während die bakteriellen Erkrankungen längere Zeit nach der Narkose bestehen bleiben können. Weit häufiger sind die infektiösen Formen, die durch Schleimbläschen mit Bakterien aus Mund und Rachen aspiriert in die Lungenalveolen schließlich gelangt sind. An den Stellen, wo Schleim die Alveolen teilweise oder ganz erfüllt, finden die Bakterien geeigneten Boden zum Wachstum, sie vermehren sich und rufen Pneumonien hervor. Es gelangen ja auch normaliter Bakterien in die Alveolen, doch sie werden durch die gesunden Zellen des respiratorischen Epithels getötet, wenn sie nicht zu zahlreich oder virulent sind. Sind aber die Zellen des respiratorischen Epithels geschwächt etc., so wuchern die Bakterien und die Bedingungen zur Entstehung der Pneumonie sind erfüllt. Bei der Narkose sind die Zellen durch die Ätherwirkung in ihren Lebensbedingungen gestört, sie sind krank, weniger widerstandsfähig. Nach langen Narkosen findet man dann in den Zellen des respiratorischen Epithels, in den Zellen der Alveolen Fettmetamorphose. Somit finden die Bakterien einen geeigneten Ort für ihr Wachstum und gar bald ist eine Pneumonie entstanden. Es ist klar, daß man sehr oft Bronchitiden und Pneumonien zusammen findet. Meist treten die Pneumonien lobulär auf, bisweilen allerdings auch als croupöse Formen. Es ist die Prognose der Pneumonien oftmals infaust zu stellen, man muß nach genauer Untersuchung der Lungen feststellen, wie große Bezirke erkrankt sind. Daraus wird man auf den weiteren Verlauf schließen können. Natürlich ist auch der Erreger von Bedeutung, es können Pneumokokken, Streptokokken, Diplokokken etc. die Krankheit erregen. Einen schädigenden Einfluß auf die Schleimhaut der Bronchien übt der Äther auch durch die Abkühlung aus. (Hofmann, Allen etc.) Die starke Abkühlung, die durch die Verdunstung des Äthers unter der Maske entsteht, die Rosette der Maske ist oftmals hart gefroren, ist für die Lunge natürlich sehr gefährlich und es ist nötig, daß der Narkotiseur eine Erkältung verhindert. Dies geschieht durch hohe Temperatur der umgebenden Luft, ev. durch Erwärmen der Maske (Thermophormaske). (Wagner, Longard etc.).

Es kommen neben den Pneumonien, die durch Bakterien aus den aspirierten Schleimbläschen entstehen, auch solche vor, welche durch direkt aspiririerte größere Schleimmengen aus Rachen, Mund und Kehlkopf in den Lungen sich direkt nach der Narkose bilden. Diese sogenannten Aspirationspneumonien sind natürlich sehr schwere Erkrankungen, die eigentlich nie vorkommen dürften. Immerhin sind früher bei weniger aufmerksamer Technik der Narkose solche Fälle aufgetreten, die wohl in jeder Narkose hervorgerufen werden können, beim Äther aber häufiger waren, weil hier mehr Speichel und Schleim sezerniert wird. Wenn der Narkotiseur, wie es früher viel Usus war, die durch den Kehlkopf verlegende Schleimmassen hervorgerufene röchelnde, stertoröse Atmung lange Zeit bestehen läßt, ohne den Schleim aus dem Rachen zu entfernen, so werden diese Massen beim Fehlen der Reflexe in der Toleranz aspiriert, die

Atmung wird wieder frei, bis neue Schleimmassen sich angesammelt haben, und so gelangen während der Narkose reichliche Mengen Schleim direkt in die Lunge, wo sie in den unteren Partien Infiltrationen verursachen. Man hat auch Mageninhalt, der beim Erbrechen aspiriert wurde, in den Lungen gefunden. Es ist über diese Lungenentzündungen weiter kein Wort zu verlieren, als daß sie nie vorkommen dürfen. Die jetzige Technik kann sie gut vermeiden.

Nach diesen Erörterungen über die Entstehung der Lungenkrankheiten nach der Äthernarkose ist es leicht erklärlich, wie man dem Eintreten von postnarkotischen Lungenkrankheiten vorbeugen kann. Einmal kann man vorbeugen, indem man eine Aspiration von größeren Schleimmassen aus Mund und Rachen verhindert, was man dadurch bewirken kann, indem die Lagerung des Kranken nach Witzel verwandt wird, oder indem man den Kopf tiefer als den Thorax lagert, oder indem man oft den Schleim aus Mund und Rachen wischt. Durch diese Maßnahmen kann man viel dazu beitragen, um Bronchitiden und Pneumonien zu verhüten, doch noch mehr läßt sich dies tun durch eine peinliche Desinfektion des Mundes des Kranken. Es ist schon im allgemeinen Teil über dies Thema geschrieben worden, denn es ist nicht nur bei der Äthernarkose eine peinliche Desinfektion des Mundes vor der Narkose zu beachten, sondern mehr oder weniger bei allen Narkosen. Die Desinfektion des Mundes ist nun freilich genau genommen ein Ding der Unmöglichkeit, denn daß man alle Bakterien in den zahlreichen Ecken etc. des Mundes und Rachens entfernen oder abtöten könnte ist nicht ausführbar, das sieht jederman von vornherein ein, doch dies bezweckt man auch nicht, denn die in normalem Zustand im Munde befindlichen Bakterien sind ziemlich harmlos, da sie einesteils nicht schwere pathogene, anderenteils nicht stark virulente Mikroorganismen darstellen. Allein sobald die Pflege des Mundes vernachlässigt wird, stellen sich beim Menschen sofort eine große Menge von gefährlichen Bakterien im Munde ein, sie wachsen daselbst und sind meist hochvirulent. Darin liegt für die Narkose die Gefahr. Der Speichel für gewöhnlich bei gesunden Schleimhäuten des Mundes ist antiseptisch, er tötet oder schwächt die in den Mund von außen gelangenden Bakterien in ihrer Virulenz bedeutend, und man will nur durch die Desinfektion des Mundes erreichen, daß dieser Zustand besteht und gefährliche Bakterien aus dem Munde etc. entfernt werden.

Diese Eigenschaft verliert er aber in Fällen von Erkrankungen, wenn auch leichterer Art der Schleimhaut, wie bei Stomatitis, Gingivitis etc. Da nun ein großer Teil der Menschen, die man in der Praxis zu narkotisieren hat, mit solchen Krankheiten des Mundes behaftet ist, denn gerade die ärmeren Klassen unseres Publikums kennen keine Mundpflege und leiden alle bis zu einem gewissen Grade an Stomatitis, so ist ziemlich oft zu Infektionen der Lungen Gelegenheit gegeben. Der Speichel aber aus einem solchen Munde enthält eine Menge gefährlicher Bakterien, wie Streptokokken und Pneumokokken etc., welche, wenn sie in die Lunge oder Bronchien gelangen, infolge ihrer hohen Virulenz sofort wachsen und wuchern und dadurch Krankheiten hervorrufen.

Dies mag genügen, um die Behauptung, ein großer Teil der Lungenerkrankungen nach Äthernarkosen entstehe durch Bakterien aus dem schlecht gepflegten Munde des Kranken, zu rechtfertigen. Man wird daher Sorge tragen müssen, den Mund an den Tagen vor der Narkose mit Bürste und Thymol zu reinigen. Ist es nicht möglich, den Mund vor der Narkose zu reinigen, so muß man eben doppelt vorsichtig sein, um zu verhüten, daß Schleim und Speichel aus Mund und Rachen in die Lungen aspiriert werden. Wie man dies erreicht, wird später erörtert. Da aber oftmals nicht jede Vorschrift für die Narkose in allen Fällen ausgeführt werden kann, so muß man peinlich die beachten, die auszuüben man imstande ist.

Es ist namentlich in früherer Zeit, als man noch nicht die Wichtigkeit der exakten Dosierung des Äthers kannte, als man in Güssen narkotisierte, vorgekommen, daß dem Kranken Äther direkt in den Mund floß und daß dabei sehr stark konzentrierte Speicheläthermischungen entstanden. Es war nun in der Narkose auch möglich, daß diese Speicheläthergemische in den Kehlkopf flossen, teilweise aspiriert wurden, ja auch, daß reiner Äther in den Kehlkopf gelangte oder aspiriert wurde. Die Folgen solcher Verhältnisse waren schwere Lungenkrankheiten und man sah sogar Verätzungen des Kehlkopfes, der Trachea und Bronchien auftreten; daß natürlich solche Beschädigungen durch den Äther nicht vorkommen dürfen, ist augenscheinlich, und sie werden auch in der Gegenwart nie beobachtet werden, deshalb brauchen weitere Worte hierüber nicht verloren zu werden. Der Äther wird natürlich in solchen Konzentrationen oder rein auf die Schleimhaut gelangt, die Zellen zerstören, und der Boden für Bakterienwachstum ist geschaffen. Weiter kann der Äther im Kehlkopf Glottisödem hervorrufen, wenn es in größeren Mengen in den Rachen fließt. Hierdurch kann höchste Lebensgefahr für den Kranken entstehen. Wenn schon die Dämpfe des Äthers und die geringen Mengen, die in den kleinen Speichelbläschen, die durch die Luft in die Lungen gelangen, oder doch trotz größter Vorsicht aus dem Rachen in den Kehlkopf gelangend aspiriert werden können, die Zellen der Schleimhaut schädigen, wie oben beschrieben, um so mehr werden reine Äthermengen oder Mischungen von Äther und Speichel, die bei der Methode, in Güssen zu ätherisieren, in den Kehlkopf bei der früher üblichen Lagerung der Kranken leicht gelangen können, die Zellen vernichten, so daß selbst Defekte der Schleimhaut entstehen werden. Man beobachtete auch früher oft Heiserkeit der Kranken nach Äthernarkosen, was auf Verätzungen der Stimmbänder usw. des Kehlkopfes zurückgeführt werden muß. Natürlich darf dies nie vorkommen.

Es ist namentlich früher behauptet worden, der Aether sulfur. prädisponiere zu Lungenleiden. Dies ist bis zu einem gewissen Grade widerlegt durch die Erfahrungen der modernen Methodik, allein man kann nicht leugnen, daß Äther mehr als andere Narkotika reizend auf die Respirationsorgane wirkt und man kann diesen Reiz wohl ansehen als einen schädigenden Einfluß auf die Zellen und als einen erregenden auf die Nervenendigungen in der Schleimhaut. Letzterer ist wohl gleich bei allen Narkotika, aber ersterer mag beim Äther stärker sein, wodurch die Zellen der Schleimhaut des respiratorischen Epithels weniger widerstandsfähig werden gegenüber den Bakterien während der Äthernarkose, und so leichter Lungenerkrankungen entstehen können als nach anderen Narkotika. Wenn nun aber schon im normalen Lebenszustande des Menschen die Gefahr des Eintrittes von Lungenerkrankungen nach Äthernarkosen so groß ist, so hat man zweifellos auch eine noch viel größere Gefahr anzunehmen, wenn ein Mensch mit Äther betäubt wird, der schon lungenkrank ist. Über diese Verhältnisse soll weiter unten gesprochen werden.

Es kann auch eine andere schwere Lungenerkrankung durch die Ätherwirkung entstehen, das ist das Lungenödem. Man hat nach Äthernarkosen ein akutes Lungenödem beobachtet, wenn auch nur selten, ist doch ein recht wichtiges Ereignis, das wohl der Erwägung wert erscheint (Poppert etc.).

Es ist bisweilen das Lungenödem aufgetreten bei Kranken, welche, so quasi και ἐξοχήν dem Tode verfallen, nicht auf ein neubeginnendes Leben postnarcosin rechnen sollten, und man kann in diesen Fällen das eingetretene Lungenödem nur als agonale Erscheinung auffassen, welches aber kaum der toxischen Ätherwirkung zuzuschreiben ist. Diese Fälle von Lungenödem sind nicht ganz selten, und sind eine Reihe in der Literatur zu finden. Aber noch bis vor kurzer Zeit dachte man der Todesfälle nicht, welche durch ein Lungenödem als toxische Erscheinung des Äthers hervorgerufen wurden. Es war nur zu erklärlich, daß dieselben im großen und ganzen nicht dem Äther zur Last gelegt wurden, da oftmals der Tod einige Tage nach der Narkose auftrat, nachdem der Kranke sich leidlich wohlgefühlt hatte. Zweifellos sind eine Reihe von solchen Fällen auch früher vorgekommen, man hat sie aber nicht in die Narkosenstatistik hineingezogen, aus Mangel an Kenntnis derselben. Nun hat man aber durch Tierexperimente nachgewiesen (Löwitt), daß ein Lungenödem durch Ätherwirkung erzeugt werden kann. Wenn man bei einem Kaninchen, welches kurarisiert ist, oder einer Katze u. dgl., auch beim Hund habe ich es nachgewiesen, einige Tropfen Essigäther in die Jugularvene injiziert, so sistiert die Herztätigkeit sehr bald. Vorher sieht man eine blutigrote schaumige Flüssigkeit in der Trachealkanäle als Zeichen eines hochgradigen Lungenödems auftreten. Bei der Sektion findet man das ausgeprägteste Lungenödem.

Es läßt sich an Stelle des Essigäther ebenso Äthyläther zum Erzeugen dieser Erkrankung verwenden und es haben die Versuche damit ergeben, daß das Lungenödem, wenn auch nicht ganz so hochgradig erscheint, doch durch intravenöse Injektion von Äther erzeugt werden kann. Auffallenderweise entsteht ausgesprochenes Lungenödem ebenso, wenn man den Äther, Essigäther oder Buttersäureäther, in die Luftröhre von Tieren träufelt. Löwitt beweist in seiner Abhandlung, daß es sich hier nicht um ein Stauungsödem, sondern um ein wirkliches toxisches Ödem, vom Äther erzeugt, handelt. Wahrscheinlich wird dieses Lungenödem durch eine erhöhte Durchlässigkeit der Gefäßwand, ev. durch geänderte sekretorische Verhältnisse in diesem Falle hervorgerufen.

Nach diesen Versuchen, welche, da man vom Hund so manche Erscheinungen auf den Menschen überträgt, auch auf den Menschen als zu Recht bestehend bezogen werden können, ist es keinem Zweifel unterworfen, daß auch bei der Äthernarkose derartige Todesfälle sowohl während als nach der Narkose vorkommen können. Einen überaus typischen Fall hat Poppert beobachtet, welcher sich an einem 46jährigen Landarbeiter ereignete, der wegen eines irreponiblen rechtsseitigen Leistenbruches mit peritonitischer Reizung etc. operiert wurde. Die Äthernarkose dauerte 30 Minuten und es wurden 130 ccm Äther verbraucht. Ein Fehler in der Technik und Dosierung des Äthers während der Narkose kam nicht vor. Die Betäubung war keine ganz tiefe, der Kranke machte von Zeit zu Zeit Abwehrbewegungen. Die Narkose verlief mit geringer Cyanose, die Atmung war tief und regelmäßig, einmal trat Erbrechen von wenig Schleim ein, gegen Schluß der Narkose zeigte sich nur ganz geringes Schleimrasseln. Der Kranke erwachte bald nachher und war sehr zufrieden mit seiner Lage. Von seiten der Lungen zeigten sich keine Andeutungen auf pathologische Prozesse. Nachdem er aber eine Stunde sich wohl befunden hatte, stellte sich plötzlich rasch zunehmende Atemnot ein, lautes Schleimrasseln wurde hörbar, der Kranke mußte viel husten, wobei er schaumiges, schleimiges Sputum entleerte. Der Puls war dabei noch kräftig, das Sensorium war völlig frei. Der Zustand verschlimmerte sich zusehends, das Herz wurde trotz Darreichung von Exzitantien schwächer, es trat Cyanose ein, aus Mund und Nase quoll rötlich gefärbter kleinblasiger Schleim in großen Massen heraus. Der Tod erfolgte unter diesen Symptomen des akuten Lungenödems 2 Stunden nach der Narkose. Die noch an demselben Tage vollstreckte Autopsie ergab das Vorhandensein einer diffusen Bauchfellentzündung etc. Doch war dies viel zu gering und im Anfangsstadium, als daß es hätte ad exitum führen können. Das Herz war von normaler Größe, die rechte Höhle stark mit Blut gefüllt. Das Myocard war dunkelbraunrot, gut entwickelt. Die Klappen waren überall intakt. Die Lungen, welche hochgradig emphysematös waren, zeigten sich besonders in ihrem unteren Abschnitt enorm ödematös, beim Durchschnitt quoll eine Menge dünner, rötlich gefärbter mit Schaum untermischter Flüssigkeit aus dem Gewebe hervor. Auch die Trachea und die Bronchien waren mit dieser schaumigen Flüssigkeit angefüllt. Die übrigen Organe waren ohne Besonderheiten.

Dieser Fall stellt einen typischen Lungenödemtod infolge der Ätherwirkung dar, da keine weiteren Todesursachen zu finden waren.

Was nun bei Tierexperimenten künstlich erzeugt wurde, ist hier am Menschen bewiesen. Es sind noch einige weitere Fälle von toxischem Lungenödem bei Ätherinhalationen beschrieben worden (Hankel, Trendelenburg etc.), bei den meisten sehen wir den Tod einige Stunden bis zu 32 Stunden (Trendelenburg) nach der Narkose auftreten.

Es muß ja zugegeben werden, daß das Ödem, namentlich wenn die Diagnose erst durch die Sektion gestellt wird, leicht auch während der Agone aufgetreten sein und mit dem agonalen Lungenödem verwechselt werden könnte. In manchen Fällen mag es zweifelhaft sein, wenn aber der Symptomenkomplex so deutlich wie oben schon intra vitam eintritt, ist an dem Auftreten des Lungenödems infolge der Ätherwirkung nicht zu zweifeln.

Es ist nun keineswegs unmöglich, daß das Lungenödem in vielen Fällen in der Literatur, namentlich zu jenen Zeiten, wo die Genfer-Methode noch herrschte, durch jenen Tierversuchen analog direktes Eindringenvon Äther in die Trachea hervorgerufen sein könnte. Wahrscheinlich genügen schon Schleimmassen mit Äther gemischt in jener Konzentration, die bei den großen Äthergaben jedenfalls eine sehr hohe war, um dieselbe Wirkung hervorzubringen. Daß es bei der Äthererstickungsmethode leicht möglich ist, daß Äther mit Mundspeichel vermischt aspiriert werden kann, beweisen jene Fälle von Verätzungen der Mund- und Rachenschleimhaut, der Speiseröhre und des Magens, wie sie im Anschluß an Äthernarkosen beobachtet wurden. Wenn so konzentrierte Speichel-Äthergemische verschluckt werden können, daß im Magen Geschwüre entstehen, so können auch gleiche Mengen durch den Kehlkopf in die Trachea einmal gelangt sein und können gleich einigen Tropfen Äther ihre Wirkungen entfalten. Nun es mögen solche Fälle vorgekommen, sie mögen wohl in der Annahme einer anderen Todesursache gar nicht in die Statistiken der Äthertodesfälle aufgenommen worden sein, für die Gegenwart kann es in mancher Hinsicht gleichgültig sein, denn man hat jetzt längst erkannt, welche Gefahren die unvorsichtige, schlecht dosierende Methode der Äthernarkose bietet, und in der modernen Ära darf ein solcher Fall von Lungenödem, durch Aspiration von Äther erzeugt, nicht mehr vorkommen.

Wenn nun auch das Lungenödem in vielen Fällen durch die geschickte Methode der Narkose verhütet werden kann, so ist doch nicht zu leugnen, daß es auch einige wenige Fälle gibt, wo es trotz aller Vorsicht entsteht. Dies betrifft dann disponierte Personen.

Die Entstehung des Lungenödems erklärt Poppert durch eine Schädigung, eine Alteration der Gefäßwand, welche sich durch eine vermehrte Durchlässigkeit derselben für Blutkörperchen und Blutflüssigkeit kundgibt. Wie Löwitt eingehend nachgewiesen hat, ist diese Durchlässigkeit der Gefäße als eine toxische Wirkung des Äthers aufzufassen und nicht etwa als eine Folge einer Blutstauung in der Lunge, was oben erörtert wurde.

Neben den genannten pathologischen Veränderungen in den Lungen ruft die Ätherwirkung auch meist eine starke Hyperämie in dem Lungengewebe und Blutungen in dasselbe hervor. Die Veränderungen sind in den abhängigen Teilen der Lungen am deutlichsten ausgesprochen. Meist findet man die Blutungen in der Lunge derjenigen Seite am häufigsten, auf der das betreffende Individuum gelegen hat, wie bei Tierversuchen beobachtet wurde (Poppert). Möglicherweise hängt diese Erscheinung mit der Ansammlung des Schleimes in den abhängigen Stellen zusammen, wodurch das Zustandekommen der Hyperämie und der Blutungen begünstigt wird. Die Hyperämie und Blutaustritte finden sich sehr häufig nach Äthernarkosen und hängen zweifellos von der Methode der Ätherisation ab, denn nach Narkosen mit der Genfer Methode fand ich sie bei Tieren häufiger als bei vorsichtigen Tropfnarkosen. Jedenfalls kann man die Blutungen hierdurch vermeiden, wenn auch Hyperämie stets entstehen wird.

Es ist schon oben gelegentlich der Erörterung der Entstehung der Bronchitiden und Pneumonien der Einfluß des Äthers auf die Lebenserscheinungen der Zellen des respiratorischen Epithels geschildert worden. Auch der Äther besitzt die Eigenschaft, in hohem Maße sogar, in den Epithelzellen der Lungen Fettmetamorphose zu erzeugen. Es ist natürlich bei kurzen Narkosen diese schädigende Eigenschaft nicht sehr ins Gewicht fallend, eine nur zwanzig Minuten dauernde Ätherisierung ruft noch nicht Fettdegeneration hervor, aber die Zellen erleiden doch schon eine Veränderung geringerer Art, die sich noch nicht in Fettansammlung im Protoplasma zeigt, die aber den Beginn derselben, ein frühes Anfangsstadium (trübe Schwellung), darstellt, das, wenn die Narkose weiter dauert oder wiederholt wird, zur typischen Fettmetamorphose führt. Nach langen Äthernarkosen, nach innerhalb 12—24 Stunden wiederholten Betäubungen, fand ich stets reichlich Fetttropfen im Protoplasma der Zellen der Alveolen, der Epithelzellen der Broncheoli und der Bronchialschleimhaut. Das ist auch ein Zeichen der toxischen Eigenschaft des Äthers. Auch in den Knorpelzellen war viel Fett zu finden. Es ist auch hierbei die Disposition maßgebend, aber man kann behaupten, daß die Epithelzellen einen geringen Grad der Schädigung bei jeder Betäubung erleiden, der aber bald wieder abheilt, wenn der Äther aus dem Organismus verschwunden ist.

Besondere Bedeutung haben diese Verhältnisse dann, wenn vor der Äthernarkose schon Lungenerkrankungen bestanden. Es ist aus theoretischen Erwägungen leicht zu erklären, daß eine Äthernarkose bei schon erkrankten Bronchien und bei etwa bestehenden tuberkulösen Infiltrationen des Lungengewebes eine Verschlimmerung der Prozesse hervorrufen wird. Es ist deshalb allgemeine Überzeugung, daß Lungenkranke nicht mit Äther betäubt werden dürfen. Namentlich wichtig ist es bei Tuberkulose und Emphysem, daß man nach Möglichkeit die Äthernarkosen vermeidet, denn es kann nur zu leicht sich ereignen, daß der Arzt eine beginnende Phthise übersieht, ist doch oftmals die Diagnose von tuberkulösen Herden in den Lungenspitzen sehr schwierig, manchmal unmöglich. Gerade die tuberkulösen Herde können durch die Ätherwirkung zum Aufflackern und rapiden Umsichgreifen angeregt werden und aus der vorher geringen Spitzeninfiltration kann eine floride, schnell tötlich verlaufende Phthise werden. Natürlich ist nicht jeder Fall ein solcher, aber man muß mit der Möglichkeit rechnen.

Auch für Emphysematiker ist Äther gefährlich (Julliard, White etc.); da sich beim Emphysem meist auch chronische Bronchitis und Atheriosklerose findet, so hat man mehrere Gründe, um den Äther zu fürchten, denn es können die Katarrhe verschlimmert werden und Pneumonien leicht auftreten, da die Lunge sich nicht normal ausdehnen und zusammenziehen kann, und Pneumonien sind in solchen Stadien höchst gefährlich. Es ist daher am besten, die Äthernarkose zu vermeiden. Ob man in solchen Fällen überhaupt die Narkose vermeiden soll, muß von Fall zu Fall entschieden werden. Es ist allerdings auch zu bedenken, daß man bei der modernen kunstgerechten Äthernarkose alle die Ursachen für die Entstehung von Lungenkrankheiten bis zu einem gewissen Grade verhüten kann, außer der direkten Reizung auf die Epithelzellen, allein auch diese kann auf ein Minimum beschränkt werden durch eine vorsichtige Dosierung und Mischung der Dämpfe.

Wenn man sich nun die Gefahren der Äthernarkose hinsichtlich der Lungen vor Augen führt, so bemerkt man, daß die bisher genannten alle solche darstellen, die hauptsächlich erst nach der Narkose entstehen ihre Ursache in den Verhältnissen der Ätherwirkung bis zu einem gewissen Grade findend. Es sind nun noch die während der Narkose auftretenden direkten Lungenschädigungen, die durch den Äther bedingt werden, zu betrachten. Unter diesen ist vor allem die Apnoë hervorzuheben. Die Ursachen der Apnoë in der Äthernarkose sind zum großen Teil solche, wie sie im allgemeinen Teil als wichtig für alle Narkosen genannt sind, Aspiration von Schleim, Erbrochenem, Glottisödem etc. und die bei allen Narkotika vorkommen. Nur die durch die Ätherwirkung an sich bewirkten Apnoëfälle sollen hier erörtert werden.

Der für die Ätherwirkung typische Tod besteht in einer Lähmung des Atemzentrums entgegen dem Chloroform, welches vorwiegend Synkopetodesfälle aufwies. Man hat beobachtet, daß Tiere, die man durch Äther tötete, noch Herztätigkeit zeigten, während die Atmung bereits stillestand. Somit hat man allgemein angenommen, daß der Äther das Zentrum der Atembewegung in der Medulla oblongata lähmt, was zur Folge hat, daß die Atmung sistiert, während das Herz noch arbeitet. Da nun jetzt das Blut in den Lungen nicht mehr mit neuen Mengen Sauerstoff versehen wird, so tritt Kohlensäureüberfluß auf, und nach einiger Zeit versiecht auch die Herztätigkeit, der Tod ist eingetreten. Diesen Vorgang bezeichnet man sehr richtig mit Apnoë. Ob man mit Recht behauptet, der Tod durch Ätherintoxikation stelle einen Lungentod vor, ist sehr fraglich, denn wird doch immer zuletzt noch das Herz durch die Kohlensäurevergiftung und den Sauerstoffmangel zum Stillstand gebracht. Es ließe sich ja für die Annahme eines Lungentodes der Umstand anführen, daß die Anwendung künstlicher Respiration kurze Zeit nach dem völligen Stillstand der Atmung infolge der Ätherwirkung ohne Erfolg ist, wie oben des näheren expliziert wurde. Allein dieses kann auch ein Zeichen sein, daß die Herzkraft schon gebrochen ist. Es handelt sich nach meiner Überzeugung schließlich doch um einen Herztod, wenn auch der Äther die Eigenschaft besitzt, die Respiration eher als die Tätigkeit des Herzens zu lähmen. Daß es neben den Apnoën auch Synkopefälle der Äthernarkose geben kann, ist oben schon gesagt.

Wenn man nun auch aus den Befunden annehmen kann, daß Äther eine Synkope hervorrufe, so ist doch in der Praxis nie eine solche beobachtet worden, die wenigen bekannten Fälle sind nicht einwandfrei, weshalb man sie nicht rechnen kann, was weiter unten erörtert wird. Das Chloroform kann Apnoë oder Synkope hervorrufen, doch der Äthernarkose beobachtet man nur Apnoën. Es besteht scheinbar eine geringere Widerstandskraft des Atmungszentrums gegen die Ätherwirkung, denn wenn die Konzentration von über 40 g Äther auf 100 l Luft erreicht ist, im Blute also dieselbe Konzentration der Ätherdämpfe auftritt, hört die Atmungstätigkeit auf zu funktionieren. Während dieses Sistierens der Respiration werden dem Blute keine neuen Äthermengen zugeführt, es wird sogar Äther durch die Sekretion der Drüsen (Nieren, Schweiß, Magen etc.) abgesondert und die Konzentration der Ätherdämpfe im Blute muß etwas, wenn nur um weniges, geringer werden. Das Herz schlägt anfangs weiter. Daß nun die im Blute befindliche Äthermenge nicht den Stillstand des Herzens bewirkt, ist naheliegend, denn sie ist ja geringer geworden als beim Eintritt der Apnoë, kann also auch nicht schädigend auf das Herz wirken, denn noch stärkere Konzentrationen schadeten dem Herzen nicht. Es ist daher mit Sicherheit anzunehmen, daß die Lähmung des Herzens durch Kohlensäureintoxikation eintritt. Man kann diesen gefährlichen Apnoën bis zu einem gewissen Grade begegnen, indem man Sauerstoff gibt, allein man kann dadurch dem Sauerstoffmangel abhelfen und in vielen Fällen wird dies genügen, um die Respiration wieder anzuregen, aber in schweren Fällen wird auch dies versagen, da durch das Verabreichen von Sauerstoff der Kohlensäureüberfluß im Blut nicht entfernt werden kann, weil die Lungen nicht arbeiten und so wird bei hohen Kohlensäuremengen doch der Tod eintreten.

Es gibt während der Äthernarkose verschiedene Arten von Apnoën, solche, die ohne anderen Grund nur durch zu hohe Konzentration der Ätherdämpfe plötzlich auftreten und durch künstliche Respiration bei sofortigem Bemerken der ersten Symptome erfolgreich bekämpft werden, andere, die aus eben derselben Ursache eintreten, aber wegen gewissen Verhältnissen allen Gegenmaßregeln trotzen. Dieselben sind sehr selten und wohl auf eine Disposition des Atemzentrums zurückzuführen.

Neben der Disposition im allgemeinen sind wohl auch noch andere Umstände vorhanden, welche gegebenenfalls eine Apnoë begünstigen, so rechne ich vor allem die häufige Wiederholung von Äthernarkosen innerhalb 12—24 Stunden zu prädisponierenden Momenten. Ich habe bei häufigen Äthernarkosen an Tieren zwecks Experimenten die Beobachtung gemacht, daß die Tiere ziemlich oft der 3. oder 4. Äthernarkose an Apnoë zugrunde gehen, öfter jedenfalls als in der 1. oder 2. Narkose. Einen Fall dieser Art am Menschen hat Sonnenburg beobachtet. Der Fall betraf einen Mann, der innerhalb 5 Tagen 5 mal ätherisiert werden mußte und in der letzten Narkose plötzlich an Apnoë starb (Tschmarke). Die ersten Narkosen waren sehr gut vertragen worden, während er in der 5. Narkose cyanotisch aussah und röchelte. Es trat plötzlich Apnoë und Erbrechen ein. Wiederbelebungsversuche waren erfolglos. Allerdings ist damals noch die Äthererstickungsmethode ausgeübt worden, was wohl viel zu dem Eintritt der Apnoë beigetragen hat. Tschmarke erklärt sich in der Beschreibung dieses Falles als Anhänger der Genfer Methode, doch geht aus seinen Ausführungen hervor, daß er mit vielen unangenehmen Erscheinungen während der Narkose rechnet, die während der modernen Äthernarkose nicht mehr auftreten, wie starke Excidation, Singultus etc. In diesem Falle von Apnoë ist nach meiner Überzeugung der Anlaß zu der Respirationslähmung in der häufigen Ätherisation zu finden, da die ersten Narkosen auch ziemlich lange Zeit gedauert hatten. Jedenfalls ist das Respirationszentrum durch die häufige Ätherwirkung so geschwächt worden, daß es der letzten nicht mehr widerstehen konnte, und die hohen Konzentrationen der Ätherdämpfe, für die Apnoë genügend, sind erreicht worden, da nach der Genfer Methode narkotisiert wurde. Es geht daraus hervor, daß man auch beim Äther gehäuftes Narkotisieren möglichst vermeiden soll.

Andere leichte Fälle gibt es noch, die durch mechanische Behinderung der Atmung auftreten und schon im allgemeinen Teil beschrieben sind. Die ersten Andeutungen der Apnoë, die Gegenmaßregeln und die Technik der letzteren sind ebenfalls früher genau besprochen und können hier übergangen werden. Es ist hier nur noch hinzuzufügen, daß eine Apnoë den Arzt nicht überraschen darf, er muß sie sofort erkennen, muß schon die erste Veränderung der Atmung bemerken, und es dürfen auch nur jene Fälle auftreten, welche durch die Disposition hervorgerufen werden, alle anderen Ursachen für die Apnoë müssen durch eine vorzügliche Technik der Narkose, Beobachtung und Kenntnis der Theorie vom Narkotiseur vermieden werden.

Es gibt bei der Äthernarkose viel weniger ernste Unfälle während der Betäubung als bei Chloroform, die Synkopefälle durch Reflex von seiten der Nasen-Rachenschleimhaut fallen weg, andere Synkopefälle sind höchst selten und nur bei krankem Herzen zu fürchten, dafür kann aber Apnoë auftreten. Dieselbe tritt auch nicht leicht ein, da die Narkosenbreite bei Äther sehr groß ist, die Dose anaesthétique ist 20, die mortelle über 40. Außerdem besitzt der Äther nicht kumulierende Wirkung, wie allgemein angenommen wird. Dies ist nun allerdings ein großer Irrtum, wenn man behauptet, Äther habe nicht kumulierende Wirkung. Dieselbe ist allen Narkotika eigen, nur ist sie beim Äther geringer als beim Chloroform, dieselbe ist proportional der narkotischen Kraft, und folglich beim Äther viel geringer als bei Chloroform, ferner hängt sie auch von den Lösungsverhältnissen, Siedepunkt, Spez. Gewicht etc. ab. Die Gefahren während der Äthernarkose für den Narkotisierten sind geringer als bei Chloroform, aber dieselben, welche nach der Narkose auftreten, sind bei beiden wohl gleich. Auch die Annahme eines protrahierten Äthertodes analog dem des protrahierten Chloroformtodes, kann nicht ganz geleugnet werden, denn man hat gefunden, daß der Äther ebenso wie Chloroform Fettmetamorphose der inneren Organe erzeugen kann, nur wirkt auch hier der Äther sehr schwach. Der Grund aber, warum man nicht einen protrahierten Äthertod öfter findet, liegt darin, daß viel eher schwere Lungenerkrankungen auftreten nach der Äthernarkose, die zum Tode führen, als Fettmetamorphose fortschreitenden Charakters. Die postnarkotischen Lungenerkrankungen sind aber nach Äthernarkosen so wichtig, gefährlich und häufig, wie der protrahierte Chloroformtod. Wie sich die statistischen Verhältnisse bei der Äthernarkose verhalten, das soll nunmehr behandelt werden.

Die Todesfälle, welche man dem Äther zur Last legt, sind recht verschieden berechnet worden. Garré fand bei 350500 Äthernarkosen 25 Todesfälle, also auf 14000 Äthernarkosen 1 Todesfall, Ollier hat bei 10500 Äthernarkosen keinen Todesfall, Poncet bei 15000 nur 2 Todesfälle, also auf 7500 Narkosen einen Todesfall gefunden. Weiter sind folgende Zahlen angegeben worden:

Andrews	hat bei	92815 Äthernarkosen	4 Todesfälle	beobachtet, also	1 : 23204
Julliard	„ „	314738	21		1 14987
Wilh. Roger		14581	„ 3		1 4860
Chir. Kongr.		42091	„ 7	„ „ „	1 : 6013

Aus diesen Zahlen ergeben sich auf 464225 Äthernarkosen 35 Todesfälle oder ein Verhältnis von 1 : 13264.

Gurlt hat aus den Jahren 1890—95 42141 Äthernarkosen mit 7 Todesfällen gesammelt, was ein Verhältnis von 1 : 6020 ergibt.

Im Hôtel Dieu in Lyon sind 40000 Äthernarkosen ohne einen Todesfall beobachtet worden. (Gebhardt). Easter hat beim Äther eine Mortalität von 0,065 % gefunden.

Miekulicz hat in seiner Statistik für den Äther ein Verhältnis der Todesfälle von 1 : 5112 berechnet. Ein ähnliches Verhältnis gibt Roger Williams an. Derselbe hat im St. Bartholomeus-Hospital in London eine sehr große Anzahl von Äthernarkosen beobachtet und die Zahlen der Narkosen auch von anderen Narkotiseuren gesammelt. So hat er innerhalb 10 Jahren auf 14581 Äthernarkosen 3 Todesfälle, also 1 : 4860, gefunden. Hieraus sieht man, daß die Zahlen sich ungefähr gleichen, welche in der neueren Zeit gesammelt sind.

Das Middlesex-Hospital hat ein Verhältnis von 1 : 1050, berechnet, ferner hat man nach den Statistiken des Chirurg. Kongresses von

1890/91	470	Äthernarkosen mit keinem Todesfall
91/92	7968	„ „ „
92/93	6213	„ „ „
93/94	11619	„ „ 2 Todesfällen
94/95	15821	„ „ 5 „

beobachtet, was ein Verhältnis von 1 : 6013 ergibt.

Hankel hat bei genauer Berechnung aller Todesfälle, die durch Äther hervorgerufen wurden, im Jahre 1894 auf 11619 Narkosen 5 Todesfälle, also 1 : 2324 und 1895 auf 15821 Narkosen 22 Todesfälle, also 1 : 719 gefunden. Man ersieht also aus diesen Zahlen, daß doch recht verschiedene Werte entstehen können. Im allgemeinen nimmt man beim Äther ein Verhältnis von 1 : 3000 an, allein es ist in neuerer Zeit, wo man gelernt hat, alle Wirkungen und Beziehungen des Äthers zum Organismus in und nach der Narkose zu würdigen und zu erforschen, eine andere Überzeugung entstanden und man hat erkannt, daß früher viel Todesfälle auf andere Ursachen bezogen wurden, während sie durch die Ätherwirkung entstanden. Aber trotz alledem kann man auch jetzt ein Verhältnis von 1 : 3—4000 annehmen, da man zugleich gelernt hat, durch geeignete Maßnahmen die schwer schädigenden Einflüsse des Äthers zu kompensieren und Todesfälle zu verhindern. Diese allgemeinen Statistiken geben ein zu unklares Resultat. es ist daher viel interessanter, die Verhältnisse der einzelnen Arten der Unfälle während und nach der Ätherwirkung in ihren Verhältniszahlen zu den Narkosen zu berechnen.

Es mag hier zunächst die Synkope erörtert werden, da man doch deren Vorhandensein nicht leugnen kann. Man hat gegen 25 Fälle als reine toxische Äthersynkopefälle gesammelt. Es ist wohl möglich, daß solche auftreten und es mag wohl schon vor der Narkose eine Erkrankung des Herzens bestanden haben, so daß der Äther eine Herzsynkope bewirken konnte, ehe die Apnoë eintrat. Hankel hat bis zum Jahre 1898 nur 85 Todesfälle gesammelt, welche er als durch Ätherwirkung verursacht ansieht; daß diese Zahl viel zu klein ist, wird man sich leicht denken können, wenn man überlegt, wieviel Äthernarkosen von der Entdeckung bis 1898 geleitet wurden und dabei sollten nur 85 Todesfälle vorgekommen sein. Unter denselben führt Hankel 10 Synkopefälle an. Da dieselben nicht ohne Interesse sind, will ich sie zur genaueren Kritik in dem Folgenden aufführen:

	Alter etc.	Konstitution	Vorhandene Krankheiten und Operationen	Erscheinungen, unter denen der Tod eintrat	Obduktionsbeweise
I. Rayner, Brit med. Journ. 1891	Frau, 44 J.	Krebskrank, Herz gesund	Krebs	Puls hörte auf.	—
II. Wannets	Mann, 45 J.	Schwächlich, Herz hypertrophisch, blasende Geräusche am Herzen and der Aorta, Puls schwach, unregelmässig, Cyanose v. d. O.	Abszess in der Haut des Skrotums u. d. Umgeb., die mit Urin durchtränkt war	Der Puls wurde sehr schlecht, die Lippen blass und der Atem schnappend, die Pupillen waren normal und die Konjunkt. empfindlich.	—
III. Brit. med. Journ.	Frau, 41 J.	Anämisch, Herz, Lungen, Nieren normal	Operation eines Uterus fibroides	Nach 25 Min. dauernder Einatmung wurde das Herz schwächer und blieb nach weiteren 5 Min. stehen.	—
IV. Brit. med. Journ.	Mann, 56 J.	—	Larynxverengerung	Puls gut, nach 4—5 Minuten welker, schlaffer, Anästhesie unterbrochen, doch hörte die Herztätigkeit, die sich gebessert, von neuem auf. Starke Blässe.	Herz blass, verlängert, ziemlich bed. fettig. Erweiterung und atheromatöse Entartung der Aorta, Larynx ödematös.
V. Lancet 89	Frau	—	Vesicovaginalfistel	Der Puls wurde klein, Schleimhäute und Lippen blau, Resp. unregelmässig. Endlich hörte die Atmung auf.	Herzklappen nicht normal, Nieren granuliert.
VI. Werold, D. med. W. 1894. 361	Frau, 41 J.	Aorteninsuff. Diastol. Ger. Herz 4 cm über der l. Mamillarl.	Eingeklemmte linkss. Femor Hernie	Verschlechterung des Pulses, Wegnahme der Maske, Wiedererholung. Neue Narkose. Aufhören der Atmung und des Pulses.	L. Ventr. hart, kontrahiert, rechter schlaff. Aorteninsuff. Lungen blutreich, Leber und Nieren blutreich.
VII. Rehn-gurlt, Arch. f. klin. Chir. Bd. XLVIII	Frau	—	Gallenblasenresektion wegen Carcinomes	Puls während der Operation schlecht. die Kr. ist nachträglich sehr kollabiert. Tod im Kollaps.	Ohne besond. Befund.

	Alter etc.	Konstitution	Vorhandene Krankheiten und Operationen	Erscheinungen, unter denen der Tod eintrat	Obduktionsbeweise
VIII. Schopf	Frau, 35 J.	Abmagerung der sehr fetten Person, Puls kaum fühlbar	Fibroid des Uterus Exstirpat. Vergrösserte Herzdämpfung. Bronchialkatarrh	15 Min. Excidation dann Ruhe, plötzlich wird die Kranke livide. Pup. maximal erweitert, reaktionslos. Kein Herzschlag. Noch einige schwache Atemzüge.	Fettherz. Chron. Arthritis Nephritis chron. parenchymat. Tumor lienis, chron. Degen. hepat adipos.
IX. Bardeleben	Frau, 41 J.	Insuffic. der Aortenklappen	Herniotomie	Nach 48 Min. wurde der Puls schlecht, die Maske entfernt, da sich der Puls wieder hob, wurde die Maske wieder aufgelegt. Nach weiteren 3 Min. Aussetzen des Pulses. Stockung d. Atmung.	Herz, linker Vent. hart, recht. schlaff. Insuff. der Aortenklappen. Lungen blutreich etc.
X. Brit. med. Journ.	Mann, 56 J.	Langes Siechtum. Rascher Verfall n. der Narkose	Rektumkrebs Operation	Nach der ersten Inzision wurde der Puls fast unfühlbar, der Atem matt. Trotzdem der Aether sofort weggelassen wurde, hob sich der Puls nicht und der Kr. starb nach 5 Min. nach Weglassen des Aethers.	—

Wenn man nun diese hier angeführten Todesfälle angeblich durch Synkope hervorgerufen, näher betrachtet, so findet man bei Fall I als Diagnose der Krankheit, an welcher die Patientin vor der Narkose litt, Carcinom. Es ist weiter nichts über die Kranke erwähnt, als daß in vivo das Herz gesund befunden worden sei. Wird nun in diesem Falle jemand eine Fettdegeneration des Herzens haben erkennen können, wenn sie nicht gerade im höchsten jede Narkose kontraindizierenden Stadium vorhanden gewesen wäre? Man kann hier mit Fug und Recht den Verdacht äußern, daß das Herz bereits von der Krebskachexie in einem gewissen Grade beeinflußt worden ist, daß vielleicht jede andere starke Erregung ausgereicht hätte, um den Tod herbeizuführen, und daß die Ätherwirkung hier nicht als spezifisch toxische, sondern nur in allgemein schwächender Hinsicht als Narkosenwirkung aufzufassen ist. Dieser Fall kann also nicht als Beweis für eine die Synkope hervorrufende Wirkung des Aethers aufgefaßt werden.

In Fall II findet man sogar ein Herz, welches hypertrophisch ist, welches Geräusche aufweist, einen unregelmäßigen Puls, kurz ein krankes Herz. Daß hier auch allein eine Irritation ausreicht, um Herzsynkope zu erzeugen, weiß jeder. Daß auch der Fall nichts Sicheres beweist, ist ebenso klar.

In Fall III findet man die Diagnose „Anämisch", wobei eine Neubildung des Uterus operiert werden sollte. Auch hier ist dasselbe gegen die Aethersynkope ins Feld zu führen, denn wenn die Konstitution als anämisch bezeichnet wird, so ist auch hier eine primäre Herzaffektion sehr wahrscheinlich. Es sind vielleicht starke Blutungen vorausgegangen und so handelt es sich hier wiederum um ein Herz, das in vivo als gesund anzusehen war, das aber wohl schon als wenig risistent anerkannt werden muß, denn bei einer anämischen Person wird jedermann Verdacht auf Herzschwächezustände infolge Fettmetamorphose hegen.

Fall IV. Hier besteht eine Verengerung des Larynx. Vielleicht ist auch hier irgendwelche stark schwächende Hauptkrankheit vorhanden gewesen, denn die Sektion gibt an, daß bedeutende fettige Degeneration des Herzfleisches bestand. Außerdem Atheromatose der Aorta. Daß nun der Aether in einer Narkose von kaum 10 Minuten so hochgradige fettige Degeneration des

Herzens hervorrufen kann, ist unwahrscheinlich. Hier ist der Beweis erbracht, daß schon vor der Narkose Fettdegeneration bestand, die auch ohne Aethervergiftung zum Tode führen konnte. Jedenfalls kommt auch hier nicht die direkte Aethergiftigkeit, sondern die die Fettmetamorphose vermehrende Wirkung des Aethers als Todesursache in Betracht.

Fall V. Hier erfahren wir nichts über den Zustand der Person, nur daß eine Vesicovaginalfistel bestand. Jedenfalls ist auch hier eine andere schwere Erkrankung vorausgegangen. Die Sektion sagt, daß die Herzklappen nicht normal waren. Nach dieser ungenauen Leichendiagnose zu urteilen bestand ein Herzfehler und auch dieser Fall kann nicht viel beweisen.

Fall VI. In diesem Falle bestand in vivo ein Herzfehler mit Vergrößerung des Herzens. Es gilt dasselbe wie in Fall V.

Fall VII. Hier ist wieder Carcinom vorhanden und dann starb die Kranke 30 Stunden post narcosin, also ein Spättod, aber auch hier ist eine andere Ursache für den Tod viel wahrscheinlicher als die toxische Aetherwirkung.

Fall VIII. In diesem Falle ist starke Abmagerung vorhergegangen. Die Sektion ergibt Fettherz. Chronische Nephritis, Fettdegeneration der Leber. Gründe genug, die einen Tod herbeiführen mußten, wenn eine Narkose unternommen wurde. Es wird hier der Aether die Fettmetamorphose zweifellos enorm vermehrt haben, so daß der Tod eintrat.

Fall IX. Herzfehler, ebenfalls nicht einwandfrei.

Fall X. Hier bestand vor der Narkose langes Siechtum und rascher Verfall der Kräfte. Die Diagnose lautete auf Carcinoma recti. Es wurde nur wenig Aether gegeben, der Tod trat 5 Minuten nach Eintritt der Narkose ein. Es ist auch hierbei anzunehmen, daß eine beginnende Fettmetamorphose im Herzen bestanden habe, welche durch die Aetherwirkung verschlimmert wurde, oder welche das Herz so geschwächt hatte, daß es dem Aether unterliegen mußte.

Aus einem Teile dieser Fälle geht mit Evidenz hervor, daß der Äther auch auf das Herz schwer schädigend einzuwirken vermag, denn im Vergleich zu den Resultaten meiner Versuche mit Äther an Tieren findet sich eine große Ähnlichkeit mit diesen Fällen. Es fand sich bei den gesunden Tieren stets Fett im Herzen, somit ist auch anzunehmen, daß in diesen Fällen die Fettmetamorphose im Herzen verschlimmert wurde. Allerdings kann man diese Fälle nicht als typische Äthersynkopetodesfälle hinstellen. Jedes Narkotikum wird in solchen Fällen eine Fettmetamorphose verschlimmern und zum Tod als Synkope führen, deshalb ist dies nicht als speziell toxische Ätherwirkung anzusehen. Es ist aber bewiesen, daß der Äther bei Herzkrankheiten auch Synkope hervorrufen kann, es genügt dann eine geringere Konzentration der Ätherdämpfe im Blut zur Synkope als zur Erzeugung der Apnoë nötig ist. Wenn nun auch von diesen Fällen keiner so einwandsfrei ist, daß man ihn für eine Synkope, durch die Ätherwirkung allein hervorgerufen, betrachten könnte, so lehren sie doch, daß der Narkotiseur auch bei der Äthernarkose einerseits auf Synkope gefaßt sein muß, andererseits aber eine genaue Untersuchung des Herzens vor der Narkose vornehmen und alle Umstände und Veränderungen des Organismus genau erwägen muß, damit eine durch vorherige Herzerkrankung begünstigte Synkope vermieden wird. Es wird das Eintreten der Synkope aber doch sehr selten während der Äthernarkose sein. Neben den schweren tödlich endenden Synkopefällen, wie sie hier erwähnt waren, kommen auch leichte, schnell vorübergehende Kollapse in der Äthernarkose vor. Dieselben sind einzig und allein auf Kohlensäureintoxikation zurückzuführen und werden bei korrekter Technik der Narkose nie sich zeigen, weshalb man sie auch bei der modernen Äthernarkose nicht kennt. Bei der früher üblichen Genfermethode traten öfters solche vorübergehende Kollapse ein.

Wie man die Herzsynkope zu bekämpfen hat, ist im Allgemeinen Teil beschrieben. Dem möchte ich durch neuere Experimente von Denecke*) am Herzen einer hingerichteten Person kurz nach dem Tode derselben vorgenommen veranlaßt, hier nur noch kurz einiges hinzufügen, das wohl für die Narkosenkollapse ernster Art wertvoll werden könnte. Denecke sah das Herz einer eben hingerichteten Frau 20 Minuten nach dem Tode, nachdem es aus dem Organismus herausgenommen war, wieder zu Kontraktionen zurückkehren, wenn er es mit dem Blute der Person zur Hälfte mit Ringerscher Flüssigkeit verdünnt, bei einer Temperatur von 38° C. durchspülte. Die Flüssigkeit wurde durch die Aorta in die Coronargefäße getrieben zugleich mit Sauerstoff unter dem Druck der Sauerstoffbombe im Langendorffschen Apparat, und gelangte so durch das rechte Atrium wieder heraus. Das Herz schlug nun 83mal in der Minute bis zu drei Stunden Dauer. Hieraus läßt sich annehmen, daß man bei schweren Synkopezufällen in der Narkose, sei es Aether oder Chloroformnarkose, namentlich aber bei letzterer, mit dem Verfahren von Prus Erfolg haben könnte. Dieses Verfahren der direkten Herzmassage von Prus besteht darin, daß man sofort zwei Rippen reseziert, das Herz bloslegt und nun dasselbe mit der Hand rhythmisch komprimiert. Nebenbei soll man tracheotomieren und mit der Canule einen Blasebalg in Verbindung setzen. Prus konnte auf diese Weise Tiere, die er durch Chloroform getötet, noch nach einer Stunde wiederbeleben. Kjer-Pelissen hat bei einem Narkosenunfall die Methode an einem Mann probiert, hat das Herz bei uneröffnetem Perikard komprimiert. Nachdem der Mann eine Zeitlang ohne Atmung und Herzaktion gelegen, beginnt jetzt das Herz hurtig zu schlagen, die Atmung beginnt nach 30 Minuten schnappend wieder um nach zwei Stunden dieser Bemühungen regelmäßig und selbständig zu erfolgen. Das Bewußtsein war aber nicht wieder gekehrt und nach einer halben Stunde wird die Atmung wieder schlecht, hört auf und der Kranke stirbt. Einen andern Fall beschreibt Maag, doch war es auch hier nicht möglich, den Kranken zu retten. Man nennt das Verfahren das Prus-Maagsche Wiederbelebungsverfahren. Aglinzeff hat ebenfalls bei einem Knaben die Methode erfolglos erprobt. Nach dem neuesten Versuch von Denecke habe ich ähnliche Versuche begonnen und versucht, die Kombination des eben genannten Verfahrens mit intravenösen Infusionen bei Tieren anzuwenden. Freilich kann ich hier noch keine Resultate angeben, da die Versuche noch nicht beendet sind, nur scheint das Verfahren der direkten Herzmassage mit der Infusion gute Resultate zu liefern, die man gelegentlich am Menschen ausprobieren muß. In Fällen wo höchste Gefahr vorhanden, wird ja ein solcher Eingriff berechtigt sein, wenn er auch immerhin bei den modernen Narkosen zu den größten Seltenheiten gehört, denn Erfolg wird man nur dann haben, wenn das Herz nur durch das Narkotikum geschädigt, sonst aber nicht schwer erkrankt ist, denn wenn hochgradige Fettmetamorphose oder dergleichen den Herzkollaps verursacht hat, wird der Erfolg ausbleiben. Dies ist der Grund, weshalb diese Versuche bei Tieren Erfolg haben, weil man daselbst ein an sich gesundes Herz vor sich hat. Ich bemerke dies hier, weil mich die vor wenigen Tagen von Denecke angestellten Versuche am Herzen zu der Ansicht gebracht haben, daß ein nicht ganz krankes Herz vielleicht doch wieder dauernd gekräftigt werden kann.

Weit häufiger sind die Apnoëtodesfälle in der Äthernarkose. Die weitaus größte Zahl der statistisch gesammelten Fälle von Tod in der Äthernarkose repräsentieren Apnoëfälle, und man hat demnach ein Verhältnis von 1 : 3000 als richtig anzunehmen. Es ist hierbei natürlich nur die infolge der Ätherwirkung auftretende tödlich endende Apnoë gemeint, nicht jene plötzlich mit Cyanose etc. während der Betäubung infolge irgendeines Versehens vorkommende. Wenn man nun auch eine gewisse Anzahl von Todesfällen

*) Mitteilungen im ärztl. Verein zu Hamburg. Sitzung am 21. Febr. 1905.

als die Folge toxischer Ätherwirkung gelten lassen muß, so ist doch immerhin der Eintritt einer tödlich endenden Apnoë sehr abhängig von der Methode und Ausführung der Narkose, da man bei sehr vorsichtigem Narkotisieren nur sehr selten Todesfälle erlebt. Dies ersieht man daraus, daß man auch auf ca. 6000 Äthernarkosen nur einen Todesfall durch Apnoë, ja nach Gurlt sogar auf 13160 Äthernarkosen nur einen Apnöefall beobachtet hat.

Viel häufiger ereignen sich die leichteren Apnoëfälle während der Narkose, Fälle, die aus äußeren Anlässen oder auch aus Überdosierung und dergleichen mehr Ursachen entstehen können und auch dem besten Narkotiseur doch gelegentlich passieren, die aber bei geeigneten Gegenmaßregeln wieder ohne Nachteil für den Kranken gehoben werden können. So berichtet Schultz von 5 Apnoën bei 463 reinen Äthernarkosen, welche aber alle ohne Nachteil bekämpft werden konnten. Diese Unfälle während der Äthernarkose sind aber nur zu abhängig vom Narkotiseur (Kroemer, Pfannenstiel), als daß man allgemeingültige Zahlen nennen könnte. Der eine Narkotiseur wird ab und zu solche Fälle erleben, während sie bei anderen nur zu den allergrößten Seltenheiten gehören.

Von weit größerem Interesse ist die Statistik der nach der Äthernarkose auftretenden Lungenkrankheiten, wie Pneumonien und Bronchitiden. Natürlich ist auch bei diesen Folgen der Narkose die Technik von Bedeutung (Bushmore), daß man in neuerer Zeit diese Lungenerkrankungen auch tatsächlich bedeutend seltener auftreten sieht. Immerhin gibt es Fälle, wo trotz größter Vorsicht des Narkotiseurs eine Pneumonie sich zeigt. Neben diesen Umständen hat auch die Operation einen Einfluß auf das Entstehen einer Pneumonie nach der Ätherwirkung. Schultz hat bei 463 Äthernarkosen 33 Bronchitiden oder Pneumonien beobachtet, von denen 19 leichtere Erkrankungen waren und schnell abheilten, während die übrigen schwerere Formen darstellten, dem gegenüber hat Tillmanns bei 4000 Äthernarkosen nie Lungenkrankheiten ernster Art beobachtet, was er der Lagerung und Methode der Narkose zuschiebt. Es erhellt also schon aus diesen beiden Angaben, wie ungeheuer wichtig die gute Technik der Narkose ist. Der Verlauf der Lungenerkrankungen ist verschieden, von 30 Pneumonien der Statistik des Chirurg. Kongr. 1897 endeten 15 tödlich. Krönlein gibt an, daß während einer Zeit von 77 Jahren Beobachtung an seiner Klinik nur 1 Mann an Pneumonie nach Äthernarkosen gestorben sei, was ein riesig günstiges Resultat bei der großen Anzahl der Narkosen bedeutet.

Blake hat unter 1250 Äthernarkosen drei schwere Lungenerkrankungen beobachtet, Rumboll unter 1500 Äthernarkosen eine Bronchitis, eine Pneumonie und vier Bronchialreizungen, also leichte Bronchitiden erlebt, Stanly-Boyd hat während fünfjähriger Praxis sechs Fälle von Lungenleiden, von denen eine Lobärpneumonie, eine Bronchopneumonie und vier Bronchitiden waren, auftreten gesehen, Gunning sah unter 2068 Äthernarkosen eine schwere Pneumonie, öfterer leichte Lungenleiden auftreten. Macnaughton-Jones hat in dreißigjähriger Tätigkeit keinen Fall schwerer Lungenleiden nach Äthernarkosen gesehen.

Sonntag hat bei 38 Äthernarkosen 6 Pneumonien mit 4 Todesfällen beobachtet, ein Prozentsatz, der recht schlecht zu nennen ist. Es ist zweifellos in diesen Fällen entweder ein unglücklicher Zufall, der eine solche Höhe von Pneumonien erregte oder die Technik der Narkose hat große Mängel gelitten. Namentlich die Mortalität ist eine enorm hohe, als allgemeingültig kann man diese Zahlen nicht ansehen.

Einen besonders begünstigenden Einfluß auf den Eintritt der Pneumonie hat die Laparatomie, so fand Kümmel bei 1070 Laparatomien 40 Pneumonien mit 11 Todesfällen.

Es ist ja zweifellos, daß die Laparatomie das Atmen nach der Narkose wenigstens an Tiefe beschränkt und gerade das tiefe In- und Exspirieren ist nach der Äthernarkose enorm wichtig (Witzel, Hofmann, Starling, Gunning etc.).

Es ist aus diesen wenigen statistischen Angaben zu ersehen, daß die Lungenerkrankungen nach der Äthernarkose recht häufig auftreten, daß aber auch die Zahlen klar beweisen, wie eine gute Beobachtung und Ausführung der Narkose die Gefahr sehr vermindern können.

Was die Operation im Verhältnis zu den Todesfällen in und nach Aethernarkosen anlangt, so ersieht man aus den von Hankel gesammelten Statistiken folgendes:

Es finden sich Todesfälle verzeichnet bei folgenden Operationen:

bei	Herniotomien	13	Todesfälle infolge der Aetherwirkung
„	Laparatomien	11	„ „ „ „
„	Gallensteinoperationen	2	„ „ „ „
„	Krebsoperationen	9	„ „ „ „
„	Tumorexstirpationen	1	„ „ „ „
„	Colotomie	6	„ „ „ „
„	Gynäkologische Operationen	3	„ „ „ „
„	Frakturen und Streckungen	4	„ „ „ „
„	Einrichtungen von Luxationen	2	„ „ „ „
„	Sequestrotomien	1	„ „ „ „
„	Amputationen	3	„ „ „ „
„	Empyemoperationen	1	„ „ „ „
„	Resektionen	1	„ „ „ „
„	Tracheotomien	2	„ „ „ „
„	Operationen im Abdomen	5	„ „ „ „
„	Wunden	1	„ „ „ „
„	Augenoperationen	1	„ „ „ „
„	Zahnextraktionen	1	„ „ „ „
„	sonstigen Operationen	11	„ „ „ „
„	geburtshilflichen Operationen	2	„ „ „ „

Aus diesen Zahlen geht hervor, daß Todesfälle am häufigsten bei schweren Operationen infolge der Ätherwirkung vorkommen.

Beim Chloroform hingegen zeigten sich die meisten Todesfälle bei den leichteren Operationen. Man ersieht daraus, daß das Chloroform giftiger ist als der Äther, denn wenn mehr Todesfälle bei schweren Operationen vorkommen, so ist das ein Zeichen, daß der Äther nicht sehr giftig wirkt, weil bei schweren Operationen schon die Anstrengung durch die Operation den Tod hervorrufen wird ohne daß der Äther hierbei sehr toxisch wirken muß, beim Tod nach leichten Operationen aber muß das Narkotikum sehr stark toxisch gewirkt haben (Chloroform) und eine geringe Anzahl von Todesfällen nach leichten Operationen beweist, daß auch das verwendete Narkotikum wenig toxisch wirkt.

Es ist noch von Interesse, einen Blick auf die Verteilung der Todesfälle in der Äthernarkose auf das Geschlecht und Lebensalter zu werfen. So findet man unter 75 Todesfällen 45 Personen männlichen und 30 weiblichen Geschlechtes. Kappeler hat bei Chloroformtodesfällen 78% Männer und 22% Frauen, bei Äthertodesfällen 60% Männer und 40% Frauen angegeben. Es ist also das weibliche Geschlecht beim Äther mit mehr Todesfällen vertreten. Es mag der Unterschied wohl darauf beruhen, daß die Männer, welche in den meisten Fällen Alkoholisten sind, öfter mit Chloroform narkotisiert werden, da der Äther bei Alkoholisten oftmals nicht so schnell und leicht tiefe Narkose hervorruft wie Chloroform, während hingegen Frauen mehr mit Äther betäubt werden. So wird sich der Unterschied aus der verschiedenen Verwendung erklären.

Das Alter, in welchem die Todesfälle bei Äthernarkosen eintreten, zeigt sich in folgenden Zahlen vertreten.

In den Jahren von

1—10	war	1	Todesfall	in der Äthernarkose vorgekommen.
10—20	waren	5	Todesfälle	„ „ „ „
20—30	„	3	„	„ „ „ „
30—40	„	10	„	„ „ „ „
40—50	„	20	„	„ „ „ „
50—60	„	11	„	„ „ „ „
60—70	„	7	„	„ „ „ „
70—80	war	1	Todesfall	„ „ „ „
über 80	waren	2	Todesfälle	„ „ „ „

Daraus geht hervor, daß in den Jahren 40—50 die meisten Todesfälle auftreten.

Aus diesen wenigen statistischen Aufzeichnungen läßt sich ersehen, daß die Gefahr eines plötzlichen Todes in der Äthernarkose nicht so groß ist wie bei der Chloroformnarkose, denn man hat bei den modernen Äthernarkosen ein Verhältnis von 1 : 5000 aufgestellt und manche Autoren haben noch bessere Resultate zu verzeichnen, wie im Hôtel Dieu in Lyon bei 10000 Äthernarkosen nicht ein Todesfall beobachtet worden ist. Dieser Umstand hat auch schon in früheren Zeiten, als man nur ein Verhältnis von 1 : 3000 annahm, dem Äther und ebenso auch jetzt viele Freunde und Anhänger gewonnen, welche denselben ohne Konzessionen dem Chloroform vorziehen (Julliard, Garré, Wanscher, Großmann etc.). Was aber die Folgen der Äthernarkose anlangt, so ist nur schwer ein Unterschied zugunsten des Äthers gegenüber dem Chloroform zu finden, denn die doch immerhin noch recht oft auftretenden Lungenerkrankungen nach der Äthernarkose bilden eine ebenso schwere Gefahr für den Kranken wie der ev. eintretende protrahierte Chloroformtod. Darüber soll weiter unten des genaueren gesprochen, und hier nur dieser Umstand erwähnt werden.

Die Ätherwirkung kommt genau so zustande, wie die Chloroformnarkose, der Äther wird durch die Lungen in das Blut aufgenommen und nach dem Gehirn transportiert. Auch die Ausscheidung des Äthers geht genau so vor sich wie bei Chloroformnarkosen. Ein großer Teil des Äthers wird durch die Lungen wieder ausgeschieden. Noch Stunden und Tage nach der Äthernarkose kann man in der Exspirationsluft des narkotisierten Menschen Äther nachweisen, selbst der betr. Kranke riecht und schmeckt noch in den Stunden nach der Narkose die exspirierten Äthermengen, und diese Ausscheidung dauert je nach der Länge der Narkose Stunden bis zu drei und vier Tagen nach der Betäubung an, bis die letzten Mengen den Organismus verlassen haben. Auch in den Sekreten der Drüsen finden sich nach der Narkose kleine Äthermengen, die aber genügend sind, um gelegentlich Beschwerden zu verursachen, so ruft im Magen der ätherhaltige Magensaft Erbrechen hervor und dieses Erbrechen kann sehr hartnäckig sein. Da ja in den verschluckten Speichelmassen in allen neu sezernierten Magensaftmengen Äther enthalten ist, so wird immer nach dem Erbrechen innerhalb kurzer Zeit wieder derselbe Reiz auf die Magennerven ausgeübt, wodurch lange Zeit anhaltendes lästiges Erbrechen entstehen kann. Man begegnet diesem Erbrechen auf zweierlei Art am besten. Erstens spült man den Magen mit physiologischer Kochsalzlösung aus, welche Magenspülung ev. noch mehrere Male wiederholt werden muß. Immerhin genügt in vielen Fällen eine Magenspülung, um das Erbrechen zu heben. Ein anderes Mittel besteht darin, daß man die Magennerven weniger empfindlich macht, so daß sie auf den Reiz des Äthers nicht so leicht reagieren. Man gibt zu diesem Zwecke Kokain und Morphin zusammen in Tropfenform. Die Tropfen helfen in diesen hartnäckigen Fällen sehr gut, denn hier besteht meist eine Überempfindlichkeit der Magennerven, und diese wird durch die Tropfen beseitigt. In vielen Fällen wird aber das Erbrechen nur durch die im Magen angesammelten sehr stark ätherhaltigen Saftmengen hervorgerufen und sistiert sofort nach der ersten Magenspülung. Einen großen Teil des Äthers entfernen die Nieren aus dem Organismus, im Harn gelöst und auch chemisch gebunden. Der Äther hat neben seinem niederen spezifischen Gewichte und seinem niedrigen Siedepunkte auch die Eigenschaft, sich sehr leicht in Wasser und Ölen zu lösen und ebenso leicht diese Lösung wieder zu trennen. Dieser Umstand verleiht dem Äther den Vorzug vor Chloroform, daß er nicht kumulierend wirkt, wenigstens nicht so stark kumulierend wie Chloroform. Die kumulierende Eigenschaft entsteht dadurch, daß infolge der Löslichkeit des Narkotikums in den Cholestearin-Lecithingemischen immer mehr Mengen hinzukommen, während noch früher in den Körper gelangte Mengen in denselben enthalten sind, so daß in diesen Gemischen eine nach dem Lösungsvermögen höchst konzentrierte Lösung entstehen kann, wenn immer mehr des Narkotikums dem Organismus zugeführt wird. Bei Chloroform, welches schwerer wieder aus den Gemischen abgegeben wird, kann auf diese Weise eine zu hohe Konzentration leicht eintreten, eine Lähmung der Zentren. Bei Äther hingegen sind die Lösungsverhältnisse sehr locker, es wird während der Inspirationen immer wieder viel Äther abgegeben, und zwar kommt dabei vor allem der Harn, Schweiß und die Sekrete der Drüsen in Betracht, daß die anfangs inspirierten Äthermengen den Organismus schon wieder verlassen, wenn wenige Sekunden verflossen sind. Somit kann, wenn immer die gleiche Konzentration der Ätherdampfluftgemenge inspiriert wird, so leicht nicht eine höhere Konzentration als erlaubt ist in den Cholestearin-Lecithingemischen entstehen. Es muß natürlich stets die gleiche Konzentration des Narkotikumluftgemenges zur Atmung verabreicht werden, denn sonst kann natürlich eine Überdosierung sofort eintreten, wenn man stärker konzentrierte Gemenge verabreichen wollte. Die kumulierende Eigenschaft besteht nur dann, wenn bei gleicher Konzentration die Lösungsverhältnisse sich vergrößern infolge der größeren Lösungsfähigkeit des Narkotikums. Infolge der Eigenschaft, sich schneller und leichter aus den Lösungen abzutrennen, ist der Äther viel weniger gefährlich, als Chloroform, denn die kumulierende Eigenschaft verursacht leicht Lähmungen der lebenswichtigen Zentren. Diese Steuerung im Organismus wird nun besonders durch die Nieren bewirkt. Während der Narkotisierte in der Exspirationsluft Äther aufnimmt und sich je nach der Konzentration der Ätherdampfluftgemische eine entsprechende Konzentration der Ätherdämpfe im Blut zu bilden sucht, führen die Nieren gewisse Mengen von Äther wieder aus dem Blut fort, auch die Drüsen und die Haut entfernen Äthermengen. Somit kann man nie ganz genau die Konzentration der Ätherdampflösungen im Blute bestimmen. Immerhin sind aber während der Narkose die durch die Nieren abgesonderten Äthermengen nur gering, auch die auf anderen Wegen den Organismus verlassenden Ätherdämpfe repräsentieren nicht viel. Besondere Wichtigkeit erhalten diese Prozesse der Eliminierung aus dem Organismus erst, wenn Äther nicht mehr durch die Lungen zugeführt wird. Dann ist vor allem die Zeit angebrochen, wo die eliminierenden Funktionen in Tätigkeit zu treten haben.

Bei der Eliminierung des Äthers aus dem Organismus muß man auch das Blut beachten, welches bei der Operation verloren geht, denn durch dasselbe werden ebenfalls Mengen von Äther aus dem Organismus entfernt, je nach der Menge des Blutes. Es kommt dies vor allem in Betracht, wenn bei Operationen, in der Entbindung etc., plötzlich einmal eine große Menge Blut aus dem Gefäßsystem fließt. Dann kann der Kranke ganz plötzlich erwachen, weil die Konzentration des Äthers im Blute schnell geringer wurde. Der Narkotiseur muß mit solchen Umständen rechnen.

Die Dauer der Äthernarkose ist insofern, als man die Dauer bis zum Erwachen des Kranken aus der Narkose versteht, eine kürzere, als bei Chloroform, was wiederum in Zusammenhang mit der narkotischen Kraft, resp. der leichteren Trennung der Lösungsverhältnisse des Äthers mit den Cholestearin-Lecithingemischen der Ganglienzellen oder mit dem Blutplasma steht. Der mit Äther narkotisierte Mensch erwacht viel schneller aus der tiefen Narkose als bei Chloroform. Die Mengen des Äthers, welche zur Narkose gebraucht werden, sind ja hohe und da nun die Lösungsverhältnisse leicht getrennt werden, also auch viel Äther aus dem Organismus eliminiert wird, so genügen nach Sistieren der Ätherzufuhr die im Organismus noch kreisenden Äthermengen nicht mehr, um Toleranz zu erzeugen, nach wenigen Minuten erwacht der Kranke. Die Zeit von der letzten Dosis, die verabreicht wurde, bis zum Erwachen des Narkotisierten ist bei Äther viel kürzer, $^1/_2$mal so kurz, als bei Chloroform.

Was nun die Dauer der Äthernarkose in bezug auf die Möglichkeit der Toleranzerhaltung anlangt, so kann man keine bestimmten Zahlen nennen, man kann die Narkose stundenlang führen, man hat Patienten zwei Stunden und noch länger ätherisiert. Für die meisten Fälle wird ja eine $^1/_2$—$^3/_4$stündige tiefe Narkose genügen, doch es gibt auch Operationen, welche längere Narkosen erfordern, bis 2 und $2^1/_2$ Stunden hat wohl schon jeder Chirurg Kranke narkotisiert. Es hängt ja ganz von den körperlichen Verhältnissen ab, wie lange man die Narkose ausdehnen darf, es werden nur zu oft während der Betäubung Umstände auftreten, die einem längeren Narkotisieren eine Grenze setzen. Somit muß jeder Arzt vorher den Kranken genau untersuchen und nach dem Gesundheitszustande die Dauer der Narkose abschätzen, resp. ein Urteil fällen, ob der Kranke die geplante voraussichtlich so und so lange Zeit für die Narkose erfordernde Operation aushalten wird.

Die Zeit, welche von der ersten Äthergabe bis zum Eintritt der Toleranz verläuft, ist angegeben worden. Dieselbe ist aber auch ein recht relativer Begriff, denn sie ist von zu vielen Umständen, vom Kranken selbst (Alkoholiker, Neurastheniker etc.), vom Arzt und dessen Methode der Betäubung abhängig. Immerhin kann man für gesunde, normale Personen bei vorsichtiger Technik der Narkose Zahlen ermitteln, so hat Körte 7,5 Minuten als Mittel vom ersten Atemzug unter der Maske bis zum Eintritt der Toleranz berechnet und zwar waren bei seinen Fällen bei 156 Narkosen 7 Minuten, bei 104 10 Minuten und in 40 10—20 Minuten vergangen. Nach anderen Autoren sind 3 Minuten (Butter), 4,8 Minuten (Fueter), 13 Minuten (Vallas) etc., als Zeitdauer bis zur Toleranz gefunden worden. Garré gibt als Mittel 4 Minuten an, doch setzt er hinzu, daß dies nach den verschiedenen Methoden der Darreichung natürlich verschieden ist, so beobachtete man bei Anwendung der Genfer Methode als kürzeste Zeit bis zum Eintritt der Toleranz 1 Minute, als längste 12—16 Minuten. Nach anderen Methoden ist die Durchschnittszeit auf 14 Minuten berechnet worden. Genauere Untersuchungen über diesen Punkt haben ergeben, daß ein Hund, wenn man ihm ein Ätherluftgemisch von 20 g Äther auf 100 l Luft verabreicht, nach Einatmung dieses Gemisches von der Dauer einer halben Stunde, also 30 Minuten narkotisiert ist, der Tod tritt nach 2 Stunden der konstanten Einatmung bei dieser Konzentration der Gasgemenge ein, läßt man aber ein Gemisch von 50 g Äther auf 100 l Luft dem Hunde einatmen, so wird er nach 1—2 Minuten in die tiefe Narkose verfallen und nach 30 Minuten sterben (Overton). Da man nun den Hund in dieser Hinsicht direkt mit dem Menschen gleichstellen kann, so sieht man, daß der Mensch einer bedeutenden Gefahr ausgesetzt ist, wenn er ein Luftäthergemisch von 50 g : 100 l Luft einzuatmen erhält, er wird nach 30—40 Minuten sterben, wenn die Konzentration nicht herabgesetzt wird. Man wird nun, wenn man einen Menschen ätherisiert, die Konzentration der Dampfgemische ändern je nach Bedarf. Aber man wird bei vorsichtiger Methode, namentlich bei der Tropfmethode, 10 bis event. 15 Minuten Zeit bedürfen, um die Toleranz zu erreichen. Es ist auch beim Äther die Beobachtung vor allem auf die Augen des Kranken zu richten, da die Pupillen den Grad der Ätherwirkung genau, wie früher schon erörtert, angeben. Es ist aber auch behauptet worden, die Pupillen geben bei der Äthernarkose keinen Aufschluß über die Tiefe der Narkose (Hankel, Bergson etc.). Kappeler hat bei 150 Fällen im Anfang der Äthernarkose eine Erweiterung der Pupille gefunden, gewöhnlich schon nach den ersten Atemzügen. Eine Verengerung will er nur in 37 Fällen gesehen haben. Bisweilen will er auch die im weiteren Verlauf in der Toleranz auftretende Verengerung der Pupille noch nach dem Erwachen weiterbestehen gesehen haben. Neeb hat die Pupillen nach Abnahme der Maske meist eng gefunden, oder wenigstens etwas verengert, doch mit Reaktion auf Lichteinfall. Wenn man diese verschiedenen Angaben übersicht, so wundert man sich ob ihrer ungewöhnlichen Angaben, man muß aber bedenken, daß der Äther namentlich bei Verwendung der Genfer Methode mit der Julliardschen Maske die Augen sehr beeinflussen konnte, er übte starke Reize auf dieselben aus und so mögen die anormalen Befunde zu erklären sein. Die Bulbi finden sich meist nach innen oben gestellt Bergson, Dieffenbach etc.), auch hat man das sogenannte Wandern der Bulbi bisweilen beobachtet. Was nun das Verhalten der Pupillen anlangt, so ist dasselbe genau so, wie es im allgemeinen Teile beschrieben und erörtert wurde, für alle Narkotika typisch. Auch in der Äthernarkose beobachtet man das Straßmannsche Phänomen und soll die Narkose in dem Stadium, wo dieses Phänomen vorhanden ist, erhalten (Flockmann, Witzel, Mikulicz etc.).

Wenn man nun das Alter des zu narkotisierenden Patienten prüft, so hat man im allgemeinen die Regel aufgestellt, zu junge und zu alte Individuen sollen nicht mit Äther betäubt werden.

Zieht man zunächst einmal das kindliche Alter in Betracht, so kann man wohl zugeben, daß man ein Kind unter 6 Monaten nicht gern narkotisiert, allerdings ebensowenig mit Äther wie mit Chloroform. Man hat angegeben, bei Kindern frühen Alters häufig Atemstillstand in der Äthernarkose beobachtet zu haben. Es kommt nun allerdings, wie man auch an jungen Katzen etc. nachwies, in der Äthernarkose leicht zu Apnoën auch bei jungen Kindern, aber diese Apnoën lassen sich stets durch die bekannten Mittel wieder beseitigen (Arloing etc.).

Rowell hat genaue Untersuchungen bei Kindern angestellt und hebt zunächst hervor, daß Kinder im allgemeinen die Narkose weit besser vertragen als Erwachsene und Todesfälle in der Narkose seltener vorkommen als bei Erwachsenen, weil wegen der größeren Elastizität des kindlichen Thorax und der größeren Widerstandskraft des Herzens üble Zufälle durch die gewöhnlichen Mittel leichter abzuwenden seien. Todesfälle beruhen in der Narkose fast stets auf Ueberdosierung. Der Aether ist zur Einleitung der Narkose wegen seiner Reizwirkung auf die Schleimhäute des Respirationstraktus nicht gut verwendbar. Man kann die Narkose mit Stickstoffoxydul beginnen, und dann ist der Aether nach Rowell ein vortreffliches Mittel, um die Narkose weiter zu erhalten. Er hat mit seiner Methode sehr gute Resultate bei 800 Kindern erzielt und sogar ein erst wenige Stunden altes Kind wegen Atresia ani mit Erfolg operiert. Er erkennt das Stadium tiefer Narkose bei Kindern, da sich die Symptome der Pupillen, Augen etc. oft schlecht prüfen lassen, auf andere Art. Er hat gefunden, daß ein Kind, wenn es dem Erwachen nahe ist, von seiten der Respirationsorgane sofort reagiert, wenn man ihm plötzlich stärkere Aetherdämpfe zu atmen gibt. Ist es tief narkotisiert, so tritt eine Reaktion seitens der Respirationsschleimhäute nicht auf.

Dem entgegen glaubt Stoß, daß sich bei Kindern die Salivation weniger bemerkbar und geltend mache als bei Erwachsenen.

Dumont hat Kinder vom vierten Tage an ohne Schaden ätherisiert. Er hat von 271 Kindern 162 ohne jede Nachwirkung ätherisiert, und hält ein Lungenleiden als Kontraindikation bei Kindern für den Aether. Fueter hält die Dentitionsperiode nicht für eine Kontraindikation der Narkose und will die vermehrte Salivation durch kleine Aetherdosen vermeiden.

Das Chloroform wirkt bei Kindern gefährlicher, indem es Synkope hervorruft, der man meist machtlos gegenübersteht. Deshalb wird man Äther vorziehen. Comte hat bei sehr vielen Fällen nachgewiesen, daß bei eintretender Apnoë schon das einfache Wegnehmen der Maske, Bespritzen des Gesichtes mit Wasser genügen, um die Atmung wieder anzuregen. Stoß hat bei 200 Äthernarkosen an Kindern nie unangenehme Nebenwirkungen und Erscheinungen während und nach der Narkose gesehen. Rosenfeld erwähnt dem entgegen zwei Fälle, bei denen er die Kinder von unter 6 Monaten nicht mit Äther betäuben konnte, selbst Dosen von Äther, die für einen Erwachsenen vollkommen zur Erzeugung von Narkose genügt hätten, seien nicht imstande gewesen, Narkose bei den Kindern zu erzeugen. Dies ist wohl aber nur als eine Ausnahme zu betrachten und man kann sagen, das eine gut geleitete Äthernarkose auch bei sehr kleinen Kindern angewandt werden darf, wenn es eben unumgänglich ist, zu narkotisieren. Jedenfalls ist Äther dem Chloroform nach Ansicht der meisten Autoren vorzuziehen (Tavel, Stoß, Dumont etc.).

Es ist natürlich bei Kindern die größte Vorsicht zu üben und man braucht nur ganz geringe Mengen Äther, um das Kind zu betäuben. Wie wenig Äther schon eine Narkose bei einem kleinen Kinde hervorrufen kann, zeigt der von mir beobachtete Fall, wo ein 1 Jahr altes kräftiges Kind, das an einem Nabelbruch litt und zur Heilung einen Heftpflasterverband erhalten hatte, in Narkose verfiel, weil es ein klein wenig des Äthers, den ich zum Ablösen des Heftpflasters verwandte, eingeatmet hatte. Es wurde sofort vollkommen tief narkotisiert, zum Schreck der Mutter, erholte sich aber bald. Obwohl ich mich vorgesehen, und nur ganz wenig Äther verwendet hatte, so war doch eine genügende Menge in den Organismus gelangt. Es ist bei der Narkose bei Kindern am besten, wenn man sie nur halb narkotisiert, so daß sie nur eben betäubt sind. Ein wenig Schreien oder Bewegungen schadet nichts, wenn es nicht gerade die Operation stört. Es ist mir bei einer großen Zahl von Kindern, die ich mit Äther narkotisiert habe, nie ein Unfall passiert.

Bei sehr alten Personen hingegen ist eine größere Gefahr vorhanden, und es kommen verschiedene krankhafte Zustände in Betracht, die ev. eine Äthernarkose verbieten werden. So beschreibt Schneider einen plötzlichen Todesfall in einer Äthernarkose bei einem Manne von ca. 60 Jahren, der, nachdem er 50 ccm Äther erhalten hatte, starb, indem Herzschlag und Respiration zugleich sistierten. Die Sektion ergab, daß ein allgemeiner geschwächter Gesundheitszustand bestanden hatte, hervorgerufen durch Emphysem, Hypertrophie und Dilatation des Herzens, Stauungshyperämie der Lungen, Cirrhosis hepatis etc. Aus diesem Befunde geht hervor, daß die Äthernarkose genügte, um die Kraft des Organismus noch ganz zu vernichten, es bestand eben infolge der organischen Veränderungen nur eine so geringe Widerstandskraft des Organismus, daß eine Äthernarkose nicht mehr ausgehalten werden konnte. Es hätte vielleicht hier jede andere Anforderung an besondere Kraftleistung des Organismus ebenso wie die Äthernarkose genügt, um Exitus hervorzurufen. Die Arteriosklerose ist schon weiter oben erwähnt worden. Dieselbe bietet in sehr ausgeprägtem, fortgeschrittenem Zustande ein günstiges Feld einerseits für die Fettmetamorphose in den Gefäßwandungen des Gehirns, andererseits wegen der Entstehung von Apoplexien infolge Ruptur der sklerotisch veränderten event. noch fettmetamorphosierten Gehirnarterien (Kapsammer, de Querrain, Sänger etc.). Natürlich muß man auch hierbei individualisieren, denn es wird nur selten eine so hochgradige Arteriosklerose vorhanden sein, daß sie eine kurze Narkose mit Äther verbietet. Ist die Arteriosklerose hochgradig, so muß man die Narkose nach Möglichkeit abkürzen, vorsichtig dosieren, jede Excidation vermeiden etc., dann wird man in den meisten Fällen noch alte Leute mit Äther betäuben können. Haben doch Versuche von Kapsammer gezeigt, daß auch eine Operation ohne Narkose für alte Leute sehr gefährlich ist, auch wegen Apoplexie, da eine starke Blutdrucksteigerung entsteht.

Auch Emphysem und sonstige Lungenleiden sind bei alten Leuten Kontraindikationen für die Äthernarkose, wie sie es überhaupt sind. So muß man bei jedem Falle die Verhältnisse prüfen und beurteilen, ob der Kranke noch eine Narkose mit Äther aushält. Doch hat man auch Leute über 80 Jahre alt mit Äther ohne Nachteil narkotisiert.

Ganz abgesehen von dem Lebensalter gibt es gewisse Zustände, welche die Äthernarkose verbieten, wenigstens in gewissen Fällen und Verhältnissen unmöglich machen, es gehören hierzu die verschiedenen Konstitutionsanomalien, wie die tuberkulöse, skrofulöse, anämische, alkoholische, nervöse und lymphatische Konstitution. Je nach Stärke der jeweiligen pathologischen Zustände bilden diese Konstitutionen an sich Kontraindikationen, freilich meist nur in den höchsten fortgeschrittenen Zuständen, und dann verbieten sie meist jede Narkose. Aber der Arzt muß die Gegenwart solcher in diese Kategorie gehörender pathologischer Zustände erkennen, um in der Narkose dieselben zu berücksichtiger und so Gefahren vorzubeugen. In den meisten Fällen wird man eine Äthernarkose hierbei noch mit geringerer Gefahr vornehmen können, als andere Narkosen, wie vor allem solche mit Chloroform. Der Äther ist bei diesen Zuständen weniger gefährlich, weil er nicht so schwer schädigend auf das Herz einwirkt, wie die meisten anderen Narkotika, und weil gerade diese pathologischen Verhältnisse meist mit geschwächten, affizierten Herzen einhergehen. Nur bei jenen Konstitutionsanomalien, wo schwere Lungenleiden (Tuberkulöse, skrofulöse Konstitution) bestehen oder vorhanden zu sein scheinen, ist Äther absolut zu vermeiden und ein anderes Mittel zu wählen. Im übrigen kann eine vorsichtige Technik viel Gefahr verhüten.

Das Geschlecht bietet gegenüber der Äthernarkose wenig Unterschiede bezüglich dem weiblichen und männlichen. Es ist nur festzustellen, daß Männer meist viel schwerer zu ätherisieren sind als Frauen, und dies beruht einmal auf der größeren Widerstandskraft des Mannes gegenüber diesen Körpern im allgemeinen, andererseits aber auf den Gewohnheiten der meisten Männer, viel oder nur regelmäßig Alkohol zu sich zu nehmen und zu rauchen. So ist es bisweilen unmöglich, einen Alkoholisten mit Äther zu betäuben, er bekommt sehr starke Excidation und verfällt bisweilen sehr schwer in die Toleranz. Dann muß man andere Mittel zu Hilfe nehmen. Die Frau ist bedeutend leichter zu betäuben, sie braucht weniger Äther, weniger Zeit bis zum Eintritt der Toleranz etc. Bei guter moderner Äthernarkose darf bei einer Frau keine Excidation auftreten und bei einem Nichtalkoholiker (Mann) nur eine sehr geringe. Auch in der Geburt sind die Frauen sehr leicht zu narkotisieren und ist der Äther dabei sehr brauchbar. Daß der Äther bei langer Narkose einer Schwangeren auch in den Kreislauf des Kindes in utero übergeht, ist nachgewiesen worden. Man darf daher schwangere Frauen nicht lange ätheresieren. Auch in die Milch der stillenden Frauen geht der Äther über. Allerdings ist der Äther, hinsichtlich dieser beiden Umstände, nicht so gefährlich wie das Chloroform, da der Äther ja nicht ein so starkes Narkotikum darstellt, es wird daher das Kind in utero nicht so leicht getötet, das Kind durch die Milch nicht so leicht geschädigt werden, wenn die Mutter mit Äther narkotisiert würde. Eine kurze Narkose wird auch hier nur in den seltensten Fällen Schaden bringen. Daß gerade bei dem weiblichen Individuum die Äthernarkose eine sehr brauchbare und für die Kranken angenehme Methode darstellt, schildert Pfannenstiel, der die Betäubung mit Äther stets bei den von ihm operierten Frauen angewendet hat und nie über zu mangelhafte Toleranz zu klagen hatte. Daß natürlich bei Männern die Verhältnisse nicht so einfach liegen, das ist leicht erklärlich, immerhin kann man dem Urteil von Pfannenstiel, Knoblauck u. a. nur beistimmen, welche behaupten, daß der Mangel an dieser Narkose durch Äther nicht in allen Fällen und Beziehungen dem Äther zur Last zu legen ist, sondern der Methode der Verabreichung, da man durch entsprechende Dosierung und Technik der Äthernarkose sehr viel zur Erreichung einer für alle Operationen, selbst auch Laparatomien geeigneter Betäubung beitragen kann. Nur wenige Fälle gibt es, wo infolge Alkoholismus oder anderer Umstände die Ätherwirkung erschwert und vermindert wird, wodurch die Toleranz bisweilen nicht zu erreichen ist. So kann man z. B. Ärzte, die bei Narkosen oft und viel Äther einatmen, ev. nicht oder nur schwer narkotisieren, da sie zu sehr infolge der Gewöhnung an den Äther widerstandsfähig geworden sind. Dies sind aber nur Ausnahmefälle und man hat Mittel und Wege, um auch dann die Äthernarkose genügend tief zu gestalten, vor allem durch die vorher vorzunehmende Morphininjektion. Im Anschluß an diese Betrachtungen sollen noch kurz einige Worte über die Kontraindikationen der Äthernarkose angefügt werden. Wenn man für die Chloroformnarkose eine Reihe von Fällen und Krankheiten anführen konnte, welche mehr oder minder strikte die Vornahme der Narkose verbieten, so kann man für die Äthernarkose nur bedeutend weniger pathologische Zustände, Veränderungen im Organismus oder dergleichen Krankheiten als kontraindiziert anführen. Man kann wohl sagen, daß der Äther auch Gefahren für das Leben des Kranken mit sich bringt während der Betäubung, allein dieselben sind nicht so häufig und nicht so sehr zu fühlen, da dem Äther nicht die schwer schädigende Einwirkung auf das Herz in dem Maße zuteil wird, wie dem Chloroform und da der Äther eine größere Narkosenbreite besitzt Hingegen sind die indirekten Lebensgefahren, die, welche zunächst nur eine Schädigung der Gesundheit des Kranken bedingen, also Gefahren quoad valitudinem, beim Äther nicht zu unterschätzen. Zu den ersteren gehören bekanntlich die Apnoën und Synkopetodesfälle während der Narkose, zu den letzteren die Pneumonien nach derselben.

Hieraus geht hervor, daß man als Kontraindikationen der Äthernarkose weniger die Herz- als die Lungenleiden anzusehen hat. Ja man kann sagen, daß man eine leichte und kurze Äthernarkose bei manchen Herzkranken, die eine Chloroformnarkose nicht überstehen würden, ohne Nachteil für den Kranken vornehmen kann. Hierher sind vor allem Klappenfehler, Pericarditische Verwachsungen, Myocarditiden etc. zu rechnen. Lange Äthernarkosen bieten natürlich dabei auch Gefahren und man soll bei Fettmetamorphose des Herzens, sei die Ursache derselben welche sie wolle, und sei die Fettmetamorphose nicht ganz geringen Grades vorhanden, eine lange Äthernarkose vermeiden, hierher gehören eben alle die schweren Zustände, die überhaupt keine Narkose mehr erlauben, und wo das Herz Veränderungen erlitten hat, die auch durch die Ätherwirkung vermehrt werden können. Der Äther kann ja bei langer Einwirkung ebenfalls Fettmetamorphose in Herz, Leber und Nieren etc erzeugen. Kurze, nur oberflächliche Narkosen wird man aber in vielen Fällen mit Äther ohne Gefahr vornehmen dürfen, auch wo solche Zustände bestehen. Man muß nur streng individualisieren, und muß genau erforschen, wie der Organismus beschaffen ist, und ob die Ätherwirkung noch ertragen werden wird.

Sehr große Gefahren bieten die Lungenleiden (Gunning, Stanley, Bord, Starling, Blake etc.). Es ist das schon oben erörtert. Schwere Tuberkulose, Bronchitis chronica, Pneumonien, Phthise etc. sind strikte Kontraindikationen. Leichte Tuberkulose kann auch schwere Gefahren bringen, doch kann man bei Beachtung aller Vorsichtsmaßregeln eine kurze Narkose wagen.

Leber- und Nierenleiden sind nur in dem höchsten Grade und letzten, schwersten Stadium der Krankheit Kontraindikationen, bei leichteren Fällen wird meist eine kurze Narkose mit Äther gut vertragen (Leppmann, Kast, Mester etc.). Natürlich muß man die Krankheit kennen und berücksichtigen, damit man die Narkose darnach einrichtet.

Alle diese Krankheiten sind mehr oder weniger als Kontraindikationen zu betrachten, viel kann man die Gefahr vermindern, indem man die Narkose nach Möglichkeit kürzt, beschränkt, oberflächlich leitet und vorsichtig dosiert. Die Technik kann viel die Gefahren vermindern und so ist es gekommen, daß es Chirurgen gibt, die für Äther nur wenig Kontraindikationen kennen, die auch bei schweren Fällen der genannten Leiden mit Glück ätherisiert haben, die im Vertrauen auf ihre gute Technik dennoch Narkosen mit Äther wagen, wo mancher andere die Narkose vermeiden würde. Jeder muß eben wissen, wieviel er sich zutrauen darf, er müß aber dabei auch ganz die Technik beherrschen, dann wird er auch von Fall zu Fall entscheiden, ob noch eine Äthernarkose möglich ist oder nicht und er wird oft noch eine leichte, kurze Betäubung ausführen können, wo ohne die beste Technik dies nicht möglich gewesen wäre. So hat man sogar die Meinung gefunden, der Äther sei völlig gefahrlos und man hat demselben zugunsten gerechnet, was ihm nicht gebührt. Auch er hat üble Wirkungen, auch die Äthernarkose bringt Gefahren mit sich, Gefahren, die nicht zu unterschätzen sind, wenn sie auch geringer sind, als vielleicht bei der Chloroformnarkose. Aber auch dies ist nicht so ohne weiteres zu behaupten, denn auch beim Chloroform läßt sich viel Unheil durch die gute Technik vermeiden, wie früher erörtert wurde. So ist aus dem Gesagten zu ersehen, daß die Technik der Äthernarkose von sehr großer Bedeutung ist und dieselbe soll in den nächsten Abschnitten behandelt werden.

§ 6. Zu einer guten und einwandfreien Technik gehört eine sachgemäße Vorbereitung des Kranken in den Tagen, welche der Narkose voransgehen. Es ist schon früher des genaueren im Allgemeinen Teil die Vorbereitung des Kranken für eine Narkose besprochen worden und die dort angeführten Daten und Vorschriften sind in jedem Falle vor einer Äthernarkose strikte zu befolgen. Was aber aus allen diesen Vorschriften besonders hervorgehoben werden muß, das ist die Pflege des Mundes und der Nase an den Tagen vor der Narkose. Es ist beim Besprechen der postätherischen Lungenleiden des genaueren auseinandergesetzt worden, weshalb man den Mund peinlich reinigen muß. Dies hat zu geschehen mit Zahnbürste und Mentholwasser, oder mit Sol. Kali chlorici oder, Kali hypermang. etc. Ferner muß die Atemgymnastik dem Kranken eingeübt werden, damit er nach der Narkose dieselbe schon kennt. Diese beiden Vorbereitungsmethoden in Rücksicht auf etwaige später eintretende Lungenleiden sind gerade bei der Äthernarkose von ganz besonderer Bedeutung, da ja bekanntlich die

Hauptgefahr in den postnarkotischen Lungenleiden gesehen werden muß. Daher ist besondere Obacht auf dieselben zu nehmen.

Daneben wird natürlich der Rest der Vorbereitungsvorschriften ebenfalls zu beachten sein, auch die Digitalis-Strophanthus-Medikation ist vor der Äthernarkose sehr anzuraten, damit die Nierenfunktion und Herztätigkeit kräftig erhalten wird.

Was die Beschaffenheit des Magens und Darmes anlangt, so soll derselbe nicht ganz leer sein, eine Tasse Tee mit Rotwein darf noch 1—2 Stunden vor der Narkose genossen werden. Wenn nicht die Operationen andere Vorschriften verlangen, wird man kurz vor einer langen Narkose eine Magenspülung vornehmen. Dieselbe verhindert das Erbrechen und es werden dadurch noch etwaige Speisereste aus dem Magen entfernt, die bei häufigem Erbrechen in der Narkose im Falle, daß eine Magenspülung versäumt wurde, unangenehme Erscheinungen bewirken können, wie durch Aspiration derselben in die Lunge etc. (Gant, Witzel, Hofmann, Knoblauck etc.). Der Darm wird am besten durch Abführmittel und Einläufe entleert, was wegen Operationen im Abdomen meist erforderlich ist.

Weiter wird man gerade bei der Äthernarkose in vielen Fällen gut tun, wenn man ½ Stunde vor derselben in jenen Fällen, wo besondere Widerstandskraft gegen dieselbe von seiten des Patienten erwartet wird, z. B. bei Männern, bei Alkoholikern etc., eine Morphininjektion vornimmt. Es ist auch angeraten worden, Atropin dem Morphin beizugeben (Reinhard, Hofmann etc.). Reinhard gibt den Rat, ¾—1 Stunde vor der Äthernarkose von der Lösung, Morphin mur. 0,2, Atropin sulf. 0,01, Aqua dest 10,0, je ½—1 ccm zu injizieren. Diese Lösung soll vor allen Dingen die vom Äther hervorgerufene starke Salivation vermindern. Er gibt an, seit der Verwendung dieses Mittels keine Lungenerkrankungen nach Narkosen mehr gesehen zu haben. Über die Kombination des Äthers mit Morphin und Atropin wird auf ein besonderes Kapitel des späteren Teiles dieses Buches verwiesen. Hier sei nur bemerkt, daß eine schablonenhafte Anwendung dieser Injektion nicht anzuraten ist, sondern daß man nur in den Fällen von derselben Gebrauch machen soll, wo man einerseits stärkere Exzitation, andererseits vermehrte Salivation resp. besonderen Neigung des Kranken zur lebhaften Speichelabsonderung erwarten muß. Eine Morphininjektion geringen Grades, also 0,002—0,003, wird ohne jeden Schaden und nur zum Nutzen vorgenommen werden können.

Weitere Vorbereitung des Kranken ist nicht in besonderem Maße zu treffen, und man beachte nur noch die früher angeführten allgemeinen Ratschläge für jede Narkose.

Ehe die Technik der Narkose an sich behandelt werden kann, muß noch in dem Folgenden die Lagerung des Kranken erörtert werden. Es ist von ganz besonderer Bedeutung für die Äthernarkose, wie der Kranke liegt, und man wird in den Fällen, wo die Operation an sich nicht besondere Forderungen bezüglich der Lagerung des Kranken stellt, eine für die Narkose günstigste Lagerung durchführen müssen. Früher war es allgemeiner Brauch, den Kranken in jeder Narkose auf den Rücken platt auf einen Tisch mit ein wenig erhöhtem Oberkörper zu lagern.

Diese Art der Lage des Körpers ist entschieden für die Narkose ungünstig. Man muß hier die Eigenschaft des Äthers, die Salivation besonders stark anzuregen, im Auge haben und muß bedenken, daß während der Betäubung der durch den Reiz des Äthers besonders stark und vermehrt abgesonderte Speichel im Mund und Rachen bei leicht erhöhter Lage des Oberkörpers aus dem Rachen in die Gegend des Kehlkopfs fließen wird. Solange der Kranke noch im ersten oder zweiten Stadium der Narkose sich befindet, wird der noch nicht erloschene Reflex den Patienten veranlassen zu husten und den Schleim zu verschlucken. Tritt aber Toleranz und mit ihr Lähmung aller Reflexe auf, soweit dieselben hier in Betracht kommen, so wird der Speichel in dem Eingang zum Kehlkopf liegen bleiben und durch die Atmung hin- und hergeschleudert werden, wodurch die rasselnde Atmung (Stertor) entsteht. Dabei werden aber einerseits Schleimbläschen in großer Anzahl mit der durch die Schleim- und Speichelmassen streichenden Luft in die Lunge mit fortgerissen werden, die daselbst Infektionen erzeugen können, andererseits selbst größere Schleimmengen in den Larynx gelangen und aspiriert werden. Dadurch entstanden die früher so gefürchteten Aspirationspneumonien. Man war genötigt, von Zeit zu Zeit diese Schleimmassen aus dem Kehlkopfeingang mit Schwämmen oder Stieltupfern auszuwischen und zu entfernen. Die starke Salivation anregende Kraft und Eigenschaft des Äthers bewirkt eine so große Menge solchen Schleimes, daß man ernstlich an dessen Beseitigung denken mußte. Dabei ist in dem Speichel oder Schleim Äther gelöst, der bei Aspiration desselben in die Lungen daselbst die Schleimhaut schädigte und reizte. Neben der Aspiration gelangt ein großer Teil dieses Schleimes in den Magen, woselbst er bei genügender Menge die Magennerven durch den in ihm enthaltenen Äther reizte und dadurch Erbrechen bewirkte. Um nun all diese Mißstände der vermehrten Schleimabsonderung und -ansammlung im Kehlkopfeingang zu beseitigen, hat Witzel eine andere Lagerung des Kranken angegeben, die früher schon genau beschriebene auf einem besonders von Witzel angegebenen und dazu konstruierten Tische leicht zu erreichende Lagerung mit tiefliegendem Kopf und erhöhter Brust, sowie mit forcierter dorsaler Reklination des Kopfes des Kranken (Witzelsche Lagerung). Durch dieselbe wird bewirkt, daß der Schleim aus dem Munde des Kranken oder auch aus der Nase herausfließt. Es ist gar kein Zweifel, daß diese Lagerung eine der besten darstellt und daß man dieselbe entschieden verwenden sollte. Freilich muß eine Person den Kopf halten, welcher vom Tisch herabhängt und von zwei Händen gestützt werden muß und zwar so, daß diejenige Person, welche hierzu bestimmt ist, sich auf einen niedrigen Schemel setzt, den Kopf so faßt, daß die Daumen beider Hände auf der Stirn, die übrigen Finger im Nacken als Hypomochlion liegen, und nun durch entsprechenden Druck den Kopf stark nach hinten überbeugt, wodurch noch erreicht wird, daß der Unterkiefer mit dem Zungengrunde in der Toleranz nicht nach hinten sinken und, den Kehlkopfeingang verlegend, ein Atemhindernis abgeben kann. Beistehende Figur 116 zeigt die Witzelsche Lagerung nach einem von Witzel selbst gezeichneten Bilde und man kann aus der Abbildung noch das Gesagte deutlich erkennen. Diese Lagerung hat die großen Vorzüge, daß keine Schleim-, Äther- und Speichelmengen vom Mund aus in den Kehlkopf, die Trachea und Lungen gelangen können, somit auch eine Infektion der Lungen erschwert wird, denn die Bakterien können nunmehr nur noch in der Inspirationsluft in die Lungen gebracht werden. Auch die Möglichkeit, daß Speichel oder Schleimbläschen, Bakterien enthaltend, in den Luftstrom gelangen und in die Lungen transportiert werden, ist sehr gering, denn die Inspirationsluft streicht jetzt nicht mehr durch größere Mengen von Speichel oder Schleim, da die geringsten Mengen von vermehrt abgesondertem Schleim und Speichel nach außen fließen. Aber auch der im Kehlkopf, der Trachea und größeren Bronchien vermehrt abgesonderte Schleim fließt nicht in die Lungen zurück, sondern durch den Kehlkopf in den Rachen

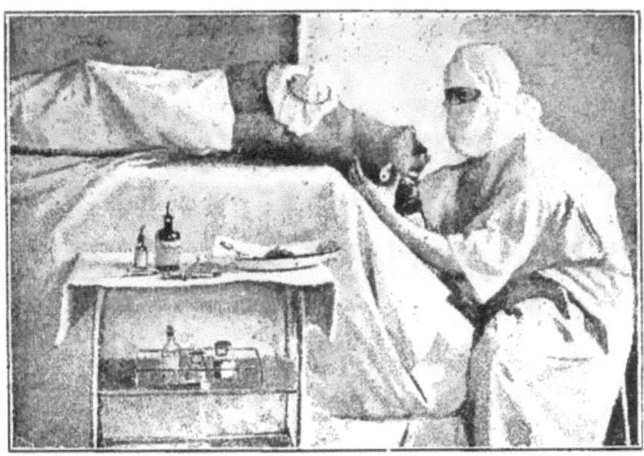

Fig. 116. Lagerung nach Witzel zur Äthertropfnarkose mit forcierter dorsaler Reklination des Kopfes.

und von da nach außen. Es ist aber möglich, daß der im Kehlkopf vermehrt abgesonderte Schleim Bakterien beigemengt erhalten könnte. Somit kann auch dieser die Lungen nicht infizieren, da er ja nach außen fließt. Durch diese Lagerung wird nun allerdings nicht verhindert werden können, daß der in den kleineren Bronchien, Broncheoli und Alveolen ev. vermehrt von der Schleimhaut abgesonderte Schleim in den Alveolen sich ansammelt, doch dieser ist weniger gefährlich.

Bei sehr lange dauernden Äthernarkosen kann dieser Schleim eine beträchtliche Menge bilden und zu lokalen Pneumonien ohne Bakterien führen. Meine Versuche und Untersuchungen der Lungen von lange ätherisierten Hunden haben solche Mengen von Schleim stets nachgewiesen. Aber derselbe verursacht keine ernsten Lungenerkrankungen. Man ersieht also, welch enormen Nutzen diese Witzelsche Lagerung gewährt. Allerdings besitzt dieselbe auch große Nachteile, z. B. es wird eine Person zum Halten des Kopfes nötig, die Lagerung ist den Kranken beim Einleiten der Narkose sehr lästig, weshalb man sie erst beim Schwinden des Bewußtseins in diese Lagerung bringen sollte. Den ersteren Nachteil beseitigt die von mir früher beschriebene Einrichtung zur Lagerung und Fixierung des Kopfes des Kranken. Ein Hauptnachteil ist der, daß man einen besonderen Tisch nötig hat. Allerdings kann man dieselben Vorteile durch die Lagerung des Kranken auf jedem Operationstische oder sonstigem Tische mit einem hohen Kissen unter der Lendenwirbelsäule bis zu den Schulterblättern und Herabhängen des Kopfes erreichen. So liegt der Kranke quasi auf einer schiefen Ebene und der Rachen bildet den tiefsten Punkt. Man dreht dann den

Kopf auf eine Seite und so fließt der Speichel aus dem betreffenden Mundwinkel in ein bereitstehendes Becken. Diese Lagerung des Kranken läßt sich bei jedem Tisch und in jedem Zimmer einrichten. Hat man einen gewöhnlichen Tisch im Privathause, so hilft man sich dadurch noch besonders, indem man unter die Tischbeine gegenüber dem Kopfende des Tisches einen Fußtritt etc. stellt, der ca. 10 -15 cm hoch ist, so daß der Tisch dann eine schiefe Ebene bildet. Wenn man nun noch unter den Rücken ein kleines Kissen legt, so ist die Lagerung die denkbar günstigste.

Unterstützt wird diese Lagerung durch die Beckenhochlagerung, die man ja bei Operationen im Abdomen fast stets verwendet. Dieselbe hat allerdings besondere Beziehungen, sowohl zur Narkose wie zu manchen Krankheiten, wie der hochgradigen Arteriosklerose etc., doch ist das letztere hier nicht zu erörtern. An sich hat die Beckenhochlagerung keinen ungünstigen Einfluß auf die Äthernarkose (Pfannenstiel). Knoblanck will allerdings eine Beeinträchtigung der Narkose durch die Beckenhochlagerung beobachtet haben. Es hat sich herausgestellt, daß nach Äthernarkosen bei Beckenhochlagerung besonders häufig Bronchitiden einstellten. Das widerspricht unseren obigen Angaben scheinbar. Allerdings kann man die von Witzel etc. angegebene Lagerung des Kranken mit tiefliegendem Kopf nicht ohne weiteres mit der Beckenhochlagerung identifizieren, denn die letztere stellt eine bei weitem hochgradigere Lagerung nach obigen Angaben dar. Franz fand nun, daß bei 825 Äthernarkosen in Rückenlage 19 Bronchitiden, bei 493 Äthernarkosen in Beckenhochlagerung 44 eintraten, also bei der Rückenlage 2,3% und bei der Beckenhochlagerung 8,9% Bronchitiden. Zweifellos wird durch die Beckenhochlagerung die Ventilation der Lunge herabgesetzt, doch ist dieselbe nicht allein für die Bronchitiden verantwortlich zu machen. Franz erklärt die Bronchitis folgendermaßen: Bei Beckenhochlagerung sammelt sich der Schleim, der bei der Rückenlage in der Mundhöhle sich sammelt und von da leicht aus dem Mund ausfließen kann, im Nasenrachenraum. Wird nun die narkotisierte Person aus der Beckenhochlagerung in die Rückenlage gebracht, so kann sehr leicht der mit Bakterien durchsetzte Schleim aus der Nase in die Trachea und Bronchien gelangen und Bronchitis hervorrufen. Man wird also gut tun, bei allen in Beckenhochlagerung ätherisierten und operierten Patienten den Mund gründlich auszuwischen, bevor die Beckenhochlagerung aufgegeben wird. Dies ist die Erklärung von Franz. Allerdings kann man dieselbe nicht vollkommen von der Hand weisen und es ist der Rat, den Schleim dem Munde vor dem Wechsel der Lagerung zu entfernen, ein sehr guter, und diese Entfernung des Scheimes wird jeder gewissenhafte Narkotiseur vornehmen. Aber ich kann nicht darin die einzige Ursache für die Bronchitiden finden, denn ich meine nach allem, was ich über die Schleimverhältnisse gesagt habe, ist zu ersehen, daß einerseits der Schleim durch die Nase und den Mund auch bei der Beckenhochlagerung abfließen wird und daß der Narkotiseur ein Abfließen veranlassen muß, kurz, daß er bemüht ist, den Speichel nicht in die Lunge resp. den Kehlkopf zurückfließen zu lassen, andererseits der Mund und die Nase vor der Operation und Narkose desinfiziert werden, und gerade durch die tiefere Lage des Kopfes Bedingungen geschaffen werden, vermöge deren die Lungenleiden verhütet werden. Es kommen nach meiner Ansicht vielmehr hier vor allem als prädisponierende Umstände bei der Beckenhochlagerung diejenigen in Betracht, welche einerseits Folgen der Ätherwirkung darstellen, nämlich die vermehrte Sekretion in der Lunge selbst und die Schädigung der Epithelzellen des respiratorischen Epithels, andererseits in der durch die Beckenhochlagerung verminderten tiefen Atmung und in den Folgen der Laparatomiewunde gegeben sind. Infolge der oberflächlichen Respiration wegen der Schmerzen im Abdomen werden die Lungen nicht so ausgedehnt und es entstehen Hypostasen und die Schleimmassen in den Alveolen werden nicht entfernt. Es geht also aus all diesen Verhältnissen und Erörterungen hervor, daß man bei der Äthernarkose die Beckenhochlagerung ohne Sorge ausführen kann, wenn man vor allem beachtet, den Wechsel aus Hochlagerung in normale Lage recht langsam vorzunehmen und zwar erst dann, wenn die Reflexe wieder erwacht sind, damit der Patient den ev. zurückfließenden Schleim aushustet. Natürlich wird man nur, wenn möglich, so lange mit dem Lagewechsel warten, erfordert die Operation eine andere Lage, so muß sie natürlich sofort aber langsam vor sich gehen und geschaffen werden. Weiter muß man stets, ehe man aus der Beckenhochlagerung die normale Rückenlage herstellt, allen Schleim aus der Nase und dem Rachen entfernen, ferner soll man den Kranken nach der Narkose die angegebene Respirationstätigkeit vornehmen lassen, damit die Lungen ordentlich gelüftet werden.

Bei der Beckenhochlagerung macht es sich sehr oft unangenehm bemerkbar, daß der Kranke leicht nach dem Kopfende des Tisches zu gleitet, was bisweilen unangenehm werden kann. Um dies zu verhindern, hat Hartog eine Vorrichtung in Form von Schulterstützen konstruiert, welche auf dem Operationstisch beweglich und an jeder beliebigen Stelle fixierbar angebracht sind, und welche die Schultern am Herabgleiten verhindern. Ähnliche Schulterstützen sind auch an anderen Operationstischen angebracht worden und stellen ein sehr praktisches Mittel zur besseren Lagerung des Kranken dar.

Wenn man nun gelegentlich dieser Erörterungen noch die Lagerung der Arme kurz behandelt, so ist hier dem schon in der Abhandlung über Chloroform Gesagten weiter nichts von wesentlicher Bedeutung hinzuzufügen. Die Arme werden am besten gekreuzt auf der Brust gelagert, und, wenn dies durch die Operation unmöglich gemacht ist, von einem Gehilfen jeder Arm mäßig abduziert vom Körper gehalten. Puschnig gibt den Rat, die Arme bei Laparatomien und solchen Operationen, die ein über der Brust gekreuztes Lagern verhindern, unter den Rücken gekreuzt zu legen, so daß sie von der Belastung durch den Körper fixiert werden. Andere geben den Rat, die Hände und Unterarme über den Kopf gekreuzt zu fixieren, ev. durch Handfesseln. Diese letztere Lagerung ist entschieden zu widerraten, denn es können durch die Hyperextension im Schultergelenk leicht Lähmungen des Plexus brachialis verursacht werden, die recht unangenehme Folgen der Narkose darstellen. Auch ist es viel Brauch, den einen Arm zur Seite des Patienten auf den Tisch zu legen, während der andere Arm von einem Pfleger leicht vom Körper abduziert gehalten und dem Narkotiseur gereicht wird, wenn derselbe den Puls kontrollieren will.

Die Lagerung der Arme bildet während der Äthernarkose, genau wie bei der Chloroformbetäubung, einen Gegenstand höchster Bedeutung, denn durch Druck, Hyperextension etc. können ebensogut wie beim Chloroform Lähmungen entstehen, die entschieden verhindert werden müssen. Es ist im Allgemeinen Teil das Wichtigste über die Narkosenlähmungen geschrieben und dort nachzusehen. Es kann hier nur das wiederholt werden, daß der Narkotiseur besondere Obacht auf die Lage der Extremitäten haben muß, es kommen die Arme wie die Beine in Betracht, und daß die meisten Fälle von Lähmungen nach Narkosen auf eine falsche, ungeeignete Lage der Extremitäten zurückzuführen sind. Ist eine dahingehende Unterlassung der Vorsichtsmaßregeln des Narkotiseurs nachzuweisen, so kann der Arzt für die Folgen haftbar gemacht werden. Wenn auch eine Entstehung durch zentrale Veränderungen möglich ist, so ist doch in den meisten Fällen eine periphere von einer zentralen Lähmung genau zu unterscheiden. Es ist nun auch beim Äther möglich, daß bei bestehender Disposition oder Erkrankung des Gefäßsystems eine zentrale Hämorrhagie eintreten und eine Lähmung hervorrufen kann. Doch es sind diese Fälle sehr selten und es werden Fälle, die wahrscheinlich zentrale Lähmungen darstellen, von Schwartz und anderen beschrieben, doch sind es immerhin nur sehr wenige und auch ätiologisch umstrittene Fälle. Jedenfalls ist eine zentrale Entstehung der Lähmung möglich, aber doch recht selten. Es sind in der Literatur vor allem Hemiplegien und Lähmungen einzelner Muskeln nach Chloroform beschrieben worden, die als zentral sicher anzunehmen waren (Schwartz, Chipault, Reboul etc.), doch sind solche Beobachtungen nach Äthernarkosen ungleich seltener, was wohl mit der häufigeren Verwendung des Chloroforms zu langen Operationen und der größeren Neigung desselben zu Veränderungen im Gehirn zu erklären ist. Der Äther wird meist für kürzere Narkosen verwendet, weil bei langen Narkosen mit schweren Operationen stets sehr tiefe Narkose und völlige Erschlaffung der Muskeln gefordert wird, die man oft mit Äther schwer erreicht, oder auch gar nicht genügend, was früher die Operateure vielfach bewog, das Chloroform vorzuziehen. Es ist oben erklärt worden, daß Äther ebenfalls imstande ist, die Hirngefäße zu alterieren, wodurch Rupturen der Gefäßwand und Blutungen in das Cerebrum entstehen können. Wenn man einen Operationstisch auswählt, muß man jedenfalls berücksichtigen, daß derselbe gut gepolsterte Beinstützen hat, und möglichst alle Kanten etc., auf welche die Armen und Beine drücken könnten, vermieden sind.

Bei der Wahl des Operationstisches sei noch erwähnt, daß man bei der Äthernarkose besonders darauf achten soll, wenn möglich einen heizbaren Operationstisch zu wählen. Solche Operationstische können durch Zuführen von heißem Wasser unter die Tischplatte erwärmt werden (Whiteford), auch hat man, wie beim Chloroform erwähnt wurde, die Tische durch elektrische Glühbirnen erwärmt. Weiter wird man den Kranken nach Möglichkeit in warme Decken hüllen (Allen), damit er möglichst vor zu großer Abkühlung bewahrt bleibe.

Im Operationssaal muß man dafür sorgen, daß die Temperatur eine angemessene ist. Über die Höhe der Lufttemperatur hat Allen Versuche betreffs der Wirkung der verschiedenen Wärmegrade angestellt, und er fand, daß ein Hund, welcher in einem überhitzten Zimmer narkotisiert wurde, eine Temperatursteigerung von 4.6° C während der Narkose aufwies, während der Blutdruck auf 32 mm Hg sank. Nach der Narkose war das Tier auffallend erschöpft. Daraus schließt Allen, daß das Operieren in überhitzten Räumen die Kranken ebenso erschöpfe wie den Operateur, und es deshalb besser ist, in kühlen Räumen zu operieren, und den Kranken durch Einhüllen in Decken vor Abkühlung von außen zu schützen. Es ist zweifellos hierin ein Teil Wahrheit zu finden, doch darf immerhin die Temperatur nicht gerade kühl sein, sondern sie muß wenigstens 20° C aufweisen. Zu hohe Temperatur soll man vermeiden, doch darf dieselbe auch nicht zu niedrig sein, da der Kranke bei den meisten Operationen eben nackend oder nur von einem dünnen Tuch bedeckt auf dem Tische liegen muß, und ein Einhüllen in Decken nicht angängig ist.

Die Luft muß sauerstoffreich sein, muß durch Ventilation immer erneut werden können. Ferner soll natürlich für genügende Beleuchtung gesorgt sein.

Der Kranke wird ev. vor der Narkose eine Injektion von Ergotin oder Atropin erhalten, da durch diese Injektionen der Wärmeverlust durch die Narkose vermindert werden soll (Allen). Man kann ja diese Medikation versuchen, doch bezweifle ich eine besondere Wirkung, die Umgebung muß ruhig sein, während die Narkose eingeleitet wird. Am besten narkotisiert man den Kranken in einem besonderen Zimmer und transportiert ihn erst nach Eintritt der Toleranz in den Operationssaal und auf den Operationstisch. Durch diese Maßnahme wird verhindert, daß der Kranke all die Vorbereitungen, Instrumente etc., die für die Operation nötig sind, sieht und sich aufregt. Je ruhiger der Kranke ist, um so besser verläuft die Narkose, um so schneller verfällt er in die Toleranz und um so geringer ist die Exzitation. Vieles Sprechen, Umherlaufen etc. soll ebenfalls vermieden werden, bis der Kranke in tiefe Narkose verfallen ist.

Es ist von E. v. Rodt auf einen originellen Einfluß der Musik auf die Narkose aufmerksam gemacht worden. Auf Veranlassung von Girard wurden von Rodt eine große Anzahl von Narkosen während einer musikalischen Produktion durch einen Phonographen, dessen Hörschläuche mit den Ohren des Kranken verbunden wurden, ausgeführt, und es soll sich ergeben haben, daß die Narkosen günstig von der Musik beeinflußt wurden. Neben den Beobachtungen des Verlaufes der Narkose wurden auch Blutdruckuntersuchungen mit dem Gärtnerschen Tonometer ausgeführt. Das Resultat war folgendes: Erstens wird die Narkose durch Kombination mit Musik günstig beeinflußt, was dadurch erwiesen wird, daß mit dem Einsetzen der Musik der Blutdruck steigt. Zweitens war der Verlauf ein viel ruhigerer und gleichmäßigerer als ohne Musik. Weiter war das Exzitationsstadium bedeutend reduziert, das Erbrechen war meist vollkommen fortgeblieben, die Nausea nach dem Erwachen war geringer und seltener vorhanden. Alle Patienten, die früher schon einmal narkotisiert worden waren, gaben an, daß die Narkose mit Musik viel angenehmer gewesen sei als die früheren Narkosen.

Gewiß ist es ein origineller Gedanke, die Kombination der Narkose mit Musik zu leiten, es wird die Wirkung nur darauf beruhen, daß der Kranke von seinen ängstlichen Gedanken an die Narkose und Operation abgelenkt und somit beruhigt wird, allein man kann unmöglich im allgemeinen diesen Einfluß der Musik ausnützen.

Alle die weiteren Vorbereitungen, welche noch von einer Narkose gefordert werden, müssen auch bei der Äthernarkose getroffen werden und es sind dieselben im Allgemeinen Teil erörtert worden, weshalb ich hier nur darauf zu verweisen brauche.

Die Beleuchtung in dem Operationssaale und vor allem in dem Zimmer, in welchem man in der allgemeinen Praxis operiert, hat bei der Äthernarkose in einer geschlossenen Lampe zu bestehen. Eine offene Flamme muß ganz entschieden verboten werden. Der Äther bildet mit der atmosphärischen Luft ein Gasgemisch, das eine große Explosionskraft besitzt. Da aber der Ätherdampf schwerer als die Luft ist, so sinkt derselbe auf den Boden des Zimmers und es befinden sich denn auch tatsächlich daselbst die explosiven Gase. Man kann sich ev. in einen Raum, in welchem eine bestimmte Menge Äther verdunstet worden ist, mit einem offenen brennenden Lichte begeben, wenn man das Licht in solcher Höhe hält, daß es über den Explosionsgasen brennt, bringt man es aber auf den Boden des Zimmers, oder wirft man ein brennendes Streichholz weg, so entsteht sofort eine heftige Explosion. Es ist auch meist bei Äthernarkosen keine Gefahr, wenn das Licht über dem Kranken brennt, da die Ätherdampfluftgemische unterhalb der Ebene, in welcher sich das Gesicht des Kranken befindet, am Boden lagern. So kann man, wenn das Zimmer groß genug ist, bei offenen Lampen mit Äther narkotisieren. Ist aber das Zimmer sehr klein, niedrig, oder hängen die Lampen sehr niedrig und dauert die Narkose sehr lange Zeit, so daß große Mengen Äther in die Luft verdampfen, so kann eine große Gefahr entstehen und eine Explosion eintreten. Man hat schon öfters solche Explosionen mit schweren Verbrennungen des Kranken und der anderen Personen erlebt, und es ist deshalb allgemein Regel, abends und bei offenen Flammen nicht zu ätherisieren. Vor allem gilt diese Regel für die allgemeine Praxis, wo der Arzt oft in sehr kleinem Raum lange Zeit ätherisieren muß. Weiter muß man beachten, nie bei einer Äthernarkose den Pacquelin zu brauchen, da derselbe die um den Kopf des Kranken stets sich bildenden explosiblen Ätherdämpfe entzünden kann. Wenn man elektrisches Licht zur Verfügung hat und einen großen, gut ventilierten Operationssaal, braucht man die Explosionsfähigkeit der Ätherluftgemische nicht zu fürchten. Da man aber, wenn man sich gewöhnt, auch abends bei Licht zu ätherisieren, dann in der Praxis gelegentlich vergessen kann, daß man nicht im Operationssaal operiert, so wird man Gefahr laufen, durch Explosionen überrascht zu werden. Es ist deshalb besser, man macht sich zur Gewohnheit, stets bei Nachtoperationen den Äther nach Möglichkeit zu vermeiden. Habe ich doch in einer großen Klinik in großem Operationssaal eine Explosion der Ätherdämpfe beobachtet, die zum Glück gut ablief, da nur wenig Äther verdunstet war. Es war dabei eben das Abdomen intensiv abgeäthert worden, als auch schon die Kranke und der Assistent in Flammen standen, die aber leicht und schnell gelöscht wurden. Die Menge des Äthers, welche bei dem Waschen mit Äther schnell verdunstet war, hatte sich an den über dem Operationstische brennenden Gaslampen, die ca. 50 cm vom Abdomen entfernt waren, entzündet. Wenn man aber bedenkt, wie unangenehm und gefährlich solche Explosionen im Privathaus, wo man nicht soviel Personal um sich versammelt hat, das gleich rettend und helfend eingreifen kann, sein können, wird man den Entschluß, nie abends bei offenen Flammen Äther zu verwenden, wohl für berechtigt halten.

Nach diesen Vorbemerkungen gehen wir nun zu der Äthernarkose und deren Technik selbst über. So, wie man in den letzten Jahrzehnten in der ganzen medizinischen Wissenschaft eine Unmenge Neuerungen und Erfindungen zu verzeichnen hat, so hat man auch eine große Anzahl von verschiedenen Methoden und Arten der Äthernarkose geschaffen, immer bestrebt, Besseres und für den Kranken Günstigeres damit zu erzielen.

So sind eine große Zahl von Methoden und Apparaten zu nennen und wenn man dieselben numerisch überschlägt, muß man gestehen, daß deren Zahl die der Methoden und Apparate der Chloroformnarkose bei weitem übertrifft. Viele sind geschaffen worden, die nicht verschieden voneinander in wesentlichen Punkten sind und wenn ich hier alle aufführen wollte, so würden nur unnötig Raum und Zeit vergeudet, ich werde deshalb nur die wichtigen und besten Methoden und Apparate der Äthernarkose beschreiben und erörtern.

Die erste Art der Verabreichung des Äthers bestand darin, daß man denselben auf einen Schwamm, ein Tuch od. dgl. goß und dem Kranken unter die Nase hielt. Man merkte aber sehr bald, daß diese Methode recht schwer eine tiefe Narkose erzeugte, so daß man zur Konstruktion einer Maske schritt, welche eine Beschränkung des Luftzutrittes bewirken sollte, denn man hatte gefunden, daß die Narkose schneller eintrat und tiefer sich gestaltete, wenn man die Ätherdämpfe mit möglichster Beschränkung der atmosphärischen

Luft verabreichte, entstand die Julliardsche Maske, und die Methode der Verabreichung mit derselben gestaltete sich so, daß man die Maske, welche von impermeablen Stoff (Gummi oder Billroth-Batist) überzogen war, dicht auf das Gesicht des Kranken legte, so daß zwischen Maskenwand und Haut des Gesichtes kein Zwischenraum und die Luft völlig abgeschlossen war. Zur Erreichung des völligen Luftabschlusses schlang man noch ein in einen Streifen zusammengelegtes Handtuch um den Rand der Maske, da wo letztere auf dem Gesicht auflag. In den inneren Teil der Maske wurde von Zeit zu Zeit 15 bis 20 ccm Äther gegossen, nachdem man die Maske aufgehoben hatte. Diese Methode ist die sogenannte Genfer Methode, oder die Ätherisation in Güssen, oder die sogenannte Erstickungsmethode. Den ersteren Namen erlangte sie, weil der Hauptverteidiger der Äthernarkose zu damaliger Zeit, als der Äther erst anfing, dem Chloroform den Rang ablaufen zu wollen, der Genfer Chirurg Julliard und dessen Schule diese Methode vor allem anwendeten und verteidigten gegenüber den Anhängern der Chloroformnarkose. Es war ja zweifellos diese Genfer Methode nicht eine sehr gute und gefahrlose Art der Narkose, doch sie war eben für die damalige Zeit mit der derzeitigen Kenntnis der Narkosenwissenschaft das Beste, was man auf dem Gebiet leisten konnte. Der Übelstand lag in der Beschränkung der Sauerstoffzufuhr. Da man eine Maske mit undurchdringlichem Überzug verwendete und dieselbe fest auf dem Gesicht liegen ließ, so bildete sich unter der Maske ein Gasgemenge aus Ätherdämpfen, Kohlensäure, Wasserstoff, Stickstoff und wenig Sauerstoff, welch letzterer, je länger die Maske ruhig liegen blieb, immer weniger wurde, da der Kranke nur immer Kohlensäure ausatmete, die unter der Maske verblieb. Die Folge der Inhalation dieser kohlensäurereichen Ätherdämpfe war eine Kohlensäureintoxikation des Organismus neben der Äthernarkose, und da die Kohlensäure auch narkotisch wirkt, so trat bald Toleranz ein, jedenfalls zeitiger und schneller als bei einer Methode, wo man reichlich Luft zutreten ließ. Die Genfer Schule nahm aber dessenungeachtet an, der Äther wirke, auf diese Art verabreicht besser.

Wenn man eine solche Äthernarkose früher beobachtete, so sah man einen ziemlich hochgradig cyanotischen Kranken, man hörte fauchendes, rasselndes, schnaufendes Atemgeräusch, und dabei zeigte sich stets starke Exzitation. Man hat nun erkannt, daß die Cyanose, die rasselnde Atmung und Exzitation fast ausschließlich durch die Kohlensäure verursacht werden, und das Experiment ist geglückt, welches den Beweis erbringen sollte, daß die Äthernarkose bei reichlichem Luftzutritt ohne Cyanose und fauchender Atmung verlaufe sowie eine bedeutend geringere Exzitation zeige. Ein weiterer wichtiger Umstand bei dieser Genfer Methode ist der durch die dichtabgeschlossene Maske hervorgerufene Sauerstoffmangel, und dieser ist wohl zur Hauptsache für die fauchende und rasselnde Atmung und die Cyanose in der Äthernarkose verantwortlich zu machen.

Es hat sich nämlich durch Experimente erwiesen, daß die Kohlensäure einen nicht so schwer schädigenden Einfluß bei der Narkose ausübt, als man angenommen hat. So hat Waller neben Versuchen anderer Narkotika auch die Kohlensäure in ihrer Wirkung auf die isolierten Nerven untersucht, und er fand, daß Kohlensäure die elektrische Erregbarkeit der Nerven, in geringen Mengen verabreicht, steigert, während sie in größeren Mengen anfangs lähmend später erregend wirkt. Ferner fand er, daß Chloroformdämpfe viel intensiver unter Beimengung von Kohlensäure wirken, als ohne solche, jedoch erholt sich der Kranke schneller wieder, als wenn das Chloroform nur mit atmosphärischer Luft gemischt verabreicht wurde. Gestützt auf diese Versuche hat nun Powell an einer großen Anzahl von Kranken bewiesen, daß die Nervenerregbarkeit schneller wiederkehrt, wenn man Aether mit Kohlensäure vermischt verabreicht. Er ließ also seinen Kranken neben den Aetherdämpfen zugleich Kohlensäure einatmen. Unter 1372 Narkosen kam es nur in einem Falle zu alarmierenden Erscheinungen, im ganzen aber verlaufen die Narkosen auffallend gut.

Nach diesen Versuchen ließe sich eine günstige Wirkung von der Kohlensäure erwarten, allerdings ist man im ganzen anderer Ansicht und ist bestrebt, bei den Narkosen stets die Überschwemmung des Organismus mit Kohlensäure zu vermeiden. Jedenfalls liegt aber der Hauptnachteil der Genfer Methode in dem Mangel an Sauerstoff, unter welchem der Kranke von Anfang an stand und in den häufigen großen Dosen, die dem Patienten verabreicht wurden. Allgemein bekannt ist bei denen, die noch Narkosen nach der Genfer Methode gesehen haben, wie stark stets die Exzitation war, namentlich bei Alkoholisten, die oft mit Äther gar nicht in Toleranz versetzt werden konnten, wie aber auch bei Frauen stets eine gewisse Exzitation zu finden war, ohne daß die Kranken Alkoholistinnen waren. Wenn man diese Erinnerungsbilder der Äthernarkosen mit der modernen Äthernarkose vergleicht, glaubt man kaum, daß diese beiden Methoden einer Narkosenart angehören. Gerade die großen Dosen im Anfang, verbunden mit dem Sauerstoffmangel, bewirken die Exzitation. Nachdem dann der Kampf des Narkotiseurs und seiner Assistenten mit dem Kranken beendet war, verfiel letzterer in Toleranz. Es soll hier nur der historischen Bedeutung wegen die Genfer Methode erwähnt werden, für die Praxis kommt sie heute nicht mehr in Betracht und sie gibt ein Bild einer Narkose, wie es gerade nicht sein darf, weshalb sie auch eine gewisse Bedeutung hat.

Die Maske, welche Julliard konstruiert hat, ist aber, wenn auch die Genfer Methode ad acta gelegt werden muß, deshalb doch noch nicht ganz unbrauchbar, denn es gibt auch eine Methode, wo man diese Maske doch noch verwenden kann. Deshalb soll die Maske hier kurz beschrieben werden.

Die Julliardsche Maske besteht aus einem Drahtgeflecht, welches eine Größe des Umfanges eines Gesichtes von mittlerer Größe hat, so daß die Oeffnung der Maske ein Oval darstellt, das beim Gebrauch das Gesicht von der Stirn bis unter das Kinn bedeckt. Die Höhe der Maske beträgt ungefähr 10 cm. Diese Maske hat an dem einen Pol der Basis einen Griff, über das Drahtgeflecht ist ein impermeabler Stoff, meist Billrothbatist, gespannt, an der Innenseite des Drahtgestelles findet sich unter dem Billroth eine Lage Flanell oder einige Mullagen, und im höchsten Teile des Gestelles eine Flanellrosette, die dem Mund und der Nase des Kranken sich ungefähr gegenüber befindet, wenn die Maske auf dem Gesicht aufliegt. Dies ist die einfachste Form der Maske. Damit man den Flanellüberzug wechseln und die Maske sterilisieren kann, hat man die Julliardsche Maske so modifiziert, daß man den Flanel-Billrothüberzug jederzeit abnehmen und neu anbringen kann, was durch einen Drahtreifen, welcher die Form der Basis der Maske hat, ermöglicht wird. Der Reifen preßt den Ueberzug auf das Gestell, ohne daß man den Billrothbatist annähen etc. müßte. So kann er jederzeit nach Bedarf gewechselt werden. Diese Maske ist in Figur 117 veranschaulicht. Dieses Auswechseln der Ueberzüge wird noch erleichtert durch eine Modifikation der Art, wie sie die Abbildung in Figur 118 darstellt. Es besteht da die Maske aus zwei Gestellen, die von einem Scharnier verbunden und von denen das eine ein verkleinertes Abbild des anderen darstellt, so daß beide übereinander liegen und auseinandergeklappt werden können. Man legt den Ueberzug über die kleinere Maske und klappt die größere auf die kleine. Dies ist eine sehr brauchbare Maske. Hiermit sind die wichtigsten Arten der Julliardschen Maske erwähnt worden.

Die Verwendung der Julliardschen Maske geschicht nun nach der neueren Methode auf folgende Art. Während man früher bemüht war, die Äthernarkose unter möglichstem Abschluß von Sauerstoff auszuführen, hat man den Nachteil des Sauerstoffmangels im Blute des Kranken würdigend die Verabreichung des Äthers unter möglichst reichlichem Zutritt von Luft vorgenommen. Man gießt auf die innere Mull- oder Flanellschicht zunächst ca. 15 ccm Äther und hält die Maske dem Kranken im Anfang ca. 10 cm vom Gesicht entfernt, vor Mund und Nase, indem man den Kranken anhält, möglichst tief und schnell zu atmen. Wenn der Äther den Kranken nicht mehr am Atmen verhindert, also der Kranke sich an die Dämpfe gewöhnt hat, nähert man die Maske dem Ge-

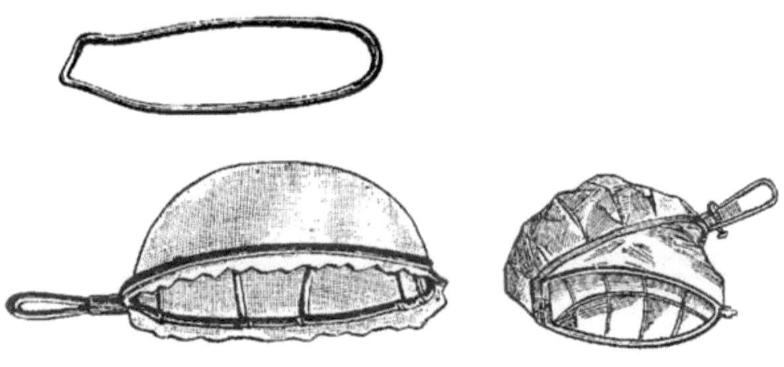

Figur 117.
Maske nach Julliard mit abnehmbarem Überzug.

Figur 118.
Julliard'sche Maske mit Korbeinsatz.

sicht immer mehr und gießt von neuem 10—15 ccm Äther in die Maske. Jetzt bringt man die Maske ganz nahe vor das Gesicht, läßt aber doch noch zwischen Maske und Gesicht reichlich Luft zutreten. Der Kranke atmet natürlich direkt nach dem Aufschütten von Äther ein höher konzentriertes Ätherdampfluftgemisch, das sich mit der Zeit immer mehr an Äthergehalt natürlich vermindert. Daraus ist ersichtlich, daß eine besonders gleichmäßige Narkose nicht erreicht werden wird. Immerhin muß der Narkotiseur bei dieser Methode bemüht sein, möglichst geringe Mengen auf einmal in die Maske zu gießen, denn je kleiner dieselben sind und je öfter sie erneuert werden, eine um so gleichmäßigere Konzentration von Ätherdampfluftgemischen wird der Kranke erhalten. So führt der Narkotiseur die Narkose, bis er den Kranken in das Stadium der Toleranz gebracht hat. Vom Moment an, wo dies erreicht ist, genügen ganz geringe Mengen von Äther, um die Narkose zu erhalten. Man nennt diese Methode der Äthernarkose die Ätherisierung in Güssen. Die Nachteile der Methode sind leicht ersichtlich: Man wird stets bei derselben eine mehr oder minder starke Exzitation beobachten, ebenso wird leicht Erbrechen auftreten und die Tiefe der Narkose wird leicht wechseln, weil die Dosen zu sehr verschieden in ihrer Höhe sind. Um noch mehr die Konzentration im Beginn der Narkose zu erhöhen, wird nach Julliard ein in einen Streifen gelegtes Handtuch um die Basis der Maske gelegt, während sie auf dem Gesicht aufliegt. Dieser Handtuchstreifen verhindert noch mehr den Luftzutritt und somit wird die Konzentration erhöht. Das Handtuch kann bei Eintritt der Toleranz weggelassen werden. Diese Methode ist von Julliard selbst angegeben und wird von ihm und vor allem noch den Schweizer Chirurgen verwendet (Dumont etc.). Wenn man auch diese Methode nicht als die vielfach in Verruf gekommene Erstickungsmethode (Mikulicz) bezeichnen kann, so ist doch immerhin nicht gerade die idealste Dosierung durch dieselbe erreicht. Jedenfalls kann man, natürlich bei geeigneter Beachtung aller Umstände und Verabreichen von kleinen Dosen von Äther unter genügendem Zutritt von Luft neben der Maske eine leidlich gute Narkose auch auf diese Art erreichen, es hängt dies eben von den Eigenschaften des Narkotiseurs ab. Daß aber sehr leicht aus dieser Methode die frühere Erstickungsmethode entstehen kann, wenn die Narkose von ungeübter Hand und wenig geschultem Arzte geleitet wird, ist leicht ersichtlich. Wenn nun auch nach den Experimenten von Dreser der Kohlensäuregehalt der Gasgemische unter der Julliardschen Maske von 1,2 %—1,7 % gefunden wurde und ein Sauerstoffgehalt von 16,6—18,7 % daselbst bestand, was also nicht gerade als schlechtes Verhältnis anzusehen ist, so ist doch immerhin dieses Gasgemisch von dem genannten Gasgehalt und Prozentsatz gefunden, wenn die Maske des öfteren gelüftet wurde, wie es von Julliard ja auch für die Methode vorgeschrieben wurde. Wenn nun aber die Maske, wie man es oft gesehen hat, mit 30—40 ccm Äther beschickt, lange Zeit fest mit einem Tuche umschlossen liegen gelassen und nur ein Lüften derselben vorgenommen wird, wenn es nötig wird neue Ätherzufuhr vorzunehmen, so ist es leicht denkbar, daß die Gasgemische in diesen Verhältnissen eine bedeutend andere Zusammensetzung zeigen, und daß dann unter der Maske höhere Prozentzahlen von Kohlensäure und geringere von Sauerstoff sich finden. So ist es mir bei einigen Fällen gelungen, die Gasgemische zu analysieren und zwar hatte ich ungefähr nach der alten Genfer Methode die Dosierung vorgenommen, ich gab 30 ccm Äther auf die Maske und ließ den tief narkotisierten Patienten bei Umschließen der Maske mit einem Handtuch während einiger Minuten atmen. Nach 2 Minuten trat bereits Cyanose der Haut auf und der Kranke atmete schnarchend. Nachdem 3 Minuten die Maske dicht auf dem Gesicht gelegen, nahm ich eine Untersuchung der Luft, die ich unter der Maske entnommen hatte, vor.

Es sind diese Versuche ja sehr schwer ausführbar. Immerhin gelang es mir ganz gut, den Gasgehalt zu bestimmen und es fand sich in allen Fällen, die so untersucht wurden, ein Gehalt von Kohlensäure von 2,5 %, 2,75 % und 2,6 % und ein Gehalt an Sauerstoff von 10 %, 9,2 % und 9,8 %. Diese Zahlen zeigen einen bedeutenden Unterschied gegenüber den Zahlen, die Dreser gefunden, und geben ein Beispiel davon, wie verschieden eben die Verhältnisse beim Narkotisieren liegen. Jedenfalls kann man durch seinen Willen die Gasgemische wesentlich beeinflussen, denn die von mir untersuchten Luftmengen sind jedenfalls dadurch zu solcher Zusammensetzung gelangt, daß ich eben die Maske dicht abschloß und lange

Zeit liegen ließ. Es gibt ja doch niemand eine Garantie, daß bei Verwendung der Julliardschen Methode ein Arzt auch die Maske länger liegen läßt. Und gerade dadurch kommt der Kranke in große Gefahren. Jedenfalls kann man nicht diese Methode als eine weniger gefährliche hinstellen und für die Praxis empfehlen, ist doch noch so mancher Übelstand mit der Julliardschen Maske verknüpft, last not least die Größe derselben, die das ganze Gesicht vehüllt, die Augen bedeckt, welche vom Äther belästigt und sogar beschädigt werden können, und wichtige Beobachtungsgebiete ausschaltet (Knoblauck, Pfannenstiel etc.). Jedenfalls gibt es andere Methoden der Narkose, welche bei weitem weniger Gefahren mit sich bringen.

Auch bei der Äthernarkose hat man vor allem zu beachten, daß die Menge des Äthers, die dem Kranken zugeführt wird, eine bestimmte Höhe hat, und daß vor allem Gleichmaß im Dosieren angewandt wird. Die Dose anaesthétique für den Äther ist in einem Gemisch von 20 Teilen Äther mit 100 l Luft gefunden worden (Bert, Kionka, Overton etc.), während die Dose mortelle 50 ccm Äther auf 100 l Luft bedeutet. Es muß daher während der Äthernarkose stets eine Konzentration der Ätherdämpfe in der Luft von höchstens 20 : 100 dem Kranken zugeführt werden. Wenn man einen Kranken anfängt zu betäuben, muß man ihm im Anfang ein niedrig dosiertes Gemenge aus wenig Äther und viel Luft zuführen, und erst wenn sich der Kranke an die Ätherdämpfe gewöhnt hat, und dieselben ruhig einatmet, erhöht man langsam die Konzentration, bis man dem Kranken ein Gemisch von ca. 20 : 100 zuführt. Wenn der Patient an den Äthergeruch gewöhnt ist, atmet er auch konzentriertere Gemische ohne Widerstreben ein. Es wäre zu wünschen, einen Apparat oder eine Methode zu besitzen, welche uns in den Stand setzen, die Konzentration der Ätherluftgemische nach Bedürfnis einzurichten und zu ändern. Dieses Ziel kann auf verschiedenen Wegen erreicht werden, einerseits durch ganz langsames Verabreichen von kleinen Mengen Äthers immer häufiger und schneller hintereinander, bis der Kranke die Symptome eines Narkotisierten zeigt, man beobachtet also den Kranken genau und schließt von dessen Verhalten auf die Höhe der verabreichten Konzentration. Damit dabei aber keine Gefahren entstehen, muß man nur sehr kleine Dosen (Tropfen) verabreichen und genau beobachten. Man wird dann, wenn der Kranke im Anfang das Gemisch ruhig einatmet, nur sehr geringen Prozentgehalt an Äther verabreichen und denselben ganz langsam um geringe Mengen steigern bis der Kranke in Toleranz verfällt, dann hat man die Konzentration von 20 : 100 erreicht. Diese Methode ist nicht leicht und muß erlernt sein, hängt ab von der Intelligenz, Tüchtigkeit und Übung des Narkotiseurs, ist aber die einfachste und beste Methode. Andererseits erreicht man das Ziel durch Apparate welche die Gasgemische jederzeit genau analysiert nach Prozentgehalt angeben.

Diese hier oben geschilderte Methode ist die Tropfmethode, welche Witzel für die Äthernarkose zuerst angegeben hat. Als Maske verwendet man die kleine Esmarchsche Maske, welche einen Trikotüberzug besitzt. Man legt bei Beginn der Tropfnarkose zunächst die Maske dem Kranken auf die Nasen- und Mundöffnung und veranlaßt ihn, ruhig, tief und ausgiebig zu atmen, indem er von 200 zurückzählt. Nachdem der Kranke einige Atemzüge unter der lose auf dem Gesicht liegenden Maske getan hat, beginnt man mit dem Auftropfen des Äthers und zwar läßt man im Anfang langsam einen Tropfen in gleichmäßigem

Intervall nach dem andern auf den Überzug der Maske fallen. Der Kranke atmet dabei ruhig weiter, und man beschleunigt nach und nach den Tropfenfall, immer genau beachtend daß der Patient noch gleichmäßig atmet. Bekommt er Husten oder sträubt er sich, so läßt man kurze Zeit die Tropfen etwas langsamer auffallen. Bei diesem regelmäßigen Tropfenauffall wird der Kranke bald in einen berauschten Zustand und nach einigen Minuten in die Toleranz verfallen, ohne daß ein Zeichen der Erregung zu spüren gewesen wäre. Sobald der Kranke die Toleranz erreicht hat, was man am Reflexzustand der Augen erkennt, die Pupillen sind maximal verengt und reagieren nicht mehr auf Lichteinfall, unterbricht man den raschen Tropfenfall und läßt nur einige Tropfen während einer Minute auf die Maske fallen, bis die Augen das Straßmannsche Phänomen (minimale Reaktion der engen Pupillen beim Öffnen beider Augen zu gleicher Zeit) zeigen. Nun läßt man die Tropfen wieder ein wenig schneller fallen, denn der Patient steht jetzt eben vor dem Erwachen, gibt aber doch nicht soviel Äther, daß das Straßmannsche Phänomen wieder verschwindet, sondern nur soviel, als nötig ist, damit das Stadium der Narkose bestehen bleibt. Es muß das Phänomen immer positiv sein. Um die Narkose so in der Toleranz zu erhalten, bedarf es nur sehr geringer Mengen von Äther, und man verbraucht jetzt nur noch sehr wenig. Bei einiger Übung lernt man sehr bald, wieviel Tropfen man auffallen lassen muß, es richtet sich dies ja ganz nach den individuellen Eigenheiten des Kranken, der eine bedarf größerer Mengen als der andere. Immerhin aber weiß es jeder geübte Narkotiseur sehr bald nach Beginn der Narkose, wie sein Patient sich zum Äther verhält. Danach richtet er seine Dosen ein. Man kann deshalb auch nicht bestimmen, wieviel Tropfen in der Minute verabreicht werden müssen. Die meisten Patienten sind auf diese Weise sehr schnell und leicht zu narkotisieren, allerdings erfordert die Tropfmethode mehr Zeit, als die Genfer, denn bei letzterer kann der Patient innerhalb von 2 Minuten narkotisiert sein, während bei der Tropfmethode 6—10 Minuten vergehen, bis der Patient in die Toleranz versetzt ist. Auch ist ein störendes Moment der Alkoholismus der Kranken, denn bei einem starken Potator kann man bisweilen nur mit großer Mühe ein starkes Exzitationsstadium umgehen und es gibt Fälle, wo der Trinker durch Äther überhaupt nicht in die Toleranz gebracht werden kann. Für diese Fälle gibt nun die Äthertropfnarkose immer noch die besten Chancen von allen Äthernarkosen, denn gerade durch die langsame Betäubung wird der Patient noch am leichtesten über die Exzitation gebracht. Ist es aber doch nicht möglich, eine tiefe Betäubung des Säufers zu erzielen, so soll man nach Angabe Witzels einige Tropfen Chloroform zwischen den Äthertropfen auf die Maske fallen lassen. Durch einige wenige Tropfen Chloroform ist dann sofort tiefe Narkose zu erreichen. Es gibt eben Kranke, welche wegen der durch Alkoholismus vermehrten Widerstandsfähigkeit gegen die Ätherwirkung nicht für die Äthernarkose geeignet sind. In jeder Hinsicht repräsentiert aber die Äthertropfmethode die Methode, welche am wenigsten Gefahren für den Kranken, am wenigsten Unannehmlichkeiten für den Narkotisierten und doch tiefe Narkose neben der Einfachheit der Methode und Apparate aufweist. Sie stellt eine Narkose dar, die der Arzt bei jeder Gelegenheit, im Krankenhaus wie im Privathaus, bei viel Personal und ohne solches ausführen kann. Es ist sogar möglich, die Esmarchsche Maske zu entbehren und den Äther auf eine Kompresse zu tropfen, oder sich aus einem Handtuch oder ähnlichem Tücherstoff eine tütenförmige Maske herzustellen, in welche man den Äther tropfenweis fallen läßt, so läßt sich im Notfall die Tropfnarkose stets anwenden. Dieser Punkt ist sehr wichtig, denn es werden längst nicht die Hälfte der Narkosen in einem Krankenhause vorgenommen werden können. Auch der Umstand, daß die Narkose mit den denkbar kleinsten Instrumentarien ausgeführt werden kann, ist ein überaus großer Vorteil, denn der praktische Arzt muß in jeder Weise mit dem Raum in seinem Koffer sparen und kann nicht noch große Narkosenapparate auf dem Zweirad oder dem Rücken des Pferdes mit über Land nehmen und wird somit stets die Methode der Narkose wählen, die ihm am wenigsten Ballast für seinen Koffer verursacht. Wenn man neben diesen Vorteilen noch genauer auf die Ätherwirkung bei der Tropfmethode eingeht, so kommt man zu der überraschenden Erkenntnis, daß der Äther, in Tropfenform verabreicht, stärker wirkt als in Güssen (Hofmann). Wenn man z. B. ein Glas Wein rasch austrinkt, so bemerkt man davon so gut wie keine Wirkung, trinkt man aber dasselbe Glas voll Wein langsam durch einen Strohhalm, so wird man fast berauscht, als hätte man wenigstens eine Flasche getrunken. Jeder, der früher den Schläger geschwungen, wird dies praktisch schon erfahren haben, als er, mit tiefem Durchzieher abgestochen, beschaulich des Abends sein Bier durch ein Glasrohr trinken mußte. Der Bruder Studio kennt den Rausch, der einem so verbrachten Kneipabend folgt: genau so wirkt der Äther. Hofmann hat z. B. ein Meerschweinchen durch Auftropfen narkotisiert und brauchte dazu 2 Min. und 5 ccm Äther und das Tier erwachte nach $1\frac{1}{2}$ Minuten, ein gleiches in Güssen narkotisiertes brauchte $3\frac{3}{4}$ Minuten. 29 ccm Äther und zeigte starke Exzitation, es erwachte nach $3\frac{1}{2}$ Minuten das erstere zeigte keine Exzitation. Dieser Versuch ist sehr typisch und zeigt, wieviel intensiver der Äther in Tropfenform wirkt. Hofmann gibt nun den Rat, bei starker Widerstandsfähigkeit des betr. Kranken vor der Narkose eine Morphininjektion zu verabreichen. Die Kombination des Äthers mit Morphin wird später erörtert werden. Es ist daher der Vorzug der Äthertropfmethode neben den schon genannten in der geringeren Exzitation, dem schnelleren Eintritt der Toleranz und schnellerem Erwachen, ferner in dem Fehlen von Erbrechen in und nach der Narkose, und sonstigen Störungen gelegen, wärend bekanntlich der Methode in Güssen diese Vorzüge nicht zuteil werden. Man kann daher mit Recht sagen, daß die Tropfmethode auch für die Äthernarkose die beste Art der Betäubung darstellt.

Das Bestreben, eine genauere Dosierung und leichtere Verabreichung des Äthers zu erzielen, zeitigte eine große Anzahl von komplizierteren Apparaten. Ein großer Teil dieser Apparate ist für den Arzt in der Praxis nicht verwendbar, ein anderer ist es wohl, aber erfordert stets eine kundige Hand und erfahrene Person, die dem Arzte in der allgemeinen Praxis nicht immer zur Verfügung steht. Immerhin sind einige doch auch für die Praxis brauchbar, während ein großer Teil nur für die Hospitalpraxis verwendbar ist. Ehe ich auf die komplizierten Apparate übergehe, will ich noch einige Masken und einfachere Apparate zur Äthernarkose beschreiben.

Eine Äthermaske ist von Thöle 1901 konstruiert, und besteht in folgender Konstruktion. Sie besteht aus einem einzigen Drahtkorb, mit welchem durch ein Scharnier ein federnder Reif verbunden ist. Der Drahtkorb hat als Umrandung eine Metallrinne, wie die Schimmelbusch'sche Chloroformmaske. Diese ist nicht deshalb gewählt, um den überflüssigen Äther aufzunehmen, sondern damit die

Umbiegungs- und Lötstellen des Drahtkorbes an dem unteren Reif, wie sie bei der Julliardschen Maske vorhanden sind, wegfallen. Diese drücken das Gesicht und dasselbe soll verhindert werden durch die glatte Innenfläche dieser Rinne. Der von beiden Seiten zusammenfedernde, den Überzug des Korbes festklemmende Reif drückt sich fester in die Rinne ein. Er wird hinter einem Haken, welcher über der Stelle des Handgriffes an der Rinne angebracht ist, festgehalten. Der Reif ist gewissermaßen zu schmal und zu lang, er muß beim Aufklemmen in der Richtung der Längsachse der Maske zusammengedrückt werden, um hinter den Haken zu kommen. Seine Elastizität drückt alsdann den Überzug fest an den Korb. Der Überzug besteht aus einer sechsfachen Gazeschicht, welche unter dem gleich zu beschreibenden Einguß durch eine etwa 12 cm im Quadrat messende, 24fache, lose aufgelegte oder mit einigen Stichen befestigte Gazekompresse verstärkt ist. Darüber liegt der impermeable Stoff.

Der Eingußapparat besteht aus zwei runden und der Wölbung des Korbes entsprechend leicht gebogenen Platten, welche etwa 3/4 cm voneinander entfernt in ihrer Mitte an einem senkrecht zu ihrer Fläche stehenden fast 2 cm weiten Röhrchen befestigt sind. Letzteres durchbohrt die obere Platte und überragt sie um 1 cm. Der Abschnitt zwischen beiden Platten ist durchlöchert. Ebenso ist die untere Platte bis auf ihre Mitte durchlöchert. Gießt man in das Röhrchen von oben Flüssigkeit, so fließt diese durch die Löcher des Verbindungsstückes der beiden Platten über die untere Platte und durch die in ihr vorhandenen Löcher sowie über ihren Rand ab, auf die untergelegte dicke Gazekompresse. Eine dritte kleinere Platte hat den Zweck, den impermeablen Stoff auf die obere jener beiden Platten festaufgedrückt zu halten. Der Stoff hat hier einen runden Ausschnitt, um über das Eingußrohr gelegt werden zu können. Um die kleinere dritte Platte abnehmen zu können, ist ihr ein geriefter Ring aufgesetzt, welcher das Eingußrohr fest umfaßt. Letzteres wird mit einem Kork verschlossen. Die Wölbung der Platten gestattet, daß der Eingußapparat auf jeder Seite des Korbes fest aufliegt. Will man also mit rechter Seitenlage des Kopfes narkotisieren, so liegt der Einguß auf der linken Seite des Korbes, der impermeable Stoff hat sein Loch nicht in der Mitte, sondern seitlich. War eine andre Lage des Kopfes erforderlich, so war der Einguß dem Korbe an anderer Stelle aufgelegt, immer so, daß das Rohr etwa senkrecht steht, so daß man bequem eingießen kann. Der Überzug kann nach jeder Narkose, besonders wenn er von Schleim etc. beschmutzt ist, leicht und rasch gewechselt werden etc. (Thöle).

Hierdurch ersieht man den Zweck der Maske, sie ermöglicht das Aufgießen von Äther ohne Entfernen der Maske. Nun muß ich aber gleich bemerken, daß es dem Narkotiseur völlig unmöglich ist, ohne Aufnehmen der Maske die Pupillenreaktion zu prüfen, und es wird nun wohl gleich der Übelstand klar, denn wenn man die Maske entfernen muß, um die Augen zu prüfen, so kann man auch Äther aufgießen während dieser Zeit und verzichtet man auf das Prüfen der Pupillenreaktion zugunsten des Aufgießens durch die Öffnung, so verlieren wir das wichtigste Merkmal, welches uns eine nahende Gefahr in der Narkoe etwa andeuten könnte. Man sieht also, in jeder Beziehung ist auch diese Maske nicht dem Ideale nähergekommen, im Gegenteil, man muß diese Methode gegen die von Witzel entschieden für keine bessere Methode erachten, denn Thöle sagt in der Beschreibung der Methode seiner Äthernarkose, daß er die Maske nach und nach mit je 5—8 ccm Äther beschickt und dieselbe von Anfang bis Ende auf dem Gesicht festliegen läßt.

Es sind nun in der neueren Zeit eine ganze Reihe von modifizierten Methoden und Masken auch für die Äthernarkose aufgetaucht. Man hat in allen den einzelnen Arten hier und da einen Vorteil errungen, um einen Nachteil mehr womöglich mit in den Kauf zu nehmen. Es ist die Tropfmethode schon von Riedel angegeben, und zwar ließ derselbe die Tropfen durch eine Öffnung in der mit impermeablen Stoff überzogenen Maske fallen, eine Art der Ätherisierung, welche bei vorsichtiger Zufuhr von Äther eine ganz brauchbare Methode darstellt. Man kann dazu eine kleine Maske (die Esmarchsche etc.) mit Billroth-Batist überzogen und im oberen Teil mit einem talergroßen Loch versehen brauchen, wobei unter dem Billroth-Batist einige Lagen Mull sich befinden. Durch die kleine Maske ermöglicht man das Beobachten der Augenreflexe während die Maske fest auf dem Gesicht liegen bleibt.

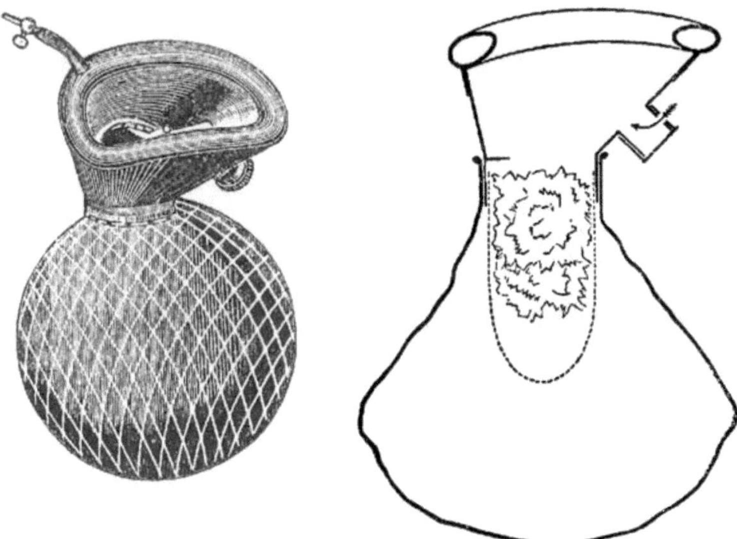

Figur 119. Narkoseapparat nach Ormsby.

Eine weitere Maske, resp. ein Ätherisierungsapparat, der zugleich eine besondere Methode mit sich verknüpft, soll nunmehr betrachtet werden. Derselbe ist zuerst in England konstruiert worden, und man hat an ihn anschließend eine Menge anderer Apparate erfunden, die mehr oder weniger Verbesserungen zeigen. In England war von Ormsby ein Apparat für die Äthernarkose konstruiert worden, der in beistehender Abbildung dargestellt ist, (Figur 119) und welcher eine neue Methode darin anregt, daß der Äther in einen Gummibeutel gegossen und daselbst je nach der ruhigen Lage oder durch Schütteln mehr oder weniger schnell zur Verdunstung gebracht wird. Aus dem Beutel führt ein kurzes Halsstück in eine Maske, welche ähnlich der beim Junkerschen Chloroformapparat nur Nase und Mund bedeckt und ein Ventil für Luftzutritt besitzt. Man gießt in den Beutel 150 ccm Äther und läßt den Kranken zunächst nur die Luft durch die Maske atmen, während der Beutel mit Äther ruhig liegt. Während dieser Zeit bekommt der Kranke hauptsächlich atmosphärische Luft durch das Ventil zu atmen mit nur wenig Ätherdämpfen, die aus dem Beutel strömen. Will man nun dem Kranken mehr Ätherdämpfe zuführen, so setzt man die Maske fest auf das Gesicht auf, um Luftzutritt neben dem Mundstück zu verhüten und macht von Zeit zu Zeit mit dem Beutel schüttelnde Bewegungen, wodurch schneller und mehr Äther verdampft. Auch schon durch die Wärme der den Beutel umfassenden Hand wird eine erhöhte Verdunstung von Äther veranlaßt. Je mehr Äther dem Kranken zuströmen soll, um so häufiger und intensiver schüttelt man den Beutel, bis die ganze Menge des darin befindlichen Äthers schließlich verdampft ist. Es wird bei dieser Methode dem Kranken nur Ätherdampf mit Luftgemisch zugeführt und das Verdunsten des Äthers dicht vor dem Mund verhütet, so daß auch die Abkühlung geringer ist. Dieser Apparat ist von Wanscher zunächst ver-

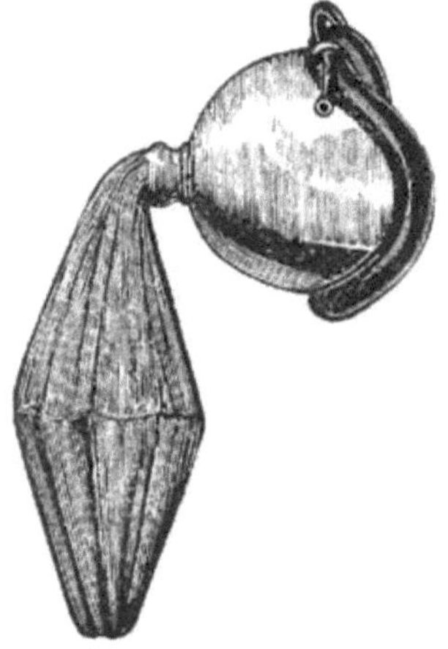

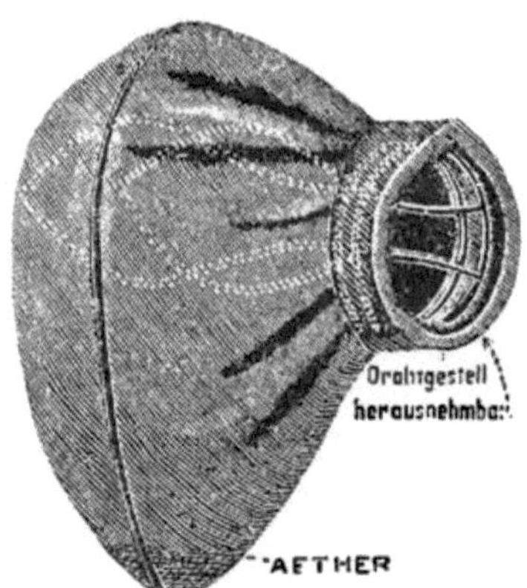

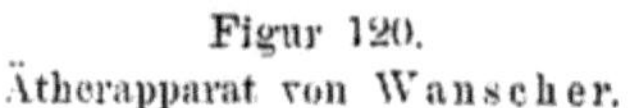

Figur 120.
Ätherapparat von Wanscher.

Figur 121.
Ätherapparat von Wanscher-Großmann.

ändert worden, und zwar insofern, als derselbe den Hals des Beutels rechtwinklig abbog, um ein besseres Zurückhalten des flüssigen Äthers im Beutel hervorzurufen (Figur 120). Dann verbesserte diesen Apparat Großmann durch ein herausnehmbares Drahtgestell, welches den Beutel am Zusammenfallen verhindert und somit einen größeren Raum für das Verdunsten des Äthers erzeugt. Man nennt diesen Apparat den Wanscher-Großmannschen; derselbe ist in beistehender Figur 121 abgebildet, aber ohne die Maske, welche man sich noch an den Hals angefügt denken muß.

Damit der Äther nicht in das Mundstück fließen kann, bringt Ormsby in den Hals des Beutels ein wenig Gaze, ebenso Wanscher, während dies bei der Wanscher-Großmannschen Maske nicht nötig ist. Dieser Apparat wird von manchen Seiten warm empfohlen (Pfannenstiel, Krömer etc.). Ein Übelstand dieses Apparates besteht vor allem darin, daß der Speichel des Kranken in das Mundstück desselben fließt. Um diesen Speichel besser entfernen und die Maske leichter reinigen zu können, hat Mikulicz einen Korb konstruiert, der mit Mull überzogen in die Maske gestellt wird und den Speichel in dem Mull sammelt. Nach jeder Narkose wird der Korb entfernt und durch einen neuen, sauberen, ersetzt. Ein Nachteil der Wauscher-Großmannschen Maske ist ferner der, daß ihr ein Ventil für die Inspirationsluft fehlt, wie es bei dem Apparat von Ormsby vorhanden ist. Durch dieses Ventil erhält der Kranke auch frische Luft, wenn man die Maske fest auf das Gesicht auflegt, hingegen wird bei dem Apparat von Wauscher-Großmann ein Mangel an Sauerstoff und Überfluß von Kohlensäure auftreten müssen, wenn man den Apparat luftdicht auf das Gesicht aufdrückt. Krömer gibt noch den Rat, die Maske fest auf die Haut des Gesichtes zu drücken und bei undichtem Rand die Öffnungen zwischen Haut und Maske, welche Luft eindringen lassen durch Wattebäusche zu verschließen. Ich kann mir nicht anderes denken, als daß hierbei ein Vorteil nicht vorhanden ist, denn die Luft wird in dem Beutel immer reicher an Kohlensäure und immer ärmer an Sauerstoff werden, ein Umstand, den man der Genfer Methode vorwirft als großer Übelstand und der hierbei entschieden wieder einen großen Nachteil bildet. Jedenfalls ist hier nur ein kleiner Vorteil, daß in dem Apparat mehr Sauerstoff als in dem der Julliardschen Maske vorhanden ist, aber derselbe wird nicht sehr lange Zeit vorhalten und es werden ungeeignete Gasgemische entstehen, was auch Dreser gefunden hat. Es ist dieser Apparat also nur dann ohne Nachteile zu verwenden, wenn man das von Ormsby angebrachte Ventil im Mundstück anbringt, oder den Apparat nicht luftdicht aufsetzt. Immerhin ist dieser vielumstrittene Apparat nicht imstande, der Tropfmethode ernstlich Konkurrenz zu machen.

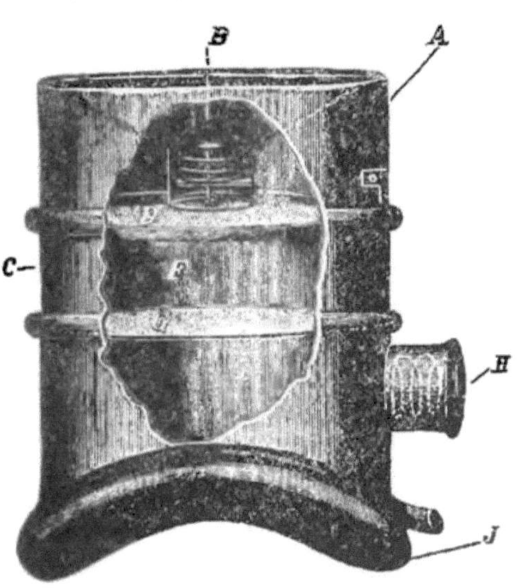

Figur 122.
Ätherapparat nach Wagner-Longard.

Einen eigentlich einer Maske sehr ähnelnden Apparat haben Wagner-Longard angegeben. Derselbe besteht, wie Figur 122 zeigt, aus einem zylinderförmigen Rohr, dessen Basis, mit entsprechenden Ausschnitten für Nase und Kinn versehen, dicht auf das Gesicht paßt und Nase und Mund bedeckt. Der Raum des Zylinders ist durch 2 Böden in 3 Etagen geschieden, und der dritte Raum ist nach oben durch eine trichterförmige Bedeckung bis auf eine kleine Stelle geschlossen. Diese offene Stelle ist durch ein Spiralfederventil nach innen so abgeschlossen, daß Luft einströmen, aber nicht entströmen kann. Dieses Inspirationsventil ist mit B bezeichnet. D und G sind die beiden Böden, welche von Sieben oder Gittern gebildet werden. Der obere Boden D ist herausnehmbar und man legt für den Gebrauch zwischen die beiden Böden etwas gekrüllte Gaze. Bei H ist ein Exspirationsventil angebracht. Wenn man die Maske brauchen will, wird dieselbe zunächst dicht auf das Gesicht des Patienten aufgelegt und ev. durch den mit Luft aufzublasenden Gummischlauch luftdicht adaptiert. Ein vollkommen luftdichter Abschluß zwischen Maskenwand und Gesicht des Patienten ist zur richtigen Funktion des ganzen Apparates nötig. Nachdem der Kranke einige Züge durch die Maske geatmet hat, läßt man durch das Inspirationsventil einen Tropfen Aether einfließen. Allerdings ist die Maske nur gut brauchbar, wenn der Kopf in horizontaler Lage sich befindet, ein Umstand, der die Verwendung des Apparates für die meisten Fälle illusorisch macht, oder doch die Anwendung der Maske erschwert, wenn man auch bei seitlicher Kopflage dieselbe verwenden kann, so ist es doch immer mit mehr Schwierigkeiten verbunden als bei normaler Lage. Der Aethertropfen fällt durch das Ventil auf den Mull resp. die Gaze und verdunstet daselbst. Der Kranke atmet den Sauerstoff in der Luft durch das Inspirationsventil ebenfalls und die Luft mischt sich mit Aetherdämpfen in einer Konzentration, welche abhängig ist von der Menge des Aethers, den man in die Oeffnung gegossen hat. Die Exspirationsluft soll durch Exspirationsventil H ausgestoßen werden. Danach müßte also immer gute Luft einströmen, sich mit Aether mischen, in die Lunge gelangen, wieder exspiriert werden und durch Ventil H aus der Maske ausströmen. Daß das nicht der Fall ist, sieht jedermann sofort ein, denn die Kohlensäure der Exspirationsluft des Kranken wird sich mit der im Apparat befindlichen Luft mischen und es wird immer wieder möglich sein, daß mehr Kohlensäure sich ansammelt, als sich ansammeln sollte. Das ist hierbei eben nicht zu umgehen. Immerhin ist der Apparat nicht ohne Nutzen, denn er veranlaßt einerseits den Patienten zu starkem Atmen und er ermöglicht eine annähernd genaue Konzentration je nach dem Wunsche des Narkotiseurs, da der Aether nur im Apparat verdunsten und nicht nach außen entweichen kann. Ein Vorteil der Maske ist die Zufuhr von sauerstoffhaltiger Luft. Aber bei dem Gebrauch namentlich in Räumen mit sehr feuchter Luft, was ja in Operationssälen meist der Fall ist, wird bei längerer Dauer der Narkose in den Sieben resp. den Böden D und G sich Kondenswasser absetzen, das infolge der Aetherkältewirkung gefriert und nach und nach die Siebe völlig verstopft. Man hat hierbei noch den Nachteil, daß man dem Kranken sehr kalte Gasgemische zuführt, welche die Lunge erkälten und schädigen können. Vor allem ist dies wichtig, weil der Kranke gerade bei dieser Maske vom Anfang an gewöhnt durch die ganze Narkose sehr tief und ausgiebig inspiriert, wobei die kalte Luft sehr stark mit der Lunge in Berührung kommt und besonders stark abkühlend wirken kann. Longard hat diesem Uebelstand durch das Anbringen eines Thermophor zwischen Sieb und Deckel abgeholfen. Dieser Thermophor ist ringförmig, läßt also in der Mitte Raum für den durchtropfenden Aether. Er wird vor der Narkose einige Minuten in kochendes Wasser gelegt und dann in die Maske gebracht. Dadurch hat Longard die Abkühlung etc. völlig verhütet. Bei den Narkosen mit dieser Maske fehlen jede Cyanose, Exzitation bei Frauen und Kindern vollkommen, auch Potatoren werden mit wenig Exzitation betäubt. Die Dauer der Einleitung der Narkose ist bei Frauen und Nichtalkoholisten 3—5, bei Alkoholisten 5—8 Minuten. Jedenfalls verläuft die Narkose sehr gut, leicht und ohne Zwischenfälle, der Aetherverbrauch ist sehr gering. Man kann stets Toleranz mit nur 25—40 ccm Aether erreichen, indem man denselben tropfenweise in die Maske fließen läßt.

Ein dieser Maske sehr ähnlicher Apparat ist der Aetherinhaler von Dr. Jos. W. Hearn, welcher in Philadelphia als Chirurg am Jefferson Med. Hospital denselben für die Aethernarkosen verwendete. Dieser Inhaler verdient noch eher den Namen einer Maske, weil er kleiner und weniger kompliziert ist. Er besteht aus einem auf das Gesicht genau passenden Zylinder, in welchem auf einem Sieb eine Mullkompresse liegt. Nach dem anderen Ende ist der Zylinder durch einen Deckel mit zentraler kleiner Oeffnung verschlossen, durch welche der Aether auf die unter der Oeffnung liegende Mullkompresse getropft wird. Der Kranke atmet durch die Oeffnung die Luft ein, die durch die Kompresse streicht und den Aether mit sich in Dämpfen mischt. Der ganze Apparat ist viel primitiver und bietet alle Nachteile, die der Wagner-

Longardsche Apparat ohne Thermophor ebenfalls besitzt. Ein Vorzug dieses Inhalers ist nicht vorhanden.

Solch ähnliche Masken sind noch verschiedentlich angegeben und konstruiert worden, die alle hier zu nennen nicht angängig ist. Ich werde nur die bekanntesten Apparate beschreiben, die am meisten Verwendung finden und am besten funktionieren.

Ein Apparat, welcher besonders genau dosierte Gemische liefern und auch dem Kranken verabreichen soll, ist von Clover konstruiert worden. Derselbe stellt allerdings einen recht brauchbaren Apparat dar, der in Prinzip und Bauart mit dem Ormsbyschen Inhaler viel Ähnlichkeit aufweist, aber eben wegen der genauen Dosierung auch einen recht komplizierten Apparat darstellt, der, wenn er auch nicht gerade voluminös und schwer transportabel ist, so doch immerhin einen größeren Ballast als eine Esmarchsche Maske darstellt und vor allem in der Handhabung geübte Hand und erfahrenen Narkotiseur verlangt, der dem praktischen Arzte nicht immer zur Verfügung steht. Somit wird derselbe mehr ein Apparat für Hospitaltätigkeit sein. Der Cloversche Apparat wird vor allen Dingen in Frankreich und England verwendet und hat sich dort viele Anhänger erworben.

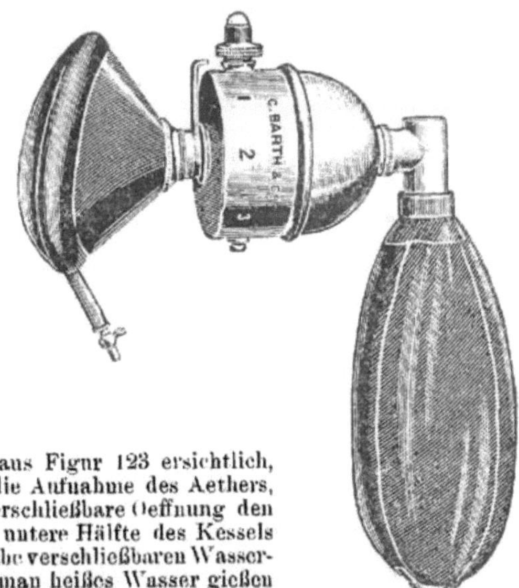

Figur 123.
Äthernarkoseapparat von Clover.

Derselbe besteht, wie aus Figur 123 ersichtlich, aus einem Metallkessel für die Aufnahme des Aethers, in welchen man durch eine verschließbare Oeffnung den Aether eingießen kann. Die untere Hälfte des Kessels ist von einer durch eine Schraube verschließbaren Wasserkammer umgeben, in welche man heißes Wasser gießen kann, um die zu starke Abkühlung der Aetherdämpfe zu verhüten. Mit dem Kessel ist durch ein rechtwinklig gebogenes Rohr ein Gummibeutel verbunden und an der entgegengesetzten Seite des Metallkessels ist die für das Gesicht bestimmte Maske angefügt, welche ähnlich wie die Maske beim Großmannschen Inhaler mit einem durch Luft aufblasbaren Gummirohre versehen ist und für Nase und Kinn passsende Einkerbungen aufweist.

Der Metallkessel ist der Hauptbestandteil des ganzen Apparates und im Innern ziemlich kompliziert gebaut. Der Aetherraum ist in seiner ganzen Höhe von einem runden Kanal durchsetzt, mit welchem der Innenraum durch vier Löcher verbunden ist. An diesen Kanal setzt sich das in den Gummibeutel führende Rohr an, welches nach wenig Zentimeter Verlauf rechtwinklig abgebogen ist. Entgegen dem Ansatz dieses Rohres an den Kanal setzt sich da, wo der Kanal die Wand des Kessels durchbohrt, eine Pfeife an, welche die Verbindung mit dem Mundstück, der Maske, herstellt, und die im Innern gelegen, von außen nicht sichtbar ist. Diese Pfeife ist durch einen außen am Apparat sichtbaren Hebel zu drehen und zu verstellen. Dieselbe kann mit einer zweiten im Kanal selbst angebrachten Pfeife in Verbindung gebracht werden und durch die verschiedene Stellung dieser Pfeifen zueinander wird der Aethergehalt der inspirierten Luft geregelt, verändert und genau dosiert. Wenn nämlich die erste Pfeife so steht, daß der mit ihr verbundene Hebel auf einem am Apparat mit 0 markierten Punkte steht, so ist durch die beiden Pfeifen die Kommunikation des Mundstückes oder der Maske mit dem Gummibeutel hergestellt, und die von dem Kranken ausgeatmete Luft wird in dem Gummibeutel geblasen und von da wieder inspiriert, so daß also der Narkotisierte immer seine Exspirationsluft wieder inspiriert. Es sind nun an der Außenseite des Kessels die Ziffern 1, 2, 3, 4 aufgeschrieben, und dieselben markieren Punkte, auf welche man den Hebel stellen muß, um bestimmte Aetherbeimeugungen zu der Luft im Apparat hinzufügen zu können. Wenn man den Hebel auf Punkt 4 stellt, so muß all die Luft, welche der Kranke ein- und ausatmet, durch den Aetherkessel hindurchströmen, wobei sie natürlich eine große Menge von Aetherdämpfen aufnimmt und sich beimengen muß, so daß nun der Kranke nicht mehr reine Luft atmet, sondern die von ihm selbst expirierte Luft mit viel Aetherdämpfen inspiriert und so fort. Während er nun so weiter atmet wird er immer mehr Aetherdämpfe erhalten, das Gasgemenge im Apparat wird immer reicher an Aetherdämpfen, reicher an Kohlensäure und ärmer an Sauerstoff werden. Wenn man daher den Hebel auf der 4 stehen läßt, wird der Kranke sehr bald tief narkotisiert werden. Wenn man nun den Hebel auf Nummer 3 stellt, so wird nicht die ganze Luft durch den Aetherkessel getrieben werden, sondern es wird nur ca. $^3/_4$ der Luft durch den Aether strömen und $^1/_4$ wird an der Aetherkammer vorbei in den Beutel streichen, stellt man den Hebel auf Nummer 2, so wird nur die Hälfte, stellt man ihn auf Nummer 1, so wird nur $^1/_4$ der Luft in die Aetherkammer streichen und sich Aether beimengen, während der Rest, jetzt also $^3/_4$ Teile der Luft, neben dem Aetherraum vorbei in den Gummibeutel strömt. Es wird also je nach den Zahlen die Luft mit viel oder mit wenig Aetherdämpfen vermischt werden und somit erhält der Kranke bei 0 keinen Aether, bei 1 nur wenig, bei 2 etwas mehr, bei 3 noch mehr und bei 4 sehr viel Aetherdämpfe.

Wenn man also einen Kranken mit dem Cloverschen Apparat, der in Figur 123 abgebildet ist, narkotisieren will, so beschickt man zunächst den Aetherkessel mit 75—100 ccm Aether, dann stellt man den Hebel auf den Nullpunkt ein und läßt einige Atemzüge von dem Kranken tun. Dann stellt man den Hebel auf Nummer 1 und läßt den Kranken ruhig weiter atmen, indem man beobachtet, ob der Aether auch schon gut vertragen wird. Man kann ja auch erst den Hebel auf die Hälfte der Entfernung von 0—1 stellen, dann erhält der Kranke noch weniger Aetherdämpfe. Atmet der Patient ruhig ohne Störung, so stellt man den Hebel nach und nach auf Marke 2 und 3, bis man auf 4 angelangt ist. Dabei wird der Kranke sehr bald betäubt sein. Clover rühmt neben der prompten ruhigen Narkose, die man mit seinem Apparate erzielt, als besondere Vorteile einen sehr geringen Konsum an Aether, die Dämpfe können langsam, stufenweise höher konzentriert werden, man brauche keinen Aether nachzugießen u. dgl. m.

Der Cloversche Apparat besitzt den geringen Vorteil, daß er während der ersten Minuten langsam bestimmte Dosen aufsteigend verabreicht, aber diese Dosierung wird bald ganz illusorisch, denn der Kranke atmet ja immer wieder Aetherdämpfe mit der Luft aus, es entstehen also in dem Beutel höhere Konzentrationen, als man annimmt, der Patient erhält zweitens während der ganzen Narkose keinen Sauerstoff, sondern er muß mit der geringen Menge, welche in dem Apparat vorhanden war, auskommen, also entsteht im Organismus ein starker Mangel an Sauerstoff, weiter bildet sich im Cloverschen Apparat eine große Menge Kohlensäure, die der Kranke stets wieder in- und exspiriert, also wird neben der Aether- hierbei eine Kohlensäurenarkose bestehen, weiter vermag man wohl den Aethergehalt zu steigern bei Beginn der Narkose, doch wenn der Kranke tief betäubt ist und man stellt den Hebel auf 0, so atmet der Kranke immer weiter die ätherreiche Luft im Gummibeutel, bis der darin enthaltene Aether verbraucht ist, was, wenn der Aether nicht eine so große Narkosenbreite besitzen würde, dem Kranken große Gefahren bringen könnte, so wäre z. B. für die Chloroformnarkose dieser Apparat ein höchst gefährliches Instrument. Wenn der Apparat genau dosieren sollte, so müßte der Kranke nicht die Luft aus dem Beutel, sondern reine atmosphärische Luft zugeführt erhalten. Wenn stets sauerstoffreiche Luft durch die Pfeifen strömen würde, könnte man eine annähernd genaue Dosierung annehmen. An diesem Apparat aber, wie ihn Clover angegeben hat, ist nie eine angemessene Konzentration der Aetherdämpfe in dem Gasgemisch enthalten, angemessen den Zahlen, die die Marken für den Hebel angeben. Es ist demnach auch der Cloversche Apparat nicht für eine reine Aethernarkose, wie man sie sich jetzt als Idealnarkose vorstellt, bei welcher der Kranke reichlich Sauerstoff atmet und nicht unter Kohlensäureintoxikation steht, zu brauchen, denn der Cloversche Apparat bewirkt nicht eine Aethernarkose, sondern eine Aetherkohlensäurenarkose. Es ist aber nun gerade in der neueren Zeit erkannt worden, wieviel bei jeder Narkose die reichliche Zufuhr von Sauerstoff zu den Lungen wert ist, so daß man bereits den Aetherdämpfen Sauerstoffgas beimischt, und man hat, gestützt auf diesen Gedankengang und zahllose Beobachtungen und Versuche, die Aethererstickungsnarkose der Genfer Methode als nicht ungefährlich hingestellt. Man kann nun da unmöglich die Narkose nach Clover als einen Fortschritt bezeichnen und muß nach unserer heutigen Ueberzeugung die Cloversche Maske entschieden als wenig geeignet für eine Narkose erachten.

Der ebenbeschriebene Cloversche Apparat ist nun modifiziert worden, und zwar von Sheppard dadurch, daß das Verbindungsrohr zwischen Maske oder Mundstück und dem Metallkessel eine rechtwinklige Abknickung erhielt, so daß es dadurch ermöglicht wird, daß man einen Kranken, der den Kopf auf der Seite liegen hat, bequem narkotisieren kann. Es ist die Verwendung dieses Sheppardschen Apparats in beistehender Figur 124 abgebildet.

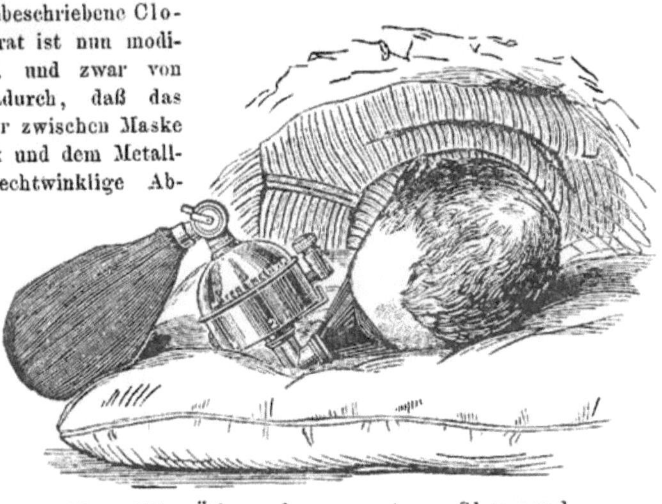

Figur 124. Äthernarkoseapparat von Sheppard.

Weiter ist der Apparat von Silk anstatt mit dem mit einem aufblähbaren Gummischlauch versehenen Metallmundstück mit einem aus Zelluloid bestehenden Mundstück versehen worden. Auch dieses durchsichtige Zelluloidmundstück ist in der Figur 124 zu sehen.

Von Wilson Smith ist eine Modifikation dieses Apparates angegeben worden, welche den Ätherkessel aus Glas angefertigt zeigt, so daß man imstande ist zu kontrollieren, ob der Äther verbraucht oder ob noch genügend in dem Kessel vorhanden ist. Diese Verbesserungen bedeuten nur geringe Fortschritte.

Weiter ist von Barth ein Gummiballon angegeben worden, der vom Apparat abnehmbar und umzustülpen ist, so daß man die Innenfläche des Ätherballons besser und bequemer, auch intensiver reinigen und lüften kann, wodurch die sonst in dem Ballon zurückbleibenden Ätherreste entfernt werden. Dadurch hat der Apparat im Anfang der Narkose noch keinen Geruch nach Äther, was den Kranken bisweilen sonst abschreckt. Ferner hat man den Ballon resistenter angefertigt, so daß er nicht so leicht zusammenfällt, sondern elastischer bleibt.

In Deutschland sind noch zwei andere Apparate für die Aethernarkose in Gebrauch, welche besondere Aehnlichkeit mit dem obengenannten Wagner-Longardschen Apparat haben. Der eine dieser Apparate ist von Czerny angegeben und besteht, wie aus beistehender Figur 125 ersichtlich ist, aus einem Zylinder mit einem denselben quer durchsetzenden Sieb, auf welches man Mull in einer dünnen Schicht legt. Die Maske ist durch einen Deckel verschlossen, welcher ebenfalls Löcher hat. Man gießt den Aether auf den Mull. Der Kranke respiriert die Luft durch die Maske und erhält dabei die Aetherdämpfe beigemengt. Einen besonderen Vorteil bietet dieser Apparat gegenüber den anderen nicht.

Rosenfeld hat einen komplizierteren Apparat angegeben, welcher dem Prinzip nach ebenso gebaut ist, der nur aus zwei ineinandersitzenden zylinderförmigen Gebilden besteht. Aus beistehender Figur 126 ist ersichtlich, daß in dem großen Zylinder ein kleinerer mit Mull od. dgl. überzogener Zylinder angebracht ist. In der Decke des Apparats ist eine Oeffnung, durch welche man den Aether in den Apparat gießt. Der Aether fließt auf den inneren Zylinder und wird daselbst verteilt über eine größere Fläche, so daß eine intensivere Verdunstung entsteht. Der ganze Apparat gestattet infolge seiner Bauart einen reichlicheren Sauerstoffzutritt als die anderen Apparate und bietet infolgedessen einen Vorteil, indem er dem Kranken ein sauerstoffreicheres Aetherdampfluftgemisch verabreicht mit geringerem Prozentgehalt an Kohlensäure wie die englischen Apparate.

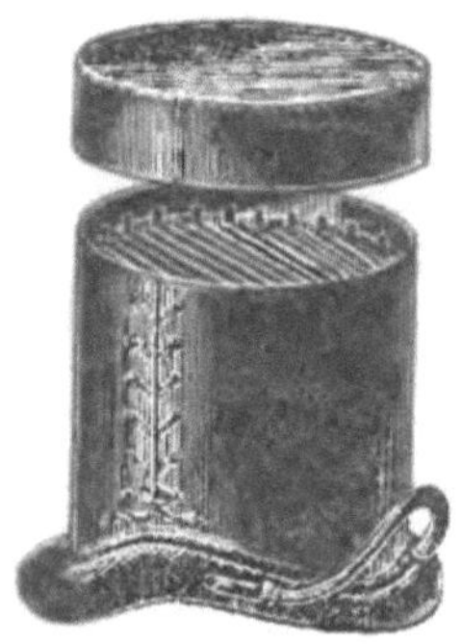

Figur 125. Ätherpparat von Czerny.

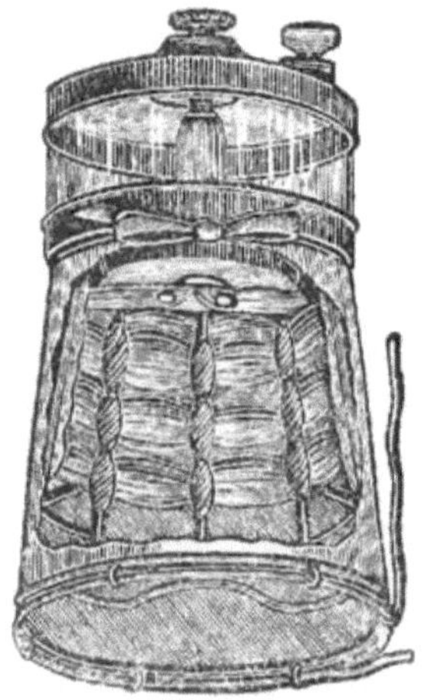

Figur 126. Ätherapparat von Rosenfeld.

Alle diese eben hier angeführten Apparate verfolgen das Prinzip bei der Äthernarkose, eine möglichst genaue Dosierung zu bewirken und dabei soviel als angängig den Luftzutritt zu hindern. Es war diese Ansicht, die Ätherwirkung sei eine stärkere bei völligem Luftabschluß, hervorgegangen aus der Beobachtung bei der Genfer Methode, daß die Narkose um so schneller eintrete, je intensiver man die Luft fern halte, was man ja bekanntlich dabei durch das Umwickeln des Maskenrandes mit einem Handtuch zu erreichen suchte und auch erreichte. Diese Annahme war aber eine irrige, denn man schadete nur dem Kranken. So haben sich die Narkotiseure in zwei Lager geteilt, die einen, welche die Narkose unter Luftabschluß und die anderen, die sie unter Luftzutritt erreichen wollen.

Ein für die Äthernarkose noch angegebener praktischer Apparat, welcher die Narkose ähnlich wie die von Wagner-Longard konstruierte Maske ermöglicht, ist der von Rendler angegebene Apparat. Derselbe besteht, wie Figur 127 zeigt, aus einem zylinderförmigen Metallgefäß, welches mit der Basis genau auf das Gesicht des Kranken paßt und am entgegengesetzten Teil eine abgerundete mit zahlreichen Löchern versehene Decke besitzt, welche man abnehmen kann. Im Inneren des Apparats befindet sich ein Zwischenboden, der ebenfalls durchbrochen ist und auf welchen man Watte oder Mullkompressen legt. Durch die durchlochte Decke wird der Äther getropft oder in kleinen Mengen gegossen und fließt von da in die Mull- oder Wattelagen. Der Kranke atmet die Luft durch den Apparat, da seitlich keine solche zudringen kann und erhält so die mit Äther gemengte Luft je nachdem man viel oder wenig Äther aufgießt. Natürlich darf der Äther nur in kleinen Mengen aufgetropft oder gegossen werden, damit er nicht auf das Gesicht des Patienten fließt. Der Apparat ist auskochbar und insofern von Vorteil. Auch ist die Narkose dadurch sehr angenehm zu bewirken, da man leicht und sicher die Dämpfe konzentrieren kann.

Wenn man nun diese genannten Apparate kritisch betrachtet, so lassen sie sich in die zwei Gruppen trennen, in die, welche dem Kranken atmosphärische Luft zuführen und in die, welche nur die eigene Luft und die im Apparat befindliche atmen lassen. Es ist leicht erklärlich, daß die Apparate und Methoden ersterer Gruppe bei weitem vorzuziehen sind gegenüber den letzteren, denn innerhalb der Apparate, welche atmosphärische Luft nicht zutreten lassen, wird sich sehr bald der wenige Sauerstoff aufbrauchen, ohne daß solcher regeneriert wird. Dadurch entsteht mit der Zeit ein Mangel an Sauerstoff, der sich auch im Blute des Menschen bemerkbar macht und die natürliche Folge ist eine Kohlensäureintoxikation. Bei allen diesen Apparaten findet, wenn der Narkotiseur nicht neben dem Mundstück und Gesicht Luft zutreten läßt, sondern den Apparat fest auf das Gesicht aufsetzt, neben der Äthernarkose auch eine Kohlensäurenarkose statt. Diese Kombination ermöglicht eine schnellere Betäubung, das Stadium 1 und 2 der Narkose ist kürzer, aber es bestehen daneben Gefahren durch die Kohlensäurewirkung. Die Abkürzung des ersten und zweiten Stadiums wird dabei vor allen Dingen dadurch erzielt, daß der Äther unter weniger Luftbeimengung, also konzentrierter eingeatmet wird, als bei den offenen Apparaten. Es wird aber durch die geschlossene Methode der Äther stärker in seinen üblen Eigenschaften zur Geltung kommen, denn die Dämpfe sind konzentrierter, und diese üblen Eigenschaften bestehen vor allem in Reizung der Lungen etc. Man hat beobachtet, daß bei langsamer Steigerung der Konzentration der Ätherluftgemische unter reichlichem Luftbeitritt die Reize, welche auf die Schleimhaut der Bronchien ausgeübt werden, viel geringer sind, man sieht diese geringere Reizwirkung sofort auch an der Schleimabsonderung und Speichelsekretion im Munde, welche bei der langsamen Dosierung viel geringer ist, als bei den geschlossenen Apparaten. Die Folgen dieser Reizung durch den Äther sind ja bekannt und man hat es in der Hand, die Gefahren der Äthernarkose stark zu vermindern. Deshalb ist die Tropfmethode eben die beste Darreichungsart. Natürlich läßt sich auch mit den übrigen Methoden eine exakte Dosierung und vorsichtige Verabreichung erzielen, und dies muß auch bei den bestfunk-

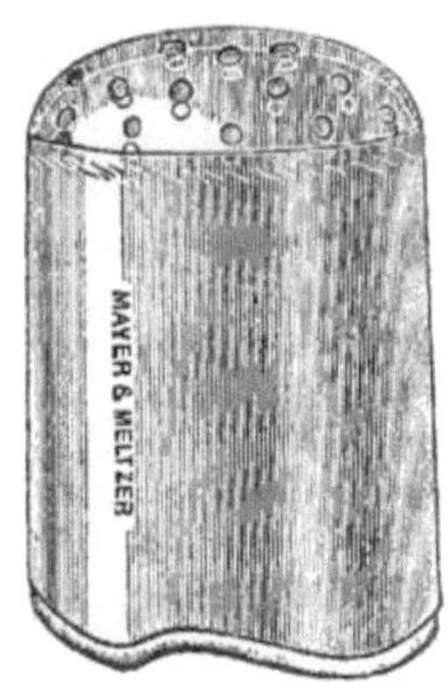

Figur 127. Ätherapparat nach Rendler.

tionierenden Apparaten das Bestreben des Narkotiseurs sein, denn er kann durch korrekte Leitung der Betäubung den Apparat in seiner Wirkung bedeutend unterstützen.

Es ist bei allen diesen Apparaten und Methoden der Darreichung des Äthers das Operieren im Gesicht bedeutend erschwert, denn die Maske oder das Mundstück der Apparate nimmt stets einen großen Teil des Gesichts in Anspruch und verdeckt meist Mund und Nase. Daher kann man all diese Apparate bei Operationen im Mund, Rachen oder der Nase nicht gut brauchen, es sei denn, man verwendet die abwechselnde Betäubung, wobei man durch festes Auflegen der Maske erst den Kranken tief betäubt, bis er in der tiefsten Toleranz angelangt ist, nimmt nun die Maske weg und läßt den Operateur arbeiten, bis der Kranke zu erwachen beginnt. Da unterbricht der Operateur die Operation und der Narkotiseur betäubt wieder bis zur Toleranz. So wechselt man ab. Dies hat aber viel Nachteile, die sich jeder leicht vorstellen kann. Deshalb hat man versucht, auf andere Art die Ätherdarreichung auszuführen. Die Methode, wie sie bei Chloroform erwähnt wurde und die in Tracheotomie mit Auftropfen des Narkotikums auf den mit Mull überspannten Trichter besteht, kann bei Aether sulf. deshalb nicht ausgeführt werden, weil der Äther, durch die Tracheotomiekanüle inspiriert, eine zu starke Kältewirkung auf die Schleimhaut der Bronchien ausübt. Man soll dazu nie Äther verwenden, sondern Chloroform. Ist dies nicht möglich, muß man die Ätherdämpfe aus einem langen Schlauch, der durch warmes Wasser läuft, in die Trachealkanüle eindringen lassen.

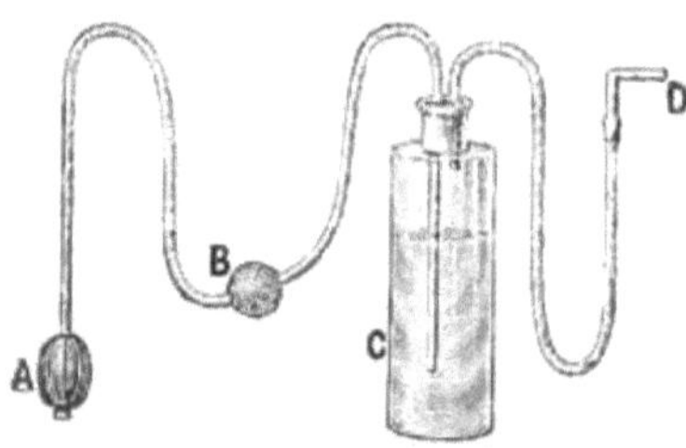

Figur 128. Narkoseapparat von Arndt für Narkosen bei Operationen im Gesicht, Mund etc.
A = Gummiball, B = Sammelballon, C = Äthergefäß, D = Mundstück.

Man hat zum Zwecke der Narkose bei Operationen im Gesicht, Hals etc. einen Apparat angegeben, der entweder direkt mit der Tracheotomiekanüle verbunden werden kann, oder welcher mit einem Glasrohr endet, das rechtwinklig abgebogen ist und in einen Mundwinkel des Patienten gelegt wird. Der Apparat ist von Arndt angegeben worden und besteht aus einer Glasflasche von 200—300 ccm Inhalt, die einen Stopfen aus Gummi besitzt, welcher doppelt durchbohrt mit zwei Glasröhren versehen ist, von denen das eine Rohr kurz unterhalb der unteren Korkfläche abgeschnitten und mit einem langen Gummischlauch verbunden ist, der ca. 1 m lang an dem anderen Ende das eben beschriebene Mundstück besitzt. Das andere Rohr des Gummistopfens führt bis ziemlich auf den Boden des Gefäßes, und ist mit einem Gummischlauch an dem äußeren Ende versehen, welcher mit einem Gebläse verbunden ist. Das Gebläse ist so konstruiert, daß der zu komprimierende Gummiball am Erdboden liegen kann, während der Luftsammelball auf dem Tisch liegt neben der Flasche. Der Apparat ist in Figur 128 in schematischer Darstellung abgebildet, und die Konstruktion desselben zu ersehen. So kann man den ersteren Ball mit dem Fuße komprimieren, natürlich kann er auch mit der Hand in Bewegung gesetzt werden. In die Glasflasche füllt man Aether hinein und treibt durch das Gebläse Luft durch den Aether, welche sich mit dessen Dämpfen sättigt und dieses Luftäthergemisch dem Patienten in den Mund bläst, so daß er dadurch narkotisiert werden kann; je nach Bedarf kann man dem Kranken durch schnelles Komprimieren des Gebläses viel Aether zuführen, oder auch langsamer komprimieren und somit weniger Aether verabreichen. Dieser Apparat hat viel Aehnlichkeit mit dem Junkerschen Chloroformapparat. Man kann, wenn eine Tracheotomie unumgänglich ist, auch den Gummischlauch anstatt mit dem Mundstück mit der Trachealkanüle verbinden, und man kann auch den Gummischlauch ev. durch ein Gefäß mit heißem Wasser leiten, um eine Erwärmung der Gase zu erzielen. Beides läßt sich mit Leichtigkeit erreichen. Es ist dieser Apparat für solche Fälle ein sehr brauchbarer und am einfachsten in der Anwendung. Wenn der Apparat in Tätigkeit ist, so kann man bei konstantem Durchblasen eines Luftstromes 1 l Luft in einer Minute durch den Apparat treiben, und diese Luft sättigt sich mit Aetherdämpfen, und zwar bei 16° C enthält dieselbe ca. 46 Volumprozent Aetherdämpfe. Dies ist ein enorm hoher Gehalt und man kann denselben nur dann verwenden, wenn der Apparat in den Mund leitet, woselbst sich das Gemenge verdünnt. Die Mischung welche sich im Munde bildet, enthält dann höchstens 4—5% Aether, was sich leicht berechnen läßt. Man hat im Wanscherschen Apparat bis 34% Aethergehalt, unter der Julliardschen 2—5%, und es ist von Kionka berechnet, daß 4–8% Aethergehalt zur Narkose vollkommen genügen. Es wären also 46% viel zu hoch. Man darf daher den Luftstrom nur langsam durch den Apparat treiben, und muß vor allen Dingen bei der Narkose durch die Trachealkanüle sehr vorsichtig sein und langsam den Luftstrom hindurchblasen, denn in diesem Falle kommt ja der ganze Aethergehalt des Luftstromes unverdünnt in die Lungen. Aber der Apparat gestattet ja auch eine sehr leichte Modifikation, indem man nur langsam und wenig stark den Gummiball komprimiert. Wenn Narkose eingetreten, braucht man nur wenig Aether und selten zu komprimieren. Aber der Apparat wird am besten nur zur Fortsetzung der Narkose verwendet, denn im Beginn der Inhalationen belästigen die stark konzentrierten Aetherdämpfe den Patienten sehr stark; so wird man am besten erst den Kranken mit einer anderen Maske bis zur Toleranz betäuben und dann mit dem Apparat von Arndt die Narkose unterhalten. Zum allgemeinen Gebrauch eignet er sich deshalb nicht.

Von all den bisher genannten Apparaten und Methoden der Äthernarkose ist entschieden die Tropfmethode die brauchbarste und einfachste, man braucht für dieselbe nur die Esmarchsche oder Schimmelbuschsche Maske und eine Tropfflasche. Infolge dieses wenigen und kleinen Instrumentariums ist diese Methode für die Praxis am meisten geeignet.

Es sind noch verschiedene Tropfflaschen dazu angegeben worden, so ist die Flasche mit dem Verschluß nach Kurrer eine ganz brauchbare, da der Verschluß, der im Allgemeinen Teil in Figur 63 abgebildet ist, automatisch funktioniert und somit eine Erleichterung für den Narkotiseur darstellt. In neuerer Zeit ist noch eine Vorrichtung zum bequemeren Ausgießen des Aethers angegeben worden, welche ebenfalls auf jeder Flasche anzubringen ist und durch den Druck der Finger das Ausfließen ermöglicht. Dieselbe ist von v. Bayer konstruiert und bildet eine Erleichterung bei der Narkose, hat aber weniger Vorteile wie der Kurrersche Verschluß. Immerhin sind dies Einrichtungen, die man entbehren kann. Der Arzt in der Praxis verwendet auch meist eine gewöhnliche Tropfflasche, wie man sie in der Apotheke erhält, oder mangels einer solchen eine selbstgefertigte, welche er darstellt, indem er in den Kork der Aetherflasche an zwei auf der Circumferens des Korkes sich gegenüberliegenden Punkten in der Längsachse verlaufende Rinnen, die er mit dem Messer einschneidet, anbringt. Setzt man den so modifizierten Kork auf die Flasche, verschließt die eine der Rinnen, welche nun Öffnungen bilden, mit dem Finger und neigt die Flasche über die Maske, so kann man durch Lüften und Aufdrücken des Fingers abwechselnd ein beliebig zu modifizierendes tropfen des Aethers leicht ermöglichen. Dies ist die einfachste Tropfflasche.

Neben der durch die verschiedenen Methoden erzeugten Äthernarkose hat man noch zwei Methoden, die ich im folgenden kurz beschreiben will. Die eine ist die coupierte Äthernarkose von Kronacher. Dieselbe soll vor allen Dingen das Eintreten postnarkotischer Lungenleiden verhüten und besteht darin, daß man auf eine der üblichen Masken 5 bis 10 ccm Äther gießt und läßt den Kranken unter der Maske unter abwechselndem Lüften der Maske einige tiefe Atemzüge ausführen. Nach einiger Zeit gießt man 10—20 ccm Äther wieder in die Maske und narkotisiert so den Kranken bis zum Eintreten der Exzitation. Wenn die Exzitation eingetreten ist, läßt man den Kranken noch 5—10 Atemzüge unter der Maske ausführen, wobei man ev. nochmals 10—20 ccm Äther in die Maske gießt. Meist ist jetzt vollkommene Anästhesie eingetreten, wenn nicht, so läßt man den Kranken noch so lange Äther einatmen, bis dieselbe erfolgt. Nun entfernt man die Maske und operiert. Man kann jetzt bis 10 Minuten lang operieren, ohne daß der Kranke auch nur die geringsten Schmerzen empfindet. Ist die Operation noch nicht beendet und äußert der Kranke wieder Schmerzen, so narkotisiert man wieder bis zum Eintritt der Exzitation. Natürlich ist diese Methode am besten bei kleinen Operationen zu verwenden, und die Erfolge hängen auch von dem Kranken ab, ein Alkoholist ist schwerer zu betäuben, oft gar nicht, und bei Frauen oder Nichtalkoholisten ist die Narkose sehr brauchbar. Bedarf man bei der Operation aber völlige Muskelerschlaffung, so ist die Methode nicht geeignet, denn eine völlige Lähmung der Muskeln tritt meist nicht während der ganzen Dauer der Narkose auf. Sie ist daher nur zu kleinen Eingriffen zu verwenden und bietet eben den Vorteil, daß nicht alle Reflexe erloschen sind und der Kranke nicht Schleim u. dgl. aspirieren kann. Es ist vor allem bei Mund- und Halsoperationen diese coupierte Narkose zu verwenden, wobei der Kranke das in den Rachen fließende Blut noch auszuspucken und auszuhusten oder zu verschlucken vermag. Insofern und wegen der wenigen in die Lungen gelangenden Ätherdämpfe ist die Lunge auch nicht so großen Gefahren ausgesetzt wie bei der langen Äthernarkose.

Sehr ähnlich dieser Methode ist der Ätherrausch (Sudeck, Kuttner etc.). Derselbe ist eine Analgesie, welche bei jeder Narkose kurz vor dem Übergang in die Exzitation eintritt. Es wird dabei nur die Schmerzempfindung gelähmt, während alle anderen Reflexe und das Bewußtsein nicht erlöschen. Der Rausch dauert aber auch nur kurze Zeit, 3 bis höchstens 10 Minuten, an. Man kann daher kleine chirurgische Eingriffe völlig schmerzlos ausführen, ohne daß der Patient tief narkotisiert ist. Er braucht zu der Rauschmethode nicht vorbereitet zu sein, ebenso hat er nach der Narkose keine Beschwerden, es fehlen Übelsein, Erbrechen, Schwindel, Kopfschmerz, der Kranke steigt vom Operationstisch und kann sofort nach Hause gehen, ohne sich übel zu fühlen. Der Ätherrausch ist eben nur eine durch schnell eingeatmete konzentrierte Äthermengen erzeugte Analgesie und dieser Rausch ist um so ausgeprägter, je weniger stark narkotisch ein Mittel wirkt. Da nun der Äther schwächer wirkt als Chloroform, so hat er auch ein längeres Rauschstadium. Man kann diese kurze Analgesie auch zu größeren Operationen verwenden. So ist von verschiedenen Chirurgen die Methode zur Ausführung von Amputationen, Knochenresektionen etc. verwendet worden (Sudeck etc.), doch es macht sich bei größeren Operationen der Umstand unangenehm bemerkbar, daß das Bewußtsein des Kranken vorhanden und die Tastempfindung nicht gelähmt ist. Der Kranke empfindet zwar keinen Schmerz, doch er merkt deutlich, daß an dem betreffenden Gliede etwas vorgenommen wird, er merkt das Sägen und Meißeln am Knochen etc., und diese Tastempfindung ist bei nervösen Leuten sehr lästig, zudem kommt die Shokwirkung hierbei in Betracht, welche bei empfindlichen Patienten ja sogar den Tod herbeiführen kann. Somit ist die Methode eben nur für kleine Operationen geeignet.

Man verfährt am besten folgendermaßen, um den Ätherrausch hervorzurufen. Der Kranke muß schnell hintereinander tiefe Atemzüge ausüben und dabei zählen. Meist beginnt die Analgesie, wenn der Kranke unregelmäßig zählt und abwehrende Bewegungen zu machen beginnt. Man läßt dann den Kranken weiter zählen, ohne neue Mengen von Äther zu verabreichen. Der Arzt selbst, wenn an ihm die Rauschmethode ausgeführt wird, kann angeben und dem Kollegen sagen, wann die Analgesie beginnt, denn er fühlt den Eintritt der Analgesie, während er noch vollkommenes Bewußtsein besitzt. Bei dem Kranken als Laien muß man warten, bis die ersten Trübungen des Bewußtseins sich zeigen. Wenn man operiert und der Kranke fängt wieder an, über Schmerzen zu klagen, man merkt den Eintritt der Sensibilität am Zusammenzucken des Patienten, so kann man durch neues Verabreichen von Äther den Rausch erneuern, und dies mehrmals hintereinander vornehmen. So kann man im Rausch, der 2—3 mal erneuert wurde, bis zu 20 Minuten lang operieren. Wenn man das Spiel aber weiter fortsetzt, so verfällt der Kranke in tiefe Narkose. Übrigens ist es sehr leicht, aus dem Rausch eine längere Äthernarkose einzuleiten, der Übergang vom Rausch in Toleranz geht schnell und ohne wesentliche Exzitation vor sich. Es kommt der Mangel wesentlicher Exzitation daher, daß im Organismus durch das Inspirieren des Äthers für den Rausch schon eine größere Menge von Äther enthalten ist und der Kranke sich an das Einatmen der Dämpfe in konzentrierter Form gewöhnt hat, so daß die weiteren Äthergaben nicht mehr unangenehm empfunden und in großen Dosen eingeatmet werden, so daß rasch die Toleranz erreicht wird. So hat man auch den Ätherrausch zur Einleitung der längeren Äther- oder Chloroformnarkose zu verwenden angeraten, doch bestehen Gründe dagegen, da man eine längere Zeit dauernde Äthernarkose nicht mit so konzentrierten Ätherluftgemischen einleiten soll, weil dabei der Äther einen sehr starken Reiz auf die Bronchialschleimhaut etc. ausübt und Lungenerkrankungen begünstigt werden. Für den kurzen Ätherrausch schaden die großen Dosen wenig oder nicht, aber auch wegen der Reizung der Bronchialschleimhaut darf der Ätherrausch nicht über längere Zeit ausgedehnt werden. Er eignet sich nur für kurze Narkosen.

Die Technik wird am besten mit der von Sudeck angegebenen Maske ausgeführt. Dieselbe ist in Figur 129 abgebildet. Sie besteht aus dem Mundstück, das fest auf das Gesicht paßt und gelegt wird und welches ein Exspirationsventil, durch das die Exspirationsluft in die Umgebung ausgestoßen wird, und ein Inspirationsventil besitzt. Letzteres führt in die obere Abteilung der Maske, woselbst eine geringe Menge Watte etc. liegt, auf welche man den Äther tropfenweis auftropft. Der Luftstrom, welchen der Kranke inspiratorisch erzeugt, streicht durch diese Watte und vermischt sich mit dem dort verdampfenden Äther, so daß der Kranke stets sauerstoffreiche Luft mit Ätherdämpfen gemischt einatmet. Die Maske veranlaßt, wegen der Ventile und des luftdichten Abschlusses am Gesicht, den Kranken kräftig zu atmen. Je nach der Zahl der auffallenden Tropfen kann man die Konzentration der Luftäthergemische erhöhen oder vermindern, wie es der Zustand des Kranken gerade erfordert. Im Anfang läßt man den Äther in ca. 60 Tropfen pro Minute in die

Watte fallen, so daß der Kranke eine hohe Konzentration des Ätherdampfes inspiriert.

Nachdem der Rausch eingetreten ist, läßt man nur noch wenig Tropfen oder wenn die Operation bald beendet ist, gar keine mehr in die Maske fallen. Kurz nachdem man die Ätherzufuhr sistiert, schwindet auch nach einigen Minuten die Analgesie und der Kranke kann ohne Nachwirkung bei völligem Wohlbefinden nach Hause gehen.

Die ebengeschilderte Maske von Sudeck stellt auch eine sehr brauchbare Maske für die lange Äthernarkose dar, sie ist im großen und ganzen der Wagner Longardschen Maske sehr ähnlich. Letztere hat vielleicht die Vorzüge, daß sie die Gase ev. erwärmen läßt und fester auf dem Gesicht aufsitzt etc. Doch hat sie den Nachteil, daß sie nicht auskochbar ist und ein größeres Instrument darstellt, während die Sudecksche Maske, ganz aus Metall gefertigt, auskochbar ist und eine Größe aufweist, die einen leichten Transport, selbst in der Tasche, ermöglicht. Allerdings sind die Ätherluftgemische sehr kalt, die der Kranke durch diese Maske atmet. Es ist dies bei langen Narkosen ein großer Übelstand und man sollte die Kältewirkung auch bei anderen Apparaten mehr zu vermeiden suchen. In dieser Hinsicht ist die heizbare Wagner-Longardsche Maske die beste.

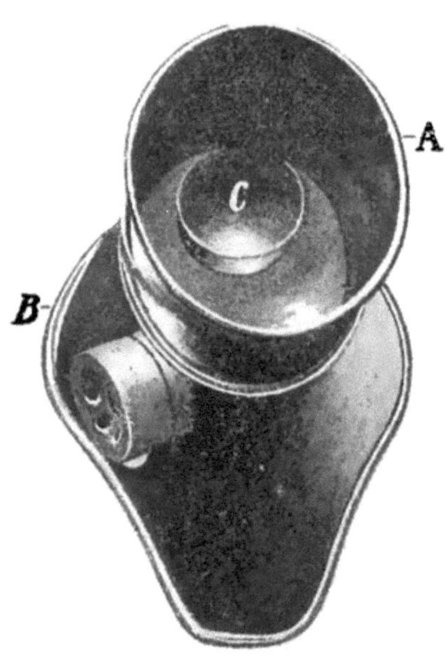

Figur 129.
Äthermaske nach Sudeck.

Die Ausführung des Ätherrausches ist natürlich mit jeder anderen Maske ebensogut möglich, man kann eine Julliardsche Maske ebensogut verwenden, als eine der anderen Masken. Man hat auch empfohlen, in die Julliardsche Maske zunächst 20 ccm Äther zu gießen, die Maske fest auf das Gesicht zu legen und den Rand mit einem Handtuch zu umwickeln, indem man den Kranken tief und schnell inspirieren läßt. Diese Methode ist entschieden zu verwerfen, da der Kranke nicht Sauerstoff in genügenden Quanten atmen kann. Die beste Methode ist neben der Verwendung der Sudeckschen Maske die Verwendung einer Esmarchschen Maske, auf die man rasch Äther tropft und den Kranken tief und ausgiebig atmen läßt. Man tropft den Äther so lange auf, bis die Analgesie eintritt, was innerhalb weniger Sekunden, 30—50 Sekunden, geschieht.

Am besten wird der Kranke nach Möglichkeit von dem Gedanken an die Operation abgelenkt, man soll ihm gar nicht sagen, daß man operieren will, während noch nicht ganz betäubt ist, sondern der Kranke soll im Glauben sein, er werde erst tief betäubt. Bei ruhigen, vernünftigen Leuten kann man dann die Operation ausüben, ohne daß der Kranke etwas merkt und er wundert sich, wenn alles schon vorüber ist, während er glaubt, es solle erst die Narkose beginnen. Bei sehr nervösen und ängstlichen Leuten soll man aber lieber eine tiefe Narkose ausführen.

Nach diesen Betrachtungen über die Technik der Äthernarkose müssen noch einige Bemerkungen über eine Methode angefügt werden, welche wohl kaum noch jetzt verwendet wird, die aber doch wichtig ist und wenigstens als historisches Faktum erwähnt werden muß. Pirogoff und Roux haben im Jahre 1847 die Einleitung und Ausführung der Äthernarkose per rectum angewendet und Pirogoff hielt dieselbe für sehr brauchbar. Es hat nämlich der Darm die Eigenschaft, den Ätherdampf sehr schnell zu resorbieren und man kann somit durch Einleiten von Ätherdämpfen in das Rektum eine Narkose hervorrufen. Der Vorteil dieser Methode liegt darin, daß sie ermöglicht, Operationen im Hals, Kehlkopf etc. auszuführen, ohne daß man eine Maske vor dem Gesicht etc. nötig hat. Dudley Buxton hat die Methode bei solchen Operationen in der Neuzeit noch sehr oft angewendet und er hat als Vorteile angegeben, daß man wenig Äther brauche, der Kranke sich schneller nach der Betäubung erholt, die Nachwirkungen geringer sind, die Exzitation sehr wenig oder gar nicht vorhanden sei. Ein Nachteil ist der, daß es längere Zeit dauert, bis der Patient zur Operation fertig ist, was man dadurch verbessern wollte, daß man die Narkose per Os als Inhalationsnarkose anfing und dann nach Beginn der Operation per rectum unterhielt (Buxton). In neuerer Zeit ist diese Methode von Iversen, Wanscher, Molière, Bull, Weir, Stedmann etc. angewendet worden und letzterer hat angeblich sehr gute Resultate damit erzielt. Die Methode hat den Vorteil, daß Lungenleiden vermindert werden, ganz beseitigt können die Beschädigungen der Lungen nicht werden, denn das Äther wird zum größten Teil durch die Lungen aus dem Organismus eliminiert. Dadurch, daß die Lungen Äther abscheiden, werden die Epithelien und die Schleimhaut immerhin in gewissem Grade affiziert und die Sekretion von Schleim vermehrt. Ich habe bei Hunden, welche ich per rectum narkotisierte, in den Lungen, auch vermehrte Schleimmengen in den Alveolen gefunden, wenn auch nicht in dem Maße, wie nach Inhalationsnarkosen, so doch in beträchtlichen Mengen. Die Alveolen waren stellenweis mit Schleim angefüllt, und in den Epithelien des respiratorischen Epithels fand sich auch Fettmetamorphose, wenn auch in geringerem Grade wie bei der gewöhnlichen Äthernarkose. Es geht also aus diesen Befunden hervor, daß die Gefahren postnarkotischer Lungenerkrankungen nicht ganz beseitigt werden können. Weitere Nachteile der Methode sind schwerer Meteorismus, Diarrhoën und sogar Melaena, welche man in einigen Fällen nach dieser Methode auftreten sah. Diese Nebenwirkungen lassen sich vermeiden durch eine recht vorsichtige und exakte Dosierung und der Obacht, daß man die Ätherdämpfe nicht zu rasch und kondensiert in den Darm einströmen läßt. Bei sehr hochkonzentrierten Gasgemischen treten sehr unangenehme Schmerzen im Darm auf, die man auch vermeiden muß.

Kinder werden schneller betäubt als Erwachsene, doch ist die Zeit bis zum Eintritt der Toleranz sehr wechselnd. Buxton sah schon nach 3 Minuten, aber auch erst nach 15—30 Minuten Toleranz eintreten. Es sind aber auch

Todesfälle bei dieser Methode beobachtet worden (Simpson). Nach der Narkose treten leicht Koliken im Darm, starker Tenesmus, Diarrhoë mit ruhrartigem Verlauf, Schmerzen beim Stuhl (Ulcera der Darmwand), selbst Kollapse auf. Man bekämpft die Symptome nach den bekannten Methoden und hat besonders gute Erfolge mit Opium bei den Darmaffektionen gesehen. Natürlich sind Personen mit schon vor der Narkose erkranktem Darmkanal nicht für diese Methode geeignet.

Die Technik der Methode besteht darin, daß man in das Rektum, nachdem man durch hohe und öftere Einläufe dasselbe ganz entleert hat, Luft- und Ätherdämpfe gemischt einleitet. Vor allem muß man sich hüten, flüssigen Äther in den Darm zu bringen.

Man kann den oben beschriebenen Apparat von Arndt, der dem Junkerschen Chloroformapparat sehr ähnlich ist, dazu verwenden. Ein besonderer Apparat ist von Buxton für diese Methode konstruiert worden.

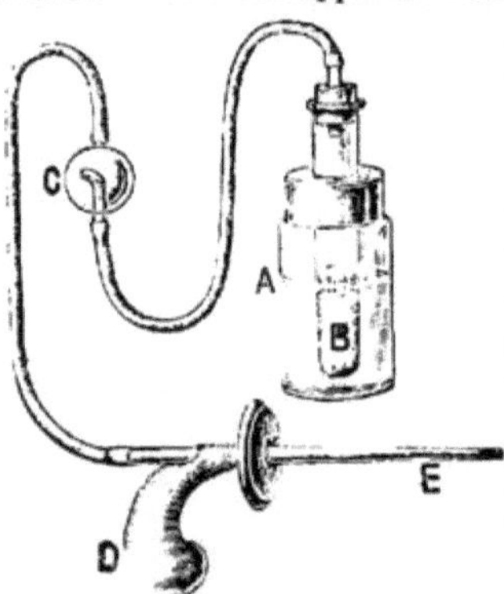

Figur. 130.
Narkoseapparat von Buxton für die rechale Äthernarkose.
A — Wassergefäss, B = Äthergefäss, C — Glaskolben, D = Handgriff, E = Darmrohr.

Derselbe besteht aus einem Glasgefäß, in welches man ca. 90—100 ccm Äther schüttet, und welches in ein zweites Glasgefäß taucht, welches mit Wasser von 48,9° C (= 39,1° R = 120° F) gefüllt ist. Das Äthergefäß ist von einem Gummipfropfen verschlossen, welcher durchbohrt und mit einem Glasrohre, das an der unteren Fläche des Korkes kurz abgeschnitten ist, versehen ist. An das äußere Ende dieses Rohres ist ein Gummischlauch angebracht, welcher ca. 25 cm lang ist und zu einem Glaskolben führt, in den er mit einem Rohr mündet. Der Glaskolben führt entgegengesetzt des einmündenden Rohres in ein anderes Rohr mit Gummischlauch, der wiederum ca. 25—50 cm lang in ein Darmansatzstück endet. Man führt das Darmstück in den Anus ein und läßt die Ätherdämpfe je nach Bedarf rasch oder langsam in den Darm strömen. Das Wasser im großen Glasgefäß darf nicht wärmer sein, da sonst die Verdampfung zu schnell vor sich geht. Aus beistehender Figur 130 ist die Konstruktion des Apparates zu ersehen.

Die Narkosen, welche man auf diese Weise ausführt, sind ja immerhin nur in seltenen Fällen verwendbar und nötig, da man der besseren Dosierung und einfacheren Technik halber die Tropfmethode bei allen anderen Gelegenheiten vorziehen wird. Jedenfalls ist aber die Methode bei schweren Operationen am Hals oft von Wert und bietet sie verhältnismäßig wenig Gefahren.

Mit diesen Betrachtungen schließe ich das Kapitel über die Äthernarkose, da alle Punkte, welche hier nicht erwähnt worden sind, im Allgemeinen Teile besprochen worden und beim Äther wie bei allen Narkosen gleich anwendbar sind. Ehe ich aber mich zu anderen Narkotika und zu den kombinierten Äther- oder Chloroformnarkosen wenden werde, soll in dem nächsten Kapitel noch kurz die Frage, ob Chloroform oder Äther für die Narkose vorgezogen werden soll und wie beide Stoffe zueinander stehen, erörtert werden. Ich habe bei der Behandlung der einzelnen Narkosen diese Frage nicht berührt, und will sie nun im Anschluß an diese Darlegungen erörtern.

III. Kapitel.

Die Chloroform- oder Äthernarkose.

§ 7. In heutigen chirurgischen Kreisen ist es von größter Bedeutung, welches Narkotikum man zu der Betäubung des Kranken verwendet, denn es hat sich ja bei jedem der bisher zu Narkosen empfohlenen chemischen Körpern manche üble Wirkung auf den menschlichen resp. auf den tierischen Organismus, wenn man den umfassenderen Begriff Tier im Gegensatz zu Pflanzen und als den des großen Naturreiches, das Mensch und Tier umfaßt, hier brauchen darf, gezeigt und man hat bei Beginn einer Narkose zu viel zu berücksichtigen, als daß man so ohne weiteres die Wahl des Narkotikums dem momentanen Gutdünken, den Gewohnheiten des Operateurs oder dem Zufall, der den oder jenen chemischen Körper dem Narkotiseur gerade in die Hand spielt, überlassen könnte. Mit dem tieferen Eindringen der Physiologie und Pathologie in die Geheimnisse des tierischen Lebens hat der Arzt immer mehr erkennen gelernt, ein wie labiles Gleichgewicht im menschlichen Leben besteht und wie leicht durch die geringsten Anlässe dasselbe gestört den Menschen erkranken oder sterben läßt. Bei dieser Erkenntnis findet er auch die richtige Schätzung der Einflüsse der Narkose auf den ganzen Organismus und er weiß, wie in seiner Hand des Patienten Leben liegt, und daß er durch das geringste Versehen den Kranken in die höchste Gefahr versetzen kann. Man hat alles dies erkannt und hat versucht, die Wirkungen der Narkosemittel genauer zu studieren, um durch diese Kenntnis aller Beziehungen der Narkotika zu den Organen und Funktionen die Gefahren vermindern zu können, welche jede Narkose dem Narkotisierten bringt. Trotz der großen Anzahl der Narkotika sind doch immer Äther und Chloroform diejenigen beiden Stoffe gewesen, die, am meisten verwendet, zeither in einem Wettstreit um die Vorherrschaft gelegen haben, ein Kampf, der noch immer besteht, und es ist noch keine Aussicht, daß er so bald entschieden werden könnte. Da nun die Chloroform- und Äthernarkose in all ihren Einzelheiten in den vorhergehenden Paragraphen erörtert worden ist, so ist es gerechtfertigt, wenn ich hier noch in wenig Worten über das Verhältnis der beiden Stoffe zueinander Erörterungen anschließe, aus denen man wird ersehen können, ob dem einen der Vorzug zuerkannt werden kann, und wann, wie und wo der eine oder der andere Körper zur Narkose verwendet werden darf.

Für eine lange Narkose kommt allerdings bis jetzt noch immer nur Äther oder Chloroform in Betracht und man hat außer diesen beiden Stoffen nur die Mischungen und Kombinationen dieser beiden Körper mit Sauerstoff oder anderen Narkotika verwendet. Diese sogenannten Mischnarkosen sollen hier nicht mit in Betracht gezogen werden, denn für die Narkose der Praxis wird immer nur Äther oder Chloroform Verwendung finden können, da ja die Mischnarkosen und die Sauerstoff-Chloroform- oder Sauerstoff-Äthernarkosen zu komplizierte Apparate erfordern, als daß der praktische Arzt dieselben zu Narkosen verwenden könnte. Gerade dieser Umstand ist ungeheuer wichtig, denn die meisten Narkosen werden heute doch in der allgemeinen Praxis fern von den Operationssälen der Krankenhäuser vorgenommen und oftmals muß der Arzt mit den vielen Instrumenten und Verbandsstoffen, die er zur Operation nötig hat, stundenlang in seinem Wagen fahren, ehe er das Haus des Kranken erreicht, wo er die Operation vornehmen will. Im günstigsten Falle hat er dann noch die Hebamme für Assistenz und diese muß die Narkose übernehmen. Wenn auch sie fehlt, so muß der Arzt die Narkose eben selbst ausführen und das Halten der Maske einem Laien überlassen, welcher nur nach den Direktiven des Arztes zu handeln hat. Daß in diesen Verhältnissen der Arzt nur diejenige Narkose wählt, welche am leichtesten auszuführen, am wenigsten Instrumentarium, und vor allen Dingen einfache Instrumente verlangt, ist wohl von selbst verständlich. Wenn man nun bedenkt, wie ungeheuer häufig in unserer Zeit wegen jeder Kleinigkeit narkotisiert wird, und wie oft auch der Landarzt zu operieren hat, da versteht man wohl leicht, daß immer das Wichtigste bei der Wahl einer Methode ist, diejenige zu finden, welche für die Praxis am vorteilhaftesten, einfachsten und leichtesten ist. Somit ist auch erklärlich, daß der praktische Arzt noch immer nur die beiden Narkotika Chloroform und Äther kennt. Ehe aber ein definitives Urteil gefällt werden kann, sollen erst hier noch kurz die hauptsächlichsten Wirkungen der beiden Stoffe miteinander verglichen werden.

Das Chloroform ist bekanntlich ein bedeutend stärkeres Narkotikum, es besitzt eine größere narkotische Kraft, kleinere Narkosenbreite und größere Giftigkeit als der Äther, welcher weniger toxisch wirkt, eine größere Narkosenbreite besitzt, aber dafür auch ein bedeutend schwächeres Narkotikum darstellt. Wie verhält es sich nun mit den Kontraindikationen der beiden Stoffe? Das Chloroform und der Äther haben beide strikte Kontraindikationen in jenen Fällen, wo man überhaupt eine Narkose nicht wagen kann, das sind alle die schwer kachektischen, entbluteten Patienten, deren Lebenskraft den Anforderungen der Narkose im allgemeinen nicht gewachsen ist, das sind jene Kranken, welche eine ausgesprochene lymphatische, anämische und tuberkulöse Konstitution haben, wobei man eigentlich nicht nur den Zustand als Konstitutionsanomalie auffassen darf, sondern schon mehr als Krankheit bezeichnen muß, einen Zustand höchster Schwäche, der hervorgegangen ist aus den pathologischen Veranlagungen des Organismus, wozu auch noch die alkoholische und nervöse Konstitution gerechnet werden muß. Während die lymphatische Konstitution, sobald man sie als solche deutlich feststellen kann, eine strikte Kontraindikation gegen jede Narkose darstellt, so kann man die anderen Konstitutionsanomalien nur in ihrer höchsten Ausbildung, wenn sie die Kräfte derart in Anspruch genommen und so stark verzehrt haben, daß eben das Lebenslicht nur noch ein flackernd Flämmlein ohne genügend Öl darstellt, als Kontraindikationen auffassen. Diese seltenen Fälle müssen also von vornherein ausgeschlossen werden.

Es sind nunmehr noch die Verhältnisse zu erörtern, welche eine Kontraindikation des einen oder anderen Narkotikums bilden und es entsteht dann die Frage, ist in den Fällen, wo man das eine Narkotikum verbietet, das andere anzuwenden? Diese Frage kann nicht so ohne weiteres bejahend entschieden werden, denn die Verhältnisse liegen nicht so einfach. Man kann wohl mit Recht sagen, daß es für die unter allen Kautelen vorgenommenen Chloroformnarkosen nur wenige Kontraindikationen gibt, bei denen man behaupten darf, eine Chloroformnarkose sei in diesem Fall dem Kranken sehr gefährlich und man müsse in Hinsicht auf die direkte Lebensgefahr durch die Chloroformnarkose dieselbe verbieten, hingegen sei in diesem Falle eine Äthernarkose zu gestatten und ohne Gefahr auszuführen! Man muß entschieden zugeben, daß solche Krankheiten nur sehr selten zu finden sind. Rekapituliert man sich einmal die Kontraindikationen der Chloroformnarkose, so hat man da vor allem die Erkrankungen akuter infektiöser Natur des Herzens. die chronische Fettmetamorphose von Herz, Leber. Nieren etc. in nachweisbarem Zustande und die schweren allgemeinen marastischen Erkrankungen, bei denen der Patient nur einen geringen Überschuß an Kraft noch aufweist, der genügend ist, sein Leben noch zu erhalten. aber doch größeren Ansprüchen, wie einer Chloroformnarkose, nicht gewachsen ist. Erklärt man sich hierbei die Wirkung des Chloroforms, so muß man einesteils die üble deprimierende Einwirkung, die schwächenden Einflüsse des Chloroforms auf die Herzleistung, Herzkraft und den Blutdruck in Betracht ziehen, andererseits muß man die Tendenz des Chloroforms. eine beginnende Fettmetamorphose innerer parenchymatöser Organe und des Herzens, der Hirngefäße und Ganglienzellen etc. zu erzeugen beachten — alles Einwirkungen schwerster Art, welche vor allen Dingen zutage treten nach Chloroformnarkosen längerer Dauer, häufiger Wiederholung, und selbst mittellanger, ja kurzer Narkosen bei bestehender Disposition zu diesen Leiden, ja bei schon bestehenden Veränderungen, wenn auch nur im Beginn, dieser Art im Herz und in den inneren parenchymatösen Organen, im Cerebrum, in den Gefäßwandungen etc. Aus allen diesen theoretischen Erwägungen zieht man sehr leicht das Resultat, welches mit den Beobachtungen im praktischen Leben übereinstimmt und dadurch bedeutend gefestigt und erwiesen wird, nämlich daß man eine Chloroformnarkose bei diesen Erkrankungen vermeiden soll. (Mikulicz, Witzel, Hofmann, Straßmann etc. etc.) Man hat die allgemeine Überzeugung erlangt, daß die Gefahren der Chloroformnarkose bei diesen Krankheiten große sind, jedenfalls groß genug, um den Arzt zu veranlassen, hierbei ein anderes Narkotikum zu wählen. Allerdings bestehen hier keine feststehenden Grenzen, man kann nicht genau sagen und entscheiden, hier ist Chloroform verboten, hier darf man die Chloroformnarkose nicht anwenden, denn es sind zu viel Bedingungen vorhanden, unter denen man doch noch selbst bei derartigen Erkrankungen eine Chloroformnarkose wagen darf. die man in gewissen Verhältnissen des täglichen Lebens nicht immer wählen kann, da die Krankheit oftmals nur sehr gering ist, und da auch die Technik und Ausführung der Chloroformnarkose die Gefahren der Chloroformwirkung selbst auf disponierte Organe und krankhafte Veränderungen beginnender Art der oben bezeichneten Leiden bedeutend mildern, verringern und abschwächen kann, so daß man eine Menge von Mitteilungen findet und liest, welche von der geringen toxischen Wirkung des Chloroforms in diesen Verhältnissen berichten, während andere von den großen Gefahren der Narkose bei den sogar nur in den ersten Anfängen vorhandenen pathologischen Zuständen obiger Art erzählen und nicht genug vor der Verwendung des Chloroforms warnen können. Es bestehen eben zu viel Bedingungen und Wechselbeziehungen zwischen Narkose und Krankheit, zwischen Narkotiseur und der Narkose, zwischen dem Chloroform und der Technik der Narkose, der Operation, den äußeren Verhältnissen etc., welche alle mitwirken, je nach dem gerade obwaltenden Zustande, in dem jeder einzelne Punkt sich befindet, zugunsten oder ungunsten der Chloroformnarkose und des Kranken.

Man hat also gar mancherlei zu bedenken, ehe man eine Chloroformnarkose verbietet. Wenn man nun die Kontraindikationen gegen die Chloroformnarkose etwas mehr präzisieren will, so muß man Chloroform dann verbieten, wenn eine Affektion des Herzens mehr oder weniger fortgeschritten oder ausgebildet, ja nur in den ersten Anfängen besteht. Man soll daher bei allen Herzkranken, bei allen Personen, welche infolge ihrer Erkrankung, Konstitution, Lebensart oder Heredität ein erkranktes Herz vermuten lassen, wobei man unter der Herzerkrankung Debilitas, Fettmetamorphose, akute entzündliche Veränderungen in und am Herzen, Obliteration der Perikardblätter, Sclerose der Gefäße verstehen muß, und seien diese Zustände auch nur im Beginn vorhanden, oder seien nur Zeichen da, daß man auf das Vorhandensein dieser Veränderungen oder nur auf die ersten Anfänge derselben schließen muß, die Chloroformnarkose vermeiden. (Blanel, Whiteford, Duplay, Hallion, Knoblauck, Holz, Czempin, Smith, Luria, Mikulicz, Pasini, Wohlgemut etc.) Man hat natürlich auch Fälle gesehen, wo die Chloroformnarkose trotz bestehender Herzaffektion vertragen wurde, doch das sind Ausnahmen und man darf nicht mit denselben rechnen. Neben den Herzveränderungen dieser Art sind nur wenige andere Zustände zu nennen, welche die Chloroformnarkose verbieten, weil alle die hier in Betracht kommenden Krankheiten dann auch eine oder die andere der genannten Herzveränderungen bewirken und somit schon die Chloroformnarkose verbieten, denn diese genannten Herzleiden sind in den meisten Fällen sekundäre Erscheinungen, Folgen von anderen den Organismus stark alterierenden Krankheiten. Es kommen noch schwere Nieren- und Leberleiden hierbei in Betracht, ferner Eklampsie und schließlich die Arteriosklerose. Natürlich werden hier all die vielen akuten Infektionskrankheiten übergangen, denn dieselben sind ja selbstverständlich bis zu einem gewissen Grade Kontraindikationen jeder Narkose.

Es wäre nun zu erörtern, welche Narkose man bei den hier genannten Kontraindikationen für Chloroform anwenden soll und ob der Äther eine ungefährlichere Narkose erzeugt. Es ist diese Frage nicht so ohne weiteres zu entscheiden, man kann nicht in allen Fällen der genannten Herzleiden die Chloroformnarkose durch die Ätherbetäubung ersetzen. Der Äther kommt ja natürlich lediglich zunächst als Narkotikum in Betracht, allein man muß da auch die Verhältnisse in Betracht ziehen. Im allgemeinen kann man aber sagen, daß der Aether sulfur. bei Herzleiden besser vertragen wird als das Chloroform. Man soll daher stets bei Verdacht von Herzleiden der genannten Art den Äther wählen. Die Vorzüge des Äthers liegen darin, daß er einerseits die Herzkraft anregt entgegen dem Chloroform, welches dieselbe schwächt, andererseits den Blutdruck erhöht. Nur sehr lange Äthernarkosen bewirken auch eine geringfügige Schwächung der Herzkraft. Also wird man in allen jenen Fällen, wo man das Chloroform wegen seiner deprimierenden, schwächenden, das Herz direkt toxisch beeinflussenden Eigenschaft vermeiden soll, den Äther wählen. Vorausgesetzt muß auch dies bei den Herzleiden werden, daß noch die genügende Widerstandskraft des Organismus im allgemeinen und des Herzens im besonderen vorhanden sein muß, um einer Äthernarkose widerstehen zu können, denn auch diese stellt an die Kraft des Organismus Anforderungen, welche natürlich mit der Dauer der Narkose schwanken. Man kann daher sagen, daß bei den Herzleiden, wie Arteriosklerose, Endocarditis, Myocarditis, Pericarditis, wenn Narkose unbedingt nötig ist, eine kurze, leichte Äthernarkose erlaubt ist, ebenso bei den verschiedenen Klappenfehlern. Immer soll man auch bei kompensierten Klappenfehlern die Äthernarkose vorziehen. Nun ist die Fettmetamorphose des Myocards noch nicht in ihrem Verhältnis zur Äthernarkose erörtert worden. Es ist bei allen Leiden, welche einen Verdacht auf bestehende oder beginnende Fettmetamorphose aufkommen lassen, nicht so ohne weiteres die Äthernarkose für weniger gefährlich als die Chloroformnarkose anzusehen und daher anzuwenden. Man hat früher angenommen, die Fettmetamorphose, welche man bei Chloroform oftmals in dem Herzen, der Leber, der Niere findet, sei eine nur für dieses Narkotikum typische toxische Wirkung. Diese Ansicht ist durch neuere Untersuchungen widerlegt worden (Verfasser). Es ist durch eingehende Experimente nachgewiesen worden, daß die Fettmetamorphose in den inneren Organen von allen Narkotika erzeugt wird, daß also auch Äther bei langer Dauer der Einwirkung Fettmetamorphose erzeugen kann und man hat daher auch die Erklärung gefunden für so manche Erscheinungen nach langen Äthernarkosen (Ikterus, Albuminurie, Cylindrurie etc.). Es besteht daher auch die Gefahr, daß Äther die Fettmetamorphose im Herzen, ebenso in Leber und Nieren, beeinflusse, vermehre und dadurch dem Kranken gefährlich werde. In Rücksicht auf diese Eigenschaft des Äthers kann man daher bei all den Leiden, welche Fettmetamorphose im Herzen und anderen inneren Organen wahrscheinlich machen, auch nicht so ohne weiteres den Äther als günstiger für die Narkose hinstellen gegenüber dem Chloroform. Wenn man nun auch zugeben muß, daß auch die Äthernarkose bei diesen Leiden eine Gefahr bedeutet, so kann man doch dem entgegenhalten, daß der Äther ein bedeutend schwächeres Narkotikum mit bedeutend geringerer narkotischer Kraft darstellt als das Chloroform und deshalb bei diesen Leiden dem Chloroform vorzuziehen ist, da er bedeutend weniger Gefahr bietet, die Fettmetamorphose zu verschlimmern, als Chloroform. Man hat zudem noch zu berücksichtigen, daß der Äther nur bei sehr langer Dauer der Narkose Gefahren verursacht, man wird daher die Narkose möglichst abkürzen. Jedenfalls stellt der Äther auch in dieser Hinsicht ein weniger gefährliches Narkotikum dar. Das Resümee also dieser Betrachtungen lautet so, daß Chloroform bei den Herzleiden und den Herzleiden hervorrufenden und begünstigenden, die allgemeine Körperkraft schwer beeinträchtigenden Krankheiten kontraindiziert und daß ihm dann Aether sulfuricus vorzuziehen ist, da derselbe hinsichtlich dieser pathologischen Zustände weniger Gefahren mit sich bringt, daß aber Gefahren auch bei der Äthernarkose nicht auszuschließen sind, weshalb man die Narkose möglichst beschränken und abkürzen soll.

§ 8. Wendet man sich nun zu den Kontraindikationen der Äthernarkose, so kann man folgendes anführen. Die Äthernarkose übt besonders nachteilige Einwirkungen auf die Lunge und deren Tätigkeit aus, indem einerseits durch eine Äthernarkose eine starke Vermehrung der Schleimabsonderung in der Lunge selbst hervorgerufen wird, wodurch Pneumonien und Bronchitiden veranlaßt werden können, und andererseits die Lunge selbst durch den Äther in ihrem physiologischen Zustande geschädigt werden kann, was wiederum zu Lungenleiden und außerdem noch zu plötzlichen Todesfällen während der Narkose zu führen vermag. Wenn man nun eine Person zu narkotisieren hat, welche eine mehr oder minder hochgradige Lungenkrankheit aufweist, so läuft man Gefahr, daß diese Lungenerkrankung durch die Ätherwirkung so stark verschlimmert wird, daß das Leben des Kranken bedroht, und daß auch während der Narkose eine Apnoë, eine Atemlähmung, erzeugt werden kann. Man hat infolge dieser Verhältnisse die Äthernarkose bei Lungenkranken nicht angewendet und betrachtet alle Lungenleiden als Kontraindikationen. Dies ist natürlich wiederum nur unter gewissen Voraussetzungen und Bedingungen als Regel anzusehen. Man wird natürlich bei allen akuten Entzündungen der Lungen, bei Pneumonien etc., eine Äthernarkose unterlassen, allerdings bilden Pneumonien auch gegen jede Narkose Kontraindikationen. Vor allem aber die Bronchitiden akuter und chronischer Art werden durch eine Äthernarkose entschieden übel beeinflußt, sie werden verschlimmert und können zu schweren Pneumonien führen. Besonders wichtig hierbei sind zwei Krankheiten, die Lungentuberkulose und das Emphysem mit chronischer Bronchitis. Diese beiden pathologischen Zustände werden durch eine Äthernarkose sehr schwer verändert, können zu schweren, lebensgefährlichen Krankheiten verschlimmert werden und dem Kranken das Leben bedrohen. Es ist daher die Äthernarkose stets kontraindiziert bei jeder nachweisbaren Tuberkulose, bei Verdacht auf Lungentuberkulose, bei Emphysem und Bronchitis.

Das Chloroform wirkt entschieden günstiger auf diese Lungenleiden, wenn man auch nicht sagen kann, daß die Chloroformnarkose vollkommen ungefährlich ist, so wirkt das Chloroform doch nicht so schwer und intensiv auf die Lungen ein. Man hat nun aber auch hier einen allen Narkotika mehr oder weniger anhaftenden Einfluß auf die Lungen gefunden, welcher darin besteht, die Schleimabsonderung der Bronchialschleimhaut in der Lunge zu vermehren und eine Fettmetamorphose in den Epithelien des respiratorischen Epithels hervorzurufen, durch welche letztere der Lunge vor allem die baktericide Kraft geraubt wird, so daß Pneumonien etc. entstehen können. Diese Einwirkung ist entsprechend der narkotischen Kraft in umgekehrter Proportionalität vorhanden, so daß Aether sulfuricus stärker auf die Lungen einwirkt als Chloroform. Es geht also daraus hervor, daß auch das Chloroform auf schwere Lungenleiden verschlimmernd einwirken muß. Man wird daher nur bei solchen Lungenleiden, welche noch nicht sehr hochgradig vorhanden sind, eine Chloroformnarkose ohne wesentlichen Schaden vornehmen können, während man bei hochgradigem Emphysem, bei fortgeschrittener Phthise eine Chloroformnarkose nicht ohne Gefahr und Schaden ausführen wird. Immerhin hat man auch sehr ausgedehnte Phthisen durch eine nicht zu lange, vorsichtig geleitete Chloroformnarkose nicht wesentlich schlecht beeinflussen sehen, ich habe z. B. einen Phthisiker mit beiderseitiger Cavernenbildung innerhalb 4 Wochen dreimal chloroformieren müssen, wobei die erste Narkose 30 Minuten, die zweite 15 und die dritte 25 Minuten dauerte, und eine Schädigung der Lunge nicht eintrat. Gefährlicher ist die Narkose bei Emphysematikern, bei diesen gibt es entschiedene Grenzen je nach dem objektiven Befund. Das Resümee dieser Betrachtung lautet folgendermaßen: Bei Lungenleiden chronischer Art soll man die Äthernarkose vermeiden und an deren Stelle eine Chloroformnarkose verwenden. Die Chloroformnarkose bietet weniger Gefahren als die Narkose mit Äther bei Phthisen und Bronchitiden, während sie bei Emphysem gefährlich ist.

§ 9. Aus diesen Erörterungen gehen die Wirkungen der beiden Narkosen hervor und dieselben zeigen schon an sich recht deutlich, daß man nicht einer

Methode vor der anderen ohne weiteres den Vorzug geben kann. Es wird immer Fälle geben, wo man Äther anwenden und solche, wo man Chloroform brauchen muß.

Man hat dem Chloroform vielfach eine größere Giftwirkung beigemessen und dasselbe infolgedessen dem Äther nachgestellt. Dieser Punkt der Toxizität der beiden Narkotika ist dahin zu entscheiden, daß das Chloroform allerdings giftiger wirkt, daß es kumulierende Eigenschaften in viel höherem Maße hat, als der Äther. Diese beiden Eigenschaften der Narkotika hängen aber direkt ab von der narkotischen Kraft, und indem das Chloroform giftiger und kumulierender wirkt, ist es ein stärkeres Narkotikum, während der Äther schwächer wirkt und daher auch in manchen Fällen schwerer Narkose herbeiführt. Die narkotische Kraft bringt verschiedene Nachteile mit sich, denn bei dem stärker

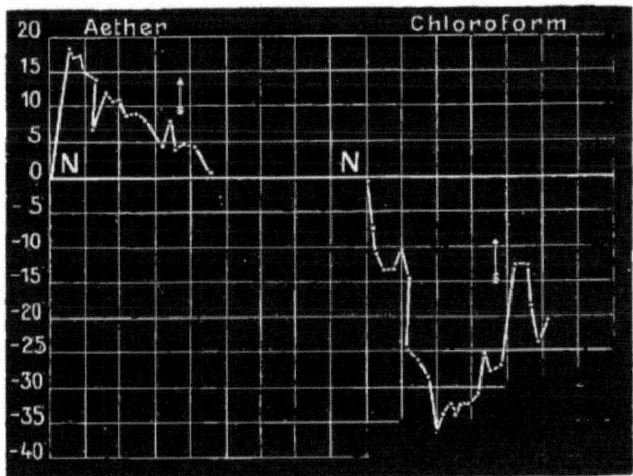

Figur 131. Durchschnittskurven links für Aether sulfr. berechnet aus 25, rechts für Chloroform berechnet aus 18 Einzelkurven von gesunden Menschen über 20 Jahre bei einer Narkosenlänge von mindestens 50 Minuten. Die Horizontale N bedeutet die Normalblutdruckhöhe (nach Blauel).

wirkenden Chloroform bewirkt dieselbe Nebenwirkungen auf Herz und Puls (Holz, Blauel, Hölscher etc.) und bei dem schwächer wirkenden Äther sind auch Fälle genannt, wo die narkotische Kraft nicht ausreichte, um eine genügende Betäubung zu bewirken. Dies letztere tritt bekanntlich bei hochgradigen Alkoholisten ein, und man muß dann ein anderes Narkotikum zu Hilfe nehmen, welches, neben dem Äther verwendet, die tiefe Narkose erzeugt, und einerseits im Morphin andererseits im Chloroform gegeben ist.

Die Wirkungen der beiden Körper auf das normale, gesunde, nicht von Krankheiten veränderte Herz schildern so recht die Unterschiede und Vorteile des einen vor dem anderen. Das Chloroform bewirkt eine hochgradige Depression, ein Sinken des Blutdruckes, und während einer langen Narkose ruft die Chloroformwirkung neben einem beträchtlichen Sinken unter die Normalblutdruckhöhe noch tiefe, enorm schroff eintretende und abfallende Remissionen hervor, welche einen Beweis für die toxische Wirkung des Chloroforms darstellen. Entgegen diesem starken Sinken der Blutdruckkurve unter die Normaldruckhöhe durch die Chloroformwirkung besitzt der Äther die Eigenschaft, den Blutdruck während der ganzen Dauer der Narkose zu erhöhen, stets bleibt die Kurve in der Äthernarkose über der Normaldruckhöhe und derselben fehlen die Remissionen (Blauel). Diese Verhältnisse sind am besten ersichtlich aus den Blutdruckkurven, wie sie in Figur 131 und den Figuren 132 und 133 wiedergegeben sind. Diese Kurven stellen die Einflüsse von Chloroform und Äther auf den Blutdruck dar und sind von Blauel aus den bei seinen Untersuchungen gewonnenen Resultaten zusammengestellt worden. In diesen drei Abbildungen sind rechts die Chloroformkurven, links die Ätherkurven veranschaulicht und man kann deutlich den Unterschied in den Wirkungen der beiden Narkotika auf den Blutdruck gewahren. Die Blutdruckkurve bei Chloroform zeigt von Anfang an ein rasches Sinken unter die Normalblutdruckhöhe, und dieser niedrige Stand des Blutdruckes bleibt

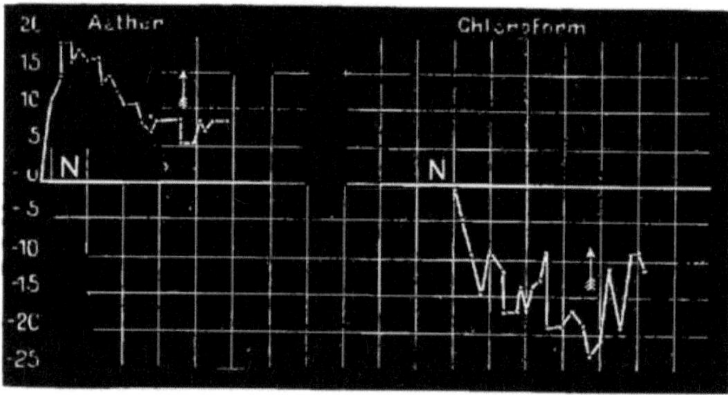

Figur 132. Durchschnittskurve bei Amputatio mammae, links für Aether sulf., rechts für Chloroform berechnet aus je 3 Einzelkurven. (Blauel.)

während der ganzen Narkose bestehen, daneben sind Remissionen deutlich, während die nebenstehenden Ätherkurven zunächst einen raschen Anstieg des Blutdruckes über die Normalblutdruckhöhe zeigen, nach welchem der Blutdruck langsam aber stetig ohne wesentliche Unterbrechungen sinkt, bis er beim Erwachen des Kranken auf der Normalblutdruckhöhe wieder angelangt ist. Bei der Kurve in Figur 131 ist eine wesentlich einflußreiche Operation nicht vorhanden gewesen, die Personen sind ganz normale, gesunde Personen gewesen. Bei den anderen Kurven in Figuren 132 und 133 wurden schwere Operationen nebenbei ausgeführt, wie die Amputatio mammae oder Laparotomien, welche aber einen wesentlichen Einfluß auf die Kurven nicht ausgeübt haben. Was man nun aus diesen Betrachtungen, Bildern und Resultaten der Versuche von Blauel entnimmt, ist die Tatsache, daß die Chloroformnarkose einen schwer schädigenden Einfluß auf die Herztätigkeit ausübt, während der Äther das Herz nicht nachteilig beeinflußt. Man muß also aus diesen Befunden bei den Narkosen den Schluß ziehen, daß die Chloroformnarkose auch für den gesunden Menschen immer die Gefahr des Eintrittes einer Herzsynkope mit sich bringt und daß man, wenn weitere Gegengründe nicht vorliegen, den Äther für die Narkose vorziehen muß. Man hat also hier ganz entschieden einen Punkt, der in der allgemeinen Praxis gegen die Verwendung des Chloroforms und für die des Äthers spricht. Dieselben Untersuchungen, die Blauel angestellt und bei denen er diese obengenannten Resultate erhalten hat, sind von verschiedenen Forschern ebenfalls bearbeitet worden, und man hat dieselben Resultate gefunden (Holz, Kapsammer, Tillmanns, P. Bruns, Osthelder, Gumprecht etc.).

Diese Einwirkung des Chloroforms auf das normale und die obengenannte Einwirkung auf das erkrankte Herz lehren eine große Vorsicht, die man bei der Wahl des Chloroforms als Narkotikum beachten muß und sie zeigen, daß das Chloroform gar manche schweren Gefahren mit sich bringt. Wenn man nun noch die Möglichkeit der Reflexsynkope im Anfang der Chloroformnarkose, die aus verschiedenerlei Ursachen schnell und unerwartet eintretenden Synkope- und Apnoëfälle während der Narkose, wenn man die Gefahr der Fettmetamorphose der inneren parenchymatösen Organe, die so schwer unter dem Bilde des protrahierten

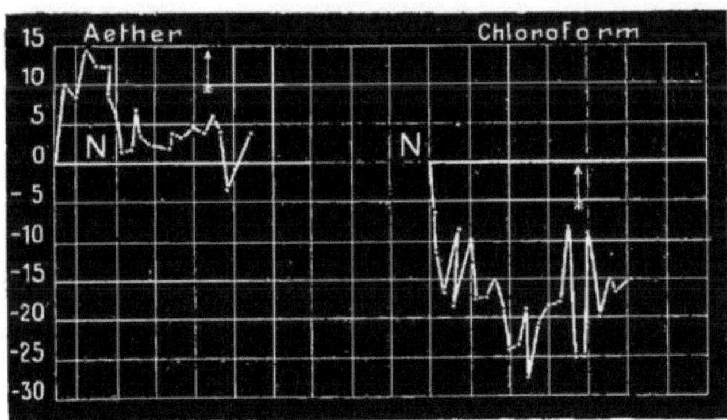

Figur 183. Durchschnittskurve bei Laparotomien, links für Aether sulf., rechts für Cloroform. Für Aether berechnet aus 8 für Chloroform aus 4 Einzelkurven. (Blauel).

Chloroformtodes nach der Narkose auftreten, in Betracht zieht und bedenkt man auch noch, daß das Chloroform auch auf die Lungen schädigend wirken, Apnoë, Pneumonien und Bronchitiden erzeugen kann, so erkennt man, welch einen gefährlichen Körper doch das Chloroform darstellt. Noch ein kurzes Wort soll hier über die Lungenleiden nach Chloroformnarkosen hinzugefügt werden, ehe diese Betrachtung beendet werden soll. Das Chloroform besitzt bekanntlich nicht die starke Wirkung auf die Lunge, wie der Äther, doch es erzeugt auch in der Lunge nach langen Narkosen, in geringem Maße zwar, aber immer eine mehr oder weniger ausgebreitete Fettmetamorphose der Zellen des respiratorischen Epithels und eine Schleimvermehrung, wodurch eine Disposition zur Pneumonie geschaffen wird. Allerdings kann man durch die gute Technik den Eintritt der Lungenleiden stark vermindern, doch ist immerhin die Gefahr da und muß beachtet werden.

Was die weiteren Verhältnisse der beiden Narkotika anlangt, so ist ein wesentlicher einflußreicher Umstand, der für eine Methode besonders spricht, nicht vorhanden. Nach Chloroform- und nach Äthernarkosen treten periphere und zentrale Lähmungen, Apoplexien etc. auf, auch vorübergehende Geistesstörungen sind nach beiden gesehen worden (Savage, Silk. Davis. Tyrell etc.), auch epileptische Anfälle sind nach den Narkosen aufgetreten (Low etc.). Man kann aber hier nicht einem Narkotikum eine besondere üble Wirkung zuschreiben, jedoch ist man zur Überzeugung gekommen, Leute, die eine Geisteskrankheit überstanden haben, nicht ohne Gefahr einer Narkose aussetzen zu dürfen, es kann ein neuer Ausbruch der Psychose erfolgen, während man Geisteskranke selbst ohne Nachteil narkotisieren darf. Das Narkotikum kann dabei sowohl in Chloroform oder Äther bestehen (Savage), eine besondere Beziehung zu den Psychosen kommt einem der beiden nicht zu, obwohl Silk einen Zusammenhang zwischen dem Ausbleiben von Erbrechen und dem Ausbruch von Delirien nach Äthernarkosen finden will. Es ist aber in Wirklichkeit in dieser Hinsicht zwischen Chloroform und Aether sulf. kein Unterschied vorhanden.

§ 10. Einige kleine statistische Bemerkungen werden noch das Bild der beiden Narkosenarten im Vergleich vervollkommnen.

Betrachtet man die Zahl der Todesfälle, welche man in der Chloroformnarkose beobachtet hat, so sind dies meist Synkopefälle. Schwartz hat in der neuesten Zeit auf 10000 Chloroformnarkosen einen Todesfall beobachtet. Duret hat eine große Zahl von Chloroformtodesfällen gesammelt und fand dabei, daß unter den 135 Todesfällen 8mal der Tod bei Klappenfehlern, 20mal bei Fettdegeneration des Herzens eintrat. Unter 60 anderen Todesfällen war 11mal Fettmetamorphose vorher vorhanden gewesen. Brouardel fand unter 25 Todesfällen nach Chloroform 11mal pathologisch veränderte Nieren. Evelt hat auf 500 Chloroformnarkosen keinen Todesfall beobachtet. Fuchs hat auf 3000 Narkosen 2 Todesfälle, Monprofit 5000 mit 1 Todesfall, Laub auf 4000 Narkosen 2 Todesfälle gefunden. Man ersieht also aus diesen wenigen Zahlen, daß man eine einheitliche Statistik der Todesfälle schwer aufstellen kann, es kommen dabei eben zuviel Nebenumstände in Betracht. Immerhin kann man, wenn man die früheren Statistiken von Gurlt und dem Chirurgenkongreß etc. in Betracht zieht, behaupten, daß auf 2000—5000 Chloroformnarkosen 1 Todesfall sich ereignet. In den meisten Fällen sind diese Todesfälle Synkopefälle. Was die Lungenaffektionen nach Chloroform anlangt, so kann man schwer Zahlen aufstellen, immerhin sind 2—3% Pneumonien und Bronchitiden nach Chloroformnarkosen zu berechnen.

Die Ätherstatistik zeigt anscheinend, viel günstigere Verhältnisse so hat Poncet 29000 Äthernarkosen mit nur einem Todesfall, Villiar hat 4050 Äthernarkosen ohne Todesfall erlebt.

Crouch und Corner haben auf 600 Chloroformnarkosen einen Patienten an Pneumonie verloren, und es erkrankten von 2400 Äthernarkotisierten 10 an Lungenleiden post narcosin. Sonntag hat aber bei 300 Cloroformnarkosen 15 Pneumonien erlebt, also 5 % während er bei 38 Äthernarkosen 6 Pneumonien also 12,13 % fand. Nach Roux sind die Lungenleiden nach Äthernarkosen nicht häufiger als nach Chloroform. Wenn man nun bedenkt, daß bei Äther zwar eine geringere Mortalität 1 5000 bis 1 10000 ungefähr besteht, so hat man aber zu bedenken, daß auf 240 Narkosen eine Pneumonie beobachtet wurde, und daß dieselben gelegentlich noch häufiger auftreten. Gunning hat unter 2068 Äthernarkosen 4 Todesfälle nach der Narkose an Pneumonien und 1 an Herzschwäche infolge der Ätherwirkung beobachtet, Freemann hat unter 1600 Äthernarkosen nur 1 leichte Brouchitis post narcosin gefunden, die bald abheilte. Die direkte Lebensgefahr in der Narkose ist jedenfalls geringer, aber es sind die Nachwirkungen nicht wesentlich günstiger, denn von 30 Pneumonien nach Äther endeten 15 tödlich (Chir. Kongr.). Schultz hat bei 463 Äthernarkosen 33 Lungenkrankheiten auftreten sehen, während Blake auf 1250 Äthernarkosen nur 3, Rumboll auf 1500 solcher 6 Lungenleiden beobachtet hat. Rossa hat unter 100 Äthernarkosen 1 Todesfall an Ätherwirkung auf die Lungen bei ganz gesunden Personen beobachtet, sowie 15 schwerere Lungenleiden, 9 Bronchitis und 6 Pneumonien nach den Narkosen erlebt. Der Tod trat bei diesem Fall 1 1/2 Stunden nach der Narkose im Collaps ein, während Hyperaemie und Haemorrhagien in den Lungen als Todesursache gefunden wurden. Man ersieht also aus diesen kurzen Angaben, die nicht näher erläutert werden brauchen, daß recht große Gefahren immerhin als Folgen der Äthernarkose auftreten können. Aber die Zahlen der Statistiken sind recht verschieden und es läßt sich aus denselben nicht ein einheitliches Urteil erlangen. Tatsache aber ist, daß die Lungenleiden durch eine gute Technik der Narkose stark vermindert werden können, das ersieht man eben auch aus den Statistiken von früheren Jahren und den heutigen. Aber auch die Nachwirkungen des Chloroforms lassen sich durch gute Technik sehr verringern. Im allgemeinen kann man die Zahlen von Gurlt, welcher die Todesfälle infolge der Narkotikumwirkung für Cloroform wie 2075 : 1 und für Aether sulfur. wie 5112 : 1 berechnet hat, als richtig anerkennen und hätte dabei einen Vorteil im Äther, der aber durch die zahlreicheren Todesfälle an Pneumonien nach Äther ausgeglichen wird. Wenn auch nach Chloroformnarkosen Pneumonien oft auftraten, so sind die nach Äthernarkosen doch gefährlicher. Allein auch das Chloroform hat den protrahirten Chloroformtod zur Folge, eine Folgeerscheinung, die dem Aether sulf. viel seltener eigen ist. So gleichen sich die Nachteile vielfach aus, und man muß auch noch in vielen Fällen bei den Todes- und Unfällen die Einflüsse der Operation und Krankheit bedenken. Ich habe denn aus dem genauen Studium der Literatur aller Zeiten der Narkosenwissenschaft, aus der praktischen Tätigkeit und zahlreichen Versuchen und Experimenten folgendes Urteil erlangt: Man kann nicht dem einen von beiden Narkotika den Vorzug geben, denn sie stellen zwei Stoffe dar, welche nebeneinander zur Narkose verwendet werden müssen, der Wert der beiden Narkosen für den Arzt ist gleich, denn man kann weder Chloroform noch Äther in allen Fällen entbehren, und es ist gerade darin der Vorteil für den Chirurgen gelegen, daß er in vielen Fällen, wo das eine Narkotikum kontraindiziert ist, das andere verwenden kann, und, um so die günstigen Wirkungen jedes einzelnen Narkotikums richtig ausnützen und verwenden, sowie die schädlichen Einflüsse auf den Organismus eines jeden vermeiden zu können, muß der Arzt jeden Fall genau hinsichtlich der Narkose prüfen. Bei richtiger, vollkommener Kenntnis der Technik, tadelloser und genauer Dosierung sowie scharfer Beobachtung des Kranken in der Narkose kann man die Gefahren sehr vermindern, so daß man Resultate findet, wo Todesfälle nur höchst selten, schädliche Folgen fast gar nicht nach den

Narkosen auftreten. Aber es ist ein vollkommen falscher Standpunkt, den der einnimmt, welcher behauptet, die eine oder andere Narkose sei vollkommen gefahrlos, und die oder jene sei die beste. Jede Narkose ist eine Intoxikation des Organismus und somit kann eine Gefahr nie ganz ausgeschlossen werden, und deshalb kann man auch nicht für alle Fälle eine Methode empfehlen, denn man muß die Narkose stets im Verhältnis zum Organismus und dessen vitalen, physiologischen und pathologischen Beziehungen und Zuständen betrachten, beurteilen und wählen. Dann wird man für jeden Fall entscheiden, ob Äther oder Chloroform anzuwenden ist. Ist an einen ganz gesunden Menschen, d. h. hinsichtlich der inneren Organe gesunden, eine Narkose vorzunehmen, und sind sowohl Chloroform wie Äther gestattet, so wähle ich Äther, da ich denselben dann für das weniger gefährliche Narkotikum halte, aber dies geschieht nur in dem Fall, wo kein Punkt vorhanden ist, der für eine der beiden Methoden entscheidend ist. Diese Fälle sind verhältnismäßig selten.

IV. Kapitel.

Die Bromäthylnarkose.

§ 11. Man hat neben Chloroform und Äther eine Menge anderer Narkotika angegeben und vielfach zu Narkosen verwendet. Sehr oft, namentlich zu kurzen Narkosen besonders in der zahnärztlichen Tätigkeit verwendet man das Bromäthyl, einen dem Äther verwandten chemischen Körper, welcher die Zusammensetzung $C_2 H_5 Br$ hat, wobei also an Stelle der Gruppe OH im Alkohol Brom getreten ist. Man bezeichnet diesen in gewöhnlicher Temperatur eine wasserklare Flüssigkeit darstellenden Körper auch noch mit den Namen Aether bromatus, Bromäther, oder Aethylbromid. Der Geruch ist ein bedeutend angenehmerer als der von Äther; denn das Bromäthyl hat einen mehr süßlichen knoblauchartigen phosphorähnlichen Geruch, nicht so stechend, aber doch dem Äther sehr ähnlich. Der Geschmack ist süßlich-brennend.

Das spez. Gewicht des Bromäthyl beträgt 1,473. Der Siedepunkt ist sehr niedrig, bei 38—40° C gelegen, infolgedessen verdunstet und verdampft dasselbe sehr leicht. Diese Eigenschaft ermöglicht ja die Verwendung als Inhalationsanästhetikum und ruft auch die leichte Applikation des Stoffes zur Narkose hervor. In Wasser ist Bromaethyl wenig löslich, während es in Weingeist und Äther in allen Verhältnissen löslich ist. Der Umstand, daß dasselbe in Wasser nur wenig löslich ist, und der überaus niedrig gelegene Siedepunkt haben einen besonderen Einfluß auf die Verwendbarkeit zur Narkose, worüber weiter unten noch gesprochen werden soll. Ein großer Vorteil des Bromäthyls ist der Mangel der Brennbarkeit. Das Bromäthyl selbst wie auch die Dämpfe und die Mischungen der Dämpfe mit Luft entzünden sich nicht leicht an Flammen, verbrennen aber mit grünlicher Flamme. Das Bromäthyl wird aber wie alle die ihm ähnlichen und in dieselbe Gruppe gehörenden Stoffe durch Luft, Licht und Wärme sehr leicht zersetzt, weshalb man dasselbe nicht in unverschlossenen oder schlecht verkorkten Flaschen unter der Einwirkung des Tageslichtes aufbewahren darf. Dieser Umstand ist ungeheuer wichtig und von großer Bedeutung. Durch Umgießen von einer Flasche in die andere, durch langes Stehen, wenn auch in verschlossenen Gefäßen und unter Lichtabschluß, zersetzt sich das Bromäthyl sehr stark, so daß es mit der Zeit und nach längerer Aufbewahrung vollkommen unbrauchbar wird, denn es verliert dabei einerseits die narkotische Kraft, andererseits entstehen fremde Verbindungen und Umsetzungen von giftigen Eigenschaften und schädlichen Nebenwirkungen auf den Organismus. Man erkennt schon durch den Geruch das zersetzte und verdorbene Präparat gegenüber dem normalen, denn derselbe entbehrt des knoblauchartigen Timbre's. Der normale Geruch nämlich weist einen deutlichen knoblauchartigen oder phosphorähnlichen Beigeruch auf. Man kann an dem Fehlen desselben sehr leicht das verdorbene Präparat erkennen. Dieser phosphorähnliche Geruch ergibt sich daher, daß man bei der Herstellung des Bromäthyls amorphen Phosphor mit Alkohol übergießt, Brom hinzusetzt und hiernach destilliert. Das Destillat stellt dann das Bromäthyl dar. Es wurde zuerst im Jahre 1849 von Nunnely zu Narkosen verwendet. Die in Frankreich hergestellten Präparate stellen reines Bromäthyl dar, während man in Deutschland und der Schweiz eine geringe Menge Alkohol dem Bromäthyl zusetzt in der Annahme und der Absicht, durch den Alkoholzusatz der leichten Zersetzung vorbeugen zu können. Wenn man die Dämpfe des Bromäthyls, welche sich schwer entzünden, verbrennt, so zeigen sie eine grünliche Flamme und es entsteht während der Verbrennung Bromwasserstoff. Die ganz reinen Sorten von Bromäthyl haben einen Siedepunkt von 38—39 °C und ein spez. Gew. von 1,4735 bei 15 °C. Die Pharmacopoea germanica schreibt für das Präparat ein spez. Gew. von 1,453—1,457 und einen Siedepunkt von 38—40 °C, die Pharmacopoea gallica ein spez. Gew. von 1,473 und einen Siedepunkt von 38,5 °C, und die Pharmacopoea helvetica ein spez. Gew. von 1,445—1,450 und einen Siedepunkt von 38—40 °C vor. Dabei erlaubt die Pharmacopoea germanica 1 %, die gallica eine Spur und die helvetica 1—1,5 % Alkoholzusatz. Natürlich ist, wie bei allen Narkotika die Reinheit des Präparates eine unerläßliche Bedingung (Haffter). Um sich von der Reinheit überzeugen zu können, hat man folgende Proben angegeben, welche leicht ausführbar sind:

1. Eine kleine Menge von Bromäthyl in ein Uhrschälchen gegossen und darin zur Verdunstung einige Zeit stehen gelassen, muß derart verdunsten, daß auf dem Glas kein Rückstand bleibt. Die Verdunstung muß rasch vor sich gehen. Gießt man einige Tropfen von Bromäthyl auf die Haut, so muß ein Gefühl der Kälte entstehen.
2. Wenn man Bromäthyl mit destilliertem Wasser zu gleichen Teilen mischt und mehrmals durcheinander beide Flüssigkeiten schüttelt, so muß, wenn man diese Mischung filtriert hat, das wässerige Filtrat neutral reagieren. Fügt man diesem Filtrat eine Argentum nitricumlösung bei, so darf eine Veränderung nicht entstehen.
3. Fügt man zu reinem Bromäthyl konzentrierte Schwefelsäure, so darf

keine Braunfärbung entstehen. Wenn man eine gelbliche bis braune Färbung erhält, so deutet dies eine Zersetzung des Präparates an.

§ 12. Die Narkose mit Bromäthyl ist eine Inhalationsnarkose genau wie die Chloroformnarkose und man verabreicht das Bromäthyl in Dampfform, indem man die Dämpfe der Luft beimengt. Es besteht aber zweifellos ein bedeutender Unterschied zwischen diesem Narkotikum und dem Chloroform oder Äther, welcher darin besteht, daß das Bromäthyl zu einer langen Narkose absolut ungeeignet ist. Die Verwendung besteht also entgegen der allgemeinen Narkose nur in einer kurze Zeit dauernden Einwirkung des Bromäthyls auf den Organismus. Es hat nämlich dasselbe eine ziemlich bedeutende narkotische Kraft, denn es genügen nur wenige Kubikzentimeter von Bromäthyl, um sofort eine tiefe Narkose zu erzeugen, welche allerdings nur wenige Minuten, 2—3, anhält. Man hat daher die Indikation zur Anwendung des Bromäthyls nur in kurzdauernden Operationen gefunden, denn man fand, daß die Betäubung unter Bromäthyldämpfen viel schneller auftrat, als z. B. unter Chloroform, (Haffter, Rabuteau etc.). Man hat daher dem zu narkotisierenden Menschen sehr rasch 10—15 ccm Bromäthyl einzuatmen gegeben, und nach kaum 1 Minute der Einatmung verfällt der Mensch in eine tiefe Narkose. Der Vorgang bei dieser Narkose ist genau derselbe wie bei jeder anderen, denn das Bromäthyl wird in Dampfform in die Lungen gebracht, und wird dort vom Blute aufgenommen. Da sich nun Bromäthyl im Wasser nur sehr schwer löst, etwas mehr in Fetten und Ölen, so wird nicht sehr viel vom Blute gelöst, sondern nur ein Teil, der aber genügt, um eine sofortige Betäubung hervorzurufen. Es bildet sich in dem Blute eine bestimmte Konzentration der Bromäthyldämpfe, und diese ist geringer als die des Chloroforms, sie beträgt ungefähr soviel, wie ein Gasgemenge von 4—5 g Bromäthyl auf 100 l Luft. Es wird also eine entsprechende Konzentration der Dämpfe auch im Blute gebildet, und das Blut transportiert das Bromäthyl in das Gehirn, wo es von den Cholestearin-Lecithingemischen der Ganglienzellen aufgenommen wird und in das Protoplasma der Zellen gelangt. So wird eine Betäubung des Menschen hervorgerufen, indem das Bromäthyl narkotisch wirkt, und erst eine Reizung geringen Grades und dann eine Lähmung der Zellen bewirkt. Die Theorie ist dieselbe, wie schon früher für jede Narkose beschrieben. Die narkotische Kraft ist aber eine ziemlich starke. Es zeigen sich in der Bromäthylnarkose genau die drei Stadien, wie in jeder anderen Narkose, nur sind das erste und zweite Stadium überaus kurz, die Exzitation ist vorhanden, aber nur sehr kurz dauernd. Der Kranke verfällt sehr schnell in die Toleranz. Das 4. Stadium, das des Erwachens ist sehr kurz, der Kranke erwacht innerhalb weniger Sekunden, während die Toleranz an sich nur wenige Minuten dauert.

Wenn die Bromäthyldämpfe in den Ganglienzellen ihre Wirkung entfaltet haben, wenn dem Menschen nicht mehr neue Mengen von Bromäthyl-Luftgemischen zugeführt werden, so eliminieren die Lungen, Nieren etc. wieder die Bromäthyldämpfe, und es wird dabei die Konzentration der Bromäthyldampflösung im Blutplasma geringer, folglich verlieren auch die zentralen Elemente, die Ganglienzellen, die Bromäthyldämpfe, was zur Folge hat, daß der Kranke erwacht. Es ist dieser Kreislauf derselbe wie bei allen Narkosen.

Eine vollständige Lähmung aller Reflexe wird aber bei der kurzen gewöhnlich angewendeten Narkose nicht erreicht, sondern das Bewußtsein erlöscht und ein Teil der willkürlichen Muskeln und teilweise auch die Reflexe. Führt man eine längere Narkose aus, so werden genau wie bei jeder Narkose die Reflexe verschwinden, auch die Augenverhältnisse sind analog denen bei Chloroform. Die Muskeln sind vollkommen schlaff. Die Pupillen sind dann eng und reaktionslos in tiefer Narkose und zeigen auch das Straßmannsche Phänomen. Kurz vor dem Exitus erweitern sie sich sprungweise. In der gewöhnlichen kurzen Bromäthylnarkose kommt es nicht immer zu einer tiefen Narkose, zur Toleranz. Es schwindet zuerst das Schmerzgefühl (Rausch), welche Insensibilität 2—3 Minuten dauert, und dieselbe besteht oft noch, wenn die Kranken bereits erwacht sind. Hingegen tritt eine vollkommene Erschlaffung der Muskeln meist nicht ein. Das Bewußtsein kann vollkommen aufgehoben sein, wie in jeder Narkose, es kann aber auch nur eine Trübung des Bewußtseins hervorgerufen werden, während aber vollkommene Analgesie trotz des teilweise erhaltenen Bewußtseins besteht und die Operation schmerzlos ausgeführt wird. Meist erreicht man aber völlige Bewußtlosigkeit für wenige Minuten.

Während Szumann in der kurzen Bromäthernarkose die Besinnung leidlich erhalten hat und nur leichte Benommenheit und Betäubung beobachtete, fanden Hankel, Adrian etc. vollständigen Schwund des Bewußtseins während 1—1 $^1/_2$ Minuten. Es schwindet meist auch die Tastempfindung, während die Reflexe meist bestehen bleiben, natürlich nur bei der kurzen Narkose. Aber in allen Fällen wird die Schmerzempfindung nicht vollkommen aufgehoben, das Bromäthyl wirkt bei manchen Menschen nur unvollkommen in den erlaubten Dosen. Es entsteht oft nur eine Herabsetzung der Schmerzempfindung (Szumann). Exzitation findet sich in vielen Fällen, oftmals sehr stark, bisweilen fehlt sie, immer ist sie kurz, doch kommt es vor, das manche Personen (Alkoholiker) gar nicht mit Bromäthyl betäubt werden können.

Die physiologischen Einwirkungen des Bromäthyls auf das Cerebrum des Menschen bestehen also in der Lähmung der zentralen Elemente, und diese Einwirkung ist als eine physiologische anzusehen, solange sie die lebenswichtigen Zentren, die der Herz- und Lungentätigkeit nicht lähmt. Sobald eine Lähmung dieser Zentren eintritt, hat man es mit einer pathologischen Wirkung zu tun. Dieselbe tritt ein, wenn man die Verabreichung der Luft-Bromäthyldampfgemische über die zulässige Höhe steigert, einerseits zu lange verabreicht, andererseits die Konzentration der Gemische zu stark erhöht.

Die Einwirkung auf den Organismus in physiologischer Hinsicht zeigt sich ferner in einem Sinken des Blutdruckes während der Narkose, welcher 20—30 mm beträgt, auf das Herz wirkt es im Anfang anregend, auf die Lungen nicht wesentlich ein (Abonyi etc.), wenn man es in kleinen Dosen verabreicht. Die narkotische Wirkung ist entschieden stärker, als die des Chloroforms (Bonome, Mezza etc.), aber es kann nur zu kurzen Narkosen verwendet werden, da in längerer Verabreichung schwere pathologische Einwirkungen zu finden sind. Infolge der raschen Wirkung und der Verabreichung in einer Dosis zu nur kurzdauernder Narkose erwacht der Kranke sehr rasch aus der Narkose und er verspürt meist nach derselben keine Beschwerden, kein Übelsein, keinen Kopfschmerz, es tritt kein Erbrechen ein (Turnbell, Givel, Montgomery, Pauschinger etc.). Die Eliminierung der im Organismus kreisenden Bromäthermengen geht nach der Narkose sehr rasch vor sich, ein Umstand, der mit der schweren Löslichkeit des Bromäthyls im Wasser und Blute zusammenhängt. Infolge dieses Umstandes sind auch üble Nachwirkungen gering oder gar nicht vorhanden. Wollte man aber das Bromäthyl zu langen Narkosen verwenden, so würden ebenfalls unangenehme Nachwirkungen entstehen. Bei den kurzen Narkosen, zu denen man das Narkotikum verwendet, gelangen ja nur geringe Mengen von Bromäthyl in den Organismus, und da die Eliminierung durch Lungen, Nieren etc. sehr schnell vor sich geht, so kommen üble Nachwirkungen nicht oder nur in ganz geringem Maße zustande. Eine eigentümliche Einwirkung besitzt das Bromäthyl auf die Genitalien und die Genitalfunktion, denn man kann bei allen im Geschlechtsleben stehenden Personen beobachten, daß dieselben in der Narkose, namentlich im Anfangsstadium, zu sexuellen Verrichtungen angeregt werden, wobei die Kranken eine aufregende Empfindung, Libido, haben, sie träumen von sexuellem Verkehr oder von anderen anregenden mit dem Liebesleben eng verknüpften Verhältnissen, und man gewahrt meist, daß Personen, welche des öfteren in sexuellen Verkehr treten, die gewohnte Stellung auf dem Operationstisch einnehmen, man beobachtet Erektionen des Penis, Abgang von Sperma, Frauen zeigen ebenfalls sexuelle Erregung, sie greifen nach den Genitalien, machen Coitusbewegungen etc., und beim Erwachen aus der Narkose wollen die Kranken meist die nächststehenden Personen mit Liebesbezeugungen überschütten, sie lachen heftig und sind in angeregtester Stimmung. Ich habe bei allen Bromäthylnarkosen, die ich gesehen und ausgeführt habe, diese anregende Wirkung desselben beobachtet. Nur ganz selten findet man Personen, welche in das andere Extrem der Stimmung, in Trauer verfallen. Diese Wirkung des Bromäthyls könnte uns Ärzten ja ziemlich gleichgültig sein, wenn nicht unangenehme Folgen entstehen könnten, denn die Kranken, namentlich Frauen und Mädchen, glauben, wenn sie aus der Narkose erwachen, oftmals, ihre Träume waren Wahrheit und behaupten, der Arzt habe während der Narkose ein Sittlichkeitsverbrechen an ihnen begangen. Wenn man dann nicht dritte Personen zugegen gehabt hat, so können für den Arzt sehr unangenehme Folgen daraus entstehen. Oftmals wird das Bromäthyl bei Zahnoperationen verwendet, und es geschieht oft, daß der Arzt vergißt, noch eine Person hinzuzuziehen. Die Frauen und Damen namentlich, welche mit Chène an sexuelle Dinge denken, meinen dann stets, es sei ihnen ein solcher Gedanke nie in den Sinn gekommen und der Traum könne nur durch das Sittlichkeitsvergehen hervorgerufen worden sein. Wie schwer es ist, Laien von der Tatsache zu überzeugen, daß Bromäthyl eine solche Wirkung besitzt, das hat man ja schon genug erfahren. Es ist daher entschieden anzuraten, eine Bromäthylnarkose nie ohne Gegenwart von dritten Personen, welche die Unschuld des Arztes beweisen können, vorzunehmen, namentlich nicht an Frauen oder Mädchen. Das Exzitationsstadium trägt eben fast stets einen erotischen Charakter bei Bromäthylnarkosen.

Die Eliminierung des Bromäthers geschieht hauptsächlich durch die Lungen, denn infolge der schweren Löslichkeit ist die Verbindung der Bromätherdämpfe mit dem Blutserum nur locker, und nach Sistieren der Zufuhr von Bromäthyldämpfen gibt das Blut sofort große Mengen an die Luft ab. Rabuteau nimmt an, daß die Ausscheidung fast nur durch die Lungen erfolge, denn er fand im Harn keine Brommengen und glaubt, daß die Nieren nicht mit beteiligt sind. Nach Regli wird ein Teil des Bromäthers durch die Nieren abgeschieden, doch sei die Absonderung der Nieren nur gering. In den Lungen wird jedenfalls die größte Menge wieder eliminiert und man bemerkt nach der Narkose beim Ausatmen des Kranken den Knoblauchgeruch. Cohn glaubt, daß der Knoblauchgeruch durch Zersetzung des Broms infolge der Einwirkung des Schwefelwasserstoffes der Mundhöhle entsteht, und daß das Resultat dieser chemischen Umsetzung, nämlich das Äthylsulfid, die wirksame Substanz sei. Es ist dies aber ein sicherer Beweis, daß die Lungen die meisten Mengen des Narkotikum aus dem Organismus eliminieren.

Bedeutend wichtiger sind die pathologischen Einflüsse des Bromäthyls auf den Organismus und es sind da eine solche bedeutende Anzahl vorhanden, daß man den Wert des Körpers als Narkotikum sehr stark bezweifelt. Betrachtet man zunächst den Einfluß des Bromäthyls auf das Zentralnervensystem, so findet man eine sehr ähnliche Einwirkung, wie man das vom Chloroform kennt. Es sind über diese und ähnliche Beziehungen des Bromäthyls zum Gehirn bisher noch keine Versuche angestellt worden, so daß man bisher nur wenig darüber erfahren konnte. Ich habe eine eingehende Prüfung aller für die Narkose in Betracht kommenden chemischen Körper vorgenommen und habe gefunden, daß die Wirkungen des Bromäthyls sehr gefährlich sind. Wenn man einen Hund mit Bromäthyl betäubt, und zwar eine längere Narkose ausführt, so zeigt sich im Groß- und Kleinhirn eine Einwirkung, die sich einerseits in einer Fettmetamorphose der Ganglienzellen, andererseits in einer solchen der Zellen der Hirngefäßwandungen offenbart. Schon nach einer längeren Bromäthylnarkose findet sich dies sehr deutlich, wendet man aber des öfteren Bromäthyl an, d. h. narkotisiert man den Hund in Zwischenräumen von 12 Stunden drei- bis viermal, so ist die bezeichnete Veränderung ganz enorm ausgebreitet und stark. Man findet dann sehr viel Fett in Form von großen Tropfen an einzelnen Stellen der Wandung der Blutgefäße, und zwar liegt das Fett an einem ca. $^1/_3$—$^1/_4$ des ganzen Gefäßquerschnittes einnehmenden Bezirk in Haufen von feinen bis großen Tropfen. Dieselben liegen in den Zellen der Media und Intima bei größeren Gefäßen, in den Zellen der Kapillarwand, und finden sich an vielen Stellen, so daß man im gefärbten Präparat die Fetthaufen als schwarze Punkte erkennt, namentlich bei schwacher Vergrößerung oder schon bei makroskopischer Betrachtung. Die Gefäßwandung wird natürlich an dieser Stelle verdickt, sie wölbt sich nach außen vor und man findet, nachdem das Fett aufgelöst ist, einen Haufen von untergegangenen Zellen, die Wandung wird daselbst verdünnt, und wenn die Veränderung abheilt, bildet sich eine Narbe, die zu einer Verdünnung der Gefäßwand an dieser Stelle führt, namentlich bei größeren Gefäßen, die einem starken Blutdruck ausgesetzt sind, wird die Wand an der verdünnten Stelle aneurysmaartig vorgewölbt. Es können dadurch Rupturen der Arterien und Hämorrhagien in das Gehirn erfolgen. Diese Veränderungen der Gehirngefäße sind bei Bromäthyl überaus stark und ausgebreitet. dieselben erscheinen fast stärker und ausgebreiteter, als man sie beim Chloroform findet. Es haben alle meine Tierversuche eine sehr starke Fettmetamorphose der Gehirnarterien sowohl im Cerebrum wie im Cerebellum aufgewiesen, und ich konnte schon nach einer 50 Minuten dauernden Bromäthylnarkose die Fettmetamorphose in den Hirnarterien finden, wenn auch nur in Form von 2—3 Tropfen an einzelnen Stellen in den Zellen der Wandung, vor allem fand sich die Veränderung auch an den Kapillaren. Nach 2—3 Narkosen fand sich die Veränderung sehr stark und ausgebreitet.

Was nun die Fettmetamorphose in den Ganglienzellen anlangt, so ist dieselbe ebenfalls sehr stark und ausgedehnt zu finden nach Bromäthylnarkosen längerer Dauer, es fanden sich in einzelnen Ganglienzellen des Groß- und Kleinhirns eine große Anzahl feiner Fetttropfen, welche das Protoplasma der Zellen ganz ausfüllten, in anderen sah man nur 6—8 größere Fetttropfen. Es war diese Einwirkung auf die zentralen Elemente ebenfalls sehr deutlich und intensiv, und steht der Wirkung von Chloroform nicht nach. Es geht aus diesen Befunden hervor, daß das Bromäthyl eine sehr schwere und starke Einwirkung auf das Gehirn ausübt, und daß in Fällen, wo eine Disposition des Kranken besteht, z. B. Arteriosklerose etc., eine Bromäthylnarkose große Gefahren bringen kann, einerseits in Form der Hirnhämorrhagien, andererseits in Lähmungen der Zentren. Denn die Fettmetamorphose der Ganglienzellen muß als eine Erkrankung derselben, ein pathologischer Zustand aufgefaßt werden. Die Veränderung heilt allerdings nach der Narkose schnell ab, wird aber auch durch eine folgende Narkose, wenn sie noch nicht ganz verschwunden war, sehr stark vermehrt und verschlimmert.

Betrachtet man nun die pathologische Einwirkung des Bromäthyls auf das Herz, so findet man schon von verschiedenen Autoren Angaben über sehr üble Wirkungen. (Wood, Kappeler, Pomeranzew, Semazki etc.). Während man im Anfang nach der Entdeckung der Bromäthylnarkose des Lobes voll war und kein ungefährlicheres Narkotikum kannte, so war sehr bald nach einigen Jahren hier und da die Beobachtung gemacht worden, daß das Bromäthyl sehr schwere Einwirkungen auf das Herz vor allen Dingen ausübe, und daß man öfters Herzsynkopefälle beobachtete, die bei ganz gesunden Personen nach einer kurzen Bromäthernarkose auftraten. Man schob diesen Umstand auf die Beimengungen, welche man im Anfang infolge der mangelhaften Darstellung im Bromäthyl fand. Doch es waren dieselben entschieden von großer Bedeutung, und die Reinheit des Präparates ist noch heute das erste Erfordernis, allein auch die reinsten Sorten haben doch eine sehr toxische Wirkung auf das Herz, die sich in Lähmung des Herzens äußert (Marion Sims), und man hat plötzliche Synkopetodesfälle auch bei und nach Verwendung der besten und reinsten Bromäthylsorten gesehen. So habe ich selbst einen sehr unglücklichen Fall erlebt, wo ein 19jähriges Mädchen, dessen Herz vor der Narkose untersucht und als ganz gesund befunden wurde, nachdem ihm in einer mit 10 g Bromäthyl ausgeführten Narkose ein Zahn extrahiert worden war, wenige Minuten nach dem Erwachen tot umfiel und nicht wieder zum Leben zurückzubringen war. Solche Fälle sind in großer Zahl beobachtet worden und es zeigen alle diese Unfälle die schwere Einwirkung des Bromäthers an.

Wood fand auch durch genaue Blutdruckbestimmungen, daß das Bromäthyl den Blutdruck in gewissem Grade herabsetzt, und daß der Blutdruck um 20—30 mm während der Narkose sinkt, wenn auch in manchen Fällen eine geringere Differenz vorhanden ist, so besteht doch für gewöhnlich eine stark lähmende Einwirkung des Bromäthyls auf das Herz.

Bei seinen interessanten Versuchen mit Bromäthyl stellte Löhers fest, daß dasselbe einerseits gleich Chloroform einen starken Reiz auf die Vagusendigungen in der Nase erzeugt und Reflexsynkope hervorrufen kann, andererseits starke Arythmie des Herzschlages hervorruft, weiter eine starke Vermehrung der Pulszahl, um 9—30 Schläge pro Minute, ein stetes, außergewöhnlich schnelles Sinken des Blutdruckes. Wenn sich bei seinen Versuchen Synkope oder Apnoë einstellte, so war das Tier nicht wieder in das Leben zurückzurufen, wenn nicht sofort energische Gegenmaßregeln angewendet wurden, welche das im Herzen befindliche stark bromäthylhaltige Blut herausbeförderten und durch anderes ersetzten. Es mußte daher sofort Herzmassage eingeleitet werden, die durch Druck auf den Thorax bewirkt wurde. Wurde dies nicht sofort energisch ausgeführt, so war das Tier nicht zum Leben zurückzubringen.

Um ein genaues Bild von der Bromäthylnarkose und deren Verhältnis zum Organismus zu erhalten, habe ich das Bromäthyl zu Narkosen an Hunden verwendet und habe gefunden, daß in langer Narkose eine starke Fettmetamorphose im Herzmuskel erzeugt wird, die der nach Chloroform nicht nachsteht. Es fand sich ausgedehnte Fettansammlung im Myocard, nach einer 30—40 Minuten dauernden Bromäthylnarkose war in dem Herzfleisch eines gesunden Hundes schon deutlich Fett in feinen Tropfen zu finden. Nach zwei Narkosen an zwei Tagen war das Fett sehr reichlich, nach drei und vier Narkosen war hochgradige Fettmetamorphose zu finden. Es fand sich in den Muskelfasern das Fett schon nach zwei Narkosen in typischer Anordnung in Haufen bipolar zu dem Kern angeordnet und auch über die ganze Muskelfaser gleichmäßig verteilt in feinen Tropfen. Es ist also durch diesen Befund, der regelmäßig vorhanden war, dargetan, daß das Bromäthyl dem Herzen sehr gefährlich werden kann, denn schon nach einer kurzen Narkose kann bei bestehender Disposition des Herzens eine so hochgradige Fettmetamorphose, vor allem, wenn dieselbe im Beginn schon vorher bestanden hatte, erzeugt werden, daß Exitus letalis eintritt. Es ist das Bromäthyl nach den Resultaten dieser Versuche, denen anderer Forscher, und den Beobachtungen aus der Praxis als ein schweres Herzgift zu betrachten, dessen Verwendung nur mit höchster Vorsicht geschehen darf. Die Hauptgefahr in der Bromäthylnarkose besteht in der während oder kurz nach der Betäubung auftretenden Synkope, und dieselbe wird hauptsächlich durch die direkte das Herz lähmende Einwirkung des Bromäthyls erzeugt, während die toxische Wirkung auf die Herzmuskelfaser nur bei längeren Narkosen und bei krankem Herzen eine Synkope in der Narkose erzeugen kann. Jede längere Narkose mit Bromäthyl bildet eine so große Gefahr für das Herz, daß man dieselbe entschieden vermeiden muß.

Weiter soll in dem Folgenden der Einfluß des Bromäthyls auf die übrigen inneren Organe betrachtet werden. Es kommen da vor allem die Leber und die Nieren in Betracht, welche einem sehr starken Einfluß unterworfen sind. Die Experimente haben ergeben, daß die Leber bei längerer Narkose durch Bromäthyl sehr stark geschädigt wird, und zwar findet man ausschließlich eine sehr starke Fettmetamorphose der Leberzellen nach der Bromäthylnarkose. Es hat sich ergeben, daß die Leber schon nach einer ca. 40 Minuten langen Bromäthylnarkose eine starke Fettmetamorphose zeigte, die durch eine folgende Narkose bedeutend verschlimmert wurde. Hauptsächlich trat in der Peripherie der Acini eine starke Fettmetamorphose mit Nekrose und Zerfall der Leberzellen auf, so hochgradig, wie man sie kaum bei gleichlangen Chloroformnarkosen findet. Die Nekrose war besonders stark. Im Zentrum der Acini war weniger Nekrose als Fettmetamorphose vorhanden. Die Bilder in den Präparaten der Leber glichen vollkommen denen von Lebern der mit Chloroform betäubten Tiere. Diese Leberveränderung tritt nach einer längeren Narkose in geringem Grade auf, wird aber von einer weiteren Narkose innerhalb der Zeit, wo sie noch nicht abgeheilt ist, stark vermehrt. Es wird also auch jede vorher bestehende Disposition zu Leberleiden oder jede im Anfang vorhandene Fettleber durch eine Bromäthylnarkose stark verschlimmert werden. Daneben bestehen starke Hyperämie und Hämorrhagien im Parenchym. Was die Nieren anlangt, so werden dieselben analog der Leber verändert, starke Fettmetamorphose entsteht nach langem und öfteren Betäuben und am meisten in den Tubuli contorti, woselbst man neben viel Fett auch Zerfall der Epithelien und Nekrose findet. Die Glomeruli zeigen kein Fett, haben aber stark gefüllte Gefäße und einen großen Hohlraum zwischen Glomerulus und Bowmanscher Kapsel (Exsudat). In den Tubuli recti ist weniger Nekrose und Zerfall der Zellen, doch noch viel Fett, während in den Zellen der Pyramiden weniger Fett vorhanden ist. Die Fettmetamorphose ist nach einer langen Narkose im Beginn mit feinen Tropfen zu finden, nach 2—3 Betäubungen aber stark ausgeprägt mit großen Fettballen und Nekrose. Jede folgende Narkose vermehrt die Fettmetamorphose enorm.

Die Nieren sind sonst stark hyperämisch, Hämorrhagien sind oft zu finden, namentlich unter der Kapsel.

Die Nieren spielen bei der Eliminierung der Narkotika eine ganz bedeutende Rolle, denn es werden nicht geringe Mengen bei der Chloroformnarkose aus dem Blute abgesondert, und so geschieht auch bei der Bromäthylnarkose eine Absonderung von Bromäthyl durch die Nieren. Rabuteau meint, daß die Nieren nicht an der Ausscheidung des Bromäthyls aus dem Organismus beteiligt seien, weil er keine Bromverbindungen im Harn fand. Regli glaubt, daß nur wenig Bromäthyl durch die Nieren eliminiert wird. Die Verhältnisse liegen so, daß bei der kurzen in praxi ausgeführten zwei Minuten dauernden Bromäthylnarkose nur wenig Bromäther die Nieren passiert, denn es wird ja auch nur eine geringe Menge von Bromäthyl in den Organismus gelangen, da man dem Kranken nur einmal eine kleine Menge zu inspirieren gibt, die zum größten Teil durch die Lungen eliminiert wird. Allein ein kleiner Teil passiert auch die Nieren. Narkotisiert man aber ein Tier 30 Minuten, so findet man sehr bald nach Beginn, sicher nach der Narkose, Bromverbindungen und Bromäthyl im Harn. Ich habe dies durch chemische Reaktien nachweisen können. Immerhin ist nur sehr wenig Bromäthyl in dem Harn frei oder in Verbindungen enthalten. Dies beruht darauf, daß Bromäthyl sehr schwer im Wasser löslich ist, es wird daher überhaupt nur wenig in das Blut aufgenommen und die Lösung ist nur sehr locker, so daß das Bromäthyl sehr schnell und leicht wieder aus der Lösung ausscheidet. Daher werden die größten Mengen durch die Lungen aus dem Organismus eliminiert. Immerhin werden die Nieren doch von dem Bromäthyl passiert.

Die Resultate der Bromäthyleinwirkung auf die Nieren in Hinsicht der Fettmetamorphose stellen eine große Gefahr für den Kranken bei längeren Narkosen dar. Klinisch hat man auch Schädigungen der Nieren nach Bromäthylnarkosen beobachtet, so fand Regli, daß größere Dosen von Bromäthyl regelmäßig Albuminurie hervorriefen, Haslebacher fand Albuminurie öfters, seltener Zylinderurie, dagegen hat derselbe auch Fettablagerung in den Nieren beobachtet. Haslebacher fand auch im Herzen Fett sowie Verschmälerung der Muskelfasern und Schwinden der Querstreifung. Diese klinischen Beobachtungen deuten darauf hin, daß in den Nieren schwere Schädigungen durch das Bromäthyl erzeugt werden.

Diese Veränderungen in den Nieren sind sehr ähnlich denen, wie man sie bei Chloroform findet, und es steht die Bromäthylwirkung der des Chloroforms nicht nach. Was nun den Magen-Darmkanal anlangt, so sind weniger schwere Veränderungen darin zu finden. Eine kurze Narkose bringt da keine pathologischen Wirkungen hervor, nur findet sich eine vermehrte Absonderung von Schleim sowohl in den Speicheldrüsen des Mundes, Rachens und Kehlkopfes, während der Magen und Darm nicht wesentlich beeinflußt werden. Auch in den Magensaft gehen wesentliche Mengen von Bromäthyl bei kurzer Narkose nicht über, und die Folge davon ist die, daß jedes Erbrechen und Übelkeit vom Magen aus nach der Narkose fehlt. Der Umstand, daß das Bromäthyl nur sehr schwer löslich ist, bringt auch mit sich, daß im Magensaft solches nicht abgesondert wird. Nach langen Narkosen mit Bromäthyl aber, schon nach solchen von 10 Minuten Toleranzdauer, finden sich geringe Mengen von solchem im Magensaft und rufen im Magen starke Übelkeit und Erbrechen hervor. Immerhin gelangen nur wenig Bromäthylmengen in den Magensaft, doch dieselben genügen aber, da Bromäthyl stark reizend auf die Magennerven wirkt, um Erbrechen zu erzeugen. Bei längeren Narkosen findet sich in den Epithelzellen der Magenschleimhaut und der Magendrüsen sehr reichlich Fett in feinen bis mittelfeinen Tropfen. Auch diese Fettdegeneration der Magenepithelien zeigt die starke Wirkung des Bromäthyls auf die Zelle, denn die Fettmetamorphose ist verhältnismäßig stark. Die Darmtätigkeit wird bei langen Narkosen geschwächt, auch die Magensekretion wird vermindert.

Sehr viel wichtiger als diese Wirkungsweise des Aether bromatus ist die auf die Lungen. Es besteht bei den kurzen Narkosen meist zunächst eine beträchtliche Beschleunigung der Respirationstätigkeit, die erst kurz vor dem Erwachen nachläßt und einer Verlangsamung der Atemtätigkeit weicht. Weiter übt das Bromäthyl einen sehr stark reizenden Einfluß auf die Schleimhaut und die Drüsen des Kehlkopfes, der Bronchien und Broncheoli aus. Man beobachtet schon bei kurzen Narkosen eine Vermehrung des Schleimes. Besonders stark ist dieselbe aber bei längeren Narkosen. Ich habe eingehende Versuche angestellt und gefunden, daß unter längerer Einwirkung in der Lunge selbst bedeutende Mengen von Schleim produziert wurden, welche dann in den Alveolen zu finden waren. Vom Rachen und Mund konnten diese Mengen von Schleim nicht in die Lunge aspiriert worden sein, denn dies verhinderte ich durch entsprechende Maßnahmen. Auch schon während der Narkosen bemerkte man bei den Hunden einen großen Überschuß von Speichel und Schleim, der aus dem Maule herausfloß. Die Lungen aber, welche von außen nicht mit Schleim erfüllt werden konnten, zeigten in großen Bezirken die Alveolen mit Schleim erfüllt, und zwar waren diese Bezirke groß und ausgedehnt, dabei reichlich in den Lungen vorhanden, und zwar in den bei der Lage des Tieres abwärtigen Gebieten am stärksten, so daß man also annehmen muß, der Schleim sei von den Bronchien in die Alveolen herabgeflossen. Diese Schleimmassen waren entsprechend den Narkosen ebenso groß und ausgedehnt, wie bei Äthernarkosen. Jedenfalls wirkt Bromäthyl viel stärker anregend auf die Schleimsekretion als Chloroform und steht in dieser Hinsicht dem Aether sulfur. gleich. Weiter fand sich bei der genauen Untersuchung der Lungen auch eine sehr starke Fettmetamorphose in den Zellen des respiratorischen Epithels. In den Zellen der Alveolen, der Broncheoli und der Schleimhaut der Bronchien waren reichlich Fetttropfen zu finden. Dies ist ein Zeichen der reizenden Wirkung des Bromäthyls auf die lebende Zelle. Die Folgen der Fettmetamorphose der Zellen des respiratorischen Epithels sind darin zu finden, daß durch die Fettmetamorphose eine Schädigung der Lebensfähigkeit der Epithelzelle erzeugt wird, wodurch die bakterizide Kraft der Zelle geschwächt, aufgehoben wird, was zur Folge hat, daß Bakterien, welche in dem Luftstrom auf die Schleimhaut gelangen, einen für ihre Weiterentwicklung günstigen Boden finden, sie werden sich auf der erkrankten Zelle ansiedeln und wuchern, anstatt von der Zelle getötet zu werden. Auch fallen durch die Erkrankung der Zellen die Flimmerbewegungen weg, so daß die Bakterien nicht wegtransportiert werden. Die Folge ist die Entwickelung von Bronchitiden und Pneumonien. Diese Erkrankungen werden begünstigt durch die vermehrte Schleimansammlung in den Alveolen und die Fettmetamorphose. Es ist also in dieser Hinsicht das Bromäthyl ein sehr gefährliches Narkotikum, welches hierin dem Aether sulfur. gleichkommt, vielleicht denselben noch übertrifft. Ich habe bei allen Tieren, welche ich mit Bromäthyl länger narkotisierte, diese Verhältnisse feststellen können. Je länger die Narkose, um so mehr Gefahr ist für den Eintritt postnarkotischer Pneumonien vorhanden. Bei kurzen Narkosen kommen diese Verhältnisse weniger in Betracht, immerhin muß man sie beachten bei Leuten, welche lungenleidend sind. Bei ihnen kann durch die Narkose eine starke Verschlimmerung der Lungenkrankheit entstehen. Man muß dies aber auch kennen für Narkosen mit Gemischen aus Bromäthyl und anderen, solche sind von Otis angegeben worden, weil man dabei ja eine längere Einwirkung des Bromäthyls auf den Organismus vor sich hat.

Der Einfluß des Bromäthyls auf die Atmung besteht darin, daß dasselbe, um mich teleologisch auszudrücken, wie Löhers in seinen Untersuchungen fand, einen Zustand der Lungen erzeugt, der ein Fernhalten der giftigen Gase bezweckt. Bei Nasenatmung sistiert sie ganz, um erst nach 30 Sekunden in beschränkter Weise wiederzukehren, bei Trachealatmung tritt eine Verflachung ein. Der exspiratorische Atmungsstillstand ist eine Folge der Reizung des Trigeminusvagus in der Nase und dem Larynx. Die Atmung wird beschleunigt und verflacht, was als Reflexerscheinung vom Nervus vagus aufgefaßt werden muß. Das Bromäthyl wirkt nicht lähmend auf das Respirationszentrum. Niemals beobachtet man in der Narkose die ominöse synkoptische Atmung, wo zwischen einzelne tiefe Atemzüge sich exspiratorische Pausen einschieben und der Thorax die Kadaverstellung einnimmt. (Löhers.) Es hat dies große Bedeutung, da dadurch die Restituierung der erloschenen und die Überführung der gestörten in die normalen Atembewegungen erheblich mehr garantiert ist.

Weitere Einflüsse auf die Lungen kommen nicht vor, man muß natürlich ebenso wie bei allen Narkosen den Eintritt einer Apnoë verhüten, denn auch beim Bromäthyl können die verschiedenen Apnoëfälle vorkommen, die man ja aber leicht verhüten kann.

Aus allen diesen hier angeführten Verhältnissen und Beziehungen der Bromäthylwirkung zum Organismus muß man entnehmen, daß man es mit einem schwer toxischen Körper zu tun hat und, daß die Bromäthylnarkose absolut nicht eine besonders harmlose Betäubung darstellt. Dieselbe ist im Gegenteil sehr gefährlich, und man darf Bromäthyl nur in bestimmten Fällen und gewissen Beschränkungen verwenden. Vor allem sind nur kurze, schnell vorübergehende Betäubungen mit Bromäthyl vorzunehmen. (Härdy, Blumm, Schneider, Abonyi, Leo Szumann, Gilles Pauschinger, Challand, Montgommery etc.)

Allein auch kurzdauernde Narkosen haben bedeutende Gefahren für das Leben des Kranken und es werden oft Bromäthernarkosen wegen Operationen ausgeführt, wo man sehr leicht eine weniger gefährliche Methode finden konnte, so ist z. B. der Ätherrausch viel angenehmer und weniger gefährlich, als die Bromäthylnarkose. Vielfach hat man Zahnextraktionen mit Bromäther ausgeführt. Es sind selbst bei ganz gesunden Personen Synkopetodesfälle eingetreten, und es liegt eine große Gefahr in der Anwendungsweise des Bromäthyls, denn um eine Narkose zu erzeugen, muß man dem Menschen schnell große Dosen inspirieren lassen, und man gibt für einen erwachsenen Menschen 15—20 g auf einmal. Es ist leicht erklärlich, daß bei sehr ausgiebiger Inspiration große Mengen in den Organismus gelangen können, größere als zulässig sind, und es kann zur Herzsynkope kommen. Ein glücklicher Umstand ist die schwere Löslichkeit des Bromäthyls in Wasser, und somit auch im Blutplasma, wodurch eine Überdosierung erschwert wird. Wenn in die Lunge sehr viel Dämpfe gelangt sind und eine hohe Konzentration im Blute entsteht, so kann leicht Synkope eintreten. Man darf nie mehr als 20 g auf einmal verabreichen.

Der Kranke atmet schnell die Dämpfe ein und verfällt dabei sehr rasch in ein kurzes Exzitationsstadium, welchem dann nach 20 Sekunden eine Betäubung mit vollkommener Lähmung aller willkürlichen Muskeln und der meisten Reflexe folgt. Diese Toleranz dauert 2—2½ Minuten. Danach erwacht der Patient, und es besteht noch ca. 1—2 Minuten vollkommene Analgesie, während der Patient vollkommen bei sich ist. Wenn man ihm zuzureden vermag, so kann man jetzt noch ohne Schmerzen für den Patienten operieren. Dieses Stadium der Analgesie ist gut zu verwerten. Die ganze Narkose macht mehr den Eindruck einer Rauschnarkose, doch ist sie nicht eigentlich gleich dem Äther- und Chloroformrausch, sondern es besteht für ganz kurze Zeit vollkommene Toleranz. Wenn man in derselben Äther oder Chloroform verabreicht, kann man leicht die Bromäthernarkose in eine solche mit diesen Stoffen überleiten. Die Augen verhalten sich genau, wie früher erörtert, sie zeigen enge reaktionslose Pupillen in der Toleranz. Das Erwachen geht sehr schnell vor sich und es fehlen meist jede Nausea und Übelkeit, der Kranke fühlt sich äußerst wohl und ist in gehobener Stimmung.

Infolge dieser kurzen Dauer tiefer Narkose, Fehlen aller Nausea nach der Narkose etc. hat man die Bromäthylnarkose für alle kleineren chirurgischen Eingriffe angeraten, und man hat vielfach sehr gute Resultate gehabt. (Bonome, Haffter, Abonyi etc.) Vielfach ist das Mittel bei Zahnoperationen in Gebrauch. (Schneider, Härdy, Blumm etc.) Auch für die Frau in der Geburt hat man die Bromäthylnarkose empfohlen. (Montgommery, Givel etc.) Es ist von Givel bei 20 Kreißenden verwendet worden, doch mit wenig gutem Erfolg, während Montgommery in 29 Geburten diese Narkose verwandte. Er verfuhr auf diese Weise, daß er beim Herannahen einer Wehe einige Tropfen Bromäthyl der Frau zu inspirieren gab, nach der Wehe ließ er die Maske weg. Er hat damit leidlich gute Erfolge gehabt. Ich möchte hingegen entschieden warnen, bei Kreißenden das Bromäthyl zu verwenden, da in größeren Dosen oder längerem Gebrauch schwere Gefahren entstehen können. Vor allem soll man bei vorhergegangenen abundanten und während starker Blutungen das Mittel meiden wegen Gefahr der Synkope.

Die Frauen vertragen Bromäthyl am besten, während Männer oft mit demselben in Dosen von 20 g nicht zu narkotisieren sind, namentlich wenn der Mann Alkoholist ist. Ich habe meist Männer nur unvollkommen in Narkose fallen sehen oder gar nicht. Auch Frauen werden manchmal nicht tief betäubt. Es müßte dann eine größere Dosis verwendet werden, was entschieden zu verbieten ist, da dadurch schwere Gefahren drohen.

Bei Frauen, die schwach sind, soll man nur 10 g geben, da sie dann weniger widerstandsfähig sind. Kinder mit Bromäthyl zu betäuben, ist entschieden zu widerraten. 5 g genügen bei solchen von 10—12 Jahren. Bei kleinen Kindern ist Bromäther nicht anzuwenden. Man berechnet für Kinder pro Jahr 1 g. (Härdy, Wieland, Demme etc.) Wieland hat 200 Narkosen an Kindern ohne Unfall und Nachteil ausgeführt und ist sehr zufrieden mit der Narkose. Demme fand häufiges Erbrechen nach der Narkose bei Kindern, doch hat Wieland dasselbe nie gesehen, nur Cyanose im Gesicht am Schluß der Narkose, die sehr bald verschwand, wenn das Kind reine Luft zu atmen erhielt. Er hat aber den Knoblauchgeruch übel bemerkt, der tagelang bei den Kindern nach der Narkose anhielt, und wegen dessen sich manche Kinder nicht zum zweitenmal betäuben lassen wollten. Diesen Autoren entgegen stehen viele, welche bei der Verabreichung von großen Dosen auf einmal Unfälle beobachtet haben, da ja leicht eine zu hohe Konzentration der Bromäthyldämpfe im Blute entstehen kann. So hat Mikulicz von zwei Todesfällen berichtet. Es muß vor allem die Verabreichung des Mittels beachtet werden.

Bisher war man der Ansicht, die Narkose werde am besten eingeleitet, wenn man große Dosen auf einmal gebe. (Haffter.) So hat man bis 20—30 g auf einmal in eine Maske gegossen und dem Kranken schnell einatmen lassen. Bei dieser Methode kann aber zu leicht eine Überdosierung eintreten und man sollte dieselbe nie anwenden, denn die meisten Todesfälle, die bisher in der Bromäthylnarkose vorkamen, müssen dieser Methode zur Last gelegt werden. Man hat daher auch für diese Narkose als beste Darreichung die Tropfmethode erkannt. (Partsch, Mikulicz, Larisch etc.) Darüber weiter unten.

Für die kurze Bromäthylnarkose kann man eine weite Grenze ziehen, solange man die Dosierung in Tropfen ausführt. Immerhin sind Kontraindikationen vorhanden und in folgenden Krankheiten gegeben. Vor allem sind Herzleiden, akute Myocarditis, Endocarditis und dekompensierte Klappenfehler, Fettmetamorphose, alle hochgradigen Schwächezustände und Kachexien, Lungenleiden ausgedehnter Art, schwere anhaltende Blutungen etc. Kontraindikationen der Narkose. Weiter soll man Potatoren, Arteriosklerotiker, Emphysematiker, sehr alte Leute und Kinder der ersten Jahre nicht mit Bromäthyl narkotisieren. Man soll ebenfalls dasselbe nie zu längeren Narkosen verwenden, auch nie gemischt mit anderen Narkotika. Überhaupt sollte man die Bromäthylnarkose nur bei kräftigen, ganz gesunden Individuen verwenden, bei denen nur kurze Narkose nötig und eine andere Methode unmöglich ist. Seitdem ich aber qei einem ganz gesunden Mädchen, bei dem wegen Zahnextraktion eine Bromäthernarkose mit vorsichtiger Dosierung in Tropfen vorgenommen worden war, kurz nach dem Erwachen Synkope mit Tod eintreten sah, habe ich Bromäthyl nie mehr angewendet, und habe stets Methoden der lokalen Anästhesie oder andere Narkose, vor allem den Ätherrausch gefunden, die eine Bromäthylnarkose besser ersetzten, ohne den Kranken so hoher Lebensgefahr wegen einer so kleinen Operation auszusetzen. Vor allem der Ätherrausch vermag der Bromäthernarkose ernste Konkurrenz zu machen. Die Behauptung, eine kurze Bromäthylnarkose sei ganz ungefährlich, ist entschieden nicht aufrecht zu erhalten.

Was die Statistik anlangt, so läßt sich folgendes feststellen. Rubzow hat in 150 Fällen Bromäthyl angewendet, und hat 15mal starke Exzitation gesehen, nie aber üble Folgen beobachtet. Larisch hat 1263 Bromäthylnarkosen mit keinem Todesfall gesammelt. In 1,5—2% der Fälle hat er Erbrechen beobachtet, in 8,11% Exzitation.

Aus dem Jahre 95/96 hat Gurlt auf 1826 Bromäthylnarkosen keinen, aus früheren Jahren auf 5396 einen Todesfall angegeben. Reboul hat über 100 Narkosen mit gutem Erfolg, doch oft Erbrechen, zweimal starke cerebrale Exzitation und mehrfach Ikterus nach denselben beobachtet. Guinard hat einen Kranken durch primäre Synkope in der Bromäthernarkose verloren. Brower-Kelly hat 1300 Bromäthernarkosen ohne Todesfall ausgeführt.

Wieland hat 200 Narkosen ohne Todesfall und schwere Nebenwirkungen ausgeführt, Gurlt hat auf 4555 Bromäthylnarkosen einen Todesfall gesehen. Dieses Verhältnis ist immerhin noch zu günstig, denn es traten bedeutend mehr Todesfälle auf, wenn auch deren Zahlen in den Statistiken noch nicht registriert sind. (Löhers, Haslebacher, Rabuteau, Bonome, v. Openchowsky,

Sims Marion etc.) Nach diesen Statistiken hätte man auf ca. 17000 Narkosen 3 Todesfälle. Dies wäre 1:5330, ein Verhältnis, das in anbetracht, daß alles nur ganz kurze Narkosen waren, ein schlechtes zu nennen ist. Die Gefahr steht da nicht im Verhältnis zur Bedeutung der Operation. Es werden aber auch nicht alle Todesfälle gemeldet. Man muß nach den von mir, Löhers, Haslebacher und anderen vorgenommenen Untersuchungen über die Wirkung des Bromäthyls dasselbe als ebenso gefährlich wie Chloroform ansehen, wenn man es in kurzen Betäubungen verwendet, als viel gefährlicher aber, wenn man es wollte zu längeren Narkosen verwenden, wozu es absolut ungeeignet ist. Die üblen Wirkungen auf Herz und Lunge bilden eine große Gefahr für den Narkotisierten. (Löhers, Haslebacher.) In Anbetracht der gefährlichen Wirkung ist das Bromäthyl nur für kurzdauernde Operationen zu verwenden, und dann auch nur bei ganz gesunden Leuten. Eine bedeutende Rolle spielt nun wie bei allen Narkosen so auch bei der Bromäthylnarkose die Technik und Verabreichung.

§ 13. Was die Technik der Bromäthylnarkose anlangt, so wird man natürlich hierbei alle Vorschriften, die man bei Chloroform oder Äthernarkosen verwendet, beachten müssen. Der Kranke wird ja bei dieser rasch vorzunehmenden Narkose nicht so vorbereitet werden können, doch soweit es möglich ist, soll man auch hierbei die allgemeinen Maßnahmen bedenken. Die Hauptaufgabe, welche aber dem Arzte vor dem Einleiten der Bromäthylnarkose zufällt, besteht in einer genauen körperlichen Untersuchung, damit der Arzt erfährt, ob ein gesundes Herz und eine gesunde Lunge vorliegen. Bei jeder krankhaften Veränderung an diesen beiden Organen ist eine kurze Bromäthylnarkose höchst gefährlich, wegen einer ev. eintretenden Synkope oder Apnoë.

Der Kranke wird zur Ausführung der Narkose am besten in Rückenlage oder in sitzende Stellung gebracht und so betäubt. Als einzige Indikation für die Bromäthylnarkose ist vielleicht die Operation der adenoiden Wucherungen im Nasenrachenraum anzusehen und man kann sagen, daß bei dieser Operation die Bromäthylnarkose wegen der nicht totalen Lähmung der Reflexe mit die beste Betäubung darstellt und von keiner anderen besser ersetzt werden kann, während in allen anderen Fällen man eine weniger gefährliche Methode finden wird, als die Bromäthylnarkose.

Was die Technik der Narkose an sich betrifft, so ist eben nur eine kurze Narkose in der Praxis auszuführen, für längere Narkosen ist dieselbe nicht zu verwenden. Wollte man längere Narkosen ausführen, müßte die Lagerung genau wie bei der Chloroformnarkose zu wählen sein.

Es gibt mehrere Methoden der Bromäthylbetäubung, von denen aber nur eine zu empfehlen ist, das ist die Tropfmethode. Dieselbe ist von Kölliker angegeben worden und besteht darin, daß man dem Kranken in einer dicht abgeschlossenen Maske das Bromäthyl tropfenweis verabreicht, während er normal respiriert, und wenn er sich an die Einatmung und an den Geruch der Dämpfe gewöhnt hat, wird der ganze Rest des Narkotikums in die Maske gegossen und dem Kranken verabreicht. Die Dosis ist die genannte, 5—25 g.

Eine andere Methode ist die von Hafften, welcher die Narkose so ausführt, daß er die ganze Menge des zu verwendenden Bromäthyls in die Maske schüttet und diese dicht auf das Gesicht des Kranken, Mund und Nase bedeckend, legt, wobei jeder Luftzutritt nach Möglichkeit abgehalten wird. Der Kranke atmet dabei anfangs erschwert, läßt aber bald die Verweigerung des

Atmens weg und respiriert tief und ausgiebig. Hafftor gibt 5—20 g und gibt an, daß man bei tropfenweiser Darreichung Narkose nicht erreichen könne. Bei seiner Methode tritt nach wenigen Atemzügen tiefe Betäubung auf, die dann bis 5 Minuten anhalten kann. Diese Methode war die früher allgemein übliche und es haben sich dabei viele Todesfälle ereignet. Als Kriterium für eingetretene Narkose kann das Fallenlassen eines oder beider zu Beginn ausgestreckter Arme angesehen werden. Nachdem die Narkose einige Zeit gedauert hat, erwacht der Kranke und fühlt sich in den meisten Fällen wohl, ohne Erbrechen, Kopfschmerzen etc. zu zeigen. Diese Methode ist aber wegen der mit ihr verbundenen Gefahr der Überdosierung entschieden zu vermeiden, und man soll auch bei der Bromäthylnarkose die Tropfmethode wählen (v. Mikulicz, v. Eiselsberg, Partsch, Larisch, Terrier, Péraire etc.). Man hat in den letzten Jahren in vielen Fällen die Tropfmethode verwendet und mit derselben bessere Resultate erzielt als mit der früheren Narkose. (Terrier, Péraire etc.) Zur Ausführung der Bromäthylnarkose verwendet man am besten eine Esmarchsche Maske, welche mit Gummistoff oder Billrothbatist überzogen ist. (Haffter.) Auch die Girardsche Maske läßt sich mit impermeablem Stoff überzogen sehr gut verwenden. Gilles hat eine Maske angegeben, welche sich recht gut eingeführt hat. Diese Maske ist von der Größe und Form der Esmarchschen, besteht aber aus zwei Drahtkörben, von denen der eine eine Verjüngung des anderen darstellt, und welche mit einem Scharnier verbunden sind, so daß der eine in den anderen hineingebogen werden kann. Man legt nun zwischen die Körbe eine Lage Gummistoff und Flanell, der die untere Lage darstellt, wodurch man eine mit impermeablem Stoff überzogene Maske erhält und den Vorteil hat, diese Maske schnell durch eine neue ersetzen zu können, nachdem man eine Narkose ausgeführt hat. Man kann auch den äußeren Korb mit dem Gummistoff fest überziehen und zwischen die beiden Drahtgestelle nur den Flanell legen. Dann braucht man beim Zugießen während der Narkose nur den mit Gummistoff überkleideten Korb zu öffnen, um die Bromäthyltropfen auf den Flanell gießen zu können. Eine andere Maske ist die von Hägler. Diese Maske besteht ganz aus vernickeltem Metall und ist ähnlich der eben beschriebenen, indem der äußere Korb aus Blech geformt ist, in welchen der untere Korb paßt. Zwischen die Metallglocke und den Korb legt man Flanell oder Gaze und tropft auf diese das Bromäthyl.

Eine weitere Maske ist von Rosenthal angegeben, welche aus einem Gummibeutel besteht, an welchem ein Mundstück ähnlich dem am Junkerschen Apparat befestigt ist. In den Beutel gießt man das Bromäthyl und läßt den Kranken die in dem Beutel sich bildenden Dämpfe inspirieren. Dieser Apparat ist nicht so brauchbar wie die mit impermeablem Stoff überzogenen Masken, da man die Tropfmethode nicht bei diesem verwenden kann.

Dies ist das Wichtigste, was über die Technik zu sagen ist. Es ist aus all dem zu ersehen, daß die Bromäthylnarkose eine zu gefährliche Betäubung darstellt, als daß man sie bei so kleinen, wenig wichtigen Operationen verwenden könnte, ohne eine große Verantwortung zu übernehmen. Es steht der Nutzen bei den kleinen Operationen nicht im Einklang mit der Größe der Gefahr. Nachdem man in neuerer Zeit den ganz ungefährlichen Ätherrausch für kleine Narkosen zu verwenden gelernt hat, hat man einen Ersatz für die Bromäthylnarkose in jeder Hinsicht gefunden. Man hat nun die Bromäthylnarkose zur Einleitung größerer Narkosen mit Chloroform oder Äther verwendet, um die Betäubung zu beschleunigen. Über den Wert dieser Methode werde ich weiter unten sprechen. Es ist nur hier zu bemerken, daß man entschieden vor diesen Kombinationen warnen muß. Es ist nun auch die Begeisterung für Bromäthyl, welche die Narkose im Anfang hervorrief, nicht bestehen geblieben, und man wendet jetzt nur ausnahmsweise diese Narkose an. Es muß aber gerechterweise anerkannt werden, daß die Bromäthylnarkose auch Vorzüge besitzt, und daß man sie, wenn man peinlich auf ein ganz reines, unzersetztes Präparat hält, bei kleinen Operationen, nur an ganz gesunden Menschen und nur für ganz kurze Betäubung mit der Tropfmethode verwenden darf, ohne sich eines Leichtsinnes schuldig zu machen. Freilich darf man nicht annehmen, daß die Methode ungefährlicher als eine kurze oberflächliche Chloroformnarkose oder der Ätherrausch ist, denn Bromäthyl ist viel toxischer wirkend als Äther und Chloroform. Folglich wird ein gewissenhafter Arzt den Ätherrausch oder eine leichte Äthernarkose vorziehen, ganz abgesehen von den vielen ungefährlichen Methoden der Anästhetologie, welche die Bromäthylnarkose vollkommen ersetzen. Man kann also mit Fug und Recht das Bromäthyl ad acta legen.

Ehe ich dies Kapitel schließe, muß noch auf einen Umstand aufmerksam gemacht werden. Man hat nämlich Bromaethyl bisweilen mit dem enorm giftigen Bromäthylen, Aethylenum bromatum, $C_2H_4Br_2$, verwechselt, wodurch man Todesfälle erlebte. (Dumont.) Dieser Körper sieht dem Bromäthyl sehr ähnlich, ist aber infolge seines hohen Bromgehaltes enorm giftig, besonders für das Herz, weshalb vor dem Körper als Narkotikum verwendet dringend gewarnt werden muß. Näheres vide sub Bromäthylen.

V. Kapitel.

Die Stickstoffoxydulnarkose.

§ 14. Man hat neben dem Chloroform und Äther schon seit langen Zeiten das Stickstoffoxydul als Narkotikum verwendet und es hat sich dieser Körper namentlich bei kurzdauernden Operationen als überaus brauchbar erwiesen. Allerdings bestehen gewisse Momente, welche eine allgemeine Anwendung des Stickstoffoxyduls in der allgemeinen Praxis erschweren. Das Stickstoffoxydul wurde im Jahre 1776 von Priestley entdeckt. Im Jahre 1844 wurde dasselbe zuerst von Horace Wells verwendet und gelangte damals zu einer allgemeinen Verwendung, indem man meist zu kleineren Operationen, wie in der Zahnpraxis, die Stickstoffoxydulnarkose verwendete. Nachdem aber in den nächsten Jahrzehnten die Chloroformnarkose zur Geltung und Verwendung in der Chirurgie kam, geriet das Stickstoffoxydul mehr und mehr in Vergessenheit und am Ende des vorigen Jahrhunderts war eine Zeit, wo man nur noch dieser Narkose als einer historischen Tatsache in der Geschichte der Chirurgie gedachte. Man verwendete es damals fast gar nicht mehr und erst in der neuesten Zeit hat man die Bedeutung dieser Narkose verstanden und wieder seine Aufmerksamkeit dem Stickstoffoxydul zugewendet. Namentlich in England wird jetzt ein reichlicher Gebrauch von derselben gemacht, und man schildert allgemein die günstigen Resultate, die man mit diesem Narkotikum erzielte. Das Stickstoffoxydul wird aber erst noch einer Zeit der noch ausgedehnteren Verwendung entgegengehen und es bedarf nur noch der allgemeinen Kenntnis der vorzüglichen Eigenschaften desselben, daß auch der praktische Arzt sich dieser Narkose mehr und mehr bedienen wird, indem er mit derselben die viel gefährlichere Bromäthylnarkose und ähnliche ersetzen lernt.

Die Bezeichnung für diesen Körper ist noch durch die Namen: Stickoxydul, Stickstoffmonoxyd, Lachgas und Lustgas gegeben, in der Chemie hat man die Formel N_2O aufgestellt. Es stellt ein Gas dar, welches schwach süßlich schmeckt und riecht. ein spezifisches Gewicht von 1,52 hat und die Verbrennung fast genau so wie Sauerstoff unterhält. Wenn man das Gas auf 0° abkühlt und unter einen Druck von 30 Atmosphären stellt, so wird dasselbe zu einer farblosen, wasserklaren, leicht beweglichen Flüssigkeit kondensiert, die das spezifische Gewicht 0,9004 besitzt und bei — 88° C siedet, sowie bei — 115° C erstarrt. Das Gas ist für den tierischen Organismus irrespirabel, wenn man es rein einatmet, denn dasselbe führt binnen kurzer Zeit Apnoë herbei, so daß ein Mensch binnen 2—4 Minuten der Einatmung des reinen Gases stirbt, Vögel schon nach 30—40 Sekunden, Kaninchen innerhalb 2 Minuten, Hunde innerhalb 3 Minuten ad exitum kommen. Somit stellt das Stickstoffoxydul ein Gift dar, mit dessen Verwendung man eben wie mit allen giftigen Körpern eine gewisse Vorsicht üben muß. Man stellt das Gas dar, indem man salpetersaures Ammoniak vorsichtig erhitzt und das Gas mit Eisenvitriollösung und Kalilauge wäscht. Das salpetersaure Ammoniak wird folgendermaßen umgesetzt: $NO_3\,NH_4 = N_2O + 2\,H_2O$, es entsteht also bei der Zersetzung neben Stickstoffoxydul noch Wasser, das von dem Gas durch Eisenvitriol und Kalilauge getrennt wird. 1 kg salpetersaures Ammoniak liefert 278 l Stickstoffoxydulgas, welches sowohl flüssig wie fest unter bestimmten Voraussetzungen erhalten werden kann, somit kommt das Stickstoffoxydul in allen drei Aggregatszuständen vor. Man verwendet dasselbe für die Narkose am besten als Gas. Um aber die für eine Narkose nötige Menge Stickstoffoxydul am einfachsten und leichtesten mit sich führen und transportieren zu können, hat man das Lachgas in eiserne Flaschen unter hohem Druck gepreßt, so daß es darin flüssig geworden ist. Im flüssigen Zustande ist das Gas am besten zu transportieren, kann es am besten verkauft und versandt werden, da es so den geringsten Raum beansprucht und doch sofort verwendet werden kann, denn wenn man die Flasche öffnet, strömt das Gas aus derselben heraus. Die Darstellung im großen geschieht in großen eisernen Retorten und liefert ein vollkommen reines, unzersetztes Präparat.

§ 15. Das Stickstoffoxydul ist ein Narkotikum und als solches ein weniger starkes als Chloroform, denn es wirkt nicht so stark, wie dieses, doch immerhin stärker als Aether sulfuricus. Ein großer Vorteil der Wirkung des Stickstoffoxyduls liegt darin, das es sehr rasch Narkose erzeugt, es wird dem Menschen durch die Lungen zugeführt und bewirkt innerhalb weniger Sekunden eine Betäubung. Die Wirkung ist neben der narkotischen eine angenehm euphorische, der Betäubte kommt in sehr gute Stimmung und lacht und ist äußerst vergnügt, eine Nachwirkung übler Art, wie Erbrechen, Übelkeit etc. fehlt meist nach der Narkose. Die Einführung in die ärztliche Praxis geschah durch Wells. Nach ihm haben besonders Lea Rymer in England und in New-York Hasbrouck und Colton, in Frankreich Evans und in Deutschland Kricshaber, Hermann u. m. die Narkose mit Lachgas in die ärztliche Praxis eingeführt und die Bedeutung dieser Narkose hervorgehoben. Später verwendete man es dann auch namentlich in England zur Einleitung der Äther- oder Chloroformnarkose (Clover). Meist fehlt bei der Stickstoffoxydulnarkose jede Exzitation, der Kranke verfällt rasch in Betäubung und dieselbe kann nun längere oder kürzere Zeit fortgeführt werden. Meist verwendet man allerdings die Betäubung nur für kurze Eingriffe, für kleine Operationen, denn bei längeren Betäubungen stellen sich doch Übelstände heraus, die eine ausgedehnte Narkose verbieten. Die Aufnahme des Gases geschieht durch die Lungen, in denen das Blut das Gas in sich aufnimmt und nach dem Zentralnervensystem transportiert, wo die Wirkung ausgeübt wird. Die Ganglienzellen nehmen das Lachgas auf und es wird hier eine physikalische Veränderung in den Cholestearin-Lecithingemischen hervorgerufen, welche die narkotische Wirkung darstellt und sich in Lähmung der Zentren, der Zellen repräsentiert. Wenn den Lungen kein Gas mehr zugeführt wird, so wird die Konzentration im Blut geringer, die Lungen geben wieder Gas nach außen ab und der Mensch erwacht. Führt man so viel Gas in das Blut, daß die erlaubte Konzentration überstiegen wird, so wird die Lähmung der Ganglienzellen, auch der lebenswichtigen Zentren hervorgerufen, was den Tod des Individuums bedeutet. Es darf die Konzentration von 2 % nicht überstiegen werden, denn eine höher konzentrierte Lösung von Stickstoffoxydulgas im Blutserum bewirkt schwere Gefahren, die sich stets in Lähmung des Respirationszentrums dartun, es entsteht Apnoë. Man vermag oft noch die Apnoë zu beseitigen, indem man künstliche Respiration einleitet, doch bei stärkerer Konzentration ist eine Rettung unmöglich. Man muß also auch bei diesem Mittel vorsichtig sein, denn die Angabe, ein Narkotikum sei vollkommen ungefährlich, ist eine ganz sinnlose Behauptung, da die narkotische Wirkung nur durch eine lähmende Beeinflussung der Ganglienzellen hervorgerufen werden kann und diese lähmenden Einflüsse Giftwirkungen darstellen. Nur Gifte wirken narkotisch, folglich ist jedes Narkotikum ein Gift und ist für den Organismus gefährlich, da die höhere Potenz jeder narkotischen Wirkung Lähmung der Zentren der Herz- und Lungenfunktion, den Tod, darstellen. Es hat also auch das Lachgas schwere gefahrbringende Eigenschaften und Einflüsse und es darf daher nur in bestimmten Mengen dem Organismus zugeführt werden. Vor allen Dingen darf man dasselbe nie rein längere Zeit inspirieren lassen. Für eine kurze Narkose darf man eine kleine Menge nur mit wenig Luft beigemengt dem Kranken verabreichen, doch für längere Zeit dauernde Narkosen darf nie reines Stickstoffoxydul länger als einige Sekunden verabreicht werden, denn schon nach 2—4 Minuten tötet reines Stickstoffoxydulgas einen Menschen. Vögel werden schon nach ½ Minute getötet. Es ist die Einwirkung des Gases verschieden auf die verschiedenen Tierarten, und auch auf die verschiedenen Menschenrassen wirkt es verschieden, so werden die farbigen Rassen der Menschen schneller betäubt und sind weniger widerstandsfähig wie die Europäer, die Weißen (Neudörfer). Männer sind widerstandsfähiger wie Frauen gegen das Gas, ebenso wie bei allen Narkotika. In den Ländern, welche unter höherer Breite liegen, wirkt das Stickstoffoxydul weniger schnell tödlich, als in den unter dem Äquator liegenden Ländern oder den tropischen Gebieten. Wenn man bei einem durch Stickstoffoxydul getöteten Menschen die Gasmengen aus der Lunge entfernt, Sauerstoff einbläst, während man künstliche Respiration ausführt, gelingt es in den meisten Fällen, die Person ins Leben zurückzurufen, doch ist es auch möglich, daß die Konzentration der Gaslösung im Blute eine zu hoch konzentrierte war, als daß es noch möglich ist, den Tod zu hemmen. Man gibt am besten eine Mischung von Luft und Gas, indem man je nach Bedarf die Konzentration der Mischung ändert, außerdem verwendet man auch eine Mischung von Sauerstoff und Stickstoffoxydul oder letzteres allein. Diese drei Verwendungen kommen in Betracht. Die Luftmischung nennt man auch Lachgas, weil dieselbe eine euphorische Stimmung des Betäubten hervorruft und denselben meist zum Lachen und zur Fröhlichkeit anregt. Das Gas hat auch in anderen Mischungen diese Wirkung, weiter erzeugt es auch oft eine sexuelle Euphorie und erregt die Betäubten. Doch tritt dieselbe mehr gegen die allgemeine frohe Stimmung zurück. Übelkeit, Erbrechen, Kopfschmerz, Benommensein etc. fehlen nach kurzen Narkosen vollkommen, während sie nach langen Betäubungen in geringem Grade hervorgerufen werden. Natürlich ist dies individuellen Schwankungen unterworfen.

Bei der Einatmung des Stickstoffoxydulgases mit Sauerstoff zu 4:1 gemischt treten Brausen und Trommeln in den Ohren, Undeutlichwerden der Gefühlswahrnehmungen, erhöhtes Wärmegefühl, ein Rieseln und Gefühl großer Leichtigkeit im ganzen Körper etc. auf, die Empfindlichkeit gegen Schmerz ist herabgesetzt, das Tastvermögen ist erhalten, das Bewußtsein schwindet nie vollkommen. (Hermann.) Nur bei Einatmen reinen Gases werden die Patienten vollkommen bewußtlos, während Dyspnoë, Cyanose des Gesichts und der Schleimhäute auftreten. (Hermann.) Im Stadium der Insensibilität tritt Dilatation der Pupillen, stockende Respiration, Verlangsamung und Intermittens des Pulses und Blässe sowie Lividität des Gesichtes auf. (Evans.) Manche Menschen klagen aber entgegen den meisten Narkotisierten über ein zusammenschnürendes und beängstigendes Gefühl auf der Brust, Träume beängstigender Natur, konvulsivisches Zittern vor Eintritt der Narkose, ferner empfinden dieselben dann nach der Narkose Übelkeit und leichte Eingenommenheit im Kopf, während Erbrechen nicht beobachtet wurde. (Kappeler.)

In den inneren Organen tritt während der kurzen Narkose eine Hyperämie auf, die Funktionen von Magen, Darm und Leber sind vermindert.

Die pathologischen Einwirkungen des Stickstoffoxyduls sind bis zu einem gewissen Grade ebenso vorhanden wie bei allen anderen Narkotika, nur in weit geringerem Grade, denn man muß gestehen, daß die kurze Narkose nur sehr wenig pathologische Veränderungen im Organismus hervorzurufen imstande ist.

Auf das Gehirn wirkt das Stickstoffoxydul in verschiedener Hinsicht wenn auch nur vorübergehend pathologisch ein. Eine Einwirkung während der kurzen, nur wenige Minuten dauernden Narkose kann in pathologischer Hinsicht in dem Cerebrum nur wenig Veränderungen bewirken, man hat daher auch fast keine Nachteile beobachtet. Morgan gibt an, daß ein Kranker während der kurzen Narkose einen epileptiformen Anfall bekam, obwohl er vor und nach der Betäubung nie solche Anfälle gehabt hatte und wieder zeigte, es war wohl durch einen geeigneten Umstand vom Stickstoffoxydul ein starker Reiz auf die Hirnrinde ausgeübt worden, welcher die Krämpfe hervorrief. Es werden ja neben solchen seltenen Erscheinungen auch Krämpfe berichtet, welche mehr durch die erstickende Wirkung des reinen Gases erzeugt werden und die ein Zeichen der Erstickung, ein sehr ominöses, sind. (Petter, Coleman,

v. Nußbaum.) Bei längerer Einwirkung zeigt das Gas viel stärkere Einwirkung, worüber ich, um den wahren Wert des Narkotikums feststellen zu können, eingehende Tierexperimente an Hunden und Meerschweinchen vorgenommen habe. Wenn man nun auch nicht in praxi lange Narkose gewöhnlich ausführt, so ist dies doch von manchen getan worden, und deshalb haben die Versuche einen gewissen Wert. Weiter haben sie noch den Vorteil, daß sie eben die Wirkung deutlicher zeigen als nach kurzen Narkosen, denn nur erst durch die längere Einwirkung des Gases auf den Organismus kann man ein Bild der Veränderungen erhalten, welches deutlich die Wirkung zeigt, welche der Körper auch bei kurzen Narkosen und bestehender Disposition des Patienten hat. Diese Versuche wurden so ausgeführt, wie ich sie schon bei den Untersuchungen über Chloroform oder Äther beschrieben habe, daß das Tier mehrmals längere Zeit, 30 Minuten und länger, betäubt wurde, so daß zwischen 2 Narkosen immer 12—20 Stunden dazwischen lagen. So wurden nach 1 bis 4 Narkosen die Organe untersucht und es fand sich folgendes, betreffend das Gehirn. Es konnte in den Ganglienzellen nach mehreren Narkosen deutlich Fett in feinen Tropfen sowohl in den Ganglienzellen des Cerebrum wie des Cerebellum nachgewiesen werden, doch war dies nur wenig Fett, in einer Zelle meist nicht mehr als 5—8 Fetttropfen von feinem bis mittelgroßem Korn. Inwiefern diese bei allen Narkotika gefundene mehr oder minder starke Fettmetamorphose der Ganglienzellen zu erklären ist, kann ich hier nicht entscheiden, jedenfalls hat man es mit einem pathologischen Zustand zu tun, der bald nach der Narkose abheilt, durch eine folgende Betäubung aber verschlimmert wird, und welcher entschieden durch das Narkotikum bewirkt wird. Ob die narkotische Wirkung auf die Ganglienzelle sich in einer Fettmetamorphose äußert, kann ich nicht von der Hand weisen, denn ich habe bei allen Narkotika Fett in den Zellen gefunden, immerhin kann ich diese Frage jetzt noch nicht entscheiden. Weiter finden sich auch in den Zellen der Blutgefäßwandungen der Hirnkapillaren bis zu den größeren Gefäßen Fettklumpen und Anhäufungen, welche stellenweise zu finden sind und daselbst die Wandung verdünnen. Man findet das Fett in den Zellen der Intima und Media und zwar in Haufen von feinen bis größeren Tropfen, bisweilen sind große Klumpen von Fett zu finden, welche die Gefäßwandung vorwölben und verdicken, aber, wenn sie rückgebildet werden, durch Untergang der Zellen eine Narbe mit Verdünnung der Gefäßwand hervorrufen, welche den Anlaß zu Aneurysmabildung und Hirnhämorrhagien geben können. Diese Veränderungen finden sich nach langen Stickstoffoxydulnarkosen vor, doch nur in einem geringen Grade, jedenfalls nicht so hochgradig, wie man es bei Chloroform, Bromäthyl etc. findet. Das Stickstoffoxydul wirkt selbst bei langen und häufigen Narkosen nicht besonders stark, die Stellen mit Fettmetamorphose sind nicht so häufig vorhanden wie bei Chloroform, während die Stärke der Fettmetamorphose, d. h. die Fettmenge, nicht wesentlich geringer ist. Es zeigt also das Lachgas hierin eine günstigere Wirkung als Chloroform etc. und man muß noch bedenken, daß bei kurzen Narkosen die Gefahr bedeutend verringert wird. Hewitt läßt die Lachgasnarkose auf andere Art entstehen, denn er meint, daß im Gehirn die Oxydationsprozesse gehemmt und gestört werden durch die Wirkung des Stickstoffoxyduls, und daß allein diese Störung der Oxydationsvorgänge im Zentralnervensystem die Anästhesie hervorrufe.

Betrachten wir nun die Einwirkungen des Stickstoffoxyduls auf das Herz, so kann man sagen, daß eine schädigende Wirkung nur in sehr geringem Grade vorhanden ist. Kemp hat gefunden, daß während der Narkose eine erhebliche Steigerung des Blutdruckes bewirkt, während eine depressive Wirkung nicht ausgeübt wird.

Man hat früher auch behauptet, daß das Lachgas die Erythrozyten des Blutes zerstöre (Hermann), dem entgegen haben Dudley, Buxton, Turnbull u. a. m. nachgewiesen, daß dasselbe das Blut nicht schädige, sondern sich mit dem Hämoglobin des Blutes verbindet, ohne daß man nach den Narkosen auch nur die geringsten Veränderungen an den Blutkörperchen finden kann.

Was nun das Gas selbst anlangt, so wird es im Blute nicht verändert, sondern wird unzersetzt wieder ausgeschieden (Frankland, Coleman), und die Ausscheidung geht hauptsächlich durch die Lungen vor sich. (Hermann.)

Das Herz selbst wird nur wenig vom Lachgas verändert. Crouch gibt an, daß nach einer Narkose eine Dilatation, welche sich zusehends verschlimmerte, eintrat. ähnliche Fälle schildert Granville, Silk, Buxton etc. Immerhin sind diese Beobachtungen als sehr selten anzusehen, und es kommen dabei gewisse prädisponierende Momente in Betracht. Es ist aber kein Zweifel, daß solche Fälle namentlich bei längerer Narkose vorkommen können.

Bei meinen Versuchen fand sich nur eine geringe Schädigung des Herzmuskels durch das Gas. Nach sehr langen und häufigen Narkosen war in dem Herzmuskel die Querstreifung verschwunden, die Fasern waren trübe und zeigten mäßige Fettmetamorphose, denn es fanden sich in den Fasern bipolar zum Kern angeordnet Haufen von Fetttropfen, während nur selten über der ganzen Muskelfaser Fett in feinen Tropfen sich zeigte. Die Fettmetamorphose zeigte sich nach mehreren Narkosen von 25—30 Minuten Dauer nur mäßig und gering, jedenfalls viel weniger als bei Chloroform. Dies ist ein Zeichen, daß das Lachgas nur wenig pathologisch auf das Herz im normalen Zustande wirkt. Vor allem ist bei kurzer Narkose keine Gefahr vorhanden, anders ist es aber bei langen Narkosen und bei pathologisch verändertem Herz. Wenn schon vor der Narkose schwere Herzerkrankungen bestehen, dann kann auch eine kurze Narkose zur Synkope führen. Immerhin tritt dies sehr selten auf und man braucht für das Herz von einer kurzen Narkose keine Gefahr zu fürchten, wenn dasselbe nicht hochgradig erkrankt ist, wobei jede Narkose eben enorm gefährlich ist.

Was nun die Organe der Bauchhöhle anlangt, so hat man die Funktion des Magen- und Darmtraktus vermindert, während eine Anregung der Salivation nicht zu leugnen ist. Was die Nieren anlangt, so wird durch die Wirkung des Stickstoffoxyduls die Harnmenge nach der Narkose vermindert, das Volumen der Nieren ist wechselnd, in tiefer, langer Narkose kommt es zu Albuminurie. (Kemp.) Die Nieren sondern nach der Narkose Albumen ab, was auf Störungen in den Epithelien schließen läßt. Bei meinen Untersuchungen fand ich stets stärkere Veränderungen in den Nieren als im Herzen. In den Epithelien der Tubuli contorti fand sich stets nach langen Narkosen Fett in beträchtlichen Mengen, dabei Nekrose der Zellen, auch in den Tubuli recti war viel Fettmetamorphose zu finden. Nur in den Glomeruli war kein Fett. Weiter fand sich stets starke Hyperämie im Nierengewebe, ebenso in den Glomeruli, welche zwischen Kapsel und Glomerulus einen großen leeren Zwischenraum zeigten, der durch Exsudat hervorgerufen wird. Die Läsionen der Nieren waren stets stark, doch nicht so hochgradig wie bei der häufigen oder langen Chloroformnarkose, aber sie waren doch deutlich, die Fettmetamorphose ging stellenweise in Nekrose der Nierenepithelien über, namentlich in den Tubuli contorti. Man bemerkte auch eine Veränderung schon nach einer langen Narkose von ca. 30—45 Minuten. Danach war bereits Fett in den Epithelzellen der Tubuli contorti deutlich nachzuweisen. Jede folgende Narkose verschlimmerte dieselbe bedeutend. Es ist also daraus zu ersehen, daß das Lachgas in langer Einwirkung den Nieren schweren Schaden bringt.

Durch die Nieren wird bei langen Narkosen das Gas teilweise abgesondert und läßt sich im Harn nachweisen.

Auch Hämorrhagien unter die Kapsel und in das Nierengewebe fanden sich, nebenbei starke Hyperämie.

Die Leber erleidet sehr ähnliche Veränderungen, wenn dieselben auch nicht so hochgradig sind. Ich fand nach langen und häufigen Narkosen in den Leberzellen reichlich Fett in feinen bis großen Tropfen, namentlich viel Fett in der Peripherie der Acini, weniger in dem Zentrum. In den Leberzellen der Peripherie der Acini war das Fett in großen Mengen, stellenweise war auch Nekrose und Zerfall dieser Zellen zu bemerken. Die Fettmetamorphose der Leber war weit geringer als nach Chloroformnarkosen, doch war sie schon nach einer langen Narkose zu finden und wurde durch folgende Narkosen stark verschlimmert. Sie heilte aber bald wieder ab. Weiter fanden sich in der Leber starke Hyperämie und Hämorrhagien in das Lebergewebe und unter die Kapsel der Leber. Nach einer kurzen Narkose ist aber eine Schädigung der Leber nicht zu erwarten, sie könnte aber eintreten, wenn eine Lebererkrankung resp. Disposition für dieselbe besteht.

Die Einwirkungen des Stickstoffoxyduls auf Herz, Leber und Nieren sind nur wenig schwer, sind viel geringer als die von Chloroform. Immerhin genügen dieselben, um bei langen Narkosen Gefahren erzeugen zu können.

Weit schwereren Einflüssen als diese Organe sind die Lungen ausgesetzt. Dieselben bilden schon seit je das gefürchtetste Organ betr. die Narkose, und es tritt auch der Tod infolge Intoxikation mit Stickstoffoxydul durch Apnoë, durch Lähmung des Zentrums der Respirationstätigkeit ein. Die Atmung erleidet schon in der kurzen Narkose große Veränderungen, welche von dem Lachgas erzeugt werden, so hat man allgemein ein stertoröses Atmen in der Narkose bemerkt. Dieses Symptom wird aber nicht durch die Lunge oder durch Verhältnisse und Veränderungen im Larynx hervorgerufen, sondern es besteht darin, daß der Kehlkopf durch Muskelspasmus in die Höhe gezogen wird, etwa wie während der ersten Phase des Schluckaktes, infolgedessen wird die obere Öffnung des Larynx durch die Epiglottis und die Zungenbasis geschlossen und die Respiration hört auf (Hewitt). Unter Umständen tritt diese Obstruktion der Luftwege geräuschlos ein und es werden noch Atembewegungen gemacht, obwohl die Luftwege bereits völlig verschlossen sind (Dent, Hewitt). Diese Verhältnisse werden rein durch das Lachgas erzeugt und führen zu Cyanose, Konvulsionen und schließlich Apnoë. In manchen Fällen sind sie stärker, und in manchen schwächer, wodurch die verschiedenen Symptome hervorgerufen werden. Man kann diese Zustände verhüten, indem man dem Lachgas genügend Sauerstoff zusetzt (Hewitt). Es können durch diese Behinderung der Atmung sehr schwere Gefahren entstehen, denn das Blut wird dabei immer ärmer an Sauerstoff, wenn man reines Stickstoffoxydul gibt, es treten dadurch im ganzen Organismus Störungen auf, welche eigentlich nicht direkt Folgen der Lachgaswirkung, sondern des Sauerstoffmangels und des Kohlensäureüberflusses im Blut sind, also sekundäre Folgen der Lachgaswirkung. Die durch das Stickstoffoxydul hervorgerufene Apnoë ist also mehr eine Folge mechanischer Behinderung normaler Respirationstätigkeit, als der toxischen Einflüsse des Gases selbst. Nur in seltensten Fällen tritt eine solche ein, die dann durch zu hohe Konzentration der Gasmengen im Blute erzeugt wird. Immerhin treten während der Narkose öfter Zustände auf, wo vorübergehende Asphyxien resp. apnoische Anfälle sich zeigen, welche auf eine dieser Arten entstehen, und die dann eine Steigerung des Blutdruckes bewirken (Kemp). Neben der Beschleunigung der Herzaktion erzeugt das reine Stickstoffoxydul noch eine starke Erweiterung der Pupille und Schwellung der Zunge (Hewitt, Flux, Nobel, Dent etc.). Die Schwellung der Zunge beschränkt sich mehr auf den Zungengrund und führt dabei neben den oben erläuterten Verhältnissen zu Behinderung der Luftpassage, Verengerung des Kehlkopfeinganges. Kommen nun noch Schleimmassen oder dergleichen dazu, so kann eine völlige Verlegung des Kehlkopfs, namentlich bei engen Verhältnissen, entstehen. Diese Wirkung des Gases muß beachtet werden, da man sonst leicht Todesfälle durch Apnoë erleben kann, und man kann sie so leicht vermeiden, indem man das Gas nicht rein verabreicht.

Weiter besitzt das Lachgas auch in anderen Hinsichten üble Einwirkungen, wenn auch dieselben gegenüber anderen Narkotika nur sehr gering sind. Was Sekretion von Schleim, Speichel etc. anlangt, so ist dieselbe in gewissem Grade vorhanden. Auch durch Lachgas werden die Speicheldrüsen zu vermehrter Sekretion veranlaßt, und diese Schleim- oder Speichelmassen sammeln sich bei langen Narkosen im Kehlkopf, im Rachen und Nasenrachenraum an, können auch in die Lungen etc. gelangen. Es ist aber diese Fähigkeit der Schleimsekretionsanregung nur gering gegenüber anderen Narkotika. Es läßt sich bei längeren Narkosen deutlich die vermehrte Sekretion nachweisen und dieselbe erstreckt sich auch auf die Bronchien und die Schleimhaut dieser Teile. Es ist dies nach langen Narkosen in den Lungen direkt nachzuweisen, indem man Bezirke der Lungen mit Schleimmassen angefüllt findet. Ich habe an Tieren die Lunge daraufhin untersucht und habe diese Verhältnisse deutlich nachgewiesen. Es entsteht bei den Narkosen eine starke Hyperämie der Lungen, Hämorrhagien subpleural wie auch in das Lungengewebe selbst finden sich ebenfalls und neben diesen zeigten sich die Alveolen stellenweis mit Schleim teilweise oder auch ganz erfüllt. Es war bei meinen Experimenten infolge der Lagerung der Tiere während der Narkose nicht möglich gewesen, daß aus dem Rachen Schleim aspiriert wurde, somit kann der Schleim in den Alveolen nur aus den Bronchien und Broncheoli herabgeflossen sein. Dies wurde auch noch bewiesen dadurch daß die Bezirke der mit Schleim erfüllten Alveolen hauptsächlich und in größerer Menge in den abhängigen Partien der Lungen zu finden waren, namentlich in denjenigen Teilen, welche bei der jeweiligen Lagerung des Tieres die tieferen gewesen waren. Es ist also ganz augenscheinlich, daß der Schleim in vermehrtem Maße von der Bronchialschleimhaut abgesondert wird und aus den Bronchien in die Alveolen fließt, durch den Luftstrom unterstützt. Es ist aber ganz entschieden hervorzuheben, daß die Mengen des Schleimes bedeutend geringer sind als bei Chloroform, man findet selbst nach langen und häufigen Narkosen die Alveolen nur teilweise mit Schleim erfüllt, nur selten sind die Alveolen ganz ausgefüllt, was bei Chloroform meist zu finden ist. Es ist also diese Einwirkung entschieden gering und kommt bei kurzen Narkosen nicht in Betracht. Der Grund zu der geringeren Kraft der Sekretionsvermehrung liegt einerseits in der weniger reizenden Einwirkung des Gases auf die Epithelzellen der Schleimhaut, weiter aber auch zu einem großen Teil in der geringeren Kältewirkung des Gases. Das Stickstoffoxydul ist, wenn es auch, vom flüssigen in den gasförmigen Zustand übergehend, verwendet wird, doch nicht so kalt und wirkt nicht so stark wärmeentziehend auf seine Umgebung, wie die anderen Narkotika. Die Temperatur der Luft-Stickstoffoxydulgemische ist viel höher als die der Chloroformdampfluftgemische. Dies ist ein wesentlicher Punkt, denn beim Lachgas wird die Hauptkältewirkung in der eisernen Flasche erzeugt und das Gas ist bereits bedeutend wärmer, wenn es in den Mund resp. die Lungen gelangt, da es ja auch durch die beigemengte Luft erwärmt wird. Trotzalledem besteht aber die Erzeugung vermehrter Schleimabsonderung, doch ist dieselbe nur bei längeren Narkosen vorhanden und wird weniger, wenn man das Gas nicht rein, sondern mit Luft oder Sauerstoff gemengt, verabreicht. Es ist aber trotzdem möglich, daß bei langen Narkosen Bronchitiden oder selbst Pneumonien dadurch entstehen.

Weiter findet man auch noch die Einwirkung des Gases auf die Epithelzellen der Bronchialschleimhaut, welche dem Chloroform ebenfalls eigen ist und in einer Fettmetamorphose der Epithelzellen besteht. Nach langen oder häufigen Narkosen mit reinem Stickstoffoxydul fand sich stets in den Zellen der Schleimhaut der Bronchien und Alveolen, in den Zellen des respiratorischen Epithels eine ziemlich ausgedehnte Fettmetamorphose, die darin bestand, daß in den Zellen Fett in feinen bis großen Tropfen auftrat, welches bisweilen sehr reichlich, bisweilen nur wenig und gering war. Namentlich in den Zellen der Alveolen fand sich in allen Fällen sehr viel Fett in großen Mengen. In diesen Zellen ist die Fettmetamorphose auch schon nach einer mäßig langen Narkose, 20 Minuten langen, zu finden, wenn auch dann nur in geringem Grade. Diese Fettmetamorphose verschwindet sehr bald nach der Narkose wieder und hätte nur wenig Bedeutung, wenn durch dieselbe nicht eine Schädigung der vitalen Eigenschaften dieser Zellen auftreten und bewirkt würde. Die Epithelzellen, welche eine starke Fettmetamorphose erlitten haben, können ihre ihnen von der Natur aufgegebenen Pflichten nicht mehr in normaler Weise erfüllen. Sie können also einesteils die Invasion und Ansiedelung von Bakterien, welche im Luftstrom in die Lungen gelangen, nicht mehr verhindern, andererseits verlieren sie, wenn es Flimmerepithelien betrifft, ihre Flimmertätigkeit, eine solche erkrankte Zelle stellt dann eine Lücke in der Überkleidung der Schleimhaut dar und durch diese Lücke können Bakterien in den Lymph- resp. Blutstrom eindringen, außerdem können Bakterien auf diesen erkrankten Zellen haften bleiben und wuchern, da die Zellen ihre baktericide Kraft einbüßen. Die Lungen haben infolge dieser bakterienvernichtenden Eigenschaft ihrer Schleimhaut die Kraft den Infektionen zu widerstehen, und nur in Lungen, welche diese Kraft ganz oder teilweise eingebüßt haben, können sich Pneumonien und Bronchitiden entwickeln, und somit ist auch die Gefahr vorhanden, daß nach langen Narkosen mit Stickstoffoxydul postnarkotische Lungenerkrankungen entstehen (Silk, Snel etc.). Man hat solche Krankheiten wenig oder fast gar nicht beobachtet, was dadurch erklärt wird, daß man in den allermeisten Fällen nur kurze Narkosen mit diesem Narkotikum ausführt, kurze Narkosen, welche eben die Lunge noch nicht so stark schädigen, daß Pneumonien und Bronchitiden sich entwickeln können. Immerhin muß man bei Verwendung des Lachgases zu längeren Betäubungen mit diesen Gefahren rechnen und muß bedenken, daß die Veränderungen in den Lungen immerhin schwerwiegend sind, wenn sie auch nicht so hochgradig erscheinen, wie nach Äther oder Chloroform, so sind sie doch von hoher Bedeutung, namentlich im Verein mit den anderen die Lunge schädigenden Einflüssen des Lachgases, wie der Larynxverengung und der toxischen Apnoë. Weiter haben sie Bedeutung bei Kranken, welche zu Lungenleiden disponiert sind, welche schon an Lungenaffektionen leiden, wie beginnende Tuberkulose, Emphysem, Bronchitis chronica etc. All diese Krankheiten werden durch eine längere Narkose mit reinem Stickstoffoxydulgas schwer beeinflußt, verschlimmert und können Anlaß zu schweren tödlich verlaufenden Nachkrankheiten geben. Lungenleiden sind daher als eine strikte Kontraindikation für die lange und reine Narkose anzusehen, aber auch mit kurzen Narkosen soll man bei bestehenden Lungenleiden sehr vorsichtig sein und nie reines Lachgas, sondern stets eine Mischung von Luft oder Sauerstoff und Stickstoffoxydul verwenden.

Rein angewendet bewirkt das Gas Erstickung, da dem Organismus der Sauerstoff fehlt und es kommt dann zu der Wirkung des Lachgases noch die der Kohlensäure hinzu, sodaß der Organismus unter zwei Giften steht, welche zu großen Gefahren Anlaß geben, die sowohl in Synkope als besonders in Apnoë bestehen. Letztere ist entschieden die häufigere Todesart. Das Atemzentrum wird vor dem der Herzaktion gelähmt, ein Umstand, welcher dem Stickstoffoxydul eigen ist und noch bei schon bestehender Apnoë eine Rettung des Kranken erlaubt, wenn man sofort die bekannten Gegenmaßregeln ergreift. So kann man in vielen Fällen die Apnoë erfolgreich bekämpfen.

Man hat verschiedene Todesfälle in der Narkose erlebt und wenn dieselben auch sehr selten sind, so sind sie doch möglich und können auch bei ganz kurzer Narkose auftreten, und so sind verschiedene Todesfälle gerade bei Zahnextraktionen vorgekommen.

Hele berichtet von einem Fall, wo Dyspnoë und Lividität plötzlich während kurzer Narkose eintraten, die man durch Einleiten künstlicher Respiration erfolgreich bekämpfte. Morgan, Petter, Coleman sahen epileptiforme Anfälle nach der Narkose auftreten, Flux narkotisierte ein 19jähriges Mädchen, das sonst gesund war, aber aus der Narkose nicht wieder erwachte bis eine Zeit von 1 Stunde und 20 Minuten verflossen war, welchen Zustand er als Hysterie, Hystero-Epilepsie oder einen hypnotischen deutet. v. Nußbaum hat in 37 Fällen starke Aufregung und Cyanose beobachtet, ohne daß Anästhesie eintrat, so daß er noch Chloroform anwenden mußte. Holden gibt an, daß durch Stickstoffoxydul eine besonders hohe Tendenz zur Blutung erzeugt werde, er sah stets starke Lungenhyperämie und hält alle Lungenkranken, namentlich die zu Hämoptoë neigenden oder Kranke mit hämorrhagischer Diathese für nicht geeignet für die Lachgasnarkose. Todesfälle in kurzen Narkosen werden von Berghamer, v. Nußbaum u. a. beschrieben, bei denen stets der Tod unter Lividität und Gedunsenheit des Gesichtes, Cyanose und Dyspnoë eintrat. Bei einem Todesfall von Nußbaum fand Voit im Herzblut alle Blutkörperchen zerstört und in eine schmierige lackfarbige Masse verwandelt.

Man hat das Lachgas meist zu Narkosen bei kleinen, kurzdauernden Operationen, wie Zahnextraktionen, Abszeßspaltungen etc. verwendet und da meist sehr gute Resultate erzielt. Aber auch zu großen Operationen wurde es verwendet, so operierte Carnochan längere Zeit unter dieser Narkose, und führte Amputatio mammae, und Extremitätenamputationen aus. Morton machte eine Kastration, Amputationen etc., Marion Sims operierte 16 Minuten lang an einer Amputatio mammae, 20 Minuten an einer Laparotomie wegen eines abdominalen Tumors, Blanchet narkotisierte 25 Minuten lang mit Stickstoffoxydul und Luft abwechselnd. In neuerer Zeit hat man das Lachgas nicht mehr zu längerer Narkose verwendet, sondern man kombiniert es mit Chloroform oder Äther, worüber später des genaueren geschrieben werden wird.

Was nun die Statistik anlangt, hat man sehr gute Resultate gefunden, so haben Smith 3929, Colton 27217 Narkosen ohne Todesfall ausgeführt. Ferner hat Hasbrouck 69000, Golzon 150000 Lachgasnarkosen ohne Todesfall ausgeführt, Thomas über 14000 ohne Nachteile und Unfälle geleitet, und es werden in den Vereinigten Staaten jährlich gegen 750000 Lachgasnarkosen ausgeführt (Wood), bei denen nie mehr als 3 Todesfälle sich ereignen, was also nach den Angaben von Wood ein Verhältnis von 1:250000 darstellt. Jedenfalls ist dies ein überaus günstiges Resultat, doch muß man auch bedenken, daß all die Narkosen nur wegen Zahnextraktionen und ähnlichen kleinen Operationen vorgenommen werden. Man hat nun ungefähr sechs Todesfälle nach Lachgasnarkosen beschrieben, welche sicher vom Stickstoffoxydul hervorgerufen wurden, welche Zahl ja unendlich klein ist. Rumboll hat berechnet, daß in England durchschnittlich in den letzten 10 Jahren 4 Millionen Lachgasnarkosen ausgeführt wurden, und daß davon nur fünf Todesfälle bekannt geworden seien. Man ersieht also aus diesen Zahlen, daß das Lachgas bei kurzen Narkosen das gefahrloseste Mittel darstellt.

§ 16. Der Grund für die große Gefahrlosigkeit liegt in der Methode der Darreichung. Wenn man die alten Mitteilungen über die Lachgasnarkose liest, so hört man von vielerlei Nachteilen, selbst von Todesfällen (Hermann, Dent, Hewitt, Noble, Silk, Crouch, Flux, Gardner, Granville etc.). In der neueren Zeit berichtet man nur von harmlosen Wirkungen, und es hat dies seinen Grund in der besseren Art der Narkose und der Verabreichung mit Luft (Hewitt, Haldane, Nogui, Bert, Nußbaum etc.). Man verwendet zur Narkose am besten das Gas mit Luft gemischt und zwar so, daß man je nach Bedarf Luft zuströmen läßt (Flux). Flux verfährt mit dieser Art der Lachgasmethode folgendermaßen. Das Gesicht des Kranken wird mit einem geräumigen, nach oben offenen, dem Gesicht sich selbst mittels eines ringförmigen Luftkissens eng anschließenden Zelluloidgefäß bedeckt, und das Gas, welches spezifisch schwerer als Luft ist, wird durch die freie Öffnung des Gefäßes einströmen gelassen. Der Patient atmet mithin das Gas mit einem relativ reichlichen Luftquantum gemischt ein. So hat Flux über 250 Patienten ohne Nachteile betäubt. Paul Bert gibt das Lachgas unter zwei Atmosphären Druck mit gleichen Teilen Luft gemischt. Diese Methode ermöglicht auch eine längere Narkose.

Andere empfehlen die Mischung mit Sauerstoff (Gardner, Wetzel, Hewitt etc.). Gardner gibt an, daß die Mischung für Kinder bis 10—15 Jahren nicht geeignet ist, weil bei diesen Erbrechen und Übelkeit auftreten, und für kräftige Männer sowie Alkoholisten ebenfalls ungeeignet sei. Hewitt hat einen Apparat zur genaueren Dosierung konstruiert und hält

Sauerstoff und Stickstoffoxydul für die beste Mischung, wobei aber von der richtigen Konzentration, Dosierung und Verabreichung der gute Erfolg abhängt. Zur Einleitung der Narkose gibt man nur 2% Sauerstoff und steigt allmählich auf 7, 8, 9 und 10%, indem man um so mehr Sauerstoff gibt, je länger die Narkose dauert. Die nächstbesten Resultate liefert die Anwendung konstanter Mischungen, für Erwachsene von 6—7% Sauerstoff, für Frauen und Kinder von 7—9% Sauerstoffgehalt. Verwendet man Luft und Lachgas, so hat man 14—18% resp. 18—22% Luft dem Gas beizumischen.

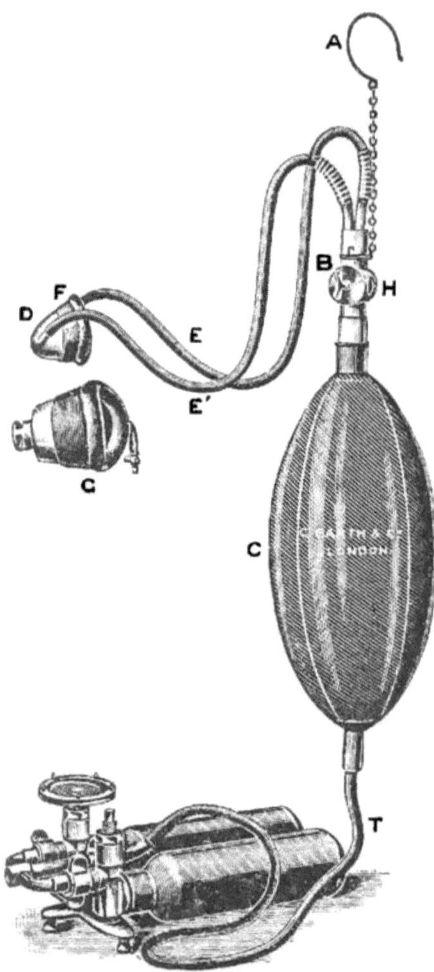

Fig. 134. Narkose Apparat von Patterson für die Stickstoffoxydulnarkose.
A. Halter zum Anhängen des Apparates an die Kleider des Narkotiseurs. B. Ventil für die Menge des Gases. H. Hahn zur Regulierung des Ventils. C. Ballon. E, E' Schläuche, welche das Gas und Luft oder Sauerstoff in die Maske führen. D. Maske. G. Maske vergrößert.

Eine einfache Art der Anwendung des reinen Gases hat Dudley Buxton angegeben, indem er einen Apparat konstruierte, der leicht transportabel und anwendbar ist. Er besteht aus einer Stahlflasche mit 200 l Gas, welche mit einem Ausführrohr versehen ist, an dem ein sog. Silencer, d. h. ein Rohr, welches das Zischen dämpft, angebracht ist. Von demselben führt ein Schlauch das Gas in einen Ballon, von dem ein anderer Schlauch nach einer Metallkammer führt, die einen Hahn besitzt, der entweder Luft oder Gas eintreten läßt; diese Kammer wird durch ein Rohr mit einem Mundstück verbunden. Durch den Hahn kann man die Zusammensetzung des Gasgemisches ändern.

Eine Modifikation des Apparates von Hewitt ist der Apparat von Patterson, welcher eine sehr leichte Anwendung ermöglicht. Die Konstruktion ist aus nebenstehender Figur 134 ersichtlich.

Man fügt an den Apparat eine Stahlflasche mit dem flüssigen Gas und kann dazu durch eine leichte Änderung auch eine Flasche mit Sauerstoff an fügen, so daß man beide Gase zugleich verwenden kann. Durch einen Hahn kann man die zuströmenden Gasgemenge, und somit die Narkose genau nach den momentanen Verhältnissen regulieren. Man muß nur genau beachten, daß auf eine Inspiration auch eine Exspiration folgt, und dies erst abwarten, ehe man neue Gasdosen verabreicht. Ist der Patient betäubt, so gibt man Luft und läßt erst einige Zeit das Gas weg. So kann man abwechselnd Luft und Gas verabreichen und auch längere Narkosen einleiten. Mit diesen Apparaten und unter Beitritt von Luft oder Sauerstoff ausgeführt stellt die Stickstoffoxydulnarkose eine sehr wenig gefährliche Methode dar, die aber nur für kurze Zeit dauernde Operationen verwendet werden soll. Man kann eine längere Narkose sehr gut ausführen, indem man den Kranken mit dieser Methode betäubt und demselben dann Äther verabreicht, wobei er leicht in die Äthernarkose überführt wird. Ein anderer Apparat für die reine Stickstoffoxydulnarkose ist der von Gesell konstruierte, der, wie Fig. 135 zeigt, aus einem

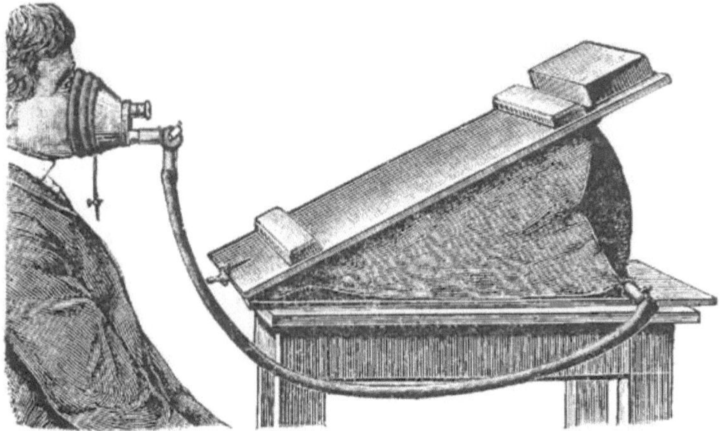

Fig. 135. Narkose Apparat für die Stickstoffoxydulnarkose von Gesell.

Gasometer von der Form eines Blasebalges besteht, in welchen das Gas aus einer eisernen Flasche geleitet wird, und von dem ein Rohr das Gas in die Maske leitet, welche ein Exspirationsventil besitzt und luftdicht auf dem Gesicht aufsitzt. Dieser Apparat ist zwar etwas groß, aber sonst ganz brauchbar und viel verwendet worden.

Die Kombination von Sauerstoff und Stickstoffoxydul wird später noch genauer behandelt.

Der Stickstoffoxydulnarkose geht eine geringe Exzitation vorauf, aber es ist dies Stadium nur sehr kurz, es verfließen nur 30 Sekunden, bis die tiefe Betäubung auftritt, welche aber noch nicht eine wirkliche Toleranz mit Lähmung sämtlicher Reflexe darstellt. Dies Stadium der kompleten Lähmung und vollkommenen Toleranz und Muskelerschlaffung soll bei der Lachgasnarkose nie erreicht werden, denn dann wird die Narkose höchst gefährlich. Man findet auch die Augenreflexe in diesem R a u s c h nicht aufgehoben, doch ist die Pupille meist weit. Dies ist aber schon ein Zeichen, daß man die Narkose sistieren muß. Die kurze Rauschmethode ist eine der brauchbarsten Methoden für kurze Operationen und dürfte auch ohne jede Sorge angewendet werden, doch soll man sich hüten, eine längere Betäubung auszuführen. Die Gefahren, welche dem Gas anhaften, treten erst auf, wenn die Narkose verlängert wird, und man soll daher nur für kurze, 1—2 Minuten dauernde Eingriffe, die Narkose wählen. Dann ist das Lachgas der geeignetste Körper für die Anästhesie und bringt keine Gefahren mit sich, wenn die Anwendung nach den angeführten Methoden geschieht. Auch hier ist die erste Anforderung die genaue Dosierung und vorsichtige Verabreichung bei genauer Beobachtung des Kranken.

VI. Kapitel.

Die Äthylchloridnarkose.

§ 17. Das Aethylchlorid wird noch mit den Namen: Chloräthyl, Aethylum chloratum, Aether chloratus, Aether muriaticus, Aethylchlorür, leichter Salzäther, Monochloräther benannt. Die chemische Formel ist C_2H_5Cl. Dieser chemische Stoff war schon vor mehreren Jahrhunderten den Chemikern bekannt, wie Glauber, Basilius, Valentinus und anderen, und die Zusammensetzung desselben wurde von Robiquet und Colin erkannt und angegeben. Das Chloräthyl stellt eine klare, wasserhelle, leicht bewegliche Flüssigkeit dar, welche schwach ätherisch riecht und einen süßlichen aber brennenden Geschmack besitzt. Es verdampft äußerst schnell und leicht bei unserer gewöhnlichen Temperatur und erzeugt bei der Verdunstung auf der Haut ein starkes Kältegefühl. Der Siedepunkt liegt zwischen 12° C und 13° C. und es erstarrt bei — 29° C, das spezifische Gewicht beträgt bei 0° 0,921. Die Dämpfe des Chloräthyls haben eine narkotische Wirkung auf den tierischen Organismus. Diese Wirkung als Narkotikum wurde schon von Flourens, Bibra, Harleß und Tracy gekannt, und das Cloräthyl wurde von Heyfelder für Operationen als Narkosemittel verwendet. Flourens hat im Jahre 1847 die anästhesierenden Eigenschaften zuerst bekannt gegeben und schilderte die durch die Chloräthylwirkung entstehende Narkose als eine sehr schnell eintretende, welche vollkommene Anästhesie und Bewußtlosigkeit hervorruft und weder Hustenreiz noch unangenehme Nachwirkungen nach der Narkose erzeugte. Im Jahre 1890 wurde das Chloräthyl von Redard zur Erzeugung einer lokalen Anästhesie zuerst verwendet. Die Narkose war bald nach der Entdeckung der narkotischen Kraft des Chloräthyls wieder verlassen worden, da man den Körper wegen der großen Tendenz zur Verdampfung nicht leicht herstellen und in geeigneten Gefäßen transportieren und anwenden konnte. So kam man erst am Ende des vorigen Jahrhunderts wieder durch Zufall gelegentlich der Verwendung als lokales Anästhetikum bei Zahnextraktionen auf die allgemeine Narkose zurück, und in neuerer Zeit erst ist die Chloräthylnarkose namentlich in England und Amerika zur richtigen Geltung gekommen.

Das Chloräthyl ist sehr leicht brennbar und entzündet sich an jeder offenen Flamme sehr leicht, indem es mit grünlicher Flamme brennt. Im Wasser löst es sich sehr schwer und nur wenig, leicht in Äther und Alkohol. Die Herstellung geschieht durch Erhitzen von Äthylalkohol mit Salzsäure unter einem Druck von 40 Atmosphären bis auf 150° C. Das Äthylchlorid geht dabei über und muß entwässert werden, worauf man es nochmals destilliert und in Vorlagen unter niedriger Temperatur sich absetzen läßt. Das Gas wird zur Narkose verwendet, indem man dasselbe mit Luft gemischt dem Kranken durch die Lungen zuführt. Das flüssige Chloräthyl verdunstet ungeheuer leicht und wird am besten in zugeschmolzenen Glasampullen versandt, von welchen man die Spitze abbricht, oder welche mit einem Metallverschluß versehen sind, der durch Schrauben oder Hebelvorrichtung geöffnet werden kann, wobei ein feiner Strahl des Cloräthyls aus der Flasche entweicht. Man muß die Ampullen im dunklen und kühlen Raum aufbewahren, da sich das Chloräthyl bei Licht, Wärme und Luftzutritt zersetzt. Das zersetzte oder unrein hergestellte Präparat ist für die Inhalation vollkommen unbrauchbar, da infolge der Zersetzungsprodukte schwere Nebenwirkungen auf das Herz ausgeübt werden, welche dem reinen Chloräthyl nicht eigen sind. Die Verpackung wird am besten in zugeschmolzenen Flakons geschehen, weil ja nur unter einem bestimmten Druck das Chloräthyl flüssig bleibt, falls nicht die Temperatur unter 12° C herabgegangen ist, was ja selten in den zu Operationen nötigen Räumen geschehen kann. Die Darstellung im großen ist zuerst von der Société chimique des Usines du Rhône in Lyon und La Plaine erfolgt, welche das von ihr dargestellte Präparat unter dem Namen Kelene in den Handel brachte. In Deutschland werden die besten Präparate von Henning & Speier in Berlin, Dr. Thilo & Co. in Mainz etc. geliefert.

Man muß besondere Sorge tragen, zur Inhalationsnarkose nur ein vollkommen chemisch reines Präparat zu verwenden, und deshalb stets ein neues Flakon für jede Operation beziehen. Längere Zeit aufbewahrte Flakons sind meist nicht mehr ganz rein und sollten dann nicht für Narkose, sondern für die lokale Betäubung verwendet werden. Über die Verwendung des Chloräthyls zur lokalen Anästhesie wird im zweiten Band geschrieben werden, hier soll nur die Erzeugung der Narkose durch dasselbe Erwähnung finden. Wenn man unreines von reinem Chloräthyl unterscheiden will, so hat man folgende Methoden der Prüfung. Eine größere Anzahl von Untersuchungsmethoden komplizierterer Art hier anzuführen ist nicht nötig, da der Arzt dieselben doch nicht ausführen kann, weil er größere Mengen flüssigen Chloräthyls eben nicht frei in Flaschen behandeln kann. Deshalb sollen nur folgende einfache Versuche geschildert werden.

I. Verdunstet man einen Teil des Chloräthyls auf der Haut oder einem Uhrschälchen, so darf ein Rückstand nicht vorhanden sein, wenn das Präparat rein und unzersetzt ist.

II. Wenn man das Gas von Chloräthyl in Wasser leitet, so darf das Wasser, in dem solches gelöst ist, nicht blaues Lackmuspapier rot färben, also das Wasser darf nicht sauer reagieren.

III. Säuert man das Wasser, in dem Chloräthyl gelöst ist, mit Salpetersäure an, und setzt dieser Mischung eine Lösung von Argentum nitricum zu, so darf eine Färbung nicht sofort auftreten. Natürlich muß das verwendete Wasser aqua destillata sein.

Diese drei Prüfungsmethoden genügen, um das unreine und zersetzte Präparat zu erkennen und sind auch leicht ausführbar.

Die ersten Narkosen mit dem Chloräthyl wurden, nachdem es seit seiner Entdeckung fast vergessen oder nur für lokale Kältewirkung verwendet worden war, 1894 von Carlson in Gothenburg an zwei Patienten wegen Zahnextraktionen vorgenommen, nachdem man vorher gelegentlich der Erzeugung der lokalen Anästhesie im Munde mittels Chloräthyl zufällig durch sehr lange Applikation mehrfach Narkosen erhalten hatte, ohne daß man dies wollte. Der Patient, welchen Carlson so betäubte, erklärte, daß diese Narkose, nachdem er schon zweimal mit Bromäthyl und Chloroform narkotisiert worden war, bei weitem angenehmer sei, da das Erstickungsgefühl vollkommen fehlte und auch Uebelkeit nach der Narkose nicht eintrat. Ein Jahr später empfahl Thiesing das Chloräthyl als besonders geeignet für Narkose bei Zahnextraktionen, und es folgten dann Billeter, Ruegg, Respinger, Seitz, Brodtbeck u. a. m., welche alle sehr günstige Erfahrungen bei Zahnoperationen mit dem Chloräthyl gemacht hatten. Nun wurden auch die Chirurgen für dasselbe angeregt, und in der Klinik von v. Hacker machte man Versuche mit dieser Narkose, welche in der Zahl von 16 von Ludwig beschrieben wurden, der die Vorzüge des Chloräthyls feststellte und gute Narkosen erreicht hatte. Die Atmung und Herzaktion war während der Narkose ruhig gewesen, und die Analgesie trat bei Frauen und Kindern 1 Minute nach Beginn der Inhalationen auf, bei Männern vergingen $1^1/_4$—$1^1/_2$ Minuten. Um eine Narkose von 4 Minuten Dauer zu erzielen, genügen 3—5 g Kelen. Wenn man andere Sorten des Chloräthyls verwendete, so dauerte es bedeutend längere Zeit, bis Narkose eintrat. Exzitation fehlte meist vollkommen, und wenn sie auftrat, war sie nur recht gering und unbedeutend, wobei oft die Exzitation in geringerem Grade erst nach dem Eintreten der Anästhesie sich zeigte, und nur 1—$1^1/_2$ Minuten dauerte, indem sie nur aus Abwehrbewegungen ähnlichen Muskelkontraktionen der Extremitäten bestand. Die Augenreflexe waren meist vollkommen erhalten geblieben, und es erfolgte auch nicht eine vollkommene Lähmung der willkürlichen Muskeln. Immerhin konnte man die Muskeln so weit entspannen und erschlaffen, daß man selbst veraltete Luxationen mit Erfolg reponieren konnte. Man hatte auch keine schädlichen Einwirkungen des Chloräthyls auf Herz und Lungen beobachtet und gab an, selbst bei Phthise, Pneumonie und anderen hochgradigen Lungenleiden, ohne eine Verschlimmerung dieser Lungenaffektionen hervorzurufen, die Narkose verwendet zu haben. Auch auf die Nieren soll ein schädlicher Einfluß trotz genauer Kontrolle des Harns nie gesehen worden sein. Mit dem Entfernen der Maske trat auch sofort das Erwachen des Kranken ein und derselbe äußerte keine Beschwerden, kein Uebelsein, Erbrechen, Kopfschmerz etc., der Appetit war sofort nach der Narkose normal vorhanden.

So war man des Lobes voll über die gute Narkose mit Kelen. Es wurden nun in der folgenden Zeit sehr viele Nachuntersuchungen vorgenommen, Lotheisen berichtet über 70 Narkosen, Wiesner über 400 und beide waren vollkommen zufrieden mit den Narkosen. So hat man denn in den folgenden Jahren vielfach das Aethylchlorid verwendet und noch manche genauere Beobachtung gemacht.

§ 18. Die Narkose mit diesem Körper stellt eine Inhalationsnarkose dar, das Gas wird mit Luft gemischt dem Kranken in die Lungen zugeführt. Die narkotische Kraft ist nicht gering, ähnlich der des Äther und etwas schwächer als die des Chloroforms. Die Löslichkeit in Wasser ist nur gering und die Lösung ist sehr locker. Infolgedessen nimmt das Blutserum auch nur eine geringe Menge auf, löst sich im Blutserum nicht viel mehr als im reinen Wasser. Daneben nehmen einen kleinen Teil die Blutkörperchen auf. Infolge der schweren Löslichkeit im Blutserum muß man möglichst hoch konzentrierte Luftchloräthylgemische den Lungen zuführen, da wegen der lockeren Lösung sofort wieder Dämpfe aus dem Blute abgegeben werden. Sobald nicht hochkonzentrierte Luftchloräthylgemenge dem Kranken zugeführt werden, erwacht er schnell, eben weil die Lösung im Blut nur sehr locker ist. Die Dämpfe bleiben nicht lange im Blute gelöst, sondern werden sofort wieder abgegeben. Das Blut transportiert das Gas in das Cerebrum und zu den Ganglienzellen, in deren Saft das Chloräthyl ebenfalls übergeht und von den Cholestearin-Lecithingemischen aufgenommen wird. Dadurch wird die Lähmung der Zellen erzeugt.

Da nun aber die Lösung im Zellsaft eben nur eine geringe ist, wird eine kleine Menge Chloräthyl in die Zelle gebracht, welche bei kurzen Narkosen gar nicht ausreicht alle die Zellen zu lähmen, es würden wohl die Zentren der Schmerzempfindung gelähmt, um aber die gegen die Narkotika widerstandsfähigeren Zentra zu lähmen, reichen die Mengen nicht immer aus, weshalb in der Narkose dann auch nicht die Reflexe, die Muskeln etc. vollkommen gelähmt, aufgehoben, erschlafft sind. Erst wenn man die Chloräthyldämpfe längere Zeit inspirieren läßt, werden größere Mengen derselben in den zentralen Elementen, den Ganglienzellen in den Cholestearin-Lecithingemischen, welche größere Mengen von Chloräthyl lösen als das Wasser resp. Blutserum, aufgehäuft, welche dann eine vollkommene Lähmung dieser Zentra herbeiführen. Die narkotische Kraft des Chloräthyls ist kleiner als die des Chloroforms, aber größer als die des Äthers. Die Ausscheidung des Chloräthyls geschieht am meisten durch die Lungen, namentlich bei kurzen Narkosen werden fast alle Dämpfe wieder von der Lunge eliminiert, was verhältnismäßig schnell geht, da die Lösung im Blut sehr locker ist. Die Nieren und anderen Drüsen kommen bei der kurzen Narkose nur sehr wenig in Betracht, dieselben eliminieren nur bei längeren Narkosen wesentliche Mengen von Chloräthyl. Der Umstand, daß die Löslichkeit im Blutserum nur sehr gering ist, bewirkt auch das vollkommene Fehlen von Magenaffektionen, Unwohlsein, Erbrechen etc. nach kurzen Narkosen, denn die geringen Mengen im Blut werden sofort eliminiert und gehen nicht in den Magensaft oder nur ganz geringen, unwirksamen Dosen über. Bei längeren Narkosen kommen eben größere Mengen in das Blut und werden auch den Magensaft abgesondert, wodurch dann auch Übelkeit, ja selbst Erbrechen nach dem Erwachen des Kranken entstehen. Auch die Löslichkeit in den Cholestearin-Lecithingemischen, welche sich im Protoplasma der Zellen finden, ist geringer, als z. B. bei Chloroform oder Äther, so daß auch nicht so hohe Mengen in den Zellen angehäuft werden können. Wenn die Inhalation neuer Dämpfe in der Narkose sistiert, so werden auch den Zellen nicht mehr neue Mengen zugeführt, sondern die darin enthaltenen werden wieder eliminiert. Diese Eliminierung kann aber nur in den Mengen vor sich gehen, welche das Blutserum lösen kann. Da die Cholestearin-Lecithingemische der Ganglienzellen aber bedeutend mehr Chloräthyl lösen und somit auch während der Narkose aufhäufen, als das Blutserum zu lösen imstande ist, so wird es längere Zeit dauern, ehe die letzten Mengen von Chloräthyl aus den Ganglienzellen eliminiert sind. Bei einer kurzen Narkose sind diese aufgespeicherten Mengen nur sehr gering. Hat die Narkose aber längere Zeit gedauert, werden diese Mengen eine bestimmte Größe erhalten, über die natürlich nicht hinausgegangen werden darf, da sonst der Mensch stirbt. Da nun das Chloräthyl in den Cholestearin-Lecithingemischen nur wenig löslich, weniger als Chloroform z. B. ist, so ist diese Menge geringer, als in den Ganglienzellen aufgespeichert wird. Es wird aber doch diese Menge Chloräthyl nach langen Narkosen noch genügend sein, um nachzuwirken und Schwindel, Kopfschmerz etc. zu erzeugen. Allein, da diese Menge geringer als bei Chloroform ist, so ist auch diese Übelkeit etc. geringer. Wegen der schweren Löslichkeit des Chloräthyls in Wasser, Blutserum etc. ist dasselbe auch nicht so brauchbar für eine lange, eine Dauernarkose, als für eine kurze, nur 2—3 Minuten anhaltende Schmerzbetäubung. Und hierzu ist das Chloräthyl auch meist nur verwendet worden. Da infolge der schweren Löslichkeit auch die Narkose schnell schwindet, der Kranke rasch erwacht, so ist die Narkose für lange Operationen, namentlich für solche, bei denen man tiefe Narkose mit vollkommener Muskelerschlaffung braucht, nicht brauchbar, weil bei der geringsten verminderten Zufuhr der Kranke sofort erwacht. Es stellt die kurze Narkose eigentlich nicht eine volle Narkose dar, denn oft tritt eben keine völlige Erschlaffung, völlige Lähmung der Muskeln, der Reflexe auf, sondern oft nur einen Rausch ähnlichen Zustand.

In der langen Chloräthylnarkose unterscheidet man die vier Stadien wie bei jeder Narkose, und es ist nur das erste und zweite Stadium sehr kurz. Aber die Reflexe sind erloschen, die Pupillen zeigen genau die Verhältnisse wie bei den anderen Narkosen und wie früher geschildert. Aber bei der kurzen Narkose sind die Pupillen nicht reaktionslos, auch die anderen Reflexe sind nicht aufgehoben.

Um eine kurze Narkose hervorzurufen, braucht man nur wenige Gramm; 2—5 g rufen innerhalb 25—40 Sekunden die Anästhesie hervor (Malherbe, Stepinski, Brodtbeck, Girard, Seitz, Fromaget etc.).

Zu diesen kurzen Narkosen für eine nur wenige Minuten in Anspruch nehmende Operation ist das Chloräthyl überaus brauchbar, allein man kann es auch für eine längere Narkose verwenden, es hat dasselbe hierin entschieden einen Vorzug vor dem ebenfalls vielfach empfohlenen Bromäthyl, wenn man auch nicht gerade das Chloräthyl zu stundenlangen Narkosen brauchen soll, denn in diesen Fällen gibt es ja die vorzüglichen Narkosen mit Chloroform oder Äther, aber es ist doch infolge der Wirkungen des Chloräthyls möglich, eine Narkose von 10—20 Minuten Dauer ohne große und schwere Gefahren für den Narkotisierten auszuführen. Das Bromäthyl ist ja entschieden für lange Narkosen unbrauchbar, aber für das Chloräthyl braucht man die Indikationsgrenze nicht so eng und strikte zu ziehen. Es sind auch in neuerer Zeit von verschiedenen Seiten die günstigen Resultate bei solchen mäßig langen Operationen angegeben worden. Immerhin muß man bedenken, daß diese Narkosen nur bei leichten Operationen vorgenommen werden dürfen, weil eben der Kranke sehr leicht erwacht und oftmals eine vollkommene Muskelerschlaffung, wie man sie bei größeren Operationen unbedingt fordern muß, nicht eintritt. Deshalb darf das Chloräthyl nur für kleinere Operationen reserviert werden, und es wird immer am besten bei ganz kurz dauernden Eingriffen am Platze sein.

Die physiologischen Einwirkungen des Äthylchlorids sind für das Cerebrum bereits geschildert und bestehen in der Lähmung der Ganglienzellen. Die Wirkung auf das Nervengewebe hat Cantelupe genauer studiert und hat gefunden, daß das Äthylchlorid eine doppelte Wirkung ausübt, einerseits eine direkte chemische, andererseits eine indirekte, durch Gehirnanämie infolge Lähmung des Vasomotorenzentrums bedingte. An den Fasern der weißen Substanz fand er sowohl im Groß- wie im Kleinhirn leichte degenerative Veränderungen, jedoch waren dieselben nur mit der Marchischen Methode nachweisbar. Er betrachtet sie als den Ausdruck der in der Periode des Erwachens noch anhaltenden nutritiven Veränderungen der Nervenzelle und mithin auch der nervösen Fortsätze derselben. Vielleicht handelt es sich hier um rein funktionelle und demgemäß heilbare Veränderungen.

Das Chloräthyl wirkt nur wenig reizend auf die lebende Zelle ein, wenigstens nicht stark, und infolgedessen fehlen auch manche unangenehmen Nebenwirkungen, man bei anderen Narkotika gelegentlich findet. Die Herztätigkeit wird nur wenig verändert, bei längerer Narkose findet ein Fallen des Blutdruckes geringer Intensität statt. Auch der Puls wird dann verlangsamt. Die Lungentätigkeit wird mehr pathologischer Art beeinflußt. Die Magen und Darmfunktionen werden wenig beeinflußt. Leber und Nieren werden in ihrer Sekretion geschwächt.

Bei langen Narkosen wird ein Teil des Chloräthyls durch die Nieren abgesondert, und wird im Harn in Verbindungen gefunden, bei kurzen Narkosen wird nur sehr wenig Chloräthyl durch die Nieren eliminiert.

Viel bedeutender sind die pathologischen Einwirkungen des Chloräthyls. Natürlich sind dieselben bei einer kurzen, wenige Minuten dauernden Narkose nur sehr gering, ja fast gar nicht vorhanden, weshalb man, da die Hauptindikation in Narkosen für ganz kurze Eingriffe bestand und nur ganz selten längere Betäubungen mit demselben ausgeführt wurden, auch nur sehr wenige Todesfälle beobachtet hat. Es ist daher dasselbe als ganz harmlos bezeichnet worden, und man hielt es für das wenigst gefährliche Narkotikum, was aber durch einzelne Todesfälle, die trotzdem auftraten, bis zu einem gewissen Grade als zu optimistische Ansicht betrachtet werden muß. Wenn auch der Organismus bei einer kurzen Narkose weniger Gefahren vom Narkotikum ausgesetzt ist, als bei langen, so kann doch immerhin auch bei ganz kurze Zeit nur dauernden Einwirkungen des Chloräthyls eine schädliche Beeinflussung des Organismus entstehen, und um die Gefahren genau zu kennen und beurteilen zu können, muß man das Chloräthyl bei längerer Einwirkung auf den Organismus studieren.

Es fehlt dem Äthylchlorid entschieden einerseits die starke Exzitation, andererseits die starke Reizwirkung und somit auch die Gefahr des Eintrittes einer Reflexsynkope infolge Trigeminus-Vagus-Reizung von der Nasen-Pharynxschleimhaut aus. Diese beim Chloroform so gefürchtete Reflexsynkope fehlt hier vollkommen.

Die pathologischen Wirkungen des Chloräthyls sind von mir eingehend an Tieren geprüft worden, und es hat sich da als Gesamtbild ergeben, daß die Einflüsse des Chloräthyls auf die inneren Organe bei weitem geringer sind, als die beim Chloroform. Es besteht aber eine entschieden ähnliche Wirkung zwischen diesen beiden Körpern, vor allem die Tendenz, Fettmetamorphose zu erzeugen, besteht bei beiden, nur ist die Intensität der Wirkung sehr verschieden. Chloräthyl wirkt bedeutend schwächer als das Chloroform.

Im einzelnen verhält sich das Chloräthyl vor allem zum Gehirn nicht wenig pathologisch wirksam. In den Ganglienzellen erzeugt dasselbe während der längeren Narkose eine Fettmetamorphose, welche nur wenig von der Chloroformwirkung verschieden, wenig schwächer ist. In den Gefäßen des Cerebrums fand sich auch nach langen Narkosen und häufigen Betäubungen ziemlich ausgedehnte Fettmetamorphose der Zellen der Intima und Media der Wandung, welche aber nur stellenweis auftrat, so daß man an einzelnen Gefäßquer- oder -längsschnitten Haufen von Fetttropfen einer Stelle fand, welche eine Vorwölbung und mit der Zeit eine Verdünnung der Wand mit Aneurysmabildung hervorrufen kann. Diese Fettmetamorphose der Gefäßwandungen ist sowohl in den Kapillaren wie in den größeren Gefäßen deutlich zu finden und dieselbe ist geringer, weniger ausgebreitet, als sie beim Chloroform zu finden ist, doch ist sie vorhanden und zwar einem Grade und einer Intensität, daß sie eine schwere pathologische Einwirkung darstellt, die dem für Erkrankung der Gefäße disponierten Kranken schwere Gefahren heraufbeschwören kann, denn bei bestehender Sklerose etc. der Gefäßwandungen kann es zu Ruptur und Hämorrhagien in das Cerebrum führen, woraus Lähmungen und Exitus letalis hervorgehen können. Diese Einwirkung auf das Gefäßsystem kommt aber besonders bei längere Zeit dauernden Narkosen in Betracht, denn bei einer kurzen Narkose von 1 2 Minuten Dauer ist eine solche Veränderung nicht möglich. Ebenso spricht diese pathologische Einwirkung gegen häufige Narkosen, innerhalb einer Zeit ausgeführt, wo die Veränderungen der ersten Narkose noch nicht wieder verschwunden sind.

Die Einwirkung des Chloräthyls auf das Herz ist bedeutend günstiger, als die des Chloroforms. Der Blutdruck wird nur mäßig und weniger herabgesetzt bei langen Narkosen, bei kurzen Narkosen tritt meist eine Steigerung desselben ein. Was das Myocard selbst anlangt, so wird bei langen Narkosen eine deutliche Fettmetamorphose der Herzmuskelfasern hervorgerufen. Dieselbe ist entschieden geringer als bei Chloroform, doch ist vorhanden und kann bei häufigen Narkosen hochgradig gesteigert werden.

In den Fasern des Herzmuskels fand sich nach längeren und häufigen Narkosen das Fett in feinen Tropfen über die ganze Muskelfaser gleichmäßig verteilt, und in anderen in Haufen von mittelgroßen bis großen Tropfen bipolar des Kernes in der Richtung der Achse. Die Querstreifung der Faser war stets geschwunden oder stark verwaschen, meist sah man die Querstreifung überhaupt nicht mehr, auch in den Fällen, wo die Fettmetamorphose nur sehr gering noch war, weil das Chloräthyl noch nicht lange genug eingewirkt hatte, war die Querstreifung stark verwaschen, undeutlich, die Fasern waren auch ungleichmäßig gefärbt, das Protoplasma war trübe, wolkig. Die Fettmetamorphose fand sich in den Anfangsstadien bereits nach einer ca. 10 Minuten langen Chloräthylnarkose, eine folgende Narkose verschlimmerte die Fettmetamorphose stark.

Weitere Einflüsse pathologischer Art auf das Herz sind nicht vorhanden, es wird in der Chloräthylnarkose das Herz überhaupt nicht sehr schwer beeinträchtigt. Immerhin beobachtet man der langen Narkose doch leicht Collapse und drohende Schwächezustände, welche aber doch verhältnismäßig selten sind. Bei der kurzen Narkose sind Schädigungen des Herzens überhaupt nicht beobachtet worden, da dabei ja das Herz auch weniger affiziert werden kann.

Man hat bei allen kurzen Narkosen, vor allem infolge der zu solchen ausschließlich verwendbaren Mittel eine stärkere pathologische Beeinflussung der Lunge zu fürchten, als des Herzens.

Was nun die anderen inneren Organe anlangt, so ergibt sich die Leber als ein bei der langen Einwirkung stark geschädigtes Organ. Ich habe bei meinen Experimenten stets in der Leber eine außerordentlich starke Fettmetamorphose gefunden, welche der nach Chloroform nur wenig nachsteht. Es findet sich nach Narkosen von längerer Dauer und öfterer Wiederholung eine sehr starke Fettmetamorphose der Leberzellen, welche sogar in ausgebreitete Nekrose und Zerfall derselben übergeht. Vor allen Dingen in der Peripherie der Acini findet sich die Nekrose und der Zerfall der Leberzellen, während im Zentrum der Acini die Leberzellen noch erhalten sind, aber sehr starke Fettmetamorphose zeigen. Daneben findet man in dem Leberparenchym starke Hyperämie und auch stellenweis Hämorrhagien in das Parenchym und besonders unter die Kapsel. Die Fettmetamorphose der Leber ist bedeutend nach längeren Narkosen, auch nach einer 40 Minuten dauernden Narkose fand sich bereits deutliche Fettmetamorphose der Leberzellen, das Protoplasma zeigt sich trübe, wolkig, ungleich färbbar, die Kerne sind stellenweis schwach färbbar, und im Protoplasma findet sich das Fett in vermehrter Menge als physiologisch. Diese Fettmetamorphose der Leber ist nur wenig geringer, wie nach gleichen Chloroformnarkosen, es ist vor allem die Nekrose noch nicht so hochgradig, wie nach Chloroform. Immerhin ist dieselbe reichlich vorhanden und ist ein Zeichen der bis zu einem gewissen Grade schwer toxischen Wirkung des Chloräthyls.

Sehr ähnliche Verhältnisse finden sich nach den Chloräthylnarkosen in den Nieren. Hier hat man dasselbe Bild, hochgradige Fettmetamorphose in den Tubuli contorti, weniger in den recti, daneben in den Tubuli contorti sehr reichlich Nekrose und Zerfall der Epithelien. In den Tubuli recti ist die Nekrose bedeutend weniger ausgebreitet, in den Zellen der Pyramiden ist die Fettmetamorphose weniger. In den Glomeruli ist kein Fett zu finden, oder doch nur sehr wenig, dieselben sind hyperämisch, zwischen Kapsel und Glomerulus ist stets ein Zwischenraum zu sehen, der größer als normaliter und durch ein Exsudat entstanden ist. In dem Nierenparenchym ist Hyperämie vorhanden, es finden sich Hämorrhagien in das Parenchym, und Blutungen unter die Kapsel. So ist das Bild nach mehreren langen Narkosen mit Chloräthyl. Die Veränderungen in den Nieren sind beträchtlich, aber im Wesen geringer als bei Chloroform. Nach kurzen Narkosen ist die Niere weniger geschädigt. Immerhin fand sich nach einer Narkose von 40 Minuten Dauer in den Epithelzellen der Tubuli contorti beginnende Fettmetamorphose. Die Epithelien waren überall in der Niere trübe, ungleich gefärbt, das Protoplasma wolkig, die Konturen undeutlich. Auch in den übrigen Harnkanälchen war Fett vermehrt zu finden. Nekrose und Zerfall war noch nicht vorhanden.

Man ersieht aus diesen Veränderungen, daß bei langen Narkosen eine schwere Läsion der Nieren entsteht, und daß die längere Narkose deshalb vermieden werden muß. Bei kurzdauernden Inhalationen kommen natürlich solche schwe Veränderungen nicht vor, allein man muß die Wirkung kennen, um bei geeigneten, disponierten Kranken ev. die Narkose zu vermeiden. Allein bei den besonderen Lösungsverhältnissen des Chloräthyls kommen bei kurzen Narkosen nur so geringe Mengen in die Nieren und zur Eliminierung durch dieselben, daß schwere Läsionen der Nierenepithelien nicht erzeugt werden können, so daß selbst bei disponierten Kranken während einer ganz kurzen Narkose die Gefahr gering ist. Bei längeren protrahierten Narkosen kommt natürlich das Chloräthyl intensiver mit den Nieren in Berührung, weil größere Mengen des Gases in den Organismus aufgenommen werden. Dann werden auch bestimmte Mengen von Chloräthyl durch die Nieren aus dem Organismus eliminiert. Diese Eliminierung durch die Nieren geht ganz entschieden vor sich, da man das Chloräthyl im Harn direkt, wenn auch nur in kleinen Mengen rein, in bedeutenderen aber als Chlorverbindungen nachweisen kann.

Einen sehr bedeutenden Einfluß des Chloräthyls kann man in den Lungen nach längeren Betäubungen konstatieren. Was die Atmung anlangt, so bemerkt man mit der Dauer der Narkose eine Verflachung der Atmung, eine Verminderung der Zahl der Atemzüge in der Minute. Weitere Einflüsse der Atemtätigkeit sind als reine Folge der Chloräthylnarkose nicht zu konstatieren. Die aus äußeren Anlässen, durch Fremdkörper, Raumbeengungen, Glottisödem etc. entstehenden Apnoën sind nicht besondere Eigentümlichkeiten dieser Narkose. Es sind Ereignisse, wie sie bei Narkosen vorkommen, und auf die bekannte Art bekämpft werden können.

Die Drüsensekretion wird durch die Chloräthylwirkung ebenso beeinflußt, wie von den anderen Narkotika auch. Man findet bei dieser Narkose ebenfalls die Speicheldrüsen des Mundes und Rachens vermehrten Speichel absondern, und diese Menge des Speichels ist immerhin beträchtlich, sie ist ungefähr gleich der, welche das Chloroform veranlaßt. Bei kurzen Narkosen bemerkt man diese vermehrte Speichelproduktion gar nicht oder doch nur in sehr geringem Maße. Bedeutender ist sie allerdings bei jeder längeren Narkose, und schon nach einer solchen von 15—25 Minuten kann man deutlich die Speichelmassen aus dem Munde fließen sehen. Neben den größeren Drüsen werden auch die Schleimhäute zur vermehrten Absonderung des Schleimes angeregt, und diese Absonderung von Schleim ist besonders wichtig, soweit sie sich auf die Schleimhäute in den Bronchien, der Trachea und dem Kehlkopf erstreckt. Ich habe durch die Untersuchung der Lungen der mit Chloräthyl mehrfach narkotisierten Tiere feststellen können, daß während der Narkose eine beträchtlich vermehrte Schleimsekretion in den Bronchien und der Trachea stattfindet. In allen Präparaten fand man in den bei der Lagerung des Tieres zur Zeit der Narkose abhängigen Partien der Lungen die Alveolen stellenweis total oder teilweise mit Schleimmassen erfüllt. Der Schleim war in den Bronchien abgesondert und dabei in die Alveolen geflossen oder aspiriert worden. Daß aus dem Rachen Speichel in die Lungen geflossen wäre, war nicht möglich, denn infolge der tieferen Lagerung des Kopfes des Tieres als der Brust mußte aus dem Rachen aller Speichel und Schleim zum Maule des Tieres herausfließen. Somit war erwiesen, daß in den Bronchien mehr Schleim als gewöhnlich sezeniert wird.

In der Lunge fanden sich neben diesen Schleimansammlungen starke Hyperämie und stellenweise Hämorrhagien, besonders unter der Pleura.

Weiter zeigte auch das respiratorische Epithel die Wirkung, wie allen Narkotika mehr oder weniger zukommt, und es bestand dieselbe in dem Hervorrufen einer Fettmetamorphose in diesen Zellen. Es fanden sich in den Zellen der Alveolen stellenweis sehr viel Fetttropfen von feinem bis mittelgroßem Korn, stellenweis weniger, während in den Epithelzellen der Schleimhaut der Bronchien und Broncheoli ebenfalls Fett zu finden war, aber in manchen Zellen viel, in anderen wieder weniger und oft zeigten sich einige Zellen noch normal. findet man die Schleimhaut der Bronchien durch die Narkotikumwirkung geschädigt und die Zellen erkrankt. Die Fettmetamorphose der Zellen des respiratorischen Epithels ist nach allen Narkosen gefunden worden und es zeigte sich ein wesentlicher Unterschied gegenüber der Chloroformwirkung nicht, nur ist vielleicht eine etwas geringere Ausdehnung und Ausbreitung der Fettmetamorphose zu konstatieren, während sie im wesentlichen gleich erscheint. Es ist diese Einwirkung auf die Lunge entschieden die intensivste gegenüber den Befunden am Herzen und den anderen Organen. Die Fettmetamorphose in diesen Zellen der Lunge ist die Folge der Einwirkung des Chloräthyls und gibt Anlaß ev. nach der Narkose auftretenden Lungenleiden. Die Eigenschaft, Fettmetamorphose in diesen Zellen zu erzeugen, geht wahrscheinlich hervor aus der anfänglichen Reizwirkung, welche das Chloräthyl in mäßigen Mengen ausübt und dadurch die Zellen zur vermehrten Sekretion anregt, während dieser Reiz mit der Dauer der Einwirkung zu einer delatären Wirkung auf die lebenden Zellen wird, welche die Zelle zur Fettmetamorphose und bei weiterer Einwirkung schließlich zu Nekrose und Zerfall, wie in Niere und Leber, bringt, so daß die anfängliche Reizwirkung mit der Zeit zur delatären, zerstörenden, das Leben vernichtenden Kraft wird. Man findet die Fettmetamorphose in der Lunge schon in gewissem Anfangsstadium nach einer langen Narkose, während sie nach zwei innerhalb 24 Stunden wiederholten Narkosen schon sehr deutlich und fortgeschritten erscheint. Daß infolge der Fettmetamorphose die Epithelzellen ihre normale bakterizide Kraft und ihre sonstigen vitalen Eigenschaften ganz oder zum Teil einbüßen, das ist leicht zu erklären. Die gesunde Lunge hat die Eigenschaft, von außen in dieselbe gelangende Bakterien zu töten, weshalb die Lunge bei der vielfachen Gelegenheit, zu erkranken, gesund bleibt. Diese Kraft ist der Schleimhaut eigen und somit auch jeder einzelnen Epithelzelle. Wenn nun in der Schleimhaut einige Zellen erkranken, indem sie Fettmetamorphose erleiden, so sind neben den gesunden Zellen solche vorhanden, welche die Bakterien nicht töten, sondern ihnen sogar einen geeigneten Ort für ihre weitere Entwicklung bieten. Durch diese Verhältnisse verliert die Lunge ihre bakterizide Kraft und es können infektiöse Lungenleiden entstehen. Somit ersieht man, daß auch das Chloräthyl bei langen Narkosen Lungenleiden zur Folge haben kann, und daß die längere Narkose nicht zu empfehlen ist. Snel hat Versuche angestellt und nachgewiesen, daß die Lunge durch jede Narkose ihre bakterizide Kraft einbüßt. Dieser Verlust der bakteriziden Kraft erfolgt auch bei der Chloräthylnarkose und wird durch diese Fettmetamorphose erzeugt.

Nach kurzen Narkosen sind natürlich die Einflüsse auf die Lungen entsprechend geringer, und man kann bei Narkosen von nur wenigen Minuten annehmen, daß die Lunge wesentliche Nachteile nicht erleidet, wenn sonst alle Vorsichtsmaßregeln beobachtet werden. Allerdings kann man schon nach Narkosen von 25 Minuten stärkere Schleimvermehrung und beginnende Fettmetamorphose in den Zellen des respiratorischen Epithels bemerken. Es ist daher vor allen Dingen zu beachten, daß Kranke mit Lungenleiden von jeder Narkose irgendwelcher längerer Dauer verschont bleiben müssen. Ja selbst bei kurzen Narkosen muß man die Lungenleiden beachten und ev. eine andere Art der Schmerzbetäubung bei Lungenkranken wählen.

In den früheren Berichten über die Wirkungsweise des Chloräthyls finden sich nur sehr wenig pathologische Beobachtungen. Ruegg fand weder eine Veränderung an der Atmung noch am Puls in der Narkose, ferner daß im Gehirn zuerst eine Erweiterung und im weiteren Verlauf der Aethylchloridnarkose eine Verengerung der Gefäße stattfindet. König fand bei Affen und Kaninchen weder das Herz, noch den Gefäßtonus, auch die Atmung nicht schädlich beeinflußt. An Menschen setzte er dann seine Studien fort, und konnte gute Resultate erzielen, er beobachtete sehr schnell eintretende Anästhesie, geringe Exzitation, meist Erschlaffung der Muskulatur und sehr schnelles Erwachen, Herz, Lungen und Nieren wurden nicht schädlich beeinflußt, und es fehlte nach den Narkosen Uebelkeit, Erbrechen, Kopfschmerzen. Aber er hat, da der Kranke sehr leicht erwacht, das Aethylchlorid nicht für lange Narkosen verwendet. Wenn man dauernde Narkose ausführen will, so stört das rasche Erwachen sehr, und es passiert leicht, daß der Kranke während der Operation einmal erwacht. Allerdings tritt bei längeren Narkosen auch Erbrechen auf, wie ich beobachtet habe, Uebelsein etc. Für die kurze Narkose ist es eben auch wegen des schnellen Eintretens der Narkose, Fehlens starker Exzitation und Nausea nach der Narkose sehr geeignet (König, Pircher, Fromaget etc.). Das rasche Erwachen ist bei kurzen Narkosen ein Vorteil, während es bei den protrahierten Narkosen ein großer

Nachteil ist, denn es kann dann bei empfindlichen Personen, wenn sie in der Narkose erwachen, der Shock derart heftig wirken, daß selbst Synkope eintreten kann, wenigstens aber die weitere Narkose sehr erschwert, fast unmöglich wird. Nausea und Erbrechen nach der Narkose treten nach längeren Betäubungen auch auf, immerhin sind sie geringer als beim Chloroform nach gleichlangen Narkosen. Die Uebelkeit und das Erbrechen bei dem Narkosenkater kommen durch den Reiz des auf die Magennerven durch das im Magensaft abgesonderte Narkotikum zustande. Da nun das Chloräthyl in Wasser nur sehr wenig löslich ist, so wird auch nach längeren Narkosen nur wenig Chloräthyl im Magensaft erscheinen, und diese Mengen sind sehr gering, dabei ist der Reiz des Chloräthyls auf die Nerven nicht sehr groß, weshalb Erbrechen selten, Uebelkeit nur gering ist. Nach kurzen Narkosen reichen die im Magensaft abgeschiedenen Spuren von Chloräthyl noch nicht hin, um einen solchen Reiz auf die Magennerven auszuüben. Man findet auch in den Epithelzellen der Magenschleimhaut nur sehr wenig Fettmetamorphose, sehr gering gegenüber den Befunden bei Chloroform.

Bei Männern hat das Chloräthyl eine weniger starke Wirkung, als bei Frauen, letztere eignen sich entschieden besser zur Chloräthylnarkose, als der Mann, denn derselbe ist von Natur aus widerstandsfähiger gegenüber den Narkotika. Dann kommt beim Manne noch der Alkoholgenuß in Betracht, welcher entschieden die Narkose erschwert, denn hochgradige Alkoholiker können überhaupt nicht durch Chloräthyl in eine brauchbare Narkose versetzt werden, während man mäßige Alkoholisten betäuben kann. Frauen und Kinder sind leichter zu betäuben.

Die Dauer bis zum Eintritt der Narkose ist nur sehr kurze Zeit, 25 bis 40 Sekunden, bisweilen schon 15 Sekunden, und man braucht hierzu nur 2—4 g. (Malherbe, Stepinski, Mc. Cardie etc.). Gießt man nun wieder 2—3 g. auf die Maske, so kann man die Betäubung fortsetzen. Von manchen Autoren ist bisweilen Erbrechen und Uebelsein, wenn auch weniger, wie nach Chloroform, beobachtet worden (Mc. Cardie, Lotheisen, Rohn etc.). Lebet gibt an, daß bei einem Kaninchen bei Zufuhr von $^1/_4$ Aethylchlorid mit $^3/_4$ Luft ein Exzitationsstadium von 3 Minuten und Anästhesie von 6 Minuten eintraten, und daß ein Tier, dem er 300 ccm physiol. Kochsalzlösung mit 7 ccm Aethylchlorid in die Bauchhöhle spritzte, 10 Minuten lang narkotisiert war, unter Schüttelfrost und Temperatur von 32° C, doch bei Erwärmung sich wieder erholte.

Es sind verschiedentlich längere Operationen in Aethylchloridnarkose ausgeführt worden, doch hat man wieder davon Abstand genommen und führt nur kurzdauernde Betäubungen aus (Malherbe, Ware, Stockum, Seitz, Severeanu, Leonte, Gerota, Cristoderescu, Bardescu, Mc. Cardie etc.). Man beobachtet in der längeren Narkose vollkommene Lähmung der Reflexe, wie in jeder Narkose, doch ist eben das Erwachen sehr nahe, und man hat dadurch Hindernisse im langen Erhalten der Toleranz. Nach Girard besteht die Gefahr der Respirationslähmung (Spätsynkope), während Reflexsynkope nicht auftritt. Deshalb ist es weniger gefährlich als Chloroform, und man verwendet es sehr gut zum Einleiten der Narkose, indem man mit Aethylchlorid betäubt und nach Eintritt der Toleranz mit Chloroform oder Aether fortfährt, wodurch man die Exzitation umgeht. Darüber wird später berichtet.

Aus alledem geht hervor, daß Äthylchlorid für kurze Narkosen sehr brauchbar, aber für dauernde Narkosen vollkommen unbrauchbar ist. Die oben auseinandergesetzten pathologischen Einwirkungen auf die inneren Organe verbieten die längeren Narkosen, ebenso soll man bei schweren Lungenleiden mit der kurzen Narkose vorsichtig sein, während bei anderen Krankheiten üble Einflüsse nicht zu erwarten sind, sofern die Krankheiten nicht a priori jede Narkose verbieten. Man kann auch entschieden die kurze Chloräthylnarkose der Bromäthylnarkose vorziehen, denn letztere bietet viel mehr Gefahren selbst bei kurzen Eingriffen. Es muß aber bei aller Anerkennung der Vorzüge des

Chloräthyls auch immer bedacht werden, daß man mit einer Intoxikation zu tun hat, die eben unter gewissen Verhältnissen dem Organismus gefährlich werden kann, denn ohne jede Gefahr ist keine Narkose.

Nunmehr sollen die statistischen Verhältnisse der Chloräthylnarkose erörtert werden. Man hat auch von verschiedenen Seiten auf Todesfälle aufmerksam gemacht und hat Gelegenheit gehabt, solche zu beobachten. So hat Lotheisen allerdings bei einem Potator einen Todesfall erlebt, der Mann starb nach 2 Minuten dauernder Kelennarkose unter Aussetzen des Pulses. Es war der Tod so schnell eingetreten, daß vom Beginn der Inhalation nur 3 Minuten verstrichen verabreicht wurden 5 g Chloräthyl. Es fand sich bei der Autopsie eine exzentrische Hypertrophie des Herzens sowie Fettdegeneration der Herzmuskelfasern, Arteriosklerose der arteria coronaria etc. Ekchymosen fehlten vollkommen. Es handelt sich also hierbei um einen Herztod, und beweist dieser Fall doch recht deutlich, wie gefährlich die Narkose bei schon bestehender Fettmetamorphose des Herzens werden kann. Einen anderen, ebenfalls dem Äthylchlorid zur Last zu legenden Todesfall berichtet Mc. Cardie, welcher einen sehr schwachen Alkoholiker 7 Minuten lang mit 20 g Äthylchlorid betäubte. Er starb $1\frac{1}{4}$ Stunde nach dem Erwachen aus der Narkose. Es fand sich bei der Sektion die Striktur der Urethra, wegen der er narkotisiert worden war, mit konsekutiver Nephritis, ferner chron. adhäs. Peritonitis, Perikarditis, Pleuritis und Fettleber etc. Es ist also auch dieser Fall sicher durch die Wirkung des Äthylchlorids zugrunde gegangen, da einerseits die Nephritis, andererseits die Fettleber schwer dem Chloräthyl verschlimmert werden können, und bei denen eine Narkose eben nicht mehr vorgenommen werden sollte. Weitere Todesfälle sind von Bossart, Seitz, König u. a. beschrieben worden, und man ersieht, daß eben auch eine gewisse Gefahr bei dieser Narkose besteht, wenn auch gewisse Einwände gegen diese Todesfälle gemacht werden können, so ist doch das Äthylchlorid zweifellos mit die Ursache des Eintrittes der Todesfälle gewesen.

Todesfälle sind durch die Verwendung des Chloräthylen anstatt des Chloräthyl hervorgerufen worden (Kocher, Soulier, Brian etc.). Dieser Körper ist dem Chloräthyl sehr ähnlich und hat ebenfalls narkotische Kraft, doch wirkt er sehr schwer toxisch, und man muß entschieden warnen, beide Körper nicht zu verwechseln. Soulier und Brian haben das Chloräthylen zu Narkosen verwendet und geprüft, doch sind die Resultate sehr schlechte gewesen, und man hat dasselbe nicht weiter verwendet.

Was nun die Zahl der Narkosen mit den Todesfällen anlangt, so hat man folgende Statistiken zusammengestellt. Seitz hat 16000 Narkosenberichte gesammelt und unter diesen nur einen Fall genannt, in welchem bei einem Mädchen nach der 9 Minuten dauernden Narkose Erbrechen und Übelkeit einsetzte, welches 30 Stunden anhielt, während sonst nie Erbrechen auftrat. Die russischen Autoren Saweliew und Blank berichten von überaus häufig beobachteter sehr starker Exzitation. Diese Exzitation ist wahrscheinlich durch den starken Alkoholgenuß, der bei der russischen Bevölkerung Usus ist, begründet. Alkoholisten vertragen eben die Narkose mit Äthylchlorid wie jede andere viel schlechter. Wie verschieden die Resultate sind, zeigen die Angaben von Brodtbeck, welcher die Narkose mit Suggestion verbindet und so Hunderte von Narkosen ausgeführt hat, wobei er nur sehr wenig Chloräthyl, bis

0,5 g herunter, verabreicht für die ganze Narkose, und dabei sehr gute Resultate erzielt hat, daneben hat er 307 reine Äthylchloridnarkosen verwendet, ohne Nachteile zu gewahren.

Lotheisen hat auf 17000 Narkosen 1 Todesfall berechnet, Mc. Cardie giebt 350 Narkosen ohne Todesfall, Nové-Josserand hat auf 2000 Äthylchloridnarkosen nur einen üblen Zufall von Cyanose, der bald vorüberging, Hammes hat 200 ohne Tod, Malherbe 170 Narkosen, Bossart 157, Stockum 200, Nann 80, Gerota 100, Pircher 140, Ware 400 Narkosen mit Äthylchlorid ohne Todesfälle und Nachteil ausgeführt. Pircher hat sogar Narkosen von 1/4 bis 1½ Stunden Länge mit einem Verbrauch bis höchstens 45 g Äthylchlorid angewendet und hat Kinder von 1½ Jahren an bis Erwachsene zu 72 Jahren betäubt. Man ersieht also aus all diesen Angaben daß die Mortalität sehr gering konstatiert werden kann. Man muß aber dabei auch bedenken, daß die allermeisten Narkosen von sehr kurzer Dauer nur waren, und daß man aus so kurzen Narkosen nicht mit völliger Sicherheit auf die wirkliche Beschaffenheit der Einflüsse des Narkotikum auf den Organismus schließen darf. Würde man z. B. den Äther nur zu solch kurzen Narkosen verwenden, würde man also an Stelle der Äthylchloridnarkosen den Ätherrausch setzen, so würde man jedenfalls gar keine Todesfälle zu beklagen haben. Immerhin hat der Äther bei langen Narkosen eine Mortalität von 1: 3000 5000. Man darf daher nicht so ohne weiteres die Chloroform- oder Äthernarkose mit der Äthylchloridnarkose kurzer Dauer vergleichen. Will man die längere Narkose, die protrahierte Chloräthylnarkose mit der Chloroformnarkose hinsichtlich der Mortalität vergleichen, so würde jedenfalls ein wesentlicher Unterschied nicht zu erkennen sein, denn nach den pathologischen Befunden nach meinen Versuchen gelangt man zu der Überzeugung, daß das Chloräthyl für die lange Narkose kaum eine günstigere Statistik liefern würde. Hinsichtlich der kurzen Betäubungen hat man im Äthylchlorid ein Mittel, das sehr wenig Gefahren mit seiner Verwendung verbindet.

§ 19. Nunmehr muß die Technik der Narkose betrachtet werden. Man kann zu der Chloräthylnarkose jede beliebige Maske nehmen und das Narkotikum auf den Überzug tropfen; so verwendet man die Schimmelbusch'sche und Esmarch'sche Maske. Allein das Chloräthyl verdampft sehr schnell und es geht dabei viel Gas in die umgebende Luft verloren, das der Kranke nicht inspiriert. Deshalb hat man geschlossene Apparate konstruiert, über die weiter unten gesprochen werden soll. Eine Vorbereitung des Kranken ist bei den kurzen Narkosen nicht nötig, nur bei langen Narkosen muß man dasselbe beachten, was über Vorbereitung und Lagerung des Kranken im allgemeinen Teil erörtert wurde. Man verwendet das Äthylchlorid am besten unter reichlichem Luftzutritt. Die einfachste Methode ist die mittels einer Kompresse, auf welche man 2 4 g Chloräthyl gießt und dem Kranken dicht vor Nase und Mund hält (Malherbe).

Man kann im großen und ganzen zwei Arten der Narkose unterscheiden, die eine, bei der man das Chloräthyl auf die offene Maske gießt oder in das Innere einer Maske, wie bei der Esmarchschen Maske, dies ist die offene Methode, während man weiter wegen der enorm leichten Verdampfbarkeit des Äthylchlorids eine Anzahl Apparate konstruiert hat, in die man das Chloräthyl gießt, und welche durch ihre Bauart das Verdunsten außerhalb des Apparates oder in die Umgebung mehr oder weniger verhindern. Die Verwendung solcher

Apparate ermöglicht die geschlossene Methode. Natürlich kann man diese Bezeichnungen nicht wörtlich nehmen, es gibt aber in dieser Hinsicht viel Konzessionen, die man ohne weiteres machen muß, und Übergänge sowie Veränderungen, daß man nur schwer eine exakte Trennung dieser beiden Gruppen aufrecht erhalten kann. Bei der Behandlung der Apparate ersieht man auch die Methoden, weshalb ich nun sofort mit den Apparaten beginnen und deren verschiedene Arten schildern werde.

Nierikers elastische Maske besteht aus 10 Lagen rechtwinkelig oder quadratisch zugeschnittenen Flanells, die, an den Rändern vereinigt, zwischen 2. und 3. Lage einen nach der Nasenwurzel sich öffnenden Spalt bilden, in welchen das Chloräthyl eingegossen wird. Die Maske ist durch ein winkeliges, auf den Wangen und seinen Enden ruhendes Gestell versteift, und wird durch eine, die oberen Ränder einandernähernde Sicherheitsnadel zu einer sich der Nase anschmiegenden Hohlkehle formiert. Beim Gebrauch wird die zweifache Flanelllage dem Gesicht aufgelegt. Man läßt dabei aus einer besonders kalibrierten Tube das Chloräthyl in den Innenraum der Maske fließen. Mit einem Gummiband fixiert man die Maske an der Stirn und kann sie so leicht nach oben zurückschlagen.

Helsted verwendet die Schimmelbuschsche Maske, welche er mit Gummistoff überzieht oben ein Gummirohr in denselben einpassend durch welches das Chloräthyl eingegossen wird. Lotheisen gibt aber den Rat, die geschlossenen Masken zu vermeiden, da sie zu leicht eine zu hohe Konzentration der Dämpfe bewirken.

Luka empfiehlt den Cloverschen Apparat auch für die Äthylchloridnarkose.

Der meist verwendete Apparat ist der Breuer'sche Korb. Derselbe besteht aus einem Metallhelm, welcher mittels Gummirandes luftdicht auf dem Gesicht aufliegt, und ein In- und Exspirationsventil besitzt. Auf dem letzteren sitzt eine Hohlkugel, welche einen schmalen Spalt aufweist, durch den man das Äthylchlorid eingießt, und durch welchen auch die Respirationsluft eindringt. Beistehende Abbildung veranschaulicht in Figur 136 die Konstruktion.

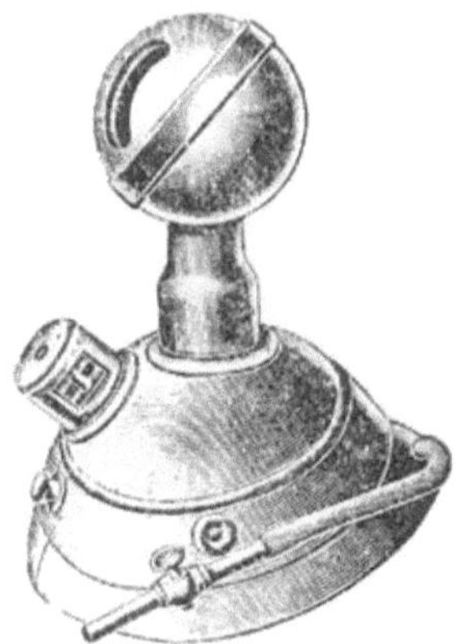

Fig. 136. Der Breuersche Korb, ein Apparat zur Chloräthylnarkose.

Eine andere Maske ist die Universalmaske von Schönemann, die von dem Chloroformapparat abgenommen ist, und in welche man das Drahtgestell mit Gaze oder Mull umwickelt eingesetzt hat. Oben hat die Maske eine Öffnung, durch welche die Luft einstreicht und man das Chloräthyl eingießt, das dann auf das Drahtgestell und dessen Mullkompresse fließt. Die Maske ist von Brodtbeck modifiziert worden, indem derselbe die Öffnung durch eine Irisblende verschloß, durch welche man den Luftstrom regulieren kann. In Figur 137 ist die Maske mit der Irisblende abgebildet.

Ein größerer Apparat ist von Respinger und Ruegg konstruiert worden. Derselbe besteht aus einer Maske, die luftdicht auf dem Gesicht aufsitzt und ein Exspirationsventil hat neben dem sich fortsetzenden Inspirationsrohr, das durch ein längeres verschiebbares Teleskoprohr mit einem Reservoir verbunden ist. An dem letzteren ist ein Schraubenhahn, welcher bestimmte Quanten Äthylchlorid je nach der Drehung austreten läßt, die dann in dem Rohr weiterströmen und in die Maske gelangen. Weiter befindet sich zwischen Maske und dem Hahn an dem Rohr ein Inspirationsluftventil. Atmet der Kranke, so inspiriert er durch das Ventil Luft, die sich mit dem Äthylchlorid aus dem Reservoir mischt und von ihm inspiriert wird. Der Hahn läßt pro Minute je nach der Stellung 1, 2, 3 g Chloräthyl entströmen. Protrahierte Narkosen kann man mit dem Apparat nicht ausführen und für kurze ist er reichlich komplizi rt.

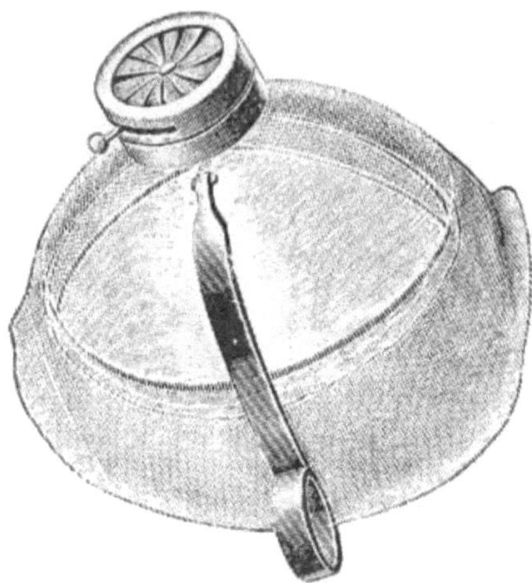

Fig. 137. Maske von Brodtbeck, modifizierte Schönemannsche Maske.

Weiter hat man noch den Apparat der Société des Usines du Rhône zur Chloräthylnarkose empfohlen, welcher sich aber nur wenig durch kleine Modifikationen vom Breuerschen Apparat unterscheidet. Während der Breuersche Korb nur Mund und Nase bedeckt, schließt diese Maske das ganze Gesicht ein und stellt insofern einen weniger vorteilhaften Apparat dar. Das Aethylchlorid wird ebenfalls durch eine Hohlkugel zugeführt, und die Exspirationsluft entweicht durch ein zweites Ventil.

Erdmann hat einen von Thiemann in New-York konstruierten Apparat auch für die Aethylchloridnarkose verwendet, der aus Figur 138 in seiner Konstruktion zu erkennen ist. Derselbe hat große Aehnlichkeit mit dem Apparat von Clover und ist auch nach ähnlichem Prinzip gebaut. Er hat den Vorteil ein Exspirationsventil am Gesichtsteil des Apparates zu besitzen und erlaubt genaue Regelung der Zufuhr von Chloräthyl mit Luft in verschiedenen Konzentrationen gemengt. Man kann den Apparat auch zur Aethernarkose verwenden.

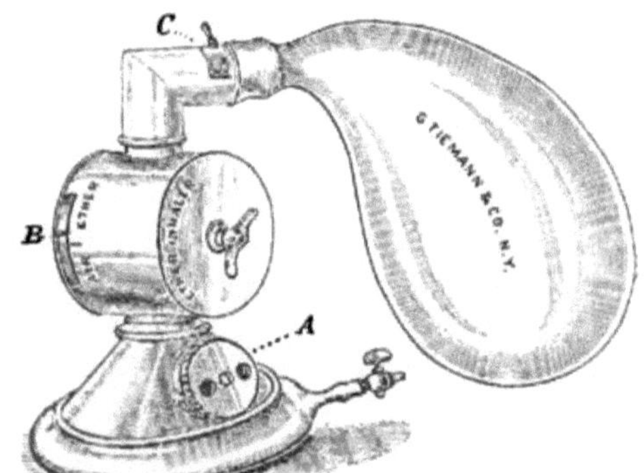

Fig. 138. Apparat zur Äthylnarkose von Erdmann-Tiemann.
A Exspirationsventil. B Skala mit Hahn zum Dosieren des Gasgemisches. C Ventil zum Luftzutritt. Das Aethylchlorid wird in die Kammer, an welcher der Hahn und die Skala B angebracht sind, vorher gegossen.

Einen anderen Apparat hat Ware angegeben, welcher nur für Chloräthyl zu verwenden ist und in Figur 139 abgebildet ist. Dieser Apparat b steht aus einem aus Hartgummi gefertigten Mundstück, das dem Gesicht glockenförmig aufliegt und fest auf dasselbe paßt. Dieser Hauptteil des Apparates ist in der Figur 139 mit A bezeichnet und endet in ein Rohr, in das ein kleineres Rohr B eingefügt werden kann. Über das Rohr B fügt man mittels einer Drahthaube, wie sie in C dieser Abbildung angedeutet ist, etwas Mull und steckt das Rohr B mit dem Mull und der Drahthaube armiert in A ein. So ist der Apparat zur Narkose fertig. Man setzt ihn nun dem Kranken auf das Gesicht und läßt in das offene Ende des Rohres B das Äthyl chlorid eintropfen.

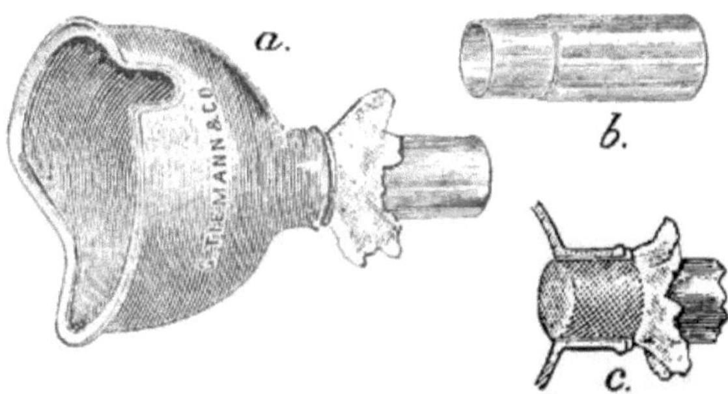

Fig. 139. Apparat von Ware für die Äthylchlorid-narkose.

Zur Äthylchloridnarkose ist auch sehr viel der Apparat von Allis, der Allis-Inhaler, verwendet worden, welcher ebenfalls zur Äthernarkose Verwendung gefunden hat. Dieser Allis-Inhaler ist in Figur 140 abgebildet, und ist dessen Konstruktion aus der Abbildung zu erkennen. Man setzt ihn mit der offenen Seite auf das Gesicht und hebt den Deckel D vom Apparat, um das Äthylchlorid hineinzutropfen oder zu gießen, dann schließt man den Deckel wieder. Das Äthylchlorid fließt dann im Apparat in die Metallfranzen bei A, welche den Apparat ausfüllen, und verteilt sich in denselben dabei sehr leicht verdampfend. Durch die seitliche Öffnung D, welche man je nach Bedarf wechselnd schließen oder öffnen, oder auch nur wenig öffnen kann, strömt atmosphärische Luft in den Apparat. Dieser Apparat ermöglicht eine ganz vorzügliche Narkose.

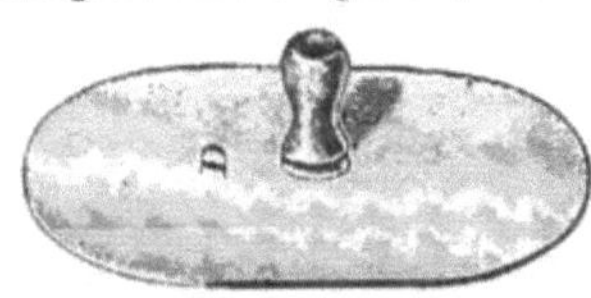

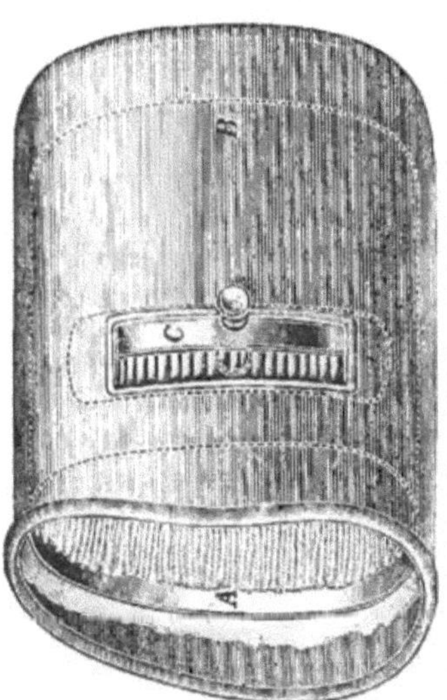

Fig. 140. Der Allis-Inhaler, Apparat für Äthylchloridnarkose.

Seitz hat einen Apparat angegeben, den er nur für die Chloräthylnarkose empfiehlt. Derselbe ist in Figur 141 abgebildet, von oben gesehen. Man hat diese Maske später modifiziert, um sie auch für Chloroform und Bromäthyl verwenden zu können. Der Apparat besteht aus einem Gummiüberzug mit Luftkissen für das Gesicht, ein Exspirationsventil und einer Oeffnung für das Eingießen des Chloräthyls. Man sieht in der Figur 141 bei A den Deckel der Eingußöffnung C, welcher auf dieselbe gedreht werden kann und Oeffnungen enthält, durch welche die Luft eindringt. B ist das Exspirationsventil und D das Rohr, mit welchem das Luftkissen aufgeblasen werden kann. Im Innern dieser im Bilde von außen gesehenen Maske befindet sich ein Drahtgestell, welches aus einem Rahmen mit drei Drahtbügeln besteht, die ausgewechselt werden können. Der eine Bügel paßt in das Gestell der Eingußöffnung und bewirkt so eine Spannung des Gummimantels, so daß eine Maskenform entsteht. Ein anderer Bügel stützt das Exspirationsventil, die beiden noch vorhandenen Bügel tragen den Rezipienten, welcher direkt unter der Eingußöffnung gelegen ist, sowie eine Gummiplatte, welche zwischen dem Rezipienten, den man in der Figur bei C durchscheinen sieht, bedeckt mit einer Gazekompresse, auf welche das Chloräthyl tropft, und dem Gesicht des Kranken angebracht ist und verhindern soll, daß das Chloräthyl vom Rezipienten auf das Gesicht tropft, sowie daß die Kältewirkung zu stark auf das Gesicht einwirken kann. Wenn man also den Apparat in Tätigkeit setzt, wobei man ebensogut Chloroform wie Aethylchlorid verwenden kann, nur Aether sulfur. ist nicht für diese Maske geeignet, so gießt oder tropft man das Chloräthyl in die Oeffnung. Dasselbe fließt da auf die Gaze des Rezipienten und verdunstet; ev. kann es noch auf die darunter befindliche Platte fließen, woselbst es sich verbreiten und schneller verdampfen kann. Der Kranke atmet nun, nachdem man die Eingußöffnung geschlossen hat, das Gas mit mehr oder weniger Luft beigemengt, je nachdem, wie man die Platte A stellt, ein, und die von ihm exspirierten Gase verlassen die Maske durch das Exspirationsventil B. Man vermag durch diesen Apparat eine gutregulierbare Konzentrierung der Gasluftgemenge zu erreichen. Derselbe ist zusammenlegbar und leicht zu transportieren, was einen großen Vorteil bedeutet.

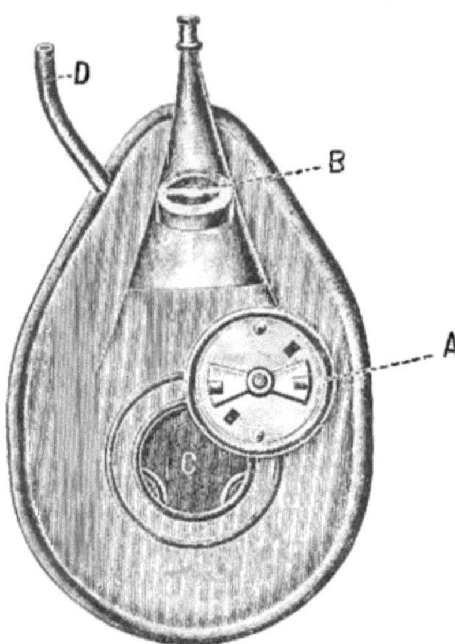

Fig. 141. Maske von Seitz zur Äthylchloridnarkose.

Das Chloräthyl kann also, wie man gesehen hat, durch sehr verschiedene Apparate zur Narkose verwendet werden, und man könnte noch mehr Masken und Apparate nennen, die für diese Narkose bestimmt worden sind, aber es ist dies zu weitgehend, da alle die genannten Apparate solche darstellen, welche die besten sind, und alle anderen entweder nur Modifikationen dieser darstellen oder zu komplizierte und in der Praxis nicht verwendbare Apparate sind. Es erübrigt noch, einige Blicke auf die Tuben und Gefäße zu werfen, in denen man das Äthylchlorid aus der Fabrik erhält. Diese Gefäße werden meist in Form von Glastuben hergestellt, doch hat man auch Metalltuben angefertigt. Dieselben haben alle eine längere, zylinderförmige Gestalt, so daß man sie bequem in der Hand halten kann. Die Gefäße enden in einem Hals, welcher entweder zugeschmolzen ist, und für Entnahme des Äthylchlorids abgebrochen werden muß, wobei das Äthylchlorid sofort entströmt, durch die Wärme der die Tube haltenden Hand wird die Verdunstung noch bedeutend vermehrt. Beistehende Figur 142 zeigt eine solche Tube. Meist hat man aber den Verschluß dieser Tuben durch einen Metallansatz ermöglicht, der abschraubbar hergestellt ist, und das Chloräthyl durch eine ganz kleine Öffnung in feinstem Strahl entströmen läßt. Die Figur 143 zeigt eine Tube mit dem Schraubenverschluß. Um nun aber ein bequemeres Öffnen und Schließen der Tuben zu

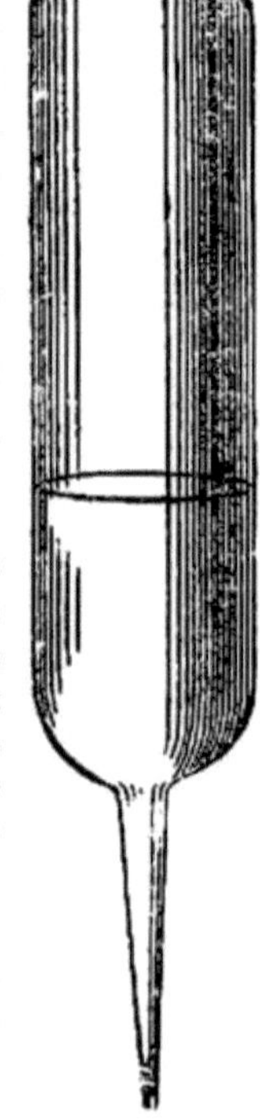

Fig. 142. Glastube mit zugeschmolzenem Hals.

ermöglichen, daß man beinahe ein tropfenweises Ausfließen, ein kleiner Strahl strömt stets aus, erhalten kann, hat man verschiedene Verschlüsse der Tuben hergestellt, welche durch Hebelvorrichtungen und Federwirkung ein sofortiges Öffnen und Schließen der Tuben gestatten. So hat man den automatischen Verschluß der Metallflasche von Henning in Figur 144. Weiter hat Henning einen Verschluß konstruiert, wodurch man durch einen Momentverschluß ein leichtes Öffnen und Schließen erreichen kann. Dies zeigt Fig. 145.

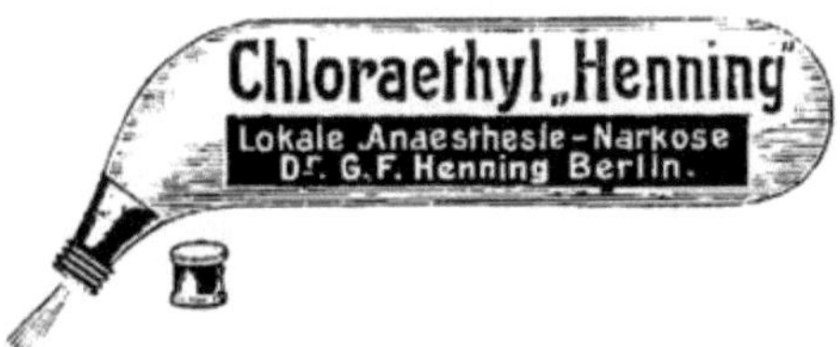

Fig. 143. Tube mit Schraubenverschluß.

Die Flasche in Figur 145 ist außer dem sehr leicht zu brauchenden Verschluß noch durch die Graduierung in der Flasche wertvoll, wodurch man erfährt, wieviel Chloräthyl man verbraucht hat. Von Thilo & Cie. ist ferner eine Glasflasche mit einfachem Verschluß in den Handel gebracht, die in Figur 146 abgebildet und für die Narkose sehr brauchbar ist, man braucht dieselbe nicht zu stürzen und kann sie auf den Tisch stellen. Die Funktion ist aus der Figur zu ersehen. Ein anderer sehr einfacher Verschluß von Thilo ist der in Figur 147 abgebildete, welcher bequeme Verwendung des Chloräthyls gestattet. Der Verschluß der Tuben des Kelene der Société chimique des Usines in Lyon ist dem Verschluß, wie er in Figur 148 abgebildet ist, sehr ähnlich, fast gleich und kann hier übergangen werden.

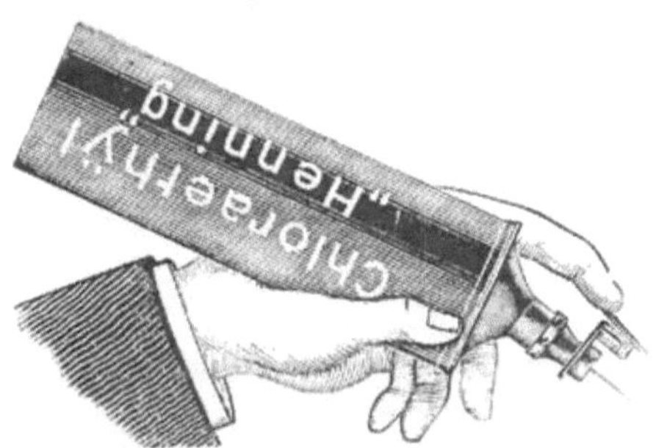

Fig. 144. Äthylchloridflasche aus Metall mit automatischem Verschluß von Henning.

Ein sehr brauchbarer Verschluß ist der in Figur 148 abgebildete, der auf jeden Schraubenverschluß aufgeschraubt werden kann, und welcher an den Glastuben der Firma Thilo & Cie. in Mainz angebracht ist. Diese Fabrik bringt eines der besten Präparate in den Handel. Der Verschluß wird durch einen Hebel mit Feder bewirkt und ist leicht zu handhaben. Den neuesten und einfachsten Verschluß, welcher sehr viele Vorteile vor allen anderen, namentlich dem Schraubenverschluß hat, ist der von Thilo & Cie. ebenfalls verfertigte Federkappenverschluß Futura, welcher aus Figur 149 zu ersehen ist. Der Vorteil liegt darin, daß an der Tube keinerlei Metallvorrichtung befestigt ist, sondern daß der Verschluß durch die Spirale, welche sich an den Glasknopf anschließt, nach der Schraubenwirkung festgedrückt wird. Die Vorzüge dieser Vorrichtung sind leicht ersicht-

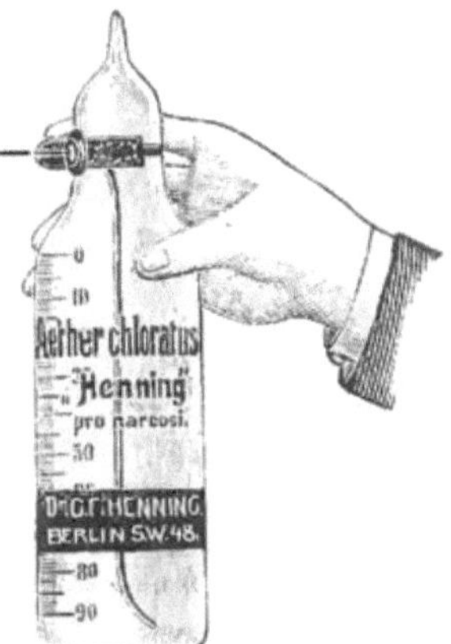

Fig. 145. Äthylchloridflasche von Henning mit Skala und automatischem Verschluß.

lich, man kann beide Teile leicht reinigen, Undichtigkeit ist unmöglich, dem Verstopftsein kann leicht abgeholfen werden etc.

Ich habe hier die gebräuchlichsten Verschlüsse der Tuben angeführt, weil es wichtig ist, dieselben zu kennen, denn man wird dieselben einesteils sehr gut für die Narkose verwenden können, andererseits sind sie bei der Verwendung des Äthylchlorids zur Erzeugung lokaler Kältewirkung in der Anästhetologie wichtig. Es ist hier nicht der Ort, darauf näher einzugehen, sondern es werden diese Verhältnisse später erörtert werden, und ich werde im zweiten Band hierauf Bezug nehmen. Da man in der Praxis oft den Verschluß der Flaschen nicht wählen kann, so muß man auch bei der Narkose mit jedem umzugehen wissen.

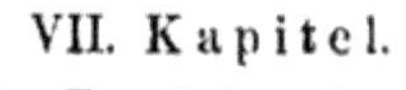

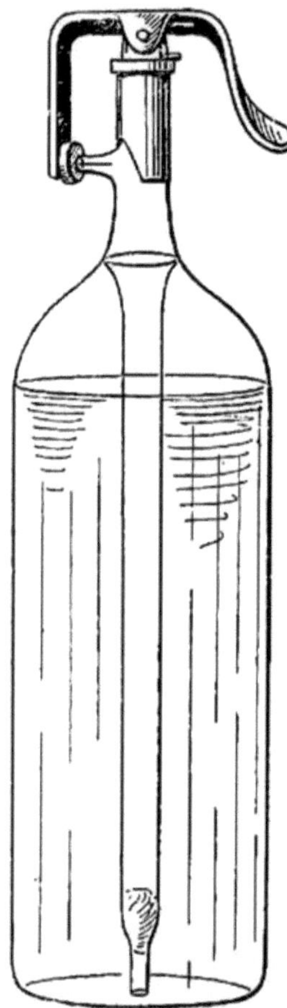

Fig. 146. Chloräthylflasche von Thilo aus Glas, stehend verwendbar mit automatischem Verschluß.

VII. Kapitel.

Die Pentalnarkose.

§ 20. Neben dem Bromäthyl und Chloräthyl hat man zur allgemeinen Narkose auch das Pental verwendet, welches auch Amylen, B-Isoamylen, Trimethyläthylen genannt wird und die chemische Formel $C_5 H_{10}$ besitzt.

Das Pental wurde 1844 von Balard entdeckt, während Snow im Jahre 1856 zuerst die anästhesierenden Eigenschaften des Mittels erkannte und verwertete. Nach diesem günstigen Verwenden des Pentals zur Narkose kurzer Dauer bei Zahnextraktionen berichteten bald auch andere über die Brauchbarkeit des Pentals sowohl zu kurzen wie zu längere Zeit dauernden Narkosen (Lohmeyer, Spiegelberg, Lallemand, Schech, Robert, Dittal, Perrin, Duroy, Purdes etc.). Snow wendete das Pental bei längeren und kürzeren Narkosen an Tieren und Menschen in ca. 100 Fällen an, erlebte aber 2 Todesfälle, die ihn dann veranlaßten, das Mittel wieder zu verlassen. Dann hat Holländer das Pental genauer studiert und vielfach verwendet, bis man in neuerer Zeit mehr und mehr von der Gefahr dieser Narkose und den vielen Nachteilen, welche die Vorteile bedeutend überwiegen, überzeugt, wieder von der Verwendung zurückkam. (Sick, Kleindienst, Culalb, Mercuse, Herz-Fränkl, Schirmer etc.)

Das Pental ist eine farblose Flüssigkeit von sehr unangenehmem Geruch, leicht beweglich und äußerst flüchtig, entzündet sich sehr leicht am Feuer und ähnelt in dem Geruch etwas dem Benzin. Das spezifische Gewicht ist 0,679, der Siedepunkt liegt bei 37—38° C. Das Pental ist in Wasser fast gar nicht löslich, hingegen leicht in Äther, Alkohol und Chloroform. Beim Verdampfen des Pentals entsteht Kälte, und so findet man in den Masken bei der Narkose oft Eiskristalle gefroren. Ein Vorteil des Präparates liegt darin, daß es sich fast gar nicht zersetzt, man kann es an der Luft und am Sonnenlicht stehen lassen, ohne eine Zersetzung fürchten zu müssen.

§ 21. Die Wirkung des Pentals auf den Organismus ist eine narkotische gleich dem Chloroform, und es kann mit demselben eine kurzdauernde, aber auch eine protrahierte Narkose erzeugt werden. Die Aufnahme in den Organismus geschieht durch die Lungen, indem man dem Kranken die Dämpfe mit Luft gemengt einatmen läßt. Infolge seiner geringen Löslichkeit in Wasser werden nur sehr kleine Mengen von Pental im Blutserum gelöst, ein Teil wird durch

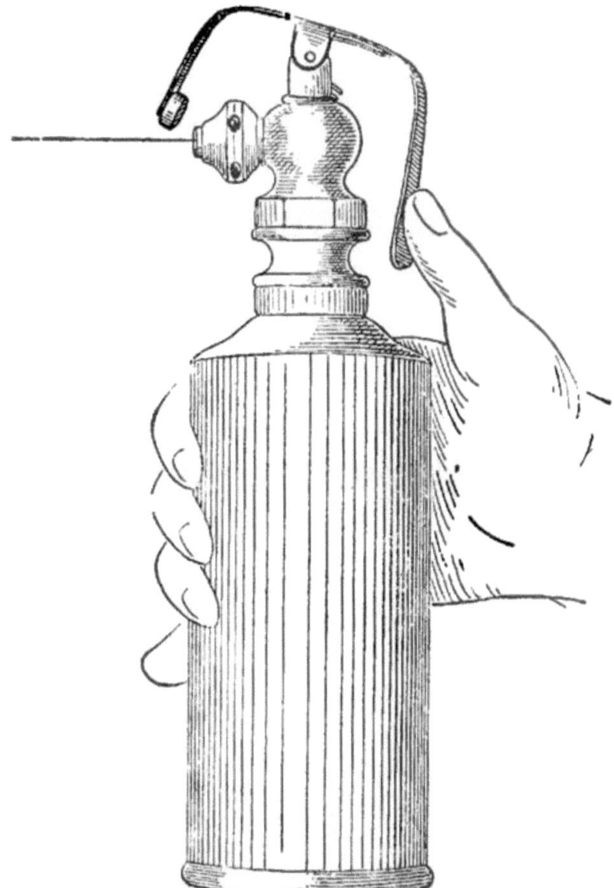

Fig. 147. Chloräthylflasche aus Metall mit automatischem Verschluß.

die roten Blutkörperchen aufgenommen, so wird es vom Blut in das Cerebrum transportiert, wo es gleich Chloroform auf die nervösen Zentren wirkt. Die narkotische Kraft des Pentals ist ziemlich groß, da die geringen Mengen, welche im Blute gelöst sind, die Zentren lähmen und Narkose erzeugen können. Das Pental ist während der Narkose nur durch den häßlichen Geruch lästig, sonst hat es aber die guten Eigenschaften, daß es sehr schnell tiefe Narkose erzeugt, denn es tritt die Narkose schon nach 50—90 Sekunden ein, und nach der Narkose fehlen unangenehme Empfindungen, der Kranke fühlt sich ganz wohl. Dies ist ein Vorzug, welcher durch die geringe Löslichkeit im Blute hervorgerufen wird.

Allerdings sollen bisweilen nur unvollständige Anästhesie und üble Nachwirkungen auf innere Organe auftreten. Die Reflexe werden bei der kurzen Narkose meist nicht vollkommen gelähmt, es ist die Willenstätigkeit und das Bewußtsein oft noch erhalten, während Anästhesie besteht, das Auge ist starr, die Pupille ist erweitert, der Cornealreflex schwindet nicht vollkommen. Bei längerer Narkose werden auch die Reflexe bis auf die bekannten wenigen, wie bei jeder anderen Narkose, gelähmt. Die Narkose tritt langsam ein ohne eine Exzitation zu zeigen, wenn auch Personen, wie Alkoholisten etc., die den Narkotika sehr stark widerstehen, stärkere Exzitation zeigen und oft überhaupt nicht völlig betäubt werden können. Wenn der Kranke erwacht, so dauert die Anästhesie noch eine Zeitlang fort, man kann noch operieren, während der Patient schon munter ist, ohne daß er Schmerzen erleidet. Das Erwachen geht allmählich vor sich, nicht so schnell und plötzlich wie bei Bromäthyl z. B.; aber immerhin dauert die Zeit bis zum völligen Erwachen nicht lange.

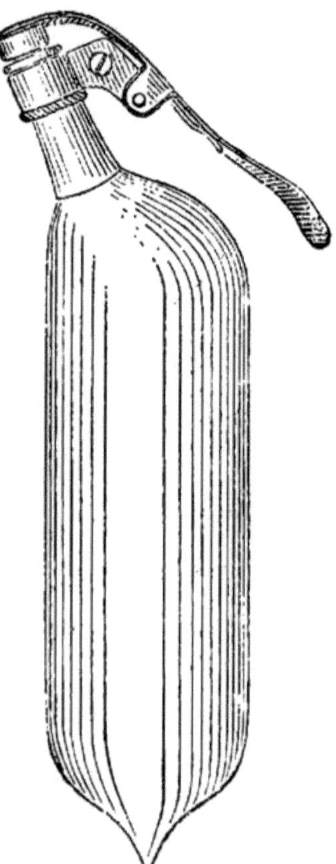

Fig. 148. Automatischer Verschluß der Glastuben für Äthylchlorid von Thilo & Co.

Die Einwirkung des Pentals auf die inneren Organe ist nur wenig studiert worden, aber man hat doch sehr bald erkannt, daß das Rühmen der Ungefährlichkeit des Pentals, welches anfangs namentlich von vielen Seiten eifrig besorgt wurde, doch gewisse Einschränkungen erleiden müsse. Pourdes hat bei seinen Versuchen an Kaninchen Intoxikationssymptome und ein Stadium des freiwilligen Widerstandes gefunden, ferner ein Stadium der konvulsivischen Starrheit und des Zitterns. Nach diesen Erscheinungen trat Anästhesie auf, die 2—3 Minuten dauerte, aber bei fortgesetztem Verabreichen des Pentals zur längeren Narkose wie bei Chloroform führte. Man hat auch tonische und klonische Muskelkrämpfe häufig auftreten sehen, welche Störungen in der Respiration hervorriefen, und es trat in manchen Fällen sogar der Tod ein. Derselbe erfolgt durch Atemstillstand, während das Herz noch weiter fortschlägt, bis es, wenn nicht Hilfe kommt, ebenfalls sistiert (Lallemand, Perrin, Duroy, Spiegelberg, Lohmeyer etc.). Während der Inhalationen namentlich bei kurze Zeit dauernden Narkosen tritt sehr oft erotische und fröhliche Stimmung auf, die Patienten lachen und singen etc. (Snow, Egger, Petry etc.), während man Erbrechen während und nach der Narkose nur sehr selten findet, ebenso fehlt jeder Kater nach der Narkose (Snow, Rigaud, Luton, Debout, Espagne, Robert etc.). Viele Autoren nennen aber vor allem als große Nachteile den sehr unangenehmen Geruch, der tagelang nach Narkosen die Kranken noch belästigt, und oft ungenügende Anästhesie. (Lohmeyer, Schuh, Dittel, Braun, Berend, v. Dinnreicher, Spiegelberg etc.)

Es ist das Pental zweifellos ein sehr gefährliches Mittel, welches die inneren Organe sehr schwer schädigt und namentlich bei langen Narkosen den Patienten in große Gefahren bringen kann. Man hat zwar angegeben, daß Herz- und Atemtätigkeit nicht übel beeinflußt wurden (Holländer, Hägler etc.), doch haben andere durch Experimente nachgewiesen, daß Herz und Blutzirkulation sehr deprimiert werden (Calalle, Mercuse etc.). Um ein klares Bild von der Wirkung des Pentals zu erhalten, habe ich genaue Untersuchungen an Tieren angestellt und gefunden, daß neben den guten Eigenschaften dem Pental schwer toxische Wirkungen anhaften. Bei der längeren Narkose wird stets der Blutdruck bedeutend herabgesetzt, die Blutdruckkurve sinkt ganz bedeutend unter die Normalblutdruckhöhe. Es werden aber noch andere Einwirkungen ersichtlich, so daß man aus allem den Eindruck erlangt, daß das Pental ein sehr toxisches Narkotikum darstellt. Ich habe auch mit dem Pental dieselben Untersuchungen, wie ich sie mit Chloroform etc. angestellt habe, vorgenommen und habe eine günstige Einwirkung auf die inneren Organe nicht gefunden. Ich brauche hier die Versuche nicht näher zu schildern, da ich dies schon bei der Behandlung der anderen gebräuchlichen Narkotika getan habe. Somit will ich nur die Resultate hier anführen. Es fand sich eine hochgradige zerstörende Einwirkung des Pentals auf die lebenden Zellen. Diese das Leben vernichtenden Einwirkungen bestehen in der Erzeugung von Fettmetamorphose, ausgehend in Nekrose und Zerfall der Zellen. Man fand diese Fettmetamorphose auch stark in den Blutgefäßwandungen des Cerebrum und in den Ganglienzellen. Natürlich sind diese Veränderungen so hochgradig nur nach längeren Narkosen oder öfter wiederholten gefunden worden. In dem Herzen fand sich ebenfalls eine ausgedehnte Fettmetamorphose der Herzmuskelfaser, die Querstreifung war untergegangen und die Fettmetamorphose im Herzen trat nicht zurück hinter der Chloroformwirkung. In den Lungen fanden sich ganz besonders hochgradige Veränderungen, die einerseits in der Schädigung der Zellen des respiratorischen Epithels, andererseits in einer vermehrten Schleimabsonderung infolge Reizung der Bronchialschleimhaut bestanden. Sehr stark war die Fettmetamorphose in Leber und Nieren zu finden. Daselbst konnte man neben der reichlichen Fettansammlung auch ausgedehnte Nekrose und Zerfall der Leberzellen, namentlich in der Peripherie der Acini, finden. In den Nieren war die Nekrose und

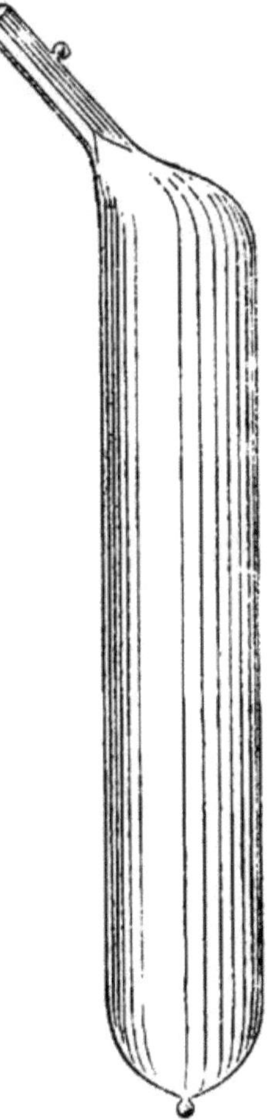

Fig. 149. Federkappenverschluß Futura von Thilo & Co. für Chloräthyltuben.

der Zerfall der Epithelien besonders in den Tubuli contorti, nicht so stark in den recti, während in den Zellen der Pyramiden weniger Fettmetamorphose, Zerfall und Nekrose anzutreffen waren, sowie in den Glomeruli selbst vollkommen fehlten. Die Glomeruli waren aber verkleinert, sie zeigten einen großen leeren Raum zwischen Kapsel und Glomerulus, was als Folge eines Exsudates anzusehen ist, daneben war in den Glomeruli wie in der ganzen sonstigen Niere sehr starke Hyperämie vorhanden, und man fand im Nierengewebe sowie unter der Kapsel oft Hämorrhagien. Auch in der Leber fand sich starke Hyperämie und reichliche Hämorrhagien in das Gewebe und unter die Kapsel. Diese Veränderungen an den inneren Organen sind beim Pental sehr hochgradig, ja man kann sagen, sie fanden sich fast stärker als nach Chloroform, wenigstens waren sie den Bildern der Veränderungen nach entsprechenden Chloroformnarkosen vollkommen gleich. Man kann aus diesen Veränderungen entnehmen, daß Pental viel schwerer toxisch wirkt, als Chloroform, denn bei der Pentalnarkose kommen infolge der schweren Löslichkeit des Pentals im Wasser nur sehr geringe Mengen in das Blut, also muß die Wirkung eine viel intensivere sein, wenn diese geringen Mengen schon genügende Narkose und so starke Veränderungen wie Chloroform erzeugen. Es geht daraus hervor, daß man das Pental vor allem nicht zur protrahierten Narkose verwenden darf, denn je länger die Einwirkung dauert, um so größer ist die Gefahr, um so schwerer wirkt das Pental auf die inneren Organe ein, um so größer ist die Gefahr, daß schwere Störungen in den physiologischen Funktionen der Organe entstehen, welche durch die Fettmetamorphose etc. hervorgerufen werden. Deshalb ist Pental nicht zu langen Narkosen geeignet.

Ähnliche Beobachtungen sind auch von anderen Autoren gemacht worden, so hat Natalie Kleindienst nach den Pentalnarkosen schädliche Einflüsse auf die Nieren beobachtet. So fand sich nach 12 Narkosen achtmal Eiweiß im Harn, und zwar bis zu 6%, zweimal Blut. Auch von anderen Seiten ist über unangenehme Eigenschaften des Pentals berichtet worden (Herz-Fränkl, Mercuse, Schirmer etc.), und man hat auch eine Reihe von Todesfällen beobachtet. Snow hat zwei Todesfälle erlebt, Sick ebenfalls 2, Gurlt hat in seiner Narkosenstatistik eine Sterblichkeit des Pentals von 1 : 213 berechnet, ein Verhältnis, das recht schlecht erscheint gegenüber dem der anderen Narkotika, in einer anderen Statistik hat er auf 600 Narkosen 3 Todesfälle, Snow auf 238 Pentalnarkosen 2, Stellard auf 149 Narkosen 1 Todesfall berechnet. Alle diese Zahlen zeigen recht schlechte Verhältnisse an und man erkennt daraus die große Gefahr, welche in der Pentalnarkose gelegen ist. Holländer erlebte hingegen bei seinen vielen Narkosen keinen Todesfall. Immerhin stellt die Pentalnarkose eine sehr gefährliche Methode dar, welche man nicht wählen soll, da man weniger gefährliche Mittel zur Verfügung hat. Namentlich bieten lange Narkosen große Gefahren, weshalb man nur zu kurzen Betäubungen Pental im Notfall anwenden soll.

§ 22. Die Technik der Narkose ist einfach, man verwendet eine Esmarchsche Maske und tropft das Pental auf dieselbe. Holländer bediente sich des Junkerschen Apparates, da das Pental sehr leicht verdunstet. Auch andere Masken und Apparate sind brauchbar. Es genügen schon 8—10 ccm des Mittels, um Narkose zu erzeugen. Natürlich muß eine vorsichtige Auswahl der Patienten für diese Narkose stattfinden. Alle Herz- und Lungenleiden sind

Kontraindikationen für die Narkose. Man soll dieselbe nur bei ganz gesunden Menschen für ganz kurzdauernde Operationen verwenden und soll alle Vorsichtsmaßregeln beachten, welche für jede Narkose beachtet werden müssen, sowie Sorge tragen, neben dem Pental reichlich Luft dem Kranken zu verabfolgen. Man muß natürlich darauf achten, nur ein reines, gut hergestelltes Präparat zu verwenden, da die Verunreinigungen natürlich schwere Gefahren bringen können. Cook gibt den Rat, längere Narkosen mit Pental nur in Rückenlage des Kranken auszuführen, da die depressive Einwirkung des Pentals auf das Herz in dieser Lage besser bekämpft wird.

VIII. Kapitel.

Die Chloralhydratnarkose.

§ 23. Das Chloralhydrat ist in der Medizin in verschiedener Hinsicht zu therapeutischen Zwecken verwendet worden, wobei man immer die narkotische Eigenschaft des Chloralhydrats verwendete und bei den Erfahrungen, die man dabei machte hat sich herausgestellt, daß die Wirkung des Chloralhydrates sich sehr gut in der Chirurgie zur Erzeugung allgemeiner Narkose verwenden läßt. Das Chloralhydrat stellt ein Narkotikum dar, und hat in dieser Hinsicht manche Ähnlichkeit mit dem Chloroform. Die chemische Zusammensetzung desselben ist durch die Formel $C_2 H_3 Cl_3 O_2$ ausgedrückt, es ist ein fester, kristallinischer Körper, welcher in Wasser leicht löslich, ist, an der Luft verdunstet und einen stechenden, scharfen Geruch hat, durch Luft, Licht und Wärme zersetz wird. Man muß diese Eigenschaften kennen, denn man darf das Chloralhydrat nicht in Form von Pulvern in den üblichen Papierbeuteln aufbewahren, sondern man darf dasselbe nur in gut verschlossenen Glasgefäßen von braunem Glase aufheben.

Das Chloralhydrat wurde 1832 von Liebig entdeckt. und von Dumas und Städeler, sowie besonders von Liebreich hinsichtlich seiner narkotischen Kraft empfohlen. Das Chloralhydrat wirkt sehr stark reizend in reinem Zustande und hat einen überaus scharfen, unangenehmen Geschmack. Von Lambert wurde dasselbe in England vor allen Dingen zur Schmerzbetäubung in der Geburt verwendet und empfohlen. Es soll für Mutter und Kind vollkommen ungefährlich sein und die Kontraktionen des Uterus nicht schädigen (Pelissier, Bourdon etc.). Saint Germain empfahl dasselbe 1869 gegen Eklampsie. Wenn man auch hier und da das Chloralhydrat verwendete, allgemeine Anwendung fand es nicht in der Chirurgie, erst 1872 wandte Oré zuerst das Chloralhydrat intravenös an, indem er eine Lösung von Chloralhydrat als Antidot gegen Strychninvergiftung empfahl, und 1874 erzeugte er auf diese Weise eine längere Narkose für größere chirurgische Operationen (Krebsoperationen, Ovariotomien, Knochenoperationen etc). Er injizierte 4—10 ccm einer 0,25 %igen Lösung des Chloralhydrats in die Armvenen. Er empfiehlt die Lösung mit einigen Tropfen einer Lösung von Natron carbonicum zu neutralisieren, langsam in die Vene zu injizieren. Er erhielt bei dem ersten Versuch eine tiefe Narkose von 3 Stunden Dauer, welcher ein mehrstündiger tiefer Schlaf folgte. Die Gefahr liegt hierbei in Gerinnselbildung und Embolien. Die Injektion muß sehr langsam vor sich gehen. Allein man erlebte auch Todesfälle an Synkope. Vulpian fand bei Hunden nach den intravenösen Injektionen Hämaturie, Colin Synkope, Tillaux und Cruveilhier sahen Gerinnselbildung und Embolien. Glückliche Narkosen ohne Exzitation und ohne Nachteile bei vollkommener Anästhesie werden von Deneffe und Wetter berichtet. Lanelongue aber sah nach einer solchen Narkose 48stündige Anurie und Gerinnsel in der Vene, in einem anderen Falle heftige Exzitation und Aufregung vor Eintritt der Toleranz, nach dem Erwachen Thrombenbildung und starke Exzitation, ferner einen Todesfall an Synkope, nachdem er 6 g Chloralhydrat injiziert hatte. Es war dieser Todesfall auf 65 Narkosen berechnet, also ein Verhältnis von 1: 65, das sehr schlecht ist.

Man erklärte die bei der venösen Injektion auftretenden Synkopefälle als durch die direkte Berührung des Chlorals mit dem Endokard. Daraufhin wurde von Richet empfohlen, das Chloral intraperitoneal zu injizieren. Er verwendete dies bei Tieren und injizierte 0,5 g Chloral pro kg des Tieres. Bei dieser Methode erreichte er vollkommene Anästhesie, ohne je Gefahren und unangenehme Nebenwirkungen zu finden.

Die Narkose mit Chloralhydrat ist keine eigentliche Inhalationsnarkose, wie die Chloroformnarkose es ist, sondern man muß, um eine Betäubung überhaupt erreichen zu können, das Choralhydrat auf andere Art, als die übliche, in die Blutbahn bringen, da das Chloral nur so schwer verdampft, daß man die Dämpfe normaliter nicht verwerten kann. Man wird aber noch weiter unten ersehen, daß bei der Chloralnarkose gewisse Ähnlichkeiten mit den Inhalationsnarkosen bestehen. Man hat neben den obengenannten Methoden, das Chloral auch per rectum dem Organismus einverleibt.

§ 24. Man erreicht durch die Chloralwirkung eine vollkommene Narkose, in der man alle 4 Stadien findet, wobei das 2. Stadium meist nur gering ist, während die Zeit bis zum Eintritt der Toleranz ziemlich lang ist. Das Chloral lähmt die Reflexe, es erlöscht aber die Sensibilität der Cornea eher als die der Haut des Organismus, ein Umstand, der gerade entgegen den Verhältnissen bei der allgemeinen Narkose sich zeigt. Die Temperatur des Kranken wird während der Narkose stark vermindert, sie wird sogar bisweilen stärker herabgesetzt, als in der Chloroform- oder Äthernarkose.

Das Chloralhydrat wirkt auf das Herz sehr nachteilig ein, man hat plötzliche Todesfälle als Synkope in der Narkose beobachtet und hat gefunden, daß das Choral stark depressiv auf das Herz wirkt, der Blutdruck wird in der Narkose sehr stark herabgesetzt und fällt tief unter die Normaldruckhöhe, wobei man deutlich ziemlich hohe Remissionen beobachten kann, so daß die Blutdruckkurve große Ähnlichkeit mit der des Chloroform zeigt. Ich habe darüber einige Versuche angestellt und fand die Verhältnisse genau so. Aus der Kurve in Figur 150 ersieht man die Ähnlichkeit der Einwirkung des Chlorals mit der des Chloroforms. Die Kurve ist während einer 2 Stunden dauernden Chloralhydratnarkose aufgenommen worden, man sieht an ihr vor allem das starke Sinken des Blutdruckes und die starken Remissionen.

Dieser Einfluß auf den Blutdruck macht sich auch in der Pulsbeschaffenheit bemerkbar, derselbe wird klein, schwach und langsam, bisweilen irregulär. Neben dieser Beeinflussung des Blutdruckes wird auch die Atmung stark verflacht, unregelmäßig, der Kranke atmet nur sehr oberflächlich.

Die Narkose mit Chloralhydrat entsteht genau wie die Chloroformnarkose, mit der sie große Ähnlichkeiten aufweist, indem das Chloral vom Blut nach dem Cerebrum transportiert wird und dort Veränderungen in den Cholestearin-Lezithingemischen der Ganglienzellen erzeugt, wodurch die Narkose entsteht. Es ist der Mechanismus der Chloralnarkose so zu denken, daß das in das Blut aufgenommene Chloralhydrat in andere chemische Verbindungen umgesetzt wird, wobei aus dem Chloral Chloroform entsteht. Man hat demnach bei dieser Narkose nicht eigentlich eine Chloral- als eine Chloroformnarkose. Es ist nach meinen Untersuchungen ganz sicher, daß aus dem Chloralhydrat im Organismus Chloroform entsteht, und daß die Wirkung des Chlorals nur auf den im Blut entstandenen Chloroformmengen beruht. Ich habe diese Ansicht aus den nachher zu erläuternden Befunden erhalten. Auf diese Art kann man sich manche Erscheinungen in der Chloralnarkose erklären. Es kommen also in die cerebralen Zentren Chloroformmengen, welche daselbst wirken und von dort wieder weitergeführt werden, um in den Lungen, Nieren und Drüsen wieder eliminiert zu werden. Es erklärt sich hieraus der Umstand, daß die Chloralnarkose nur sehr langsam auftritt, und daß es am besten wirkt, wenn man es direkt ins Blut oder die Bauchhöhle bringt, während durch Applikation durch den Magen oder Darm Narkose nicht erreicht werden kann. De geschieht deshalb, weil vom Magen und Darm aus nur wenig Chloral ins gelangt, also zu wenig, genügend Chloroform zu bilden, welche

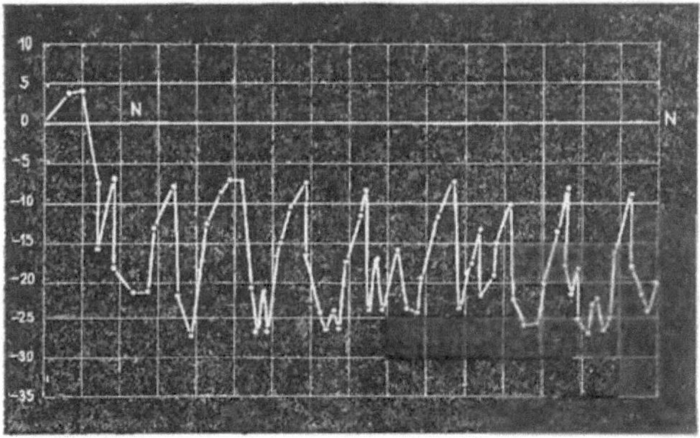

Fig. 150. Blutdruckkurve während der Chloralhydratnarkose.

bei dem fortwährenden Eliminieren von Chloroform durch die Lungen etc. genügt, um Narkose zu erhalten. Man müßte zu diesem Zweck zu große Mengen von Chloral in den Magen bringen, welche daselbst Schaden anrichten würden, wollte man Narkose erreichen. Somit ist es nur möglich, das Chloral intravenös oder peritoneal zu injizieren. Wenn man die Exspirationsluft der Tiere genau sammelt und untersucht, kann man die darin enthaltenen geringen Mengen von Chloroform nachweisen. Die Umsetzung des Chlorals im Blute geht nicht schnell vor sich, sondern braucht längere Zeit, weshalb auch die Narkose langsam beginnt und lange Zeit anhält. Man hat diese Theorie verworfen, weil es nicht geglückt war, in der Respirationsluft Chloroform nachzuweisen. Dem entgegen ist es mir gelungen, Chloroform einwandfrei zu finden, allerdings sind die Mengen Chloroform in der Respirationsluft so gering, daß man nur schwer nachweisbare Spuren findet. Man kann sich aber auch vorstellen, daß diese exspirierten Chloroformmengen nur sehr gering sind, denn zur Narkose auf diese Art sind im Blute nur so geringe Mengen von Chloroform erforderlich, daß man den geringen Teil, der durch die Lungen exspiriert wird, nur selten und schwer nachweisen kann.

Meine Versuche haben erwiesen, daß Chloral genau wie Chloroform wirkt, und daß man die Befunde nach Chloralnarkosen genau mit denen nach Chloroform identifizieren kann. Die Veränderungen im Gehirn waren nach Chloralnarkosen sehr deutlich zu finden, ich konnte sowohl in den Wandungen der Blutgefäße, Kapillaren wie größeren Gefäßen, reichlich Fettmetamorphose stellenweise finden, als auch in den Ganglienzellen deutliche Fetttropfen nachweisen, die auf die Chloralwirkung deuteten. Es waren diese Befunde so hochgradig nach Chloralnarkosen gleicher Dauer, wie die nach Chloroformnarkosen, so daß eine Ähnlichkeit der Wirkung nicht zu verkennen war. Das Fett in den Wandungen der Blutgefäße war in Haufen vorhanden, fand sich stellenweise in den Gefäßwandungen und verdickte daselbst die letztere, so daß eine Verwölbung der Wandung entstand. Die Gefäßwand war an diesen Stellen dadurch verändert, daß diese Zellen, in denen die Fettmetamorphose vor sich gegangen war, zugrunde gingen und somit eine Verdünnung der Wand bewirkten, welche zu Aneurysmabildung, ev. zu Rupturen und Hämorrhagien Anlaß geben konnte. Diese Fettmetamorphose ist auch in den Zellen der Kapillaren zu finden, bei größeren Gefäßen in den Zellen der Intima und Media. Auf den Querschnitten sieht man das Fett einen Teil der Gefäßwand, $^1/_4$ bis $^1/_3$ des Kreises, einnehmen, auf Längsschnitten sieht man Haufen schwarzen Fettes in der Wand stellenweis liegen.

In dem Herzen fanden sich ebenfalls schwere Veränderungen an den Herzmuskelfasern. Man fand nach langen und häufigen Narkosen die Querstreifung verwaschen oder ganz aufgehoben, undeutlich, daneben in den einzelnen Fasern feine Fetttropfen, welche hier in feinstem Korn gleichmäßig über die ganze Muskelfaser verteilt war, dort in Haufen von Tropfen feinen bis mittelfeinen Kornes in länglichen Haufen bipolar der Kerne der Muskelfasern angeordnet. Diese letztere typische Anordnung des Fettes war in fast allen Muskelfasern mehr oder weniger deutlich zu finden, man sah aber auch daneben Fasern, welche ganz und gar mit feinen Fetttropfen durchsetzt waren. Es war im Herzen sehr starke Fettmetamorphose der Muskelfasern zu finden, welche in Ausdehnung und Charakter ganz der nach Chloroformnarkosen entsprach.

Sehr starke Veränderungen fanden sich in der Leber und den Nieren. Die Fettmetamorphose der Leber war äußerst hochgradig, es war eine so ausgedehnte, intensive Veränderung der Leberzellen zu finden, daß man erstaunt ist, wenn man diese Befunde mit denen nach Chloroform vergleicht, über die Ähnlichkeit. Die Leberveränderung zeigt das bekannte Bild, sehr viel Fett in feinen Tropfen bis zu großen in und neben den Leberzellen. In der Peripherie der Acini ist sehr ausgedehnte Nekrose und Zerfall der Leberzellen zu sehen, Bilder, wie sie nach langen und häufigen Chloroformnarkosen auch gefunden wurden. Im Zentrum der Acini sind die Leberzellen meist noch besser erhalten, zeigen aber viel Fett. Schon nach einer $1^1/_2$—2 Stunden langen Chloralhydratnarkose war der Leber viel Fett zu finden, das natürlich durch eine folgende Narkose bedeutend vermehrt wird. In den Nieren war ebenfalls das Bild der Chloroformwirkung deutlich, denn es fand sich nach mehreren Narkosen in den Zellen der Tubuli contorti reichlich Fettmetamorphose und Nekrose mit Zerfall der Epithelien. In den Tubuli recti findet sich nur starke Fettmetamorphose, während hier die Nekrose noch wenig oder doch gar nicht vorhanden ist. In den Glomeruli ist kein Fett oder nur sehr wenig, hier und da ein Tropfen, zu finden. Dagegen ist um den Glomerulus ein großer freier Hof, welcher das Resultat eines Exsudates in dem Raum zwischen Glomerulus und Kapsel darstellt. In den anderen Bezirken der Nieren findet sich nur wenig Nekrose der Epithelien, während Fettmetamorphose auch dort zu finden ist. Weiter habe ich in den Nieren wie in der Leber starke Hyperämie und reichlich Hämorrhagien in das Leber- und Nierengewebe, sowie unter die

Kapsel gefunden. Man findet die Fettmetamorphose natürlich nach einer langen Narkose weniger stark, als nach 2, 3 oder mehreren Narkosen in Zwischenräumen von 12—24 Stunden ausgeführt, so daß die Veränderungen von der einen Narkose noch nicht abgeheilt waren, als schon die zweite Narkose folgte etc. Die Vergleiche der Bilder mit denen nach Chloroformnarkosen haben ergeben, daß eine auffallende Ähnlichkeit besteht.

Die Untersuchung des Magens dieser mit Chloralhydrat narkotisierten Tiere ergab die sehr reichliche Anwesenheit von Fett in den Zellen der Magendrüsen sowie der Schleimhaut. Es fand sich das Fett, welches man normaliter ja in diesen Zellen findet, bedeutend vermehrt, so daß man annehmen mußte, dieses Fett sei von dem Chloral erzeugt. Es ist kein Zweifel, daß diese Annahme richtig ist, und den Vorgängen entspricht, und man kann daraus schließen, daß das Chloral im Magen Chloroform absondert, welches diese Veränderung der Magendrüsenepithelien erzeugt. Weiter ist auch ein Zeichen für die Richtigkeit dieser Behauptung das in und nach der Chloralnarkose auftretende Erbrechen. Es werden durch die Magendrüsen Chloroformmengen in den Magensaft abgesondert und dieselben erregen daselbst Erbrechen und Übelkeit. Diese Mengen von Chloroform sind gering, aber immerhin genügend, um einerseits Fettmetamorphose in den Zellen, andererseits eine Reizung der Nervenendigungen in der Magenschleimhaut, welche das Erbrechen etc. erzeugt, hervorzurufen. Diese Befunde am Magen und den Magendrüsen zeigen wiederum eine deutliche Ähnlichkeit mit den Veränderungen im Magen nach und bei der Chloroformnarkose.

Viel intensiver ist die Einwirkung des Choralhydrats auf die Lunge und den Atmungstraktus. Im Anschluß an die Befunde im Magen ist es der Ort, auch die Verhältnisse im Mund und Rachen zu erörtern. Da dieselben aber sehr viel Bedeutung für die Lungentätigkeit besitzen, so erwähne ich diese Einflüsse des Chlorals hier. Es sind die Einflüsse des Chlorals hier vor allem in der Anregung der Speichelsekretion zu finden. Man bemerkt die eigentlich nicht erwartete Tatsache, daß die Speicheldrüsen im Munde zu vermehrter Speichel- und Schleimproduktion angeregt werden. Man kann dies leicht beobachten, wenn man ein Tier mit Chloral narkotisiert und während der Narkose so lagert, daß der Speichel aus dem Maule herausfließt, also mit schräg herabhängendem oder tiefer als die Brust liegendem Kopfe. Nachdem die Narkose einige Zeit gedauert hat, bemerkt man eine große Menge von Speichel aus dem Maule herausfließen, dieser Speichel ist entschieden sehr stark vermehrt.

Was nun die Lunge selbst anlangt, so habe ich bei meinen Versuchen Sorge getragen, daß dieser Speichel und Schleim nicht in den Kehlkopf und in die Bronchien fließen konnte, und es fand sich doch bei allen Narkosen eine sehr starke Schleimvermehrung in der Lunge selbst, und zwar war in der Lunge eine große Menge von Schleim vorhanden, welcher die Alveolen stellenweis total, stellenweis zum Teil anfüllte. Dieser Schleim ist in sehr großen Mengen zu finden, sogar mehr als ich ihn stets nach Chloroform gefunden habe und rührt her von den Schleimhäuten der Bronchien. Es ist also dieser Umstand, daß man bei der Narkose, bei welcher das Narkotikum nicht als Gas durch die Lungen dem Blute zugeführt wird, doch in der Lunge selbst vermehrte Absonderung der Schleimhäute findet, ein Zeichen und Beweis, daß in der Lunge Chloroform abgesondert wird. Dies geht noch besonders daraus hervor, daß man in den Zellen des respiratorischen Epithels starke Fettmetamorphose findet.

Es zeigen sich in den Zellen der Alveolenwand reichlich Fetttropfen von feinem bis großem Korn, sie sind in Haufen vorhanden, indem sie die Zellen ganz ausfüllen und in den Präparaten schwarz färben. Auch in den Epithelzellen der Schleimhaut der Broncheoli finden sich Fetttropfen in großen Mengen, ebenso in denen der großen Bronchien. Man ersieht hieraus, daß in der Chloralnarkose ein Reiz auf die Schleimhäute der Bronchien vom Kehlkopf bis zu den Alveolen ausgeübt wird, welcher einerseits die Zellen zu vermehrter Tätigkeit, Sekretion, anregt, andererseits noch weiter auf das lebende Protoplasma der Zellen einwirkt und somit einen zerstörenden Einfluß ausübt, vermöge dessen die Zellen vernichtet werden, was mit der Erregung einer Fettmetamorphose beginnt. Diese Fettmetamorphose wird zunächst nur in wenigen Zellen, welche eine geringere Widerstandskraft besitzen, beginnen und nach und nach immer mehr Zellen befallen, wodurch die Schleimhaut weniger widerstandsfähig gegen Bakterien wird, so daß Pneumonien entstehen, ja begünstigt werden können. Der Reiz beginnt mit der stärkeren Sekretion und endet mit der Fettmetamorphose. Diese Befunde an den Lungen entsprechen vollkommen denen nach Chloroform, es findet sich sogar noch eine stärkere Schleimproduktion, als man sie bei Chloroform zu sehen gewohnt ist. Daher ist anzunehmen, daß das Chloral im Blute in Chloroform umgesetzt wird, und letzteres durch die Lungen zum Teil eliminiert wird. Wenn man nämlich eine Narkose durch einen chemischen Körper erzeugt, welcher weder durch die Lungen in das Blut aufgenommen, noch durch die Lungen wieder aus dem Organismus eliminiert wird, so kann man annehmen, daß die Lunge während dieser Narkose keine wesentlichen schädlichen Einwirkungen dieses Narkotikums zeigen wird, denn das Narkotikum kommt ja dabei gar nicht direkt in die Epithelzellen des respiratorischen Epithels. Es muß dabei also die Lunge gesund bleiben. Findet man aber in den Zellen der Lungen die Veränderungen, welche das Narkotium in den Zellen der anderen inneren Organe ebenfalls erzeugt, so erkennt man daraus, daß das Narkotikum in den Lungen abgesondert wird. Da nun nicht anzunehmen ist, daß Chloralhydrat selbst durch die Lungen eliminiert wird, so ist anzunehmen, daß während der Chloralnarkose Chloroform durch die Lungen eliminiert wird. Es ist der Prozeß folgender: Das Blut erthält aus dem zersetzten Chloral so viel Chloroform, als zur Narkose notwendig ist und bringt dieses Chloroform auch in die Lungen, woselbst es aus dem Blut in die Epithelzellen des respiratorischen Epithels übergeht, um von diesen Zellen wieder der Luft weitergegeben zu werden. So passieren die Choroformmengen die Epithelzellen der Lungen und üben dabei ihre Einflüsse auf die Zellen aus. Es ist dies ein sehr gewichtiger Befund, welcher für die Umsetzung des Chlorals in Chloroform im Organismus spricht. Diese Befunde in den Lungen sind teilweise gleich denen bei Chloroformnarkosen, teilweise übertreffen sie dieselben noch, z. B. die Schleimvermehrung und die in den Alveolen angesammelten Schleimmassen sind stärker vorhanden wie bei Chloroform. Ich habe daher in allen Lungen der mit Chloral narkotisierten Tiere beginnende Pneumonien gefunden, welche nur durch die starke Schleimsekretion hervorgerufen worden waren. Daneben bemerkt man in den Lungen Hyperämie und Hämorrhagien, die subpleural aber auch im Lungengewebe zu finden sind. Alle diese Lungenveränderungen haben ein Bild, das nach einer gleichlangen oder nach gleichhäufigen Chloroformnarkosen in demselben Maße gefunden wird, es sind diese

Veränderungen in ihrer Art eben gleich. Die Experimente an Hunden und Meerschweinchen, welche ich zur Entscheidung dieser Frage vorgenommen habe, haben stets dasselbe Bild der Veränderungen gegeben. Wenn man nun aus all diesen Befunden das Fazit zieht, so findet man eine deutliche Übereinstimmung der Veränderungen bei beiden Narkotika, und man kann noch gestützt auf den gelungenen Nachweis von kleinen Chloroformmengen in der Exspirationsluft der chloralisierten Tiere behaupten, daß man es mit einer Chloroformnarkose während der Chloralhydratnarkose zu tun hat, daß das Chloralhydrat sich im tierischen resp. menschlichen Blut in Chloroform umsetzt, welches die narkotische Wirkung des Chlorals erzeugt. Was also die Verwendung des Chloralhydrats in der Chirurgie anlangt, kann man sagen, daß dieselbe mit großer Vorsicht nur zu geschehen hat, und daß das Chloralhydrat sehr große Gefahren für den Organismus, besonders für Herz und Lungen, mit sich bringt. Es hat das Chloralhydrat also als Narkotikum nur eine geringere Bedeutung, vor allen Dingen zum Zwecke längerer Betäubungen ist dasselbe unbrauchbar, da man wegen der Verabreichung in die Blutbahn direkt oder in die Bauchhöhle keine Möglichkeit hat, die Zufuhr zu vermindern und je nach den obwaltenden Verhältnissen zu verändern. Wenn man auch von manchen Seiten, namentlich von Physiologen, die die Chloralnarkose an Tieren anwenden, günstige Berichte liest (Arloing, Daske, Morat etc.), so ist doch vor einer Verwendung des Chlorals als Narkotikum in der Chirurgie zu warnen. Trotzdem wird natürlich das Chloralhydrat in der inneren Medizin weiter seine Verwendung finden und vortreffliches Mittel darstellen, doch auch dem inneren Mediziner wird es von Wert sein, diese Beziehungen des Chloralhydrats zu kennen. Man hat das Chloralhydrat mit anderen Narkotika kombiniert zu Narkosen verwandt, worüber hier nicht weiter gesprochen werden kann, da dies später erörtert wird, doch das kann man schon bemerken, daß bis jetzt auf diese Art keine bessere Narkose erzeugt wird, als man sie mit Chloroform oder Äther allein erreicht.

IX. Kapitel.

Die Alkoholnarkose.

§ 25. Auch der Alkohol ist zur allgemeinen Narkose verwendet worden. Wenn man auch diesen Gedanken als naheliegend bezeichnen muß, kann man doch nicht sagen, daß die Alkoholnarkose eine besonde brauchbare Narkose darstellt. Jedermann weiß, daß die Trunkenheit eine Narkose darstellt, man weiß auch, daß der Mensch im Alkoholrausch gefühllos wird, daß er schließlich in einen Zustand totaler Lähmung verfällt. Es ist an jedem Menschen, der betrunken ist oder an den Personen, die im Begriffe stehen, dem Rausche zu verfallen, zu beobachten, wie dieselben alle vier Stadien der Narkose durchlaufen. Der Student, der oft einmal zu tief in Bacchus erlösenden Becher geblickt hat, kennt diese Zustände nur zu gut. Man sieht z. B. bei einem Zechgelage im Anfang desselben das erste Stadium der Narkose, wo mit der längeren Dauer immer lustigere aufgeregte Stimmung entsteht, die nach gewisser Zeit in heftige Aufregung, das zweite Stadium, die Exzitation, übergeht, in welcher der betreffende Mensch lacht, singt, weint oder zankt und streitet, je nach Charakterstimmung und Umgebung. Danach folgt das Stadium der Toleranz, in welches nur selten ein Mensch verfällt, weil er früher zu trinken aufhört, aber bisweilen findet man doch auch Menschen, welche in voller Narkose vom Stuhl fallen und nach Hause transportiert werden müssen. Danach folgt das vierte Stadium, das des Erwachens mit dem Kater. Der Mensch benutzt also hier ein Narkotikum, um sich in das Stadium der Exzitation zu versetzen und somit die Zeit angenehm zu vertreiben. Man muß sagen, obwohl man selbst als ehemaliger flotter Bruder Studio der mit Cerevis und Schläger des Lebens schönste Stunden im trauten Kreise der lustigen Gesellen verlebte, nur zu oft des Alkohols belebende und auch narkotische Wirkung erprobte, daß diese Sitte des Deutschen doch eine recht wenig ästhetische ist, und doch möchte man dieselbe in gewissen Grenzen nicht missen. Nach solchen Beobachtungen hat man dann den Alkohol auch der Chirurgie mit seiner narkotischen Kraft dienstbar machen wollen und hat auch vielfach Narkosen erzeugt. Der Alkohol ist ein flüssiger Körper, der nicht so leicht wie andere Narkotika verdampft und deshalb auch nicht leicht als Inhalationsanästhetikum verwendet werden kann. Die allgemeinen Eigenschaften des Alkohols zu erörtern kann ich mir sparen, denn jeder Arzt kennt denselben genau, und die Narkose wird kaum zur häufigen Verwendung kommen, weshalb nur die historischen Tatsachen und wissenswerten Verhältnisse hier niedergelegt werden sollen.

Die Anregung, den Alkohol zur Narkose zu verwenden, ist von Mathäi ausgegangen, welcher den Rat gab, nachdem er an Kaninchen festgestellt hatte, daß mit Alkohol eine Narkose zu erzeugen möglich sei, auch an Menschen vor allem bei Potatoren, die Narkose durch Alkohol zu erzeugen, da ja bei dem chronischen Säufer der Alkohol das weniger gefährliche Narkotikum darstellen wird, als Chloroform. Mathäi hat an Kaninchen innerhalb 2 Minuten tiefe Narkose erzeugen können, und es ist gelungen, dabei größere Eingriffe schmerzlos auszuführen. Der Alkohol bewirkt nach meinen Experimenten an Tieren eine vollkommen tiefe Narkose mit Lähmung aller Reflexe, wobei ieselben in der üblichen Reihenfolge nach und nach gelähmt werden Auch die inneren Organe werden vom Alkohol geschädigt und verändert, man findet nach sehr langen Alkoholnarkosen im Herzmuskel Fett in feinen Tropfen, die Querstreifung der Muskelfasern ist verschwunden, die Fettmengen sind mäßig. Weiter findet sich sehr viel Fett in der Leber und den Nieren, in denen die Zellen stellenweis in Nekrose verfallen und zugrunde gehen. Typisch ist dies stets in erhöhtem Maße in der Peripherie der Leberacini zu sehen, woselbst auch das Fett zuerst und am stärksten auftritt, in den Nieren in den Tubuli contorti. Man findet in den Lungen bei Alkoholnarkosen stets starke Schleimvermehrung und beginnende Pneumonien, daneben in den Zellen des respiratorischen Epithels Fett in mäßigen Mengen. Im Cerebrum tritt Fett in Haufen auf und in einzelnen Tropfen in den Zellen der Wandung der Kapillaren und größeren Gefäße. Bei den größeren Gefäßen werden die Zellen der Intima und Media ergriffen. Diese Befunde sind nach langen Narkosen schon im Beginn zu finden, sie sind hochgradig nach 2–3 Narkosen. Diese Wirkung steht der Chloroformwirkung allerdings bedeutend nach, ist aber von derselben Art. Man ersieht daraus, daß der Alkohol von dem Blute in das Cerebrum transportiert wird und dort mit den Ganglienzellen eine Verbindung eingeht, ganz so, wie es auch Chloroform tut. Der Alkohol wird dann durch die Lungen zum Teil, ferner durch die Nieren und den Schweiß ausgeschieden.

In den Narkosen tritt Erbrechen leicht auf, ferner folgt nach denselben starkes Übelsein, Erbrechen, Kopfschmerz etc.

§ 26. Die Technik ist von Mathäi so angegeben, daß man den Alkohol in einem zu diesem Zwecke modifizierten Junkerschen oder Kappelerschen Apparat gießt, ihn auf 50—60° C erwärmt und dem Kranken verabreicht. Die Narkose tritt nur sehr schwer auf, es dauert wenigstens 20—30 Minuten. Dabei ist sie sehr oberflächlich. Man kann sie aber bedeutend erleichtern und vertiefen, indem man dem Patienten vor der Einleitung ein Alkoholklysma verabreicht. Man hat nämlich die Beobachtung gemacht, daß die Narkose besser erreicht wird, wenn der Alkohol durch den Darm resorbiert wird, während es nicht von Vorteil ist, resp. ganz wirkungslos sich erweist, wenn man den Alkohol durch den Magen dem Kranken zuführt. Man verfährt also am besten, einem erwachsenen Menschen vor der Narkose ein Klysma aus $^1/_3$ Alkohol und $^2/_3$ Wasser zu verabreichen. Mathäi gibt den Rat, diese Methode bei Säufern anzuwenden, welche wegen einer Verletzung in oder nach der Trunkenheit zur Narkose kommen. Bei ihnen kann das Alkoholklysma wegfallen, da im Organismus schon genügend Alkohol vorhanden sei. Bei Frauen, Kindern und von Jugend auf abstinenten Männern wird am besten ein Weinklysma verabreicht.

Die ganze Alkoholnarkose, wie man sie bisher angewendet und an Tieren erprobt hat, ist noch nicht imstande, dem Äther oder Chloroform erfolgreich Konkurrenz zu machen. Es ist nicht zu leugnen, daß der Gedanke, den Säufer durch Alkohol zu betäuben, nicht ohne guten Grund gefaßt und auch ausgeführt worden ist, aber es fehlen dem Alkohol vor allem die Eigenschaften, schnell zu wirken, denn, da er sehr leicht löslich im Blutserum ist, so wird er nur sehr langsam wieder aus dem Organismus eliminiert, was zur Folge hat, daß die Nachwirkungen sehr unangenehme sind. Weiter wirkt er nur schwach narkotisch, er vermag daher nur in sehr hohen Konzentrationen erst Narkose zu erzeugen. Da man nun viel besser wirkende und ungefährlichere Methoden und Narkotika besitzt, so ist die Alkoholnarkose bisher noch nicht aufgekommen und wird sich auch nicht so bald Eingang in die Praxis der Narkologie verschaffen. Man kann daher mit Recht sagen, daß die Alkoholnarkose nicht anzuraten ist, sondern daß man statt ihrer die kombinierte Äthernarkose verwenden soll.

X. Kapitel.

Die Kohlensäurenarkose.

§ 27. Man hat in der Kohlensäure einen Körper, welcher in der Narkologie eine große Rolle spielt, dann ganz abgesehen davon, daß man dieselbe zur Narkose allein verwendet hat, ist sie bei einem großen Teile der Narkosemethoden und Apparate ein nicht beachteter und oft unbekannter Faktor gewesen, mit dessen Hilfe die Narkose schnell erreicht und zur nötigen Tiefe gebracht wurde. So hat man früher bei der Chloroformnarkose und Äthernarkose den Kranken das Narkotikum nur unter möglichstem Abschluß der Luft zugeführt, wobei in dem Blute des Narkotisierten ein Reichtum an Kohlensäure entstand, weil die Exspirationsluft immer wieder inspiriert wurde, und so neben dem Narkotikum Kohlensäure zuführte. Man beobachtete dabei Cyanose des Patienten, die man vor allem bei der Äthernarkose als ganz normal erachtete, die aber nur durch diesen Überschuß an Kohlensäure und den Sauerstoffmangel entstand. Auch in den geschlossenen Narkoseapparaten von Wanscher, Großmann etc. ist die Kohlensäure in dem Beutel sehr reichlich vorhanden und trägt viel mit bei zur schnellen Erzielung der tiefen Narkose. Weiterhin hat man die Erfahrung gemacht, daß Patienten, welche an einer Verlegung des Atemweges leiden und dem Ersticken nahe sind, wie z. B. bei der Larynxdiphtherie, dem Glottisödem etc., vollständig gefühllos sind, daß man an ihnen eine Operation ohne Schmerzempfindung ausführen kann, so die Tracheotomie, welche ja in solchen Fällen meist noch gemacht wird. Jeder Arzt, der öfter diphtheriekranke Kinder tracheotomiert hat, weiß, daß im höchsten Zustand der Dyspnoë die Operation ohne Narkose sehr leicht ausführbar ist und der kleine Patient keine Empfindung von Schmerzen hat. Wenn die Atemnot sehr hochgradig wird, verlieren bekanntlich diese Kranken auch das Bewußtsein und verfallen in eine tiefe Narkose, die Kohlensäurenarkose oder besser Kohlensäureintoxikation. Rothschild hat nun diese Tatsache praktisch zu verwerten gesucht, indem er an Tieren Versuche mit der Kohlensäurenarkose machte, indem er dieselben ein Gemisch von Kohlensäure und Sauerstoff inspirieren ließ. Friedländer und Herten haben 1870 zuerst Versuche mit der Kohlensäure angestellt, doch recht schlechte Resultate gefunden, welche denen von Rothschild, der dieselben nachprüfte vollkommen gleichen. Er konnte mit 40—70%igen Kohlensäure-Sauerstoffgemischen tiefe Narkose erzielen, aber die Folgen derselben waren doch so schlechte, daß man von weiteren Versuchen absehen mußte. Es stellten sich Atemstörungen ein, welche zum Tode führten, wenn man nicht schnell im richtigen Moment Gegenmaßregeln ergriff und die Narkose unterbrach. Neben der Atmung erleidet der Blutdruck eine sehr schwere Depression durch die Kohlensäure und es resultieren daraus ernste Gefahren. Außerdem verursachte schon eine nur kurze Zeit dauernde Einatmung eines Gemisches von 20% Kohlensäure sehr schwere Nephritis, Hämorrhagien in Lungen und unter die Pleura und sonstige Störungen, weshalb man von den Versuchen zurückkam.

§ 28. Es sind aber Versuche angestellt worden, welche eine Verwendung der nicht zu leugnenden narkotischen Kraft der Kohlensäure mit den anderen Narkotika prüften, und so kam Waller zu dem Resultat, daß Chloroformdämpfe intensiver unter Kohlensäurebeimengung wirken, als reine Chloroformdämpfe, und die Erholung des Kranken tritt nach solcher Narkose schneller ein. Powell hat dies durch klinische Beobachtung bestätigt gefunden und hat erkannt, daß die Nervenerregbarkeit nach der Einwirkung eines Anästhetikums um so schneller wiederkehrt, wenn man demselben Kohlensäure beimischt. Es erwies sich sowohl bei Chloroform, wie Äther, als auch Lachgas als vorteilhaft, den Kranken gleichzeitig Kohlensäure einatmen zu lassen. Deshalb hat man schon seit 1887 am Königl. Hospital zu Belfast den Ormsbyschen Narkoseapparat geschlossen verwendet. Von 1372 Narkosen, welche auf diese Art geleitet wurden, sind nur einmal gefährliche Unfälle aufgetreten, während die anderen Narkosen sehr gut verliefen. Diese Angaben könnten ja sehr günstig erscheinen, wenn man nicht immer bei solchen Narkosen die schwer toxischen Einwirkungen der Kohlensäure auf die Nieren etc. bedenken müßte, welche bei langen Narkosen eintreten können. Da man nun nie so genau wissen kann, ob die Kohlensäure bei dem betreffenden Kranken schon nach kurzer oder langer Dauer der Einwirkung schädigend, toxisch wirken wird, ist bei jeder längeren Narkose eine größere Gefahr für den Kranken vorhanden, als bei der reinen Narkose ohne Kohlensäure, und man wird den Vorteil des schnelleren Erwachens lieber eintauschen gegen die Sicherheit der weniger gefährlichen reinen Chloroform- oder Äthernarkose. Die Beobachtung hat gelehrt, daß die geschlossenen Apparate nicht gute und gefahrlose Narkosen ermöglichen, eben wegen der im Organismus aufgehäuften Kohlensäure, als die offenen Apparate. Deshalb wird man auch die Kohlensäurenarkose besser nicht verwenden.

XI. Kapitel.

Einige weitere zur allgemeinen Narkose verwendete Narkotika.

Es ist außer den bisher hier angeführten Narkosearten noch eine große Zahl von Narkosen mit den verschiedensten chemischen Körpern ausgeführt und gelegentlich erprobt worden. Obwohl man mit den bisher hier beschriebenen Mitteln sehr brauchbare Narkosen ausführen konnte, so hat man doch noch immer gestrebt, weniger gefährliche Narkosenmittel zu finden. Es soll der Vollkommenheit und historischen Fakta halber alles das hier noch in einem Kapitel zusammengefaßt werden, was über die bisher noch nicht genannten Narkotika bekannt ist. Es wird vielleicht aus manchen jetzt noch nicht genügend erprobten und bekannten Stoffen sich eine brauchbare Methode finden lassen, doch ist es bisher noch nicht gelungen die alten klassischen Narkosen zu ersetzen.

§ 29. Man hat auch die kurzdauernden Narkosen aus **Äthylnitrat** empfohlen (Simpson). Dasselbe stellt eine farblose, durchsichtige, wasserhelle Flüssigkeit dar, vom spezif. Gewicht 1,132, dem Siedepunkt von 85°C., ist unlöslich im Wasser, und brennt mit weißer Flamme, während sich der über 85° erhitzte Dampf unter heftiger Explosion zersetzt. Man stellt dasselbe durch Destillation von absolutem Alkohol mit Salpetersäure unter Zusatz von Harnstoff dar, es hat die chemische Formel $C_2H_5NO_3$ und wird noch mit dem Namen Salpetersaurer Äthyläther, Salpetersaueres Äthyloxyd etc. bezeichnet. Man kann durch diesen Körper eine kurze Zeit dauernde Anästhesie erzeugen, indem man dem Kranken dasselbe einatmen läßt. Nach Simpson kann man schon mit 50—60 Tropfen, die man auf eine Maske oder in das Taschentuch gießt, und dem Kranken einatmen läßt, Narkose erzeugen. Ehe die Narkose eintritt, empfindet aber der Patient Schwindel, Sausen und allerlei Geräusche im Kopf, in den Ohren, auf die Betäubung folgt ebenfalls heftiger Kopfschmerz und Schwindel, sowie Benommenheit und Übelsein. Man kann zwar eine kurzdauernde Narkose erzeugen, doch ist das Mittel nicht geeignet zur Narkose, da die Nachwirkungen sehr schlechte sind und auch die sonstigen Eigenschaften sehr toxische sind.

§ 30. Das **Äthylenchlorid** ist ein dem Chloräthyl verwandter Körper und wirkt ebenfalls als Narkotikum. Es wird noch mit folgenden Namen belegt: Äthylenum chloratum, Dutchoil, Öl der holländischen Chemiker. Es wurde 1795 von Deimann, Troostwyk, Bondt und Lauwerenburgh entdeckt, hat die chemische Formel $C_2H_4Cl_2$ und entsteht, wenn man Chlorgas auf Äthylen einwirken läßt, ist eine farblose, leicht bewegliche wasserhelle Flüssigkeit, hat einen dem Chloroform ähnlichen Geruch, einen süßlichen Geschmack, das spezif. Gewicht 1,25, löst sich fast gar nicht im Wasser, hingegen in allen Verhältnissen mit Alkohol, Chloroform und Äther, verdampft sehr leicht, ist leicht entzündlich und brennt mit grünlicher Flamme, wobei es stark rußt und Chlorwasserstoff entwickelt. Das Äthylenchlorid wurde im Jahre 1847 von Snow zu Narkosen verwendet, neben diesem haben noch Simpson und Nunneley unabhängig voneinander dasselbe zur Betäubung gebraucht. Nunneley hat dasselbe vielfach zu Narkosen verwendet und empfiehlt es sehr. Es hat sich aber dieser Körper als sehr gefährlich erwiesen, und ist nicht als brauchbares Narkoticum zu betrachten. Wenn man dem Kranken kontinuirlich neue Mengen verabreicht, kann man eine protrahierte Narkose erzeugen, wenn nicht, so erwacht derselbe bald. In dem ersten Stadium und auch nach dem Erwachen tritt oft Erbrechen auf, weiter wirken die Dämpfe sehr stark reizend auf die Schleimhäute, es entsteht eine starke vermehrte Salivation, auf das Herz wirkt es sehr stark depressiv und erzeugt leicht Synkope. Die Narkose ist oft unsicher und fehlt manchmal ganz. Es ist für die Narkose nicht anzuraten, da es toxischer als Chloroform und Äther wirkt.

§ 31. Das **Äthylidenchlorid** ist bereits bei der Behandlung der Chloräthylnarkose erwähnt worden, da man dasselbe mit dem Chloräthyl verwechselt hat. Es wird auch Äthylidenum chloratum genannt, hat die Formel $C_2H_4Cl_2$, ist isomer mit dem vorhergehenden Präparat. Es entsteht, wenn Chlor auf Chloräthyl wirkt, ferner wenn Phosphorpentachlorür auf Äthylaldehyd wirkt, wurde 1839 von Regnault entdeckt, ist eine helle, wasserklare Flüssigkeit, in Wasser unlöslich, in Äther, Chloroform, Alkohol leicht löslich, hat das spezif. Gewicht von 1,182. Es wurde 1852 von Snow zuerst als Narkotikum verwendet, indem er es mehrfach am Menschen brauchte und dadurch sehr gute Narkosen erzeugte. Man konnte es damals schwer rein darstellen und hatte deshalb viel Schwierigkeiten zu überwinden, bis es von Liebreich wiederum zur Geltung gebracht wurde, welcher es durch zahlreiche Tierversuche prüfte und die guten Eigenschaften erkannte. Langenbeck verwendete es ebenfalls zu Narkosen. Die Betäubung tritt sehr bald ein, es vergehen 1—1½ Minuten bis zum Eintritt der Toleranz, in manchen Fällen auch 3 Minuten. Auf die Lungen wirkt es nicht reizend, die Narkose ist gleichmäßig, tief, ist aber nicht von langer Dauer, da der Kranke sehr schnell erwacht, weil das Mittel sehr flüchtig ist, leicht verdampft und im Wasser unlöslich ist, das Herz soll nicht übel beeinflußt werden, unangenehme Nachwirkungen nach dem Erwachen fehlen (Steffen, Sauer etc.). Am besten ist das Mittel zu kurzen Narkosen geeignet, man braucht 4—15 g für eine kurze Narkose. Durch neues Verabreichen kann man eine protrahierte Narkose erhalten, doch gibt es Leute, bei denen man Toleranz nicht erreichen kann. Der Puls soll nicht übel beeinflußt werden. Man hat aber Todesfälle vereinzelt beobachtet, es sind wohl zwei bis jetzt bekannt. Es soll nach anderen Synkope hervorrufen und gefährlicher als Chloräthyl sein. Jedenfalls soll man mit Narkosen mit diesem Körper vorsichtig sein. Die angeblichen guten Wirkungen haben sich nicht sicher erwiesen und man hat diesen Körper als schwer toxisches Narkoticum erkannt, weshalb man es nicht mehr verwendet.

§ 32. Das **Aldehyd,** Äthylaldehyd, Äthylenoxyd, Azetaldehyd, C_2H_4O, ist von Döbereiner entdeckt, von Liebig beschrieben und von verschiedenen Seiten als Anästhetikum verwendet worden (Simpson, Poggiale etc.). Es stellt eine helle, klare, leicht bewegliche, verdampfende Flüssigkeit von erstickendem Geruch dar, die ein spez. Gew von 0,807 hat und in Wasser, Aether sulfur. und Alkohol leicht löslich ist, mit weißer Flamme brennt und sehr flüchtig ist. Die Narkose mit Aldehyd tritt bald ein, dauert kurze Zeit und schwindet ebenfalls bald, nachdem eine vollkommene Anästhesie während einiger Minuten gedauert hat. Manche Personen konnten nicht damit betäubt werden. Das Aldehyd hat bei der Verwendung zur Inhalationsnarkose sehr unangenehme Nebenwirkungen, es erzeugt bei dem Kranken sofort nach den ersten Atemzügen Husten und Hustenreiz sowie ein einschnürende, beklemmendes Gefühl auf der Brust, während der Narkose wird der Puls klein, weich, frequent und nach dem Erwachen tritt sofort lästiger Husten auf, sowie starkes Oppressionsgefühl und Angstgefühle, welche oft längere Zeit noch anhalten. Man hat wohl Narkosen mit diesem Körper erreicht, doch ist derselbe zur allgemeinen Narkose nicht zu empfehlen.

§ 33. Auch das **Aceton,** eine leicht bewegliche, rasch verdunstende, angenehm erfrischend riechende Flüssigkeit von der Zusammensetzung C_3H_6O, wurde zu Narkosen verwendet. Das Aceton oder Dimethylketon brennt mit weißer Flamme und ist leicht entzündbar, auch die Dämpfe explodieren leicht, es hat ein spez. Gewicht von 0,800 und ist in Wasser, Alkohol, Aether sulfur. und Chloroform leicht löslich. Simpson hat dasselbe zu Narkosen verwendet, doch sind dieselben teils nicht tief genug, teils von üblen Folgen begleitet. Man hat das Aceton des öfteren versucht, doch immer ohne wesentlichen Erfolg, da dasselbe die Schleimhäute sehr stark reizt, Dyspnoë und Pneumonien erzeugt, weshalb man zu dessen Verwendung nicht raten darf.

§ 34. Das **Benzin,** Benzol, Phenylwasserstoff, C_6H_6, ist eine leicht bewegliche, verdampfende, helle, leicht entzündliche, mit rußender Flamme brennende Flüssigkeit vom spez. Gewicht von 0,89, angenehm ätherischem Geruch in Wasser unlöslich, in Alkohol, Aether sulfur. leicht löslich. Dasselbe erzeugt Narkose, doch verursacht es nach Simpson Sausen und Geräusche im Kopf, Benommenheit etc., während Snow dasselbe für ein brauchbares Narkotikum hält, das aber nach seinen Erfahrungen Zittern und Konvulsionen erzeugt, so daß man es zu längeren und tiefen Narkosen gar nicht, auch für kurze Narkosen am besten nicht verwenden soll (Richardson etc.).

§ 35. Der **Essigsäure-Äthyläther,** essigsaures Äthyloxyd oder **Essigäther,** $C_4H_8O_2$, entsteht durch Einwirken der Essigsäure auf Alkohol, und wird dargestellt, indem man eine Mischung von Alkohol, konzentrierter Schwefelsäure und entwässertem Natriumacetat destilliert. Der Essigäther stellt eine wasserhelle Flüssigkeit von angenehm erfrischendem Geruch und Geschmack dar, welche neutral reagiert, sich leicht entzündet, ein spez. Gewicht von 0,901 bei 17° C hat, im Wasser fast unlöslich, leicht aber in Alkohol, Aether sulfur. und Chloroform löslich ist, zersetzt sich an der Luft sehr leicht unter Bildung von Essigsäure und hat auf den Organismus narkotische Einwirkung. Da der Essigäther sehr leicht verdampft und schwer in Wasser löslich ist, so wird er nur sehr locker an das Blut gefesselt, die Narkose beginnt bald, verschwindet aber auch wieder sehr schnell. Man hat diesen Körper verschiedentlich zu Narkosen verwendet. (Tracy, Sigmund, Bonisson etc.), doch sind die Erfolge wenig ermutigend zur weiteren Verwendung des Stoffes als Narkotikum, die Narkose ist in manchen Fällen gar nicht oder nur sehr spät zu erreichen gewesen. Bonisson hat eine Tumorexstirpation in Essigäthernarkose ausgeführt, doch trat die Narkose erst nach 20 Minuten ein, war aber vollkommen genügend zur schmerzlosen Operation, und er will beobachtet haben, daß durch Essigäther weniger Husten und Suffokationsgefühl erzeugt wird, als durch Aether sulfur. Diese Angabe ist irrig, denn der Essigäther wirkt sehr stark reizend auf die Lungenschleimhäute, er erzeugt, wie ich selbst beobachtet habe, starke Salivation und Reizung der Zellen, ferner kann man mit demselben Lungenödem (toxisches Lungenödem) erzeugen (Poppert), und ich habe beobachtet, daß in dieser Hinsicht der Essigäther viel toxischer auf die Lungen wirkt als der Aether sulfur. Albertoni und Lussana stellten an Tieren Versuche mit dem Essigäther an, indem sie denselben in die Jugularvene einspritzten, fanden aber keine Allgemeinwirkung, während Krautwig tödliche Wirkung nach der Injektion von 1 ccm in die Jugularvene eines Kaninchens sah, wobei an den Lungen Hämorrhagien zu finden waren. nachdem er 6 ccm in kurzen Zwischenräumen subkutan angewendet, verfiel das Tier in tiefe Betäubung. Die Atmung wird verlangsamt, die Tätigkeit des Herzens wird weniger als die der Lungen beeinflußt. Der Tod erfolgt unter Krämpfen. In kleinen Dosen verlangsamt der Essigäther die Atmung ebenfalls. Er wirkt rascher als der Äther sulfur. anästhetisch, doch ist er den Lungen sehr gefährlich. In ganz kleinen Dosen intern gegeben oder inspiriert wirkt er als Exzitans. Eine allgemeine protrahierte Narkose ist daher bis jetzt mit diesem Körper gefährlich, und man kann nicht zur Anwendung des Essigäthers raten.

§ 36. Ein dem Chloräthyl sehr ähnliches Narkotikum ist der **Aransche Äther,** oder **Aether anästheticus,** welcher ein Gemisch verschiedener Chlorsubstitutionsprodukte des Chloräthyls darstellt, von denen der wichtigste Bestandteil das Tetrachloräthylchlorid ist. Der Aransche Äther ist eine farblose, leicht bewegliche Flüssigkeit, die bei 130° C siedet, ein spezifisches Gewicht von 1,5 1,6 besitzt und zuerst von Mialhe, dann von Aran, Heifelder und Schott dargestellt und zur Erzeugung einer allgemeinen Narkose verwendet wurde. Derselbe zersetzt sich aber leicht, ist wechselnd in der Zusammensetzung und deshalb für die Narkose nicht zu empfehlen, vor allem, da er Vorzüge vor anderen Narkotika nicht im geringsten besitzt.

§ 37. Das **Terpentinöl,** $C_{10}H_{16}$, ist eine ölige, helle, leicht bewegliche, verdampfende, brennbare, mit rußender Flamme brennende Flüssigkeit, spezif. Gewicht 0,89, in Wasser unlöslich, aber in Alkohol und Aether sulfur. löslich, verwandelt Sauerstoff in Ozon. Dasselbe wurde in Ermangelung von Chloroform auf einem Auswandererschiff mit Erfolg zur Narkose an einem Seemann verwendet (Kappeler). Nunneley und Richardson haben dasselbe zu Narkosen ebenfalls gebraucht und bei Tieren langsam eintretende, aber doch vollkommen tiefe Narkose erreicht. Nach Richardson haften demselben keine üblen Nachwirkungen an, während Nunneley dasselbe für die Schleimhäute der Lungen reizend hält. Bekanntlich erzeugt Terpentinöl eine vermehrte Salivation und regt die Schleimhäute zur Sekretion an. Zur allgemeinen Narkose kann man dasselbe aber nicht verwenden.

§ 38. **Kerosolen** oder **Petroläther,** ein Gemisch aus Amyl-, Capryl-,

Önanthyl-, Lauryl- etc. Wasserstoffen wurde aus amerikanischem Petroleum gewonnen, und von Bigelow zu Narkosen verwendet. Dasselbe erregt aber sehr bedrohliche Nebenwirkungen und Beschwerden und ist als Narkotikum unbrauchbar. Es wird von Schleich in den Gemischen der Narkotika verwendet.

§ 39. **Caprylwasserstoff** ist ein ähnlicher Körper, der von Richardson an Tieren versucht wurde, aber sehr starke Exzitation und Erbrechen hervorrief, während das Erwachen sehr schnell ging und scheinbar ohne Beschwerde sich zeigte. Es ist als Narkotikum jedenfalls noch nicht genau erforscht und bis jetzt noch nicht verwendbar.

§ 40. **Amylwasserstoff** C_5H_{12}, Hydramyl, Isoamylwasserstoff wird aus dem amerikanischen Petroleum gewonnen, ist eine farblose, fast geruchlose Flüssigkeit von dem spezif. Gewicht von 0,626. Richardson hat dasselbe an Tieren verwendet, es tritt innerhalb 2 Minuten vollkommene Narkose ein, ruhiger Schlaf ohne Aufregung, rasches Erwachen folgt. Der Tod durch dasselbe wird bei Tieren unter stetem Abfall der Temperatur, Dilatation der Pupillen und gleichzeitiger Lähmung der Herz- und Atemzentren und Atem-Funktion bewirkt. Richardson fand in den getöteten Tieren negative Sektionsbefunde und betäubte sich selbst mit diesem Mittel. Er fand die Dämpfe angenehm einzuatmen, keine Beklemmungen, Oppression und Reizung der Bronchialschleimhaut. Nach wenig Sekunden der Inhalation trat die Toleranz ohne Exzitation ein. Die Toleranz dauerte einige Minuten unter vollkommener Anästhesie und nach dem Erwachen fehlten alle unangenehmen Folgen. Er hat dasselbe öfter angewendet und lobt es sehr.

Die Kombination von Hydramyl mit Äther, wodurch sich Narkose ebenso erzeugen läßt, welche aber langsamer eintritt und Oppression und Suffokationssymptome aufweist, die bei der Narkose mit reinem Hydramyl fehlten, wurde von Richardson an Stelle der einfachen Hydramylnarkose empfohlen. Es eignet sich das Hydramyl am besten zu kurzen Narkosen. Man hat es aber weiter nicht mehr verwendet.

§ 41. Das **Äthylenum bromatum,** Bromäthylen, $C_2H_4Br_2$, ist ein sehr giftiger Körper, welcher gegen Epilepsie verwendet wird und auch zur Narkose gebraucht wurde. Man hat denselben mit Bromäthyl verwechselt und dabei einen Todesfall erlebt. Kollmar hat einem Arbeiter aus solcher Verwechslung 40 g Bromäthylen auf die Maske gegossen, worauf sofort Unruhe, Kehlkopfreiz, aber keine Narkose eintrat. Es wurde mit Chloroform weiter betäubt. Der Mann ging, nachdem er am ganzen Tag nach dem Erwachen an unstillbarem Erbrechen gelitten hatte, zugrunde unter dem Zeichen der Herzschwäche bei vollem Bewußtsein. Die Sektion erwies starke Entzündungen der Schleimhaut der Bronchien, die Magenschleimhaut war gelblich verfärbt etc. Es ist also dieser Körper als ein sehr gefährliches Narkotikum zu betrachten, welches man nicht mit Bromäthyl verwechseln und zur Narkose verwenden soll.

§ 42. **Chloramyl,** $C_5H_{11}Cl$ ist ebenfalls zu Narkosen verwendet worden. Snow hat dasselbe an Tieren verwendet und eine langsam eintretende aber lange dauernde Anästhesie erzeugt. Er hat es dann selbst eingeatmet und empfand eine langsam eintretende Betäubung und einen Rauschzustand, beim Erwachen empfand er keine Beschwerden. Darauf hat Richardson dasselbe mehrfach zu kurzen Narkosen verwendet.

§ 43. **Jodamyl,** $C_5H_{11}J$ wirkt nach Richardson ebenfalls anästhesierend. Weitere Erfahrungen hat man über diesen Stoff nicht gesammelt.

§ 44. Der **Stickstoff,** N, ist ebenfalls zur allgemeinen Anästhesie verwendet worden. (Sanderson, Turner, Murray). Bei der Einatmung des Gases beobachtete man Beschleunigung des Pulses und der Atmung in der ersten Zeit, während sehr bald die Respiration langamer wurde und einen anstrengenden Charakter annahm, sowie unregelmäßig wurde. Die Pupillen sind im Anfang weit und werden dann enger, je langsamer der Puls wird. Das Gesicht wird blaß. Es tritt jetzt vollkommene Anästhesie ein, welche, wenn man jetzt die Inhalation unterbricht, noch eine Zeitlang anhält. Wird in diesem Stadium die Inhalation unterbrochen, so wird der Puls bald wieder normal. In der Anästhesie kann man kurze Zeit dauernde Operationen vollkommen schmerzlos ausführen, doch ist die Narkose nicht anzuraten.

§ 45. Das **Kohlenoxydgas,** CO, ist ebenfalls ein Anästhetikum, dessen Eigenschaften man im praktischen Leben des öfteren bei Vergiftungen kennen gelernt hat. Es ist eines der wirksamen Produkte des Leuchtgases, welches die Betäubung des Kranken bei Leuchtgasvergiftungen bewirkt. Es erfolgt beim Einatmen des Gases nach kurzer Zeit Müdigkeit und völlige Bewußtlosigkeit, welche, wenn die Inhalation rechtzeitig unterbrochen und künstliche Respiration eingeleitet wird, wieder verschwinden kann, der Kranke erwacht allerdings unter heftigem Übelbefinden, welches noch längere Zeit nachhält. Sehr schwere Läsionen der inneren Organe bewirken in vielen Fällen den Tot noch nachträglich, vor allem häufig tritt schwere Nephritis auf. Zur artifiziellen Narkose ist das Kohlenoxydgas nicht geeignet.

§ 46. Der **Schwefelkohlenstoff,** CS_2, ist des öfteren zur Erzeugung der Narkose verwendet worden. Derselbe ist bekanntlich eine helle, leicht bewegliche, stark lichtbrechende Flüssigkeit, welche leicht verdampft, einen häßlichen Geruch besitzt, mit blauer Flamme brennt, leicht entzündlich ist. Spez. Gew. 1,270 bei 15° C, ist in Wasser unlöslich, wohl aber in Äther, Alkohol, Chloroform und Ölen. Die narkotischen Eigenschaften haben Hermann, Clöez, Hirt, Delpech, Levy etc. nachgewiesen. Die Atmung wird bei der Narkose zuerst stark beschleunigt und dann verlangsamt, bis sie endlich zum Stillstand gebracht wird, wenn man die Verabreichung nicht sistiert. Der Blutdruck wird zuerst einige Sekunden gesteigert, dann vermindert. Die Anästhesie tritt zunächst an der Cornea auf, dann erst am andern Körper (Levy, Bergeron), so daß man bei Arbeitern, welche mit Schwefelkohlenstoff viel zu tun haben, eine völlige Unempfindlichkeit als erstes Zeichen der Intoxikation findet. Serre beobachtete nur unvollkommene Anästhesie. Es wurde der Schwefelkohlenstoff verschiedentlich zu langen Narkosen verwendet, doch klagt man allgemein über üble Nachwirkungen, Kopfschmerz, Übelkeit, Erbrechen, Benommenheit etc. (Miller, Simpson, Harold Thaulow, Serre etc.) Miller amputirte eine Brust in Schwefelkohlenstoffnarkose, doch zeigte sich am Ende der Narkose große Unruhe, und nach derselben starker Kopfschmerz und Pulsfrequenz. Es ist der Schwefelkohlenstoff zur Narkose wenig zu empfehlen.

§ 47. Richardson empfahl den Rauch von **Lykoperdon proteus (giganteum)** zur Narkose. Derselbe wurde zur Betäubung der Bienen benutzt und von R. auch am Menschen und größeren Tieren verwendet. Er konnte längere Anästhesie am Menschen erzeugen. Respiration und Herzaktion wurden dabei verlangsamt, die Atmung bis auf 6 Atemzüge pro Minute. Wurde die Inhalation ausgesetzt, so kehrte das Bewußtsein rasch wieder, selbst wenn die Pupille starr und der Herzschlag kaum noch zu fühlen war. Herapath fand, daß in dem Rauch vor allen Dingen das Kohlenoxydgas die Narkose erzeuge. Von Wert ist dieses Narkotikum nicht.

§ 48. Das **Heroin** ist ein Ersatz des Morphins und an Stelle desselben zur Narkose verwendet worden. Es ist ein Diessigsäureester des Morphins und wirkt gleich dem Morphin, nur fehlen die üblen Nachwirkungen, wie Kopfschmerz, Erbrechen, Ohrensausen etc. nach Heroindarreichung vollkommen. es ist nur einmal ein leichtes Schwindelgefühl nach dem Gebrauch des Heroin beobachtet worden. Wiesner empfiehlt 0,01 zu injizieren bei Alkoholikern zur Vorbereitung für die Narkose. Eine Gewöhnung an dasselbe tritt weniger ein. Man verwendet dasselbe nicht allein zur Narkose, sondern stets mit anderen kombiniert, weshalb später über dasselbe noch genauer geschrieben wird. Ebenso wird das **Morphin** als Narkotikum später behandelt werden. Die Dosis des Heroin in 0,01—0,03 in sukuntaner Injektion.

§ 49. Man hat auch in neuerer Zeit die **Hypnose** und **Elektrizität** zur Erzeuzung allgemeiner Anästhesie und Narkose herangezogen und es wird von Dona über drei Fälle berichtet, in denen es ihm gelungen ist, eine Operation unter Hypnose auszuführen. Es wurden die Kranken durch Vorhalten einer Maske mit nur wenigen Tropfen Chloroform oder Chloräthyl oder eines sonstigen Mittels von intensivem Geruch unter dem nötigen Zureden in einen Zustand der Hypnose versetzt, der eine Operation ohne Schmerzen gestattete. hat Dona eine Adenitis inguinalis tuberculosa operiert, eine Trepanation des Prozessus mastoideus bei einem 14jährigen Mädchen ausgeführt unter Hypnose, ebenso einen Arbeiter der im Delirium während einer Influenza-Pneumonie sich mehrere Bauch- und Leberwunden beigebracht hatte, unter Hypnose die Wunden besorgt. Le Ducs hat auch die Elektrizität herangezogen, doch kann man diese Narkosen noch nicht als genügende für den allgemeinen Gebrauch ansehen. Es wird allerdings kaum möglich sein, daß man die hypnotische Narkose allgemein verwendet, denn es sind immer nur gewisse Personen, Leute mit psychopathischer Anlage, für die Hypnose so geeignet, daß eine wirkliche Anästhesie erreicht wird. Man wird wohl Bedenken tragen müssen, ob man bei jedem Menschen die Anästhesie durch Hypnose und Elektrizität wird erzeugen können. Man muß also die Resultate der dahingehenden Forschungen noch mit Interesse erwarten und vorerst noch mit dem endgültigen Urteil zurückhalten.

XII. Kapitel.

Die Mischnarkosen.

§ 50. Unter der Bezeichnung Mischnarkose versteht man, wie schon früher erörtert, eine Narkose, welche hervorgebracht wird durch ein Gemisch von zwei oder mehreren Narkotika. Der Gedankengang, der zur Mischnarkose führte, war der, daß man mit den Resultaten der einfachen Chloroform- oder Äthernarkose nicht zufrieden und in der Erkenntnis, das eine Narkotikum habe oft entgegengesetzte

Wirkungen wie das andere, und es würden manchmal die Wirkungen des einen durch das andere paralysiert, mehrere Narkotika mischte und sie verabreichte der Ansicht, daß die schlechten oder üblen Wirkungen des einen durch die guten des anderen, und umgekehrt, unschädlich gemacht würden, während sich die narkotische Kraft summiere. Dieser Gedanke war sehr naheliegend, aber er erwies sich sehr bald als nicht zutreffend, wenigstens nicht so ohne weiteres als richtig, indem nämlich die entgegengesetzte Wirkung der einen Narkotika nicht die der anderen aufhob und auch die narkotische Kraft nicht summiert wurde. Immerhin kann man nicht von vornherein diese Annahme als vollkommen falsch erklären, denn es bestehen ganz entschieden Vorzüge der Mischnarkose vor der einfachen, wenn auch gewisse Nachteile vorhanden sind. Es kann ein Urteil nicht so ohne weiteres abgegeben werden, man muß die einzelnen Verhältnisse dazu genau erwägen.

Die ersten Mischungen der Narkotika betrafen nur Chloroform und Äther. Man mischte diese beiden Stoffe in verschiedenen Verhältnissen und fügte dann noch den Alkohol in geringen Prozentsätzen hinzu, weil man sich von demselben gewisse Vorzüge versprach. Es gibt ganz enorm viel solcher Mischungen, und man kann sich leicht denken, daß sich schon aus diesen drei Narkotika eine große Zahl von Mischungen herstellen ließen. Schon bald nahm man statt Alkohol noch ein drittes Narkotikum, meist Bromäthyl oder Chloräthyl, indem man sich von diesen Gemischen Vorzüge versprach.

Man hat also vor allen Dingen folgende Mischungen, die man berücksichtigen muß, angegeben.

Die Mischung, welche am meisten in früheren Zeiten verwendet wurde, war die Wiener Mischung, welche aus 6 Teilen Chloroform und 2 Teilen Aether sulfur. besteht. Dieselbe wurde zuerst in Wien angewendet und dort auch am meisten verwendet. Man schrieb ihr besondere Vorzüge zu und hielt sie lange Zeit für völlig ungefährlich. Es wurden angeblich 8000 Narkosen mit dieser Mischung ausgeführt, unter denen nicht ein Todesfall sich ereignet haben soll.

Eine andere Mischung ist die von Linhart, welcher 1 Teil Chloroform und 4 Teile Aether sulfur. mischte und diese Mischung für sehr gefahrlos hielt.

Billroth hat eine Mischung angegeben, welche aus 3 Teilen Chloroform, 1 Teil Aether sulfur. und 1 Teil Alkohol zusammengesetzt ist. Billroth lobt diese Mischung sehr, während andere dieselbe nicht bewährt fanden (Pawlik, Dudley, Buxton, Gauvard etc.) und man sogar einzelne Todesfälle auf Kosten derselben schrieb.

Otis gab eine Mischung an, welche aus 3 Chloroform + 4 Alkohol + 1 Bromäthyl zusammengesetzt ist.

Das englische Chloroformkomitee gab drei Mischungen an, welche als Mischung A, Mischung B, Mischung C bezeichnet wurden. Die Mischung A wird auch als ACE-Mischung (Alkohol-Chloroform-Ether mixture) bezeichnet, sie besteht nämlich aus 1 Alkohol + 2 Chloroform + 3 Aether sulfur. Die ACE-Mischung ist eigentlich von Harley erfunden und vom englischen Chloroform-Komitee empfohlen worden. Die Mischung B besteht aus 1 Chloroform + 4 Aether sulfur., die Mischung C aus 1 Chloroform + 2 Aether sulfur.

Richardson gab eine Mischung von 2 Chloroform + 2 Alkohol + 3 Aether sulfur. an.

Ferner verwendete man eine Mischung von Chloroform + Aether sulfur. Radestock empfiehlt 2 Chloroform + 3 Aether sulfur.

Stephens gab eine Mischung aus Chloroform und Alkohol ãã an, welcher er noch einige Tropfen Aqua Colon. zusetzte.

Wachsmuth hat 4/5 Chloroform + 1/5 Oleum therebinth. (Terpentinöl) angegeben, welche besonders Synkope verhüten soll.

v. Mering hat eine Mischung von 1 Chloroform + 2 Dimethylacetat angegeben und verwendet.

Ferner hat man 3 Chloroform + 4 Alkohol + 1 Chloräthyl verwendet, außerdem 3 Äther + 1 Chloroform, 2 Aether sulf. + 1 Chloroform, 4 Aether sulf. + 1 Chloroform etc.

Natürlich lassen sich eine sehr große Menge solcher Mischungen nennen. Von allen diesen Mischungen hat die ACE-Mischung sehr viel Verwendung gefunden. So hält Rowell dieselbe für sehr vorteilhaft, er hat sie in 800 Fällen als ganz ungefährlich erprobt, vor allem auch bei Kindern. White und Owen halten dieselbe für unzuverlässig und sogar gefährlich, gefährlicher als Chloroform.

Silk hingegen hält die ACE-Mixtur geeignet für Kinder von 3 12 Jahren, und ebenfalls für ältere Leute über 60 Jahren, ebenso hält er in allen Altersstufen dieselbe für angebracht bei fetten und plethorischen Kranken, bei chronischen Lungenleiden, während man sie bei Nierenkranken und Operationen an Hals und Kopf nicht verwenden soll. Braine verwendet die ACE-Mixtur bei Kindern unter 6 Jahren, ferner bei Ileus nach vorhergegangener Magenspülung. Whiteford hat ebenfalls diese Mischung viel verwendet. Man kann aus den Angaben entnehmen, daß diese Mischung gegen andere sehr gut wirkt.

Die Billrothsche Mischung ist nächst dieser am meisten verwendet worden. Alessandri hat bei 106 Narkosen keine Uebelstände gefunden, dem entgegen hält Radestock die Mischung für ebenso gefährlich wie Chloroform und verwirft dieselbe deshalb. Aus den Statistiken von Gurlt entnimmt man eine Sterblichkeit für die Billrothsche Mischung von 1 : 3370, in einer anderen Statistik kommt auf 996 Narkosen von Billroths Mischung 1 Todesfall. Die Mortalität für Chloroform + Aether ãã -Narkosen stellt sich auf 1 5064.

Hewitt empfiehlt für fettleibige Leute eine Mischung aus 3 Teilen Aether sulf. und 2 Teilen Chloroform, für Herzkranke wählt er Mischungen aus Chloroform und Aether ãã oder Alkohol + Aether + Chloroform. Tait empfiehlt eine Mischung aus 2 Aether sulf. + 1 Chloroform (Taits Mixtur), namentlich für Frauen, doch hat er einen Todesfall mit dieser Narkose erlebt.

Das englische Chloroformkomitee hat bei der Angabe seiner Gemische vor allen Dingen den Zweck verfolgt, durch das Hinzufügen von Alkohol und Äther oder Äther allein die Herzkraft mehr anzuregen und durch dieses Anregen die Wirkung des Chloroforms, welches depressiv wirkt, zu paralysieren. Diese Ansicht konnte zunächst als recht plausibel erscheinen und man konnte annehmen, daß durch diese Kombination dem Chloroform die gefürchteten üblen Eigenschaften genommen würden. Allein es ergab sich ein ganz anderes Verhältnis während der Narkose mit den Mischungen, welche ja alle mehr oder weniger dasselbe Ziel in jedem einzelnen Falle verfolgen, indem nämlich durch Ellis zuerst nachgewiesen wurde, daß bei den Mischungen die einzelnen Narkotika ganz anders zur Wirkung kommen, als man allgemein annahm. Man führte ja die Mischnarkose genau wie die gewöhnliche Narkose aus, indem man die Mischung in eine Maske goß. Dabei verdunsten aber die drei oder zwei Narkotika infolge ihrer verschiedenen Siedepunkte ganz verschieden, denn zuerst verdampft der Äther, dann das Chloroform und zuletzt der Alkohol, so daß also der Kranke, wenn man eben eine größere Menge der Mischung in die Maske gegossen hat, in den ersten Sekunden fast ausschließlich unter der Ätherwirkung und später wieder ausschließlich unter der Chloroformwirkung steht.

Wenn nun aber nach der Absicht des Narkotiseurs der Aether sulfur. das Herz kräftigen soll nach der deprimierenden Wirkung des Chloroforms, so geschieht dies in Wirklichkeit gar nicht, denn es kommt überhaupt zuerst der Äther zur Wirkung, kann also nicht die Schäden des Chloroforms ausgleichen. Ellis hat genaue Versuche darüber angestellt und hat gefunden, daß z. B. von 2 g der ACE Mischung, welche ca. 6 10 Minuten Zeit zur Verdunstung brauchen, in der ersten Minute fast nur Aether sulfur. verdampft, in den folgenden 3 Minuten das Chloroform und in den letzten Minuten der Alkohol in die Inspirationsluft übergeht. Wenn also ein Kranker 2 g solcher Mischung einatmet, so erhält er zuerst Aether sulfur., nach kurzer Zeit nur noch Chloroform und steht unter Chloroformnarkose bis neue Mengen aufgegossen werden. Es ist nun aber hierbei gerade in der Zeit, wo man bei der Chloroformnarkose die Reflexsynkope fürchtet, die Narkose ausschließlich eine Chloroformnarkose, folglich ist die Gefahr der Reflexsynkope hier ebensogroß wie bei der reinen Chloroformnarkose. Man erkennt also hieraus deutlich, daß ein Vorteil der Mischnarkose gegenüber der reinen Narkose nicht besteht, und es sind auch tatsächlich Todesfälle in der Mischnarkose vorgekommen, die der Chloroformwirkung zuzuschreiben sind (Kappeler etc.).

Da man nun also erkannte, daß durch die Mischung der Narkotika selbst ein Vorteil infolge geringerer Lebensgefahr für den Kranken nicht vorhanden versuchte man auf andere Art die Mischungen herzustellen, und zwar war es Ellis, welcher die Dämpfe der Narkotika sich mischen ließ, indem er einen Apparat konstruierte, in welchem 3 Kammern vorhanden waren, deren jede mit einem Narkotikum beschickt wurde, so daß in der einen Alkohol, in der anderen Chloroform und in der dritten Aether sulfuricuswar. In diesen Kammern befinden sich Baumwollfäden ausgespannt, an denen das Narkotikum verdampft, wodurch eine schnellere und intensivere Verdunstung der Narkotika gewährleistet wird. Durch diese Einrichtung und die Größe der Kammern ist es ermöglicht, daß die Inhalationsluft, welche dem Kranken durch den Apparat zugeführt wird, nie mehr als 2% Alkoholdämpfe, 3% Äther- und Chloroformdämpfe beigemischt erhält. Diese Dämpfe werden in einem Rezeptakulum gesammelt und von dort als Mischung der Gase dem Kranken verabreicht. An dem Apparat ist eine Vorrichtung angebracht, durch welche man die Zusammensetzung der Gasgemische ändern kann, je nach dem Zustand des Kranken, indem man entweder nur das Gasgemisch, oder nur Chloroformdämpfe, oder reine Äther oder Alkoholdämpfe verabreichen kann. kann man durch diesen Apparat jederzeit genau die Zusammensetzung bestimmen, ändern und den Verhältnissen anpassen. Der Nachteil dieser Methode liegt nun aber darin, daß man zur Narkose einen sehr komplizierten Apparat braucht, welcher zu umfangreich und kompliziert ist, als daß man ihn in der Praxis verwenden könnte.

Diese Anregungen gingen zunächst wieder unter im Meere der Vergessenheit, da es jetzt Schleich war, welcher die Narkose mit mehreren Narkotika in andere Bahnen lenkte. Schleich stellte Mischungen der Narkotika dar, welche einen Siedepunkt gleich der Körpertemperatur hatten, und nannte diese seine Gemische Siedegemische. Es ist nämlich Tatsache, daß ein Narkotikum um eher von dem Blute durch die Lungen aufgenommen wird, je niedriger sein Siedepunkt gelegen sei, und daß auch das Narkotikum wieder um so schneller aus dem Organismus eliminiert wird, je niedriger der Siedepunkt liegt, hingegen wird ein schwer verdunstendes, also einen hohem Siedepunkt besitzendes Narkotikum schwerer in das Blut aufgenommen und schwer wieder abgegeben. Es wird daher ein Narkotikum mit hohem Siedepunkt auch länger im Organismus verbleiben, es wird im Blut und Organismus aufgespeichert werden und dadurch üble Einwirkungen ausüben, während ein solches mit niedrigem Siedepunkt im Körper nicht festgehalten wird, sondern sehr leicht eliminiert wird. Somit wird nun nach Schleich ein Narkotikum mit einem Siedepunkt, der unter der Körpertemperatur liegt, die Lungen in gespannter Dampfform verlassen müssen, während ein Narkotikum, welches einen der Körpertemperatur gleichen Siedepunkt besitzt, äußerst leicht durch die Lungen eliminiert wird, hingegen könne ein Narkotikum von höherem Siedepunkt, als die Körperwärme beträgt, nur in bestimmten Mengen den Organismus durch die Lungen verlass n. Diese Mengen werden durch den Verdunstungsquotienten bestimmt, welcher nach Schleich durch die Zahl repräsentiert wird, welche angibt, wieviel von einer Flüssigkeit bei bestimmter Temperatur und atmosphärischem Druck sich in der Zeiteinheit in Gas verwandelt. Schleich nimmt nun an, daß sich die Narkotika nicht mischen, sondern ineinander auflösen, und daß durch die Lösung eines Körpers in dem anderen der Siedepunkt verändert wird. so hat Wasser einen anderen Siedepunkt, wenn Salz in ihm gelöst ist, und es wird auch der Siedepunkt des Chloroforms verschoben, wenn in ihm Chloräthyl etc. gelöst ist. Ebenso behauptet Schleich, daß eine Lösung nicht fraktioniert destilliert, während nur Mischungen fraktioniert verdampfen. Er nimmt also an, daß die Mischungen der Narkotika als Lösungen verdampfen und einen gemeinsamen Siedepunkt erhalten. Schleich nimmt daher an, daß „bei der Inhalation der Gemische jedes dem Gemenge angehörige Gas gleichzeitig unter gleichem Verdunstungsquotienten in die Lungen eintritt". Es hat daher Schleich Gemische konstruiert, welche zusammen einen Siedepunkt haben, der gleich der Körpertemperatur ist und er gibt an, daß es dabei nicht gleichgültig sei, wenn annähernd der Siedepunkt gleich der Körpertemperatur sei, sondern derselbe müsse bei kurzen Narkosen der Körpertemperatur vollkommen gleichen, während bei langen Narkosen der Siedepunkt 2° höher gelegen sein müsse, wenn man tiefe Narkose von langer Dauer wünsche. Es sei für die Narkose das das beste Narkotikum, welches einen Siedepunkt von der Höhe der Körpertemperatur besitzt, und diese Narkotika kann man nur durch Mischung von mehreren anderen erhalten. So hat Schleich seine Siedegemische angegeben, welche folgendermaßen zusammengesetzt sind. Zuerst hat Schleich die Gemische aus Chloroform + Aether sulfur. + Petroläther, welch letzterer einen Siedepunkt von 65 haben muß, gebildet, es waren also:

das I. Siedegemisch: Chloroform	15 ccm	+ Aether Petrol.	5 ccm	+ Aether sulfur.	60 ccm,
II.	15	+	5	|	50
III.	10	+	5	+	27,0

In der neueren Zeit hat Schleich an Stelle des Petroläthers Chloräthyl verwendet und nun lauten seine Gemische folgendermaßen:

I. Siedegemisch:	16 ccm Chloroform	+ 8 ccm Äthylchlorid	+ 48 ccm Aether sulfur.,
II.	16	+ 6	+ 48
III.	16	+ 2	+ 48

Die einfachen Verhältniszahlen sind folgende

Siedegemisch I: Chloroform 4, Chloräthyl 2, Aether sulfur. 12 = 38°C Siedepunkt
II 4, 1,5, 12 40°C
„ III 4, „ 0,5, 12 = 42°C „

Es entspricht also das Siedegemisch I mit dem Siedepunkt bei 38°C einer Körpertemperatur von 38°C, das II einer von 40°C, das III von 42°C.

Schleich schreibt über diese Gemische folgendermaßen, woraus man die Verwendung erkennt: „Auf diese Weise bin ich in der Lage, Patienten, welche einer kurzen Narkose bedürfen, unmittelbar nach Beendigung der Operation schon wieder wach zu haben: denn narkotisiert man bei Siedepunkttemperatur, also mit Siedegemisch I, so genügen einige Atemzüge und der Patient erwacht, so leicht wird das bei Körpertemperatur siedende Gemisch wieder evakuiert. Bedarf ich aber einer längerdauernden und tieferen Narkose, so wird der Siedepunkt höher gewählt, Siedegemisch II und III, weil alsdann der geringe Überschuß, welcher mit der Atmungsluft auf dem Wege der langsameren Verdunstung nicht sofort eliminiert werden kann, den tiefen Schlaf mit mögligst kleiner Dosis erzeugt. In keinem der Fälle hat uns dieses individualisierende Verfahren der angepaßten Narkose im Stich gelassen. Ferner geht aus den genau geführten Protokollen hervor, daß man auf diese Weise allein durch den Atmungsmodus die Narkose regulieren kann. Bei großen Dosen wird die Atmung schneller und tiefer nach eingetretener Narkose, weil die Lungen größere Anstrengung machen, die aufgehäufte Menge des Gasgemisches zu evakuieren und bei Fortfall der Neuzufuhr kehrt die Atmung wieder zur Norm zurück. Damit kongruent geht die CO_2-Pupille mit Dilatationszunahme und die Schlafpupille mit Dilatationsabnahme (resp. Enge). Der Puls, der immerhin kontrolliert wird, wurde durchgehends voller gespannt, selten frequenter, einige Male verlangsamt befunden. Nach dieser Richtung waren die Verhältnisse genau wie bei den Äthernarkosen. Die Dauer des Eintrittes der Narkosen ist ebenfalls abhängig von den gewählten Siedepunkten. Bei S=T dauert es weniger lange, als bei den von mir beobachteten Aethernarkosen, aber länger als beim Chloroform. Bei S>T waren die verbrauchten Mengen geringer als bei S=T. Die höchste von mir verwandte Menge betrug 180 g des Gemisches III bei einer fast 1½ stündigen Narkose wegen komplizierter Uterusexstirpation. Das Exzitationsstadium war selbst bei Potatoren sehr wenig ausgeprägt, es fehlte sonst fast ganz. Die Narkose war stets tief genug, um völlige Analgesie zu erzielen. Bei Kindern oder Greisen zeigten sich keine Abweichungen von der Art der Narkose. Bei gynäkologischen Operationen wurde stets eine volle Erschlaffung der Bauchdecken erreicht. Cyanose trat niemals ein." Weiter gibt Schleich an, daß sich die Patienten nach Narkosen mit seinen Gemischen frischer und wohler fühlten, als nach reinen Chloroform- oder Aethernarkosen. Erbrechen und Uebelkeit tritt ebenso häufig wie nach jenen Narkosen auf. Die Nachwirkungen dauerten nie länger als 5--6 Stunden. Auch Reizungen von seiten der Respirationsorgane will Schleich nicht beobachtet haben. Schleich hat über 600 Narkosen damit ausgeführt, ohne einen Mißerfolg zu gewahren und ohne auch nur üble Zufälle erlebt zu haben. Es besteht kein Zweifel, daß ein gewisser Vorteil in den Gemischen analog den Schleichschen Angaben besteht, aber es wird weiter unten gezeigt werden, daß derselbe nicht so groß ist, wie man erwartet hat.

Wenn man nun noch statt Aether + Chloroform-Mischungen solche aus 3 oder gar 4 Narkotika bedenkt, so werden die Verhältnisse noch komplizierter, aber bei weitem nicht besser, denn immer wird der Narkotisierte nicht das Gemisch so inspirieren, wie man es als Mischung der Narkotika wünscht, sondern er wird im Anfang mehr Aether inspirieren und später mehr Chloroform, wenn das Gemisch aus Chloroform und Aether bestand, während er bei einem Gemisch aus Aether + Chloroform + Chloräthyl zuerst Chloräthyl und wenig Aether ,dann viel Aether und wenig Chloroform und zuletzt reichlich Chloroform inspirieren muß. Diese Verhältnisse bestehen bei allen Mischungen und lassen sich nicht beseitigen, wenn man nicht komplizierte Apparate zu Hilfe nimmt.

Honigmann äußert sich in seiner Arbeit über die Mischnarkose folgendermaßen: „Wenn die Gesamtmenge des Gemisches in einem Rezipienten verdunstet, —

etwas Aehnliches tritt bei schubweisem Aufgießen auf die Maske und bei dem Schleichschen Verfahren ein und der Patient aus diesem den Dampf des ganzen Flüssigkeitsgemenges einatmet, so wird der Verlauf der ganzen Narkose 3 Phasen unterscheiden lassen. Im Anfang wird größtenteils Aether und sehr wenig Chloroform verdampfen, dann wird ein Stadium kommen, wo Chloroform und Aether annähernd gleichmäßig zur Verwendung gelangen, und am Ende der Narkose wird reines Chloroform allein übergehen. Bei tropfenweiser Verdunstung des Gemisches wird die im ersten Fall geschilderte aus 3 Phasen bestehende Periode sich so oft wiederholen, als ein Tropfen auf die Maske fällt, vorausgesetzt, daß erst dann ein neuer Tropfen auffällt, wenn der vorige verdampft ist, und daß die Dämpfe jedes Tropfens auch in die Einatmungsluft des Patienten gleichmäßig gelangen. Dann wird die Narkose während ihres ganzen Verlaufes einen gleichmäßigen Charakter behalten, indem fortwährend und rasch hintereinander die einzelnen Verdunstungsphasen abwechseln und daher die Einatmungsluft in jedem Zeitabschnitt, welcher der Verdunstung eines Tropfens entspricht, zugleich mit Aether und mit Chloroformdampf sich mischen kann."

Was die Mischungen von Narkotika anlangt, so hat man diese hier genannten Arten zu berücksichtigen, während bei dem andern Teil der Mischnarkosen, wie schon angedeutet, nicht die Narkotika, sondern die Dämpfe derselben gemischt werden. Ehe aber die letzteren erörtert werden, sollen die näheren Verhältnisse und Wirkungen dieser Narkotikamischungen betrachtet werden.

§ 51. Die physikalischen Eigenschaften der Narkotikagemische haben eine große Ähnlichkeit mit denen der einzelnen Narkotika und sollen im folgenden des näheren behandelt werden.

Wenn man 2 Narkotika, nehmen wir an Chloroform und Aether sulfuricus, mischt, so erhält man eine Flüssigkeit, welche zwar ein anderes spezifisches Gewicht erhält, ebenfalls einen anderen Siedepunkt, welche aber nicht gleichmäßig verdunstet, wie man annahm, also nicht z. B. bei Mischung von 3 : 1 auch 3 Teile von Chloroform und 1 Teil Äther verdunsten, sondern stets in anderen Verhältnissen, die je nach der Temperatur wechseln. Immerhin aber wird Äther in größeren Mengen verdampfen. (Honigmann, Braun etc.)

Es sind über diese Verhältnisse genaue Untersuchungen angestellt worden, und so sind verschiedene Forscher zu denselben Resultaten gelangt. Die Versuche von Braun haben ergeben, daß, wenn man Aether und Chloroform mischt, ebenso bei der Mischung anderer Narkotika, eine Erwärmung der Flüssigkeit mit Kontraktion stattfindet, so daß das Volumen von Alkohol und Aether größer ist, als das Volumen der Mischung Alkohol-Aether. Braun hat folgende Tabelle aufgestellt und berechnet:

Verhältnis des Gemisches.	Spezif. Gew. bei 15° C.	Volumen von 100 ccm. AC.
AC = 6 : 1	0,837	98,5 ccm
AC = 3 : 1	0,925	98,0 „
AC = 2 : 1	0,990	97,7 „
AC = 3 : 2	1,044	97,6 „
AC = 1 : 1	1,120	97,5 „
AC = 2 : 3	1,2025	97,0 „
AC = 1 : 2	1,2475	96,5 „

Wenn man eine Mischung von Aether-Chloroform (AC) in ein anderes Gefäß gießt, so wird dabei schon das spez Gewicht verändert, es steigt, ebenso, wenn man nur kurze Zeit die Flasche offen stehen läßt, in welcher sich die Mischung befindet, es ändert sich also fortwährend die Zusammensetzung des Gemisches, indem mehr Aether als Chloroform verdunstet. Durch Versuche mit einem eigens hierzu konstruierten Apparat hat Braun gefunden, daß, wenn man bei 15° ein Quantum AC in 6 : 1 gemischt, etwa bis zur Hälfte verdampft, eine Mischung von durchschnittlich 25,5 Teilen Aether und 1 Teil Chloroform verdunstet, während der Rückstand eine AC-Mischung von 3 : 1 darstellt. Verdampft man ein Quantum AC von 3 : 1 bis zur Hälfte, so geht eine Mischung von durchschnittlich 8 Teilen Aether und 1 Teil Chloroform in Dampf über, während der Rückstand eine Mischung von AC = 3 : 2 darstellt. Der relative Chloroformgehalt des Rückstandes nimmt fortdauernd zu und der Aethergehalt der Dampfmischung nimmt ununterbrochen ab, und es verdampft selbst aus einer Mischung von AC = 2 : 3 noch mehr Aether als Chloroform.

Die Temperatur hat auf die Gemische eine sehr starke Einwirkung, und es ändert sich die Zusammensetzung der Gemische mit jedem Wechsel der Temperatur. Braun hat ferner nachgewiesen, daß die Verdunstung der Gemische von Chloroform und Aether um so gleichmäßiger ist, je höher die Temperatur ist, und daß gerade bei der Temperatur, welche während der Narkose in Frage kommt, die Verdampfung am ungleichmäßigsten vor sich geht. Honigmann, Nernst etc. haben dargetan, daß eine Aether-Chloroformmischung von ganz bestimmter Zusammensetzung bei einer Temperatur und einem Barometerstand allerdings verdampfen muß, ohne daß sich ihre Zusammensetzung verändert, was aber bei der Narkose nicht in Betracht gezogen werden kann, da die Zusammensetzung derselben relativ so große Mengen Aether mit so kleinen Mengen Chloroform aufweist, daß man eine für die Narkose am Menschen wesentliche Beeinflussung diesen geringen Chloroformmengen nicht zuschreiben kann.

Nach diesen Erörterungen muß die Tropfmethode als beste Art der Verabreichung erscheinen, doch dies ist nicht in dem Maße der Fall, wie es erscheint, denn es ist nicht immer möglich, so ideale Verhältnisse zu schaffen, daß ein Tropfen immer erst auffällt, nachdem der andere verdunstet ist etc.

Kochmann hat z. B. nachgewiesen, daß schon die Zusammensetzung sich ändert, während das Gemisch den Weg von der Tropfflasche bis zum Meßglas etc. zurücklegt. Er fand auch, daß an der Luft viel weniger des Gemisches verdampft, als man denken sollte nach den einzelnen Bestandteilen, und es erklärt dies Kochmann dadurch, daß sich um jeden Tropfen gewissermaßen eine Gashülle der im Gemisch enthaltenen Substanzen gebildet hat, welche die Verdunstung verhindert, indem sie den Tropfen von der atmosphärischen Luft abschließt. Bei dem am schwersten verdunstenden Alkohol ist die Gashülle besonders dicht und undurchdringlich. Allein es sind dies nur geringe Veränderungen, die in der Praxis einen Einfluß nicht ausüben können.

Wenn man Chloroform und Äther mischt und verabreicht, so soll der Äther als Antidot des Chloroforms wirken. Honigmann hat nun nachgewiesen, daß der Äther nicht als Antidot des Chloroforms auftritt und wirkt und die schädlichen Einflüsse des Chloroforms auf den Organismus paralysiert, sondern er hat gefunden, daß bei gleichzeitiger Inhalation vom Chloroform- und Ätherdämpfen schon sehr geringe prozentische Mengen beider Narkotika genügen könnten, um eine vollkommene Betäubung herbeizuführen. Diese Volumprozente schwanken zwischen 0,11 Volumprozent Chloroform, 0,29 Volumprozent Äther einerseits und 0,8 Volumprozent Chloroform, 4,9 Volumprozent Äther andererseits. Man ersieht aus diesen Angaben von Honigmann die Verhältniszahlen, in welchen die Dampfvolumina von Chloroform und Äther der Luft beigemengt sein müssen, damit dieselbe die höchste Potenz ihrer narkotischen Kraft erlangt. Es stehen also die Volumprozente von Chloroform und Äther im Verhältnis von 0,11 : 0,29 oder 1 : 2,65, im anderen Falle im Verhältnis von 0,8 : 4,9 oder 1 : 4,87. Wenn man nun untersucht, welche Narkotikamischungen diesen Verhältniszahlen entsprechen, so sind nach Kochmann folgende Gemische zu nennen:

I. Das mittlere Schleichsche Gemisch, welches Chloroform und Äther im Verhältnis von 1 : 2,66 enthält;

II. die Mischung B des Chloroformkomitees, Chloroform-Äther wie 1 : 3,06;

III. eventuell noch die Wiener Mischung, Chloroform-Äthe wie 1 : 2,29.

Es kommen nun aber, wie Kochmann ausführt, bei Verwendung der Tropfmethode nur die Verhältnisse nach dem Tropfen in Betracht. Nach dieser würde nun nur die Weigertsche Mischung, in welcher man Chloroform und Äther im Verhältnis von 1 : 4,28 gemischt hat, allenfalls noch die Mischung B des Chloroformkomitees für die Narkose zu empfehlen sein, denn alle anderen Mischungen enthalten Chloroform und Äther in anderen Verhältnissen gemischt, weshalb Narkosen mit ihnen schwierig einzuleiten sind und keinen Vorzug vor den einfachen Narkosen mit Chloroform oder Äther haben. Es ist also nach Kochmann nur dies eine Gemisch für die Tropfmethode brauchbar, und doch haben auch dabei noch viele Verhältnisse Beachtung zu finden, man müßte die Tropfmethode in ganz idealer Weise durchführen, wollte man eine wirklich richtige und bessere Narkose erhalten.

Man hat für alle die Mischungen der Narkotika von der Wiener Mischung an bis zu den Schleichschen Siedegemischen zu bedenken, daß die Verdunstung der Narkotika nicht als Mischung geschieht, sondern daß die einzelnen Bestandteile verschieden verdampfen, von welcher Regel auch die Mischungen von drei Narkotika keine Ausnahme bilden, auch nicht die Schleichschen Gemische. Und gerade dieser Umstand, der bei drei und mehr Bestandteilen der Mischung sehr komplizierte Verhältnisse schafft, gibt dem Wert der Mischungen den Todesstoß. Die Verwendung derselben ist ja die einfachste in Form der Tropfmethode, doch es ist eben bewiesen, daß auch dabei nur eine Mischung halbwegs gutes und brauchbares Verhalten zeigt, während alle anderen Mischungen ganz anders verdunsten als man wünscht. Somit lag es nahe, Apparate zu konstruieren, welche eine bessere Verdampfung gewährleisten sollen, darüber wird weiter unten geschrieben werden. Auch die Vorzüge, welche Schleich seinen Gemischen zuschreibt, sind nicht wirklich vorhanden, denn es kann schon dann, wenn die Verdampfung nicht einheitlich geschieht vom gleichen Siedepunkt nicht die Rede sein. Und man kann somit einen Vorteil in den Gemischen nicht erblicken.

§ 52. Die physiologischen Einwirkungen der Gemische verhalten sich im großen und ganzen nur wenig verschieden von dem Bilde bei einfacher Narkose. Die Einwirkung auf den Organismus besteht genau wie bei den einfachen Narkosen in einer Lähmung der zentralen Elemente, der Ganglienzellen, und es treten diese Lähmungen ein infolge der Wirkung der narkotischen Kraft der einzelnen Bestandteile, welche, je nachdem in welchen Mengen sie in die Inspirationsluft gelangen, auf das Cerebrum einwirken. Honigmann hat an Tierversuchen gezeigt, daß zur Herbeiführung der Narkose bei gleichzeitiger Anwendung von Äther und Chloroform in vielen Fällen eine außerordentlich geringe Konzentration der narkotischen Dämpfe in der Atmungsluft erforderlich ist, und daß fast immer die zur Narkose nötigen Konzentrationen erheblich niedriger sind als bei Anwendung reiner Chloroform- oder Ätherdämpfe. Die kleinste Menge, mit der Honigmann eine tiefe Narkose erzeugen konnte, bestand in 0,11 Volumprozent Chloroform und 20 Volumprozent Äther, während die größte Menge 0,8 Volumprozent Chloroform und 4,2 Volumprozent Äther betrug. Bei reiner Chloroformnarkose sind die Zahlen für die durchschnittliche anästhesierende Dosis 1,2 Volumprozent und für Äther 5,1 Volumprozent. Es erhöhen sich also durch die Mischung der Narkotika gegenseitig bei gleichzeitiger Anwendung die narkotisierenden Eigenschaften der einzelnen Narkotika (Honigmann, Braun etc.). Der Äther wirkt also, wenn er dem Chloroform beigemengt wird, verstärkend auf die narkotische Kraft des Chloroforms. Der Vorzug der Gemische gegenüber der reinen Narkose liegt also darin, daß man geringere Mengen, zur Narkose braucht, um Toleranz zu erreichen, als mit Chloroform oder Äther allein.

Wenn man nun die Mischungen, in denen hauptsächlich Chloroform und Aether sulfur. enthalten ist, untersucht, so findet man, daß dieselben auf die Herztätigkeit gar nicht einwirken, der Blutdruck wird während der Narkose nicht herabgesetzt und vermindert (Honigmann, Geppert, Braun). Der Äther wirkt in den Mischungen sowohl als Narkotikum die narkotische Kraft verstärkend als auch die Herztätigkeit anregend. Die günstigsten Mischungen sind solche, in denen zwei Volum Chloroform und ein Volum Aether sulf. enthalten sind. Bei diesen Mischungen braucht man weniger Narkotikum als bei reinen Narkosen zur Erreichung der Toleranz und es wirkt hier der Äther die Herztätigkeit anregend und hat dabei doch keine wesentlich üblen Einwirkungen auf die Lungen. Verwendet man hingegen Gemische, in denen weniger Chloroform und mehr Äther enthalten ist, wie drei Volum Aether sulf. und ein Volum Chloroform, so findet man die schädlichen Lungenaffektionen der Ätherwirkung. (Geppert, Honigmann, Braun etc.) Ein weiterer Vorteil der Gemische soll in einer geringeren Exzitation, weniger Übelkeit nach der Narkose, selteneren Erbrechen während und nach derselben bestehen. Es hängen diese Erscheinungen ganz ab von der Dauer der Narkose, denn nach sehr langen Narkosen sieht man auch die üblen Folgen auftreten. Die Sekretion der Schleimhäute wird durch die Mischungen mehr als durch die reine Chloroformnarkose angeregt, aber weniger als durch Äthernarkosen. Die verschiedenen Tierklassen zeigen sich auch verschieden empfindlich gegenüber der Mischnarkose, denn es werden die einen Tiere von der Mischung narkotisiert, während dieselbe bei anderen Tieren keine Narkose zu erzeugen vermag, oder wieder andere Tiere schnell tötet, schon im Beginn der Inhalationen. Es wurden leichte und schwere Asphyxien bei den Tieren beobachtet.

§ 53. Was nun die pathologischen Wirkungen der Narkotikamischungen auf den Organismus anlangt, so kann man folgendes feststellen. Es sind die Einwirkungen der Mischnarkosen in verschiedenen Hinsichten geprüft worden, und man hat so manchen Einblick in deren Wirkungsweise erlangt, doch es hat bisher noch niemand die Einwirkung der Mischnarkosen auf die inneren Organe erforscht. Deshalb habe ich dahingehende Versuche angestellt, da nach meiner Ansicht die Wirkung und der Wert eines Narkotikums am besten erkannt und geschätzt werden kann nach den Ergebnissen der Einwirkungen bei längeren Narkosen auf die inneren parenchymatösen Organe. Das Resultat meiner Experimente an Hunden ist folgendes.

Die längeren Narkosen mit den verschiedenen Mischungen der Narkotika haben ergeben, daß eine große Ähnlichkeit der pathologisch-anatomischen Veränderungen mit denen nach den einfachen Chloroform- und Äthernarkosen besteht. Ich prüfte die verschiedensten Mischungen, welche je aufgestellt worden sind, von den Mischungen von Chloroform und Aether sulfur. in allen Verhältnissen bis zu den Mischungen aus 3—4 Narkotika und den Schleichschen Siedegemischen. Es hat sich dann ergeben, daß in allen Mischungen, in denen Chloroform in wesentlichen Mengen vorhanden ist, auch die Veränderungen der Organe denen nach Chloroformnarkosen sehr ähneln, und zwar noch vermehrt sind durch die spezifischen Veränderungen der beigemengten Narkotika. Es ist also eine vermehrte schädliche Wirkung vorhanden. Natürlich ist dies Bild der Veränderungen bei Narkosen mit einem Gemisch aus 3 Narkotika nicht gleich der Summe der Veränderungen dieser 3 Narkotika, sondern man findet in den Veränderungen die Grundzüge der Wirkungen auf die Organe jedes Narkotikums verzeichnet. So ist z. B. das Bild der Veränderungen nach 4 langen Narkosen mit einem Gemisch aus 3 Chloroform und 1 Aether sulfur. fast gleich dem Bilde nach reinen Chloroformnarkosen, die Veränderungen sind in Herz, Leber, Niere und Gehirn gleich denen bei Chloroform, in der Lunge sind sie etwas hochgradiger, aber nicht viel schlimmer. Hat man aber mit 3 Aether sulf. und 1 Chloroform narkotisiert, so ist ein Bild der pathologischen Veränderungen vorhanden, das dem nach reinen Äthernarkosen fast gleicht. Man findet daselbst starke Veränderungen in den Lungen, Gehirn, Leber und Nieren, die gleich denen nach Äthernarkosen sind, im Herzen aber ist die Fettmetamorphose stärker als nach reiner Äthernarkose. Hat man nun eine Mischung von Chloroform + Aether āā, so sind die Veränderungen sehr schwere, neben den Veränderungen in Herz, Gehirn, Leber und Niere, die denen nach reinen Chloroformnarkosen vollkommen gleichen, bisweilen, namentlich in den Nieren und Leber, oft auch Gehirn und Herz, dieselben noch übertreffen an Ausdehnung und Intensität, findet man in den Lungen die schwersten pneumonischen Infiltrationen, die denen nach reinen Äthernarkosen nicht nachstehen. Wenn man nun 3 Narkotika gemischt, so wird an diesen Bildern gar nichts geändert, denn bei diesen Mischungen sind immer Chloroform und Aether sulfur. die Hauptbestandteile, während das dritte Narkotikum nur in geringen Mengen vorhanden ist. Ist der dritte Körper Bromäthyl, so sind die Organläsionen sehr schwere, völlig gleich denen nach reinen Chloroformnarkosen und dazu gesellen sich noch die schweren Lungenaffektionen. Weniger schädlich ist Chloräthyl, dasselbe wirkt im Sinne von Chloroform und schädigt weniger die Lungen, man hat dann meist ein Bild wie nach vielen Chloroformnarkosen, wozu noch die Wirkung des Äthers kommt, wenn derselbe in größeren Mengen beigegeben ist. Am wenigsten schadet der Alkohol. Derselbe vermehrt die Organläsionen nicht oder nur ganz wenig, verursacht aber nach meinen Beobachtungen sehr unangenehme Nachwirkungen und Übelbefinden, Kopfschmerz und Erbrechen nach den Narkosen beim Menschen. Nur wenn er in ganz geringen Mengen beigegeben ist, übt er keine wesentlichen Einwirkungen aus. Es geht also aus diesem hervor, daß sich die schädlichen Einwirkungen auf die inneren Organe nicht durch die Mischnarkose vermindern lassen, sondern, daß der Organismus einer größeren Gefahr ausgesetzt wird durch die Mischnarkose, als durch die reine Narkose. Es wird durch die Mischung die narkotische Kraft erhöht, zugleich aber auch die Läsion der Organe. Es scheint, als sei die Veränderung in den inneren Organen, die in Fettmetamorphose besteht, eng verknüpft mit der narkotischen Kraft. Je größer die narkotische Kraft eines Narkotikums ist, um so schwerer wirkt dasselbe auf die inneren Organe ein, um so leichter bewirkt dasselbe Fettmetamorphose. Dies gilt auch für die Mischungen. Je größer die narkotische Kraft eines Narkotikumgemisches ist, um so leichter ruft dasselbe Fettmetamorphose hervor. Es wird ja nun zweifellos die Narkose durch die Mischungen schneller erreicht, weil eben bei manchen Mischungen die narkotische Kraft gesteigert ist. Ein geringer Vorteil könnte dann darin liegen, daß man dabei weniger von der Mischung zur Narkose braucht. Allein man muß eben auch mit den Mischungen um so vorrichtiger in der Verabreichung sein, je höher die narkotische Kraft ist. Nebenbei muß man noch die Wirkung des Aethers sulfur. auf die Lungen berücksichtigen. Wenn in einer Mischung der Äther in wesentlichen Mengen vorhanden ist, so übt derselbe schädliche Einflüsse auf die Lungen aus. Da auch das Chloroform die Salivation in gewissem Grade anregt und Fettmetamorphose in den Lungenepithelien erzeugt, so wird die Ätherwirkung noch vermehrt werden. Es fanden sich in allen Versuchen mit Gemischen, in denen Aether sulf. in wirksamen Mengen vorhanden war, schwere Lungenaffektionen.

Was nun die Einwirkungen im besonderen anlangt, so ist das Bild bei der Behandlung der Äther- und Chloroformnarkose des genaueren beschrieben worden, und es kann dasselbe in den früheren Kapiteln dieses Buches nachgelesen werden. Ich will hier nur erwähnen, daß sich im Gehirn stets reichlich Fett in den Wandungen der Blutgefäße und den Ganglienzellen fand, ebenso im Groß- wie im Kleinhirn, namentlich in den Gefäßwandungen war sehr viel Fett zu finden. Das Herz war am wenigsten von allen Organen verändert. In demselben war wohl Fettmetamorphose vorhanden, doch war dieselbe nie stärker als nach reinen Chloroformnarkosen, und es war nie Nekrose und Zerfall der Muskelfasern zu finden, wohl aber war stets die Querstreifung vollkommen verschwunden, und in den Muskelfasern war Fett in feinen Tropfen gleichmäßig über die ganze Faser verteilt oder in Haufen bipolar in der Achse des Kernes vorhanden. In Leber und Nieren waren die Veränderungen sehr stark, von der hochgradigen Fettmetamorphose bis zur Nekrose und Zerfall war die Veränderung überall zu finden, am meisten in der Peripherie der Acini der Leber und in den Tubuli contorti der Nieren. In den Lungen war meist viel Fettmetamorphose der Epithelzellen des respiratorischen Epithels vorhanden, daneben mehr oder weniger starke pneumonische Infiltration und Schleimansammlung in den Alveolen. Diese Bilder waren stets vorhanden, bei den einen mehr, den anderen weniger ausgeprägt.

Was nun die pathologischen Einwirkungen während der Narkosen selbst anlangt, so ist zu bemerken, daß Herzschwächezustände, Kollapse, Synkope bei meinen Versuchen weniger häufig beobachtet wurden, als bei den reinen Chloroformnarkosen, und es erscheint mir entschieden sicher, als habe die Mischnarkose einen günstigeren Einfluß auf das Herz als die reine Chloroformnarkose. Dies ist auch von Honigmann, Braun, Geppert etc. schon nachgewiesen worden und entschieden ein Vorteil, der nicht zu unterschätzen ist. Allein er wird aufgewogen durch die bei weitem häufigeren Lungenaffektionen nach den Narkosen. Natürlich muß auch bei der Mischnarkose für reichlichen Luftzutritt zu den Lungen gesorgt werden, denn der Kranke bedarf ebensogut wie bei den reinen Narkosen so auch hier des Sauerstoffes. Es erübrigt hier nicht mehr die einzelnen Wirkungen der Gemische zu präzisieren. Meine Versuche sind in anderer Richtung und anderer Hinsicht angestellt, und die Resultate decken sich vollkommen mit den Resultaten Honigmanns und anderer, die Experimente wieder in anderer Hinsicht anstellten. Somit ist es eine Genugtuung, zu erfahren, daß diese Beobachtungen durch verschiedene

Forscher auf verschiedenen Wegen erlangt wurden. Aus alledem geht hervor, daß von den Mischungen nur wenige brauchbar sind, und daß auch diese wenigen keine Vorzüge vor den einfachen Narkotika in ihrer Wirkung auf den Organismus haben.

§ 54. Nach diesen Betrachtungen sollen noch kurz einige statistische Fragen erörtert werden.

Wenn man die Todesfälle berechnet, so ergibt sich folgendes:

Schleich fand bei	600	seiner Narkosen keinen Todesfall		
Gurlt	3370	Narkosen mit Billrothscher Mischung	1	Todesfall
	2075	reinem Chloroform	1	
	5112	„ Aether sulf.	1	„

v. Winckel hat unter 100 Narkosen mit Schleichschem Siedegemisch I häufig bedrohliche Erscheinungen gefunden und mußte zehnmal wegen derselben ein anderes Narkotikum wählen. Poppert berichtet über 812 mit einem Äther-Chloroformgemisch von 5 : 1. Eine vollkommen ruhige Narkose konnte nur in 767 Fällen erzielt werden. Dreimal traten äußerst bedrohliche Erscheinungen von seiten des Herzens ein; 32mal waren Störungen wie Würgen, Erbrechen, kurze Asphyxien etc. vorhanden, und fünf Patienten starben nachträglich an Pneumonien. Diese Resultate sind sehr schlechte, und Poppert äußert sich auch sonst noch recht unzufrieden über diese Narkosen mit Gemischen, denn bei zwei Patienten war überhaupt kein Schlaf zu erzielen, und in neun Fällen trat ein überaus starkes, protrahiertes und ausgeprägtes Exzitationsstadium ein.

Gurlt hat in anderen Statistiken auf 996 Narkosen mit Billrothscher Mischung einen Todesfall, ferner auf 7613 Narkosen mit Chloroform und Aether einen Todesfall gesammelt. Rowell hat 800 Narkosen mit der ACE-Mischung ohne Todesfall und sonstige üble Erscheinungen gesammelt, Alessandri hat 315 Narkosen mit Chloroform und Äther ohne Todesfall und 106 mit Billrothscher Mischung ohne Tod, während er auf 4153 Chloroformnarkosen einen Todesfall erlebte. Maduro hat 5000 Narkosen mit den Schleichschen Gemischen gesammelt und unter denselben nicht einmal üble Erscheinungen zu verzeichnen, auch keinen Todesfall zu melden, Rodmann hat an 700 Narkosen mit den Schleichschen Siedegemischen Erfahrungen gesammelt und warnt vor diesen Gemischen, da sie in seinen Fällen nie die ihnen zugeschriebenen Vorteile gezeigt haben, und da er selbst des öfteren Atemstillstand und ein unerwartet frühzeitiges Erlöschen der Reflexe, also die Symptome der Überdosierung, beobachtete. Iljin hat bei 165 Narkosen mit den Schleichschen Gemischen oft bedenkliche Erscheinungen, zweimal bedrohlichen Stillstand der Atmung gesehen; hingegen hat Stone 441 Narkosen mit den Schleichschen Siedegemischen ausgeführt und einen Todesfall an Synkope erlebt. Die betreffende Patientin war nicht herzkrank und auch sonst nicht schwer leidend und wurde wegen chronischer Perityphlitis operiert. Die Operation war beinahe beendet, als der Puls anfing schlecht zu werden, die Herzkraft zu erlahmen, und die Patientin bald starb. Neben diesem Todesfalle wurden unter den 441 Narkosen 13mal ernstere Symptome beobachtet, welche aber wieder beseitigt werden konnten. David Lamb hat unter 4000 Narkosen mit Chloroform und Aether sulf. zwei Todesfälle erlebt. Weber hat unter 300 Chloroform- + Aethernarkosen keinen Todesfall aber mehrere Herzschwächeanfälle und vorübergehende Asphyxien sowie 2 mal Bronchitiden und einmal Pneumonie nach den Narkosen gefunden, während Kuhn unter 200 gleichen Narkosen keine üblen Nebenwirkungen beobachtete. Krönig hat 1000 Aether- + Chloroformnarkosen ausgeführt ohne Todesfall und wesentliche Nachteile zu erleben. Berndt hat 120 Aether-Chloroformnarkosen ohne üble Nebenwirkungen geleitet. Farries berichtet über einen Todesfall in Narkose mit Schleichschen Siedegemisch Nr. 1, der auf 100 Narkosen mit diesen Gemischen kommt, Alessandri hat weiter 307 Narkosen mit Aether + Chloroform āā und 166 mit Billrothscher Mischung ohne Todesfall gesammelt.

Aus diesen Angaben kann man folgendes berechnen: Es sind 13 Todesfälle auf 29835 Mischnarkosen, was ein Verhältnis von 1: 2295 darstellt. Dieses Verhältnis der Todesfälle ist kein gutes zu nennen, denn es ist bedeutend schlechter als das der Chloroformtodesfälle. Auch aus den einzelnen Zahlen der verschiedenen Mitteilungen ersieht man ein wenig günstiges Verhältnis. Jedenfalls sagt das Gesamtverhältnis wie die einzelnen Verhältniszahlen dem Beobachter, daß die Todesfälle nicht seltener bei und kurz nach den Mischnarkosen vorkommen. Wären die Mischnarkosen so ungefährlich, wie man sie hingestellt hat, so müßte man wenigstens ein Verhältnis der Todesfälle gleich dem des Aether sulfur. erhalten, also 1: 5000. Dem entgegen ist das Verhältnis noch ein schlechteres als das der Chloroformwirkung. Durch die Resultate der Statistik werden also die Ergebnisse meiner Untersuchungen an Tieren vollauf bestätigt, welche besagen, daß die Gefahren eher vermehrt als vermindert werden. Mischt man zwei Narkotika, so erhält man in gewissem Grade eine vermehrte narkotische Kraft, man vermehrt aber damit auch die schädlichen Einflüsse der Narkotikagemische auf die inneren lebenswichtigen Organe. Überlegt man nach diesen Berichten die Verhältnisse der Herzkollapse, so hat man eine Synkope auf 141 Narkosen, ferner zwei schwere Lungenleiden auf 300 Narkosen, beobachtet. Es geht auch aus diesen Zahlen hervor, daß ein Vorteil in dieser Hinsicht den Mischnarkosen nicht anhaftet. Es ist daher aus all diesen wenigen Angaben schon zu entnehmen, daß auch die Statistik die Mischnarkose nicht günstig beurteilen läßt. Man hat entschieden bei diesen Arten der Mischnarkosen eine gefährliche Intoxikation des Organismus vor sich, welche insofern besonders gefährlich ist, als die Narkotika nicht in den gewünschten Verhältnissen dem Organismus zugeführt werden, sondern wechselnd in verschiedenen Konzentrationen in die Lungen gelangen.

§ 55. Nach diesen Erörterungen über die Mischnarkosen sollen nunmehr die Technik und Arten der Ausführung derselben besprochen werden. Die einfachste und an sich beste Art der Verabreichung der Narkotikagemische ist die Tropfmethode und neben derselben hat man eine Reihe von Apparaten konstruiert, welche eine exaktere Dosierung ermöglichen sollten. Was nun die nähere Ausführung der Narkose mit gemischten Narkotika anlangt, so hat man zuerst natürlich die Vorbereitung der Kranken für die Narkose in peinlicher Weise zu treffen. Es sind da natürlich alle die schon früher im allgemeinen Teil als Vorschriften für die Vorbereitung für jede Art der Narkose aufgestellten Thesen geltend, und die Vorbereitung des Kranken, Narkotiseurs, des Zimmers etc. muß genau so geschehen, wie für jede Chloroform- oder Äthernarkose. Das ist also als bekannt vorauszusetzeen. Auch die Lagerung des Kranken in der Narkose etc. ist dieselbe wie bei den reinen Narkosen. Da all diese Dinge früher erörtert sind, genügt es hier nur darauf zu verweisen, weshalb wir uns jetzt sofort zur Ausführung der Narkose selbst wenden wollen.

Genau wie bei der reinen Chloroform- oder Äthernarkose spielt auch hier die Tropfmethode die Hauptrolle, denn wenn man die Mischnarkose dem

Praktischen Arzte in die Hand geben will, muß die Technik an sich die denkbar einfachste, dazu das Instrumentarium nach Möglichkeit klein und beschränkt sein. Allen diesen Postulaten entspricht die Tropfmethode, denn man bedarf zu derselben nur einer Tropfflasche und einer Esmarchschen Maske. Wie schon oben erwähnt wurde ist die Tropfmethode aber auch diejenige Art der Darreichung, welche annähernd eine Mischung der Dämpfe der in der Maske verdunstenden Narkotika gleich den geforderten Verhältnissen, in denen man die Mischungen hergestellt hat, ermöglicht. Wenn die Dämpfe in den gleichen Verhältnissen unter der Maske sich mischen sollen, so dürfte man nur einen Tropfen in die Maske tropfen nachdem der vorhergehende vollkommen verdampft ist, denn dann erst wäre der Fehler der entstehenden Mischungen der Dämpfe gegenüber denen der Narkotika im Tropfen gering. Je kleiner die momentan verabreichten Mengen sind, desto kleiner ist auch der Fehler. Nun, man kann aber nie in praxi diese Verhältnisse erreichen. denn wollte man in die Maske nur einen Tropfen nach der vollkommenen Verdampfung des ersten und vorhergehenden hineinfallen lassen und so weiter, so würde man nie einen Menschen betäuben. Man ist also genötigt, die Tropfen, sehr rasch in die Maske oder auf dieselbe fallen zu lassen, und man verliert dabei wieder vollkommen die Möglichkeit einer auch nur annähernd gleichen Konzentration der Gase. Unter der Maske werden sich Mischungen bilden, welche vollkommen andere Zusammensetzung haben als die Verhältnisse der Mischungen. Somit ist eigentlich die Verwendung der Tropfmethode bei der Mischnarkose vollkommen illusorisch, denn man wird nie wissen, welche Mengen des einen oder anderen Narkotikums der Kranke in dem oder jenem Moment inspiriert. Und gerade das ist ja der ideale Wert der Mischnarkose, daß man weiß, jetzt erhält der Kranke diese Mengen der Narkotika, so daß man je nach den Verhältnissen des Kranken eine geeignete Mischung wählen kann. Immerhin ist die Mischnarkose durch die Tropfmethode noch am besten auszuführen, denn alle Apparate, die für diese Narkose konstruiert wurden, sind in praxi nicht brauchbar. Man wird aber auch nach den bis jetzt gemachten Erfahrungen diese Art von Mischnarkosen kaum noch verwenden, da eben so ein Vorteil vor der reinen Narkose nicht vorhanden ist.

Da man erkannte, daß mit der Tropfmethode eine wissenschaftlich exakte Mischnarkose nicht ausgeführt werden konnte, geschweige denn mit der Aufgußmethode, welch' letztere darin besteht, daß man in eine Julliardsche oder auch Schimmmelbuschsche Maske das Gemisch 5—10 ccm-weis aufgoß, schritt man dazu, Apparate zu erfinden, mit denen eine genaue Dosierung der Gemische und genaue Zusammensetzung zu erreichen war. Ehe ich auf diese eingehe, müssen noch einige andere Methoden und Apparate erwähnt werden, welche zur Narkose mit Gemischen dienen. Zuerst will ich die Maske erwähnen, mit welcher Schleich empfiehlt, seine Siedegemische zu verwenden.

Diese Maske hat den Vorzug, daß man sie überall und jederzeit selbst herstellen kann, denn man braucht dazu nur ein Stück Pappe und ein frisch gewaschenes Handtuch. Diese nun gleich zu beschreibende Maske ist in Amerika für die Aethernarkose vielfach in Verwendung. Man nimmt ein Stück Pappe oder mangels derselben einige Lagen dicken Packpapieres und schneidet einen Streifen von etwa 90 cm Länge und 15 cm Breite zurecht und legt diesen Streifen auf ein flach ausgebreitetes Handtuch von 106 cm Länge und 40 cm

Breite so auf, daß links nur ein schmaler Streifen, rechts etwa 20 cm vom Handtuch unbedeckt bleiben. Vom unteren Rande bleibt so viel vom Handtuch unbedeckt, daß die über die Pappe geschlagene Kante des Handtuchs gerade den oberen Rand des Pappstreifens erreicht. An der entgegengesetzten Seite reichen etwa 9 cm vom Handtuch beim Ueberfalten des unteren Teiles über die Pappe hinaus. Hierauf wird der linke freie Handtuchstreifen fest über die Pappe gefaltet und man knickt nun, indem man alles in gleicher Lage beläßt, das Handtuch mit der Pappe von links her um 15 cm, so daß man ein ziemlich quadratisches Stück nach rechts umbiegen kann, darauf steht eine doppelte Lage vom oberen freien Handtuchrande über die quadratisch gefaltete Pappe ab. Nun knickt man die Pappe wiederum zur Hälfte in einen Winkel von 45° ein so daß der linke Rand den oberen Rand des nun bedeckten Pappstreifens berührt. Darauf folgt die zweite und etwa 6malige Knickung der Pappe, so daß von linksher gleichsam die Pappe aufgerollt wird, wobei jedesmal eine Umbiegung von 15 zu 15 cm ihrer Länge stattfindet. Wenn man auf diese Weise die Pappe zu einem Zylinder aufgerollt hat, so wird der oben frei überstehende Teil der Handtuchlagen von oben über das quadratisch-zylindrische Pappstück eingeschlagen und mit einigen Sicherheitsnadeln befestigt. Nunmehr legt man den rechtsseitigen freien Handtuchrand über die Papplagen um und befestigt ihn mit ebenso vielen Sicherheitsnadeln. Somit ist die Maske fertiggestellt. Wenn man sie in die Hand nimmt, so stellt sie einen nach unten offenen Hohlraum dar, welchen man wie eine viereckige Düte zu einem kleinen Zylinderhut ausweiten kann. In die Höhlung derselben wird etwas Watte gelegt. So beschreibt Schleich selbst die Herstellung der Maske, und man ersieht daraus wie einfach eigentlich eine solche Maske zu fertigen ist. Allerdings haften derselben auch große Mängel an. Wenn man nun die Maske verwendet, so gibt Schleich den Rat, vorher stets das Gesicht zum Schutz gegen die Narkotikumätzung, falls dasselbe auf das Gesicht fließen sollte, mit Vaseline dick einzufetten. Die Narkose wird dann derart vorgenommen, daß man in die Maske die erste Dosis der zu verwendenden Mischung gießt und darauf die Maske fest auf das Gesicht des Kranken aufsetzt. Die Maske schließt nicht vollkommen ab, sondern sie ermöglicht einen Luftdurchtritt von der Außenluft in die innere Maske, so daß also der Kranke nicht unter der Maske die Dämpfe unter vollkommenem Luftabschluß atmet. Die Augen werden von dieser Maske freigelassen, die Maske selbst ist stets sauber und zu sterilisieren, dies sind Vorteile dieser Maske. Um die Narkose zur nötigen Tiefe zu bringen, gießt man von Zeit zu Zeit 20 g der Mischung in die Maske hinein und bringt so nach und nach den Kranken zur Toleranz.

Dies ist die Methode Schleichs, welche aber vor der Verwendung einer der bekannten anderen Masken keinen Vorzug hat. Man kann natürlich die Schleichschen Siedegemische ebensogut durch andere Masken verabreichen. Daß aber ein besonderer Vorteil durch diese Methode gegeben ist, ist ausgeschlossen, denn es erfolgt eben nie eine Verdunstung der Gemische in den Mengen, welche durch die Zahlen der Mischungsverhältnisse angegeben werden, sondern es gehen die einzelnen Narkotika fraktioniert über, wie oben schon erklärt wurde. Man hat ja bisweilen die Gemische Schleichs sehr gelobt, man hat aber auch schlechte Erfahrungen mit ihnen gemacht, ein Vorteil ist in diesen Mischungen eben nicht gegeben. Die Vorzüge der Schleichschen Gemische sind gering, und es bestehen sogar Nachteile und gefährliche Nebenwirkungen, was von verschiedenen Seiten durch Beobachtungen größerer Reihen von Narkosen bestätigt wurde. (Noack, Ruge, Rodman etc.) Wertheim hat eine Änderung der Schleichschen Siedegemische vorgenommen, indem er ein Gemisch konstruierte aus 1 Teil Chloroform und Aether petroli āā und 2 Teilen Aether sulf. Dieses Gemisch ist dem dritten Schleichschen sehr ähnlich. Er hat 2500 Narkosen mit diesem Gemisch ausgeführt, und es sollen ruhige Narkosen damit erzeugt werden, die aber wesentliche Vorzüge vor den reinen Äther- oder Chloroformnarkosen nicht haben. Wertheim verwendete zu seinen Narkosen den Narkosenkorb von Rosthorn, welcher in einer gewöhnlichen kleinen Maske aus Drahtgestell besteht, an dessen Basis sich eine breite Rinne um den untersten Drahtreifen befindet, welche in ein Abflußrohr ausläuft. Die Maske wird mit Trikotstoff überzogen. Die Rinne dient dazu, das herabfließende Gemisch aufzufangen und durch das Rohr abzuleiten. Durch das Anbringen der Rinne wird das überaus lästige Verbrennen der Gesichtshaut durch das von der Maske fließende Narkotikumgemisch vermieden, was z. B. bei der Schleichschen Maske einen großen Nachteil darstellt.

Die Wertheimsche Mischung ist in England viel angewendet worden, und man hat mit ihr teils gute, teils auch schlechte Erfahrungen gemacht, jedenfalls bietet die Mischung keine Vorzüge vor den anderen Gemischen und den einfachen Narkosen, was aus den Mitteilungen über die Erfahrungen mit diesen Narkosen hervorgeht. (Russel, Howard, Harold, Bernard, Probyn-Williams etc.)

Eine in neuerer Zeit vielfach zu kurzen Narkosen namentlich empfohlene Mischung kommt unter dem Namen **Somnoform** in den Handel. Durch diesen Namen erscheint ev. manchem der Körper als einheitliches Narkotikum, während derselbe eine Mischung aus mehreren Narkotica darstellt. Das Somnoform besteht aus Äthylchlorid 60,0 Methylchlorid 35,0, Äthylbromid 5,0 (Rolland). Das Somnoform ist hervorgegangen aus dem Coryl, eine Mischung von Bromäthyl und Chloräthyl, welches zur lokalen Anästhesie verwendet wurde. Fouvet-Fanton hatte schon gelegentlich entdeckt, daß mit Coryl leicht Narkose zu erreichen sei. Rolland machte dieselbe Bemerkung und konstruierte aus dem Coryl das Somnoform und führte es in die Praxis ein. Er hatte es anfangs bei 700 Fällen erprobt und war sehr zufrieden, und fand die Vorzüge vor allem im schnellen Eintritt der Narkose und darin, daß die Kranken nicht vorbereitet zu sein brauchen sowie nach der Narkose nicht unwohl sind. Er hielt auch jede schädliche Wirkung für ausgeschlossen, die ja auch bei kurzen Narkosen sehr gering ist. Rolland wandte nun das Somnoform nicht allein bei Zahnoperationen, sondern auch bei langen Operationen in der Geburtshilfe, bei anderen kleinen chirurgischen Eingriffen an. Sauvez, Hodon, Mahé, Viau etc. haben ebenfalls sehr gute Resultate mit kurzen Narkosen erzielt. Rolland berichtete vor der Société de Médicine et de Chirurgie de Bordeaux über 1500 Narkosen bei kurzen Eingriffen und rühmte das Somnoform sehr. Clerc hat an sich selbst die Wirkung geprüft und sich und seinen Assistenten über 100mal somnoformiert und rühmt die angenehme Narkose. Er hat dasselbe auch in der Geburtshilfe viel verwendet, um zu große Wehenschmerzen zu lindern und Dammrisse zu nähen. Loumeau hat auch bei langen Narkosen, z. B. für eine Nephrektomie, Urethrotomie, Lithrotomie etc. das Somnoform zu seiner vollsten Zufriedenheit verwendet. Legrouge hat dasselbe auch bei Augenoperationen vielfach verwendet. Rolland hat mit der Zeit 15 000 Narkosen ausgeführt ohne jeden Unfall.

Die Wirkungen dieses Gemisches sind wie bei allen Mischnarkosen die Summe der Wirkungen der einzelnen Bestandteile. Man kann mit dem Somnoform eine schnell vorübergehende Narkose erzeugen, die man sehr gut zu kurzdauernden Operationen verwenden kann, doch man hat gewisse Nachteile zu beachten, denn es kommt bei der Narkose mit diesem Gemisch die Bromäthylwirkung auf das Herz in Betracht, außerdem die reizende Wirkung auf die Lungenepithelien. Versuche, die ich mit Somnoform anstellte, haben ergeben, daß das Gemisch vor der reinen Äthylchloridnarkose keinen Vorzug hat, sondern daß dem Somnoform mehr nachteilige Wirkungen anhaften. Man muß mit diesem Gemisch ganz besonders vorsichtig sein, und darf es nur zu kurzdauernden Narkosen verwenden, und selbst bei denselben ist noch Gefahr für Herz und Lungen vorhanden, namentlich bei Personen, die an chronischen Herz- und Lungenkrankheiten leiden. Ich will dabei natürlich nicht gewisse Vorzüge leugnen, die dem Gemisch anhaften. Auch Cole weist auf die üble Wirkung des Bromäthyls im Somnoform hin, während von Robinson, Kirkpatrick etc. gute Resultate gemeldet werden, doch hält Mc. Cardie die Mischung nicht für besser, als die reine Äthylchloridnarkose. Alle Autoren haben es nur für kurze Narkosen verwendet. Die Narkose tritt nach einer Minute ein und dauert 15 Sekunden bis 2 Minuten an. Kirkpatrick verwendete es bei 207 Fällen mittels des Ormsbyschen Apparates. Erbrechen trat selten auf. Ein besonderer Apparat ist von Vernon Knowles für die Somnoformnarkose konstruiert worden, der in Figur 151 abgebildet ist.

Der Apparat, „Ideal" genannt, ist aus der Figur 151 in seiner Konstruktion zu ersehen. Er besteht im ganzen aus Mundstück, Sammelballon und Verbindungsrohr beider, in welchem ein Luftventil C angebracht ist, welches in eine Röhre D führt. Das Luftventil C kann durch den Hebel B geöffnet und geschlossen werden. Durch das Rohr D kann man, nachdem das Ventil C geöffnet ist, Somnoform eingießen. Der Gummibeutel kann leicht vom ganzen Apparat abgenommen und umgestülpt werden. Er kann ebenso wie die Gesichtsmaske ausgekocht werden. In die Maske wird ein Stückchen Mull gelegt, welches rund geschnitten und als Kegel zusammengelegt in die Maske geschoben und von den federnden Armen an der Maskenwand fest angedrückt gehalten wird. Um den Apparat zu benutzen, muß man stets ein solches Stückchen Mull in die Maske einlegen. Man schließt dann das Luftventil und gießt auf das Stück Mull in der Maske 2—5 ccm Somnoform auf, drückt die Maske fest auf das Gesicht und läßt den Kranken atmen, indem er die Luft aus dem Gummiballon inspiriert mit den Somnoformdämpfen und die Exspirationsluft wieder in den Gummiball ausstößt, um sie daraus wieder zu inspirieren. Reicht die Menge Somnoform nicht aus, oder will man die Narkose verlängern, so gießt man entweder wieder einige ccm Somnoform auf den Mull in der Maske, nachdem man dieselbe vom Gesicht gehoben hat, oder öffnet das Luftventil und gießt durch dasselbe das Somnoform in den Beutel. Letztere Methode ist besser. Die Methode mit diesem Apparat kann wohl unbeschadet in manchen Fällen für kurze Narkosen verwendet werden, doch darf man sie nie zu längeren Narkosen verwenden, da der Patient in dem Apparat zu gleicher Zeit unter Sauerstoffmangel und Kohlensäureintoxikation gesetzt wird. Beides wirkt gefahrvoll. Das Somnoform wird von der Firma C. de Trey in Berlin-London fabriziert und in Flaschen, wie sie beistehende Abbildung zeigt, in den Handel gebracht. Die Flasche ist graduiert, damit man ablesen kann, wieviel Somnoform man verwendet hat. Figur 152 zeigt diese Flasche, außerdem kommt

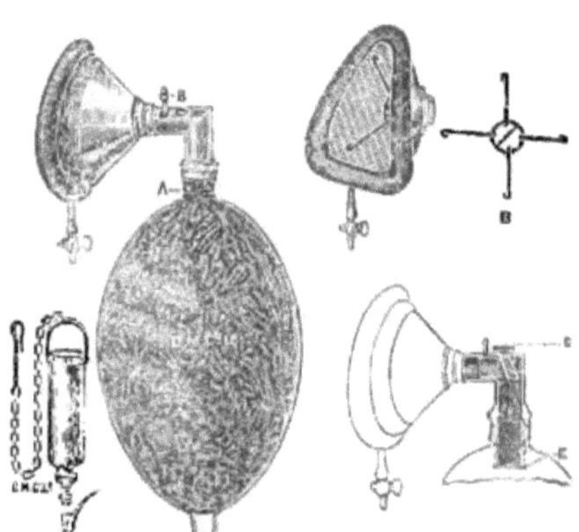

Fig. 151. Narkoseapparat „Ideal" für die Somnoformnarkose.

Somnoform auch in zugeschmolzenen Glastuben in den Handel. Natürlich muß man für ein reines, unzersetztes Präparat sorgen, alle Zersetzungen, die leicht entstehen, und Verunreinigungen sind sehr gefährlich für die Narkose. Man hat wohl mit dem Somnoform gute Narkosen erzielt, doch besteht ein wesentlicher Vorzug vor den reinen Narkosen in dieser Methode nicht.

Was nun die weiteren Apparate anlangt, welche man für die Narkosengemische verwendet hat, so sind der Clover'sche Apparat, der Ormsby'sche, der Rendler'sche u. dgl. m. zu nennen, die man für die reine Äthernarkose auch verwendet. Im übrigen kann man jede Maske und jeden Apparat, den man für Chloroform- oder Äthernarkosen braucht, auch für die Gemische verwenden.

Eine andere Art, das Somnoform zur Narkose dem Kranken zu verabreichen, ist folgende, welche wohl vom Anfang an Verwendung gefunden hat. Man nimmt ein viereckiges Tuch, Taschentuch oder Serviette, und schneidet sich einen ca. 50 cm langen und 15 cm breiten Pappstreifen oder Streifen dicken Papiers. Der Pappstreifen muß die Länge einer Seite des Tuches haben und die Breite $^1/_4$ dieser Länge. Man legt ihn dann auf die Serviette und faltet dieselbe in Streifenform über die Pappe, so daß letztere mit Leinen überzogen ist. Nun hat man einen langen Streifen, welchen man zu einem Kegel zusammenlegen und mittels Sicherheitsnadeln fixieren kann. Dieser Kegel ist die Maske, in dessen Innenraum ein kleiner Wattebausch mit einer Nadel in der Spitze befestigt wird. Auf diesen Wattebausch gießt man das Somnoform und setzt die Maske mit der Grundfläche des Kegelmantels, den dieselbe repräsentiert, auf das Gesicht des Kranken fest auf. Man muß darauf achten, daß der Rand der Maske luftdicht auf dem Gesicht aufliegt. Die Augen bleiben frei. Nachdem man 5 g Somnoform in die Maske gegossen, läßt man den Kranken tief atmen und veranlaßt ihn, die Augen offen zu behalten. Sobald die Narkose eintritt, fallen die Augen zu, und der Blick wird starr. Jetzt kann man die Operation beginnen. Bei 5 g Somnoform dauert es mit dieser Maske 50 Sekunden, bis die Betäubung eintritt. Man soll aber die Methode nur zu kurzen Narkosen verwenden. Dazu ist es ebenso geeignet, wie das Chloräthyl, Lachgas etc.

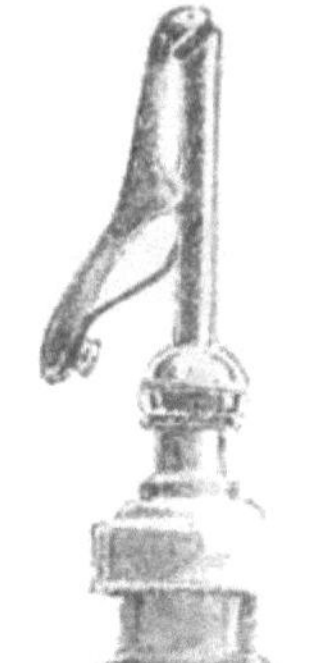

Dies sind die hauptsächlichsten und wichtigsten Apparate und Methoden der Darreichung, und man kann mit der einfachsten Methode, der Tropfnarkose, die besten Narkosen auch mit den Gemischen herbeiführen. Es ist wunderbar, daß man in dieser Methode eine für alle Narkosenarten und alle Narkotika, die in flüssigem Zustande verabreicht werden, gleich brauchbare Darreichungsform hat, denn wie oben des genaueren erörtert wurde, kann man einzig und allein ein annähernd richtiges Verhältnis der Dampfmischungen durch das Tropfen erreichen. Allein auch völlig genau arbeitet die Tropfmethode hier nicht, man kann mit ihren Resultaten bei den Gemischen nicht zufrieden sein, weil eben die physikalischen Verhältnisse in den Narkotikamischungen andere sind, als man angenommen hätte.

Fig. 152.
Somnoformflasche.

Eine andere Mischung von Narkotika ist das **Narkotil**, welches von Eastham für Narkosen verwendet worden ist. Man gewinnt das Narkotil, wenn man eine Mischung von Äthyl- und Methylalkohol mit Salzsäure behandelt und destilliert. Die aus dieser Mischung entstehenden Dämpfe werden gereinigt und unter erhöhtem Druck kondensiert. Das Narkotil stellt ein konstantes vom Licht nicht beeinflußbares, gut haltbares Produkt von großer Flüchtigkeit und angenehmem Geruch dar. Dasselbe ist gleich dem Aether sulfuricus sehr leicht entzündlich. Um das Narkotil als Narkotikum zu verwenden, muß man einen geschlossenen Apparat brauchen. Die Wirkungen des Narkotils gleichen am meisten denen des Aether sulfur., vor allen Dingen wirkt das Narkotil anregend auf die Herzaktion, während man eine vermehrte Salivation bei den Narkosen nicht beobachtet haben will. Die Narkose ist eine vollkommen tiefe, die Muskulatur wird total erschlafft, gelähmt, während die Pupillen im Anfang der Narkose erweitert später verengt werden. Die Toleranz wird wie bei andern Narkotika auch durch eine maximale Verengerung der Pupillen angedeutet. Man kann an den Augen auch das Straßmannsche Phänomen beobachten (Verf.). Die Narkose tritt rasch ein und das Erwachen erfolgt ebenso schnell. Da das Mittel sehr leicht verdampfbar ist und sich nur wenig in Wasser löst, ist die Lösung im Blutserum nur eine sehr lockere. Nach den Narkosen fehlen meist Kopfschmerzen vollkommen, ebenso treten Erbrechen, Übelsein etc. sehr selten auf. Nach kurzen Narkosen werden fast gar keine Beschwerden nach der Narkose gefunden, während nach langen Betäubungen auch Erbrechen und Übelkeit, Kopfschmerzen und Schwindel zu finden sind, die nach einigen Stunden bis Tagen verschwinden (Verf.). Eastham hat üble Nebenwirkungen nicht gesehen, meint aber, daß durch Überdosierung solche entstehen können und meint, daß bei der großen Flüchtigkeit des Narkotils künstliche Respiration, zur rechten Zeit eingeleitet, stets den Kranken vor Exitus bewahren kann. Das Narkotil erzeugt sehr starke Kältewirkung beim Verdampfen, weshalb auch die Dämpfe sehr kalt sind, und dadurch leicht die Lungen reizen können sowie Erkältungen herbeiführen werden. Nach Eastham eignet sich das Narkotil sowohl für lange, als auch kurze Narkosen. Er hat 20 solcher Narkosen ausgeführt und ist recht zufrieden damit gewesen. Er verwendet einen Apparat von Lobjois, welcher einen Gebläseapparat mit Exspirationsventil darstellt. Eastham gibt den Rat, um die Wirkung der sehr kalten Gasgemische auf die Lungen günstiger zu machen, die Flasche des Gebläseapparates in ein mit warmem Wasser gefülltes Glas zu stellen, um so die Gase anzuwärmen. Dies wird aber nach meiner Ansicht unvorteilhaft sein, weil durch die höhere Temperatur mehr Narkotil verdampft, als man zu dem durchgetriebenen Luftstrom beigemengt wünscht. Wenn die kalten Gase eine so stark schädliche Wirkung besitzen, also die Abkühlung eine sehr hohe ist, so wird man besser die Luft-Narkotilgasgemische durch einen langen Gummischlauch, welcher zwischen dem Gefäß des Apparates und der Maske angebracht ist und durch ein Gefäß, das mit heißem Wasser gefüllt ist, führt, treiben, so daß sich nur die Gasgemische erwärmen. Es ließe sich diese Vorrichtung an jedem Junkerschen Apparat anbringen. Der Junkersche Apparat ist ebenfalls gut für das Narkotil brauchbar. Ich habe nur wenig Narkosen mit Narkotil ausgeführt, und habe kein definitives Urteil, es scheint für kürzere Narkosen ganz vorteilhaft zu sein. Immerhin scheinen Gefahren nicht ausgeschlossen, und man muß mit der Verwendung noch vorsichtig sein, ehe man nicht an Tierversuchen die Wirkungen des Narkotiles auf den Organismus in jeder Hinsicht geprüft hat.

In Italien wird von Dr. Zambeletti-Milano der **Liquor Somniferus Zambeletti** für kurze Narkosen empfohlen. Derselbe ist ein Gemisch, das sich für kurze Betäubungen sehr gut eignet und dem Somnoform sehr ähnlich ist. Die Narkose tritt rasch ein und hält bis 2 ja 5 Minuten an.

§ 56. Eine weit größere Bedeutung haben die Mischnarkosen erlangt durch den Fortschritt, welcher durch Ellis zuerst geschaffen wurde. indem man eine Änderung der Mischungen bewirkte, indem man nicht mehr vor der Verabreichung die Narkotika selbst mischte, sondern erst die Dämpfe derselben gemischt dem Kranken verabreichte.

Ellis war der erste, welcher diesen Gedanken verwirklichte und zu diesem Zwecke einen Apparat konstruierte, der drei Kammern enthält, eine für Alkohol, eine für Aether sulfur. und eine für Chloroform, und in denen jedes der drei Narkotika verdampfte, indem es an Baumwollfäden zur Verdunstung kam, und zwar waren diese Kammern in Größe und sonstigen Verhältnissen so eingerichtet, daß die durch sie durchstreichende Luft immer 2% Alkoholdämpfe und nie mehr als 3% Äther und Chloroformdämpfe beigemengt erhielt, und somit ein Gemenge von Gasen entstand, dessen Zusammensetzung man genau kannte. Es ist diese Änderung in der Narkosenform eine so bedeutende, daß ich es nicht für richtig halte, wenn man die Resultate der Mischnarkosen, bei denen man die Narkotika selbst mischt, im gleichen Rahmen abhandelt mit den Resultaten dieser Narkosen. Der Unterschied beider Arten von Mischnarkosen mag dem Laien nicht so groß erscheinen, dem Sachverständigen aber ist es von vornherein klar, daß ein ganz gewaltiger Unterschied zwischen beiden Methoden besteht. Es ist kein Zweifel, daß die Narkose mit Dampfgemischen die beste Narkose darstellt, und daß man von derselben die schönsten Erfolge auf dem Gebiete der Narkosenwissenschaft erwarten kann. Der Anlaß, der zu der Dampfmischung führte, war darin gelegen, daß man erkannte, daß selbst in den genauesten Mischungen der Narkotika eine andere Verdunstung und andere Mischungen der Dämpfe entstehen mußten, und daß man doch bestrebt sein mußte, dem Kranken bestimmte Gasgemische von bestimmter, feststehender Konzentration zu verabreichen, deren Zusammensetzung man aber während der Narkose in jedem Augenblicke ändern könnte. Nicht in der Narkotikumflasche liegt der Hauptschwerpunkt der Narkose, sondern in dem sich dicht vor den Respirationswegen des Kranken unter der Maske bildenden Gasgemische. So konnte man nur durch die Mischung der Dämpfe der einzeln verdunstenden Narkotika eine Besserung schaffen.

Die Mischung der Dämpfe der Narkotika hat nun natürlich eine sehr große Ausdehnung erlangt, denn es werden ja sehr viele Variationen möglich sein, welche durch die Kombination der verschiedenen Narkotika entstehen. Wenn man also diese Dampfgemische im allgemeinen betrachten wollte, so würde man nicht ein Bild entwerfen können, man kann nicht diese Mischungen so beurteilen, wie die Mischungen der Narkotika selbst, denn bei letzteren handelte es sich immer nur um die Mischung der Narkotika Chloroform und Äther unter Beifügen eines dritten eventuell. Diese Mischungen konnten ein einheitliches Bild in ihrer Wirkung auf den Organismus eher ergeben als diese Dampfmischungen, welche eine zu große Variation erlitten haben, da man die Narkotika selbst meist nur in bestimmten Mengen gemischt verwenden konnte, während hier neben den beiden gebräuchlichsten Narkotika Chloroform und Aether sulfur. noch verschiedene an sich gasförmige Narkotika hinzukommen, und man hier auch nicht immer Chloroform und Aether sulfur. zusammen verwendet, wie es in den allermeisten Mischungen der Narkotika selbst geschah, wodurch dort ein mehr einheitlicher Charakter geschaffen wurde. Bei den Dampfmischungen geschieht es sogar sehr oft, daß man Chloroform allein mit Sauerstoff gemischt verwendet, ebenso Aether sulfur. allein mit diesem. Daß diese Verhältnisse nicht einheitliche Bilder der Wirkungsweise der Mischungen auf den Organismus zu entwerfen gestatten, ist leicht erklärlich. Wenn man diese Arten der Mischnarkosen als Dampfgemische bezeichnet, so ist dies weniger zutreffend für alle die jetzt unter diese Rubrik zu rechnenden Narkosen, denn man kann den Sauerstoff schwerlich als Dampf betrachten, obwohl dies in einer gewissen Hinsicht richtig sein könnte, denn der Sauerstoff stellt unter anderen Verhältnissen eben auch eine Flüssigkeit dar, doch wir betrachten ihn nun einmal als ein Gas, und man würde auch nicht fehlgehen, wenn man die Chloroformdämpfe als Gas ansehen würde, und diese Narkosen als Gasmischnarkosen bezeichnen würde. Nun, es ist dieser Vorschlag nur deshalb gestellt, weil er meiner Ansicht nach berechtigter ist, weil ja die gemischten Narkotika in toto Gase darstellen, weil eben Gas der weitere Begriff ist als Dampf. Dampf erinnert an das eben aus dem flüssigen in den gasförmigen Zustand übergegangene Narkotikum, und da diese Dämpfe Gase darstellen und mit anderen Gasen gemischt werden, so ist es wohl ein logischerer Ausdruck, Gasmischnarkose zu sagen, als Dampfgemischnarkose, oder Narkose mit Gasmischungen oder Gasgemischen entgegen Narkose mit Dampfgemischen. Unter Dampfgemische wären streng genommen nur die Chloroform-Ätherdampfgemische etc. zu rechnen, während die Sauerstoffgemische nicht dahin gehören dürften, da man den Sauerstoff nicht immer als Dampf verwendet, denn derselbe ist oft als Gas im Gasometer vorhanden, und selbst wenn man komprimierten Sauerstoff verwendet, so ist man mehr gewöhnt denselben als Gas zu betrachten, da er eben unter den bei uns üblichen Verhältnissen gasförmig ist und nur erst durch unsere Kunst flüssig gemacht wird. Es soll daher hier von Narkosen mit Gasgemischen gesprochen werden.

Diese Methode der Gasgemische ist von Ellis angegeben, und ist dann weiter ausgebaut worden von Tyrell, Braun, Kionka, Geppert, Roth, u. a. m. Die Methoden der Gasgemischnarkosen hängen eng zusammen mit den Apparaten, denn man wird leicht einsehen, daß nur durch den betreffenden Apparat die jeweilige Verwendung mehrerer Gase möglich wird. Wenn man bei der Verwendung der Gasgemische einen Vorteil für die Narkose erwarten kann, so hat man diese einzig in der genauen Dosierung der einzelnen zur Mischung verwendeten Narkotika zu finden. Es besteht aber kein Zweifel, daß man mit der genau berechneten Konzentration der Dämpfe einen günstigeren Einfluß auf die Vorgänge im Organismus erwarten kann, denn bei der Mischung der Gase wird man vielleicht die schwere, deprimierende Wirkung des Chloroforms auf das Herz durch Aether sulfuricus mildern können, um ein Beispiel anzuführen, welches sehr oft in der Praxis gerade gefunden wird. Wenn man nun die Einwirkung dieser Gasgemische auf den Organismus näher studieren will, so muß man die Narkose und deren Wirkungen mit jeder einzelnen Mischung betrachten, und es soll deshalb nunmehr jede einzelne Art der Narkosen mit Gasgemischen erörtert werden.

§ 57. Die erste Mischung, welche hier betrachtet werden soll, stellt diejenige, in welcher **Chloroform + Aether sulfur.** zusammen Verwendung finden, dar. Im Anschluß an die Beobachtungen von Ellis haben sich noch andere Forscher mit der Lösung des Problemes der Mischung der Chloroform-Ätherdämpfe beschäftigt, und man konstruierte zu diesem Zwecke Apparate, welche eine genaue in jedem Moment veränderbare Dosierung jedes dieser Gase ermöglichten, so daß man also je nach dem jeweiligen Bedürfnis mehr Chloroform oder Äther oder beide in gleichen Mengen etc. verabreichen konnte (Kionka, Bert, Geppert etc.). Man glaubte durch Verwendung genau dosierter Gasgemische dem Narkotiseur die Verantwortlichkeit verringern, die Aufmerksamkeit auf den Kranken bedeutend ersparen und somit die Narkose mehr zu einem mechanischen Vorgang gestalten zu können. Allein es zeigte sich sehr bald, daß dies ein gewaltiger Irrtum war, und daß vielmehr stets die individuell so außerordentlich wechselnde Reaktion des Organismus gegen das Narkotikum das einzige Kriterium sei, welches dem Narkotiseur den jeweiligen Stand der Narkose angeben und ihm sagen konnte, wann er die Dosierung vergrößern oder verringern sollte. Es ist daher der bestdosierende Apparat in der Praxis nicht imstande, den Arzt von aller Verantwortung und peinlichem Beachten aller Funktionen im Organismus des Kranken zu entbinden, und dieselben können nie die einfachen Tropfnarkosen übertreffen.

Wenn man dem Kranken die beiden Narkotika Chloroform und Äther in Dämpfen oder gasförmigem Zustande gemischt verabreicht, so hat man eine Einwirkung auf den Organismus während dieser Narkose zu vermuten, die eine gewisse Ähnlichkeit mit dem Bilde der reinen Narkosen hat. Führt man dem Organismus ein Gasgemisch von mehr Chloroform als Aether sulfur. zu, so kann das Bild der Veränderungen in den inneren Organen dem der reinen Chloroformnarkose ähneln, und hat man eine Inhalation von hauptsächlich Ätherdämpfen, so ist das Bild dem nach reinen Äthernarkosen ähnlich. Die Wirkung der Mischnarkose mit den beiden Gasen ist in physiologischer Hinsicht in gewissem Sinne eine bessere als bei den reinen Narkosen. Man beobachtete im allgemeinen bei diesen Mischnarkosen natürlich hinsichtlich der Narkose, den Reflexen etc. dasselbe Bild, wie bei der reinen Narkose, nur zeigt sich hier ein schnellerer Eintritt der Toleranz, ein geringeres Exzitationsstadium, und ein selteneres Auftreten von Erbrechen während und nach der Narkose, auch der Narkosenkater ist weniger stark, und das Erwachen tritt sehr bald ein, (Braun). So sah Braun bei seinen Chloroform-Äthernarkosen, wie sie weiter unten noch beschrieben werden, die Toleranz meist nach 6—8 Minuten auftreten, beobachtete nur sehr selten Störungen der Herz- und Atemtätigkeit, Erbrechen bei nur $^1/_5$ der Kranken und fand, daß je kürzer die Mischnarkose ist, um so geringer die Nachwirkungen sind, so daß bei nur wenige Minuten Toleranz verlangenden Operationen nach der Narkose gar kein Übelbefinden bestand, und die Kranken sofort weggehen konnten. Dabei ist der Verbrauch des Narkotikums ein sehr geringer, denn auch bei diesen Mischungen zeigt sich, daß die narkotische Kraft wenn auch nicht doppelt so groß — denn das ist unmöglich — so doch bedeutend vermehrt ist. Die Salivation ist natürlich vermehrt, wenn sie auch nicht sehr stark ist. Ich habe auch bei meinen vielen Versuchen eine sehr gute Einwirkung der

Mischungen der Gase feststellen können, und es ist dem Arzte in dieser Narkose eine Methode gegeben, welche ihm für jeden Fall eine Narkose ermöglichen läßt, ausgenommen da, wo überhaupt jede Narkose kontraindiziert ist. Es besteht gar kein Zweifel, daß bei diesen Mischungen die Herztätigkeit bedeutend gebessert werden kann, wenn einmal das Chloroform stark depressiv wirkt. Durch den Äther kann man das Herz erregen. Der aufmerksame Narkotiseur gibt dem Kranken je nach dem Zustande mehr Äther oder Chloroform und es ist diese Methode die denkbar vollkommenste, wo man je nach dem momentanen Zustande die Konzentration der Gemische ändern kann. Darin liegt der Vorteil gegenüber den Mischungen der Narkotika selbst. Man spart Narkotikum und somit Gift für den Organismus und erreicht dennoch eine tiefe für alle Operationen gut brauchbare Narkose. Man kann fast alle Menschen mit diesen Gemischen tief narkotisieren mit Ausnahme hochgradiger Alkoholisten, denen man Morphin voraus verabreichen muß. Sonst ist bei allen Personen ein günstiger Einfluß der Narkose zu sehen. Bei richtiger Technik wird die Narkose ohne wesentliche Exzitation verlaufen, natürlich ist dies wechselnd, wie bei allen Narkosen.

Was nun die pathologischen Wirkungen anlangt, so darf man natürlich nicht in einem zu optimistischen Glauben an die Gefahrlosigkeit schweben. Die Mischnarkose bietet natürlich bei den Gemischen aus Chloroform und Aether sulf. die Gefahren beider Narkotika. Wenn man Tiere sehr lange betäubt mit einer Mischung von drei Teilen Chloroformdampf auf einen Teil Ätherdampf, so zeigt das Tier die Einwirkungen der reinen Chloroformnarkose in Gehirn, Herz, Leber, Nieren, aber in den Lungen eine stärkere Veränderung, die auf die Ätherbeimengungen zu beziehen ist, denn man findet beginnende Pneumonien. Gibt man drei Äther auf ein Chloroform, so hat man das Bild der reinen Äthernarkose ev. mit einer vermehrten Fettmetamorphose im Herzen. Man ersieht also, daß bei Vorwiegen des einen Narkotikums hauptsächlich das Bild der Einwirkung dieses Narkotikums zu finden ist, mit geringer Andeutung der Hauptwirkung des anderen. Gibt man dem Tiere beide Gase zu gleichen Teilen, so findet man sehr schwere Veränderungen in den Organen; neben der starken Fettmetamorphose wie bei Chloroform allein findet sich noch die Ätherwirkung, so daß in Lunge, Nieren und Leber stärkere Veränderungen zu finden sind, als nach reinen Narkosen. Man hat in diesen Fällen ungefähr die Summe der üblen Wirkungen beider Narkotika, wobei aber das Bild der Wirkungen jedes einzelnen Narkotikums nicht dem Bilde nach reinen Narkosen gleicher Länge wie die Dauer der Mischnarkose, sondern der halben Dauer entspricht. Hat man z. B. ein Tier zwei Stunden mit der Mischung betäubt, so entspricht das Bild der Chloroformveränderungen ungefähr einer Chloroformnarkose von einer Stunde Dauer, ebenso die Ätherwirkung; natürlich kann man das nur annähernd schätzen. Dieses Ergebnis habe ich aus einer Reihe von Versuchen mit Narkosen mit Mischungen an Tieren gewonnen, und es ist daher immerhin ein gewisser Vorteil in den Mischnarkosen der Gasgemische gelegen, denn wenn auch bei der ungeschicktesten Ausführung der Narkose, wobei gar nicht eine Beachtung der Verhältnisse, Wirkungen und Veränderungen im Organismus des Kranken stattfindet, sondern ohne jede Änderung der Konzentration dem betreffenden Kranken das Gemisch zu gleichen Teilen verabreicht wird, die pathologisch anatomischen Bilder der Veränderungen hochgradige sind, so ist doch eine gewisse günstigere Einwirkung nicht zu verkennen, welche eben darin besteht daß durch die Summe der Narkotikadämpfe auch die narkotische Kraft vermehrt wird. Die Veränderungen in den inneren Organen bestehen natürlich je nach den verwendeten Mischungen entweder in starker Fettmetamorphose oder hochgradigen Pneumonien und Bronchitiden. Die Bilder der Fettmetamorphose sind dieselben, wie sie beim Chloroform, die der Lungenleiden, wie sie beim Aether sulfur. geschildert worden sind. Natürlich treten große Veränderungen durch die verschiedenen Mischungen und die Veränderungen während der Narkose auf.

Was nun die Narkose mit den Gasgemischen im Verhältnis zur Herzaktion anlangt, so kann man auch hier nur annähernd ein Bild entwerfen. Bei vorwiegend Chloroforminhalationen wird das Herz schwer beeinflußt werden, die Reflexsynkope im Anfang der Narkose ist nicht sicher auszuschließen und bei langer Dauer wird auch die Gefahr der Synkope und Fettmetamorphose mit protrahiertem Chloroformtod möglich sein. Der Blutdruck wird stark sinken, Remissionen sich zeigen und der Druck unter die Normalblutdruckhöhe fallen. Wenn man aber Äther in wirksamen Mengen beigibt, so kann man das Sinken des Blutdruckes vollkommen verhindern. und gerade darin besteht ein großer Vorteil der Gemischnarkose. In der Narkosenpraxis kann man dies leicht nachweisen. Wenn man im Anfang einer Narkose vorwiegend Chloroform mit nur ganz geringen Spuren Äther gibt, kann man bald ein Sinken des Blutdruckes gewahren. auch der Puls wird kleiner. Sobald man jetzt mehr Aether sulf. verabreicht, so steigt der Blutdruck sofort wieder über die Normalblutdruckhöhe und bleibt über derselben, sofern man nicht den Äther sofort wieder wegläßt (Verf.), man merkt auch am Puls sofort ein kräftigeres Schlagen desselben, und man wird bei jedem drohenden Kollaps mehr Äther geben als vorher, dadurch den Puls bessern und ernste Kollapse verhüten. Anders steht es aber in Fällen, wo viel Aether sulfur. und wenig Chloroform, oder beide Gase in gleichen Mengen verabreicht werden, und doch Kollapszustände eintreten. In diesen Fällen nützt ein neues Zufügen von Äther gar nichts, sondern verschlimmert nur die Verhältnisse. Der Äther wirkt ja, wie oben erörtert wurde, herzanregend, aber auch bei langer Narkose im Sinne des Chloroforms auf den Herzmuskel, indem er daselbst, zwar schwächer als Chloroform, aber viel Fettmetamorphose erzeugt. Deshalb ereignen sich auch in der Äthernarkose manchmal Kollapse. Wenn Chloroform zugleich wirkt, so kann Äther die fettmetamorphotische Wirkung verstärken und das Chloroform sogar unterstützen, so daß man dann ernste Kollapse antrifft, welche nur durch Fortlassen der Narkose gebessert werden können. Es muß eben immer das Herz beachtet werden und man kann ja durch die Anpassung der Konzentrationen der Mischung der Gase viel für die günstige Wirkung auf das Herz tun, denn wenn man z. B. Verdacht auf Herzschwächezustände hat, so wird man für die Narkose mehr Äther als Chloroformgas verwenden.

Auf die Lungen wirkt die Mischnarkose in gewisser Hinsicht nicht viel günstiger, als die reine Äthernarkose. In den meisten Fällen, wenn nicht ganz wenig Äther verwendet wird, muß man mit stark vermehrter Salivation rechnen, und es bestehen alle Gefahren der Äthernarkosen. Aber auch hier läßt sich durch eine vorsichtige Narkose viel verhüten, und man hat die Lungenleiden nach den Mischnarkosen auch nicht häufiger gefunden. Schon das Chloroform bewirkt ja eine vermehrte Schleimsekretion, die nun durch beide Narkotika natürlich vermehrt wird. Auch die Schädigung der Lungenepithelien findet sich stets nach Mischnarkosen sehr ausgeprägt. Die Lungen stehen natürlich in großer Gefahr, und deshalb muß genau beobachtet werden.

Bei all diesen pathologischen Einwirkungen der Mischnarkose ist es von ungeheurem Wert, daß die narkotische Kraft durch beide Narkotika vermehrt wird, und man hat darin einen großen Vorzug zu sehen, daß man nur viel weniger Narkotikagase braucht für eine Mischnarkose mit Chloroform und Aether sulfur., als für die gleich langen Narkosen mit nur einem Narkotikum. Der Äther ist von beiden Narkotika der schwächer wirkende Körper, und derselbe ist daher auch mit seinen pathologischen Wirkungen auf den Organismus mit Ausnahme auf die Lungen weniger gefährlich als Chloroform. B r a u n schreibt zwar, man soll den Äther als Grundlage für die Mischnarkose, und Chloroform nur zur Verstärkung verwenden, weil der Äther keine Fettmetamorphose erzeuge. Darin geht nun aber B r a u n fehl, denn Aether sulfur. bewirkt, wie ich nachgewiesen habe. ebenso Fettmetamorphose in Gehirn, Herz, Leber und Nieren etc., wie Chloroform, nur in viel geringerem Maße. Wenn aber der Grund, den B r a u n anführt, n i c h t völlig richtig ist, so hat doch sein Rat sehr viel Gutes. Für die meisten Fälle wird es angebracht sein, wenn man bei der Mischnarkose mit diesen beiden Dämpfen den Äther als Hauptnarkotikum wählt, und die Chloroformgase nur in den Mengen beigibt, welche nötig sind, um die Wirkung des Äthers zu erhöhen. Dies gilt für alle Fälle, für welche eine Äthernarkose an sich erlaubt wäre. Allein, man muß in gewissen Fällen, wo man die Ätherwirkung auf die Lungen zu fürchten hat, anders verfahren. In allen jenen Fällen wird man das Chloroform zur Grundlage der Narkose machen und Aether sulfur. nur in Mengen beigeben, welche genügen, um die narkotische Kraft zu erhöhen und die Herztätigkeit anzuregen, ohne wesentlich Schädlich auf die Lungen zu wirken. Man wird im praktischen Leben manchen Kranken treffen, der so sehr vorteilhaft narkotisiert werden kann. Man wird in schweren Fällen z. B. die Narkose mit Äther beginnen und so viel Chloroform beigeben, bis Toleranz erreicht ist, während man nun mit fast reinen Ätherdämpfen die Narkose lange unterhalten kann, ohne wesentlich oder überhaupt Chloroform beizugeben, im anderen Falle hingegen wird man mit Chloroform und wenig Äther beginnen, und den Äther nur in ganz geringen Mengen nebenbei geben, so daß ein übler Einfluß auf die Lungen nicht wird ausgeübt werden können. Es ist nun allerdings Tatsache, daß man in den meisten Fällen mit den Narkosen ersterer Art auskommt, und nur selten zu letzteren zu greifen gezwungen ist.

Der Einfluß der Gasmischnarkose auf die inneren Organe ist nun zwar nicht ein besserer als der der reinen Chloroform- oder Äthernarkose, wenn man die Gemische nur als Gemische verabreicht ohne sie zu wechseln, denn nur dadurch kann man die pathologischen Veränderungen der verschieden konzentrierten Gemische erforschen. Experimente aber, an Tieren mit den genau funktionierenden Apparaten ausgeführt, wobei man je nach den Verhältnissen das eine Narkotikum nur gering verabreichte und beimengte, jedenfalls nur nach Bedarf, haben ergeben, daß die Fettmetamorphose in den inneren

Organen sehr gering war. Es ist natürlich möglich, die Veränderungen hervorzurufen, doch ich habe beobachtet, daß die Narkose viel längere Zeit ausgeführt werden kann, als die entsprechende Äther- oder Chloroformnarkose, ehe ich die Fettmetamorphose in dem Grade erzeugen konnte, wie nach reiner Narkose; das zeigt deutlich den Vorteil der Mischnarkose, denn die Mischung der Gase erhöht die narkotische Kraft und läßt dadurch weniger Narkotikummenge verbrauchen, wodurch die Veränderungen in den Organen natürlich schwächer und geringer werden. Eine vorsichtig geleitete Chloroformäthernarkose mit dem Chloroform als Grundlage ließ sich 3 Stunden lang ausdehnen, ehe die Fettmetamorphose so stark in den inneren parenchymatösen Organen war, als nach einer zwei Stunden langen Narkose nur mit Chloroform. Nach einer 2 Stunden langen Narkose mit reinem Aether sulfur. fand sich Fettmetamorphose und Schleimansammlung mit beginnender Pneumonie in der Lunge in demselben Maße, wie nach zwei Äther-Chloroformmischnarkosen von je 1 bis 2 Stunden Dauer und innerhalb 12 Stunden Zeit wiederholt. Man ersieht also, daß die Narkose, welche mit Äther als Grundlage ausgeführt, durch Chloroform verstärkt, viel bessere Resultate liefert, als die, welche Chloroform zur Grundlage hat. Allerdings besteht die Gefahr der Pneumonie, und deshalb kann diese Narkose nicht bei allen Kranken verwendet werden.

Wenn man nun also diese Verhältnisse beachtet, so muß man allerdings einen gewissen Vorzug dieser Art der Mischnarkose zuerkennen, doch derselbe darf auch nicht überschätzt werden, denn all die günstigen Erfahrungen, wie sie Braun an seinen 250 Fällen beschrieben hat, wie sie von anderen beobachtet sind, und wie ich sie ebenfalls gefunden habe, können nur erlangt werden, wenn man den Kranken während der Narkose sehr genau beobachtet, und wenn man einen guten Apparat zur Narkose verwendet. Die genaue sachverständige durch große Übung erlangte Beobachtung ist erstes Erfordernis für diese Mischnarkose, denn bei derselben muß genau individualisiert und beobachtet werden, sonst wird der Vorteil ein illusorischer. Dieser Umstand ist aber wiederum ein Grund, weshalb diese Narkose nie Gemeingut der praktischen Ärzte werden kann so lange jedenfalls, wie der praktische Arzt noch die Narkosen im entlegenen Orte der Hebamme etc. übergeben muß, und vielleicht selbst nicht die nötige Übung für die Mischnarkose besitzen kann. Es ist kein Zweifel, daß ein Laie die Narkose nicht ausführen, und der Arzt sie nicht von der Operation aus kommandieren kann, so wie es jetzt oft in praxi geschieht, wo der Arzt die Narkose beginnt und dann von einer Person weiter leiten läßt, indem er dieselbe instruiert, wann und wieviel Äther nachgetropft werden soll. Das ist aber ein Nachteil dieser Methode, den man bisher noch nicht hat entfernen können. Die Mischnarkose will von kundiger Hand ausgeführt sein, und solange man eben noch in unseren jetzigen Verhältnissen lebt, wo der Landarzt nicht immer einen Kollegen zur Narkose herbeiziehen kann, wo auch die meisten Ärzte noch wenig die Mischnarkose ausgeführt haben, solange wird dieselbe schwer in der allgemeinen Praxis Eingang finden. Es geht das noch eher in der Stadt, doch auf dem Land ist der Arzt meist auf sich selbst angewiesen. Dieser Umstand ist nicht ohne Bedeutung und verschließt manche Gebiete der Mischnarkose.

Die Eliminierung der Gase geschieht wie bei allen Narkosen dieser Art durch die Lungen, Nieren, Magensaft und Schweißdrüsen. Es eignen sich für diese Mischnarkose, wie aus obigem hervorgeht, alle Personen mit Krankheiten außer denen, die an sich jede Narkose verbieten. Man hat aber genau den Kranken vorher zu untersuchen, wie Herz und Lungen, das Gefäßsystem, Leber, Nieren etc. beschaffen sind, denn danach hat man die Mischung einzurichten. Der große Wert liegt eben darin, daß man die Mischung den Verhältnissen des einzelnen Kranken in jeder Minute resp. Sekunde anpassen kann, ferner in dem geringen Verbrauch von Narkotikum und den verhältnismäßig geringen Neben- und Nachwirkungen.

Betrachtet man nun die Statistik dieser Narkose, so muß man allerdings sagen, daß die Fälle noch sehr gering an Zahl sind, die bisher mit dieser Narkose ausgeführt wurden. Poppert hat schlechte Resultate gefunden, von 812 Narkosen von 1 Chloroform- sowie 5 Äthergemischen hat er 45mal Störungen allerlei Art gesehen, sowie 5 Pneumonien mit tödlichem Ausgang. Deshalb begegnet nach diesen Resultaten Poppert auch den Braunschen Mischnarkosen mit Mißtrauen. Bei 2500 Narkosen mit dem Geppertschen Apparat hat Poppert viel bessere Resultate gesehen, sie verliefen ohne jeden Nachteil und ohne schlechte Wirkungen. Auch Treiber rühmt diese Gemische der Gase für Narkosen. Adams rühmt ebenfalls die Chloroform-Äthernarkose und hat bei 300 Fällen keine Nachteile und Unfälle gesehen. Gurlt stellte für die gemischte Chloroform-Äthernarkose eine Mortalität von 1:7613 auf, allerdings sind das nicht alle diese Narkosen gewesen, sondern es sind auch Mischungen der beiden Narkotika selbst dabei verwandt worden.

Weber hat 300 Narkosen mit den Braunschen Gemischen ausgeführt und beobachtete einige Herzkomplikationen und auch einige Asphyxien, die aber erfolgreich bekämpft werden konnten, ferner 2 Bronchitiden und 1 Pneumonie post operationem, ist aber mit den Narkosen sehr zufrieden, ein Todesfall trat nicht auf. Kuhn hat 200 Narkosen dieser Art ohne Störungen, Krönig 1000 Braunsche Narkosen, die sich aber, alle an Frauen ausgeführt, gut bewährten, Berndt hat 150 Narkosen mit gesteigerter Schleimsekretion ausgeführt, doch fast keine üblen Nebenwirkungen beobachtet.

Aus diesen Angaben ersieht man trotz der verhältnismäßig geringen Zahlen, daß die Narkosen einen günstigen Einfluß ausüben und gute Resultate liefern; ob sie in allen Fällen einen Vorzug vor den reinen Chloroform- oder Äthernarkosen haben, muß man noch dahingestellt sein lassen, die weiteren Beobachtungen werden ergeben, wie die Verhältnisse der Todesfälle bei denselben sind. Bis jetzt hat man meist sehr gute Resultate gefunden, und die Narkosen werden in vielen Fällen einen Vorzug vor den einfachen Narkosen bedeuten.

Die Technik der Mischnarkosen von Äther- und Chloroformgasen ist eng mit dem Apparat verknüpft, und die einzelnen Methoden unterscheiden sich nur durch die verschiedenen Apparate. Es bestehen natürlich für die Mischnarkose ebenso wie für alle anderen Inhalationsnarkosen dieselben Vorschriften hinsichtlich der Vorbereitungen des Kranken und der Lagerung während der Narkose, sowie der Nachbehandlung nach derselben. Dies ist früher des genaueren erörtert worden und kann hier übergangen werden, indem ich nur darauf verweise.

Die Ausführung der Mischnarkose ist ebensogut für kurze Operationen, wie für lange geeignet. Die Beobachtung des Kranken ist, wie schon gesagt, die Hauptsache, man kontrolliert die Narkotikumwirkung an dem Verhalten der Augenreflexe, vor allem der Pupillen, welche genau dieselben Verhältnisse zeigen, wie oben beschrieben, und die man am besten immer so zu finden hat, wie das Straßmannsche Phänomen es andeutet. Wenn die Narkose immer in diesem Stadium erhalten wird, daß das Straßmannsche Phänomen positiv ausfällt, so hat man die günstigste Narkose vor sich, die am wenigsten Gefahren verursacht. Auch diese Narkose durch Gasgemische zeigt die bekannten vier Stadien. Es braucht hier nichts mehr erwähnt zu werden, die Angaben über die Narkose im allgemeinen Teil dieses Buches bestehen hier ebenfalls zu Recht. Ich wende mich also sofort zu den einzelnen Apparaten und Methoden, mit denen man die Äther- Chloroformmischnarkose ausführt.

Nach dem oben beschriebenen Apparat von Ellis haben vor allen Paul Bert, Kionka und Geppert weitergearbeitet, um das Problem der exakten Dosierung zu lösen, und es entstanden die verschiedensten Apparate. Bert hat einen Apparat konstruiert, der aber, sehr kompliziert, sich für Narkosen in Praxis wenig eignete. Die Apparate von Kionka ermöglichen eine exakte Dosierung und recht gute Narkose. Doch diese Apparate sind für die allgemeine Praxis gar nicht und nur für wissenschaftliche Untersuchungen brauchbar. Das Nähere über dieselben ist im allgemeinen Teil Seite 196 ff. gesagt worden, und es finden sich beide Apparate daselbst in Figur 41 und 42 dieses Buches abgebildet. Ich verweise auf diese Kapitel, und erwähne diese Apparate hier nur flüchtig, weil dieselben jetzt nur noch historischen Wert haben und nur für wissenschaftliche Experimente, allerdings für diese sehr gut brauchbar sind. Für die Praxis sind sie nicht konstruiert.

Ein anderer Apparat ist der von Geppert, welcher eine sehr gute Narkose ermöglicht aber, sehr voluminös gebaut, ebenfalls nur für Hospitaltätigkeit in Betracht kommt und daselbst sowohl für Experimente, wie für Narkosen an Kranken gebraucht werden kann. Wie oben mitgeteilt, sind über 1000 Narkosen mit diesem Apparat zur vollsten Zufriedenheit ausgeführt worden. Der Apparat ist auf Seite 200 ff. genau beschrieben und in Figur 43—45 abgebildet. Allerdings hat derselbe neben den großen Vorzügen auch ganz enorme Nachteile, welche vor allen Dingen darin bestehen, daß er zu groß und kompliziert ist, als daß er in der Praxis eingeführt und verwendet werden könnte. Der Geppertsche Apparat ist nur für Krankenhäuser brauchbar und auch da nicht für alle Fälle, denn er kann nicht von einem Zimmer in das andere transportiert werden, sondern man kann höchstens eine Leitung mit Gummirohr vom Apparat in ein benachbartes Zimmer legen, doch für größere Entfernungen ist dies unmöglich. Dieser Umstand ist ebenfalls sehr wichtig, denn man wird sehr oft auch in einem großen Krankenhaus die Narkose nicht immer im Operationssaal ausführen wollen, sondern einen Kranken bisweilen auch in einer vom Operationssaal weit entfernten Baracke oder einem Krankenzimmer im dritten Stock narkotisieren wollen, während das Operations- resp. Narkosenzimmer im Parterre z. B. gelegen ist. Wenn nun schon für große Krankenhäuser Schwierigkeiten in der Verwendung des Geppertschen Apparates bestehen, so wird er für kleinere Hospitale und die Praxis in Stadt und Land gar nicht brauchbar sein. Da der Apparat aber wissenschaftlichen Wert besitzt, indem er eine vorzügliche Narkose, in jeder Hinsicht gut dosierte Gemische, die stets verwandelbar sind, liefert, so habe ich ihn im allgemeinen Teil dieses

Buches genau beschrieben, während ich ihn hier, wo ich hauptsächlich Methoden etc. für die Praxis nennen will, übergehen kann.

Eine der wichtigsten Methoden der Chloroform-Äthergasnarkosen ist die von Braun angegebene, und dieselbe stellt eine Narkose dar, die sowohl für die Praxis wie für die wissenschaftliche Tätigkeit gleich wertvoll ist.

Ehe ich aber auf den Apparat von Braun näher eingehe, muß der Vorläufer von demselben erwähnt werden, welcher in dem Apparat von Tyrell besteht. Der Gedanke, die Mischnarkose durch Mischung der Gase zu erzeugen, ließ Tyrell dazu gelangen, zwei Junkersche Apparate zu verwenden, in denen Aether in dem einen, Chloroform im anderen sich befand und durch den durch die Apparate getriebenen Luftstrom verdampft wurde. Das Gebläse teilte sich wie man aus Fig. 152a ersieht, in zwei Rohre, die nach jedem Junkerschen Apparat liefen.

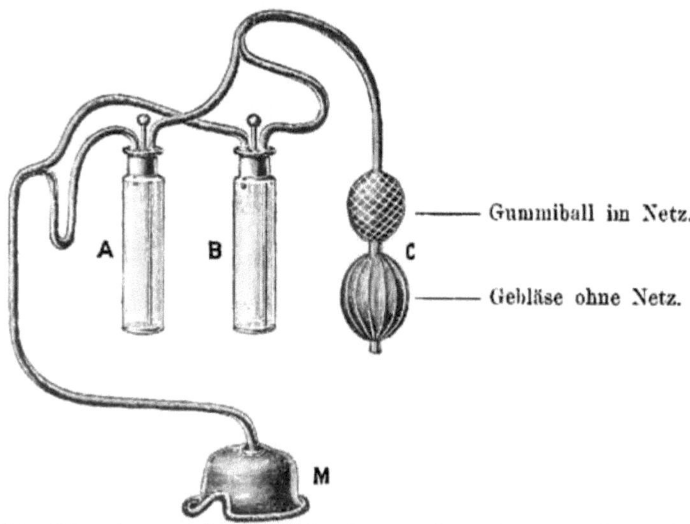

Fig. 152,a. Apparat für die Chloroform-Aethernarkose von Tyrell.
A = Chloroformglas, B = Aetherglas, C = Gebläse, M = Maske.

Die von den beiden Apparaten laufenden Gummirohre vereinigten sich in einem Rohr, welches nun Aether-Chloroformdampf gemischt in die Maske führte. Es waren nun vor der Vereinigung der beiden Rohre Hähne angebracht, so daß man je nach Bedarf die Gase von einem Apparat ausschalten kann. So konnte man mit diesem Apparat eine Mischung von in gleichen Teilen gemischten Gasen verabreichen, oder nur eines allein. Man ersieht, daß mit diesem Apparat aber nicht eine wechselnde Konzentration der Dämpfe, so daß man bald 1 : 2, 1 : 3, 1 4 oder 4 : 1, 3 : 1, 2 : 1 der Gase verwendet, erzielt werden konnte, so feine Variationen waren nicht möglich, aber man wünschte dieselben doch sehr und so versuchte Braun das Problem zu lösen.

Der Apparat von Braun wurde 1898 konstruiert und ermöglicht eine wechselnde, je nach den obwaltenden Verhältnissen veränderte Konzentration der Gasgemenge. Der erste Apparat ist der in Fig. 153 abgebildete, der folgendermaßen konstruiert ist.

„In einem aus Gips und Holz bestehenden und mit passenden Vertiefungen versehenen Klotz a stehen zwei weithalsige Flaschen, eine größere b, etwa 200 ccm fassend, eine kleinere c, etwa 100 ccm fassend. Beide sind mit

Kubikzentimeter-Maßeinteilung versehen, die eine bis 150, die andere bis 50 ccm. Jede der Flaschen ist mit einem doppeltdurchbohrten, luftdicht abschließenden Kork versehen. In jede reicht ein mit Hahn d und d_1 versehenes Glasrohr bis auf ihren Boden, ein zweites kurzes e und e_1 endet dicht unter dem Kork. Jedes der beiden Röhrenpaare wird mit einem gläsernen T-rohr f und g durch Gummischläuche verbunden, an f wird ein Doppelgebläse mit etwa 90 ccm Förderung befestigt, mit g eine geeignete Maske verbunden. Das Gefäß a wird mit 120—150 ccm Aether, das Gefäß c mit 30—40 ccm Chloroform gefüllt. Schickt man einen Luftstrom durch das Rohr f, so geht derselbe allein durch den Aether wenn der Hahn d_1 geschlossen ist — allein durch das Chloroform, wenn der Hahn d geschlossen ist — durch beide, wenn beide Hähne geöffnet sind, durch teilweises Schließen des einen oder anderen Hahnes lassen sich noch andere Variationen erzielen." (Braun.)

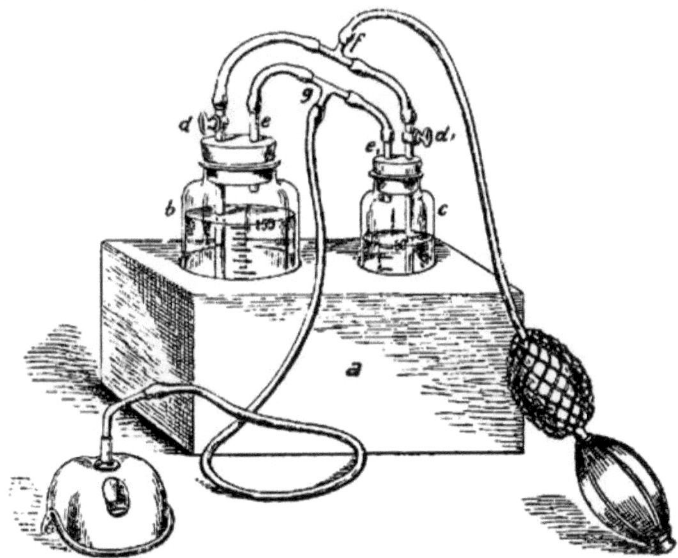

Fig. 153. Der erste Apparat von Braun.
a = Schutzgefäß, b = Aetherflasche, c = Chloroformflasche, e u. e_1 = abführende Rohre, d u. d_1 = zuführende Rohre, d = Hahn für Aether, d_1 = Hahn für Chloroform.

Dieser selbe Apparat ist in eine mehr handliche Form gebracht worden, wie man aus Fig. 154 ersicht.

Derselbe zeigt die Flaschen in einem Metallgefäß, so daß man den ganzen Apparat leicht transportieren und umhängen kann. Diese Metallhülle ist hier mit A bezeichnet und die Rohre, welche die Luft aus dem Gebläse in die Flaschen treiben, sind ebenfalls in eine Metallhülse D gebracht, an der man die beiden Hähne E und F sieht, welche sowohl die zuführenden wie abführenden Rohre verschließen und öffnen, so daß, wenn man beide Hähne geschlossen hat, Äther und Chloroform weder heraus noch ineinander überfließen können. Durch das Öffnen und Schließen, teilweise Öffnen der Hähne und jedes einzelnen, mehr oder weniger Öffnen derselben kann man ganz verschiedene Mischungen erreichen, je nach dem Bedarf. Dem Apparat ist eine Maske aus Metall mit einem Luftloch beigegeben. Dieselbe ist klein und niedrig, damit sie nicht die Ansammlung größerer Mengen konzentrierter narkotischer Dämpfe, welche ja erst durch die Atmungsluft des Kranken verdünnt werden müssen, herbeiführt. Es sollen durch die Maske die Dämpfe aus dem Apparat der Inspirationsluft beigefügt werden, weshalb man möglichst nur während der Inspiration das Gebläse in Tätigkeit versetzt, also rhythmisch, nicht konstanten Strom liefernd. Braun verwendet oft zu seinen Narkosen eine ganz offene Maske ähnlich der von Geppert, bei welcher das die Äther-Chloroformdämpfe zuleitende Rohr bis dicht vor die Nasenlöcher des Kranken verlängert ist. Der Gebrauch dieser Maske erfordert aber große Aufmerksamkeit, denn wenn der Gebläseball nicht ganz genau konform mit jeder Inspiration gedrückt wird, so kann man keine Narkose erhalten, oder der Kranke erwacht, wenn er schon narkotisiert war. Diese Maske ist deshalb nicht jedem Apparat beigegeben, sondern wird nur auf Wunsch des Bestellers geliefert. Man kann auch an Stelle der Maske ein Glasrohr mit rechtwinkliger Umbiegung verwenden, wie es in der Figur angedeutet ist, wenn man im Gesicht operiert und die Maske im Wege ist. Dann führt man das Rohr in den Mund des Kranken.

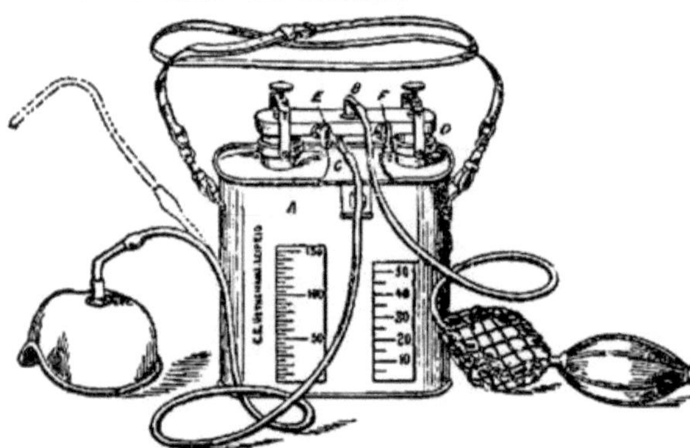

Fig. 154. Der zweite Apparat von Braun. A = Schutzgefäß aus Blech, B = zuführendes Rohr vom Gebläse kommend, C = abführendes Rohr zu der Maske, E = Hahn für Aether, F = Hahn für Chloroform.

Der Braunsche Apparat ist nun so konstruiert, daß er im Durchschnitt eine Mischung von ungefähr 1 Vol.-Prozent Chloroformdampf mit 4 Vol.-Proz. Aetherdampf gemischt liefert, wenn seine beiden Hähne geöffnet sind. Wenn man, wie es beim praktischen Gebrauch vorkommt, längere Zeit hindurch Aether sulfur. allein verdunstet und dann wieder das nicht abgekühlte Chloroform einschaltet, so steigt das Verhältnis der Chloroform- zu den Aetherdämpfen vorübergehend auf 1 : 2. Wenn man den vorschriftsmäßigen Gebläseball benutzt, welcher bei nicht besonders intensivem Komprimieren 90 ccm Luft durch den Apparat treibt, und denselben ferner bei jeder Inspiration einmal komprimiert, und man die Menge der Inspirationsluft auf 500 ccm annimmt, so kann man berechnen, daß die vom Kranken eingeatmete Luft im Anfang der Narkose etwa 6 Vol.-Proz. Aetherdampf und 1,7 Vol.-Proz. Chloroformdampf, später ungefähr halb soviel enthält. Ein erheblicher Teil der Dämpfe geht aber auch bei geschickteste Handhabung des Apparates verloren. (Braun.) Man ersieht also aus diesen Angaben, wie der Apparat arbeitet und daß derselbe recht gute annähernd genaue Dosierung bewirkt.

Man kann nun ja, wie schon oben bemerkt wurde, auch zuzeiten den einen Hahn schließen und nur ein Narkotikum verwenden, eine Methode, auf die ich später noch einmal zu sprechen komme.

Man muß nur bei dem Apparat beachten, nach jeder Narkose die Ätherflasche wieder mit Äther neu zu füllen, damit bei Beginn der neuen Narkose wieder 150 ccm Äther vorhanden sind, ebenso natürlich das Chloroform, wenn beträchtliche Mengen von demselben verbraucht worden sind. Es läßt sich mit diesem Apparat natürlich ebensogut eine Narkose mit dem Äther als Grundlage und geringen Chloroformbeigaben, als auch umgekehrt eine Narkose mit Chloroform als Grundlage und Äther als Hilfsnarkotikum verwenden, für die richtige Gasmischnarkose wird man aber immer Gemische finden, die allerdings mehr Chloroform oder Äther enthalten können je nach Wunsch und Bedürfnis.

§ 58. **Die Chloroform + Sauerstoffnarkose** ist die nächst wichtige Narkose neben der eben besprochenen, und dieselbe stellt einen großen Fortschritt in der Narkosenwissenschaft dar. Entgegen dem Versuch, durch Kombination der Narkotika mit der Kohlensäure eine schnellere Narkose zu erreichen, hat man den Sauerstoff mit den Narkotika kombiniert, indem man der Ansicht war, durch die Kombination der Chloroformnarkose mit Sauerstoff die üblen Nebenwirkungen der einfachen Chloroformnarkose zu beseitigen, da man annahm, ein großer Teil der schädlichen und gefährlichen Nebenwirkungen des Chloroforms rühre daher, daß im Organismus ein Sauerstoffmangel entstehe, und daß dadurch oft schwere Störungen der vitalen Vorgänge im Organismus bedingt würden. Man ging so gar soweit, daß man annahm, der Sauerstoff wirke als Gegenmittel des Chloroforms. Der erste, welcher diese Mischnarkose vorschlug und anführte, war Neudörffer in Wien und Kreutzmann in San Franzisko, doch war deren Verfahren ein sehr umständliches, obwohl ihre Resultate vorzügliche waren. Nachdem man technisch lernte den Sauerstoff in handliche Form zu bringen, war es Wohlgemuth, welcher bei uns die erste Chloroformsauerstoffnarkose ausführte. Derselbe begründete seine Applikation des Sauerstoffs auf die vorzüglichen Erfahrungen, welche Prochownik mit den Sauerstoffinhalationen nach Chloroformnarkosen machte. Derselbe ließ seinen Chloroformierten nach der Narkose Sauerstoff inhalieren und fand, daß die Gesichtsfarbe eine frischere, rosige wurde, der Glanz der Konjunktiven sich vermehrte, die Hornhautreflexe rasch zum Vorschein kamen, die Lippen und Schleimhäute eine rosarote Farbe annahmen, entgegen der turgeszenten Blaufärbung, daß der Puls kräftig wurde, die Atmung schneller und regelmäßig tiefer, und das Erbrechen sich ganz bedeutend verminderte. Diese Beobachtungen ließen Wohlgemuth zu der Überzeugung kommen, daß, wenn man den Kranken schon während der Chloroforminhalationen Sauerstoff verabreichte, die schwächenden Einflüsse des Chloroforms auf Herzaktion und Atemtätigkeit verhindert würden, und der Kranke kräftig und ohne Nachteile selbst lange Narkosen überstehen würde. Man hat nun diese Kombination des Sauerstoffs mit dem Chloroform vielfach verwendet und hat eine große Anzahl von Narkosen mit diesen Gemischen geleitet. Die Einwirkung dieser Narkose auf den menschlichen Organismus besteht in derselben Wirkung wie beim Chloroform beschrieben wurde; es ist das Chloroform das wirksame Narkotikum und seine Einwirkungen auf den Organismus werden alle ausgeübt, so daß man eine Narkose erhält mit all den verschiedenen Eigentümlichkeiten, wie sie dem Chloroform allein auch zukommen. Es brauchen also die Einflüsse des Chloroforms hier nicht wiederholt zu werden, denn es gilt das, was für die einfache Chloroformwirkung gilt, hier auch hinsichtlich der Entstehung und Art der Narkose, der Eliminierung des Chloroforms, der Wirkung auf das Zerebrum etc., und ich werde nur hier das anführen, was diese Narkose von der einfachen Chloroformnarkose unterscheidet und welche Wirkungen anders sind. Der Sauerstoff wirkt nach Roth, Wohlgemuth etc. als Autidot des Chloroforms. Wenn ich nun hier anführe, daß bei der Narkose von Anfang an Sauerstoff beigegeben wird, so tue ich dies vorwegnehmend der Technikabhandlung. Wenn man nun aber den Sauerstoff als Antidot des Chloroforms ansehen muß, so ist es eigentlich wunderbar, warum man denselben von Anfang an beigemischt gibt und nicht erst dann, wenn derselbe nötig wird, denn, er muß doch als Antidot von Anfang an die Wirkung des Chloroforms abschwächen. Auf diese Beziehungen weist n neuerer Zeit Rothfuchs hin, indem er nach seinen Erfahrungen angibt, daß der Eintritt der Toleranz durch den Sauerstoff verspätet, erschwert wird. Er gibt den sehr richtigen Rat, im Anfang nur Chloroform mit Luft gemengt zu verabreichen und erst nach Eintritt der Toleranz den Sauerstoff beizugeben. Dieser Rat ist nach meinen Erfahrungen vollkommen berechtigt doch schwer durchführbar. Der Vorzug der Sauerstoffchloroformnarkose liegt darin, daß eine genaue Dosierung der Gemische durch die Methode erreicht wird, daß Erbrechen seltener nach der Narkose auftritt, daß die Exzitation geringer ist, daß man seltener Herzschwächezustände und Apnoën beobachtet, und daß der Kranke schneller erwacht, selbst bei langen Narkosen.

Wenn man nun die physiologischen Einwirkungen der Sauerstoffchloroformgemenge auf den Organismus näher betrachtet, so hat man bei diesen Narkosen das zu nennen, daß die Kranken immer im Sauerstoffüberfluß sich befinden, es treten daher nie die Symptome des Sauerstoffmangels auf, so beobachtet man z. B. schon nach wenigen Minuten, nach den ersten Inhalationen, der Gasgemische, daß die Haut und sichtbaren Schleimhäute eine hellrote Farbe annehmen, so daß hochgradig anämische und matte Patienten eine gesunde, normal aussehende Farbe zeigen, und daß in einem Falle ein ziemlich starker Ikterus, der infolge Okklusion des Choledochus durch Steine bei einem Kranken bestand, durch die rote Farbe der Haut verdrängt und fast unsichtbar wurde. Die Einwirkung auf das Herz zeigt sich darin, daß der Puls voller, langsamer, kräftiger wird, eine Veränderung gegenüber dem Normalzustande des Herzschlages, die ungefähr so deutlich zu empfinden ist, wie die Veränderung des Pulses nach Digitalismedikation, aber in dem Moment, wo die Toleranz eintritt, sinkt der Blutdruck konstant, so daß die Zahl der Pulsschläge bis auf 60 gelangt. Man hat in manchen Fällen 56—41 Pulsschläge in der Minute während der tiefen Narkose beobachtet, (Wohlgemuth), und der Puls behält dann diese Frequenz während der Dauer der Toleranz und wird sofort wieder schneller und frequenter, sobald der Patient zu erwachen beginnt. Die Atemzüge sind während der Narkose ruhig, tief, gleichmäßig, ohne Schnarchen und Rasseln. Die Pupillen zeigen das Verhältnis, wie es im allgemeinen Teil erläutert ist. Die Narkose zeigt in den meisten Fällen kein Exzitationsstadium, nur bei starken Potatoren tritt solches natürlich ein. Bei Frauen, Kindern und abstinenten Männern findet man keine besondere Erregung. Freilich tritt die Narkose nicht so schnell ein, bei Frauen und Kindern innerhalb 3—7 Minuten, bei Männern innerhalb 12—15 Minuten. Rothfuchs bemerkt, daß das Exzitationsstadium bei allen schweren Alkoholisten erheblich länger dauert, so daß er solche Personen nicht mit dieser Methode betäubt. Während und nach der Narkose tritt Erbrechen bisweilen ein, doch man findet dasselbe erheblich seltener als nach reinen Narkosen. Auch die Reizerscheinungen von seiten des Organismus sind sehr gering. Es besteht eine geringe Vermehrung der Schleim- und Speichelsekretion, doch dieselbe ist nur wenig und gering. Im großen und ganzen macht die Narkose den Eindruck einer äußerst ruhigen Betäubung, Herz- und Atemfunktionen sind normal und kräftig und man glaubt, daß eine Synkope und Apnoë gar nicht auftreten könnten.

Diese hier angeführten Einwirkungen stellen sehr große Vorteile der Narkose dar, und man kann annehmen, daß diese Narkose eine der besten ist, die man bisher erfunden hat. Das Erwachen des Kranken geht verhältnismäßig schnell vor sich, denn innerhalb 5—10 Minuten erwacht derselbe und wird meist nicht oder nur sehr wenig durch Übelbefinden belästigt. Natürlich tritt nach sehr langen Narkosen eine mäßige Übelkeit auf, doch ist dieselbe sehr gering, so daß sie nach kurzen Inhalationen vollkommen fehlt. Infolge der Sauerstoffbeigabe wird die Narkose der üblen Wirkungen bis zu einem gewissen Grade beraubt, die Herzkraft wird erhalten, man spart Chloroform, ein sehr wichtiger Umstand, denn man kann leicht beobachten, daß man sehr lange Narkosen mit nur wenig ccm Chloroform ausführen kann, so daß also in den Organismus nur wenig Chloroform gelangt, wodurch auch die üblen Wirkungen geringer werden müssen. Dieses Sparen von Chloroform ist ein großer Vorteil, denn es kann dadurch die schädliche Wirkung des Chloroforms auf die inneren Organe bedeutend vermindert werden, wozu noch kommt, daß der Sauerstoff als Antidot wirkt und gerade die Erzeugung der Fettmetamorphose bis zu einem gewissen Grade verhindert.

Inwiefern die Chloroformsauerstoffnarkose üble Einwirkungen auf den Organismus zeigt, soll in dem Folgenden erörtert werden, denn wenn auch diese Narkose große Vorzüge vor der einfachen Chloroformnarkose hat, so besteht doch immer noch trotz der Sauerstoffzufuhr die Tatsache, daß der Organismus eine Intoxikation erleidet, welche schwere Organläsionen hervorrufen kann. Wenn man dies bedenkt, so wird man sich nicht wundern, daß auch Todesfälle infolge der Chloroformsauerstoffnarkose vorgekommen sind. Was nun die Einwirkung des Chloroforms auf die inneren parenchymatösen Organe anlangt, so habe ich früher genau das Bild der reinen Chloroformwirkung gezeichnet. Hier kann ich nun die Resultate meiner Untersuchungen über die Chloroformsauerstoffnarkose hinzufügen und ich kann allerdings im allgemeinen hier erklären, daß die Veränderungen bedeutend geringer sind als nach den reinen Narkosen. Während ich in meiner Arbeit über die Einwirkung der Narkotika auf die inneren parenchymatösen Organe bei einfachen und Mischnarkosen (Gemische der Narkotika selbst) nachgewiesen habe, daß die Narkosen mit den Gemischen keinen Vorzug vor den einfachen Narkosen besitzen, haben meine weiteren Untersuchungen über die Narkose mit Gasgemischen ergeben, daß in denselben viel günstigere Narkosen gegeben sind, denn wenn man die Organe von Tieren nach sehr langen oder häufigen Narkosen mit Gasgemischen untersucht, findet man die Fettmetamorphose viel geringer als bei den einfachen Narkosen. Das mit Sauerstoff gemischte Chloroformgas hat lange nicht die toxischen Einwirkungen auf Herz, Leber, Nieren, Gehirn und Lunge, wie das reine Chloroform. Die Fettmetamorphose, welche man nach solchen Narkosen in den Organen findet, ist zwar als solche deutlich, doch es fehlt derselben meist am Übergang in Nekrose und Zerfall der Zellen und auch an Größe der Fettmengen. Die Fettmetamorphose ist im allgemeinen viel geringer. Woran dies liegt, läßt sich nicht so ohne weiteres entscheiden. Ein Grund ist sicher der, daß man in der Chloroformsauerstoffnarkose nur sehr wenig Chloroform, die denkbar geringste Menge, welche unbedingt nötig ist zur Erzeugung der Narkose, verwendet, wodurch also eine viel geringere Menge Chloroform während der gleichen Dauer in den Organismus gelangt, als nach einfachen Narkosen. Dies ist ja natürlich. Ein anderer Grund ist in dem Mangel an einer Kohlensäureintoxikation gegeben, denn es wird bei diesen Narkosen das Blut stets mit genügend Sauerstoff versehen und es verschwindet der Überfluß an Kohlensäure im Blut, der bei den einfachen Narkosen oft eintritt. Die Kohlensäure wirkt als Narkotikum und begünstigt die Fettmetamorphose in ihrer Entstehung. Wenn nun Chloroform und Kohlensäure zusammen in hohen Mengen auf die inneren Organe einwirken, so muß natürlich mehr und stärkere Fettmetamorphose erzeugt werden, als in jenem Falle, wo die Kohlensäure überhaupt fehlt und Chloroform in viel geringeren Mengen in den Organismus überhaupt hineingebracht wird. Schon diese beiden Gründe können genügen, um den Umstand zu erklären, daß die Fettmetamorphose nach den Chloroformsauerstoffnarkosen geringer ist, als nach den einfachen Narkosen. mit Chloroform. Wenn man nun noch die Gegenwart des Sauerstoffes bedenkt, welcher entschieden auf die lebende Zelle in den Organen kräftigend und stärkend einwirkt, so hat man einen dritten Grund für die geringere Fettmetamorphose. Es ist entschieden, daß die Chloroformsauerstoffnarkose weniger schwere Fettmetamorphose in Herz, Nieren, Leber und Gehirn erzeugt, wenn auch die Gefahr derselben bei bestehender Disposition und auch bei gesunden Organen nicht geleugnet werden kann, so ist sie doch geringer als bei der reinen Chloroformnarkose. Man kann sehr lange Narkosen ohne Schaden des Kranken mit der Sauerstoffnarkose ausführen, und wenn man nach einer 1 Stunde langen Chloroformnarkose in Herz, Leber, Gehirn und Nieren Fettmetamorphose im Beginn schon fand, so ist solche nach einer einstündigen Sauerstoffchloroformnarkose nicht zu finden, sondern man findet dasselbe Bild erst nach 2—2$^1/_2$ stündiger Narkose. Dies zeigt also, daß ein Vorzug in dieser Art der Narkose gelegen ist. Was nun die Veränderungen in den inneren Organen nach öfteren, längeren Chloroformsauerstoffnarkosen anlangt, so sind dieselben ebenfalls nicht so hochgradige, wie nach reinen Chloroformnarkosen, doch sie sind natürlich mehr oder minder stark vorhanden, und wenn man einen Hund jeden Tag 2 Stunden lang mit diesem Gemisch narkotisiert und zwar 4 Tage bis 5 Tage hintereinander, so geht das Tier in der letzten Narkose oder bald nach derselben zugrunde, und man findet in den Organen das Bild wie beim protrahierten Chloroformtod, starke Fettmetamorphose in Herz, in Leber und Nieren, stellenweis in Nekrose übergehend, und ebenso im Cerebrum die bekannten Veränderungen in den Gefäßwandungen und Ganglienzellen. Allerdings ist auch hier zu bemerken, daß diese Veränderungen bei den reinen Chloroformnarkosen schon früher so stark auftreten. Man kann also wohl eine Besserung in der Chloroformwirkung sehen, doch aufgehoben wird diese Toxinwirkung nicht, dies beweisen die gelegentlich auch in der Sauerstoffchloroformnarkose auftretenden Todesfälle. Was nun die Lungen anlangt, so habe ich auch da die Wirkung geprüft und habe gefunden, daß eine bedeutende Besserung hier nicht vorhanden ist, wohl aber eine geringe. Die Schleimvermehrung ist beim Chloroform an sich nicht sehr stark, aber dieselbe kann durch die Sauerstoffbeimischung nicht aufgehoben werden. Man findet in der Lunge der narkotisierten Tiere, wobei natürlich durch die Lagerung derselben verhindert wurde, daß die Schleimmassen aus dem Rachen in den Kehlkopf und die Bronchien fließen konnten, eine geringe Menge von Schleim stets in den Alveolen, namentlich nach langen Narkosen. Es kommt eben auf die Dauer der Narkose an, wie groß die in den Alveolen sich anhäufenden Schleimmassen sind. Bei $1^1/_2$ bis 2stündigen Narkosen ist deutlich vermehrte Salivation sowohl im Maul und Rachen des Tieres als auch in den Lungenalveolen zu finden, man kann in den abhängigen Gebieten der Lunge herdweise Schleiminfiltrationen mäßiger Ausdehnung gewahren. In diesen Bezirken sind die Alveolen mit Schleim teilweise oder ganz erfüllt. Freilich sind keine Rundzelleninfiltrationen um die Herde zu finden, und die Herde sind auch nur klein und nicht zahlreich. Man kann sagen, daß die vermehrte Schleimabsonderung in den Bronchien nur gering, aber doch vorhanden und derart zu finden ist, daß in bestimmten Verhältnissen immerhin genau wie bei den einfachen Chloroformnarkosen Erkrankungen der Lungen resultieren und dadurch begünstigt werden können. Was nun die Veränderungen in den Epithelien der Luftwege anlangt, so waren dieselben in geringem Grade ebenfalls vorhanden, man findet auch nach langen Sauerstoffchloroformnarkosen in den Zellen des respiratorischen Epithels Fettmetamorphose, und zwar sowohl in den Zellen der Alveolen wie der Schleimhaut der Broncheoli und Bronchien. Es ist daraus also zu ersehen, daß die Epithelien des respiratorischen Epithels in ihren vitalen Funktionen gestört werden, daß sie hier und da Veränderungen erleiden, welche sie verhindern, ihre normalerweise ausgeführten Schutzmaßregeln vor Infektion der Lungen jetzt noch zu vollbringen, wobei die Gefahr entsteht, daß die Bakterien, welche in die Lungen und Bronchien gelangen, nicht getötet werden, sondern sich lebhaft weiter entwickeln können, und daß die schon in der Lunge vorhandenen Bakterien, wie die Tuberkelbazillen und die Bakterien der chronischen Bronchitiden, veranlaßt werden, in anderen Lungenpartien, welche bisher von ihnen verschont worden waren infolge der Widerstandskraft des respiratorischen Epithels, sich anzusiedeln und daselbst krankhafte Prozesse hervorzurufen. Diese beiden Arten der Veränderungen in den Lungen sind zweifellos nach den Sauerstoffnarkosen geringer, und der Anlaß zu der geringeren Schädigung der Lunge liegt einmal darin, daß die Chloroformmenge, welche in den Organismus gelangt, bei dieser Narkose sehr gering ist, so daß längere Narkosen weniger starke Veränderungen erzeugen als bei der gewöhnlichen Chloroformnarkose, bei der viel mehr Chloroform in den Organismus in derselben Zeit gelangt. Weiter mag wohl der Sauerstoff eine geringe Besserung hervorrufen, aber es erscheint mir sehr fraglich, ob die geringere Veränderung der Lungen durch den Sauerstoff hervorgerufen wird. Die Veränderungen in den Lungen sind nämlich derart ausgedehnt und stark, wie es wohl der in den Organismus gelangten Chloroformmenge entspricht. Es ist dies schwer zu entscheiden. Jedenfalls hat man aber geringere Salivation und Fettmetamorphose der Epithelzellen, als bei reinen Chloroformnarkosen, und man beobachtet bei kurzen Sauerstoffchloroformnarkosen am Menschen auch fast keine Salivation im Mund und Rachen, nur bei langen und ausgedehnten Narkosen zeigt sich deutlich etwas vermehrter Speichelfluß. Aus alledem geht also hervor, daß die Sauerstoffchloroformnarkose etwas weniger toxisch auf die Lunge wirkt, als die reine Chloroformnarkose.

Daß dem Chloroform die toxische Wirkung nicht vollkommen genommen werden kann durch die Kombination mit Sauerstoff geht auch aus den Beobachtungen der Herzaktion während dieser Narkose hervor. Im allgemeinen hat man beobachtet, daß der Puls langsamer und weniger frequent wird, sobald die Narkose in die Toleranz übergegangen ist. Man hat, wie oben schon bemerkt, den Pulsschlag auf bis 44 Schläge herabgehen sehen, in anderen Fällen auf 56 und 60 Schläge pro Minute (Wohlgemuth). Es wird also eine depressive Wirkung auf den Blutdruck ausgeübt. Um die Verhältnisse des Blutdruckes in der Sauerstoffchloroformnarkose analog den Untersuchungen Blauels bei

Kurve A.

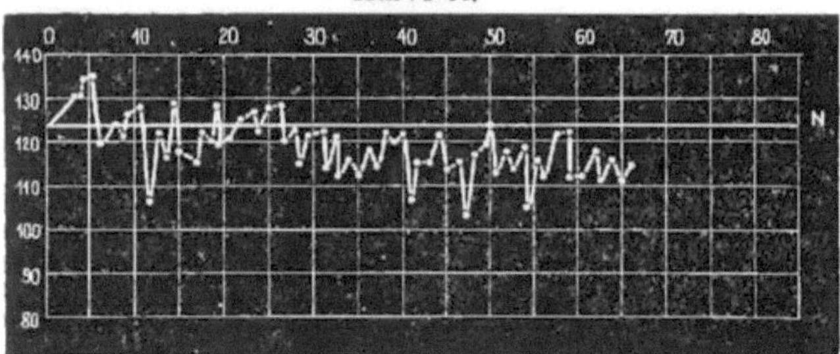

Kurve B.

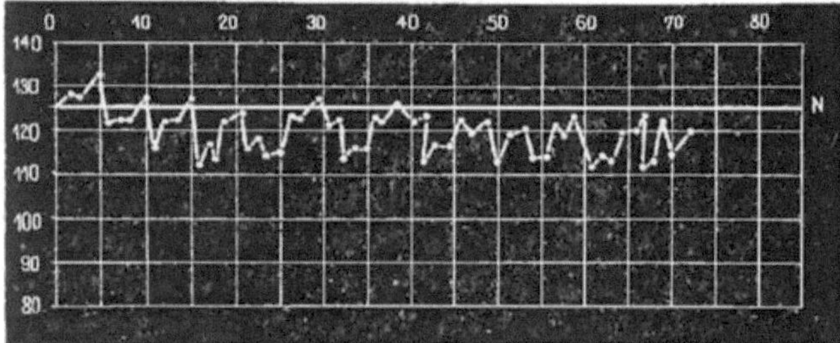

Kurve C.

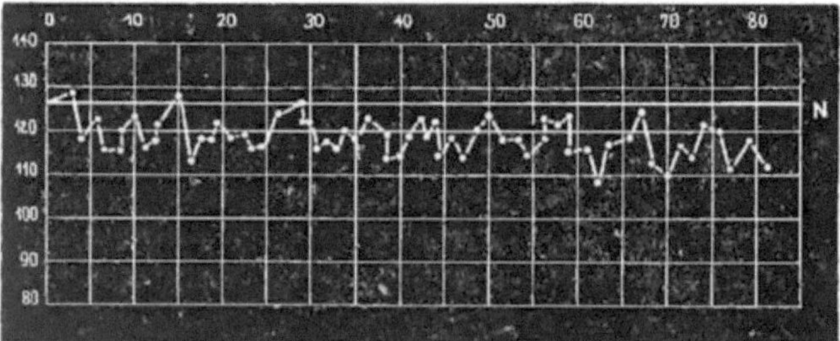

Fig. 155. Blutdruckkurven in der Chloroformsauerstoffnarkose.
N = Normalblutdruckhöhe.

Aether- und Chloroformnarkosen feststellen zu können, habe ich bei mehreren Kranken mit dem Gärtnerschen Tonometer Versuche angestellt, welche das Resultat geliefert haben, daß der Blutdruck allerdings eine Depression in der Toleranz erfährt, so daß er während der Narkose mit Chloroformsauerstoff konstant sinkt und zwar unter die Normalblutdruckhöhe, daß aber die Kurve bestimmte Unterschiede gegenüber der Kurve bei reiner Chloroformnarkose zeigt, der reinen Chloroformnarkose, und daß vor allen Dingen die starken Remissionen, welche Blauel als besondere Zeichen der toxischen Chloroformwirkung anführt, nicht so intensiv und hochgradig vorhanden sind, wie bei der einfachen Chloroformnarkose, so daß man mehr den Eindruck der Gleichmäßigkeit dieser Kurven erhält. In Fig. 156 sind drei Kurven von Chloroformsauerstoffnarkosen angeführt, welche diese Verhältnisse deutlich zeigen und veranschaulichen. Diese Befunde am Blutdruck zeigen also einen bedeutenden Vorteil der Sauerstoffnarkose und es sind diese Narkosen bei schweren Operationen ausgeführt worden, wobei die Dauer der Narkose meist 1 Stunde und bisweilen $1^1/_4$ Stunde betrug.

Man ersieht aus diesen Kurven, wenn man dieselben mit den Kurven von Blauel in Figur 89 und 90 vergleicht, daß in allen diesen Narkosen der Blutdruck nur wenig unter die Normalblutdruckhöhe sank, und daß Remissionen fast gar nicht zu sehen waren. Da, wie Blauel angibt, die Remissionen bedrohlicher Art hauptsächlich immer direkt nach dem Zuführen neuer Chloroformmengen auftraten, so kann man bei dieser Methode schon von vornherein erwarten, daß solche Remissionen nicht zu finden sein würden, da die Chloroformzufuhr mit dem Roth-Drägerschen Apparat nur sehr allmählich vorgenommen wird. Somit erkennt man recht deutlich die günstige Wirkung dieser Narkose besonders auf das Herz, denn besonders starker Abfall des Blutdruckes war selbst bei den sehr langen Narkosen nicht zu beobachten und zu plötzlichen Steigerungen wurde kein Anlaß gegeben. Es war auch in den anderen sieben von mir aufgenommenen Kurven gelegentlicher Narkosen dasselbe Bild zu finden, nie war ein stärkeres Sinken des Blutdruckes zu beobachten.

Wenn man nun noch die Harnsekretion während dieser Narkosen betrachtet, so ist zu bemerken, daß man bisher noch keine Harnuntersuchungen beschrieben hat. Ich habe bei 15 Narkosen mit Sauerstoffchloroformgemischen einmal eine geringe Menge Albumen im Harn nach der Narkose gefunden bei einem vorher sehr schwachen Mann, wo aber Albuminurie vor der Operation nicht bestanden hatte und der Mann wegen Cholelithiasis operiert wurde. Die Albuminurie war am dritten Tage post narkosin verschwunden, und es trat völlige Genesung des Kranken auf. Die Nieren sondern Chloroform ab und können Schädigungen erleiden, wie aus den Tierversuchen nachgewiesen wurde, allerdings erst nach sehr langen Narkosen oder bei besonderer Disposition.

Die Hauptmasse des Chloroforms wird durch die Lungen eliminiert.

Das Resümee, welches man aus den jetzt gemachten Erfahrungen ziehen kann, ist das, daß trotz der Sauerstoffbeimengung natürlich eine Intoxikation des Organismus herbeigeführt wird, welche schwere Störungen und selbst den Tod zur Folge haben kann. Allerdings wird durch diese Methode und Apparate eine höchstmögliche Beschränkung der Chloroformmenge bewirkt und daneben übt der Sauerstoff kräftigende Einflüsse aus und verringert die toxische Wirkung des Chloroforms, so daß die Gefahren bei dieser Methode geringer sind, als bei der einfachen Chloroformnarkose. Es wird daher auch die Indikationsgrenze dieser Narkose weiter gezogen werden können, als die der reinen Chloroformnarkose. Allerdings muß man immer bedenken, daß bei bestehender Disposition zu Herz-, Leber-, Nierenkrankheiten, zu Fettmetamorphose etc. die Chloroformwirkung in Betracht kommt, und daß man bei der Auswahl der Kranken vorsichtig sein muß und eine genaue körperliche Untersuchung unumgänglich ist. Vor allen Dingen sind auch hier wieder die starken chronischen Alkoholisten nicht sehr geeignet, denn bei ihnen tritt die Narkose schwer ein, und man beobachtet ev. Kollapse. Wenn auch alle Gefahren nicht auszuschließen sind, so ist diese Narkose doch eine sehr viel weniger gefährliche als die einfache Chloroformnarkose.

Ein Umstand kommt allerdings in Betracht, nämlich der, daß die Narkose immer nur für Ärzte in der Stadt und für Hospitale möglich sein wird, denn für den Arzt auf dem Lande ist es zu umständlich, Sauerstoff zu erlangen, und für ihn ist auch das Instrumentarium reichlich groß; wenn auch dasselbe jetzt so konstruiert ist, daß man es leicht transportieren kann, so ist es doch derart umfangreich, daß ein Arzt in ländlichen Verhältnissen seine Koffer etc. zu sehr belasten und füllen würde, wenn er diese Apparate verwenden wollte. Weiter erfordern die Apparate auch ziemliche Übung, die nur der Arzt erlangt, so daß man also einem Laien die Narkose nicht in die Hand geben kann, weshalb für den Landarzt diese Narkose ebenfalls nicht geeignet ist.

Michaelis, Falk und Lauenstein haben die Befürchtung ausgedrückt, daß das Chloroform bei der Mischung mit Sauerstoff im Roth-Dräger-Apparat sich zersetze. Doch dahingehende Untersuchungen haben ergeben, daß dies absolut nicht der Fall ist und das Chloroform vollkommen unzersetzt in die Lungen gelangt. (Roth.)

Was nun die bisherigen Erfahrungen mit diesen Narkosen anlangt, so hat Wohlgemuth 181 Fälle beschrieben, in denen er nachteilige Nebenwirkungen nicht beobachtete, ebenso keinen Todesfall. Große Statistiken sind natürlich noch nicht vorhanden, weil die Praxis in dieser Narkosenmethode erst wenige Jahre umfaßt. Windroth hat 100 Narkosen ohne Todesfall und ohne üble Folgen gesehen, Hahn 77 Narkosen, Lauenstein 120, Roth 300, Engelmann hat 240 Narkosen ohne Todesfall ausgeführt und sehr gute Resultate mit dieser Narkose erzielt, nur in 3 % war Exzitation vorhanden, doch waren Kallapse nicht ganz zu vermeiden. Auch Jayle berichtet von vorzüglichen Resultaten. Im Hamburger neuen allgemeinen Krankenhaus werden diese Narkosen seit Jahren ausgeführt, und man hat nach allen Publikationen gute Resultate damit erzielt. Es werden daselbst täglich ca. 10 Narkosen ausgeführt, also eine Zahl im Jahre, die schon ein Urteil erlaubt. In neuester Zeit berichtet Rothfuchs einen Todesfall in dieser Narkose, der sich in einem hiesigen Krankenhaus ereignet hat und er teilt mit, daß auch in einem anderen Krankenhaus ein solcher Todesfall vorgekommen ist. Der von Rothfuchs mitgeteille Todesfall ist folgender.

Ein 20jähriger Arbeiter wird wegen Durchschneidung mehrerer Sehnen der linken Hand in der Nacht in das Krankenhaus gebracht. Die Sehnen werden in Chloroformsauerstoffnarkose genäht. 4 Tage später mußte eine beginnende Phlegmone in Narkose gespalten werden. Die Eiterung ging weiter, so daß wieder 8 Tage später in Narkose 4 Handwurzelknochen entfernt werden mußten. Als nun nach ca.26 Tagen der Defekt durch Transplantation gedeckt werden sollte, wurde wieder dieselbe Narkose ausgeführt, der Kranke hatte 4,5 g Chloroform erhalten, da blieb plötzlich, obgleich er noch im Exzitationsstadium sich befand, die Atmung und Herztätigkeit stehen, und der Tod trat trotz aller Gegenmaßregeln ein. Das Herz war vorher als gesund befunden worden, und es ergab die Autopsie: alte perikarditische Narben am Herzen, Fettbewachsung und leichte fettige Degeneration des Herzmuskels.

Dieser Fall ist sehr typisch und zeigt das, was ich eben bei meinen Tierexperimenten nachgewiesen habe, daß das Chloroform mit Sauerstoff doch Fettmetamorphose erzeugen kann. Dieser Kranke ist durch das Potatorium disponiert, durch drei Narkosen und eine eitrige Erkrankung ist das Herz geschwächt worden, so daß die Narkose doch genügte, um tödliche Veränderungen hervorzurufen. Dieser Fall ist also sehr wertvoll und typisch und zeigt, daß trotz aller Güte der Narkose doch eine gewisse Gefahr besteht, und man nicht glauben darf, man könne jeden Kranken ohne Auswahl chloroformieren. Vielleicht wäre in diesem Fall eine Äthernarkose mit wenig Chloroform günstiger gewesen. Man sieht aber auch hieraus, daß trotz normalem Untersuchungsbefunde der Tod eintreten kann. Bei dem geringsten Verdacht auf Disposition zur Fettmetamorphose und Alkoholismus sowie langen, eitrigen, fieberhaften Prozessen ist Äther mit Chloroform, nur zum Erreichen der Toleranz beigefügt, entschieden vorzuziehen.

Rothfuchs gibt an, daß dieser Todesfall auf 600 Narkosen zu rechnen ist. Wenn man den von ihm noch genannten Todesfall mitrechnet, so sind bis jetzt 2 Todesfälle bekannt. Es sind 1628 Narkosen hier zusammenzuzählen, und nimmt man vielleicht noch ca. 2000 Narkosen auf den anderen Todesfall an, den Rothfuchs angab, so ist ungefähr das Verhältnis von 1 1628 und 2 : 3628, welches also im großen und ganzen einem Verhältnis von 1 : 2000 bis 3000 wohl entsprechen wird. Diese Zahlen werden sich mit der Zeit vielleicht als zu ungünstig erweisen, denn ich glaube annehmen zu dürfen, wenn das Resultat der Sammelstatistik von Roth wird bekannt werden, ein günstigeres Verhältnis sich ergeben wird. Jedenfalls hat diese Narkose ungefähr eine Mortalität wie der Äther.

Nachdem ich nun diese Einwirkungsart der Sauerstoffchloroformnarkose etwas genauer erörtert habe, wende ich mich nun zu der Technik derselben, welche mit den Hauptfaktor der ganzen Narkose bildet, denn es ist leicht erklärlich, daß man hier sehr viel durch die Beobachtung leisten kann, und daß hierbei der Apparat eine besondere Bedeutung hat. Was nun die Ausführung dieser Narkose anlangt, so kann ich, was die Vorbereitung, Umgebung und Lagerung des Kranken für die Narkose anbetrifft, auf die Kapitel der Chloroformnarkose und die im allgemeinen Teil verweisen. Alles dies kann hier übergangen werden. Nur das will ich bemerken, daß gerade die gute Vorbereitung des Kranken von ungeheurer Bedeutung ist, und daß man da genau alle früher gegebenen Vorschriften beachten muß. Ferner muß auch die Lagerung des Kranken so sein, wie es früher erörtert wurde, auf gutem Tisch mit tiefliegendem Kopf, die Abkühlung ist zu vermeiden etc. Nach diesen kurzen Bemerkungen wende ich mich zu den Apparaten für die Narkose, da mit denselben die Technik eng zusammenhängt, so daß man beides nicht gut trennen kann.

Zu der einfachen Methode, bei welcher man den Sauerstoff, wie es zuerst von Prochownik getan wurde, nach der Chloroformnarkose verabreichte, kann man den Apparat von Wohlgemuth verwenden, welcher aus einem Zylinder mit komprimiertem Sauerstoff besteht, der mittels einer Maske dem Kranken zugeführt wird. Man kann zu gleicher Zeit durch einen Junkerschen Apparat Chloroform beimengen oder in die Maske tropfen. Dieser einfache Sauerstoffapparat von Michaelis ist im allgemeinen Teil in Fig. 49 und 50 abgebildet und dort nachzusehen. Dieser Apparat ist zur einfachen Sauerstoffinhalation ebenso geeignet wie zur Kombination mit der Chloroformnarkose. Durch die Verwendung der Maske, welche an diesem Apparat angebracht ist, kann man sehr leicht auch Chloroform durch das Luftventil eintropfen in ein an demselben befestigtes Gazestückchen. Diese Maske ist als eine sehr vorteilhafte auch ohne diese Art der Verwendung bei dem Gebrauch des gleich zu beschreibenden Apparates, den die Sauerstofffabrik in Berlin für die Chloroformnarkose konstruiert hat, anzusehen. und ich füge daher die Abbildung derselben in den beistehenden Figuren 156 und 157 hier an, da man aus den Abbildungen besser die Konstruktion ersieht. Man hat zwei Masken, die eine mit einem Stirnband, damit sie auf dem Gesicht fixiert werden kann, so daß der Arzt dieselbe nicht zu halten braucht, was bei der Bedienung des Apparates von großem Vorteil ist. Bei dieser Maske tritt das das Gasgemenge zuführende Rohr direkt gegenüber der Nasenöffnung an der seitlichen Maskenwand in dieselbe ein, so daß das Gasgemisch somit dem Kranken direkt vor die Nasenöffnung geblasen wird. Nebenbei besitzt die Maske ein Luftventil, durch welches der Kranke die atmosphärische Luft erlangt. Diese Maske muß natürlich so auf das Gesicht gelegt werden, daß das zuführende Rohr nach dem Kinn resp. Hals des Kranken zu weist. Die andere Maske ist aus Zelluloid, also durchsichtig, und unterscheidet sich von ersterer dadurch, daß das das Gasgemisch zuführende Rohr den oberen Teil der Maske durchbohrt und senkrecht noch ein Stück in die Maske ragt, und zwar ist es so eingerichtet, daß bei richtiger Lage der Maske auf dem Gesicht des Kranken das Rohr bis dicht vor die Nasen- und Mundappertur des Kranken reicht, also die Gasgemische auch direkt in die Nase führt. An der Maske sind außen zwei hakenförmige Griffe angebracht, an denen man sie festhalten, oder durch welche man einen Stirnriemen zur Befestigung auf dem Gesicht anbringen kann. Beide Masken schließen auf dem Gesicht luftdicht ab und lassen Luft nur durch das Luftventil eintreten.

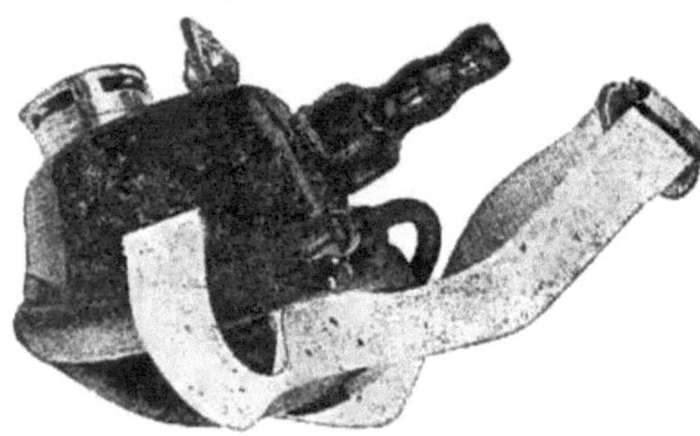

Fig. 156. Maske des Sauerstoffchloroformapparats der Sauerstoffabrik Berlin mit Stirnbinde.

Nunmehr soll der Apparat der Berliner Sauerstofffabrik Erwähnung finden, da derselbe einen sehr guten und brauchbaren Apparat zur Narkose mit Chloroformsauerstoff abgibt. Dieser Apparat ist von Wohlgemuth konstruiert worden, er besitzt die eben beschriebene Maske als Mundstück. Die beistehende Figur 158 gibt den Apparat hier wieder.

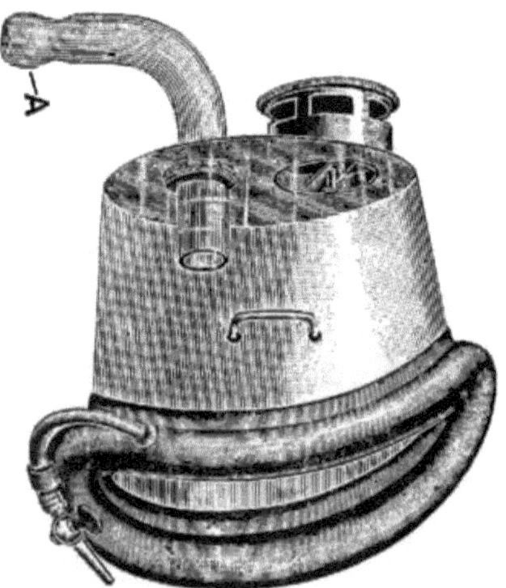

Fig. 157. Maske des Sauerstoff-Chloroformapparates der Sauerstoffabrik Berlin aus Zelluloid.

Der Apparat besteht aus einem großen schmiedeeisernen Zylinder, in welchem der Sauerstoff vorhanden ist. Von demselben führt ein Rohr in ein Manometer, in welchem man den Verbrauch von Sauerstoff angezeigt findet. Neben dem Manometer M ist der Chloroformapparat angebracht, welcher in der Figur 158 mit C bezeichnet ist. Man kann an dem Gefäß den Chloroformverbrauch jederzeit ablesen. Das Chloroform fließt aus dem Apparat ab durch einen Hahn, den man je nach Bedarf so stellen kann, daß die Tropfen langsam oder schnell fallen, dieser Hahn ist mit D bezeichnet. In dem unter demselben befindlichen Gefäß E verdampft das Chloroform, und der Chloroformdampf mischt sich mit dem Sauerstoff in dem Hahn F und gelangt nun in den Gummibeutel G, woselbst eine ausgiebige Mischung der Gase vor sich geht. Aus diesem Beutel führt ein Hahn H in den Schlauch, welcher zur Maske führt. Die genauere Konstruktion ist aus der Abbildung zu ersehen. Dieser Apparat stellt ein sehr großes und umfangreiches, schwer transportables Instrument dar. Damit man aber diesen Apparat auch mit nach einem dritten Ort transportieren und leicht im Koffer oder im Wagen etc. mit sich führen kann, hat die Berliner Sauer-

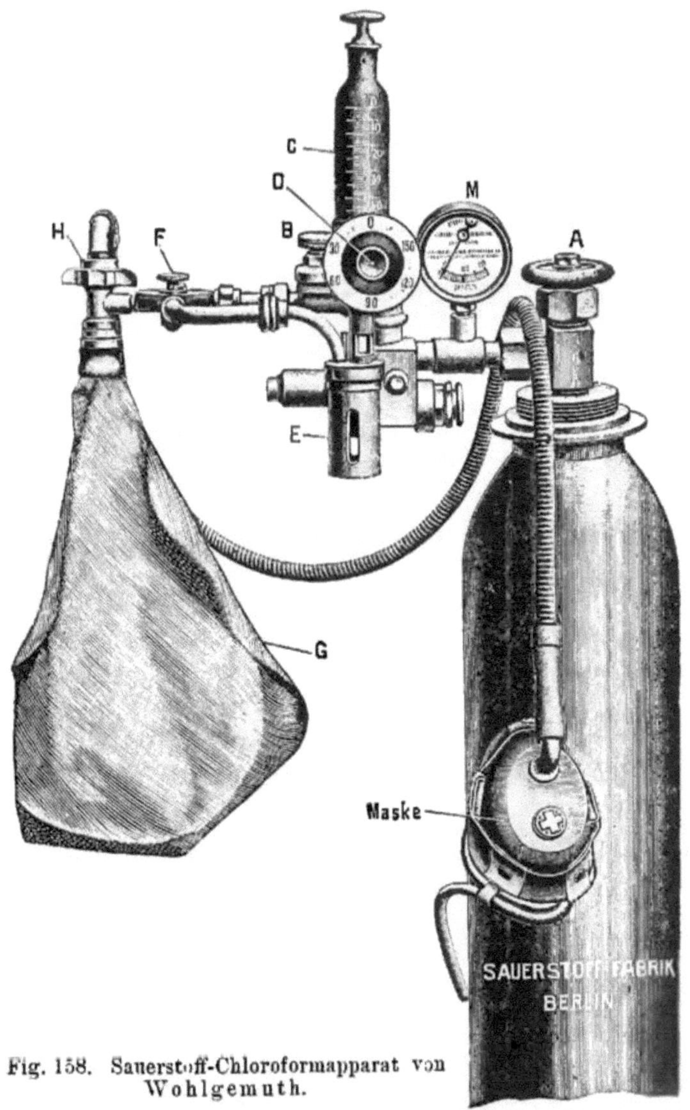

Fig. 158. Sauerstoff-Chloroformapparat von Wohlgemuth.

stoffabrik diesen Apparat in viel kleineren Dimensionen hergestellt, so daß der ganze Apparat mit Sauerstoffzylinder in einem mäßig großen Holzkasten, vom Umfang eines kleinen Koffers, leicht verpackt, und somit überaus einfach von einem Ort zum andern befördert werden kann, wodurch dem Arzte in praxi ermöglicht werden soll, die Sauerstoffchloroformnarkose auch in seiner Tätigkeit über

Land verwenden zu können. Es ist zweifellos von enormer Bedeutung, daß man diesen Apparat mit geringer Mühe schnell transportieren kann, und wenn auch der Arzt auf dem Lande diese Narkose nicht anwendet, da sie für ihn so mancherlei andere Unbequemlichkeiten und Hindernisse besitzt, so ist der Apparat doch für den Arzt in der Stadt und an größeren Orten, wo man Sauerstoff leicht erhalten kann, ein überaus wertvolles Instrument, das in vielen Gelegenheiten großen Nutzen stiften kann.

Die Verwendung des Apparates ist einerseits die als Sauerstoffapparat allein, andererseits als Narkosenapparat mit Chloroform. Durch die Konstruktion wird es ermöglicht, die Chloroformmenge nicht nur auf ein Minimum zu beschränken, sondern die Dosen auch genau abzumessen und zu bestimmen, so daß man stets weiß, wieviel Chloroform und Sauerstoff der Kranke zur Inspiration erhält. Außerdem kann man jederzeit äußerst leicht die Chloroformmenge vermehren und vermindern, je nach den obwaltenden Verhältnissen. Auch kann für bestimmte Zeiten das Chloroform ganz weggelassen und allein Sauerstoff verabreicht werden, ebenso umgekehrt. Der kleine Apparat von Wohlgemuth ist äußerst brauchbar. Er ist in beistehender Fig. 159 auf einem Tischchen liegend abgebildet, und man ersieht die geringe Ausdehnung desselben. Natürlich ist er ziemlich schwer, doch ist dieser Nachteil nur gering.

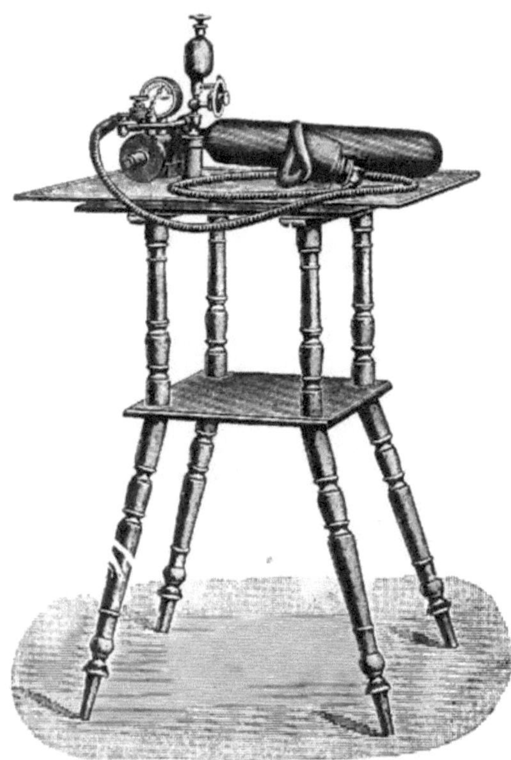

Fig. 159. Sauerstoffchloroformapparat von Wohlgemuth, mit kleinem Zylinder, leicht transportierbar, auf einem Tisch zu liegend.

Um mit dem Sauerstoffapparat von Michaelis eine Chloroformnarkose verbinden zu können, hat Wohlgemuth folgenden Chloroformapparat konstruiert, welcher direkt an das Manometer des Sauerstoffzylinders angeschlossen werden kann. Dieser Apparat besteht, wie Fig. 160 zeigt, aus einem 50 ccm fassenden Glasgefäß G, in welches man von oben durch einen mit Glasstopfen verschlossenen Hals das Chloroform einschütten kann.

Dieses Gefäß G hat unten einen Hahn J, welcher in ein spitz endendes Glasrohr sich fortsetzt. Dieses Glasrohr führt luftdicht verbunden in ein U-förmig gebogenes, ungefähr von dreifachem Durchmesser als das Glasrohr gebildetes Rohr. Dieses U-förmige Rohr setzt sich nach beiden Seiten in schmälere Glasrohransatzstücke fort. Am Boden des U-förmigen Rohres liegt ein Gazetupfer bei B, in welchen, wenn man den Hahn J öffnet, das Chloroform tropft und daselbst sehr schnell verdunstet. Dieser Apparat wird nun mit dem Sauerstoffapparat so verbunden, daß das linke Ansatzrohr durch einen Gummischlauch mit dem Manometer des Sauerstoffzylinders zusammenzuhängen kommt. Ev.

kann man zwischen beide hier noch einen Filtrierapparat einschalten, doch ist das nicht nötig. Das rechte Ansatzrohr der U-förmig gebogenen Röhre wird mit der Maske durch ein langes Gummirohr verbunden. Wenn der Apparat in Tätigkeit ist, so strömt der Sauerstoff durch die U-förmige Röhre von links nach rechts. Oeffnet man nun den Hahn J, so tropft auf den Gazetupfer Chloroform, und zwar je nach der Oeffnung des Hahnes ensteht ein rascher oder langsamer Tropfenfall, ganz wie es der Narkotiseur braucht. Das Chloroform verdunstet rasch in der Gaze, wird von dem durch das Rohr streichenden Sauerstoff mit fortgerissen und beide Gase mischen sich in dem Verhältnis, welches durch die Frequenz des Tropfenfalls und der Geschwindigkeit des Sauerstoffstromes, der im Manometer ablesbar ist, bestimmt wird. Auf einem Stativ wird dieser Chloroformapparat am Sauerstoffzylinder, der in Figur 49 und 50 abgebildet ist, befestigt, und man hat den von Wohlgemuth angegebenen Narkoseapparat vor sich. Dieser Apparat ist auch sehr brauchbar. Der Chloroformapparat ist leicht zu reinigen und arbeitet sehr gut, wenn er gut und richtig gebaut ist. Wenn man diesen Apparat mit dem Sauerstoffapparat verbindet, so muß das Sauerstoffgas, wie in Fig. 50 auf Seite 204 ersichtlich ist, erst durch zwei Manometer strömen. Das eine Manometer zeigt den Inhalt des Zylinders an Gas in Atmosphärendruck an, z. B. bei halbgefülltem Zylinder liest man 50 Atmosphären ab etc., das andere Manometer dient als Reduzierventil, und läßt einen Druck bis zu einer Atmosphäre zu, welchen man durch eine kleine vor oder unter dem Manometer angebrachte Schraube durch Lockern derselben verstärken kann. Zwischen diesem Reduzierventil und dem Chloroformapparat ist noch ein Hahn angebracht, durch welchen man auch bei geöffnetem Zylinder den Sauerstoffstrom abstellen, und verhindern kann, durch den Chloroformapparat zu strömen. Der Apparat funktioniert folgendermaßen: Ehe man die Narkose beginnt, muß man den Glasstopfen, welcher das Chloroformgefäß verschließt, so einstellen, daß das denselben durchsetzende Rohr offen ist, also ein Abtropfen des Chloroforms erfolgen kann. Wenn nämlich der Stopfen das Gefäß luftdicht abschließt, kann kein Chloroform abfließen, weil dann keine Luft nachströmen kann. Man darf also nicht vergessen, den Stopfen entsprechend umzustellen.

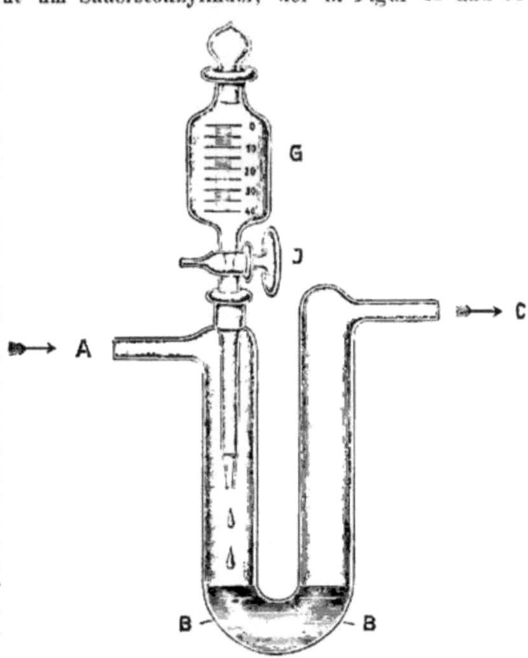

Fig 160. Chloroformapparat von Wohlgemuth zur Verbindung mit dem Sauerstoffapparat.

A = Ansatzstück zur Verbindung mit dem Sauerstoffmanometer, C = Ansatzstück zur Verbindung mit der Maske, B = Gaze oder Watte, I = Hahn, G = Chloroformgefäß mit Einteilung.

Früher wurde vor den Chloroformapparat ein Wassergefäß vorgestellt, so daß der Sauerstoff durch Wasser strömen und sich dadurch anfeuchten sollte (Kobert). Wohlgemuth ist aber wieder von dieser Vorrichtung abgekommen, und man läßt jetzt den Sauerstoff trocken in das Chloroform strömen.

Wenn man nun den Apparat brauchen will, öffnet man zuerst die am Kopf des Sauerstoffzylinders angebrachte Schraube. Wenn diese Schraube geschlossen war, so stand das Manometer auf 100 Atmosphären und 1 Atmosphäre. Nun wird die vor dem kleinen Manometer befindliche Schraube gelockert, der Hahn geöffnet und geschlossen, und man dreht nun dieselbe Schraube wieder so viel hinein, bis der Zeiger des kleinen Manometers $^1/_{10}$—$^2/_{10}$ Atmosphären anzeigt. Nunmehr stellt man den Chloroformapparat so ein, daß ungefähr 100 bis 200 Tropfen Chloroform pro Minute demselben entströmen und auf den Gazetupfer im U-förmigen Rohr fallen, und öffnet den Hahn, welcher zwischen Manometer und Chloroformapparat sich befindet, damit das Chloroform vom Sauerstoff durchströmt wird, und sich beide Gase mischen können. Nachdem man diesen Hahn geöffnet hat, fällt schnell der Zeiger des kleinen Manometers auf 0 und der Sauerstoff strömt kontinuierlich durch den Chloroformapparat nach dem Mundstück. Der Sauerstoff hat jetzt einen Druck von $^1/_{10}$—$^2/_{10}$ Atmosphären. Durch den vermehrten Luftdruck im U-förmigen Rohr wird jetzt bewirkt, daß das Chloroform langsamer tropft, was man aber leicht regulieren kann. Man befestigt jetzt dauernd die Maske auf dem Gesicht des Kranken und veranlaßt den Kranken, regelmäßig tief zu atmen und den Mund dabei offen zu halten. Von Zeit zu Zeit muß der Narkotiseur die Maske öffnen und sich überzeugen, daß reichliche Chloroformdämpfe ausströmen und nicht etwa der Druck des Sauerstoffs zu hoch oder gar zu klein, gleich Null ist, was natürlich ein Verdampfen des Chloroforms verhindert. Wenn man dies findet, so muß man die Regulierschraube unterhalb des kleinen Manometers ein wenig, $^1/_4$—$^1/_2$ Umdrehung, hineinschrauben und sich nun überzeugen, daß die Chloroformdämfe immer intensiver in die Maske strömen. Wenn nach Verlauf von drei bis zehn Minuten Toleranz eingetreten ist, so wird jetzt nicht mehr soviel Chloroform dem Kranken zugeführt, sondern man läßt jetzt nur noch 30—40 Tropfen pro Minute aus der Chloroformflasche tropfen, ev. noch weniger, je nach dem Zustand des Kranken. Man kann auch bei Eintritt tiefer Betäubung für einige Zeit den Tropfenfall ganz unterbrechen, da in dem Gazetupfer jetzt genügend Chloroform vorhanden sein wird, um für einige Minuten die Narkose zu unterhalten. Man muß eben den Kranken genau beobachten und je nach dem Zustande der Reflexe die Chloroformgabe einrichten. Wenn man einige Uebung mit dem Apparat erlangt hat, kann man den Verbrauch von Chloroform auf ein erstaunlich geringes Maß reduzieren, und es muß auch bei dieser Methode der Narkotiseur eine Ehre darin finden, den Kranken mit der möglichst geringen Menge von Chloroform zu betäuben. Da hierbei das Uebergehen und Verdunsten von Chloroform in die umgebende Luft auf ein Minimum beschränkt ist und fast alles im Apparat verdampfende Chloroform dem Kranken in die Lunge zugeführt wird, so wirkt die geringste Menge von Chloroform schon sehr stark, und während man bei der Tropfmethode mit Esmarchscher Maske für eine Narkose mittlerer Länge 40—50 g braucht, kann man eine ebenso lange Narkose mit diesem Apparat unter einem Verbrauch von nur 12—20 g ausführen. Die Kranken erwachen allerdings auch sehr schnell aus der Narkose, so daß man während der Operation immer genau auf den Kranken achten muß, denn er erwacht oft sehr schnell, ehe man es ahnt. Je besser die Narkose geleitet wird, je geringere Dosen für die Narkose verwendet werden, um so leichter erwacht der Kranke, da ja dann im Blute nur die zur Narkose eben nötigen Massen Chloroform kreisen, und deren geringste Verminderung muß das Erwachen bewirken. Man kann aber durch gute Beobachtung zu frühes Erwachen verhüten, und wenn die Narkose beendet ist, so ist es von Vorteil, wenn der Kranke bald erwacht.

Die Technik der Narkose mit diesem Apparat ist dieselbe wie mit dem Sauerstoffchloroformapparat der Sauerstoffabrik, wie er in Fig. 158 abgebildet ist. Es wird daselbst nur das Gasgemisch noch in einem Gummibeutel gesammelt, um eine intensive Mischung der beiden Gase hervorzurufen. Von dem Beutel G wird das Gasgemisch in die Maske geleitet.

Ein anderer Apparat für diese Narkose, welcher ebenfalls eine bedeutende

Verwendung zur Narkose namentlich in Krankenhäusern erlangt hat, ist der von Roth konstruierte Apparat, welcher der Roth-Dräger-Apparat heißt, weil ihn das Drägerwerk in Lübeck fabriziert, während Dr. Roth in Lübeck am Krankenhaus denselben konstruierte und zuerst verwendete. Dieser Apparat mit seiner Methode ist auch in den Hamburger Krankenanstalten meist in Brauch und hat seit Jahren recht gute Dienste geleistet. Während, wie schon gesagt, die Sauerstoffabrik in Berlin den Apparat in eine handliche, kleine Form gebracht hat, um denselben auch in der allgemeinen Praxis verwenden zu lassen, und so die Sauerstoffnarkose auch weiteren Kreisen von Ärzten in der Stadt und auf dem Lande ev. sogar zu ermöglichen, denn den Sauerstoff kann man

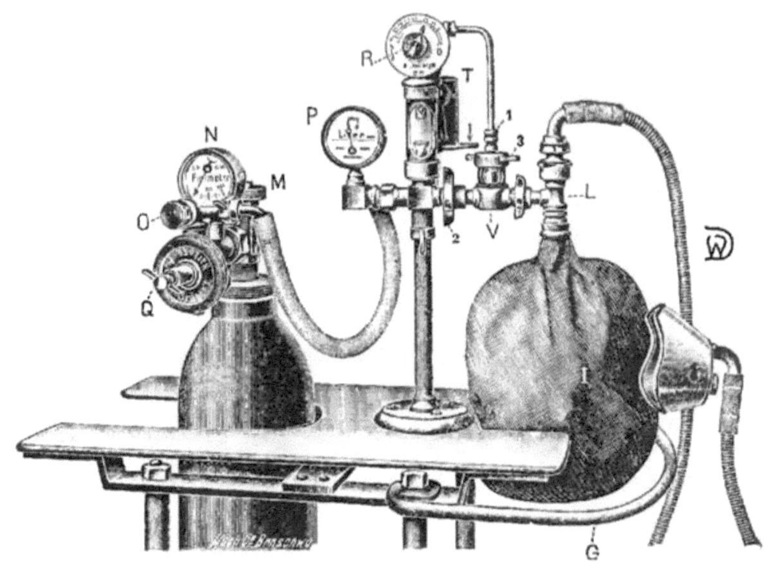

Fig. 161. Sauerstoffchloroformapparat von Roth-Dräger.

sich ja per Post senden lassen, ist der Roth-Dräger-Apparat wohl von Zimmer zu Zimmer leicht transportierbar, doch er ist nicht so gebaut, daß man ihn mit über Land nehmen könnte. Dies ist entschieden ein Nachteil gegenüber dem Wohlgemuthschen Apparat.

Dieser Roth-Dräger-Apparat ist auf einem eisernen Gestell aufgestellt und durch Rollen leicht beweglich, während ein langer Schlauch zu der Maske auf dem Gesicht des Kranken führt. Dieser Apparat ist in Figur 46 Seite 202 abgebildet, ebenfalls mit allem ev. notwendigen Zubehör. Derselbe ist entschieden für Kliniken und Krankenhäuser sehr brauchbar. Der Apparat, welcher die neuesten Verbesserungen zeigt, ist in Figur 161 hier beistehend abgebildet. Er besteht aus einem großen Sauerstoffzylinder, auf welchem zunächst ein Ventil aufsitzt, welches durch die Schraube M geöffnet werden kann, darauf folgt das Manometer oder Finimeter, N genannt, welches durch ein kleines Ventil O bedient wird. Um den Apparat in Tätigkeit zu setzen, öffnet man das Ventil bei M, aus welchem der Sauerstoff in das Manometer N strömt und daselbst anzeigt, wieviel Sauerstoff in dem Zylinder enthalten ist. Wenn man nun den Hahn bei O öffnet, so strömt der Sauerstoff durch den Schlauch, welcher zu den anderen Teilen des Apparates führt, durch die unter dem Manometer angebrachte Flügelschraube Q, durch welche man den Verbrauch des Sauerstoffes regulieren kann. Die durchströmende Menge Sauerstoff soll nämlich in der Minute 3 l betragen. Wenn man nun den Druck ändern will, so dreht man die Flügelschraube Q, doch ist dieselbe so konstruiert, daß der höchstanstellbare Druck 5 l pro Minute nicht übersteigen darf. An

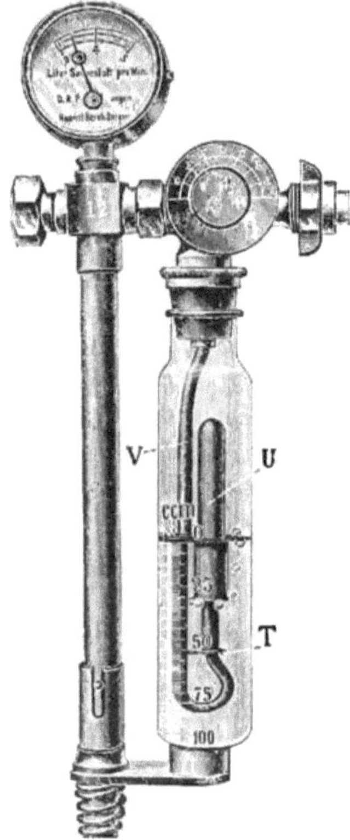

Fig. 162. Chloroformapparat zum ersten Roth-Dräger-apparat.

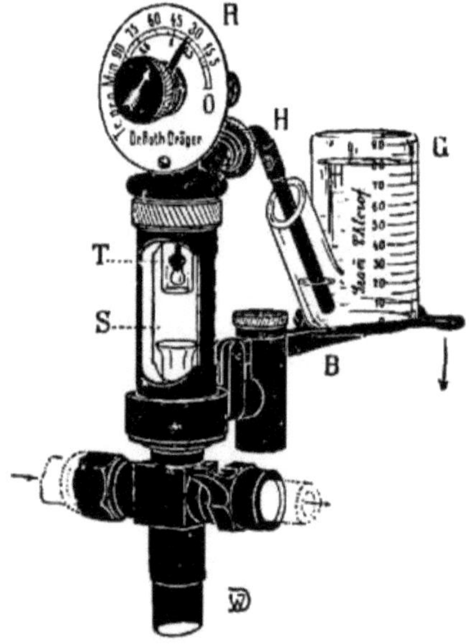

Fig. 163. Der zweite zum Roth-Dräger-apparat gehörende Chloroformapparat.

dem weiteren Apparat sieht man nun ein anderes Manometer P, welches anzeigt, wieviel Sauerstoff jeweilig verbraucht wird, und zwar zeigt P den Verbrauch in Litern pro Minute an. Durch die Stellung der Flügelschraube Q wird P sofort andere Werte anzeigen.

Nunmehr kommt der zweitwichtigste Teil des Apparates, der Chloroformmeßapparat. Dieser Apparat wurde in den früheren Apparaten von Roth-Dräger durch die Vorrichtung gebildet, welche in Figur 162 wiedergegeben ist.

Diese Vorrichtung besteht, wie man sieht, aus einem Glasgefäß, in welchem Chloroform enthalten ist, und zwar ist dieses Gefäß graduiert von 0—100, man kann also immer sehen, wieviel Chloroform verdunstet ist. Das in dieser Abbildung gezeichnete Manometer ist das P aus obiger Abbildung und zeigt an, wieviel Liter Sauerstoff pro Minute verbraucht werden. Von diesem Manometer strömt der Sauerstoff durch ein Ventil, welches durch einen Zeiger, der auf einer Skala drehbar ist, reguliert wird, und zwar wird durch dieses Ventil ein Teil des Sauerstoffstromes abgezweigt und in das Chloroformgefäß geführt, woselbst er durch das Chloroform strömt und ein gewisses Quantum des Chloroforms aufwirbelt, welches vermöge einer sinnreichen Einrichtung immer annähernd auch bei fortschreitender Verdunstung des Chloroforms dasselbe bleibt, und mit Chloroformgas gemischt weiterströmt und sich mit dem vorher abgezweigten Hauptstrom des Sauerstoffs wieder vermischt. Je nach der Stellung des Zeigers auf der Skala kann man nun viel oder wenig Sauerstoff durch das Chloroform strömen lassen, wodurch eben die Menge des beigemengten Chloroformgases wechselt. Es wird nun das Gemisch weitergeleitet zum Kranken. Allerdings bleibt die Verdunstung des Chloroforms infolge der Abkühlung, welche dasselbe beim längeren Durchströmen des Sauerstoffes erleidet, nicht dieselbe, sondern sie wird mit der vorschreitenden Narkose etwas geringer als sie es im Anfang war. Wenn nun dieser Fehler praktisch auch wenig oder gar keine Bedeutung hat, so hat Roth es doch für besser gehalten, den Chloroformapparat durch einen anderen zu ersetzen, welcher diese Mängel nicht besitzt. Um dies abzustellen, durfte der Sauerstoff nicht mehr durch das Chloroform strömen. Nach langen Mühen hat Roth nun folgenden Apparat erfunden.

Der zweite, jetzt ausschließlich an den Apparaten verwendete Chloroformapparat ist in beistehender Figur 163 abgebildet. Es ist Roth in diesem Apparat gelungen, das Chloroform durch die Saugwirkung des Sauerstoffstromes aus einem besonders konstruierten Gefäß tropfenweis sichtbar fallen zu lassen. Es werden durch eine besondere Konstruktion stets gleich große Tropfen gebildet, so daß :0 Tropfen immer 1 g ausmachen. Ein drehbarer Hahn R reguliert die Tropfenzahl und gestattet also je nach Bedarf kleine oder große Chloroformmengen in den unter dem Tropfapparate in bekanntem Verhältnis fließenden Sauerstoffstrom hineinfallen und so zur Verdunstung kommen zu lassen. Der an dem Hahn über einer Skala angebrachte Zeiger orientiert über die jeweilige Tropfenzahl, also auch Chloroformgabe in Grammen, da 50 Tropfen = 1 g Chloroform sind, welche in der Minute zur Verdunstung kommt. In dem Gefäß G wird das Chloroform aufgenommen und steigt in dem Rohr H in die Höhe, um durch T im Glasgefäß S herabzutropfen. Das Prinzip ist in diesem Apparat ebenfalls wie in dem ersteren, nämlich daß der Chloroformverbrauch unter allen Umständen in dem Augenblicke von selbst aufhört, in welchem der Sauerstoffstrom abgestellt wird. Wenn das nicht der Fall wäre, so würde der Tropfapparat nach Abschluß des Sauerstoffstromes weiterarbeiten, und man müßte einen besonderen Hahn anbringen, um den Apparat abzustellen. Daß während der Benutzung nun leicht einmal vergessen werden könnte, diesen Hahn abzuschließen, wobei während der Narkose Ueberdosierungen entstehen könnten, ist leicht denkbar. Deshalb ist dieses automatische Arbeiten am vorteilhaftesten. Dieser Chloroformapparat ist auch auf dem allgemeinen Bilde des Roth-Dräger-Apparates angebracht und hat sich sehr bewährt. Der Sauerstoff, der sich nun also mit Chloroformgas gemischt hat, wird nun in einen Gummibeutel I geleitet, aus welchem ein Schlauch bei L abführt und das Gasgemisch nach der Maske transportiert.

Dieser Beutel hat die Bezeichnung Sparapparat und hat den Zweck, zu verhindern, daß das Gasgemisch, welches ja kontinuierlich strömt, während der Exspiration verloren geht, sondern zu bewirken, daß es im Beutel als Reservoir sich sammelt. Es sammeln sich in dem Beutel die während der Exspiration des Kranken neu herzuströmenden Sauerstoffchloroformgasgemenge, um dann während der folgenden Inspiration wieder aus dem Beutel entnommen zu werden. Ein sehr leichtes, dicht schließendes Rückschlagventil gänzlich ohne Feder im Kopfe der Beutelverschraubung bei L angebracht, verhindert das Eindringen von Gasen aus der Lunge des Kranken während der Exspiration, welche ungehindert aus dem Exspirationsventil der Maske resp. der Oeffnung in der Maske in die umgebende Luft entweichen. Dieser Beutel ist gleichzeitig ein Indikator für die Lungenfunktion, denn derselbe fällt mit jeder Inspiration zusammen und erweitert sich bei jeder Exspiration. Ein langes Rohr führt zu der Maske, welche sehr klein ist, aus Metall konstruiert durch Einschnitte am Rande dicht auf dem Gesicht aufliegt und eine Oeffnung zum Eintritt der Luft besitzt. Das Rohr für das Gasgemisch führt ein Stück in die Maske hinein und endet so, daß es gerade vor die Nasen- und Mundöffnung des Kranken zu liegen kommt, und die Gasgemische dem Patienten direkt in die Nase und Rachenhöhle geblasen werden. Dies ist die Konstruktion des Roth-Dräger-Apparates. Die Narkose wird folgendermaßen ausgeführt: Man läßt den Kranken zunächst einige Züge unter der Maske atmen, ohne daß man den Apparat in Tätigkeit setzt. Wenn der Kranke ruhig atmet, öffnet man den Zylinder M und läßt den Sauerstoff durchströmen, indem man ihn durch die Flügelschraube reguliert, nachdem man die Schraube O geöffnet hat. Jetzt strömt Sauerstoff in die Maske, und zwar durchschnittlich 3 l pro Minute. Um nun dem Sauerstoffstrom Chloroform beizumischen verstellt man den Zeiger bei R, und von dem Moment an wird Chloroform in Tropfen herabfallen. Man kann sich sofort davon überzeugen. Je nach dem Verhalten des Kranken wird man mehr oder weniger Chloroform brauchen und je nachdem verstellt man den Zeiger. Durch diesen Zeiger kann man den Tropfenfall regulieren, denn man liest auf der Tafel die Zahl der Tropfen ab, welche bei der betreffenden Stellung des Zeigers auf die Zahl pro Minute aus dem Chloroformgefäß fallen, und deren Gas dem Sauerstoff sich beimengt. Es beginnt der Tropfenfall mit 5, 15, 30, 45 und gelangt so bis 90 pro Minute. Unter diesen Zahlen auf der Scheibe sind Zahlen geschrieben, welche angeben, wieviel Kubikzentimeter Chloroform diese Tropfenzahl repräsentiert. So steht bei 30 Tropfen 0,5, bei 45 Tropfen 1 cbcm usw. Während man im Anfang der Narkose die Tropfen schneller fallen läßt, vermindert man nach Eintritt der Toleranz die Tropfenzahl oder läßt für einige Zeit das Chloroform ganz weg. So kann man leicht durch einen Griff am Apparat die Gasgemische ändern und den Kranken vor Ueberdosierung bewahren. Wenn der Kranke atmet, füllt sich bei jeder Exspiration der Beutel. Dies rührt daher, weil der Kranke während der Exspiration den kontinuierlich strömenden Gasstrom nicht in sich aufnimmt, und sich das während der Exspiration also überflüssige Gasgemisch in den Beutel ergießt, aus dem es während der Inspiration wieder heraustritt. So kann man an dem Bewegen des Beutels erkennen ob die Atmung noch normal vor sich geht. Dieser Roth-Dräger-Apparat ist ein sehr beliebtes Instrument für die Sauerstoffchloroformnarkose und ist viel in Verwendung. Von verschiedenen Seiten hat man recht gute Resultate mit demselben erzielt (Roth, Engelmann, Wachs etc.). In neuerer Zeit hat Rothfuchs darauf aufmerksam gemacht, daß die Narkose später eintritt und vor allem bei Potatoren oft mißlingt, so daß derselbe bei Potatoren die Tropfmethode vorzieht. Er hält es für unpraktisch, von Anfang an Sauerstoff dem Chloroform beigemischt zu geben, da Sauerstoff als Antidot des Chloroforms wirkt, so hebt er im Anfang die Chloroformwirkung teilweise auf, und es tritt deshalb namentlich bei Potatoren die Narkose schwerer und später ein Es ließe sich ja durch eine Modifikation des Apparates leicht einrichten, daß man im Anfang nur Chloroform gibt und erst später nach Eintritt der Toleranz das Sauerstoffchloroformgasgemisch verabreicht. Diese Methode würde ja am besten so zu erreichen sein, daß man bis zur Toleranz mit der Tropfmethode narkotisiert und nach Eintritt derselben den Roth-Dräger-Apparat verwendet. Da man bei den meisten Patienten recht gute Narkosen erreicht, so würde es nicht nötig sein, den Apparat umzubauen, was viel Mühe kosten würde. Und da man diese Modifikation hauptsächlich bei Potatoren braucht, so wäre es nicht nötig, für die wenigeren Fälle den Apparat zu ändern, sondern man verfährt am besten, indem man Potatoren erst mit der Tropfmethode annarkotisiert und dann weiter mit diesem Apparat betäubt, oder eine andere Kombination, wie die Morphinchloroform + Aethersauerstoffnarkose, welche bei Potatoren am besten wirkt und später beschrieben werden wird, verwendet.

Mit diesem habe ich die Hauptpunkte der Sauerstoffchloroformnarkose erwähnt, und es ist wohl ersichtlich, daß diese Methode eine der besten Narkosen ermöglicht, nur bestehen zwei Mängel, die noch abgestellt werden müssen.

Erstens sind die Apparate sehr teuer, so daß jeder praktische Arzt auf dem Lande sie nicht kaufen kann, und erfordern Übung und sachgemäße Leitung. Allein der praktische Arzt kann ja die Narkose selbst überwachen und den Apparat von einem Gehilfen nach seinen Vorschriften bedienen lassen, doch auch der Sauerstoff macht die Methode teurer und komplizierter, da der Sauerstoffzylinder aus der Stadt bezogen werden muß. Zweitens kann der Apparat auf große Entfernungen nicht transportiert werden, und wenn man auch den kleinen Apparat von Wohlgemuth verwendet, so belastet derselbe den Arzt zu sehr. Der Roth-Dräger-Apparat ist überhaupt nicht so leicht zu transportieren. Es ist eben sehr schwer, den Sauerstoff in so kleinem Raum unterzubringen, daß der Apparat handlicher, kleiner und leichter sowie besser zu transportieren würde. Wenn man nun sehr kleine Sauerstoffzylinder verwenden will, so hat man wieder die Gefahr, daß der Sauerstoff zu schnell verbraucht wird, da in dem Zylinder eben zu wenig Sauerstoff aufgenommen werden kann. Es ist zweifellos, daß unter diesen Umständen die Sauerstoffchloroformnarkose nicht Gemeingut aller Ärzte werden kann. Vielleicht gelingt es noch, die Apparate zu vervollkommnen.

§ 59. Die **Äther + Sauerstoffnarkose** ist eine Narkosenart, welche bei weitem weniger und seltener verwendet wird, als die Sauerstoffchloroformnarkose. Es war sehr naheliegend, daß man nach den guten Erfahrungen, welche man mit der Sauerstoffchloroformnarkose machte, versuchte eine ähnliche Kombination mit Aether sulfuricus zu benützen, um vielleicht die Gefahren der Aether-sulfur.-Narkose zu vermindern. (Markoe, Abbe, Bryant, Curtis, Hare etc.) Die Methode dieser Narkose ist derart, daß man entweder von Anfang an Sauerstoff mit Ätherdämpfen gemischt verabreicht, oder anfangs nur Aether sulf.-Dämpfe allein und nach Eintritt der Toleranz die Mischung der Gase für weitere Fortsetzung der Narkose. Es kann diese Narkose ganz ähnlich der Sauerstoffchloroformnarkose verwendet werden.

Was nun die physiologischen Einwirkungen dieser Narkose auf den Organismus anlangt, so ist dasselbe hier zu beachten, was bei der einfachen Äthernarkose erörtert wurde. Die Mechanik der Narkose, die Aufnahme der Gase durch die Lungen, und der Transport derselben durch das Blut in das Zentralnervensystem, wo die Wirkung auf die Ganglienzellen ausgeübt wird, sowie die Eliminierung gehen genau so vor sich, wie bei jeder Inhalationsnarkose. Die Herz- und Lungentätigkeit wird in physiologischer Hinsicht in dieser Narkose genau so beeinflußt, wie in der einfachen Äthernarkose. Sauerstoff und Äthergas gemischt wirken auf Herz und Lungen anregend, die Herzkraft wird verstärkt, der Blutdruck erhöht. Es ist in dieser Hinsicht hier auf alles das beim Äther früher Gesagte zu verweisen.

Man hat aber vor allen Dingen durch die Kombination der Äthernarkose mit Sauerstoff die schwerschädlichen Einflüsse des Äthers auf die inneren Organe günstig beeinflussen wollen. Inwieweit dies durch den Sauerstoff gelingt, wollen wir jetzt erörtern.

Die narkotische Kraft des Äthers ist an sich nicht sehr stark, und es wird dieselbe durch die Mischung mit Sauerstoff nicht erhöht. Es wird daher Menschen geben, die man mit dieser Narkose nicht betäuben kann, so kann man einen Potator mit Äthersauerstoff nicht betäuben, wenn er nicht vorher

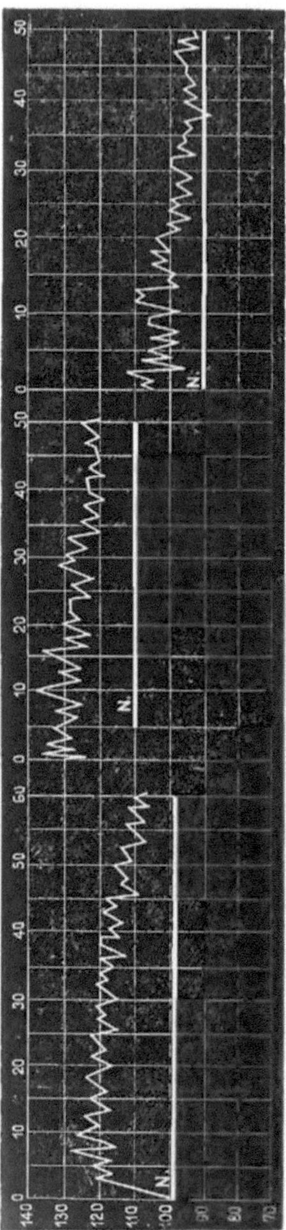

Fig. 164.
Blutdruckkurven in der Äthersauerstoffnarkose.

eine starke Dosis Morphin erhalten hat. Es ist daher die Sauerstoffäthernarkose vor allem für Frauen und Kinder sowie abstinente Männer geeignet. Die Einwirkung auf das Zerebrum wird nicht verändert. Man braucht zwar bei dieser Methode nicht soviel Äther, wie bei der Tropfmethode, doch man muß die Ersparnis des Äthers hauptsächlich dem geschlossenen Apparat und der genauen Dosierung zuschreiben. Immerhin liegt in der Beschränkung des Äthers ein großer Vorteil für den Kranken; denn der Organismus wird hier nicht mit unnötig großen Äthermengen überschwemmt. Wenn man allerdings Tiere sehr lange mit Äthersauerstoff betäubt, so findet man in den Gehirngefäßen ebenso Fettmetamorphose geringen Grades, wie nach einfachen Äthernarkosen. Der Einfluß auf das Herz ist ein durchaus günstiger. Die Sauerstoffäthernarkose wirkt als anregendes Mittel auf das Herz, dasselbe wird gestärkt, angeregt und der Blutdruck wird gesteigert. Die Blutdruckverhältnisse in der Sauerstoffäthernarkose sind von mir selbst an Kranken studiert worden, und ich habe bei den von mir ausgeführten Narkosen nie Kollapse gesehen. Der Blutdruck wird bis zum Eintritt der Toleranz über die Normalblutdruckhöhe gesteigert, während in der Toleranz eine langsame Verminderung des Druckes eintritt, doch sinkt derselbe nie, auch bei sehr langen Narkosen nicht, unter die Normalblutdruckhöhe. Es ist also ein zweifellos guter Einfluß zu sehen, und man erkennt aus den Kurven einen stetigen, ruhigen Einfluß der Ätherwirkung, und zwar sinkt die Kurve bis zum Ende der Narkose konstant, ohne wesentliche Störungen, wenn nicht Apnoën etc. eintreten. Aus beistehender Figur 164 ersieht man die Wirkung der Sauerstoffäthernarkose, man sieht, wie die Kurve langsam sinkt, aber während der ganzen Dauer der Narkose über der Normalblutdruckhöhe sich hält.

Das Herz an sich kann durch sehr lange und namentlich häufige Äthersauerstoffnarkosen auch affiziert werden. Ich habe auch nach solchen Narkosen von sehr langer Dauer typische Fettmetamorphose in den Herzmuskelfasern an Hunden nachweisen können, doch war das

Fett entschieden nur sehr gering und wenig, es war jedenfalls ungefähr dasselbe Bild wie nach einfachen Äthernarkosen. Vielleicht war die Fettmetamorphose noch etwas geringer, als bei der einfachen Äthernarkose. Man ersieht aber daraus, daß auch in dieser Narkose bei geeigneten Kranken Kollapse und Synkopefälle auftreten können, wenn dieselben auch sehr selten sein werden. Jedenfalls ist der Einfluß der Äthersauerstoffnarkose auf das Herz ungefähr gleich dem der einfachen Äthernarkose.

Die anderen inneren Organe, Leber und Nieren, werden allerdings bedeutend weniger geschädigt durch lange Sauerstoffäthernarkosen, als durch die einfachen Narkosen. Man findet nach sehr langen zweistündigen Sauerstoffäthernarkosen bei Hunden reichlich Fettmetamorphose mit Nekrose und Zerfall der Zellen in Niere und Leber. Ich habe diese Einwirkung genau geprüft und gefunden, daß bei der Sauerstoffäthernarkose die Leberzellen und Nierenepithelien zwar bei langen und häufig wiederholten Narkosen Fettmetamorphose erleiden, daß aber die Nekrose und der Zerfall derselben viel weniger und geringer ist, als nach einfachen Äthernarkosen. Es ist hierin zweifellos eine günstigere Wirkung der Sauerstoffnarkose zu sehen, und es kommt dies nicht nur von der geringeren Äthermenge, sondern es scheint der Sauerstoff direkt die Zellen zu schützen und zu kräftigen, damit sie der toxischen Ätherwirkung besser Widerstand leisten können. Diese Einwirkung ist zweifellos ein großer Vorzug der Sauerstoffnarkose.

Viel wichtiger ist der Einfluß der Narkose auf die Lungen. Man hat allgemein bezweckt, die Cyanose in der Äthernarkose durch die Mischung mit Sauerstoff zu beseitigen.

Dieser Gedanke war der nächstliegende, da man ja schon die Beobachtung machte, daß die Beimengung von reichlich atmosphärischer Luft die Cyanose verminderte, man kann z. B. bei den geschlossenen Apparaten für die Äthernarkose stets eine ziemlich hochgradige Cyanose der Patienten beobachten, während bei der Tropfmethode fast gar keine Cyanose vorhanden ist. So hat auch Markoe, Abbe, Bryant etc. bei der Verbindung der Sauerstoffinhalation mit der Äthernarkose nie Cyanose beobachtet. Man kann diese Beobachtung ja sofort bei jeder Sauerstoffäthernarkose machen. Immerhin hat man auch Berichte gefunden, in denen doch Cyanose beobachtet wurde (Curtis), doch mag wohl die Cyanose durch andere Momente hervorgerufen worden sein, jedenfalls wird durch den Sauerstoff die Cyanose, welche die Ätherdämpfe an sich erzeugen, beseitigt, während natürlich Raumbeengungen in den Atemwegen etc. nicht durch den Sauerstoff gehoben werden können. Was nun die vermehrte Salivation anlangt, welche ja der Hauptnachteil der einfachen Äthernarkose ist, so kann man dieselbe nicht vollkommen aufgehoben finden. Der Äther übt auf die Epithelien der Bronchialschleimhaut, auf die Zellen der Drüsen Reize aus, welche die Zellen zu vermehrter Tätigkeit anregen, und dieser Reiz wird bei der Sauerstoffäthernarkose stark vermindert, doch ist derselbe nicht aufgehoben. Ich habe an Hunden beobachtet, daß bei völligem Verhindern der Aspiration irgendwelcher Schleimmassen aus dem Rachen und Mund in die Bronchien doch nach langen Narkosen in den Bronchien viel Schleimmassen zu finden waren, daß in einzelnen Bezirken sogar pneumonische Infiltration der Lunge vorhanden war, und dieser Schleim war lediglich das Produkt des Reizes, den der Äther auf die Schleimhaut der größeren Bronchien bis zu den Alveolen ausübt. Dieser Reiz wird vermindert, aber er ist nicht aufgehoben durch die Mischung mit Sauerstoff. Die Verminderung des Reizes des Äthers auf die Epithelien und Schleimhäute der Bronchien wird bewirkt einesteils durch die geringere Menge von Äther, welche zur Narkose nötig ist, andernteils durch die kräftigende Wirkung des Sauerstoffes. Immerhin ist letztere nicht sehr groß, und man darf nicht zu viel verlangen. Auch die Zellen des respiratorischen Epithels erleiden eine mäßige Fettmetamorphose, welche aber nur nach sehr langen Narkosen vorhanden und stark ist, während sie nach kurzen Betäubungen unwesentlich ist. Es wird aber durch diese Einwirkung des Äthers immerhin die baktericide Kraft der Lunge herabgesetzt und besonders nach langen Narkosen. Es ergibt sich also als Resultat, daß die Möglichkeit einer postnarkotischen Bronchitis und Pneumonie nicht unbedingt durch die Mischung der Gase beseitigt ist, sondern es besteht immer noch die Gefahr der Lungenaffektionen. Es ist dieselbe aber entschieden geringer als nach einfachen Äthernarkosen. Doch sie ist so vorhanden, daß man mit ihr rechnen muß. Curtis hat diese günstige Wirkung an einem Falle gesehen, wo vor der Narkose eine Bronchitis bestanden hatte, die aber durch die Äthersauerstoffnarkose nicht verschlimmert wurde. Tyrell hat bei sehr langen Narkosen nie Cyanose beobachtet. Morton macht auch darauf aufmerksam, daß durch die Äthersauerstoffnarkose die Atmung und Herzaktion nie übel beeinflußt wurden, daß die Schleimsekretion bedeutend vermindert war, als bei einfacher Äthernarkose. Es ist zweifellos ein Vorteil der Mischung, daß die Lunge weniger geschädigt wird; immerhin muß man aber bei Lungenkranken vorsichtig sein und lieber die Narkose vermeiden, denn die Lungenleiden können sehr schwer verschlimmert werden.

Was nun aber als Vorzug der Narkose erscheint, ist nicht so groß, daß es die Nachteile aufwiegt. Zu den Nachteilen der Sauerstoffäthernarkose gehören folgende Punkte. Erstens ist das Gemisch aus Äther und Sauerstoff ein höchst explosibles Gas, und man darf dasselbe nie bei offenem Licht anwenden (Morton). Weiter wird die narkotische Kraft des Äthers nicht wesentlich vermehrt, sondern es ist oft beobachtet worden, daß manche Personen nicht betäubt werden konnten. So beobachtete Morton, daß Kinder und nervöse Personen schwer betäubt werden konnten, Potatoren kann man gar nicht betäuben. Ferner wird der Eintritt der Toleranz verzögert, das Exzitationsstadium ist oft verlängert (Curtis), ferner hat Bryant einen Patienten überhaupt nicht völlig tief narkotisieren können, und es dauerte bisweilen 17—20 Minuten, ehe Toleranz eintrat. Auch Abbe beobachtete geringe Schleimvermehrung, während aber die sonstigen Nachteile nicht vorhanden waren. Als besondere Vorteile hebt er hervor, daß die Kranken sich meist nicht übel fühlten, daß sie schnell und rasch erwachten (Morton, Curtis etc.), daß das Blut arteriell und die Gesichtsfarbe normal war.

Aus allen diesen Angaben erkennt man, daß die Äthersauerstoffnarkose nicht eine sehr geeignete Methode zur Narkose in allen Fällen ist, man würde dieselbe entschieden besser verwerten können, wenn man sie mit der Chloroformnarkose verbinden würde, indem man den Kranken mit Chloroform betäubte, und nach Eintritt der Toleranz mit Äthersauerstoff, dem je nach Bedarf Chloroform beigemengt werden kann, die Betäubung unterhalten würde. Jedenfalls ist man allgemein von der Äthersauerstoffnarkose wieder abgekommen, weil eben viele Kranke nicht damit zu betäuben sind. Immerhin ist die Verbindung mit

Sauerstoff sehr günstig, und man kann der Äthernarkose viel Gefahren nehmen durch die Mischung der Gase, und wird, wenn man mit der einfachen Äthernarkose schon eine Mortalität von 1:29000, 1:10000 etc. — Julliard hat auf 9289 Äthernarkosen einen Todesfall, Villar auf 4050 keinen, Ponçet auf 29000 einen beobachtet erreichte, vielleicht noch bessere Resultate erzielen. Die Lungenleiden sind ja nach einfachen Äthernarkosen sehr häufig, aber sie werden sich durch diese Narkose vielleicht auch noch vermindern lassen. Morton hat ca. 300 solcher Narkosen mit Sauerstoffäther ausgeführt ohne Todesfall, ohne Lungenleiden zu beobachten. Man hat größere Statistiken mit dieser Narkose noch nicht aufgestellt, und die anderen Autoren berichten nur über geringe Anzahlen von Fällen.

Was nun die Technik der Narkose anlangt, so soll man alle Vorschriften beachten, welche für die einfache Äthernarkose gegeben sind. Es ist vor allem auf die Desinfektion des Mundes, auf die gute Vorbereitung des Kranken, die Umgebung, Lagerung etc. zu achten, und sind sonst alle früher gegebenen Vorschriften zu beobachten. Man leitet die Narkose am besten in liegender Stellung mit tiefer liegendem Kopfe ein und zwar muß man einen Apparat verwenden, welcher die Gase mischt, ähnlich den Apparaten, wie sie bei der Chloroformsauerstoffnarkose beschrieben worden sind. Ein solcher Apparat ist von Morton für die Narkose verwendet worden, und hat er sehr gute Resultate mit dem Apparat erzielt. Derselbe wird von Lentz & Sons in Philadelphia fabriziert. Der Apparat mischt die Gase miteinander und gestattet durch eine einfache Handhabe, die Zusammensetzung der Gase schnell und leicht zu ändern, und auch, den Äther allein zu verwenden und den Sauerstoff nur nach Belieben beizufügen, auch kann man den Sauerstoff allein oder in beliebig konzentriertem Gemisch mit Äther verabreichen. Morton gibt auch den Rat, um die lange Verzögerung des Eintrittes der Toleranz zu vermeiden, im Anfang Äther allein zu geben, und erst nach Eintritt der Toleranz die Narkose mit dem Gemisch der Gase zu unterhalten. Natürlich kann man jederzeit die Dosis des Äthers modifizieren. Es ist auch in vielen Fällen anzuraten, den Kranken vor der Narkose eine Dosis Morphin. mur. subkutan zu verabreichen.

Eine sehr einfache Sauerstoffäthernarkose kann man auf folgende Art erreichen. Man nimmt einen Sauerstoffapparat, wie ihn die Sauerstoffabrik Berlin liefert und verbindet diesen Apparat mit einem nach Art des Junkerschen Chloroformapparates gebauten Ätherapparat. Man verbindet dann den zur Maske führenden Sauerstoffschlauch kurz vor der Mündung in dieselbe mit dem Rohr, welches aus dem Sauerstoffapparat kommt. Diesen letzteren setzt man durch ein Gebläse in Tätigkeit und gibt zu diesem Ätherstrom je nach Bedarf Sauerstoff, dessen Menge man durch das Manometer (vgl. Fig. 50) regulieren kann. Die Maske muß dann aber eine geschlossene sein. Auf diese Weise hat man einen sehr einfachen Apparat. Der Ätherapparat muß nur etwas größer und geräumiger als ein Junkerscher Apparat sein, die Flasche zu 150 cbcm und das Gebläse etwa doppelt soviel fassend. Dann kann man eine sehr gute und gefahrlose Narkose erzielen.

Auch die im vorherigen Kapitel beschriebenen Apparate für die Sauerstoffchloroformnarkose können mit geringen Abänderungen für die Sauerstoffäthernarkose verwendet werden. Es ist kein Zweifel, daß die Kombination der Chloroformsauerstoffnarkose mit der Äthernarkose noch bessere Resultate liefern würde, und zwar kann man durch Hinzufügen eines Äthertropfapparates zu den Apparaten für die Chloroformnarkose einen Apparat erhalten, mit welchem man je nach Bedarf Äther, Chloroform oder beide gemischt, und stets mit Sauerstoff dem Kranken zuführen könnte. Somit ist das wichtigste der Sauerstoffäthernarkose erwähnt, eine Methode, die leider wieder zu bald verlassen worden ist.

§ 60. Die **Chloroform + Äther + Sauerstoffnarkose** ist eine Kombination, welche ganz besondere Vorteile für den Kranken besitzt. Dieselbe ist hervorgegangen aus der Sauerstoffchloroformnarkose, deren Nachteile man durch das Hinzufügen des Äthers verhüten will. Diese Narkose ist von Krönig zuerst verwendet worden, und auf dessen Veranlassung hat das Drägerwerk in Lübeck einen Apparat konstruiert, welcher wie unten des näheren auseinandergesetzt wird, gleich dem Prinzip des Chloroformapparates gebaut ist, nur noch eine Vorrichtung besitzt, durch welche man gleich dem Chloroform auch Aether sulfur. verabreichen kann. Diese Methode erscheint als die denkbar beste Narkose, und steht ätiologisch der Äther + Chloroformmischnarkose sehr nahe, denn wenn man die Vorzüge der Braunschen Narkose bedenkt und zu dieser Narkose noch den Sauerstoff hinzufügt, so hat man diese Narkose.

Ich habe mich unabhängig von Krönig schon seit Jahren mit diesen Narkosen beschäftigt und genaue Untersuchungen angestellt, welche im folgenden in kurzen Worten erörtert werden sollen. Man muß hier entschieden zwei Hauptnarkosenarten unterscheiden, die Chloroform + Äther + Sauerstoffnarkose, bei der als Grundlage Chloroform gegeben und zur Verbesserung Äther verabreicht wird, und die Äther + Chloroform + Sauerstoffnarkose, die Äther als Grundlage und zur Ergänzung Chloroform aufweist. Diese beiden Arten gehen natürlich in der Praxis ineinander über, aber man kann sie immer genau erkennen, und die Indikationen richten sich nach den für Äther und Chloroform früher festgestellten Thesen.

Ich werde nun die Einflüsse dieser Narkosenarten auf den Organismus so weit als nötig erörtern und dabei vor allem den Einfluß auf den Blutdruck und auf die inneren Organe beschreiben.

Der Blutdruck wird, wie wir früher gesehen haben, durch die Chloroformsauerstoffnarkose bedeutend herabgesetzt, es besteht also immer die Gefahr auch in der Sauerstoffkombination mit Chloroform, daß der Blutdruck bei dazu disponierten Individuen derart herabgesetzt wird, daß eine ernste Gefahr quoad vitam für den Patienten daraus resultiert. Deshalb habe ich versucht, diese üble Nebenwirkung des Chloroforms durch Beimischung von Aether sulfur. auch in der Sauerstoffchloroformnarkose verbessern zu können. Die Versuche sind nun folgendermaßen angestellt worden. Bei einem Kranken, welcher mit der Chloroformsauerstoffnarkose betäubt werden sollte, wurde während der Narkose die Messung des Blutdruckes genau so vorgenommen wie gewöhnlich, und der Stand des Blutdruckes jederzeit bestimmt. Wenn nun der Blutdruck unter die vorher von dem Kranken bestimmte Normalblutdruckhöhe sank, wurde eine geringe Menge Aether in Tropfenform dem Kranken gegeben. Es läßt sich die Aetherzufuhr ja jederzeit sehr leicht regulieren und ausführen, wenn man den Apparat von Roth-Dräger verwendet, aber auch auf andere Weise kann man das tun. Das erste Experiment war also dieses, festzustellen, ob man die ersten Schwankungen im Blutdruck durch die Pulskontrolle feststellen könnte, und ob die sofortige Aetherzufuhr eine Besserung des Blutdruckes bewirken könnte. Man ersieht schon aus den Blutdruckkurven bei der Chloroformsauerstoffnarkose, daß schon nach Eintritt der Toleranz ein Sinken unter die Normalblutdruckhöhe in den allermeisten Fällen eintritt. Wenn man den Puls des Patienten fühlt und sich darin einige Uebung verschafft hat, so lernt man auch aus dem Puls des Kranken annähernd erkennen, ob der Blutdruck wesentlich gesunken sei. Es ist natürlich nicht möglich, festzustellen, ob der Blutdruck über, oder auf, oder dicht unter der Normalblutdruckhöhe sich befindet, wenn diese Schwankungen in geringen Grenzen vor sich gehen. Wenn dieselben aber so ausgesprochen sind, wie bei der Chloroformnarkose, kann man schon aus dem Puls die deprimierende Einwirkung erkennen, und es wird dem gewissenhaften Narkotiseur nicht schwer fallen, sich diese Uebung und Fertigkeit zu verschaffen. Ich habe nun die Beobachtung gemacht, daß man in der Chloroformsauerstoffnarkose sehr leicht diese Verminderung der Pulsstärke erkennen kann, und dann auch sofort fühlt, wie der Blutdruck wenige Sekunden nach dem Verabreichen einiger Tropfen Aether sulfur. zu dem Chloroform wieder steigt.

Es ist vor allen Dingen die Stärke des Blutdruckes dadurch sofort nachzuweisen, daß man die Komprimierbarkeit der Arterie prüft. Man kann sehr leicht fühlen, wie die Arterie vor Beginn der Toleranz, also im Stadium II, stark gefüllt und gespannt ist, und kann dann sehr bald nach Eintritt der Toleranz bemerken, wie diese Spannung des Pulses geringer wird. Man kann also sehr bald nach Eintritt der Toleranz etwas Aether verabreichen. Nun ist es aber notwendig, weiter den Puls zu beobachten, um wieder feststellen zu können, wann die Aetherwirkung wieder nachläßt und der Blutdruck sinkt, denn wenn man auch den Blutdruck zunächst durch die Aethergabe steigert, so wird sehr bald nach Sistieren der Aetherzufuhr auch der Blutdruck wieder sinken. Wann dies eintritt, kann man nicht anders erfahren als durch Pulskontrolle. Wenn man den Aether ohne Indikation wegen Depression des Blutdruckes geben wollte, so wäre dies ein großer Schematismus, der wohl zu wenig guten Resultaten führen würde. Man kann aber am Puls die Steigerung durch Aether und die Verminderung des Blutdruckes nach Abklingen der Aetherwirkung sehr gut feststellen. Die Experimente dieser Art haben nun zunächst ergeben, daß man in der Kurve des Blutdruckes sofort die Einwirkung des Aethers konstatieren kann, das Quecksilbermanometer steigt sofort um ein Beträchtliches. Es dauerte je nach der Dosis von Aether die Wirkung 2 bis 5 Minuten an. Um die Verhältnisse hier genauer ermitteln zu können, habe ich die Messungen öfter als jede Minute vorgenommen und meist alle $^1/_2$ Minuten den ewig schwankenden Stand notiert. Man muß nun natürlich bemüht sein, die großen Unterschiede in der Druckhöhe zu vermeiden, denn die korrekte Chloroformäthersauerstoffnarkose muß sich dadurch auszeichnen, daß der Blutdruck dauernd wenigstens auf oder etwas über der Normalblutdruckhöhe sich findet. Wenn man solche Kurven mit Chloroform und Aether erreicht, so kann man sagen, daß man die Narkose richtig kombiniert hat, denn man hat da den Aether in richtigen Mengen und zur richtigen Zeit angewendet. Gerade darin liegen die Schwierigkeiten, indem man nur durch die Beobachtung des Kranken und die Pulskontrolle die richtigen Augenblicke für die Aetherzufuhr und die richtigen Dosen wählt, ohne zu große Dosen zu verabreichen, welche dann üble Aetherwirkungen verursachen können. Ich habe in dieser Narkose mit Absicht die Dosen so gegeben, daß der Blutdruck sichtbar beeinflußt wurde. Daß es nun aber möglich ist, auch die Narkosen so zu arrangieren, daß der Blutdruck dauernd ein normaler ist und die Kurve immer über der Normalblutdruckhöhe sich bewegt, zeigen die anderen Kurven*), welche ich nun während der korrekten Chloroformäthersauerstoffnarkose aufgenommen habe. In Fig. 165 sind einige Kurven abgebildet, aus denen man die Einflüsse des Aether erkennen kann, ebenso kann man aus denselben ersehen, daß man die Narkose leiten kann ohne daß die Aethergaben im Blutdruck wesentlich bemerkt werden. Ebenso sind die Chloroformgaben zu bemerken, oder bei guter Narkose nur wenig angedeutet. Diese weiteren Kurven zeigen, daß man dieses Ideal sehr leicht erreichen kann. Immerhin sieht man bei einigen Kurven, daß hier und da ein tieferes Sinken stattgefunden hat, worauf dann ein dauernder Anstieg wieder erfolgte. Aber diese Zeichen der Punkte, wo Aether neu verabreicht wurde,

---

*) Die einzelnen Kurven sind in meiner Abhandlung über den Einfluß der Gasgemischnarkose auf die inneren Organe, Langenbecks Arch. f. klin. Chirurgie, Bd. 77, abgebildet.

sind in manchen Kurven ganz weggefallen. Dieselben verlaufen ganz glatt und durchweg auf oder über der Normalblutdruckhöhe, ein Zeichen also, daß eine hohe und ausreichende Anregung auf das Herz und den Blutdruck ausgeübt wurde, so daß eine zu tiefe Depression des Blutdruckes durch das Chloroform nicht ausgeübt werden konnte.

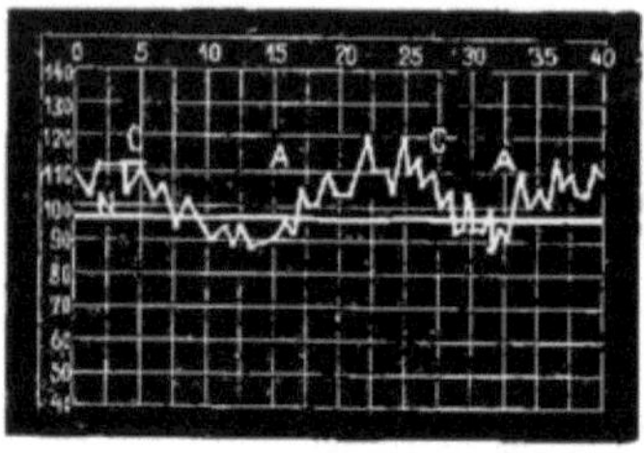

A.

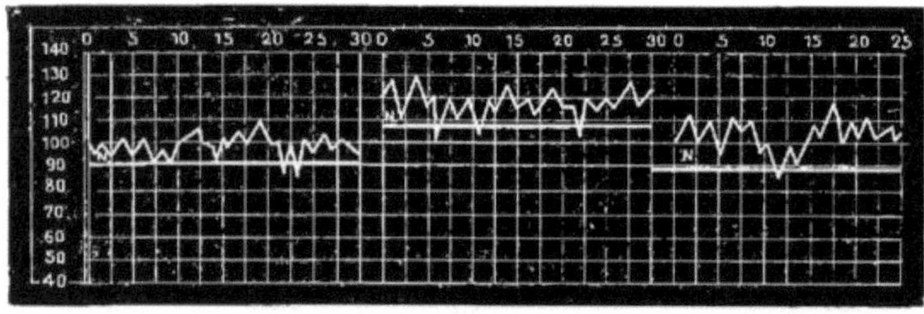

B.

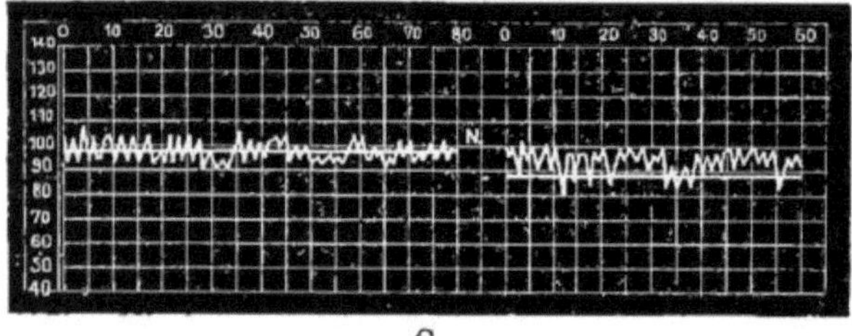

C.

Figur 165. Blutdruckkurven in der kombinierten Chloroformäther-sauerstoffnarkose.

A. Blutdruckkurve in der Äther-Chloroform-Sauerstoffnarkose unter schematischer Darreichung des Äthers bei A und Chloroform bei C.
Blutdruckkurven in der Äther-Chloroform-Sauerstoffnarkose bei exakter Leitung.
C. Blutdruckkurven in der Chloroform-Äther-Sauerstoffnarkose bei exakter Leitung. N = Normalblutdruckhöhe.

Wenn man nun diese Narkose näher betrachtet, so ist dieselbe derart vorgenommen worden, daß den Patienten zunächst nur Chloroform und Sauerstoff verabreicht wurde, bis derselbe in Toleranz gebracht war. Von dem Moment an, wo die Toleranz eintrat, wurde dem Patienten neben dem Chloroform noch Äther gegeben und zwar in ganz geringen Mengen. Die Chloroformdosen konnten jetzt eine Zeitlang weggelassen werden, und der Kranke atmete einige Minuten nur Sauerstoff + Äther, dann erhielt er wieder einige Tropfen Chloroform, und so weiter in stetem Wechsel, wobei es abhängig gemacht wurde, ob und wieviel und welches Narkotikum gegeben werden sollte, von der Reaktion der Pupillen, dem Verhalten des Pulses und den sonstigen Verhältnissen. Diese Narkose stellt ja entschieden die beste Art der Kombination bei Vorherrschen des Chloroforms dar. Wenn man also eine nach Möglichkeit beschränkte toxische Wirkung der Narkose auf den Organismus erreichen will, so muß man derart verfahren, wobei das Grundprinzip immer das ist, jedes Narkotikum nach Möglichkeit zu beschränken. Darin liegt der Wert der Narkose; die Kunst des Narkotiseurs besteht darin, die Narkotika weitmöglichst auszunützen, ihre narkotische Kraft soviel als möglich wirksam zu machen und dabei die toxischen Nebenwirkungen weitmöglichst zu beschränken. Man erreicht dabei eine Narkose, in der allerdings das Chloroform im großen und ganzen vorherrscht, in der aber weder das Choroform noch der Äther zu schwer toxischen Einwirkungen gelangen können.

Betrachten wir nunmehr die Verhältnisse bei der anderen Art der Narkose, bei welcher man den Aether sulfuricus als Grundlage, als Hauptnarkotikum verwendet, und hier vor allem die Einflüsse dieser Narkose auf den Blutdruck. Wenn man die Äthernarkose mit dem Chloroform verbindet, so muß vor allem darauf geachtet werden, daß das Chloroform nur in minimalsten Mengen gegeben wird, denn in größeren Mengen verabreicht, verursacht dasselbe Depression des Blutdruckes, derselbe ist ja in der Äthernarkose ein dauernd hoher, und man darf unter Benützen der stärkeren narkotischen Kraft des Chloroforms nicht den Vorteil, den besten Einfluß des Äthers, die Steigerung des Blutdruckes, durch die üble Wirkung des Chloroforms vernichten. Es ist daher vor allen Dingen darauf zu achten, daß man das Chloroform zur Vertiefung der Narkose nur in den geringst wirksamen Mengen, der Zahl von wenigen Tropfen braucht und verabreicht. Hat man doch verschiedentlich beobachtet, daß selbst bei der offenen Tropfmethode wenige Tropfen von Chloroform genügen, um die Toleranz in der Äthernarkose zu erreichen (Witzel, Hofmann etc.). Schon 5—10 Tropfen Chloroform haben eine starke narkotische Wirkung, wenn der betreffende Kranke schon mit anderen Narkotika halb betäubt ist. Wenn man nun dazu noch einen geschlossenen Apparat, wie den von Roth-Dräger, verwendet, kommen die Chloroformtropfen noch stärker zur Wirkung, hier kann man mit fünf Tropfen so viel erreichen, wie bei der offenen Methode mit zehn Tropfen. Einen wie bedeutenden Einfluß die Chloroformgaben auf den Blutdruck in der Äthersauerstoffnarkose haben und ausüben können, zeigt folgender Versuch.

Ich habe eine Person mit Äthersauerstoff bis zum Beginn des Stadiums II der Narkose betäubt und, um die Toleranz schneller und leichter zu erreichen, werden einige Tropfen Chloroform dazugegeben, und mit Hilfe von zehn Tropfen ist die Toleranz innerhalb weniger Minuten erreicht. Der Blutdruck war vor Eintritt der Toleranz bedeutend über der Normalblutdruckhöhe, und es wurden nun folgende Experimente ausgeführt. Der Blutdruck wird alle ½ Minuten aufgezeichnet und gemessen, wobei sich immer jetzt, da der Kranke nur mit Aether weiter betäubt wird, derselbe über der Normalblutdruckhöhe hält. Nach einigen Minuten wird an Stelle des Aethers Chloroform gegeben in Tropfen, und zwar so viel, daß der Kranke mit demselben in der Toleranz erhalten wird. Die Tropfen werden in langsamem Tropfenfall gegeben, und es zeigt sich nach wenigen Sekunden bereits ein langsames Sinken des Blutdruckes, und zwar sinkt derselbe bei fortgesetzter Chloroformzufuhr langsam unter die Normalblutdruckhöhe, bisweilen auch einmal plötzlich einige Millimeter fallend und so einen plötzlichen Tiefstand einnehmend. Diese Einflüsse des Chloroforms auf den Blutdruck findet man ja nicht bei allen Kranken so deutlich, denn es kommen oft andere Einflüsse dazu, welche den Blutdruck an sich beeinflussen. Wenn man aber eine ganz gesunde Person mit ruhigem Herzschlag und ohne psychische Alteration zu diesem Experiment verwendet, gelingt es zweifellos, diese Wirkung des Chloroforms durch den Blutdruck festzustellen. Man darf aber nicht vergessen, daß hier absichtlich die Dosen des Chloroforms so gewählt und verabreicht wurden, daß man diesen Einfluß erhielt. In der gut geleiteten Aetherchloroformsauerstoffnarkose dürfen derartige Remissionen nicht vorkommen, es muß eine dauernd normale Höhe des Blutdruckes vorhanden sein. Es ist auch sehr leicht möglich, diesen Anforderungen gerecht zu werden, denn man muß dabei nur das beachten, daß man die Chloroformgaben in kleinsten Mengen, in feinsten Dosen, verabreicht. Dabei ist es geraten, den Aether nicht in vollen Dosen nebenbei zu verabreichen. Dies ist nur erlaubt in der Zeit vor Eintritt der Toleranz, während nach Eintritt tiefer Narkose dieselbe nur weiter erhalten werden soll, und dazu genügen in den meisten Fällen schon geringe Aetherdosen. Doch man wird auch während dieser Zeit den Aether zeitweise durch wenige Tropfen Chloroform ersetzen, da man dadurch Aether spart und den Kranken sehr tief betäubt, damit alle Muskeln schlaff, alle Reflexe aufgehoben sind, falls dies, wie es in den allermeisten Fällen langer Narkosen das Haupterfordernis ist, von dem Operateur verlangt wird. Der Grund, weshalb man den Aether mit Chloroform kombiniert, ist ja überhaupt darin gelegen, daß man einerseits die Narkose vertieft, was bei Leuten, die schwer zu betäuben sind, unbedingt notwendig ist, andererseits eine Ersparnis an Aether bewirkt, wodurch auch dem Aether eine geringere Gelegenheit gegeben ist, seine üblen Wirkungen auf den Organismus zu entfalten. Wenn man nun das Chloroform nur in kleinen Mengen und abwechselnd mit Aether, hier und da auch wenn nötig mit Aether gemischt, verabreicht und dabei den Puls der Kranken genau beobachtet, ebenso die übrigen Funktionen des Organismus genau im Auge behält und die Dosen in kleinen Zwischenräumen ändert, kann man eine Narkose erzielen, bei welcher der Blutdruck nur wenig Verschiedenheiten von dem im normalen Leben hat, und dessen Kurve einen ruhigen Charakter zeigt, so daß man bei oberflächlichem Betrachten gar keine Unregelmäßigkeiten bemerkt, sondern nur erst bei genauerem Studium der Kurve geringe Einflüsse der verschiedenen Narkotika finden kann. Vgl. Fig. 165.

Gewisse Schwankungen im Blutdruck treten natürlich ein, und man kann dieselben nicht immer auf die Narkotikumwirkung beziehen, namentlich bei vorübergehenden mäßigen Unregelmäßigkeiten sind oft andere Ursachen vorhanden. Jedenfalls sind die bei diesen Narkosen aufgenommenen Kurven von überaus regelmäßiger Form und Verlauf, so daß man die Narkose, welche diese regelmäßige Kurve erzeugt, als eine hinsichtlich des Blutdrucks sehr günstige Betäubung ansehen muß. Man kann also mit vollem Recht behaupten, daß die Kombination der Äthernarkose mit der Chloroformwirkung zu ganz vorzüglichen Betäubungen führt, denn auch der Verlauf dieser Narkosen in klinischer Hinsicht ist ein vorzüglicher ohne jede üblen Nebenwirkungen. Jedenfalls ist die gefährliche Chloroformwirkung durch den Äther bis zu einem gewissen Grade aufgehoben, nämlich die deprimierende Wirkung auf das Herz. Wenn schon durch den Sauerstoff allein diese üble Chloroformwirkung bis zu einem gewissen Grade gebessert wird, so kann man mit der Kombination dieser Narkose mit Äther eine noch viel intensiver anregende Einwirkung auf das Herz, und damit eine Steigerung des Blutdruckes bewirken.

Natürlich ist es auch möglich, die Chloroformnarkose ohne Sauerstoff nur mit Äther kombiniert dahin zu beeinflussen, daß der Blutdruck ebenfalls normal bleibt und nicht Depressionen gefährlicher Art durch die Chloroformwirkung entstehen. Allein man braucht dazu viel mehr Äther, und es liegt dann immer die Gefahr nahe, daß der Äther an sich den Organismus übel beeinflusse. Der Sauerstoff ist in der Kombination mit den Narkotika ein vorzügliches Mittel zur Unterstützung der narkotischen Kraft, und somit zur Vertiefung der Narkose und Ersparnis von Narkotikummengen. Darin liegt der große Wert der Sauerstoffgegenwart, daß man mit den geringsten Mengen des zugefügten Äthers oder Chloroforms schon intensive Einwirkungen erzielt und das zweite Narkotikum in so geringen Mengen nur zu verabreichen braucht, daß eine üble Wirkung desselben ausgeschlossen ist.

Nach diesen Untersuchungen wollen wir nunmehr diese Kombination der beiden Narkotika auch auf ihre Einflüsse auf die inneren lebenswichtigen Organe untersuchen. Es ist dafür zuerst die Narkose mit der Grundlage von Chloroform und der Ergänzung durch Äther zu betrachten, und zwar ganz analog den bei der einfachen Chloroformsauerstoffnarkose vorgenommenen Experimenten soll auch diese Methode behandelt werden. — Die mit dieser Kombination an Hunden vorgenommene Narkose wurde genau so ausgeführt, und zwar wurde dabei durch direkte Messung des Blutdruckes derart verfahren, daß durch die Kombination des Äthers die Blutdruckhöhe immer dicht über der Normalblutdruckhöhe sich befand. Diese Narkose, welche den Blutdruck immer normal erhält, ist die denkbar beste Narkose, und da bei den Tieren die Pulskontrolle bedeutend erschwert ist, so habe ich den Blutdruck direkt durch Messung mittels Manometers bestimmt und die Äthergaben nach dem Blutdruck eingerichtet. So wurde das Tier viermal in Zwischenräumen von je 12—20 Stunden narkotisiert, und zwar dauerte jede Narkose 1—1¼ Stunde. Nach diesen Narkosen wurde das Tier getötet und die inneren Organe wurden untersucht. Was nun zuerst den Verlauf dieser Narkosen anlangt, so war der Verbrauch an Chloroform und Äther auffallend gering, es war zwar die Narkose hauptsächlich eine Chloroformnarkose, doch auch der Äther wirkte mit, aber in jeweiligen Mengen, die üble Wirkungen auf den Organismus nicht ausüben konnten. Weiter war die Exzitation eine sehr geringe, die Toleranz trat sehr rasch ein und die Narkose war tief und ruhig. Die Untersuchung der Organe der Tiere nach den Narkosen ergab folgendes Bild. Die Narkosen waren im allgemeinen genau so ausgeführt, wie die Experimente mit den Chloroformsauerstoffnarkosen.

Die Befunde waren also direkt mit denen nach den Narkosen mit Chloroformsauerstoff oder mit Aethersauerstoff zu vergleichen. Das Befinden der Tiere war nach diesen vier langen Narkosen immer ein gutes, jedenfalls bedeutend besseres, als nach vier einfachen Chloroformnarkosen. Von denselben starb nur ein Tier am Ende der vierten Narkose, die anderen hätten noch weiter gelebt, wenn sie nicht für die Sektion hätten getötet werden müssen. Die Veränderungen im Zentralnervensystem waren im ganzen bedeutend weniger ausgebreitet, als nach den Chloroformsauerstoffnarkosen. Die Veränderungen, welche sich im Zerebrum fanden, bestanden hauptsächlich in Fettmetamorphose der Gefäßwandungen, und zwar fand sich die Fettmetamorphose spärlicher als nach Chloroformsauerstoffnarkosen, es waren entschieden weniger Gefäße ergriffen. Vielleicht sind aber die ersten Anfänge der Affektion in manchen Gefäßwandzellen übersehen worden. Wenn man vielleicht bei noch genauerer Untersuchung der Präparate und Beachten auch der geringsten Fettanhäufungen in den Gefäßwandungen eine gleiche Anzahl von erkrankten Gefäßen findet, so muß man doch entschieden die Veränderung als bedeutend geringer ansehen, als nach den Chloroformsauerstoffnarkosen. Die Fetttropfen, welche ich in dem Zerebrum analog den früheren Angaben fand, waren nur klein, von feinem und mittelfeinem Korn und in viel geringerer Zahl vorhanden, meist nur 2—3, selten 5—6 Tropfen in einem Gefäßquerschnitt. Man kann sagen, daß die Affektion bedeutend geringer war als nach den Chloroformsauerstoffnarkosen, doch war sie deutlich nachweisbar und erkennbar. In den Ganglienzellen war bisweilen wenig Fett zu finden, hier und da einige feine Fetttropfen im Protoplasma derselben. Die Fettmetamorphose der Gefäße war sowohl im Groß- wie Kleinhirn gleich stark vorhanden.

Die weiteren pathologischen Einwirkungen der Narkose auf das Herz waren nur sehr gering und wenig deutlich, wenn auch Fett hier und da in den üblichen Mengen zu finden war, so war dasselbe doch in viel geringeren Mengen vorhanden, man findet in den Muskelfasern die Querstreifung verwaschen und nicht deutlich, und in der Gegend der Kerne sind Haufen von Fetttropfen vorhanden, welche in typischer Weise angeordnet, aber viel weniger groß sind als bei der Chloroformsauerstoffwirkung. Die Fetttropfen sind kleiner und weniger zahlreich, und es gibt hier und da auch Stellen im Myocard, wo in den Fasern kein Fett zu finden ist. Wenn auch diese noch von der Fettmetamorphose weniger ergriffenen Stellen, in denen, wenn auch Fett fehlt, so doch die Struktur verwaschen und undeutlich ist, selten und klein sind, so zeigen sie doch, daß das Chloroform in diesen Narkosen bei weitem weniger toxisch eingewirkt hat. Nirgends finden sich im Myocard Fasern, welche vollkommen mit feinen Fetttropfen durchsetzt sind, immer findet man nur kleine Haufen neben den Kernen.

Die Befunde in der Leber sind allerdings bei weitem hochgradiger als im Herzen. Die Leber bietet in toto das Bild der trüben Schwellung und zeigt mäßige Hyperämie. Die Zellen sind trübe, wolkig und ungleichmäßig gefärbt, die Konturen sind verwaschen, man erkennt aber noch meist die Begrenzungen der einzelnen Zellen. In den nach Flemming behandelten Schnitten sieht man reichlich Fett in den Leberzellen. Meist findet man die Zellen mit einigen feinen bis stellenweis mittelgroßen Fetttropfen erfüllt, es lassen sich 2—5 Tropfen im Protoplasma zählen. Man erkennt deutlich beim Vergleich mit den Veränderungen nach Chloroformsauerstoffnarkosen eine bedeutend geringere Affektion der Zellen. Die Fettansammlung ist in dem Zentrum der Acini bedeutend weniger und geringer als in der Peripherie der Acini; während in den Zellen der zentralen Partien 1—3 Fetttropfen meist feinen Kornes zu finden sind, gewahrt man in den Zellen der peripheren Gewebsteile 3—5 Tropfen, und zwar sind dieselben bisweilen von mittelgroßem Korn. Durch diese verschieden starke Affektion der Leber erhält man bei der Betrachtung der Präparate mit schwacher Vergrößerung ein fleckiges Aussehen der Leberstruktur, weil die schwarz gefärbten Fetttropfen in den peripheren Zellen dunklere Färbung hervorbringen, als die viel spärlicheren und feineren Tröpfchen in den Zentren der Acini. Es ist diese Verteilung der Fettmetamorphose stets vorhanden. Entgegen den Veränderungen nach vier Chloroformsauerstoffnarkosen fehlt hier die Nekrose und der Zerfall der Leberzellen vollkommen. Findet sich Nekrose und Zerfall in den peripheren Teilen, so erhält man bei der Färbung mit Hämatoxylin-Eosin der Präparate gerade das entgegengesetzte Aussehen, weil die nekrotischen Protoplasmaschollen wenig oder gar keine Farbe annehmen, so daß das Lebergewebe daselbst heller gefärbt erscheint. Die Bilder der Leberpräparate nach den vier Chloroformäthersauerstoffnarkosen zeigen also eine viel geringere Veränderung in der Leber als die Chloroformsauerstoffnarkosen hervorzurufen vermögen. Immerhin sind aber die Leberaffektionen doch recht beträchtlich, stärker verhältnismäßig als die Veränderungen im Herzen. Wenn man nun die Leber nach ein oder zwei solchen Chloroformäthersauerstoffnarkosen untersucht, so gewahrt man allerdings noch recht geringe Affektion der Zellen, nach einer 60 Minuten dauernden Narkose fand sich in dem resezierten Leberstück noch keine nennenswerte Fettmetamorphose, während nach zwei Narkosen dieselbe schon deutlich nachweisbar war. Man erkennt also doch aus diesen Befunden, daß die Gefahr der Fettmetamorphose in diesen Narkosen eine geringere ist als nach allen bisher üblichen Narkosen.

In den Nieren waren die Veränderungen nach vier Narkosen verhältnismäßig ähnlich denen in der Leber. Es fand sich hier deutliche Fettmetamorphose in den Tubuli contorti, hier war in den Zellen das Fett in feinen und mittelgroßen Tropfen zu finden, meist 4—6 Tropfen, während Nekrose und Zerfall der Epithelien hier nicht vorhanden war. In den Tubuli recti war das Fett bedeutend spärlicher vorhanden, man sieht hier oft nur einige feine Fetttröpfchen im Protoplasma, stellenweise sind die Zellen ganz ohne Fett, ebenso ist in den Zellen der Harnkanälchen der Pyramiden nur selten Fett zu finden. Hauptsächlich sind die Nierenepithelien der Tubuli contorti affiziert. In den Glomeruli ist kein Fett vorhanden, es findet sich mäßige Hyperämie, auch in der übrigen Niere ist Hyperämie mäßigen Grades vorhanden, doch sind Hämorrhagien auch subkapsulär nicht zu finden. Die Nierenepithelien zeigen durchweg trübe Schwellung und die Konturen, die Nierenstruktur, die Zellgrenzen sind undeutlich, verwaschen. Diese Affektion der Niere ist entschieden weniger und geringer, als ich sie nach vier Chloroformsauerstoffnarkosen gefunden habe. Wenn man die Niere nach zwei solchen Chloroformäthersauerstoffnarkosen untersucht, so läßt sich jetzt eine eben beginnende Fettmetamorphose finden. Fett ist nur in feinen Tropfen in den Zellen der Tubuli contorti zu finden, während in den Zellen der übrigen Niere noch keine Fetttropfen auftreten.

Die Befunde in den Lungen sind folgende gewesen. Während dieser Narkosen bemerkte man nur eine ganz mäßige Vermehrung der Schleim- und Speichelsekretion im Mund und Rachen. Die Untersuchung der Lungen der viermal narkotisierten Tiere ergibt folgenden Befund. In den Alveolen der Lungen finden sich nur an wenigen Stellen geringe Mengen von angesammelten Schleimmassen, nirgends werden die Alveolen von diesen Schleimmengen erfüllt, auch in den Alveolen der während der Narkosen bei der Lagerung abhängigen Partien der Lungen ist nicht mehr Schleim zu finden, man sieht daselbst nur ab und zu einige Alveolen bis zur Hälfte von Schleim angefüllt. Im Lungengewebe ist eine bedeutende Hyperämie nicht zu finden, Hämorrhagien, parenchymatöse wie subpleurale, sind nicht zu sehen. Wenn man nun die Untersuchung der Lungen nach der Flemmingschen Methode vornimmt und die Präparate betrachtet, so gewahrt man in den Zellen des respiratorischen Epithels eine mäßige Fettmetamorphose. Man findet in den Zellen der Alveolen, in den Zellen der Bronchialschleimhaut feine Fetttropfen, deren Zahl wechselnd von einigen wenigen bis zu 5—6 Tropfen festgestellt wird, und es zeigen sich nicht alle Zellen des respiratorischen Epithels gleichmäßig ergriffen, sondern nur hier und da kann man die affizierten Zellen nachweisen. Es ist zweifellos diese Affektion der Lunge geringer als bei den Chloroformsauerstoffnarkosen, doch ist der Unterschied nicht sehr stark. Während die Fettmetamorphose nicht viel geringer zu finden ist, kann man die Salivation besonders reduziert nennen, die Schleimabsonderung ist viel geringer als nach den Chloroformsauerstoffnarkosen. Dieser letztere Befund ist sehr wichtig, denn er zeigt, daß der nebenbei verwendete Aether in solch geringen Mengen nur angewendet worden ist, daß er eine vermehrte Salivation nicht bewirken konnte. Es ist dies auch das erste Erfordernis bei der Kombination der beiden Narkotika, daß das zweite nur zur Hilfe, nicht als selbständig wirkender Körper verwendet wird.

Die Veränderungen nach der Chloroformäthersauerstoffnarkose zeigen im großen und ganzen in den Veränderungen in den Organen die Chloroformwirkungen an sich. Es soll nun das Resultat der Einwirkungen der Ätherchloroformsauerstoffnarkose besprochen werden, bei welcher das Chloroform, wie oben schon erörtert wurde, nur in minimalen Mengen verabreicht wird. Die Experimente wurden in genau derselben Art vorgenommen und es fand sich bei den Tieren nach vier Narkosen in dem Zentralnervensystem eine Fettmetamorphose sehr geringen Grades, wie sie der einfachen Äthernarkose bei gleicher Dauer der Einwirkung noch lange nicht eigen ist. Das Fett in den Wandungen der Blutgefäße ist zwar deutlich vorhanden, doch ist dasselbe nur in kleinen Mengen zu finden, die Tropfen sind fein und mittelgroß und es sind nur 4—6 an einem Haufen beteiligt. Vielfach findet man diese Fetthaufen in den Kapillaren, und es erfüllt das Fett dann eine Zelle der Wandung vollkommen. Jedenfalls ist diese Affektion bedeutend weniger, aber doch deutlich zu finden. In den Ganglienzellen ist nur selten wenig Fett in feinen Tropfen zu sehen.

Die Veränderungen im Herzen sind ebenfalls nur sehr gering, das Myocard zeigt trübe Schwellung und in den Muskelfasern findet sich ab und zu Fett in kleinen Haufen neben den Kernen, nicht alle Fasern sind befallen, doch findet man immerhin das Fett so oft, daß jede zweite Faser solches zeigt, aber die Haufen sind klein. Die Querstreifung ist stellenweis erhalten, stellenweis vollkommen verschwunden.

In der Leber ist bedeutend stärkere Fettmetamorphose zu finden. Die Leberzellen sind trübe geschwollen, das Protoplasma ist wolkig, die Zellgrenzen sind verwaschen und undeutlich. In den Zellen im Zentrum der Acini ist wenig Fett, 1—3 Tropfen feinen Kornes sind hier und da zu finden, daneben sind Zellen, in denen kein Fett vorhanden ist, es sind hier die Hälfte der Zellen nicht von Fett erfüllt. In den Zellen der Peripherie ist viel Fett vorhanden, alle Zellen sind befallen, es finden sich 3—6 Tropfen in den Zellen. Nekrose ist nicht vorhanden. Die Leber ist wenig hyperämisch, Hämorrhagien sind nicht nachweisbar. Diese Affektion der Leber ist entschieden geringer als nach Aethersauerstoffnarkosen. Nach einer Narkose findet sich in der Leber noch sehr wenig Fett, nur hier und da sieht man in den peripheren Partien die Zellen von einigen feinen Fetttropfen erfüllt, sonst sieht man nur trübe Schwellung der Zellen. Nach zwei Narkosen ist die Fettmetamorphose schon deutlich, man sieht deutliche Fettmassen in den Zellen der Peripherie der Acini.

Die Nieren zeigen ein ähnliches Bild. In den Zellen der Tubuli contorti findet sich reichlich Fett in feinen bis mittelgroßen Tropfen von 2—6 Stück, Nekrose ist nicht vorhanden. In den Nierenepithelien der Tubuli recti ist nicht immer Fett nachweisbar. Allerdings findet sich in den meisten Zellen etwas Fett, 1—3 Tropfen, doch sind auch zahlreiche Zellen ohne Fett deutlich zu sehen, in den Pyramiden ist wenig Fett zu finden. In allen Zellen aber sieht man deutlich die trübe Schwellung, das Protoplasma ist körnig, wolkig und färbt sich ungleichmäßig. Wenn man auch nicht überall Fett findet, so ist doch der Beginn der Fettmetamorphose deutlich überall vorhanden.

Diese Fettmetamorphose in den Nieren ist bedeudent geringer als bei der einfachen Aethernarkose, sie ist auch etwas weniger wie bei der Aethersauerstoffnarkose, aber sie ist immerhin stark vorhanden. Daneben findet sich mäßige Hyperämie der Nieren, keine Hämorrhagien, in den Glomeruli ist kein Fett, doch sind dieselben hyperämisch.

Bedeutender als all diese Affektionen sind die Veränderungen in den Lungen. Hier findet man nur eine sehr mäßige Salivation. Es zeigen sich in den abhängigen Partien der Lungen Stellen, wo die Alveolen mit Schleim erfüllt sind, doch es sind diese Bezirke klein aber häufig, und es ist keine Rundzelleninfiltration in der Umgebung. Die Alveolen sind total oder zur Hälfte in diesem Bezirke mit Schleim erfüllt. Diese infiltrierten Bezirke waren nur in den abhängigen Bezirken zu finden und nicht sehr zahlreich und groß. Es ist also noch eine geringe Salivation vorhanden.

Was die Epithelzellen anlangt, so fand sich eine mäßige Fettmetamorphose, die etwas geringer ist, als nach Äthersauerstoffnarkosen. Es war in den Zellen der Alveolen und den Epithelzellen der Bronchialschleimhaut Fett in feinen Tropfen zu finden, doch nicht in allen Zellen, es waren nur hie und da einige Zellen erkrankt, die anderen waren gesund. Diese Fettmetamorphose war stärker in den Alveolen als in den Bronchien. In der Lunge war deutliche geringe Hyperämie vorhanden. doch waren keine Hämorrhagien im Parenchym wie subpleural vorhanden. Diese Affektion der Lungen ist wenig verschieden von der bei der Aethersauerstoffnarkose, doch etwas geringer.

Die Respiration wird in dieser Narkose nur wenig beeinflußt, bei den Narkosen an Kranken findet man weder Cyanose im Gesicht, noch röchelnde Atmung, der Stertor der Aethernarkose fehlt vollkommen. Auch die im Rachen vermehrt abgesonderten Speichelmengen sind auffallend gering. Es ist nur wenig Speichel, der bei der dorsalen Reklination des Kopfes aus Mund und Nase fließt. Es wird daher auch kein Rasseln und stertoröses Atmen erzeugt, weil der Speichel fehlt, der den Kehlkopfeingang verlegt. Die Atemtätigkeit wird in dieser Narkose ebenfalls wenig beeinflußt, die Zahl der Atemzüge war immer über der normalen Atmungszahl, auch die Intensität und Tiefe der einzelnen Atemzüge wird nicht deprimiert, sondern die Atmung bleibt fast normal. Die Kontrolle der Atemzüge in der Minute während der Narkose ergab vollkommen normale Zahlen.

Es sind somit die Einwirkungen dieser Narkosen auf die inneren Organe erörtert worden, und wir werden nun diese Befunde kurz kritisch betrachten und miteinander vergleichen. Man hat hier zwei an sich verschiedene Narkosen vor sich, die eine, welche Chloroform in vermehrten Dosen verabreicht und hauptsächlich als Chloroformnarkose aufzufassen ist, und welcher Äther nur in ganz geringem Maße beigegeben wird, und die andere, welche den Äther als Grundlage hat und Chloroform zur Aushilfe in geringen Dosen verwendet. Der Hauptvorteil dieser Narkosen liegt eben darin, daß man den Kranken je nach den obwaltenden somatischen Verhältnissen unter die eine oder andere Narkose versetzt, und das zweite Narkotikum nebenbei verabreicht, aber nur in Dosen, daß es allein narkotisch wirkt, also das Hauptnarkotikum unterstützt, und nur noch in seinen günstigen Wirkungen auftreten kann, während es aber nicht vermag, die ihm eigenen toxischen Einwirkungen in wesentlicher Art zu entfalten. Es war von vornherein fraglich, ob man in der Praxis dies erreichen konnte. Die Experimente sind deshalb von mir herangezogen worden, und es waren von Anfang an zwei Möglichkeiten vorhanden, nämlich die eine, welche darin bestand, daß die Experimente mit diesen kombinierten Narkosen eine wesentlich stärkere toxische Wirkung des Narkotikums, das als Grundlage gewählt worden war, ergaben, die sich einerseits in einer stärkeren Fettmetamorphose, andererseits in einer hochgradigeren Salivation und Schleimabsonderung sowie Beeinflussung des Blutdruckes, als man diese pathologischen Zustände bei den einfachen Chloroform- oder Äther-Sauerstoffnarkosen nachgewiesen hatte, dartun mußte, und die zweite Möglichkeit, welche eine Veränderung in den inneren Organen, also eine toxische Wirkung der Narkose zeigte, die der nach der einfachen Chloroform- oder Äthersauerstoffnarkose entweder gleich war, oder sich sogar geringer als diese erwies. Es ist die zweite Möglichkeit eingetroffen, und es haben die Resultate bewiesen, daß man durch die Kombination eine geringere toxische Wirkung erlangen kann. Es muß aber ganz besonders darauf aufmerksam gemacht werden, daß es in der Hand des Narkotiseurs stets gelegen ist, ob er dies erreicht oder nicht. Er kann es sehr leicht erreichen, wenn er einen entsprechenden Narkoseapparat zur Verfügung hat und dabei die Vorschriften der Beobachtung und Dosierung genau innehält. Man hat ein sehr einfaches Mittel, um zu prüfen, ob eine ausgeführte Narkose günstig für den Kranken geleitet worden ist, und dieses Mittel ist in der zur Narkose verwendeten Menge beider Narkotika und der Zeitdauer der Narkose gegeben. Je kleiner die Menge des Gesamtverbrauchs an Narkotikum ist, um so günstiger ist die Narkose für den Kranken gewesen. Man kann da nicht Zahlen angeben, denn dieselben schwanken zu erheblich, und es kommt auf zu viel Verhältnisse an, welche den Narkotikumverbrauch beeinflussen; es muß daher jeder Narkotiseur mit der Zeit der Übung und Praxis in dieser Narkose sich selbst eine Skala bilden, welche ihn die Zahlen beurteilen lehrt. Er wird mit der Zeit bei größerer Übung mit der Hälfte der Dosis auskommen lernen, welche Dosis er im Anfange seiner Tätigkeit brauchte. Da man in jedem Falle das zweite Narkotikum je nach dem Bedarf, nach den Forderungen, die durch den Verlauf der Narkose angezeigt werden, und nach den somatischen Verhältnissen sowie pathologischen Zuständen des Kranken verabreichen muß, immer bestrebt, das Grundnarkotikum zu unterstützen, aber an beiden so viel, als nur irgend angängig ist, zu sparen, so wird man erkennen, daß man nicht angeben kann, wieviel Chloroform und wieviel Äther verabreicht werden darf. Dies hängt vor allen Dingen von der Beobachtungsgabe und Übung des Narkotiseurs ab, denn er muß quasi fühlen, wieviel, wann und warum er das eine verabreichen, das andere weglassen oder beide zugleich geben soll. Man erkennt unschwer, daß die ideale Narkose nicht von jedem Arzte geleitet werden kann, sondern daß er erst eine gewisse Übung erlangen muß. Aber diese Übung kann er bald erlangen, wenn er öfter auf diese Art narkotisiert und überhaupt Interesse für die Narkose besitzt. Es ist ja bekanntlich gar nicht schwer, eine Narkose derart zu leiten, sobald man nur den Kranken beobachtet und alle Zeichen und Veränderungen in der Herzaktion und Atemtätigkeit kennt, versteht und ausnützen gelernt hat, so daß man weiß, was gegen diese und jene zu tun ist. Es hat sich nach den Experimenten mit den kombinierten Narkosen sogar ergeben, daß die Einwirkungen auf die Tiere und deren interne Organe geringer waren, als man die Veränderungen in den Organen nach gleich langen einfachen Sauerstoffnarkosen fand. Wenn auch diese Verminderung der Fettmetamorphose nicht nach Zahlen ausdrückbar, sondern nur verhältnismäßig gering war, so war doch ein deutlicher Unterschied vorhanden, welcher zum Vorteil der kombinierten Sauerstoffnarkosen entschied. Man ersieht also daraus, daß die Kombination des Chloroforms mit dem Äther eine bedeutend günstigere Narkose bewirkt. Es fragt sich nun, wodurch erreicht man eine geringere Fettmetamorphose bei der Kombination zweier Narkotika, wo doch früher nachgewiesen wurde, daß durch gleichzeitige Verwendung zweier Narkotika ebensogut die üblen wie die günstigen Einwirkungen addiert werden. Man versetzt bekanntlich einen Kranken unter eine größere Gefahr, wenn man ihn mit der Mischung von Chloroform + Äther āā narkotisiert, als wenn man ihn nur mit einem Narkotikum betäubt. Es ist dies ja der größte Nachteil der Mischnarkose, und es liegt gerade darin der Vorzug der kombiniertan Narkose vor der Mischnarkose, daß die erstere betrebt ist, die günstigen Einwirkungen der verwendeten Narkotika nur zu addieren, während sie die üblen Einflüsse zu vermindern sucht, aber nicht auch diese sich addieren läßt. Wo letzteres vor sich geht, hat man es mit einer ganz unbrauchbaren Methode zu tun, welche nicht verwendbar ist. Es ist schon oben gesagt, daß man durch die feinste Dosierung und durch die Verabreichung der minimalsten eben nur wirksamen Menge des zweiten, sekundären Narkotikums erreicht, daß nur die günstigen Eigenschaften der Narkotika sich addieren und die üblen des sekundären noch nicht zur Wirkung gelangen können. Ganz wie es oben bei der Betrachtung der Chloroformsauerstoff- und der Äthersauerstoffnarkose erörtert wurde, so ist auch hier die Hauptbesserung der toxischen Wirkung nicht nur auf den Sauerstoff direkt, sondern auch auf die Ersparnis an Narkotikummengen und die für Narkose kleinere verwendete Dosis zu beziehen. Man hat bei dieser Kombination von Äther und Chloroform mit Sauerstoff die günstigere Einwirkung hauptsächlich auf die geringere Menge Chloroform und Äther, welche zur Chloroform-Äthersauerstoffnarkose und zur Äther-Chloroformsauerstoffnarkose nötig ist, zu beziehen, und bei genauer Prüfung und Vergleichen zwischen den einfachen und kombinierten Sauerstoffnarkosen findet man, daß das Manko an Fettmetamorphose nach der kombinierten Narkose der geringeren Menge Chloroform entspricht. Es ist immerhin eine Differenz unter den Mengen der Narkotika vorhanden. Einige Beispiele werden dies dartun. Für vier Narkosen an einem Tiere, wie sie für die Experimente verwendet wurden, brauchte man:

bei	Tier	I	zu 4	Narkosen	à 1 $1^1/_4$	Std.	105 g	Chloroform + Sauerstoff
„	„	III	„ 4	„	à 1–$1^1/_4$	„	300 g	Aether + Sauerstoff
„	„	IV	„ 4	„	à 1–$1^1/_4$	„	80 g	Chloroform + 125 g Aether + Sauerstoff (Chloroformäthersauerstoffnarkose)
„	„	VII	„ 4	„	à 1 $1^1/_4$	„	175 g	Aether + 50 g Chloroform + S. (Aether-Chloroformsauerstoffnarkose.)
„	„	VIII	„ 4	„	à 1 $1^1/_4$	„	76 g	Chlorof. + 100 g Aether + S.
„	„	XII	„ 4	„	à 1 $1^1/_4$	„	180 g	Aether + 35 g Chlorof. + S.
„	„	X	„ 4	„	à 1 $1^1/_4$	„	200 g	Aether + 30 g Chlorof. + S.
„	„	XV	„ 4	„	à 1 $1^1/_4$	„	78 g	Chlorof. + 104 g Aether + S.
„	„	II	„ 4	„	à 1 $1^1/_4$	„	120 g	Chloroform + S.
„	„	XIV	„ 4	„	à 1 $1^1/_4$	„	100 g	Chloroform + S.
„	„	VI	„ 4	„	à 1–$1^1/_4$	„	350 g	Aether + S.
„	„	XVI	„ 4	„	à 1–$1^1/_4$	„	325 g	Aether + S.

Wenn man nun diese Zahlen vergleicht, so findet man einen bedeutenden Unterschied an Narkotikummengen, wenn man die beiden kombinierte. Man muß ja für den Durchschnitt die Zahlen durch 4 teilen, um die ungefähren Zahlen für eine Narkose zu erhalten, allerdings erhält man da nur ungefähre Zahlen; denn die Mengen differieren gewaltig. Man braucht für die erste Narkose mehr Narkotikum als für die zweite, und für die zweite mehr als für die dritte etc., denn die Tiere sind nach einer Narkose, sobald dieselbe innerhalb 24 Stunden wenigstens wiederholt wird, viel weniger widerstandsfähig, als gegen die erste Narkose, ebenso werden sie mit jeder weiteren Narkose leichter zu betäuben. Infolgedessen hat man für die erste Narkose am meisten Narkotikum nötig, während man für die vierte Narkose z. B. bedeutend weniger braucht. Aus den Zahlen der wenigen hier angeführten Narkosen geht hervor, daß man für die kombinierten Sauerstoffnarkosen verhältnismäßig weniger Narkotikum braucht als für die einfachen Narkosen. Es sind die Unterschiede beträchtlich und man erkennt bei genauerer Beurteilung und Prüfung der Zahlen, daß die Differenzen viel ausmachen. Nimmt man z. B. Chloroform in der Chloroformäthersauerstoffnarkose an, so beträgt die Differenz für vier Narkosen 25—30 g, also pro Narkose 6—8 g Chloroform, dafür hat man 100 g Aether hinzugefügt, also durchschnittlich pro Narkose 25 g Aether mehr. Wenn man nun bedenkt, was bedeuten für den Organismus 6 g Chloroform, so muß man zugeben, daß diese Menge nicht unwesentlich ist und wohl in Betracht kommt, denn 6 g Chloroform können den Organismus ganz gewaltig schädigen, vor allen Dingen, wenn man diese 6—8 g als Summand zu der für die Narkose schon verwendeten Chloroformmenge betrachtet, dann ist es absolut bedeutungsvoll, wenn jemand mit 6—8 g weniger betäubt werden kann. Im Verhältnis zu dem schon unter Chloroformwirkung stehenden Organismus sind diese 6—8 g von ganz enormer Bedeutung. Diese 6—8 g Chloroform werden ersetzt durch 25 g Aether sulfur. Wenn man nun im Gegensatz zu den 8 g Chloroform die 25 g Aether in ihrer Bedeutung für den Organismus an sich und auch für den schon unter Chloroformwirkung stehenden Organismus beurteilt, so muß man zu der Ueberzeugung kommen, daß eine solche kleine Menge Aether, die man bei der Genfer Aethernarkose auf einmal als Anfangsdosis verabreicht, keine hohe Bedeutung für den Organismus hinsichtlich der schädlichen Wirkung, hinsichtlich toxischer Einflüsse haben kann, denn 25 g Aether können während der Chloroformnarkose weder die Fettmetamorphose verschlimmern, noch Salivation erzeugen, vor allen Dingen in den kleinen Dosen, in denen diese 25 g dem Organismus einverleibt werden, denn man gibt dieselben ja in wenigen Tropfen. Wohl aber haben diese 25 g Aether günstige Einwirkungen auf den Blutdruck, auf die Chloroformwirkung und auf die narkotische Kraft. Man kann durch diese Aetherwirkung die Chloroformwirkung unterstützen, zugleich die Herztätigkeit anregen, und dadurch der depressiven Chloroformwirkung erfolgreich steuern. In dieser Hinsicht hat man entschieden eine deutliche Verminderung der Narkotikumdosis, die für die Narkosen nötig ist. Aehnlich liegen die Verhältnisse bei der Aetherchloroformsauerstoffnarkose. Bei derselben hat man eine Verminderung des Aethers um 100—130 g pro 4 Narkosen. Also ist pro Narkose 25—30 g Aether weniger, dazu kommen nun ca. 30 g Chloroform, also 8 g pro Narkose, eine Menge, welche natürlich bedeutenden Schwankungen unterworfen ist. Immerhin haben die Narkosen ergeben, daß man für eine 60—80 Minuten dauernde Aetherchloroformsauerstoffnarkose nicht mehr als 6—8 g Chloroform braucht. Es sind also hier die Verhältnisse derartige, daß man die Differenz des Aethers durch Chloroform ersetzt, wobei aber natürlich den 8 g Chloroform eine größere Bedeutung zukommt als den 30 g Aether. Immerhin haben die 8 g Chloroform keine üblen Wirkungen auf die inneren Organe, sie wirken nur verstärkend narkotisch und nicht deletär. Die momentan in der Narkose verabreichten Dosen von Chloroform haben auf den Blutdruck keinen depressiven Einfluß, sie schädigen auch die inneren parenchymatösen Organe nicht, sondern haben nur einen stärkeren narkotischen Einfluß auf die Aetherwirkung. Man gibt ja im Verlauf der langen Narkose die Chloroformdosen nur selten zu wenigen Tropfen, so daß im Organismus eine größere Menge Chloroform während der Narkose nicht aufgespeichert werden kann, denn, wenn man die erste Chloroformdosis in Form von ca. 10 Tropfen gibt und damit Toleranz erzielt, so haben diese geringen Mengen den Organismus längst wieder verlassen, wenn man nach Verlauf von 5—10 Minuten wieder einige Tropfen Chloroform braucht. Somit ist es unmöglich, daß das Chloroform in Dosen im Organismus aufgehäuft wird, welche schädlich auf die inneren parenchymatösen Organe wirken können. Aus diesen wenigen Zahlen, welche aber nur sehr relative Mengen angeben, denn diese Narkosen sind meist am Tiere ausgeführt, welches widerstandsfähiger ist als der Mensch, ersieht man immerhin die Hauptgrundgesetze der Narkosen. Die Zahlen für diese Tierexperimente sind übrigens genau entsprechend den Verhältnissen beim Menschen. Einige Zahlen von Sauerstoffnarkosen werden diese Verhältnisse erläutern. Für eine Narkose

1.	von 60 Min. Dauer wurde verwendet	30 g	Chloroform + Sauerstoff		
2.	„ 60 „ „ „ „	35 g	„ „		
3.	„ 60 „ „ „ „	32 g	„ „		
4.	„ 60 „ „ „ „	25 g	„ „		
5.	„ 60 „ „ „ „	108 g	Aether + Sauerstoff		
6.	„ 60 „ „ „ „	120 g	Aether + Sauerstoff		
7.	„ 60 „ „ „ „	20 g	Chlorof. +	35 g	Aether + Sauerst.
8.	„ 60 „ „ „ „	18 g	„	30 g	„ „
9.	„ 60 „ „ „ „	16 g	„	26 g	„ „
10.	„ 60 „ „ „ „	75 g	Aether +	10 g	Chlorof. + Sauerst.
11.	„ 60 „ „ „ „	90 g	„	8 g	„ „
12.	„ 60 „ „ „ „	85 g	„	11 g	„ „

Aus diesen Zahlen ersieht man recht deutlich, wie wenig Narkotikummengen doch für die kombinierte Narkose notwendig sind, und wie stets die Dosis des sekundären Narkotikums verschwindend klein ist für die lange Zeit der Narkose. Aber auch das primäre Narkotikum wird in geringerer Menge verbraucht.

Wenn man nun all diese Zahlen erwägt, so erkennt man recht deutlich, daß die Verminderung der toxischen Wirkung dieser kombinierten Narkosen nur durch eine geringere Menge des in den Organismus gelangten Narkotikums hervorgerufen wird. Ein anderer Grund wäre ja auch wenig wahrscheinlich. Immerhin zeigen die Befunde doch deutlich, daß es möglich ist, die Mengen von Chloroform und Aether auf eine Dosis zu beschränken, welche für eine andere Narkose nach der offenen Methode kaum die Hälfte der Zeit ausreicht. Dieser Umstand wird noch begünstigt durch die gegenseitigen Beziehungen von Chloroform und Aether, denn dieselben haben in den Kombinationen dieser Art die Fähigkeit, in kleinen Mengen sich gegenseitig zu unterstützen, in der narkotischen Kraft und in den üblen Einwirkungen sich zu ergänzen, indem bis zu einem gewissen Grade der Aether die üblen Wirkungen des Chloroforms, und dieses wiederum die des Aethers vermindert oder ganz aufhebt. Natürlich nur bis zu einem gewissen Grade, und derselbe wird dadurch bestimmt, daß die Dosis des sekundären Narkotikums immer nur in solchen geringen Mengen verwendet wird, in denen es selbst toxisch nicht zu wirken imstande ist.

Man hat, wie aus dem Gesagten hervorgeht, im großen und ganzen zwei Arten von diesen kombinierten Narkosen zu unterscheiden, je nach dem primären Narkotikum. Es erhellt ja auch aus den Ergebnissen der Experimente, daß diese bei den Narkosen zu unterscheiden sind. Es kann ja gegen die einfache Chloroform- oder Äthersauerstoffnarkose immerhin manche Kontraindikation aufgestellt werden. Die Untersuchungen mit diesen Gasgemischen haben ergeben, daß der Narkose mit der Sauerstoffkombination immerhin noch gewisse Gefahren anhaften, und man hat ja auch zahlreiche Fälle in der Praxis beobachtet, wo die Narkose ad exitum führte, genau wie die einfache Chloroformnarkose. Es ist ja auch in der Sauerstoffnarkose an sich noch kein Grund gegeben, der die toxische Wirkung des Chloroforms verhindern könnte. Die Vorzüge der Chloroformsauerstoffnarkose, wie sie seit Jahren bekannt gegeben werden, und wie sie auch ganz unumstößlich sicher der Methode anhaften, werden nur indirekt vom Sauerstoff bewirkt, während die direkte Ursache der besseren Narkose in der geringeren zur Betäubung nötigen Menge von Chloroform gelegen ist. Wenn aber ein Mensch für Herz-, Leber-, Nieren- etc. Leiden disponiert ist, so kann auch in der Chloroformsauerstoffnarkose eine Gefahr für ihn liegen, indem das zur Narkose verwendete Chloroform trotz aller Vorsicht hinreichen kann, schwere, lebensgefährliche Veränderungen in diesen Organen hervorzurufen und so den Menschen ad exitum zu bringen, wenn auch solche Fälle bis jetzt sehr selten sind; es sind solche in der Literatur nur sehr spärlich verzeichnet. Rothfuchs hat kürzlich auf zwei Todesfälle hingewiesen, in oder nach der Chloroformsauerstoffnarkose entstanden, die aber durch die Chloroformwirkung zweifellos hervorgerufen wurden, von denen er einen Fall näher beschreibt, welcher bei einem Alkoholiker eintrat, der mehrfach hatte müssen narkotisiert werden. Es war also darin die Disposition in dem Einfluß des Alkoholismus gelegen. Solche Fälle sind bisher wenig gemeldet, vielleicht werden mit der Zeit darüber Publikationen erscheinen, denn mit der größeren Verwendung der Sauerstoffnarkosen werden auch diese reichlicher werden. Es ist also nicht ausgeschlossen, daß bei bestehender Disposition, vor allen Dingen bei sehr schwachen, kachektischen und entbluteten Patienten, die Chloroformsauerstoffnarkose schwere Gefahren bringt. Man muß deshalb die Grenzen der Verwendbarkeit auch für diese Narkose ungefähr so ziehen, wie für Chloroform allein. Dies ist ein Nachteil, welcher jeder Narkose bis zu einem gewissen Grade anhaftet, der aber bei der Chloroformnarkose besonders groß ist. Anders liegen aber die Verhältnisse für die kombinierten Sauerstoffnarkosen, denn dieselben schränken diesen Nachteil besonders ein, da die Gefahr der Fettmetamorphose dabei sehr gering ist. Wenn man also Menschen zu betäuben hat, welche in diesem Sinne disponiert sind, und welche an langen parenchymatösen Hämorrhagien gelitten haben, welche schwer kachektisch etc. sind, so wird man die Ätherchloroformsauerstoffnarkose mit weniger Gefahr für den Kranken ausführen können, als die Chloroformsauerstoffnarkose. Somit hat man durch diese Kombination eine Erweiterung der Indikationsgrenze ermöglicht, denn man kann Leute, welche mit der einfachen Chloroformnarkose nicht mehr narkotisiert werden können, mit der Ätherchloroformsauerstoffnarkose noch ohne Schaden betäuben. Wenn man die Größe der Gefahr bei diesen Narkosen ermitteln will, so muß man auch bedenken, daß die Narkosen oft nur $^1/_2$ Stunde und noch kürzere Zeit dauern, und daß die Gefahr in gewissem Sinne geringer ist, je kürzer die Narkose ist. Dies gilt aber nicht für alle Narkosengefahren, denn gerade das Chloroform wirkt oft schon nach den ersten Inhalationen tödlich (Trigeminus-Vagus-Reiz mit folgender Synkope). Allein diese Fälle sind bei der kombinierten Sauerstoffnarkose nicht zu erwarten, denn es wird ja das Chloroform nur in den geringst wirksamen Dosen gegeben, außerdem kann man ja als primäres Narkotikum Äther wählen. Dadurch, daß man die Narkose zwischen den beiden Extremen Chloroformsauerstoff und Äthersauerstoff variieren kann, ist eine große Menge von einzelnen Narkosen möglich, welche dem Kranken angepaßt werden können. Gerade darin liegt der Wert der Narkose, daß man die Äther- und Chloroformgaben ganz den in jedem Moment der Narkose bestehenden Verhältnissen angepaßt verabreichen kann. Dies ist aber nur möglich durch eine genaue Beobachtung des Kranken. Man wird nach dem Resultat der Untersuchung des Kranken vor der Narkose entscheiden, welches Narkotikum primär, und welches sekundär zu geben ist. Aber man wird vorher nicht genau bestimmen können, wie man dann während der Narkose weiter verfährt. Es steht ja dem Arzte das sekundäre Narkotikum zur Kombination zur Verfügung, und man muß dasselbe dann benützen, wann es notwendig erscheint. Dabei muß der Narkotiseur genau Puls und Respiration kontrollieren, außerdem auch den Kranken in toto beobachten, alle Symptome benützen und aus ihnen entnehmen, wie die Vorgänge im Innern des Organismus sich abspielen, und was durch dieselben gefordert wird. Wenn man so verfährt, so wird man die Narkotika individuell verwenden, und man wird am Schluß der Narkose ersehen, wieviel von jedem verbraucht wurde. Freilich wird man da nicht immer solche Zahlen erhalten, wie sie oben angegeben sind, das sind nur Repräsentanten der Typen der Narkose, der beiden Grundtypen, die Chloroform oder Äther zur Grundlage und in größten Mengen verwendet zeigen. In den meisten Fällen wird man mit einer dieser Typen auch auskommen, doch es kann auch Fälle geben, wo das primäre Narkotikum später fast ganz durch das sekundäre ersetzt wird. Das ergibt sich dann aus der Reaktion des Organismus auf die Narkose. Immer aber muß das Verhältnis der Narkotika so sein, daß die Mengen der Narkotika möglichst gering sind, und es muß das eine das andere in der Menge ergänzen, so daß in der narkotischen Kraft nie die Summe der beiden Narkotika die Menge, welche für eine einfache entsprechende Sauerstoffnarkose verbraucht wird, wesentlich übertrifft. Man erkennt, ob ein richtiges Verhältnis besteht, aus den Mengen der Narkotika auf die Länge der Narkose berechnet, wobei natürlich dem Narkotiseur die Erfahrung sehr zugute kommt.

Das Bestreben des Narkotiseurs muß es stets während der Narkose sein, den Kranken mit den geringst nötigen Dosen des Narkotikums zu betäuben, und er kann dies sehr leicht ermöglichen, indem er den Kranken immer in dem Stadium der Narkose erhält, welches durch den positiven Ausfall des Straßmannschen Phänomens angedeutet wird. Das Straßmannsche Phänomen besteht bekanntlich in der Reaktion der engen Pupille bei gleichzeitigem Öffnen beider Augen, während die Pupille beim Öffnen nur eines Auges eng erscheint und sich nicht mehr kontrahiert. Dieses Symptom zeigt an, daß der Kranke sich am Ende des Stadiums III, dem der Toleranz, befindet, wobei er aber schon dem Erwachen nahe ist, also der Übergang in Stadium IV nahe bevorsteht. Wenn man nun immer durch kleine Mengen Narkotikum dafür sorgt, daß dieses Phänomen, nachdem man es eben beobachtete, infolge neuer Dosis verschwindet, um nach wenigen Minuten zurückzukehren, so erhält man den Kranken in dem meist gefahrlosen Stadium der Narkose. Wenn man aber das Phänomen bestehen läßt, ohne neue Dosen Narkotikum zu geben, so verschwindet es bald und der Kranke erwacht. Da dies bei guter Narkose nicht vorkommen darf, muß man immer kleine Dosen verabreichen, um die Narkose wenig zu vertiefen. Das Phänomen kann man nur positiv erhalten, wenn man in kleinen Dosen Narkotika verabreicht, denn bei großen Dosen kommt der Kranke gleich in tiefere Toleranz und bleibt längere Zeit in derselben als bei kleinen Dosen. Gerade das nicht gewünschte Erwachen muß der Narkotiseur stets verhüten, denn wenn der Kranke erwacht, so muß man zur abermaligen Betäubung, die ja von der Operation gefordert wird, größere Mengen des Narkotikums verwenden, während beim Vermeiden solcher Unterbrechungen der Kranke mit ganz geringen Mengen in der Narkose erhalten werden kann. Wenn solche Störungen im gleichmäßigen Verlauf der Narkose vorkommen, ist es nicht möglich, die Menge des Narkotikums auf das größte Mindestmaß zu beschränken, dann braucht man viel mehr Narkotikum, als bei ruhigem, gleichmäßigem Verlauf der Narkose gewöhnlich verwendet wird. Darin liegt eben der Beweis der Tüchtigkeit des Narkotiseurs, daß er solche unbeabsichtigte Unterbrechungen vermeidet und verhütet, und dieselben können auch bei guter Beobachtung des Kranken nicht vorkommen, weshalb stets den Narkotiseur der Vorwurf eines Versehens treffen muß, wenn der Kranke, ohne daß es vom Narkotiseur beabsichtigt wurde, erwacht Freilich muß man bemerken, daß es in den Narkosen verschieden ist, wie tief die Toleranz verläuft, so ist z. B. die Toleranz in der Chloroformsauerstoffnarkose tiefer als in der Äthersauerstoffnarkose, und es kommt demnach in der Äthernarkose leichter vor, daß der Kranke plötzlich erwacht, als in der Chloroformsauerstoffnarkose. Es ist dies so zu verstehen, daß die Wirkung einer Dosis Chloroform längere Zeit anhält als die Dosis Äther. Um nun die Äthersauerstoffnarkose noch besonders zu vertiefen, gibt man ab und zu auch während der Toleranz Chloroform und verwendet besser an Stelle der Äthersauerstoffnarkose die Äther-Chloroform-Sauerstoffnarkose. So hat der Narkotiseur im Chloroform ein Mittel, die Äthersauerstoffnarkose zu vertiefen.

Weitere Vorteile der kombinierten Sauerstoffnarkosen bestehen in dem ebenmäßigeren klinischen Verlauf der Narkose. Die Exzitation, welche bisweilen in der einfachen Chloroformsauerstoffnarkose namentlich bei Alkoholisten stark ist, läßt sich durch die Kombination mit Äther bedeutend mindern, oft ganz beseitigen, und umgekehrt wird die Äthersauerstoffnarkose, welche oft einen etwas widerstandsfähigeren Kranken gar nicht vermag in vollkommene Toleranz zu versetzen, durch die Chloroformdosen bedeutend vertieft, erleichtert und tritt schneller ein. Diese Umstände sind ganz besonders zu beachten, denn man unterschätzt zu leicht diese Symptome. Weiter habe ich bemerkt, daß Erbrechen sehr selten ist, fast gar nicht auftritt, wenn der Kranke angemessen, wie es für jede Inhalationsnarkose vorgeschrieben ist, vorbereitet worden ist, ferner, daß das Erwachen nach Beendigung der Operation rasch eintritt; es ist ja die Zeit, welche vergeht, bis der Kranke erwacht, verschieden und richtet

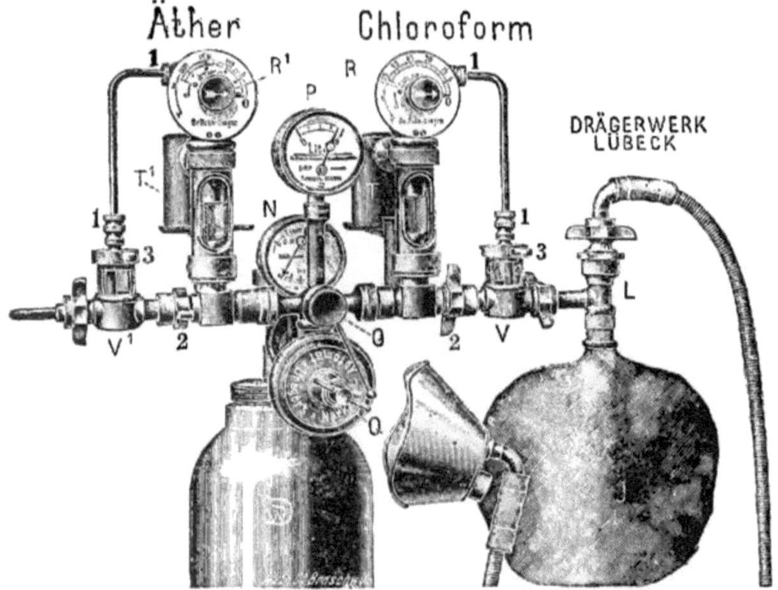

Fig. 166. Krönig-Roth-Dräger-Narkoseapparat für die kombinierte Chloroform-Aether-Sauerstoff-Narkose. (Modifikation des Roth-Dräger-Apparates von Krönig für die kombinierte Sauerstoffnarkose.)

sich ganz nach der Dauer der Narkose, doch auch nach sehr langen Narkosen erwachten die Kranken sehr rasch ohne in dem postnarkotischen Stadium bedeutende Beschwerden zu haben, Kopfschmerz, Erbrechen, Übelkeit etc. waren nur gering nach sehr langen Narkosen vorhanden, während sie nach kurzen fast ganz fehlten. Alle diese klinischen Beschwerden der Narkose sind in und nach der Sauerstoffnarkose und namentlich nach der kombinierten Sauerstoffnarkose gering, viel geringer als nach den einfachen Chloroform- oder Äthernarkosen. Natürlich sind diese Behauptungen nur relative, da die Zahl der von mir vorgenommenen Narkosen, die im Laufe der letzten Jahre nur einige dreißig betragen, ja sehr gering ist und ein definitives statistisches Urteil auf diese kleine Zahl nicht begründet werden kann, so daß ich Statistikern, die über größeres Material verfügen, es überlasse, diese klinischen Symptome festzustellen.

Immerhin stimmen meine Beobachtungen mit denen der bis jetzt beschriebenen Chloroformsauerstoffnarkosen überein. Der Narkotiseur kann sich das korrekte Leiten dieser kombinierten Sauerstoffnarkosen sehr erleichtern, indem er während der Narkose den Blutdruck fortwährend bestimmt, und das sekundäre Narkotikum verabreicht, wie es der Blutdruck erfordert. Man braucht da nur um einen Finger eines Kranken ein Tonometer, ähnlich dem von Gärtner, anzubringen, an welchem man immer die Höhe des Blutdruckes ablesen kann. Ich habe das Tonometer zum allgemeinen Gebrauch für die Narkose modifiziert und dieser Apparat erleichtert die kombinierte Narkose sehr. Das Ablesen des Blutdruckes ist einfach, schnell und leicht möglich und der Narkotiseur kann erfahren, wenn der Blutdruck Äther oder Chloroform erfordert. Aus dem Puls kann man das natürlich auch feststellen, doch ist dies viel schwerer und erfordert viel Übung vom Narkotiseur. Man kann mit dem Tonometer vorher die Normalblutdruckhöhe feststellen, doch ist dies in eiligen Fällen nicht notwendig, denn man erkennt schon aus dem Fallen des Druckes die Chloroformwirkung. Auf diese Weise kann man leicht eine vorzügliche Narkose erzielen.

Was nun die Technik der kombinierten Chloroform-Äther-Sauerstoffnarkosen anlangt, so hat das Drägerwerk in Lübeck einen Apparat nach Krönig konstruiert, der einen der besten Apparate darstellt und eine klassische Narkose ermöglicht. Der Apparat ist ganz ähnlich dem für die Chloroform-

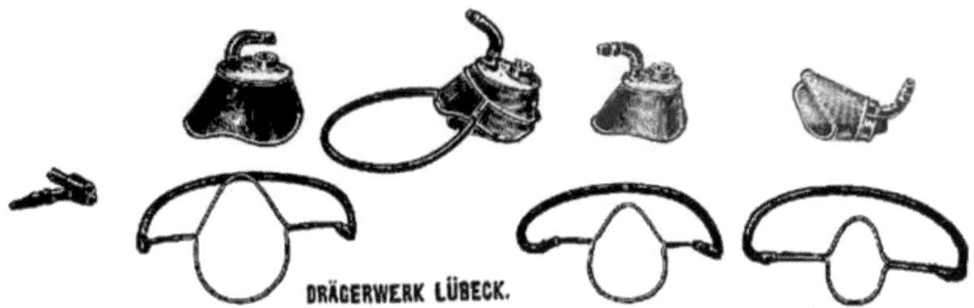

Fig. 167. Masken mit Drahtbügel für den Roth-Drägerapparat.

sauerstoffnarkose gebaut, nur besitzt er zwei Narkotikumgefäße und Tropfvorrichtungen, von denen das eine für Äther, das andere für Chloroform bestimmt ist. Dieselben sind durch Ventile und Hähne so an den Sauerstoffapparat angefügt, daß man den Sauerstoffstrom entweder mit Chloroform allein, oder mit Äther allein, oder mit beiden gemischt verwenden kann und dabei doch die Prozentgehalte regeln und stets genau ablesen kann In der beistehenden Figur 166 ist dieser Apparat abgebildet.

Man ersieht deutlich aus der Abbildung die Konstruktion dieses Apparates, und es ist die Funktion desselben genau so, wie sie früher bei der Chloroformsauerstoffnarkose mit dem Roth-Dräger-Apparat erörtert wurde. Es sind hier eben zwei Narkotikumgefäße vorhanden, welche je nach dem Bedarf durch die entsprechenden Hähne geöffnet und geschlossen werden müssen. Man kann dann alle die Modifikationen dieser Narkose erreichen und alle Kombinationen erzeugen, so daß man für jede Person, für jede Krankheit und für alle Fälle, wo eine allgemeine Narkose überhaupt möglich ist, eine passende und die gefahrloseste Narkose finden kann. In der Figur 167 findet man die zu diesen

Apparaten gebräuchlichen Masken abgebildet, welche mit einem Drahtbügel versehen sind, der die Maske am Kopfe fixiert. Diese Masken sind für Kinder und Erwachsene zu haben und je nachdem auch der Drahtbügel.

Die Konstruktion der Masken ist aus der Figur 167 zu ersehen.

Für die Technik der Narkose kommen sonst alle Vorschriften, wie sie im allgemeinen Teil gegeben sind, in Betracht, und es ist dem hier nichts hinzuzufügen. Die Art der Verabreichung und die Konzentration der Gemische geht aus den Erörterungen der Wirkungen etc. hervor.

§ 61. Das Stickstoffoxydulgas ist mit Sauerstoff vermischt zur **Stickstoffoxydulsauerstoffnarkose** verwendet worden, und zwar war Paul Bert der erste, welcher diese Gasgemenge verwendete. Bert versuchte 1875 das Gemisch von Sauerstoff und Lachgas durch einen erhöhten Druck auf das ursprüngliche Volumen des in dem Gemisch enthaltenen Lachgases zu bringen und zur Kompensierung besondere Kammern zu konstruieren, in denen ein erhöhter Luftdruck vorhanden war und in denen nun die Narkose ausgeführt werden sollte. Es wurde zu diesem Zwecke eine kleine Metallkammer mit völliger luftdichtverschließender Wandung konstruiert, die sogenannte Narkosenkammer, wie man sie im Hospital Beaujon noch heute als Rarität und Altertum aufgehoben hat, in welche nur der Operationstisch, Narkotiseur und die nötigsten Personen zur Operation hineinkonnten und darin unter erhöhtem Druck arbeiteten, glaubte man doch dieses Gemisch nicht anders anwenden zu können, als unter erhöhtem Luftdruck. Der Originalität halber soll in beistehender Figur 168 eine solche Narkosenkammer abgebildet sein, welche von Fontaine angegeben wurde, und welche demselben Prinzip untersteht. Man ersieht aus derselben die Konstruktion der Kammer und wie deren Verwendung stattfinden sollte. Eine neben der Kammer aufgestellte Luftpumpe versorgte die Kammer mit erhöhtem Luftdruck, nachdem sämtliche für die Operation nötigen Personen in derselben untergebracht worden waren. Das Narkotikumgemisch wurde aus einem Gasometer, der unterhalb des Operationstisches angebracht worden war, durch einen Schlauch in eine Maske geführt, welche dem Kranken auf das Gesicht aufgesetzt wurde. Der ganze Apparat konnte auf Rollen bewegt werden.

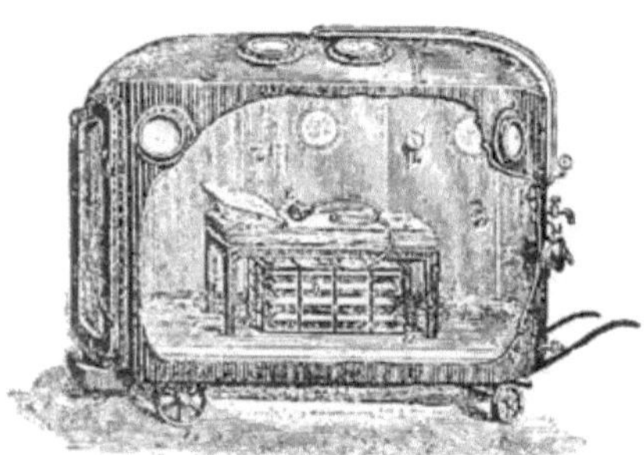

Fig. 168. Narkosenkammer für die Stickstoffoxydul-Sauerstoffnarkose von Fontaine.

Man ersieht auf den ersten Blick, daß dieser Gedanke recht phantastisch anmutet. Immerhin könnte ja ein solcher kleiner Operationssal für die Asepsis recht günstig sein, doch hat derselbe recht wichtige andere Nachteile, die ich nicht zu erörtern brauche und es hat sich mit der Zeit ergeben, daß diese Bauten nur einen historischen Wert haben, daß aber die nicht unbeträchtlichen Kosten, die man zur Konstruktion dieser Narkosenkammern aufgewendet hat, vollkommen nutzlos vergeudet wurden, denn die ganze Sache war eine phantastische Methode, die noch dazu schlechte Resultate lieferte (Terrier,

Peraire), und die ganz ohne zwingenden Grund so kostspielig ausgebaut worden war, denn Klikowitsch erbrachte sehr bald den Beweis, daß man zur Verwendung dieses Gemisches absolut nicht eines erhöhten Luftdruckes bedürfe. Derselbe verwendete das Gemisch vor allen Dingen bei Frauen sub partu und erzielte recht gute Resultate. Er fand, daß das Gemisch weder für Mutter noch Kind irgendwelchen Nachteil ausübe und auch den Geburtsmechanismus nicht nachteilig beeinflusse, wobei das Gemisch die Schmerzen sehr stark vermindere, auch während aller Geburtsperioden, daß das Gemisch neben der Anästhesie weder Erbrechen noch Kopfschmerzen hervorrufe, daß Exzitation vollkommen fehle und nach der Narkose auch Erbrechen und Übelsein völlig ausblieben. Man kann nach Klikowitsch die Narkose während der ganzen Geburt fortsetzen, ohne kumulierende Wirkung zu sehen, da man in der Wehenpause die Inhalation unterbrach. Tittel, Döderlein, Zweifel, Winckel etc. haben das Gemisch ebenfalls in der Geburtshilfe sehr oft verwendet und für sehr brauchbar gefunden. Wenn man aber die Narkose trotzdem nicht allgemein einführen konnte, so lag es an dem hohen Kostenpunkt, der schwierigen Transportfähigkeit, der umständlichen Herstellung des Gasgemisches und dem Umfange des ganzen Apparates, den man schwer transportieren konnte. Swiecicki hat das Gemisch zuerst in eine handliche Form gebracht und die Verwendbarkeit erleichtert, so daß man dasselbe jetzt überall anwenden, überallhin transportieren und jedem den Vorteil dieser Narkose zuteil werden lassen kann.

Auf Veranlassung von Swiecicki wurde von der Fabrik Ash & Sons das Gasgemisch aus $^{4}/_{5}$ Stickstoffoxydul und $^{1}/_{5}$ Sauerstoff in einem eisernen Zylinder kondensiert und zur Verwendung dieses kondensierten Gasgemisches ein besonderer Apparat konstruiert, der weiter unten näher beschrieben werden soll.

Unabhängig von Klikowitsch hat Hillischer das Gasgemisch verwendet, und er hat mit einem Gemisch im Verhältnis von 4 Stickstoffoxydul und 1 Sauerstoff sehr gute Erfahrungen gemacht.

Das Gasgemisch hat im wesentlichen dieselben Eigenschaften wie das Stickstoffoxydul und ich kann hier auf das frühere Kapitel über Stickstoffoxydul verweisen. Die Narkose ist wie jede Inhalationsnarkose mit einer gewissen Gefahr verbunden, doch wird dieselbe durch den Sauerstoff auf ein Minimum beschränkt, wenigstens gegenüber der einfachen Narkose stark vermindert. Die Narkose mit diesem Gemisch ist nicht nur für ganz kurze operative Eingriffe geeignet, sondern man kann auch längere Operationen unter dieser Betäubung ausführen. Immerhin ist die Narkose in vielen Fällen nicht tief genug, daß man größere Operationen darin ausführen könnte, sondern man begegnet Personen, welche durch das Gemisch nicht in tiefe Narkose versetzt werden können, sondern nur eine Analgesie erleiden. Die narkotische Kraft dieses Gemisches ist nicht für alle Fälle ausreichend, immerhin kann man bei Frauen und Kindern sehr gute Narkosen damit ausführen. Hillischer hat daher geraten, den Sauersoff nach Möglichkeit zu vermindern und zu dem Stickstoffoxydul nur 10% bis höchstens 15% Sauerstoff zuzufügen, denn nach Pettenkofer genügen zum Unterhalt des Lebens über 7% Sauerstoff, d. h. bei 7% Sauerstoff erlischt das Leben. Es genügt also 10% Sauerstoff bei langen Narkosen und Personen, die schwer zu betäuben sind. Nur in bestimmten Verhältnissen bei Personen in der Entbindung, bei Dyspnoë, Herzaffektionen, apoplektischem Habitus etc. soll man bis 15 % Sauerstoff dem Lachgas beimischen. Dieses Gemisch nennt Hillischer Schlafgas. Diese Narkose mit dem Schlafgas kann nach Hillischer für stundenlange Betäubungen verwendet werden und bewirkt keine üblen Erscheinungen, Dyspnoë, Erbrechen etc. Allerdings hat Hammerschlag nachgewiesen, daß das Gemisch bei längerem Aufbewahren aus einem Gasgemisch in eine chemische Verbindung übergeht, welche höhere Oxydationsverbindungen des Stickstoffes darstellt, und er fand nach neuntägigem Aufbewahren eines Gemisches in demselben Spuren von Salpetersäure und Salpetriger Säure, welche sich erst gebildet hatten. Hieraus geht hervor, daß man ältere Gemische nicht verwenden darf, und es ist noch nicht die Grenze gezogen, wie alt das Gemisch sein darf. Daher muß man sehr vorsichtig mit demselben sein.

Die Wirkung auf den Organismus ist eine derartige, daß die Narkose eben nur für kurze Betäubungen in Betracht kommt, und es bleibt eine Einschränkung bestehen, denn es gibt Personen, welche mit dem Mittel nicht betäubt werden können. Bei langen Narkosen bleiben auch gewisse üble Wirkungen nicht aus, die nur wenig von den oben bei Behandlung der einfachen Stickstoffoxydulnarkose beschriebenen verschieden sind. Für kurz dauernde Narkosen ist aber diese Methode entschieden der einfachen überlegen, und man erzielt sehr ruhige Betäubungen, namentlich bei leicht zu narkotisierenden Frauen etc., ohne Erregung, Nachwehen, Übelsein, Erbrechen, und kann ohne Nachteil die Narkose auf mehrere Minuten ausdehnen. Die Narkose hält bis zwei Minuten noch an nachdem man aufgehört hat, das Gasgemisch zu verabreichen. Bei kurzen Narkosen hat man üble Folgen nicht zu fürchten. Bei sehr nervösen Frauen, tritt kurz vor Eintritt der Betäubung geringe Erregung auf, und zwar tränen meist die Augen. Alkoholisten sind nicht zu betäuben und zeigen starke Exzitation. Bei längeren Narkosen hat man dieselben Nachteile zu befürchten, wie bei einfachen Stickstoffoxydulnarkosen, welche oben geschildert wurden. Es erübrigt hier, darauf hinzuweisen, und ich brauche weiter keine Erörterungen hier anzuschließen, da das Gemisch doch nur für kurze Narkosen in Betracht kommt. Für protrahierte Narkosen hat man geeignetere Narkotika.

Was die Statistik anlangt, so hat Hillischer 15000 Narkosen von kurzer Dauer ohne Unfall und nachteilige Nebenwirkungen ausgeführt. Nogue hat nur 40 Narkosen ausgeführt, allerdings mit sehr gutem Erfolg.

Die Technik der Narkosen ist eng verknüpft mit den Apparaten. Der Kranke muß für lange Narkosen natürlich nach den allgemeinen Vorschriften vorbereitet sein, und es muß dabei alles beachtet werden, was früher erwähnt wurde. Für kurze Narkosen ist eine Vorbereitung nicht nötig, es soll da nur darauf geachtet werden, daß der Kranke nicht direkt nach dem letzten Essen narkotisiert wird, sondern daß wenigstens drei Stunden seit der letzten Mahlzeit verstrichen sind. Man kann den Kranken bei kurzen Narkosen in sitzender oder liegender Stellung betäuben. Lange Narkosen können nur in liegender Stellung ausgeführt werden. Es ist die kurze Narkose vor allen Dingen angezeigt bei Operationen in Mund, Rachen und Nase, weil die Anästhesie noch längere Zeit bis zwei Minuten nach der letzten Dosis anhält und die Reflexe oft noch vorhanden sind, so daß der Kranke das Blut, welches bei Mundoperationen etc.

in den Rachen fließt, nicht aspiriert, sondern verschluckt oder ausspuckt. Bei kurzen Narkosen erlöschen meist nie alle Reflexe.

Der Apparat von Swiecicki ist folgendermaßen konstruiert:

In einem schmiedeeisernen Zylinder ist das Gasgemisch aus $^4/_5$ Stickstoffoxydul und $^1/_5$ Sauerstoff kondensiert und komprimiert enthalten. Dieser Zylinder faßt 220 l des Gasgemisches und ist in einem Holzkasten untergebracht. Wie aus beistehender Figur 169 ersichtlich ist, kann der ganze Apparat in einem mäßig großen Kasten leicht transportiert werden. Der Zylinder ist mit einem Ventil verschlossen, welches durch den Hahn G geöffnet und geschlossen werden kann. Von diesem Ventil führt ein Schlauch nach einem Gummiballon und von demselben zu dem Mundstück. Das Mundstück stellt eine kleine Metallmaske dar, welche mittels pneumatischem Gummischlauch luftdicht auf dem Gesicht des Kranken aufliegt und ein Exspirationsventil A besitzt. Durch einen Hahn H wird das Gas der Maske zugeführt, und man kann durch diesen Hahn den Gasstrom verringern und unterbrechen. An den Hahn H kann man an Stelle der Maske auch ein gebogenes oder gerades Rohr ansetzen, welches man bei

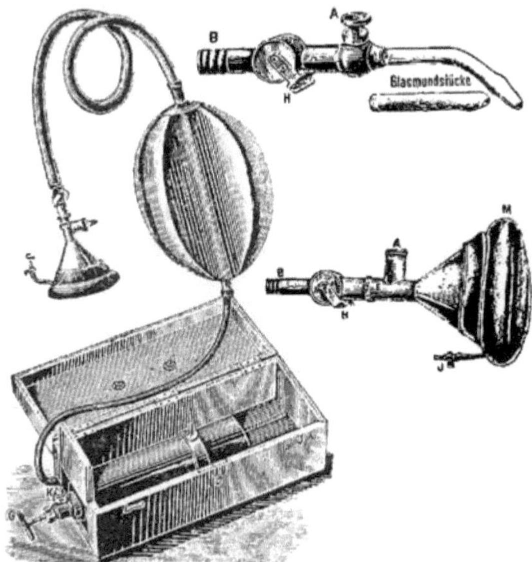

Fig. 169. Apparat von Swiecicki für die Stickstoffoxydul-Sauerstoffnarkose.

Operationen in Mund und Rachen verwendet und direkt in den Mund führen kann. Aus der Figur 169 ist das Nähere zu ersehen. Die Verwendung des Apparates ist derart, daß man dem Kranken die Maske fest auf das Gesicht aufsetzt und denselben erst einige Atemzüge atmen läßt. Dann öffnet man die Hähne G und H, und läßt dem Kranken das Gasgemisch in der jeweilig nötigen Menge zuströmen. Der Apparat ist wenig umfangreich und leicht verwendbar. Er eignet sich aber nur für kurze Narkosen, da die Dosierung ungenau ist. Jedenfalls liefert der Apparat für kurze Operationen eine recht brauchbare Narkose.

In neuerer Zeit ist die Narkose mit dem Sauerstoff-Stickstoffoxydulgemisch vielfach, namentlich in England, verwendet worden und Hewitt hat einen Apparat konstruiert, welcher ganz vorzügliche Narkosen liefert.

Dieser Apparat ist in Figur 170 abgebildet und besteht aus drei Stahlzylindern, in denen das Gas enthalten ist, und zwar enthalten zwei Stickstoffoxydul und einer Sauerstoff. Aus diesen drei Zylindern wird das Gas durch Hähne in zwei Schläuchen nach zwei Gummiballons geführt, von denen der eine für Sauerstoff, der andere für das Stickstoffoxydul bestimmt ist und aus diesen Gummiballons führen zwei Rohre nach einem Sammelventil, in welchem die Gase in einer Kammer nach bestimmten Verhältnissen gemischt werden. Außen auf dem Ventil ist eine Skala und Zeiger angebracht, mittels welchem man die Mischung der Gase ändern kann, je nachdem man den Zeiger auf diese oder jene Zahl stellt. Man kann dadurch in jedem Moment je nach Bedarf die Zusammensetzung des Gasgemisches ändern. Von diesem Ventil führt ein Rohr das Gasgemisch in die Maske, welche dem Gesicht des Kranken luftdicht aufsitzt und ein Exspirationsventil besitzt. Man kann bei der Verwendung dieses Apparates den Kranken sowohl sitzend, wie liegend narkotisieren. Nachdem man das Mundstück luftdicht auf das Gesicht des Kranken aufgepaßt und gelegt hat, wird zunächst mit dem Fuße der Hahn des am Boden liegenden dreifachen Zylinders geöffnet, durch welchen der Sauerstoffzylinder mit dem Apparat verbunden ist; nachdem dies geschehen, öffnet man den Hahn des Stickstoffoxydulzylinders. Der Kranke muß jetzt ruhig atmen. Nun verstellt man den Zeiger am Apparat. Wenn derselbe auf der Marke „Air“ steht, so erhält der Kranke atmosphärische Luft, nun stellt man den Zeiger auf Marke 2, wobei der Kranke ein Gemisch von 2 Teilen Sauerstoff auf 100 Teile Stickstoffoxydul erhält. Nun wird, nachdem der Kranke drei bis vier Inspirationen ausgeführt hat, der Zeiger auf Marke 3, dann nach weiteren drei bis vier Inspirationen auf Marke 4 gestellt, wobei man beachten muß, daß beide Ballons gleich stark gespannt sind. Die weitere Bedienung des Apparates muß nach den Verhältnissen geschehen; man wird entweder den Sauerstoff einschränken, oder vermehren müssen. Gibt man zuviel Sauerstoff, so tritt leicht Exzitation, gibt man zuwenig, tritt Cyanose ein. Zwischen diesen beiden Extremen muß man die Narkose leiten. Die Toleranz tritt meist nach zwei bis drei Minuten auf.

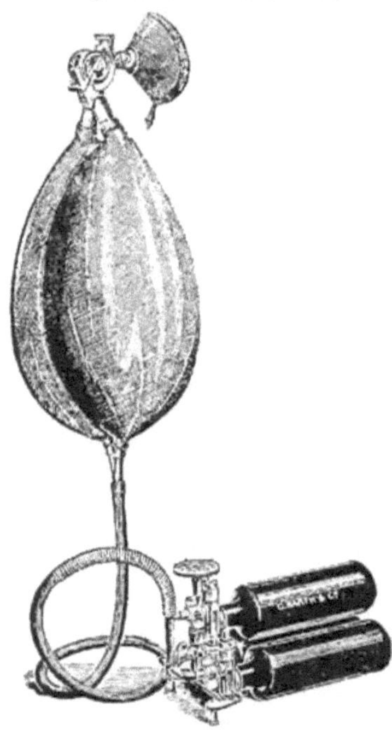

Fig. 170. Apparat von Hewitt für die Stickstoffoxydul-Sauerstoffnarkose.

In Deutschland hat die Firma Gesell in Berlin einige brauchbare Apparate konstruiert, welche noch kurz erwähnt werden sollen. Der Apparat dieser Fabrik ist in Figur 171 abgebildet, aber wegen seines voluminösen Baues wenig vorteilhaft. Er besteht aus zwei Zylindern, welche zu beiden Seiten des Tisches angebracht sind. Aus diesen Zylindern, von denen der eine Sauerstoff, der andere Stickstoffoxydul enthält, führt je ein Schlauch nach einem blasebalgähnlichen Gummiballon, von denen der für das Stickstoffoxydulgas bestimmte größere Ballon 48 l, der andere kleinere für den Sauerstoff bestimmte 30 l faßt. Dieser Apparat besitzt außerdem die sogenannte prozentuale Mischvorrichtung, welche folgendermaßen konstruiert ist. Sie ist in der Figur 172 abgebildet, und man kann aus deren Abbildung leicht die Konstruktion ersehen. Von jedem Ballon führt ein Gummischlauch nach der Mischvorrichtung, welche quasi als Ventil dient und das Gas nach der Maske leitet. Die Mischvorrichtung zeigt auf einer runden Scheibe mit Skala einen Zeiger. Je nachdem, wie man den Zeiger stellt, erhält der Kranke eine verschieden zusammengesetzte Gasmischung. Auf der einen Seite der Skala steht Stickstoffoxydul, und es beginnt die Skala mit 0 und geht weiter bis zum Ende von 100. Dort ist

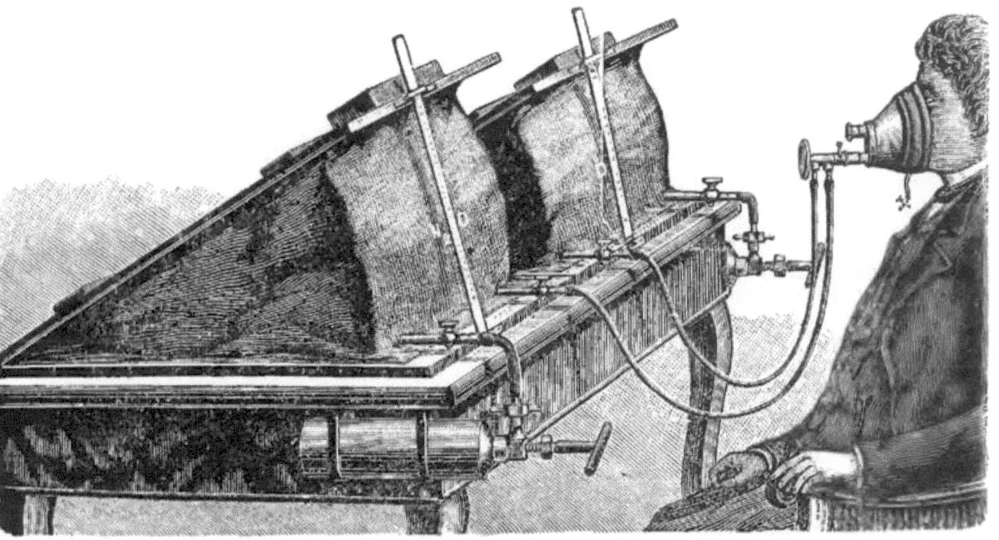

Fig. 171. Apparat von Gesell für die Stickstoffoxydul-Sauerstoffnarkose.

Sauerstoff angegeben. Wenn man den Zeiger also auf 50 stellt, so hat man ein Gemisch aus 50 Teilen Sauerstoff und 50 Teilen Stickstoffoxydul, stellt man ihn auf 30, so hat man 70 Teile Sauerstoff und 30 Teile Stickstoff. Der Kranke kann also je nach Bedarf eine Mischung von beliebiger Zusammensetzung erhalten, oder reinen Sauerstoff oder reinen Stickstoff. An die Mischvorrichtung ist eine

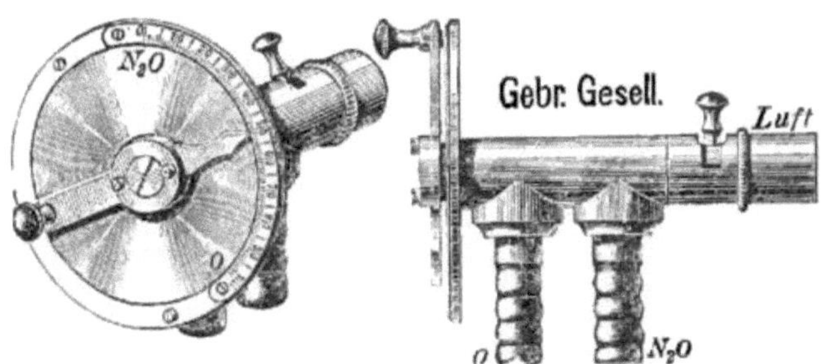

Fig. 172. Die prozentuale Mischvorrichtung.

kleine Metallmaske angefügt, welche ein Exspirationsventil besitzt, und welche fest und luftdicht auf dem Gesicht aufsitzt. Wenn man den Kranken narkotisiert, so öffnet man, nachdem die Maske aufgesetzt ist, die Zylinder und läßt die Gase in ihre Gasometer strömen. Dann stellt man den Weiser zunächst so, daß der Kranke nur wenig Sauerstoff, ca. 10—15 %, erhält und mehr Stickstoffoxydul und ändert die Zusammensetzung der Gase je nach dem Bedarf und dem Verhalten des Kranken.

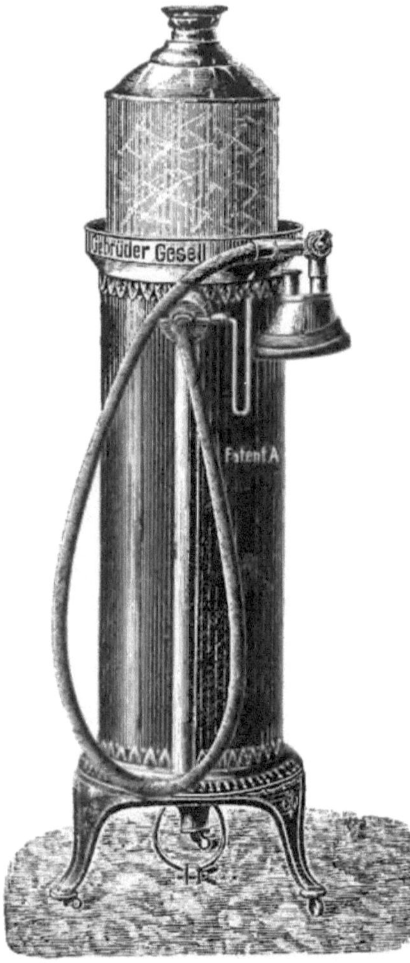

Fig. 173. Narkoseapparat von G e s e l l für die Stickstoffoxydul-Sauerstoffnarkose.

Ein anderer Apparat von G e s e l l ist noch konstruiert worden für diese Narkose und in Figur 173 abgebildet. Derselbe besteht aus einem großen Gasometer, welcher die Mischung enthält und der in dem Zimmer stehen muß, wo man narkotisieren will. Dieser Apparat ist für die Narkose gebraucht worden, aber nur noch als historischer Apparat zu betrachten, denn er kann nicht leicht von Ort zu Ort transportiert werden und ist deshalb nur für Zahnärzte brauchbar, welche nur Narkosen in ihrem Hause ausführen. Dazu ist er viel verwendet worden und hat gute Dienste getan. Für den Arzt ist er aber nicht brauchbar. Dieser Apparat hat mit dem von K a p p e l viel Ähnlichkeit. Die Konstruktion ersieht man aus der Figur.

Dieser Apparat ist so umständlich gebaut, so schwer transportabel und auch sehr voluminös, daß man ihn für die Praxis nicht verwenden kann. Ein anderer Apparat ist von E. K a p p e l konstruiert worden. Derselbe ist aber nur für sehr großen Verbrauch zu verwenden, und auch nur für größere Institute geeignet, denn der Apparat ist feststehend und kann nicht transportiert werden. Er kann nur auf Rollen im Zimmer hin und her geschoben werden, doch ist derselbe für die Praxis völlig ungeeignet. Derselbe braucht hier nicht weiter beschrieben zu werden, da er vor den anderen keine Vorzüge voraus hat.

Am brauchbarsten für die Narkose ist der Apparat von H e w i t t und der von S w i e c i c k i, mit denen man sehr gute Narkosen erzeugen kann, und die leicht transportabel und verwendbar sind.

XIII. Kapitel.

Die kombinierte Narkose.

§ 62. Nachdem in den vorhergehenden Kapiteln die Narkosen mit den Narkotikumgemischen und Gasgemischen erörtert worden sind, bleibt nunmehr noch übrig, eine andere Art der Narkose zu erwähnen, welche man die **kombinierte Narkose** im Gegensatz zur Mischnarkose nennt. Während man bei der Mischnarkose die Narkotika in irgendeiner Art, sei es als Flüssigkeit oder als Dampf, gemischt verabreicht, wird bei der kombinierten Narkose ein Narkotikum nicht zugleich mit dem anderen oder gar gemischt verabreicht, sondern man verabreicht eines nach dem anderen. Es kommt hierbei lediglich auf die Art der Verabreichung an, denn die Wirkung auf den Organismus geschieht meist auch zu gleicher Zeit. Es wäre diese Narkose, wenn man hinsichtlich der wirkenden Narkotika sie beurteilt, auch eine Mischnarkose, denn der Organismus steht oft hierbei auch unter der Wirkung mehrerer Narkotika zu gleicher Zeit, nur daß man dieselben nicht zusammen gibt, sondern erst das eine und nach demselben das andere je nach den Verhältnissen innerhalb einer längeren oder kürzeren Zeit verabreicht. Man hat eine große Anzahl verschiedener Arten der kombinierten Narkosen, welche man einzeln betrachten muß, da sie zu große Verschiedenheiten voreinander besitzen, um allgemeine Beurteilung zuzulassen. Es soll daher sogleich mit der speziellen Behandlung der einzelnen Methoden begonnen werden.

§ 63. Die erste Methode, welche hier erörtert werden soll, ist die kombinierte **Chloroformäthernarkose**. Diese Methode ist zuerst von Bourguignon eingeführt und angegeben worden. Die Methode besteht darin, daß man den Kranken zunächst mit Chloroform bis zur Toleranz narkotisiert und die weitere Narkose mit Aether sulfur. unterhält. Es liegt ganz entschieden etwas sehr Gutes in der Kombination dieser Methoden, denn man kann dem Kranken durch das andere Narkotikum nützen, indem man die Gefahren der einen Methode vermindert. Allerdings darf man hierbei nicht so strikte verfahren, wie es angegeben wird, daß man nur bis zur Toleranz chloroformiert, sondern man soll nur dann Chloroform geben, wenn es nötig wird. Dann wird aber eine andere Methode daraus, als sie unter dieser Bezeichnung bekannt ist. Man hat dieser Methode von Bourguignon nicht viel Sympathie entgegengebracht, obgleich die Kombination eigentlich eine recht vorteilhafte Methode darstellt. Julliard hat ein sehr drastisches Urteil über dieselbe gefällt, indem er sie mit „Méthode combinée des dangers du chloroforme aux inconvénients de l'Éther" bezeichnete. Ehe ich etwas näher auf die Kombination von Chloroform und Äther eingehe, will ich zugleich noch eine andere Methode erwähnen, welche man die **Ätherchloroformnarkose** genannt hat, und welche zuerst in Amerika aufgetaucht ist, von Wych angegeben und verschiedentlich verwendet. Diese Methode besteht darin, daß man dem Kranken von Anfang an Aether sulfur. verabreicht, und nur zur Erreichung einer tieferen Narkose oder schnelleren Eintrittes der Toleranz Chloroform nebenbei gibt. Diese Methode hat Chaput in Paris sehr viel verwendet, und damit sehr gute Resultate erzielt, indem er dabei die Reflexsynkope des Chloroforms vermeidet und die Ätherwirkung auf die

Lungen durch Beifügen von Chloroform vermindert. Diese letztere Methode ist in neuerer Zeit wieder aufgetaucht, indem Witzel bei seiner modernen Äthernarkose die Wirkung durch kleine Gaben von Chloroform verstärkt. Es ist absolut ein großer Fehler, wenn man diese Kombination, wie es in den modernen Lehrbüchern der Narkosen meist geschieht, nur oberflächlich erwähnt, ohne näher auf die Wirkungen dieser vorzüglichen Narkosen einzugehen. Wenn man die moderne Narkose von Braun bedenkt, welche die Gase von Äther und Chloroform gemischt verabreicht und je nach Bedarf erst Chloroform oder Äther etc. gibt, so hat man darin nur eine Vervollkommnung dieser einfachen Methoden. Man kann das, was Braun in seinem Apparat erreicht, auch mittels der Tropfmethode erreichen, indem man die Tropfen bald von dem einen, bald von dem anderen Narkotikum gibt. Es lassen sich aber bei dieser Verwendung nicht zwei Methoden genau auseinander halten, wie Chloroformäther- oder Ätherchloroformnarkose. Es müssen sich vielmehr diese beiden Methoden unter eine vereinen lassen. Der praktische Arzt wird nie über die Tropfmethode hinauskommen, denn die Vorteile dieser Methode sind so große, daß man dieselbe nicht einfach in den Hintergrund stellen und durch komplizierte Apparate ersetzen kann. Es ist nicht möglich, daß der Arzt auf dem Lande große komplizierte Apparate für die Narkose mit über Land transportiert, er wird für alle Fälle eine kleine Esmarchsche Maske in seinem Koffer haben und eine Flasche mit Chloroform sowie eine mit Äther, aber er wird nicht Raum für die komplizierten Narkosenapparate haben, und selbst wenn er solche verwendet, so kann er sie nicht immer bei sich haben, denn es geschieht oft, daß der Arzt auf einer Tour, wenn er durch einen Ort fährt, angerufen wird und operieren muß. Für solche Fälle hat jeder vielbeschäftigte Landarzt seinen großen Koffer auf dem Wagen, in welchem alles zur Hand ist, was er brauchen kann. Daß darin nicht ein großer Narkosenapparat Platz haben kann, läßt sich denken.

Wenn man nun aber bedenkt, wie oft doch für den oder jenen Kranken die Chloroformnarkose nicht geeignet ist, sondern Äthernarkose und umgekehrt, auch wie man oft den Äther durch Chloroform verstärken will etc., so gelangt man zu der Überzeugung, daß die kombinierte Ätherchloroformnarkose für die Praxis die brauchbarste und beste ist. Wenn ich hier weiter von dieser Methode spreche, so handelt es sich um die Methode, in welcher der Äther die Grundlage bildet, während man Chloroform nur zur Hilfe gibt, während nur in seltenen Fällen bei Patienten, welche gegen Äther Kontraindikationen abgeben, das Chloroform die Grundlage bildet und der Äther nur nebenbei als anregendes Mittel zum Stärken der Herztätigkeit gegeben wird. Wenn man der Chloroformnarkose nämlich einige Tropfen Äther beigibt, so gewahrt man sofort eine bedeutende Besserung des Pulses, derselbe wird sofort kräftiger. Es ist daher sehr vorteilhaft, bei langen Chloroformnarkosen, in denen eine sehr starke Depression des Blutdruckes entsteht als Folge der Chloroformwirkung, ab und zu die Narkose während einiger Minuten mit Äther zu leiten, oder, falls man die Ätherwirkung auf die Lungen fürchtet, nur wenige Tropfen Äther ab und zu an Stelle des Chloroforms zu verabreichen. Es ist kein Zweifel, daß durch diese Kombination der beiden Narkotika die üblen Wirkungen des einen durch die guten Einflüsse des anderen bis zu einem gewissen Grade paralysiert werden können. Natürlich darf man dies nicht überschätzen und muß auch die wichtigen Grenzen innehalten, denn bei ungeeigneter Kombination kann man leicht mehr Schaden als Nutzen stiften. Immer muß man beachten, daß man nie beide Narkotika zu gleichen Mengen geben soll, sondern das eine soll als Grundlage dienen und das andere darf nur in geringen Mengen zur Verstärkung gegeben werden. Nie darf man soviel des anderen geben, daß die Wirkungen summiert werden, denn dann summieren sich vor allem die üblen Einwirkungen auf die inneren Organe.

Was nun die Verhältnisse der Einwirkungen dieser kombinierten Narkosen anlangt, so hat man folgendes gefunden. Narkosen, in denen Chloroform vorherrscht und Äther nur in unwesentlichen Mengen beigegeben ist, wirken auf den Organismus wie reine Chloroformwirkungen, nur mit dem Unterschied, daß der Blutdruck und die Herzkraft nicht so sehr geschädigt werden, wie bei der einfachen Chloroformnarkose, während Narkosen, in denen hauptsächlich Aether sulfur. gegeben und Chloroform nur in minimalen Mengen beigefügt wird, wie reine Äthernarkosen wirken mit dem Unterschied, daß man weniger Äther zur Narkose braucht und die Toleranz leichter eintritt. Gibt man dabei von beiden Narkotika größere Mengen, so summieren sich die üblen Einwirkungen beider Narkotika und der Kranke ist größeren Gefahren ausgesetzt, als bei der einfachen Narkose, während besondere Vorteile von der Narkose nicht zu sehen sind. Die pathologischen Einwirkungen auf die inneren parenchymatösen Organe sind bei diesen Narkosen sehr leicht auf ein Minimum zu beschränken, während man sie auch leicht bedeutend steigern kann. Man muß als feststehende Regel bei der kombinierten Narkose betrachten, daß man nie beide Körper in für die Narkose wirksamen Mengen geben darf, sondern es darf das eine nur als Narkotikum ausschließlich verwendet werden, während das andere einzig als Korrigens des ersteren verwendet werden darf. In diesen Fällen wird die narkotische Kraft gesteigert, und man spart dabei Narkotikummengen, während man dadurch die pathologischen Einwirkungen mit verringert, und es werden ruhigere, gleichmäßigere Narkosen von geringeren Beschwerden und Nachwirkungen und schnellem Erwachen erzielt.

Es sind von mir eingehende Untersuchungen über diese Narkosen angestellt worden, und ich habe gefunden, daß die Narkosen, bei denen man sowohl Äther wie Chloroform in großen Dosen halb und halb etc. verwendet, in den inneren Organen des narkotisierten Tieres schwerere Veränderungen erzeugten, als man sie nach den einfachen Narkosen fand. Es fand sich nach solchen Narkosen sowohl eine ausgedehnte Fettmetamorphose in den inneren parenchymatösen Organen, als auch ausgedehnte pneumonische Infiltrationen in den Lungen. Also wäre die Summe der schädlichen Wirkungen vorhanden, und dies ist entschieden ein schwerer Nachteil, denn diese Gefahr, in welche man da den Kranken versetzt, steht nicht im Verhältnis zu dem Nutzen, welchen die Mischung für den Verlauf der Narkose bringt. Anders aber sind die Einwirkungen jener Narkosen, wo das zweite Mittel nur in minimalen Mengen verabreicht wird. Bei diesen Narkosen fand sich in den Tieren nach dem Verwenden der Chlorofomäthernarkose wohl auch die Fettmetamorphose angedeutet, doch nicht so hochgradig, wie nach gleichen einfachen Chloroformnarkosen, während in den Lungen keine Pneumonien zu entdecken waren. Es kommt diese Verminderung geringen Grades der Fettmetamorphose dadurch zu Stande, daß man zu diesen Narkosen bedeutend weniger Chloroform verwendet und dasselbe zeitweise durch Äther ersetzt. Hingegen ist der Äther nicht in dem Maße verwendet worden, daß er schädliche Wirkungen ausüben kann. Der Vorteil dieser Narkose liegt neben der Verminderung des Chloroforms auch noch in der Steigerung der Herzkraft und somit auch des ganzen Wohlbefindens nach der Narkose. Die Narkose mit hauptsächlich Äther und wenig Chloroform rief in den inneren Organen die Veränderungen der einfachen Äthernarkose in weit geringerem Grade hervor. Man fand nach solchen Narkosen in den Lungen viel weniger Schleimmassen, viel weniger und kleinere pneumonische Infiltrationen nach vier Narkosen als nach vier einfachen Äthernarkosen. Auch in den anderen Organen war die Fettmetamorphose nicht stäker als nach der einfachen Äthernarkose. Weiter brauchte ich zu den Narkosen bedeutend weniger Äther, und dieselben verliefen ohne jede Exzitation und Erbrechen, die Toleranz trat bald ein, nach der Narkose war nur wenig Übelsein, Erbrechen etc. vorhanden. Ich habe diese letztere Art der Narkose sehr oft ausgeführt und bin damit sehr zufrieden gewesen. Man kann diese Narkosen durch geschickte Verwendung der einzelnen Narkotika zu den denkbar besten Betäubungen und wenigst gefahrvollen Narkosen machen. Der Hauptvorteil bei denselben liegt in der Ersparnis an Narkotikum.

Was nun die Verwendung dieser Narkosen anlangt, so muß man natürlich bei der Auswahl der Methoden streng individualisieren, und es kommen hier alle die Indikationen und Kontraindikationen in Betracht, welche früher für die einfache Äther- und einfache Chloroformnarkose erörtert worden sind. Somit wird man also aus der Beschaffenheit des Kranken bestimmen können, welches Narkotikum man als Grundlage der Betäubung wählt. Die meisten Fälle werden mit der Ätherchloroformnarkose betäubt werden können, nur bei Lungenleidenden wird man die Chloroformäthernarkose verwenden. Die Einzelheiten sind früher bei der Besprechung der einfachen Narkosen behandelt worden.

Was nun die Technik dieser Narkosen anlangt, so muß zunächst erwähnt werden, daß alle Bestimmungen, die für die einfachen Narkosen getroffen worden sind, hier ebenfalls beachtet werden müssen. Die Verabreichung der Narkotika geschieht am besten durch die Tropfmethode. Man verwendet eine kleine mit Trikotstoff überzogene Esmarchsche Maske. Die Maske wird auf das Gesicht des Kranken gelegt und nun bei der Chloroformäthernarkose zunächst Chloroform in Tropfen auf die Maske getropft. Dies wird so lange fortgesetzt, bis der Kranke einige Minuten inspiriert hat, dann gibt man schon inzwischen einmal während einer Minute Äthertropfen an Stelle des Chloroforms, bis der Kranke zur Toleranz gelangt ist. Wenn er tief betäubt ist, wird die Narkose zunächst mit einigen Tropfen Äther unterhalten und nach zwei Minuten wieder etwas Chloroform gegeben u. s. f. Wenn man bemerkt, daß der Puls schwach wird, so muß man einige Tropfen Äther verabreichen. Während dieser Narkosen muß der Kranke peinlich beobachtet werden, denn jede Veränderung muß Beachtung finden. Der Narkotiseur kann hier sehr viel an Narkotikum sparen, denn mit einiger Übung kann man mit wenigen Tropfen Chloroform oder Äther die Narkose lange Zeit erhalten. Die Ätherchloroformnarkose wird zunächst mit Äther begonnen, und zwar verwendet man ebenfalls eine Esmarchsche Maske und tropft auf dieselbe zunächst Äther und, nachdem der Kranke zu atmen gelernt hat, fügt man dem Äther einige

Tropfen Chloroform bei. Namentlich dann, wenn der Kranke in das Stadium II verfällt, muß man für einige Minuten Chloroform auftropfen lassen, dann wird die Exzitation vollkommen vermieden und der Kranke wird leicht und schnell zur Toleranz gebracht. Wenn letztere eingetreten ist, gibt man nur noch Äther in Tropfen und erst dann wieder, wenn der Kranke zu erwachen droht, läßt man 5—6 Tropfen Chloroform auf die Maske fallen. Man kann bei solchen Tropfnarkosen durch wenige Tropfen Chloroform die Toleranz sofort erreichen. Gerade die Kombination beider Narkotika bewirkt den raschen Eintritt der tiefen Narkose. In dem weiteren Verlaufe der Narkose wird nur ab und zu einmal ein wenig Chloroform, zwei bis drei Tropfen, beigegeben.

Diese Methoden sind für jeden Arzt verwendbar und liefern bei einiger Übung, Geschick und guter Beobachtung sehr gute Narkosen. Diese Methoden sind vor allem die Methoden der Praxis. Sie können, wie weiter unten noch erklärt werden wird, noch mit Morphin kombiniert werden, wodurch man noch mehr an Narkotikum sparen kann. Jede Ersparnis an Narkotikummenge ist für den Kranken eine Ersparnis an schädlichen Wirkungen und ein Schutz vor Gefahren. Man hat diese Narkosen in vielen Fällen erprobt und sehr gute Resultate damit erzielt (Witzel, Hewitt, Fuchs etc.). Berndt hat 120 solcher Narkosen ohne jede Nachteile und üble Wirkungen ausgeführt, er verwendete meist nur 3 g Chloroform neben dem Äther und hat nie Lungenleiden nach den Narkosen gesehen, sondern oft Lungenkranke ohne Schaden betäubt. Köllicker hat mit der Ätherchloroformnarkose sehr gute Erfolge erzielt, Adams hat 300 Fälle mit Chloroformäthernarkosen ohne Unfall, Nebenwirkungen und Exzitation etc. ausgeführt. Eine genauere Statistik läßt sich bis jetzt noch nicht feststellen. Immerhin kann man behaupten, daß eine solche Narkose, wenn sie recht vorsichtig und exakt geleitet wird, die denkbar beste und ungefährlichste ist, aber nur, wenn das zweite Narkotikum in kleinsten Dosen, nur zur Unterstützung, verwendet wird und nur in der Tropfmethode bei strengster Beobachtung des Kranken und Beachtung aller Vorschriften.

§ 64. Eine der wichtigsten Kombinationen ist die Verbindung der Morphinwirkung mit Chloroform, welche zu der sogenannten **Morphiumchloroformnarkose** geführt hat, eine Methode, welche selbst noch häufiger fast angewendet wird, als die einfache Chloroformnarkose.

Der Gedanke, die Chloroformnarkose durch Verbindung mit anderen beruhigenden, narkotisch wirkenden Mitteln zu vertiefen und zu erleichtern, ist schon ein sehr alter in der Narkosiologie, und man kann zurückgreifen auf die ersten Versuche der Verwendung der Narkotika, denn schon Pitha 1871 hat das Chloroform mit anderen narkotischen Mitteln verbunden verabreicht. Er hatte einen Kranken wegen einer Herniotomie zu narkotisieren, und zwar gelang es ihm nicht, denselben mit Aether und Chloroform zu betäuben, und nachdem er zwei Stunden lang, zuletzt mit Chloroform allein, die Narkose vergeblich versucht hatte, ließ er dem Kranken per Rectum 20 g Extractum Belladonnae verabreichen, worauf sehr bald tiefe Narkose eintrat, welche zwölf Stunden anhielt. Als der Kranke nach zwölf Stunden erwachte, fühlte er sich zwar ganz wohl, doch hatte er zunächst das Augenlicht verloren, doch kehrte nach wenigen Stunden das Sehvermögen wieder. Das Befinden des Kranken war sonst nach dem Erwachen aus der Betäubung ein recht gutes. Der erste, welcher das Morphin zur Narkose zu verwenden riet, war Claude Bernard, welcher sich schon im Jahre 1869 damit beschäftigte, Chloroform und Morphin zur Narkose zu verwenden. Erst im Jahre 1873 aber kam v. Nußbaum zu einer ähnlichen Verwendung. Während aber Claude Bernard versuchte, durch Morphin, vor der Narkose gegeben, die Menge der zur Narkose notwendigen Chloroformdosis verringern zu können, machte v. Nußbaum bei einem Kranken die Morphininjektion zuerst nach der Narkose, um dem Kranken die Schmerzen zu nehmen. So verwendete v. Nußbaum bei vielen Kranken das Morphin erst nach der Narkose, oder er injizierte dasselbe während des Exzitationsstadiums und während der Toleranz, indem er dadurch erreichte, die Narkose länger auszudehnen, als gewöhnlich, denn er konnte die Narkose zwei bis zwölf Stunden lang unterhalten, wenn er während der Toleranz 0,03—0,06 Morphini acetici injizierte. Die Kranken verfielen nach der Narkose in tiefen Schlaf, aus welchem man sie während mehrerer Stunden auf keine Weise und durch kein Mittel erwecken konnte, während sie endlich spontan erwachten, ohne Uebelkeit und Erbrechen zu zeigen. Diese Methode wurde sehr bald von Rabot in Frankreich weiter ausgebaut und verwendet.

Schon vor Claude Bernard hat Uterhart durch Zufall die günstige Wirkung der Morphin-Chloroformnarkose gesehen. Er wollte nämlich bei einem Potator eine Schulterluxation einrichten und hatte dem Kranken eine große Dosis Morphin verabreicht, doch gelang es ihm nicht, und er mußte nach ca. $^1/_4$ Stunde noch chloroformieren, wobei er merkte, daß die Narkose äußerst rasch und leicht eintrat, und er bedeutend weniger Chloroform als bei gewöhnlichen Narkosen brauchte. Daraufhin machte er weitere Versuche und fand schließlich, daß eine zehn Minuten vor dem Beginn der Chloroformnarkose ausgeführte Morphininjektion die Narkose bedeutend erleichtere, und gab den Rat, daß man diese Methode verwenden solle.

Claude Bernard, welcher weitgehende physiologische Versuche noch mit dieser Methode angestellt hatte, fand, daß die Morphininjektion insofern wirkt, als das Morphin die Nerven in einer Weise abstumpft, daß die Nerven schon durch Blut, das eine für die Aufhebung der Sensibilität normaler, gesunder Nerven lange nicht genügende Menge Chloroform gelöst enthält, vollkommen anästhetisch gemacht werden. Chloroform und Morphin wirken in gleichem Sinne und ergänzen sich hinsichtlich der narkotischen Wirkung, obwohl Morphium nicht ein Narkotikum wie Chloroform ist und nur das mit dem Chloroform gemein hat, daß es auf das gleiche organische Element, den Nerven, wirkt und seine physiologischen Eigenschaften zu zerstören bemüht ist. Dies ist die Ansicht der Wirkung des Morphium von Claude Bernard.

Mollow erklärt die Vorzüge der Morphium-Chloroformnarkose, indem er annimmt, daß das Morphin die Irritabilität der Respirationsschleimhaut bedeutend vermindert und so die Reflexe auf die Respirationsorgane und das Herz durch das Chloroform verhindert. Es wirkt daher die Morphininjektion genau wie die Durchschneidung der Nervi vagi. Ferner erhöht das in kleinen Dosen verabreichte Morphin den Blutdruck infolge Reizung der exzitomotorischen Herzganglien und Kontraktion der peripheren Gefäße, während das später wirkende Chloroform nur diesen Ueberdruck zu beseitigen vermag, ohne den Blutdruck selbst unter die Normalblutdruckhöhe herabdrücken zu können. Er bemerkte bei der Chloroformnarkose ohne Morphin eine rasche Erschlaffung des vasomotorischen Zentrums bei der reflektorischen Reizung vom Nervus ischiadicus aus, während bei der Morphininjektion vor der Narkose das Zentrum seine Irritabilität noch lange ungestört besaß. Weiter wird die zur Narkose nötige Menge des Chloroforms bedeutend herabgesetzt, so daß dieselbe, welch eine Menge Chloroform auch immer verabreicht werde, nicht genügt, die gefürchtete Herzsynkope, Lähmung der Zirkulations- und Respirationszentren hervorzurufen; eine Behauptung, die allerdings zu optimistisch ist!

Es ist kein Zweifel, daß die Kombination der Chloroformnarkose mit vorhergehender Morphininjektion vor allen Dingen eine ruhigere Narkose herbeiführt, die Toleranz schneller eintreten läßt, die Chloroformmenge vermindert und somit gewissermaßen die Gefahr, und die Narkose länger dauernd und ruhiger macht. (Labbé, Goujon, Guibert, Demarquay, Kappeler, v. Nußbaum etc.)

Die Wirkung des Morphins ist derart, daß dasselbe einen lähmenden Einfluß auf das Zerebrum und die Medulla oblongata ausübt, so daß die Nervenzentren schon gewissermaßen etwas depriniert sind und bei den ersten Einflüssen des Chloroforms nicht die starke, namentlich bei Alkoholikern oft hochgradige Exzitation auslösen, so daß der Kranke meist ohne jede Erregung betäubt wird. Neben diesem Vorteil wird auch die Gefahr der Reflexsynkope im Anfang der Chloroformnarkose infolge Trigeminus-vagus-Reizung von der Nasenrachenschleimhaut aus durch die Morphinwirkung verringert, während sie aber nie ganz verhütet werden kann, ja sogar auch bei diesen Narkosen beobachtet worden ist. Weiter wird auch durch das Morphin die Empfindlichkeit der Schleimhäute in den Bronchien herabgesetzt, was einerseits eben die Synkope vermindert und auch die Hypersekretion bedeutend verringert.

Ein weiterer Vorzug der Morphinwirkung liegt darin, daß sehr leicht nur eine Analgesie erzielt werden kann, während noch das Bewußtsein vorhanden ist (Guibert). Während bei der einfachen Chloroformnarkose die Intelligenz, die Sensibilität und das Perzeptionsvermögen auf einmal gelähmt werden, kann man bei der Morphinchloroformnarkose, wenn man das Chloroform in recht kleinen Dosen verabreicht, eine Disassoziation erreichen, so daß nämlich die Sensibilität völlig erloschen, das Bewußtsein aber noch zum größten Teil erhalten ist. Man kann daher einen Kranken z. B. bei Halsoperationen so weit betäuben, daß er zu schlafen scheint und nichts fühlt, doch wenn man ihn anruft und auffordert, auszuspucken, dies tut, wobei auch der Reflex im Kehlkopf noch vorhanden ist, so daß der Kranke schluckt oder ausspuckt, aber die Blut- oder Scheimmassen nicht aspiriert. Bei derart betäubten Personen ist noch ein Teil Tast-, Geruch- und Gehörvermögen vorhanden, während die allgemeine Sensibilität erloschen, das Bewußtsein noch vorhanden, aber etwas benommen ist, so daß der Patient angerufen werden muß, wenn er etwas tun soll, sonst schläft er oder ist berauscht. Man kann diesen Zustand leicht erreichen, doch darf man nicht zuviel Chloroform geben, sonst wird der Kranke leicht ganz narkotisiert. Während schon Guibert diese Methode empfiehlt, hat sie Kappeler nicht gekannt. Ersterer empfiehlt diese Halbnarkose vor allem für die Geburtshilfe, während er sie für Operationen weniger geeignet hält. In neuerer Zeit hat Riedel dieselbe im „Chloroformrausch“ wieder empfohlen. Man hat aber zu dieser kurzen Narkose besser den Äther verwendet, da Chloroform zuviel Gefahren mit sich bringen kann.

Die protrahierte Morphin-Chloroformnarkose hat im allgemeinen einen ruhigeren Charakter (Kappeler), man braucht weniger Chloroform, es fehlen Respirationsstörungen fast ganz, sind aber sicher seltener als bei reinen Chloroformnarkosen. Nur tritt eine Abnahme der Pulsfrequenz auf, während Erbrechen häufiger vorkommt als bei einfacher Narkose. (Dudley-Buxton Demarquay etc.) Auch die tiefe Morphin-Chloroformnarkose ist für Geburten und geburtshilfliche schwere Operationen empfohlen und mit besten Resultaten in solchen Fällen angewendet worden. (Guibert, v. Nußbaum etc.)

Embley hat interessante Versuche über Chloroform in seiner Wirkung auf das Herz gemacht und fand folgendes: Wenn ein Herz durch Einatmung von zwei oder mehr % Chloroformluft vorgiftet ist, so kann es in allen Fällen sofort zum Stillstand gebracht werden, wenn man die Nervi vagi faradisiert, vorausgesetzt, daß der Blutdruck auf 40—50 mm Hg gesunken ist. Chloroform erhöht die Reizbarkeit der Vagi besonders in den ersten Stadien der Narkose.

Diese erhöhte Reizbarkeit wird bedingt durch die Wirkung des Chloroforms auf das Vaguszentrum. Die hemmende Wirkung ist um so bedeutender und gefährlicher, je mehr die spontane Erregbarkeit des Herzens durch das Chloroform vermindert ist. Bei morphinisierten Hunden setzt das Chloroform, wenn der Gehalt der Inspirationsluft 1,5 % nicht überschreitet, die Reizbarkeit des Vagus langsam herab. Die Reizbarkeit des Vagus kann sich wieder heben durch Vermehrung der Chloroformzufuhr oder durch Asphyxie.

Schwartz verwendet Morphin nur bei Alkoholikern, Hysterischen, sowie bei Schädel- und Gehirnoperationen vor der Narkose und hat so gute Resultate, indem er auf 10000 Narkosen nur einen Todesfall erlebte.

Richelot, Tuffier und andere verwerfen die Kombination, denn sie erlebten oft lange, dem Coma gleichende schlafartigen Zustände nach Morphininjektionen vor der Narkose.

Evelt hat die Morphin-Chloroformnarkose in 500 Fällen mit sehr gutem Erfolg verwendet, doch läßt er das Morphin $^1/_2$ Stunde vor der Narkose verabreichen, und zwar 0,01. Ein Todesfall trat nie ein. Doch hat Evelt nur Frauen so betäubt.

Solowcitschik hat bei der Morphin-Chloroformnarkose sehr gute Resultate, nur trat auf 1000 Narkosen zehnmal Erbrechen auf.

Potherat meint, daß das Morphin die Gefahren in der Chloroformnarkose vermehre und ungünstig wirke nach seinen Erfahrungen.

Man hat in der Chloroformnarkose das Erbrechen recht oft beobachtet und zu dessen Verhüten verschiedene Hilfsmittel angegeben, welche wohl hier und da helfen. Am vorteilhaftesten sind gegen lästiges anhaltendes Erbrechen nach der Narkose Magenspülungen vorzunehmen.

Weber riet, eine mit Chloroformwasser versetzte Pepsin-Salzsäuremixtur längere Zeit vor der Narkose dem Kranken zu verabreichen. Er gibt den Rat, in Fällen, wo man warten kann, den Kranken wochenlang damit vorzubereiten. (!) Für Patienten, denen der Geschmack des Chloroformwassers unangenehm ist, soll man einen Zusatz von je vier Tropfen Pfefferminz- oder Anisessenz zu 200 g Aqua chloroform. verwenden.

Lewin will die Reizung der Magennerven durch folgende Methoden verhüten: erstens soll man die Magennerven durch eine Kokainlösung lähmen, indem man dem Kranken 300–500 ccm einer Solution von 0,05—0,1 Kokain : 500 Aqua dest. verabreicht; zweitens soll man die Magenschleimhaut mit einem indifferenten für das Chloroform undurchdringlichen Schutzmittel überziehen, welches z. B. Mucilago gummi arabici 1,0 : 42 Aqua oder Tragacantha 1—2 : 100—200 Aqua oder Mucilago, Salep, Carrageen, Rad. Althae. etc. darstellen könnte. Dies soll dem Kranken drei bis vier Stunden vor der Narkose verabreicht werden. Hierbei bedenkt Lewin nicht, daß das Chloroform doch in den Magendrüsen und der Schleimhaut selbst abgesondert wird, also doch mit den Magennerven trotzdem in Berührung kommen muß. Tatsächlich ist das Kokain ein sehr gutes Mittel und ich gebe dasselbe in Tropfen mit Morphin oder ohne dieses bei heftigem Erbrechen nach der Magenspülung, denn es wird ja immer wieder Chloroform abgesondert, weshalb diese Medikation günstig wirken kann. (Verf.)

Was die Gefahren der Narkosen mit Morphin anlangt, so kann man kaum sagen, daß dieselben bedeutend geringer seien, als bei der einfachen Narkose. Sklifossowski hat auf 28708 Narkosen 5 Todesfälle, also 1:5741 erzielt, und die Angaben anderer Forscher sind ähnliche. Kümmell gibt an, daß mit Morphininjektionen kombinierte Chloroformnarkose die respiratorische Synkope begünstige in den späteren Stadien der Narkose. Auch Dastré hat diesen Nachteil konstatieren können. Es tritt nämlich bisweilen, nachdem das Chloroform schon weggelassen ist, allmähliche Verlangsamung der Atembewegungen und endlich ein plötzliches Sistieren derselben auf, wobei das Herz zunächst noch weiter schlägt, dann aber auch plötzlich zu schlagen aufhört.

Allerdings kann man stets den Kranken noch vor dem Tode retten, wenn man noch rechtzeitig bei Beginn der Atemlähmung künstliche Respiration etc. einleitet, dann ist die regelmäßige Atmung nach wenigen Minuten wieder zu erreichen. Es ist dies also ein Unfall, der sehr schwere Folgen haben kann, wenn er eintritt, wenn der Arzt nicht mehr bei dem Kranken, und das Personal nicht instruiert ist. Man wird daher den Rat geben müssen, die Chloroformmorphinnarkose nie auf dem Lande oder dort vorzunehmen, wo der Kranke den ersten Tag nach der Narkose nicht unter ärztlicher stetiger Kontrolle sich befindet oder das Personal entsprechend geschult ist und der Arzt stets sofort erreicht werden kann. Dieser Umstand ist sehr wichtig und er ist eine Veranlassung für den Arzt jeden so narkotisierten Patienten noch nach der Betäubung längere Zeit selbst zu beobachten. Diese Respirationssynkope kann leicht bekämpft werden und tritt ja nicht nur bei der Morphinnarkose, sondern auch bei der einfachen Chloroform- oder Äthernarkose auf, nur ist sie bei der Chloroformmorphinnarkose viel häufiger. Ein weiterer Nachteil dieser Narkose ist die starke Temperaturverminderung (P o n c e t etc.), welche durch die Morphinwirkung bedingt wird. Diese Nachteile wiegen den Vorteil der Verminderung der Synkope im Initialstadium auf und auch die anderen Vorteile. Trotzdem hat die Narkose in gewissen Fällen aber große Vorzüge (Potatoren, Hysterische, Neurastheniker etc.). Was die Einwirkung des Chloroforms auf die inneren Organe anlangt, so ist ein wesentlicher Unterschied nicht zu bemerken. Es bestehen dieselben Gefahren genau wie bei der Chloroformnarkose, und es ist auch dem hier weiter nichts hinzuzufügen; alles, was sonst früher über das Chloroform gesagt worden ist, das gilt auch für die Morphinnarkose. Eine günstigere Wirkung ist nur insofern zu bemerken, als man durch die Morphininjektion vor der Narkose eine bedeutende Ersparnis an Chloroform hervorruft und jede Ersparnis an demselben ist ein Gewinn für den Kranken, denn auch die Einwirkung des Chloroforms auf die inneren Organe ist eine günstigere, wenn weniger Chloroform in den Organismus gebracht wird. Es wird nun allerdings die üble Wirkung des Chloroforms dazuzurechnen sein, doch dieselbe ist nicht so groß, daß sie den durch die Ersparnis bedingten Vorteil aufwöge.

Was nun die Verwendung des Morphins anlangt, so kann man natürlich ebenso eine Morphininjektion der Sauerstoffchlorformnarkose voraufschicken, dieselbe wird da eine ebenso gute Wirkung tun. Man soll aber auch diese Methode nicht verallgemeinern. Nur in Fällen, wo es dem Arzt notwendig erscheinen wird, soll er Morphin vor der Narkose verwenden. Personen, welche ebensoleicht ohne dasselbe betäubt werden können, sollen kein Morphin erhalten. Es sind immer zwei Toxine, unter deren Wirkung der Organismus steht, und wenn auch die Narkose mit Morphin Vorteile hat, so ist doch eine doppelte Giftwirkung vorhanden, der man nicht einen Menschen ohne zwingenden Grund aussetzen soll.

Was die Technik der Narkose anlangt, so ist nur die Art der Verabreichung des Morphins hier zu erörtern. Alles andere ist bei der Chloroformnarkose erörtert und soll dort nachgeschlagen werden. Die einen haben angegeben, das Morphin ca. 10—15 Minuten vor der Narkose zu verabreichen, andere hingegen haben wenigstens 30 Minuten bis eine Stunde Zeit für die Morphinwirkung gewünscht. Q u é n u machte die Injektion $^1/_2$—$^3/_4$ Stunde vor der Narkose. Es ist richtig, daß das Morphin erst nach längerer Zeit wirklich und am stärksten beruhigend wirkt, und daß man daher die Injektion nicht zu kurz vorher ausführen soll. Es ist daher am besten, die Morphininjektion ca. dreißig Minuten vor dem Beginn der Inhalationen auszuführen (Evelt etc.). Die Morphinwirkung hält lange Zeit an und es ist daher der Kranke in der Zeit von 30 Minuten bis eine Stunde nach der Injektion gerade unter der stärksten Morphinwirkung. Man kann die Beobachtung leicht an jedem Menschen, dem man Morphin zwecks Linderung der Schmerzen injiziert, machen. Derselbe fühlt sich $^{1}/_{2}$—1 Stunde nach der Injektion am wohlsten. Wenn man 10 Minuten bis $^{1}/_{4}$ Stunde vor der Narkose das Morphin verabreicht, wirkt es mit dem Chloroform noch nicht so stark beruhigend, wie es sollte, und man beobachtet an Potatoren, daß dieselben noch ein starkes Exzitationsstadium durchzumachen haben, wenn die Injektion 10—15 Minuten vor der Narkose vorgenommen wurde, während sie fast ohne jede Exzitation einschliefen, wenn die Morphininjektion 30—60 Minuten vorher ausgeführt wurde.

Man soll 0,01—0,03 Morphin injizieren bei Erwachsenen, während bei Kindern Morphin überhaupt nicht verwendet werden soll. Bei Frauen genügen auch schon 0,005 g Morphin. Weitere Vorschriften sind für die Technik nicht zu geben, denn die Asepsis, Art der Injektion etc. müssen als bekannt vorausgesetzt werden, und alles andere ist unter dem Kapitel der Chloroformnarkose nachzulesen. Nur eines muß noch erwähnt werden, daß der Arzt den Kranken nach der Narkose stets noch beobachten muß und ihn nicht ohne sachgemäße Aufsicht lassen darf (Respirationssynkope). Die Art der Verabreichung des Chloroforms ist ohne Belang, nur muß auch in der Narkose Herz- und Atemtätigkeit gut beobachtet werden.

§ 65. An Stelle des Morphins hat man das Chloralhydrat verwendet und eine **Chloralhydrat-Chloroformnarkose** oder **Chloralchloroformnarkose** gebildet (Forné, Hartwig, Lee, Dubois etc.). Das Chloralhydrat bildet, wie man früher gesehen hat, ein Narkotikum, welches, schon allein verwendet, Narkosen erzeugen kann, und es liegt der Gedanke nicht so weit, auch dieses Mittel mit dem Chloroform zu verbinden.

Forné gab Kranken vor der Narkose 2—4 g Chloralhydrat und fand bei der folgenden Chloroformnarkose bedeutende Ersparnis an Chloroform und leichtere Narkose, kurz alle Vorteile der Morphinnarkose. Dolbeau und Demarquay halten die Kombination beider Narkotika für gefährlich, ebenso Lee, während Perrin sehr gute Erfolge erzielte, wenn er 3 g Chloralhydrat vor der Narkose gab. Hartwig gibt 3 g Chloralhydrat bei Erwachsenen, 1,5 bei Kindern per os. Man hat das Chloralhydrat teilweise per os, teilweise per Rectum eine Stunde vor der Narkose gegeben und dann, wenn die Kranken schliefen, die Chloroformnarkose begonnen (Dolbeau, Guyon, Cusco, Perrin etc.).

Wenn man diese Methode und die Resultate meiner Versuche über die Chloralhydratwirkung bedenkt, so kommt man zu der Überzeugung, daß dieselbe nicht eine vorteilhafte sein kann, denn es geht das Chloralhydrat im Organismus in Chloroform über und wirkt daher genau wie Chloroform. Es ist nun bei der internen Verabreichung des Chloralhydrats nie möglich, die Dosis zu ändern, und so kann man sehr leicht durch das Zufügen der Inhalationsnarkose eine Überdosierung erreichen und den Kranken unter schwere Gefahren bringen. Was nun die Wirkung dieser Narkosenart anlangt, so braucht man keine großen Erörterungen hier anzuschließen, denn es werden die Chloroformwirkungen nur durch das Chloral verstärkt, natürlich wird man weniger Chloroform zur Inhalationsnarkose brauchen, doch nur deshalb, weil schon Chloroform im Organismus enthalten ist und es werden daher die Wirkungen, sowohl die üblen wie die guten, summiert. Während man bei der Morphin-Chloroformnarkose ein Mittel dem Chloroform beigibt, welches andere Wirkungen hat und teilweise üble Wirkungen des anderen paralysieren kann, ist dies hier nicht der Fall, sondern es werden beide Wirkungen summiert. Es ist diese Narkose gefährlicher als die einfache Chloroformnarkose, da man nie genau weiß, wieviel Chloroform im Organismus schon gebildet ist. Diese Methode ist daher vollkommen aus der praktischen Narkosiologie zu streichen und nur noch als historisches Faktum zu erwähnen.

§ 66. Eine andere, in gewisser Hinsicht brauchbare Methode ist die **Chloralhydrat - Morphium - Chloroformnarkose** oder die **Chloralhydrat-Morphinnarkose** allein. Als erster hatte Jastrowitz die beiden Narkotika, Chloralhydrat und Morphin, kombiniert, während Trélat dieselbe Methode zuerst in seiner chirurgischen Abteilung der Pariser Charité zu Operationen verwendete. Er verfuhr da so, daß er für längere Narkosen bei größeren Operationen Chloroformnarkose nach vorhergehender Morphin-Chloralhydratmedikation anwendete, während er kleinere operative Eingriffe nur unter der Betäubung von Chloralhydrat + Morphin ausführte. Wenn letztere Methode verwendet werden sollte, erhielt der Kranke, je nach dem Alter, 4—9 g Chloralhydrat auf 20—40 g Syrupus Morphin, in 120 g Wasser gelöst, verabreicht, und mußte diese Mixtur innerhalb $^1/_4$ Stunde einnehmen. Manche Patienten bekamen nach dem Einnehmen Übelkeit, starke Speichelsekretion, Speichelfluß, Puls und Atmung wurden stark beschleunigt, das Gesicht gerötet, die Pupillen dilatiert. Nach 30—40 Minuten verfiel der Kranke in Somnolenz und Benommenheit trat ein, die Sensibilität wurde geringer, der Cornealreflex verschwand. Nach Verlauf weiterer 15—20 Minuten wird der Kranke komatös und bleibt dies meist $1^1/_2$ Stunden lang, während welcher Zeit man leicht operative Eingriffe vollführen kann, die eine gewisse Mithilfe des Kranken erheischen, wie z. B. Ausspucken etc. Der Kranke kann durch Anrufen zu solchen Aktionen veranlaßt werden und da die Reflexe im Hals noch bestehen, so aspiriert er auch das Blut aus Mund und Nase nicht, sondern verschlingt es. Deshalb hat man diese Methode sehr eindringlich für die Operation des Zungencarcinoms empfohlen. Wenn man hingegen tiefe Narkose braucht, wenn man Muskelerschlaffung wünscht, so reicht diese Methode nicht aus. Immerhin ist dieselbe nicht so gefährlich, wie die Chloroform-Chloral-Morphinnarkose, aber man besitzt in der Neuzeit viele weniger gefährliche Methoden für die Betäubung bei solchen Operationen. Immerhin haften auch dieser Methode Gefahren an, welche man um so weniger ermessen kann, als man die Dosis des im Organismus sich bildenden Chloroforms nicht vermindern kann. Solche Methoden sind ein zu großes Tappen im Dunkeln.

Wenn aber schon diese Methode nicht empfehlenswert ist, so ist es noch weniger die Kombination derselben mit Chloroform, denn man hat die so berauschten Kranken durch Chloroforminhalationen weiter betäubt. Es wäre entschieden mehr angebracht gewesen, die Methode mit Aether sulfur. weiter zu vervollkommnen, anstatt mit Chloroform. Gibt man nun einem solchen Kranken einige Tropfen Chloroform zu inhalieren, so ist er ohne Exzitation sofort tief betäubt. Man braucht nur sehr wenig Chloroform, doch dauert das Erwachen aus der Narkose sehr lange Zeit, denn das Chloralhydrat und Morphin wirken noch lange Zeit schlaferregend. Oft liegt ein solcher Kranker noch 36—48 Stunden nach der Narkose in komatösem Zustande. Daß dies nicht erwünscht ist, weiß jeder, denn wir streben ja jetzt ein sehr rasches Erwachen des Kranken an, damit er recht intensiv atmet und so die Lungen ventiliert. Diese Narkose ist bei allen schweren Leiden, Depressionszuständen, Herzaffektionen etc. streng zu verbieten.

Diese Narkose ist von Perrier näher studiert worden, und er hat versucht, die Dosis des Chlorals genauer zu bestimmen und hat deshalb dasselbe allmählich an den Tagen vor der Operation gegeben, doch ohne wesentlichen Erfolg zu erzielen. Trélat hat die Chloroform-Chloralhydrat-Morphinnarkose verschiedentlich verwendet, doch es hat sich diese Methode nie einbürgern können, vor allen Dingen ist sie in unserer modernen Narkosiologie nicht mehr offiziell und gebräuchlich, da wir jetzt viel weniger gefährliche Methoden haben. Es wird auch diese Methode entschieden von der Chlorform-Morphinnarkose übertroffen. Was die Technik anlangt, so brauche ich hier nichts mehr hinzuzufügen. Es geht alles aus dem eben Gesagten hervor.

§ 67. Auch den Alkohol hat man direkt zur Verbesserung der Chloroformnarkose verwendet und eine **Chloroform - Alkoholnarkose** geschaffen (Stefani, Vachetta etc.). In England war man zuerst dazu geschritten, den Kranken vor der Narkose Brandy zu verabreichen, und es wurde dadurch in manchen Fällen ein gewisser Vorteil erreicht. Obwohl die Methode, dem Kranken vor der Chloroformierung größere Mengen Alkohol zu verabreichen, in Perrin und Lallemand, Dumont etc. entschiedene Gegner fand, welche dieselbe energisch bekämpften, kam sie doch zuerst durch Stefani und Vachetta, welche rieten, dem Kranken, nachdem sie die Methode an Hunden ausprobiert hatten, vor der Narkose größere Mengen starken Weines zu geben, wieder auf. Dieselben meinen durch den Alkohol die Synkope, Apnoë, Erbrechen, Kollapse etc. zu verhüten, was allerdings nicht in allen Fällen möglich ist. Da nun in der Chloroformnarkose bei sehr aufgeregten Personen z. B., und bis zu einem gewissen Grade bei allen Leuten, die Magenfunktion völlig darniederliegt, so verdauen diese Personen den verabreichten Alkohol gar nicht, er bleibt im Magen und erregt schon sehr bald nach den ersten Chloroforminhalationen Erbrechen. Somit wird derselbe wieder aus dem Körper entfernt und kann seine wirklich guten Einwirkungen gar nicht entfalten. Deshalb nützt er meist nichts. Infolgedessen empfahl Julliard, den Alkohol dem Kranken vor der Narkose per intravenöser Infusion zu verabreichen, was ja zweifellos eine sichere Resorption zur Folge haben wird, aber doch ein ziemlich gefährliches Unternehmen darstellt. In neuerer Zeit hat man aber die guten Einwirkungen des Alkohols doch wieder versucht, der Narkose dienstbar zu machen, und man verabreicht entweder eine mäßige Menge, ein Glas Rotwein mit Tee, ca. $1^1/_2$ Stunden vor der Narkose oder gibt dem Kranken ein großes Glas Kognak mit Tee oder Milch per Rektum, nachdem ein Reinigungsklysma verabreicht wurde (Witzel). Diese Methode ist zweifellos ganz unschuldig und liefert doch recht gute Resultate, da bei den meisten Patienten nach $1^1/_2$ Stunden die geringe Menge resorbiert ist, und wenn Magenleiden etc. vorhanden sind, vermeidet man eben die Magenresorption, und es wird dann der Alkohol im Rektum sehr gut und schnell resorbiert. Namentlich bei Alkoholisten und zu Kollapsen neigenden

Personen unterstützt diese Methode die Herzkraft sehr stark und verhütet die Kollapse. Dabei wird Chloroform gespart, der Kranke hat leichtere Narkose, Synkope, Apnoë und ähnliche schwere Unfälle treten seltener auf.

Verbindet man diese Methode noch mit einer Morphininjektion vor der Narkose, so erreicht man eine sehr angenehme, leichte, wenig gefährliche Narkose, bei geringem Verbrauch von Chloroform, Fehlen von Erbrechen und geringem Kater. Natürlich muß man den Kranken dazu genau auswählen, und vor allem ist der Alkoholist dadurch günstig zu beeinflussen.

§ 68. Die Kombination des Chloroforms mit Kokain zur **Chloroform-Kokainnarkose** ist ebenfalls angegeben worden, und zwar bezwekt diese Kombination vor allen Dingen die Bekämpfung der Synkope im Anfangsstadium der Narkose infolge Reizung der Vagus-Trigeminus-Endigungen in der Nasen-Rachenschleimhaut. Frank empfahl zu diesem Zwecke, in die Nasenlöcher je 1 ccm einer 2%igen Kokainlösung zu spritzen, und eine solche Lösung in dem Pharynx zu zerstäuben. Durch diese Kokainlösung wird die Schleimhaut anästhetisch und man hat somit eigentlich in dieser Narkose eine Kombination einer Methode der Anästheologie und Inhalationsnarkose. Rosenberg läßt die Nasenschleimhaut mit einer Kokainlösung bepinseln.

Neben dieser Methode, die man auch mit Eukain β, Tropakokain etc. ausführen kann, hat man noch eine andere Art der Kokain-Chloroformnarkose angegeben, welche darin besteht, daß man den Kranken zunächst mit Chloroform betäubt und ihm nun eine Injektion von 0,02—0,05 Kokain mur. subkutan verabreicht (Obalinsky). Ähnliche Verfahren sind von Drausart, Terrier, Tschaikowsky etc. angegeben worden, die aber in der Theorie dieselbe Methode darstellen. Man war der Ansicht, durch die Wirkung des Kokains die Menge des zur Narkose nötigen Chloroforms verringern zu können, sowie das Erbrechen zu vermeiden und die üblen Nachwirkungen nach der Narkose zu verhüten. Allerdings lehrt die Praxis, daß sehr leicht schwere Erregungszustände auftreten, daß die nervösen Patienten noch viel aufgeregter durch die Kokainwirkung werden und daß die Chloroformwirkung durch das Kokain eher gestört, beeinträchtigt und vermindert, als verbessert wird (Dubois etc.) Es ist daher diese letztere Methode nicht anzuwenden. Die Kokainisierung der Nasen-Rachenschleimhaut ist schon oben erwähnt bei der Chloroformnarkose und kann bei sehr empfindlichen Patienten sehr gute Dienste tun. Da sie bei Verwendung nicht starker Lösung keine üblen Nebenwirkungen hat, sondern eine unschuldige Hilfsmethode darstellt, die aber oft schwere Gefahren verhüten kann, so soll man dieselbe bei passenden Personen anwenden. Die Technik ist sehr einfach. Man kann mit Pinsel die Schleimhaut betupfen oder mit Spray beschicken. Es wird ebensogut eine 2—5%ige Kokain-, wie Eukain β-, wie Tropakokainlösung dazu verwendet.

§ 69. Die Morphin-Chloroformnarkose ist noch mit Atropin zur **Chloroform-Atropin-Morphinnarkose** kombiniert worden (Dastre, Morat). Das Atropin. sulfur. hat nämlich die Eigenschaft, die Irritabilität der Herzfasern des Nervus vagus aufzuheben, wodurch dasselbe bei der Kombination mit der Chloroformnarkose die Gefahren, welche durch die Wirkung des Chloroforms auf den Vagus entstehen, vermindern oder ganz aufheben kann. Wenn man Atropin allein injiziert, so entstehen leicht sehr bedrohliche und gefährlich aussehende Zustände, welche man sehr leicht durch die Morphinwirkung paralysieren kann. Dastre versuchte nun zuerst die Methode, vor der Chloroformnarkose Atropin-Morphin zu verwenden, an Hunden und erzielte sehr gute Resultate. Wenn auch im Anfang jeder dritte Hund starb und auch die anderen beiden Hunde schwere toxische Erscheinungen zeigten, so konnte er doch mit der Zeit eine Methode erreichen, bei der er einerseits das Chloroform auf ein Minimum beschränken konnte, andererseits keine bedrohlichen Erscheinungen mehr fand. Auch Morat erzielte sehr gute Resultate und verbrauchte bei seinen Narkosen den zwanzigsten bis dreißigsten Teil des sonst nötigen Chloroforms für die Narkose. Dies war ein sehr gutes Resultat, doch war die Methode bisher nur an Tieren ausgeführt worden. Am Menschen machte zuerst Aubert später Tripier solche Narkosen. Es wurde den Patienten $^1/_4$—$^1/_2$ Stunde vor Beginn der Inhalation des Chloroforms $1^1/_2$ ccm einer Lösung subkutan injiziert, die aus folgendem zusammengesetzt war:

Morphin. mur.	0,1
Atropin. sulfur.	0,005
Aqua dest.	10,0

Die Resultate mit diesen Injektionen waren ganz gute. Gayet verwendete eine andere Lösung, welche folgendermaßen zusammengesetzt ist:

Morphin. mur.	0,2
Atropin. sulfur.	0,02
Aqua dest.	20,0

Von dieser Lösung gibt er 20 Minuten vor der Inhalation 1 ccm.

Laborde hat sich mit der Narkose Herzkranker beschäftigt und versucht Mittel und Wege zu finden, um die Synkope zu verhüten. Er weist darauf hin, daß es weniger organische Veränderungen am Herzen, spez. Klappenfehler etc. sind, welche Zufälle in der Narkose herbeiführen, als vielmehr der Zustand des Nervensystems. Unter den Herzaffektionen, welche in erster Linie Unfälle begünstigen, sind Fettmetamorphose, Myokarditis, Aortenklappeninsuffizienz und asystolische Zustände vor allem zu nennen. Die Synkope auf dem Operationstisch kann sich ereignen, ehe der Kranke Inhalationen erhält und bei den ersten Zügen; in beiden Fällen ist der Mechanismus der gleiche. Die Grundursache besteht in der individuellen auf nervöser Überempfindlichkeit beruhenden Prädisposition, dort ist es die nervöse Erregbarkeit der Kranken an sich, hier die Erregung der sensiblen Nervenendigungen durch die Chloroformdämpfe, welche reflektorisch zum Herzstillstand führen. Es ist jedenfalls nicht gleichgültig, ob das Herz intakt oder krank ist. Die Beruhigung des Kranken erreicht nun Laborde bei diesem Leiden am besten durch eine subkutane Injektion von 1 ccm folgender Mixtur:

Morphin. mur.	0,1
Atropin. sulfur.	0,005
Spartein sulfur.	1,0
Aqua dest.	10,0

Laborde hat damit gute Erfahrungen gemacht, und hält es für sehr wichtig, das Atropin dem Morphin und Spartein hinzuzufügen, da man an Stelle des Morphin auch Spartein verwenden kann, während Le Dentu und Lucas-Championnière den Wert des Morphins bestreiten und Huchard das Atropin entbehren will.

Man hat verschiedentlich diese Kombination der drei Körper verwendet, und es wurden recht gute Erfahrungen gemacht. So berichtete Aubert über eine große Reihe vorzüglich ausgeführter Narkosen. Die Vorteile derselben liegen vor allen Dingen darin, daß die Narkose rasch und sicher eintritt, ruhig verläuft, das Erwachen rasch und leicht erfolgt und Übelkeit, Erbrechen und Kopfschmerz nach der Narkose vollkommen fehlen. Aubert hat mehrere tausend Narkosen ohne jeden Unfall und Nebenwirkungen ausgeführt. Während bei diesen Narkosen Morphin an sich das Erbrechen vermehrt und begünstigt, wirkt das Atropin dem entgegen und verhütet das Erbrechen. Deshalb sind diese Narkosen weniger von Erbrechen begleitet als die Chloroformmorphinnarkosen. Außerdem wirkt das Atropin auch auf die Speichelsekretion vermindernd ein und paralysiert bis zu einem gewissen Grad die Salivation des Chloroform. Bei kurzen Narkosen gewahrt man keine üblen Wirkungen, Erbrechen, Salivation, während bei sehr langen Narkosen diese üblen Nebenwirkungen der Chloroformnarkose nicht vollkommen beseitigt werden können durch die Atropinwirkung. Deshalb beobachtet man nach langen Betäubungen oft diese Beschwerden, doch sind dieselben meist nicht sehr stark und hochgradig.

Schon Harley hatte vor Dastre Atropin subkutan zur Narkose verwendet, und war mit solchen Narkosen sehr zufrieden, ebenso hatte Pitha 1861 in Wien bei einem Kranken, welcher durch Chloroform nicht betäubt werden konnte, durch Darreichen eines Klysmas mit 1 g Extr. Belladonnae schnell tiefe Narkose erreichen können. Es ist auch gelungen, Atropinintoxikationen, welche mit Delirien einhergingen, durch Chloroforminhalationen günstig zu beeinflussen (Brown-Séquard, Aubert).

Es ist kein Zweifel, daß diese Narkose eine sehr günstige ist, und man wird die geeigneten Personen dazu leicht auswählen können, denn solche Kranken, welche geringfügige Lungenleiden haben, werden durch die Atropinwirkung Gutes empfinden, ebenso manche Herzleidende. Im übrigen sind diese Methoden nicht ohne Gefahren, die Chloroformwirkung ist genau wie bei der einfachen Narkose so gefährlich für den Organismus, und so sind auch Todesfälle beobachtet worden. (Quénu, Terrier, Poirier, Reclus etc.) Immerhin sind die Gefahren nicht größer als bei der einfachen Narkose.

Die Technik ist nicht besonders zu beschreiben, man muß die Injektion $^1/_4$—$^1/_2$ Stunde vor der Narkose machen und sonst alles genau beachten, was für die Chloroformnarkose früher vorgeschrieben ist.

§ 70. Die **Chloroform-Bromäthylnarkose** ist eine Kombination der Narkose, welche darin besteht, daß man die Betäubung des Kranken mit Bromäthyl vornimmt und, nachdem derselbe betäubt ist, die Toleranz durch Chloroform weiter führt. Die Narkose tritt infolge der Bromäthylwirkung sehr rasch ein, und man hat bezwecken wollen, die Initialsynkope der Chloroformnarkose zu vermeiden.

Poiton-Duplessy hat diese Methode 1890 eingeführt und er gibt den Rat, daß man, wenn man bei einem Alkoholiker z. B. in der Bromäthylnarkose heftiges Exzitationsstadium findet, dem Kranken kein Chloroform geben soll, sondern sofort wieder Bromäthyl weiter, und so den Kranken mit Bromäthyl betäuben soll. Dieser Rat dürfte sehr gefährlich sein (Verf.). Nach Poiton-Duplessy ist die Methode vielfach angewendet worden, und man hat angeblich sehr gute Resultate damit erzielt. (Perier, Richelot, Berger, Championnière etc.) Terrier und Péraire behaupten, die Initialsynkope durch diese Methode oft verhütet zu haben.

Die Methode ist von Hartmann insofern abgeändert worden, indem er das Bromäthyl nur sehr kurze Zeit, während 30—50 Sekunden, gab und dann sofort Chloroform nachgab. Dabei soll bei eintretendem Ersatz des Bromäthyls durch Chloroform die Rötung des Gesichtes allmählich abnehmen, ohne ganz zu verschwinden, und die Pupillen verengen sich. Dieser Zustand der Pupillen soll während der ganzen Narkose so erhalten werden. Diese Methode soll sich sehr gut bewährt haben (Hartmann, Bourbon etc.).

Man wird diese Narkose jedenfalls nicht empfehlen können, denn die Wirkung des Bromäthyls ist eine zu gefährliche, als daß man dasselbe noch mit dem sehr ähnlich wirkenden Chloroform verbinden dürfte. Die üblen Wirkungen des Bromäthyls auf Herz und innere Organe sind denen des Chloroforms vollkommen gleich, und da sich, wie ich durch Tierexperimente nachgewiesen habe, die Wirkungen der Narkotika summieren, und, wenn eines dem anderen folgt, in gleichem Sinne wirken, so daß die durch Bromäthyl etwa erzeugte Fettmetamorphose im Herzen durch das folgende Chloroform arg verschlimmert wird, so kann man leicht ersehen, daß eine solche Kombination keinen Vorteil bringt. Wenn man Narkotika kombiniert, die sich gegenseitig ergänzen oder ihre üblen Wirkungen kompensieren, so ist dies gerechtfertigt, doch diese Narkose läßt sich nie rechtfertigen, da Bromäthyl ein zu starkes Gift für Herz, Lunge, Niere und Leber darstellt (Verf.).

Meist findet sich in solchen Narkosen starke Exzitation. Rubzold sah dieselbe unter 15 Fällen zehnmal. Pomeranzew erwähnt einen Todesfall in dieser Narkose. Ein ganz gesunder 22jähriger Mann starb nach 5 ccm Bromäthyl und 6 ccm Chloroform an Synkope. Dubrowin beschreibt einen gleichen Fall. Semazki hat 3000 solcher Narkosen ohne Todesfall ausgeführt und empfiehlt die Methode sehr. Reboul hat teilweise gute Narkosen ausgeführt, doch erlebte er sehr oft heftiges Erbrechen und mehrfach auch Ikterus nach den Narkosen. Richelot hat gute Erfolge erzielt. Dem entgegen hat Guinard zwei Patienten durch die Bromäthylnarkose verloren, der eine starb kurz nach den ersten Bromäthylgaben, der andere, als er Chloroform erhielt. Delbet hat bei solchen Narkosen sehr oft Ikterus gesehen und wendet die Methode nicht mehr an.

Richelot meint, daß die vielen Mißerfolge und Unfälle durch schlechtes zersetztes Bromäthyl erzeugt seien und daß mangelhafte Technik vorgelegen habe. Nach ihm soll das Bromäthyl in mittleren Dosen, ohne den Kranken asphyktisch machen zu können, gegeben werden, und es soll völlige Anästhesie durch Bromäthyl nicht erzeugt werden. Potherat glaubt, daß das Bromäthyl die Chloroformnarkose ungünstig beeinflusse.

Man ersieht jedenfalls aus diesen kurzen statistischen Angaben, daß diese Methode in der Praxis sich so bewährt hat, wie ich es durch meine Tierversuche erkannt habe, nämlich sehr schlecht, und daß man entschieden von der Methode abraten muß. Die Bromäthylnarkose vermehrt die Gefahren der Chloroformnarkose bedeutend.

§ 71. Entgegen dem Bromäthyl hat man das Chloräthyl mit dem Chloroform kombiniert und die **Chloroform-Chloräthylnarkose** angegeben. Malherbe macht darauf aufmerksam, daß man die Narkose mit Chloräthyl einleiten und bis zur tiefen Betäubung leiten soll und dann, sobald Toleranz eintritt, Chloroform weitergeben. Man vermeidet dadurch vor allem die Initialsynkope des Chloroforms, starke Exzitation und erreicht schnell, innerhalb 30 Sekunden bis eine Minute, tiefe Narkose, und der Kranke erbricht nicht und hat eine ruhige Narkose. Dabei spart man Chloroform. Die Kranken erwachen sehr schnell, ohne an Benommenheit zu leiden und ohne zu erbrechen und sich schlecht zu fühlen, wenn nicht die Narkose sehr lange gedauert hat. Malherbe hat zur Einleitung der Narkose 2—4 g Chloräthyl gebraucht. Man erspart für die weitere Narkose bedeutend an Chloroform. Auch Ware hat mit dieser Methode recht gute Erfolge erzielt. Die Exzitation war vollkommen ausgeblieben und die Narkosen waren alle recht ruhig und sehr günstig verlaufen. Auch Guinard empfiehlt diese Methode und empfiehlt dieselbe vor allen Dingen auch bei manchen Herzleiden. Er zieht Chloräthyl entschieden dem Bromäthyl vor. Alle diese Autoren haben günstige Erfahrungen zu melden und ich kann dasselbe nur bestärken, denn ich verwende diese Methode sehr oft und habe nur gute Resultate erzielt. Namentlich in der Geburtshilfe ist dieselbe sehr angebracht. Man erzielt schnell tiefe Narkose ohne Exzitation. Erbrechen und Unruhe, die Kranke erwacht sehr rasch und fühlt sich auch nach langen Narkosen viel wohler, als nach einfachen Chloroformnarkosen. Girard, Reboul etc. haben ebenfalls mit dieser Methode diese Vorteile erkannt. Bossart, Helstedt, Nieriker berichten über vorzügliche Erfolge mit dieser Narkose.

Die Wirkungen auf die inneren Organe werden natürlich durch das Chloräthyl vermehrt, doch wirkt dieses entgegen Bromäthyl weniger toxisch. Die wenigen Gramm, 1—2 g genügten bei mir stets zur Einleitung der Narkose, haben keine wesentlichen schweren, schädlichen Einwirkungen. Da Chloräthyl im Organismus genau wie Chloroform wirkt, so verbinden sich die Wirkungen besser, denn beide Stoffe wirken in gleichem Sinne, und auch die toxischen Einwirkungen des einen sind nicht viel schlimmer als die des anderen. Wenn Chloräthyl nur in solchen kleinen Dosen verwendet wird hat es keine Nachteile, sondern nur Vorteile, indem es Chloroform spart, die Initialsynkope verhütet, Exzitation verhütet, Erbrechen, Kollapse und sonstige üble Zustände vermindert. Nur nach sehr langen Chloroformnarkosen tritt Erbrechen auf. Weiter bewirkt Chloräthyl schnelles Erwachen ohne Übelkeit. Durch das Ersparen von Chloroform werden ebenfalls die Gefahren der Narkose vermindert (Lotheisen, Guinard etc.).

Die Technik ist folgende: Man tropft nach und nach in eine Esmarchsche Maske 1—2 g Chloräthyl, bis der Kranke anfängt unklar zu zählen und fügt schon vordem ab und zu einige Tropfen Chloroform auf die Maske, ungefähr 20 in der Minute. Nach 40 Sekunden zählt der Kranke ganz verwirrt. Nun läßt man Chloroform etwas mehr geben bis der Kranke tief betäubt ist. Dann wird die Narkose mit wenigen Tropfen Chloroform unterhalten. In den seltensten Fällen habe ich 3—4 g Chloräthyl gebraucht. Es ist auffallend, wie wenig Chloroform man dann zum Unterhalten der Narkose braucht. Die Methode ist vor allen Dingen für den Arzt auf dem Lande zu empfehlen. Bei Entbindungen leistet sie vorzügliche Dienste. (Burnet, Girard, Le Dentu, Richet, Verf. etc.)

§ 72. Die **Chloroform-Hedonalnarkose** ist eine Kombination der Chloroformnarkose mit Hedonal. Hedonal ist ein Körper, welcher infolge der in ihm enthaltenen Amidogruppe den Blutdruck zu steigern vermag. Sonst wirkt dasselbe beruhigend und schlafbringend, ganz entsprechend dem Morphin.

Durch das Vermögen aber, den Blutdruck zu steigern, ist das Hedonal dem Morphin entschieden überlegen. Krawkow hat diese Kombination empfohlen und dieselbe zuerst an Tieren ausprobiert. Er gibt beim Menschen 3,0 g Hedonal eine Stunde vor Beginn der Narkose. Der Kranke schläft sehr bald ruhig ein, und eine Stunde, nachdem man das Hedonal gegeben, beginnt man mit der Chloroforminhalation. Die Vorzüge der Methode bestehen vor allem darin, daß man enorm an Chloroform spart, es wird die Exzitation vollkommen vermieden, die Narkose tritt schnell ein, es fehlen Erbrechen, und nach dem Erwachen fühlt sich der Kranke meist recht wohl. Das Erwachen tritt rasch ein, Erbrechen und Übelkeit fehlen meist, nur nach langen Narkosen sind sie in geringem Grade vorhanden, Kopfschmerz besteht nicht. Die Methode hat große Vorzüge vor der Morphinnarkose und bringt eben dieselben Vorteile wie diese mit sich. Man hat verschiedentlich sehr gute Resultate damit erzielt.

§ 73. Die **Chloroform-Stickstoffoxydulnarkose** ist eine Narkose, bei welcher man den Kranken mit Stickstoffoxydul bis zur tiefen Narkose betäubt, und ihn dann mit Chloroform weiter narkotisiert (Hewitt, Boyd, Maduro etc.). Diese Methode hat ebenfalls den Zweck, die Initialsynkope zu verhüten, die Narkose schneller zu erreichen, die Exzitation zu vermindern und Chloroform zu sparen; Erbrechen tritt weniger auf. Alle diese Vorteile besitzt die Methode bis zu einem gewissen Grade. Jedenfalls wird durch die Stickstoffoxydulwirkung keine üble Wirkung auf den Organismus ausgeübt, und es ist daher ein großer Vorteil, daß man bis zur Toleranz kein Chloroform braucht. Man kann dann mit sehr wenig Chloroform die Narkose unterhalten. Die Kranken erwachen bald aus der Betäubung und fühlen sich meist wohl. Wenn die Narkose sehr lange Zeit gedauert hat, tritt bisweilen Übelkeit und Erbrechen nach der Narkose auf, doch fehlt dies nach nicht zu langen Narkosen vollkommen. Allerdings muß man zu dieser Narkose einen komplizierteren Apparat haben als zu einfachen Chloroformnarkosen, weshalb diese Methode für die Praxis nicht brauchbar ist. Wenn man aber einen Apparat für die Lachgasnarkose besitzt, so läßt sich die Methode leicht ausführen. Ein Vorteil liegt auch in der den Blutdruck steigernden Wirkung des Stickstoffoxyduls. Dasselbe kompensiert daher bis zu einem gewissen Grade die Chloroformwirkung. Man braucht nur sehr wenig Chloroform für die Narkose. Die Narkose tritt nach 20—40 Sekunden auf, und man soll die Narkose unterbrechen, sobald sich die Pupillen erweitern und die Augen tränen (Maduro). Wenn der Kranke betäubt ist, wird Chloroform in Tropfen gegeben. Man kann diese Methode auch mit Lachgas und Sauerstoff ausführen und mit Chloroform weiter narkotisieren, oder nach Ettinger mit Stickstoffoxydul oder Stickstoffoxydul-Sauerstoff den Patienten bis zur Narkose betäuben und dann durch ACE-Mixtur weiter betäuben.

Die Technik ist so, daß man mit einem Hewittschen oder dergleichen Apparat für die Stickstoffoxydulnarkose oder Stickstoffoxydul + Sauerstoffnarkose den Patienten bis zum Eintritt der Betäubung narkotisiert und nach diesem den Kranken mit der Esmarchschen Maske nach der Tropfmethode mit Chloroform weiter betäubt. Diese Methode ist für die Praxis zu umständlich und wird sich nie bei den Ärzten einbürgern, obwohl sie sehr gute Resultate liefert und große Vorzüge besitzt. Es ist ja schon für die kurze Stickstoffoxydulnarkose ein zu großer und schwerer Apparat notwendig, den der praktische Arzt auf dem Lande schwer mit sich führen kann. Die Narkose ist daher nur für Krankenhäuser und Ärzte in Städten geeignet.

§ 74. Die Chloroformnarkose ist auch noch mit Narcein zur **Chloroform-narceinnarkose** kombiniert worden. An Stelle des Morphin gab Rabuteau an, Narcein zu verwenden, ein Mittel, welches dem Morphin verwandt ist und auch aus dem Mohn gewonnen wird, und einen Bestandteil des Opiums bildet. Es ist ein Alkaloid, welches genau wie Morphin wirkt, nur weniger toxische Eigenschaften haben soll. Vor allem soll dasselbe stark schlaferregend wirken, während es auch die Schmerzen stillt. Claude-Bernard hat das Narcein als das wenigst toxische Alkaloid des Opiums erklärt. Dasselbe soll vor allen Dingen dem Chloroform in gewissen Beziehungen entgegenwirken, es soll Übelkeit, Erbrechen beseitigen und die Nerven für die Chloroformwirkung günstig beeinflussen, das ganze Nervensystem beruhigen, so daß die Exzitation vermieden und Synkope im Anfangstadium der Narkose verhütet wird. In gewisser Hinsicht ersetzt das Narcein das Morphin, doch ist es nicht imstande, dies vollständig zu tun. Jedenfalls hat es keinen Vorteil vor dem Morphin voraus. Man verfährt mit dem Narcein genau so wie mit dem Morphin, man verabreicht dasselbe $^1/_2$—$^3/_4$ Stunde vor der Narkose in einer Dosis von 0,01—0,03 und erspart dadurch bedeutende Mengen von Chloroform. Die Salivation wird nicht wesentlich verringert in dieser Kombination.

§ 75. Eine dieser Methode sehr ähnliche ist die **Chloroform-Heroinnarkose**, welche darin besteht, daß man dem Kranken vor der Narkose Heroin verabreicht (Wiesner). Das Heroin ist ein Alkaloid des Opiums und hat verschiedene Vorzüge vor Morphin. Man hat behauptet, daß eine Gewöhnung an dasselbe nicht eintritt (Wiesner), doch ist dies ein großer Irrtum, denn man kannte den Heroinismus bereits. Das Heroin bewirkt weder Ohrensausen, noch Kopfschmerz, noch Erbrechen, doch bekommen manche Kranken nach der Injektion profuse Schweißausbrüche und ein geringes Schwindelgefühl. Es beruhigt die Patienten sehr leicht und wirkt daher für die Narkose sehr günstig. Namentlich empfiehlt Wiesner, das Heroin bei Alkoholikern vor der Narkose anzuwenden, und zwar gibt er vor der Narkose 0,03 g subkutan. Es muß $^1/_2$—$^3/_4$ Stunde vor der Narkose injiziert werden. Die Wirkungen und Vorzüge der Chloroform-Heroinnarkose sollen denen der Morphinkombination völlig gleichen, ja denselben sogar bedeutend überlegen sein, da Heroin weniger toxisch wirkt.

§ 76. Eine andere Methode ist die **Anestol-Morphiumnarkose**, welche Meyer angegeben hat. Das Anestol ist ein Gemisch aus 35,89% Chloroform + 47,11% Aether sulfur. + 17% Äthylchlorid. Diese Mischung hat den Siedepunkt von 40° und verdampft, ohne Chloroform zurückzulassen. Wenn man dieses Gemisch verwenden will, so muß vorher eine Morphininjektion von 0,01—0,03 gemacht worden sein (Meyer). Ohne Morphin kann man eine tiefe Narkose nicht erreichen. Das Gemisch hat große Änlichkeit mit den Schleichschen Siedegemischen, doch soll es besser und weniger gefährlich wirken, als diese. Wirkliche Vorteile haften der Methode nicht an. Der Organismus wird unter vier Gifte gesetzt und es kann eine sehr schwere Schädigung desselben erfolgen, wollte man lange Narkosen damit ausführen. Jedenfalls hat es, selbst wenn die guten Erfolge Meyers immer zutreffen, keinen Vorzug vor Chloroform voraus. Die Verhältnisse liegen sonst ganz so, wie sie früher über die Gemische erörtert wurden, weshalb man in dieser Methode einen Vorteil nicht erblicken kann.

§ 77. Eine sehr brauchbare Narkose ist die **Chloroform-Äther-Morphiumnarkose** nach W i t z e l , H o f m a n n , etc. Dieselbe besteht in der bekannten Äthertropfmethode von W i t z e l , wobei man je nach den Verhältnissen Chloroform in kleinen Mengen beigibt. Diese vorzügliche Narkose wurde schon früher beschrieben. Hier wird derselben noch eine Morphiuinjektion vorausgeschickt, wodurch ein großer Vorteil erreicht wird, indem die Narkose schneller und leichter eintritt, Exzitation fast vollkommen fehlt und die Menge des Äthers eine ganz geringe ist. Während W i t z e l 0,01–0,02 Morphin $\frac{1}{2}$–$\frac{3}{4}$ Stunde vor der Narkose gibt, hat F u c h s bei Laparotomien durch das Morphin mehrfach unangenehme Störungen der Darmperistaltik beobachtet, und er gibt daher den Rat, bei Laparotomien 0,15 Codein phosphor. subkutan vor der Narkose an Stelle des Morphins zu geben. Es sind 300 Narkosen mit dieser Methode von F u c h s zur vollsten Zufriedenheit ausgeführt worden. Es ist ja diese Methode auch eine sehr variationsreiche Narkose, welche allen Eventualitäten gerecht werden und allen an sie gestellten Anforderungen entsprechen kann. Üble Nachwirkungen sind höchst selten, und es ist diese Kombination jedenfalls die denkbar beste.

§ 78. H a r t o g hat die **Äthermorphin-Skopolaminnarkose** empfohlen, indem er der Äthernarkose eine Injektion von 0,01 Morphin + 0,0005 Skopolamin $\frac{1}{2}$–1 Stunde vor der Narkose vorherschickte. Die Kranken haben darauf eine ruhige Narkose gehabt, das Erbrechen hat vollkommen gefehlt, Exzitation war ebenfalls nie vorhanden, und als die Kranken aus der Narkose erwachten, empfanden sie weder Übelkeit, noch zeigte sich Kopfschmerz, noch Erbrechen. Stärkere Salivation wurde fast nie beobachtet. Es wird auf diese Art der Narkose später nochmals zurückgekommen werden, wenn die Skopolamin-Morphinnarkose behandelt werden wird. Was die einzelnen Wirkungen anlangt, so schlage man dort nach.

§ 79. Man hat auch die Morphinwirkung zur Verbesserung der Ätherwirkung zu der **Äthermorphiumnarkose** und ebenso das Atropin mit und ohne Morphin mit Äther kombiniert und so die **Äther-Morphium-Atropinnarkose** geschaffen. (R i e d e l , J u l l i a r d , H o f m a n n etc.) Die vor der Äthernarkose vorgenommene Morphiuinjektion bewirkt einen schnelleren Eintritt der Narkose, verstärkt die narkotische Kraft des Äthers, verkürzt und vermindert die Exzitation. Durch die Morphinwirkung wird die Ätkernarkose ganz bedeutend vertieft und erleichtert. Man kann dadurch erreichen, einen Alkoholisten, der durch Äther allein nicht betäubt werden kann, ohne wesentliche Exzitation zu betäuben. Man muß aber die Morphininjektion $\frac{1}{2}$–$\frac{3}{4}$ Stunde vor der Äthernarkose ausführen (W i t z e l , H o f m a n n). Auch die Menge des zur Narkose notwendigen Äthers wird durch das Morphin ganz bedeutend vermindert, und somit werden der Narkose auch weniger schädliche Ätherwirkungen anhaften. Riedel gibt bei Männern 0,01 Morphin und bei Frauen 0,005 g $\frac{1}{4}$ Stunde bis 20 Minuten vor der Narkose. Namentlich bei Leuten mit Emphysem, Tuberkulose, chronischen Bronchitiden kann man sehr gute Narkosen damit erreichen. Auf das Herz hat die **Äthermorphiumnarkose** einen sehr günstigen Einfluß. Der Blutdruck wird nicht übel beeinflußt, sondern im Gegenteil gestärkt, die Kraft des Herzens angeregt.

Durch die Kombination von Morphin und Atropin mit Äther erreicht man in der **Äthermorphium-Atropinnarkose** eine sehr gute Betäubung, deren Gefahren ganz besonders gemildert sind (Hofmann, Julliard, Reinhard, Dastre etc.). Durch die Wirkung des Atropins wird vor allen Dingen dem Äther der Reiz, welchen er in einfachen Äthernarkosen auf die Schleimhäute der Bronchien ausübt, genommen, oder derselbe wird doch stark gemildert. Die Folge davon ist die, daß die Sekretion der Drüsen und Schleimhäute sowohl in der Lunge, wie im Rachen und Mund vermindert wird. Es ist ein großer Vorteil, wenn bei der Äthernarkose die enorme Salivation vermindert wird, oder ganz wegfällt. Wenn nun auch bei langen Äthernarkosen eine vollkommene Beseitigung der Salivation nicht erreicht werden kann, so ist doch bei Narkosen von 15 bis 30 Minuten meist eine beträchtliche Sekretion von Schleim und Speichel nicht vorhanden. Natürlich ist es nicht ganz indifferent, ob man den Organismus außer dem Äther noch zwei weitere Gifte einverleibt, und man hat verschiedentlich auf die Gefahren der Atropinwirkung hingewiesen (Braun, Becher etc.). Wenn nun auch nicht geleugnet werden kann, daß Atropin als starkes Gift gelegentlich einmal schaden kann, so muß man aber doch bedenken, daß die injizierten Mengen nur sehr gering sind. In diesen Dosen wirkt das Atropin nur günstig für die Narkose und man hat nie von Unfällen gehört, die dem Atropin zur Last gelegt werden könnten. Entgegen den Vermutungen über toxische Wirkungen des Atropins hat man von der Morphin-Atropinkombination mit Äther nur Gutes gehört (Reinhard, Julliard, Kroemer, Pfannenstiel, Lundström, Hofmann, Witzel etc.). Reinhard empfiehlt für die Kombination folgende Lösung:

Atropin. sulfur.	0,01
Morph. muriat.	0,02
Aqua dest.	10,0

M.D.S. zur subkutanen Injektion

$^1/_2$—1 Stunde vor der Narkose eine Spritze zu injizieren. Er empfiehlt auch entgegen dem üblichen Brauch, die Injektion $^1/_4$ Stunde vorher zu machen, wenigstens $^1/_2$ bis 1 Stunde vorher schon die Injektion vorzunehmen, da erst nach $^1/_2$ Stunde und länger das Morphin eine beruhigende Wirkung ausübt und auch das Atropin dann erst richtig zur Geltung kommen kann. Die Resultate sind jedenfalls vorzügliche, und man kann diese Kombination nur empfehlen, wobei man aber wohl beachten muß, daß eine schablonenhafte Ausführung, wie in allen Disziplinen der Medizin so auch hier verboten ist, denn man kann nicht jedem Kranken durch die Injektion nützen. Es kommt eben auf die inneren Organe, die Krankheit etc. an. Immerhin wird es nur wenige Fälle geben, wo diese Kombination wirklich kontraindiziert ist. In Fällen, wo man starke Salivation erwarten muß, soll man die Injektionen stets ausführen. Es werden der Aethernarkose viele Gefahren dadurch genommen und man kann manchen Kranken vor Lungenleiden bewahren, wenn man diese Narkose wählt. Freilich muß man hier auch erwähnen, daß eine gute Technik viel Gefahren auch in dieser Hinsicht verhüten kann. Denn je mehr die Menge des für die Narkose nötigen Äthers eingeschränkt wird, um so leichter werden Lungenleiden verhütet werden können. Aber es wird nicht immer für den Arzt möglich sein, das durch die Technik zu erreichen, was er hier durch die Methode erreichen kann. Es ist deshalb diese Kombination eine Narkose der Praxis. Der Arzt auf dem Lande kann nicht die Uebung, die guten Apparate und alle Vervollkommnungen haben, wie der Arzt in der Stadt und am Krankenhaus, und er kann daher viele Mängel seiner Narkosen durch solche Hilfsmittel ersetzen. Diese Methode ist sehr geeignet für den Arzt in der allgemeinen Praxis, doch er muß individualisieren und nicht schablonenhaft verfahren.

Becker hat die sekretionsbeschränkende, sowie fäulnis- und gärungswidrigen Eigenschaften des Terpentin- und Latschenöls, Ol. Pini Pumilionis, für die Aethernarkose nutzbar zu machen versucht, um dadurch die Lungenleiden verhüten und somit der Aethernarkose Gefahren nehmen zu können. Er hat 500 Narkosen damit ausgeführt und ist sehr zufrieden. Selbst bei bestehender Bronchitis, Tuberkulose, Empyem, Emphysem etc., auch bei Emphysem alter Leute hat er neben der Aethernarkose Latschenöl inhalieren lassen und dadurch nie eine Verschlimmerung gesehen. Das Oel wird kurz vor der Narkose dem Aether zugesetzt, und zwar werden 20 Tropfen = 1 g auf 200 g Aether gegeben. Der stechende Geruch des Aethers wird durch den angenehm harzigen Duft des Oeles verbessert. Auch Terpentinöl wird so gegeben. Diese Methode hat zweifellos einen gewissen Nutzen, doch kann sie mit der Atropinnarkose nicht konkurierren.

Landström hat vielfach den Ätherrausch verwendet und er fand, derselbe wirke bei Potatoren nicht genügend. Daher verwendete er bei solchen Kranken vor Einleiten des Ätherrausches eine Morphininjektion und empfiehlt diese Methode. Es wäre dies als **Morphinätherrausch** zu bezeichnen und ist entschieden sehr brauchbar.

Die Technik der Äther-Morphin-Atropinnarkose ist sehr einfach und aus obigem zu ersehen. Man muß beachten, die Injektion ½—1 Stunde vor der Narkose zu machen und natürlich sonst alle Kautelen der Äthernarkose zu verwenden, denn von der guten Technik hängt viel der gute Erfolg mit ab. Bei Kindern soll die Methode nicht angewendet werden, wenn sie unter zwölf Jahren sind, denn es ist bei denen eine vorzügliche Narkose mit Äther allein zu erreichen.

§ 80. Die **Ätherbromäthylnarkose** ist eine Kombination derart, daß man die Narkose mit Bromäthyl einleitet und nach Eintritt der Betäubung die Narkose mit Aether sulfur. weiterführt. Es ist dieses Verfahren verschiedentlich angewendet worden und soll einesteils den Eintritt der Narkose beschleunigen, die Exzitation vermindern, Äther sparen und anderenteils dem Kranken Übelkeit, Erbrechen etc. ersparen. (Perrier, Kocher, Reboul, Championnière etc.) Kocher gibt an, den Erwachsenen 20—30 g Bromäthyl bis zum Eintritt der Narkose zu geben, Kindern 10—20 g, und erreicht auf diese Weise in 20—50 Sekunden Narkose. Er braucht danach wenig Äther, die Narkose tritt schnell ein, und es wird diese Methode von Kocher sehr gelobt. Jedenfalls ersieht man aber, daß ziemlich große Dosen von Bromäthyl genommen werden und es ist bekannt, daß Bromäthyl überaus toxisch wirkt. (Pomeran, Rubzow, Reboul, Richelot, Potherat etc.) Es ist also ebenso die Gefahr der Synkope, der Apnoë, des Ikterus etc. vorhanden, wie sie nach der Kombination mit Chloroform auftreten. Jedenfalls ist der Vorzug dieser Methode der, daß die Narkose schnell und leicht eintritt, doch nach den in andern Kapiteln auseinandergesetzten Verhältnissen des Bromäthyls zu dem menschlichen Organismus sind die Gefahren dieser Methode größer als der Nutzen. Die Lunge wird jedenfalls dabei schwer gefährdet, ebenso Herz, Leber und Nieren. Diese Narkose ist gar nicht zu empfehlen, da sie mehr Gefahren mit sich bringt, als die einfache Äthernarkose.

Kocher gibt an, zu der Narkose eine mittelgroße mit impermeablem Stoff überzogene Maske zu verwenden, weiter soll man neben der Maske reichlich Luft zutreten lassen.

§ 81. Weniger gefährlich ist die **Äther-Äthylchloridnarkose**, welche darin besteht, daß man den Kranken mit Äthylchlorid betäubt und nach Eintritt der Toleranz mit Aether sulfur. weiter narkotisiert. Man erreicht dabei schnellen Eintritt der Narkose, vermeidet die Exzitation, braucht weniger Äther und der Kranke hat weniger Erbrechen, Übelsein und Kopfschmerz nach der Narkose, wenn dieselbe nicht zulange gedauert hat. Das Verfahren ist von König angegeben. Man kann diese Methode als sehr brauchbar bezeichnen, da der Kranke hier nicht mehr Gefahren ausgesetzt ist, als bei der einfachen Äthernarkose. Das Chloräthyl ist weniger gefährlich als das Bromäthyl und insofern ein Vorzug in dieser Kombination gelegen. Man braucht nur wenig Chloräthyl zu geben, 2—5 g genügen. Ich habe stets mit 2—3 g Narkose so viel erreicht, daß der Kranke tief betäubt war. Die Patienten empfinden die Narkose sehr angenehm. Der stechende Geruch des Äthers kommt den Patienten nicht zur Empfindung, selbst wenn man im Anfang schon wenig Äther nebenbei gibt. Der Verlauf ist überaus glatt, ohne Exzitation, und man braucht sehr wenig Äther etc. Nach dem Erwachen fühlen sich die Kranken meist sehr wohl, wenn nicht die Narkose zu lange Zeit gedauert hat. Nach sehr langen Narkosen ist etwas Übelsein vorhanden, doch sehr wenig. Alkoholisten sind sehr schwer damit zu betäuben. Man tut gut, denselben eine Morphininjektion vorher zu verabreichen, denn dadurch gelingt es, den Kranken ohne jede Aufregung zu betäuben. Erbrechen während der Narkose fehlt vollkommen. Dieses Verfahren eignet sich vor allen Dingen für Entbindungen, für geburtshilfliche Operationen etc.

Die Technik ist die denkbar einfachste, weshalb diese Methode dem praktischen Arzte sehr zu empfehlen ist. Man nimmt eine gewöhnliche Esmarchsche Maske und läßt aus dem Chloräthylglas den Strahl in das Innere der Maske fließen, während dieselbe auf dem Gesicht des Kranken aufliegt. Dabei läßt man von außen schon hier und da einige Tropfen Aether sulfur. auftropfen. Wenn der Kranke betäubt ist, gibt man nur Äther weiter. Nach 30 Sekunden ist der Kranke betäubt. Für die Äthernarkose gilt das früher Erörterte. Man kann auch eine beliebige Maske anderer Art wählen.

§ 82. Die **Äther-Stickstoffoxydulnarkose** ist eine der brauchbarsten Narkosen, wenn sie auch für den praktischen Arzt nicht so brauchbar ist, wie die Äthylchloridkombination, bei der die Technik sehr einfach ist, weil für die Stickstoffoxydulkombination die Technik durch den besonders notwendigen Stickstoffoxydulapparat bedeutend komplizierter wird, als für die eben genannte Narkose. Diese Methode besteht darin, daß man den Kranken bis zur Toleranz mit Stickstoffoxydul narkotisiert und darauf die Narkose durch Äther unterhält. Diese Narkose ist von Clover angegeben und zuerst empfohlen worden, nachdem er dieselbe vielfach verwendet hatte. Clover hat sich zu diesem Zwecke einen Apparat konstruiert, der in Figur 174 abgebildet ist, und dessen Funktion und Konstruktion man leicht aus der Abbildung ersehen kann. Die Vorzüge dieser Narkose liegen in der geringen Gefährlichkeit derselben, die Narkose tritt rasch ein, es fehlt jede Exzitation, Übelkeit, Erbrechen, Aufregung, Unruhe und Kopfschmerz nach der Narkose (Arsdale, Clover, Dudley, Buxton etc.). Wenn auch natürlich gewisse Gefahren und Mängel der Narkose anhaften, so kann man doch das nicht anders erwarten, aber man hat hier die beiden wenigst gefährlichen und toxischen Narkotika kombiniert. Die Methode spart Äther und es werden dadurch auch postnarkotische Lungenleiden vermindert, wenn auch die Gefahr deren Eintrittes stets vorhanden ist. Doch ist diese Gefahr nicht größer als nach einfachen Narkosen, sondern sogar weniger, da man weniger Äther zur Narkose braucht. Eine vorsichtige Technik und gute Beobachtung kann diese Methode zu einer sehr wenig gefährlichen machen, und man kann diese Kombination nur empfehlen. Alkoholisten sind damit allerdings schwer zu betäuben, man muß vorher eine Morphininjektion in solchen Fällen anwenden. Sonst gelten alle Regeln, wie für die einfache Äthernarkose.

Diese Methode wird, so empfehlenswert sie ist, dem praktischen Arzt erschwert durch den notwendigen großen Apparat.

Miller hat die Äther-Lachgasnarkose vielfach verwendet und empfiehlt dieselbe deshalb, weil sie in zwei bis drei Minuten ohne Belästigung des Kranken eintritt. Die Mortalität ist eine sehr geringe in dieser Narkose. So hat er auf 12941 Narkosen mit Äther-Stickstoffoxydulnarkosen am St. Bartholomews Hospital einen Todesfall beobachtet, während der auf 2830 reine Aethernarkosen einen solchen statistisch berechnete. Uebelkeit und Erbrechen nach der Narkose sind vermindert. Miller verwendet den Ormsbyschen Apparat nicht mehr, sondern die offene Methode zur Darreichung des Aethers. Er stellt sich eine Maske her aus einem Bogen Papier, den er in Tütenform faltet mit einer Oeffnung an der Spitze. Ueber diese Tüte schlägt er ein Handtuch und befestigt in dem inneren Teile einen Wattebausch, auf welchen er den Aether durch die Oeffnung in der Spitze tropft, worauf er den Trichter dem Patienten mit der Basis auf das Gesicht setzt. Die Lachgasnarkose muß vorher mit einem anderen Apparat, wie man ihn für die Methode kennt, eingeleitet werden. Cyanose und Asphyxie hat er durch diese Narkose und die offene Methode vollkommen vermieden.

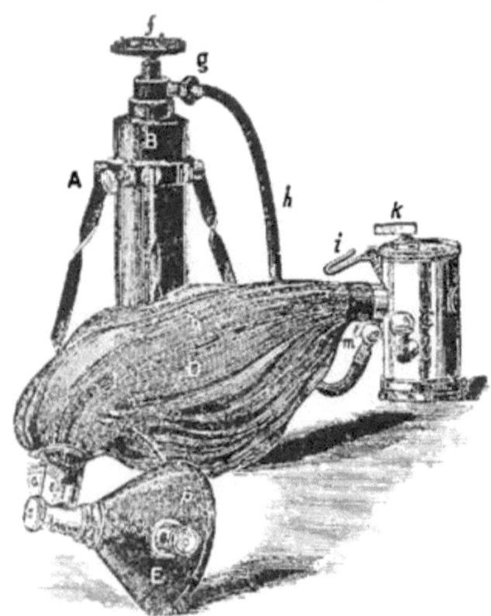

Fig. 174. Narkoseapparat von Clover für die Stickstoff-Aether-sulf.-Narkose.

Die Technik ist derart, daß man dem Kranken erst das Gas allein zu inhalieren gibt und nach Eintritt der Toleranz Aether verabreicht. Der Cloversche Apparat ist sehr brauchbar für diese Narkose. Der Apparat, wie er in Figur 174 abgebildet ist, besteht aus einer eisernen Flasche, in welcher das Stickstoffoxydulgas enthalten ist. Dieselbe ist vom Hahn F verschlossen, welcher ein Rohr besorgt, das mit H bezeichnet und bei G an die Flasche angefügt ist. Das Rohr H führt bei M in ein Gefäß, in welchem ein Hahn K angebracht ist Die Aetherkammer C ist in diesem Gefäß enthalten, und wenn man den Hahn K dreht, kann man einrichten, daß das Gas von der Flasche entweder durch die Aetherkammer streicht und sich mit Aether mischt, oder er kann anders gestellt werden, so daß das Gas nicht durch die Aetherkammer strömt, so erhält der Kranke nur Gas. Ein Rohr N führt von dem Gefäß nach einem Ventil O, in welchem man durch einen Hahn die Konzentration regulieren kann. Von hier wird das Gemisch oder Gas in die Maske geleitet. Man kann mit dem Apparat allein Stickstoffoxydul geben oder dasselbe mit Aether gemischt, und schließlich nur Aether allein. Der Apparat funktioniert sehr schön und der Narkotiseur kann alle Mischungen je nach Bedarf erhalten.

Dieser Apparat ist das Modell zu dem von Dudley-Buxton angegebenen Apparat, welcher in Figur 175 dargestellt ist. Derselbe wird von der Firma Meyer & Meltzer in London fabriziert und besteht aus zwei Stahlzylindern mit Stickstoffoxydulgas. Von denselben führt ein Rohr nach der Aetherkammer.

Die Aetherkammer ist aus der Figur 176 ersichtlich und ist sehr einfach konstruiert.

Man ersieht aus der Richtung der Pfeile den Weg, welchen das Gas geht, wenn es durch Aether streicht und wenn es allein gegeben wird. Der Apparat kann so, wie er abgebildet ist, in den einzelnen Teilen auseinandergenommen und leicht wieder zusammengesetzt werden. Dadurch kann er intensiv nach jedem Gebrauch gereinigt werden. In dem Ballon kann sich das überschüssige Narkotikum bis zur nächsten Inspiration aufspeichern. So kann man auch mit diesem Apparat, der im Prinzip dem obigen vollkommen gleicht, den Kranken erst mit Stickstoffoxydul narkotisieren und dann mit Aether langsam das Gemisch verstärkend übergehen zur Aethernarkose.

Die Erfolge, welche man mit dieser Narkose erzielt hat, sind recht gute gewesen, doch es ist immer ein ziemlich komplizierter Apparat nötig. Man hat als Nachteil die Explosionsgefahr der Gasgemische angeführt (Anvard, Caubet), doch ist diese Gefahr nicht sehr groß, da der Apparat ja ge-

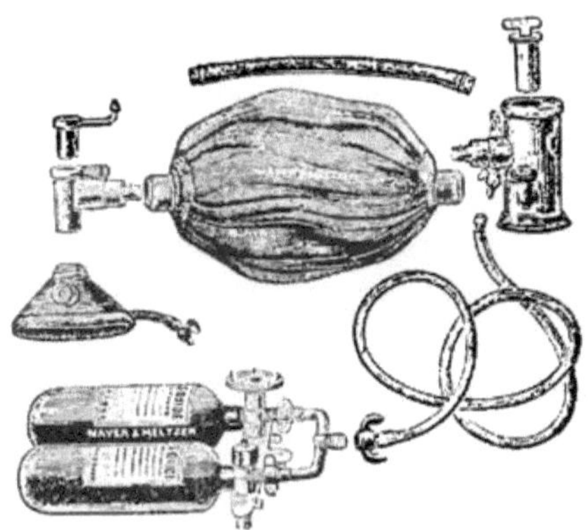

Fig. 175. Narkoseapparat von Dudley-Buxton für die Stickstoff-Aether-sulf.-Narkose.

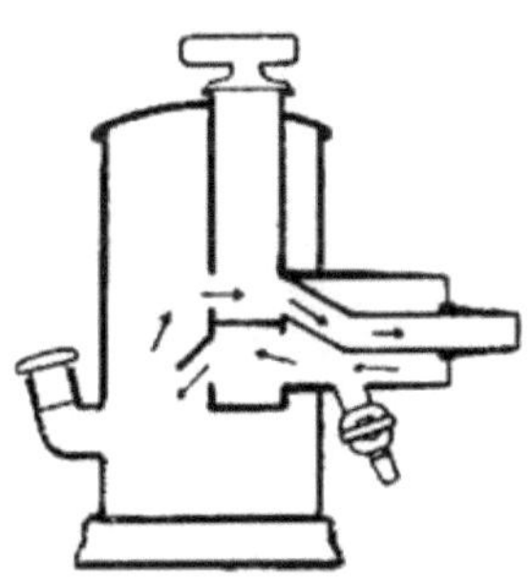

Fig. 176. Aetherkammer des Apparates von Dudley-Buxton.

schlossen ist. Immerhin muß man dieselbe beachten, wenn auch die Entzündbarkeit in der Praxis nicht als Gefahr in Betracht kommen soll (Dudley-Buxton). Man kann natürlich für eine solche Narkose auch jeden anderen Apparat verwenden, der für Stickstoffoxydul angegeben worden ist, wie der von Hewitt etc. Man wird dabei erst den Kranken mit dem Stickstoffoxydul tief betäuben und darauf mit der Tropfnarkose mit Äther fortfahren. Man kann auch die Methode mit der **Sauerstoff-Stickstoffoxydulnarkose** zuerst beginnen und dann mit Äther oder mit **Äther und Sauerstoff** weiterführen. Auch diese Kombinationen liefern gute Narkosen.

§ 83. Eine Kombination des Lachgases mit der Ätherchloroformnarkose nach Braun ist von Krönig angegeben worden, die **Äther-Chloroform-Stickstoffoxydulnarkose.** Krönig verwendete die Braunsche Narkose und fand, daß die Toleranz 15—30 Minuten dauerte, ehe sie eintrat. Um diesem Übelstand abzuhelfen, betäubte er die Kranken mit Lachgas bis zur tiefen Narkose und fuhr dann mit dem Braunschen Gemisch fort. Um diese Narkosen ausführen zu können, hat Krönig den Inhaler von Bennet, welcher in Amerika vielfach für Narkosen mit Stickstoffoxydul verwendet wird, mit dem Braunschen Apparat kombiniert. Bei dieser Kombination ist der Kranke innerhalb 40 bis 60 Sekunden tief narkotisiert, so daß jetzt der Braunsche Apparat eingeschaltet wird, und nachdem nun das Gemisch vier bis fünf Minuten eingewirkt hat, kann die Operation beginnen. An 500 solchen Narkosen hat er die Methode erprobt, und es sind nur die besten Resultate erhalten worden. Freilich ist die Narkose reichlich umständlich und für den Arzt auf dem Lande z. B. gar nicht brauchbar. Immerhin kann man in Kliniken und Krankenhäusern diese Narkose verwenden und unter solchen Bedingungen gibt dieselbe vorzügliche Resultate. Die Figur 177 zeigt den Apparat abgebildet, und man kann aus derselben die Konstruktion genau erkennen.

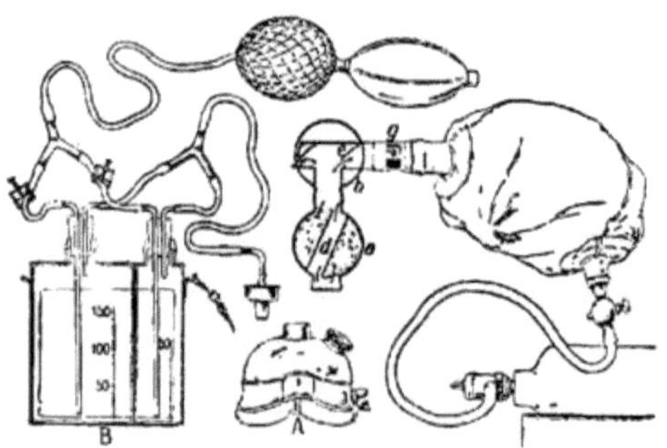

Fig. 177. Apparat von Krönig für die Aether - Chloroform - Stickstoffoxydulnarkose.

Man ersieht aus der Abbildung, daß der Apparat reichlich kompliziert ist. Es sind zwar sehr gute Narkosen dadurch zu erhalten, doch wird man mit der Chloroform-Äther-Sauerstoffnarkose eine ebenso gute Narkose erzielen, und der Apparat ist entgegen diesem entschieden handlicher und einfacher. Immerhin hat diese Narkose Vorzüge und ist vor allem wegen des raschen Eintrittes angenehm. Der Apparat wird von Heinemann-Leipzig, Thomasring, fabriziert.

§ 84. Die **Scopolamin-Morphium-Narkose** ist eine der in der Neuzeit wichtigsten Arten der Betäubung geworden und man hat in dieser Kombination eine Narkose, welche ganz im Gegensatz zur Inhalationsnarkose steht, denn man kann diese Narkose nur durch Injektion von Morphin und Scopolamin unter die Haut erreichen. Diese Methode ist von Schneiderlin angegeben worden. Derselbe war bestrebt, eine Methode für die Narkose zu finden, welche weder schwer gefahrbringend für den Kranken, noch von komplizierter Technik sei, so daß der Kranke nicht durch viele Manipulationen während der Narkose belästigt werde, noch darf ein Kater nach dem Erwachen bestehen, und die Narkose muß eine kontinuierliche sein, welche weder durch Erbrechen, noch durch Husten etc. gestört wird. Allen diesen Anforderungen glaubte Schneiderlin durch die Kombination von Morphium mit Scopolamin zu genügen.

Schmidt hat nachgewiesen, daß die im Handel vorkommenden und bisher zu therapeutischen Zwecken gebrauchten Hyoscinpräparate nicht dem Ladenburgschen Hyoscin entsprechen, sondern nur aus Scopolamin bestehen. Man hat daher in dem für verschiedene Methoden verwendeten Hyoscin Scopolamin zu erblicken. Es ist daher auch von der Pharmacopoëkommission das Hyoscinum hydrobromicum mit dem Namen Scopolaminum hydrobromicum bezeichnet worden. Das Scopolaminum hydrobromicum, welches zu der Gruppe der Tropeine gehört, ist das Alkaloid verschiedener Scopoliaarten und von Hyoscyamus niger, hat die Formel C_{17} H_{21} NO_4 H.Br und ist dem Kokain isomer. Es stellt farblose rhombische Kristalle dar, ist optisch links drehend und löst sich in Wasser und Weingeist leicht zu einer farblosen, blaues Lackmuspapier schwach rot färbenden Flüssigkeit von bitterem und zugleich kratzendem Geschmack. Dasselbe ist in Aether und Chloroform nur schwer löslich. Im Auge kann man durch Einträufeln einiger Tropfen einer dünnen Lösung Pupillenerweiterung bewirken. Dasselbe wirkt etwa fünfmal so stark als Atropin, jedoch ist die Dauer der Wirkung selbst bei den stärkstzulässigen Konzentrationen wesentlich kürzer als die des Atropins (Rühlmann, Illig). Das Scopolamin ist auch dadurch vom Atropin verschieden, daß es keine Steigerung des intraokulären Druckes hervorruft (Illig). Vor allen Dingen wird das Scopolamin in der Neurologie und Psychiatrie verwendet, denn es wirkt sehr stark beruhigend, selbst schon in sehr kleinen Dosen, ohne unangenehme Nebenwirkungen zu zeigen. Das Scopolamin wirkt aber absolut nicht gleichmäßig, sondern es ist die Toleranz gegen dasselbe oft bei demselben Menschen eine wechselnde. Kunkel hat genauere Untersuchungen über die Wirkungen angestellt und gefunden, daß nach einer subkutanen Injektion von $^1/_2$—1 mg Scopolamin am gesunden Menschen folgende Erscheinungen auftreten: Schon nach acht Minuten nach der Injektion werden die Lider schwer, die Pupillen werden nach zehn Minuten weit, der Kopf sinkt herab. Der betreffende Mensch fühlt Müdigkeit in allen Gliedern, Trockenheit im Munde, Abgeschlagenheit, Durstgefühl, der Gang wird schwankend, der Puls wird verlangsamt. Darauf tritt fester Schlaf ein, der weder von Träumen noch von Delirien gestört wird, während welchem die Respiration tief und gleichmäßig ist. Andere haben Schwindelgefühl, hochgradige motorische Unruhe, Verwirrung etc. beobachtet.

Auch ich habe nach ganz geringer Dosis von 0,5 mg bei einem Kranken schwere Intoxikationserscheinungen, starke aufgeregte verwirrte Zustände nach einem mehrstündigen Schlafe eintreten sehen. Ostermayer hat nach 1 mg Scopolamin den Tod eintreten sehen. Man hat mehrfach Intoxikationen beobachtet. Die Symptome sind Benommenheit, Coma, Trismus, klonische Zuckungen der Extremitäten, des Unterkiefers, blasses Gesicht, maximale Dilatation der Pupillen, Pulsfrequenz etc. Nachdem man durch Morphin die Krämpfe beseitigt, trat Körperstarre und Sopor ein, und endlich klang der Zustand bald ab (Adler). Es sind auch noch eine Reihe anderer Symptome beobachtet. Uebrigens tritt auch die Intoxikation verschieden auf (Kochmann, Ernst, Sohrt, Githgens etc.). Die pharmakodynamischen Wirkungen des Scopolamins sind von verschiedenen experimentell festgesetzt und erforscht worden (Kochmann, Koberts, Ernst, Sohrt etc.). Kochmann stellt dieselben folgendermaßen zusammen:

I. Der Blutdruck wird durch kleine Gaben von Scopolamin hydrobrom. infolge Reizung des vasomotorischen Zentrums gesteigert, durch große Gaben dagegen stark erniedrigt. Letzteres beruht nicht auf einer Lähmung des vasomotorischen Zentrums, sondern auf einer Schädigung des exzitomotorischen Apparates des Herzens.

II. Der Puls ist bei kleinen Dosen des Alkaloids nicht wesentlich gegen die Norm verändert, auf große Dosen tritt durch Vagusreizung Verringerung der Pulsfrequenz und Größerwerden der Pulselevationen ein (Vaguspuls).

III. Der N. vagus wird selbst durch große Dosen bei Hunden nicht gelähmt, bei Kaninchen dagegen ist schon auf mittlere Gaben eine Lähmung des Nervus vagus zu finden.

IV. Die Erregbarkeit der Großhirnrinde für farad. Ströme wird durch Scopolamin herabgesetzt.

V. Scopolamin ruft selbst in kleinen Dosen beim Menschen und Hunde Schlaf hervor, dem motorische Unruhe, wahrscheinlich auf Halluzinationen beruhend, vorausgeht. Analgesie besteht während des Schlafes nicht. Bei Kaninchen kommt diese sedative Wirkung nicht zum Vorschein, beim Frosch ist auf Scopolamin hin eine zentrale Lähmung und Reflexunerregbarkeit nach vorhergehender Irradiation der Reflexe zu bemerken.

VI. Die Respiration wird beim Menschen und Hunde durch therapeutisch schon wirksame Dosen nicht geschädigt. Bei großen Dosen ist eine Schädigung der Atmung immer zu konstatieren. Bei Kaninchen tritt sogar primärer Atemstillstand ein.

VII. Die Speichel-, Schweiß- und Schleimsekretion wird durch Scopolamin aufgehoben.

VIII. Sowohl bei lokaler Installation ins Auge als auch resorptiv treten Mydriasis und Akkomodationslähmung ein, welche aber schneller vorübergehen als beim Atropin.

IX. Scopolamin lähmt die motorischen Endapparate des N. vagus im Darm, hebt aber den Splanchnicustonus auf.

X. Scopolamin wird durch die Nieren ausgeschieden.

Wenn man nun diese Einwirkungen des Scopolamins auf die Funktionen im Organismus mit denen des Morphins vergleicht, so kann man konstatieren, daß beiden eine hypnotische und anästhesierende Eigenschaft zuteil wird, während sie in allen ihren andern Eigenschaften und Einwirkungen auf den Organismus als Antagonisten zu betrachten sind (B l o s).

Man kann aber nicht einen vollen Antagonismus annehmen, denn dies ist ja überhaupt nicht wörtlich zu verstehen, da es einen Antagonismus re vera gar nicht gibt, aber es bestehen zwischen den beiden Stoffen Wirkungen auf bestimmte Organe, welche durch ihre verschiedenen Resultate in günstigem Sinne den Gesamtorganismus beeinflussen. Man kann daher durch die Kombination dieser beiden Stoffe Wirkungen erzielen, welche dem einen und andern allein nicht im mindesten innewohnen. So fand K o c h m a n n, daß 0,01 Morphin bei zwei gleich schweren Hunden außer einer gewissen Benommenheit keine anderen Erscheinungen hervorrufe, und daß 0,0005 Scopolamin, allein injiziert, nur kurzdauernden Schlaf ohne Analgesie erzeugt. Wenn er aber diese beiden Dosen vereinigt injizierte, so konnte er bei einem Hunde tiefen Schlaf mit vollkommener Analgesie erzeugen. Bei einem anderen Hunde konnte er mit der gleichen Dosis tiefen Schlaf mit nur bedeutender Herabsetzung der Schmerzempfindlichkeit erreichen. Man muß dies auf die verschiedene Wirkung des Scopolamins beziehen. Dieser Zustand hielt aber bei den Tieren fünf Stunden lang an. K o c h m a n n weist darauf hin, daß hier ähnliche Beziehungen bestehen werden, wie sie H o n i g m a n n für die Kombination von Chloroform und Aether sulf. zahlenmäßig feststellte. H o n i g m a n n fand, daß, wenn m % Chloroformdämpfe der Inspirationsluft des Kranken beigegeben werden müssen, oder n % Ätherdämpfe, um Narkose zu erzielen, bei einer Mischung von Chloroform und Äther nicht $\frac{m}{2}$ % Chloroform + $\frac{n}{2}$ % Äther in der Inspirationsluft enthalten sein müssen, sondern $\frac{m}{10}$ % Chloroform + $\frac{n}{17}$ % Äther genügen, um eine Narkose zu erzeugen. Diesen Verhältnissen entsprechen auch die Beobachtungen der Wirkungen der Scopolaminmorphinnarkose. S c h n e i d e r l i n hat durch die höchsten Dosen von Morphin oder Scopolamin allein nicht die Anästhesie, überhaupt nicht Anästhesie erreichen können, die er durch Kombination beider Mittel leicht erzielte. Es ist allerdings auch hier die Wirkung verschieden; die individuelle Anlage spielt eine sehr große Rolle, denn eine Person ist leicht mit dieser Methode zu betäuben, während eine andere nicht in Narkose verfällt.

Es ist auch die Wirkung des Scopolaminmorphingemisches auf das Herz untersucht worden und de Caspero konnte bei Herzleidenden keine ungünstigen Nebenwirkungen beobachten. Der Blutdruck blieb auch in diesen Fällen ganz unverändert, wenn er Herzkranke damit betäubte. Es mag dies darin liegen, daß in der Narkose die Spannung der Gefäße geringer, die Füllung aber erhöht wird.

Schneiderlin hat nun zur Verwendung dieser Methode zwecks Narkose bei chirurgischen Eingriffen die Art der Einleitung der Narkose näher bestimmt. Vor allen Dingen gibt er folgende Punkte zur Beachtung an: I. Vorsichtiges Ausprobieren der Dosis. II. Injektion der Lösung an verschiedenen Stellen. III. Man warte nach der Injektion 1½—2 Stunden. IV. Verwendung stets frischer Lösungen. — Zur Einleitung einer Narkose verfährt Schneiderlin so, daß er mit 0,0003 Scopolamin + 0,01 Morphin anfängt und diese Dosis nach ein bis zwei Stunden wiederholt, oder er gibt die Dosis probeweise am Abend vor der Operation und am nächsten Tage eine höhere Dosis. Auf diese Weise konnte er nach zwei- bis viermaligem Ausprobieren die für die Operation nötige Narkose erreichen, indem er auch auf die Dauer der vorzunehmenden Operation Rücksicht nimmt. Wenn man aber nicht soviel Zeit zum Warten hat, so werden 0,005—0,0008—0,001 Scopolamin + 0,02—0,03 Morphin gegeben. Dieses Ausprobieren war aber absolut kein Vorzug dieser neuen Narkose gegenüber der Ätherinhalationsnarkose, und um dies abzuändern, hat Korff verschiedentliche Versuche angestellt. Zuerst machte Korff innerhalb einiger Stunden mehrere Injektionen der Lösung und vervollkommnete dann die Narkose durch Chloroform. Obwohl die Resultate recht gute waren, so war er doch bestrebt, das Chloroform oder ein anderes Narkotikum ganz zu entbehren, und so stellte er folgendes Verfahren zusammen: Vier Stunden vor der Operation wurde, nachdem der Kranke ½ Stunde vorher ein Frühstück aus flüssigen Speisen erhalten hatte, die erste Injektion von 0,01 Morphin + 0,0012 Scopolamin gegeben. Nach zwei Stunden folgte eine zweite Injektion, und ½ Stunde vor der Operation wurde noch eine dritte Injektion von derselben Dosis verabreicht. Wenn man nur kurze Operationen, wie Herniotomien etc., von der Dauer von fünf bis zehn Minuten, vornehmen wollte, konnte man schon mit zwei Injektionen eine genügende Narkose erreichen, oder man machte kurz vor der Operation noch eine Injektion von der halben Dosis. So erreichte Korff vollkommene Narkose. bei der nur manchmal durch das Zurücksinken des Zungengrundes ein Atemhindernis entstand, sonst aber keine Nachteile bestanden. 130 Fälle hat so er ohne üble Zwischenfälle narkotisiert. Eine sehr heruntergekommene Frau collabierte, konnte aber durch Kamphor wieder gerettet werden, Korff beobachtete bei sonst ruhiger Herzaktion eine starke Gefäßerweiterung im Carotidengebiet und gibt den Rat, diese Narkose deshalb bei Strumaoperationen zu vermeiden. Sonst ist die Narkose ganz ruhig, ohne Exzitation, einfach zu erreichen, ohne üble Nebenerscheinungen und ohne Gefahr (Korff, Blos etc.). Blos gibt am Abend vor der Operation eine Probeinjektion von ½—1 Maximaldosis der Lösung, um zu sehen, wie der Kranke die Wirkung verträgt. Wird diese Dosis schlecht vertragen, so wendet er die Methode dann nicht an. Er verwendete am häufigsten die Mischungen pro Dosis:

I. 0,001 Scopolamin + 0,06 Morphin.

II. 0,001 Scopol. + 0,06 Morphin und später 0,0005 Scopol. + 0,03 Morphin,

III. 0,00075 Scopolamin + 0,045 Morphin.

Blos gibt den Rat nach seinen Erfahrungen mit diesen großen Dosen, dieselben in zwei bis drei Zeiten zu verabreichen, und so gibt er lieber kleine Dosen öfter. Er hat meist 1—$1^1/_2$ Stunden warten müssen, bis die Narkose eintrat, während die Narkosen selbst mindestens eine Stunde bis zu drei Stunden anhielten. Allerdings gibt es öfter Kranke, welche nicht in vollkommene Narkose verfallen, er hat dann mit Äther die Narkose ergänzt. Aber sonst sind seine Resultate sehr gute gewesen.

Witzel hingegen hat gar keine guten Resultate erzielt und deshalb die Methode wieder verlassen. Schicklberger hat meist sehr starke motorische Unruhe und dabei so ungenügende Entspannung der Muskeln beobachtet, daß er zum Chloroform griff. Er hat aber sonst sehr gute Resultate erzielt und meint nur, daß das Scopolamin ein nicht ganz zuverlässiges Narkotikum ist und vor allem nicht immer alle Muskeln entspannt. was bei manchen Operationen störend ist. Deshalb wird in solchen Fällen, wo man Entspannung aller Muskeln fordert, die Chloroform- oder Äthernarkose verwendet werden müssen. Er will die Scopolaminmorphinnarkose für jene Fälle angewendet wissen, wo die Inhalationsnarkose kontraindiziert ist. Wild hat die Methode ebenfalls öfter angewendet und bei einem 18jährigen gesunden Mädchen, die an Empyem der Kieferhöhlen litt, einen sehr schweren Herzkollaps in der Narkose gesehen, der beinahe zum Tode führte, und wobei das Mädchen erst nach stundenlangem (zwölf Stunden) Bemühen vom Tode gerettet werden konnte. Er empfiehlt daher große Vorsicht.

Blos hat auf 70 Narkosen neun Atemstörungen bei guter Herzaktion und einen Todesfall beobachtet. Der Mann, der sehr schwer krank war (Phthisis pulmon., Caries etc.), starb sechs Stunden nach der Operation durch Atmungsstillstand. Witzel hat einen Todesfall erlebt und zweimal Mißerfolge der Narkose, einen Kollaps und zu frühes Erwachen, ohne daß der Kranke sich aber später an die Operation erinnern konnte. Heinatz hat 38 Narkosen gemacht. Er machte vier-, zwei- und $^1/_2$stündig vor der Operation Injektionen von 0,0012 Scopolamin + 0,015 Morphin. In 18 Fällen trat genügende Narkose ein, bei den übrigen nicht, er mußte Chloroform zu Hilfe nehmen. Er brauchte 12—20 g Chloroform, einmal erlebte er Apnoë, öfter Erbrechen.

Schneiderlin fand bei seinen weiteren Untersuchungen gute Resultate, er gibt den Rat, auf das Zurücksinken des Zungengrundes zu achten. Ebenso müsse bei Operationen im Mund peinlichste Blutstillung vorgenommen werden. Nach Schneiderlin liegen die Nachteile der Methode darin, daß man die Wirkung erst ausprobieren muß und damit Zeit verliert, ferner daß man nach dem Erwachen die Respiration genau beachten muß, wofür als Vorteil die Gefahrlosigkeit bei richtigem Anwenden, Wegfallen des psychischen Shocks auf den Patienten u. a. m. zu betrachten sind. Die Methode ist von Bloch bei otologischen, von Flatau bei gynäkologischen Operationen ausgeführt worden, und zwar haben dieselben sehr gute Resultate gefunden. Doch hatte Flatau trotz sorgfältiger Auswahl einen Todesfall auf 77 Fälle beobachtet. Es war dieser Fall eine Frau mit Myom und vorhergehenden Blutungen, die nachdem die Narkose vorzüglich verlaufen war, $4^1/_2$ Stunden nach derselben collabierte und nach $1^1/_2$stündigem fruchtlosen Bemühen der Wiederbelebung an fortschreitender Herzschwäche zugrunde ging. Flatau meint, daß in diesem Falle für die Kranke zu hohe Dosen gegeben seien, was man aber natürlich nicht vorher so genau wissen kann, und daß die Kranke nur infolge der Narkose gestorben sei. Greysen hat 69 Narkosen ausgeführt, von denen in 15 Fällen starke Unruhe auftrat, bei einem 15jährigen Knaben war die Unruhe so stark, daß die Operation unterlassen werden mußte. Erbrechen trat zweimal auf, Puls und Atemtätigkeit waren nie übel beeinflußt. Bei älteren Leuten bestand noch tagelang nach der Narkose Beeinträchtigung des Denkvermögens. Stolz hat fünf Fälle narkotisiert und ebenfalls oft Unruhe der Kranken beobachtet, einmal so stark noch nach der Operation, daß Patientin im Bett festgehalten werden mußte. Die Pupillen waren in der Narkose weit, reaktionslos, die Atmung verlangsamt, röchelnd, der Puls beschleunigt. Nach seiner Ansicht ist die Narkose so ganz unzureichend, wie sie jetzt vorgenommen wird. Man hat auch von anderer Seite diese Beobachtung gemacht und den Rat gegeben, die Narkose mit Äther zu vervollkommnen (Korff, Blos, Hartog, Volkmann etc.).

Wenn man die Berichte über die Scopolamin-Morphinnarkose allein genauer prüft, so kommt man allerdings zu der Überzeugung, daß diese Narkose nicht eine genügende Betäubung hervorruft. Natürlich könnte man eine tiefe Narkose erreichen, doch dann müßte man eine Dosis Scopolamin und Morphin geben, welche sehr viel Gefahren bringt. Man hat aus den angeführten Todesfällen gesehen, daß das Scopolamin die schwersten Herzkollapse hervorrufen kann. Gerade darin liegt der Nachteil dieser Narkose, daß die Wirkung des Scopolamin eine sehr unsichere ist, und man nie vorher genau wissen kann, wie der Kranke darauf reagiert. Es ist das Skopolamin eben ein schweres Gift und ist als solches gar nicht indifferent. Man darf auch nicht sagen, daß die Scopolamin-Morphinnarkose weniger Gefahren bringe, als die einfache Chloroform- oder Äthernarkose. Dies geht schon daraus hervor, daß bei den wenigen tausend Narkosen, welche bisher auf diese Methode überhaupt ausgeführt worden sind, schon mehrere Todesfälle bekannt gegeben sind. Immerhin aber hat die Methode große Vorzüge. Ein besonderer Vorzug ist der, daß die Scopolamin-Morphinwirkung die Sekretion der Schleimhäute vermindert, daß der Blutdruck nicht herabgesetzt wird, wenigstens nicht wesentlich, daß der Kranke durch die Ausführung der Narkose nicht so stark belästigt wird wie bei der Inhalationsnarkose, und noch verschiedene Vorzüge mehr sind vorhanden. Es sind aber die Vorzüge der Narkose bei weitem nicht so einwandfrei, wie man anfangs glaubte, das Herz und die Atmung können, wie wir gesehen haben, schwer geschädigt werden (Flatau, Wild, Witzel, Blos, Kochmann etc.), und es kommt hierzu noch der Umstand, daß man solche schwere Störungen dieser lebenswichtigen Funktionen bei ganz gesunden Menschen gesehen hat. Ein weiterer Übelstand ist der, daß man während der Narkose es nicht in der Hand hat, die Dosis des Narkotikums zu ändern. Man hat nach Gutdünken eine bestimmte Menge der Mischung injiziert und muß es nun dem Organismus überlassen, wie er sich dazu stellt. Natürlich kann man vorher ausprobieren, doch auch das ist ein Übelstand, und beseitigt die Gefahren nicht ganz. Das Verhalten der Pupille ist für den Narkotiseur nicht wesentlich wichtig, denn es tritt sofort nach der ersten Injektion Mydriasis ein, manchmal tritt dieselbe erst nach mehreren Dosen auf, auch dies wechselt. Die Weite der Pupille bleibt aber immer gleich. Man muß während der Narkose stets auf Unfälle und toxische Wirkung gefaßt sein, und man kann bei Eintritt derselben die Dosis im Organismus nicht ändern, und kann nur symptomatisch die Intoxikation bekämpfen. Erbrechen tritt bisweilen ebenfalls in der Narkose auf. Das Unangenehme ist die häufige starke Unruhe. Grevser, Rosenfeld etc. geben den Rat, nie alte Lösungen zu verwenden, denn die Unruhe tritt nach ihnen öfter auf. Natürlich wäre es höchst leichtsinnig, wenn ein Arzt von diesem sich leicht zersetzenden Präparat, das an sich schon sehr unsicher wirkt, alte Lösungen verwenden wollte.

Durch die Kombination dieser Narkose mit Chloroform oder Äther ist allerdings eine bedeutend brauchbarere Methode entstanden (Blos, Korff, Schneiderlin etc.). Man spart ganz bedeutend an dem Inhalationsanästhetikum und kann in allen Fällen sicher Narkose erreichen. Man verfährt da am besten so, daß man den Kranken zunächst 0,0012 Scopolamin + 0,01 Morphin subkutan verabreicht. Daraufhin schläft der Kranke nach $^1/_4$—1 Stunde ein, nachdem er zuvor Müdigkeit, Trockenheit im Munde, erschwertes Sprechen und Blutandrang nach dem Kopfe empfunden hatte. Nach $1^1/_2$—2 Stunden nach der ersten Injektion folgt die zweite Injektion, und $^1/_2$ Stunde vor der Operation die dritte. Es wird also die erste Injektion 4 Stunden, die zweite 2 Stunden, die dritte $^1/_2$ Stunde vor der Operation gegeben, und jedesmal die genannte Dosis. Wenn man sicher ist, daß man Äther oder Chloroform noch nebenbei verwenden muß, so genügen ein oder zwei Injektionen in entsprechenden Zwischenräumen. Wenn man aber einen gesunden Menschen vor sich hat, kann man drei Injektionen ausführen und versuchen, ob derselbe völlig betäubt wird. Gelingt dies, so führt man die Operation aus, wenn nicht, so nimmt man noch Äther oder Chloroform.

Die Wahl, ob man Äther oder Chloroform verwenden soll, hängt vom Kranken und dessen Verhalten etc. ab. In den meisten Fällen kommt man mit wenig Äther zum Ziele und erreicht eine sehr gute Narkose. Man gibt den Äther in der Tropfform und kann auch je nach Bedarf einige Tropfen Chloroform beifügen. Die Indikationen für Äther oder Chloroform sind hier genau dieselben wie bei der einfachen Chloroform- oder Äthernarkose, was früher erörtert wurde.

Korff hat als zu verwendende Lösung folgende angegeben:

Scopolamin. hydrobrom.	0,001
Morphin. mur.	0,25
Aqua dest. coct.	10,0

von welcher er $2^1/_2$, bzw. $1^1/_2$, bzw. $^1/_2$ Stunde vor der Operation $^1/_3$ Pravazspritze, also insgesamt 0,001 Scopolamin und 0,025 Morphin gibt. v. Steinbüchel injiziert 0,0003—0,0004 Scopolamin + 0,01 Morphin, und erreicht mit 1—2 solchen Dosen eine sehr gute Ergänzung der Inhalationsnarkose. Die Vorbereitung des Kranken ist nur gering, denn es genügt, wenn derselbe ein flüssiges Frühstück 1—2 Stunden vor der Injektion erhalten hat.

Marmetschke hat für die ergänzende Inhalationsnarkose wenige Tropfen, bis 20 g Chloroform, letztere Dosis für eine $2^1/_2$ Stunden dauernde Operation, und bis zu 100 g Äther gebraucht, in einem Falle genügten zehn Tropfen Chloroform und 30 Tropfen Äther für $1^3/_4$ Stunden lange Narkose, und mit 100 g Äther wurde über eine Stunde lang betäubt, die Pupillendilatation hält nach der Narkose oft noch tagelang an, die Cornealreflexe erlöschen nie. Marmetschke hat von 17 Fällen zweimal Erbrechen, zweimal Asphyxie mit starker Cyanose beobachtet. die Schleimabsonderung war auffallend gering, auch wenn Äther noch gegeben wurde. Die Hautgefäße von Hals und Gesicht waren überall stark injiziert, die oberflächlichen größeren Venen waren überall prall gefüllt, der Puls beschleunigt, bisweilen auf 130 pro Minute, sowie leicht komprimierbar und arhythmisch. In einem Falle war der Puls schon nach einer Injektion so schwach und unregelmäßig geworden, daß eine Kampferinjektion gemacht werden mußte. Die Vermehrung der Pulsfrequenz dauerte meist noch tagelang nach der Narkose an, in vier Fällen war der Puls noch wochenlang stark beschleunigt und unregelmäßig. Unruhe stärkeren Grades bestand stets. In einem Falle trat am dritten Tage nach der Narkose Glykosurie auf, welche schon monatelang völlig sistiert hatte. Das Erwachen aus der Betäubung erfolgt 1—3 Stunden nach Beendigung der Operation, in einem Falle sogar erst nach sieben Stunden. In allen Fällen bestand vollkommene Amnesie bezüglich der Vorgänge unmittelbar vor der Narkose in der Operation. Diese Amnesie, verbunden mit starken Aufregungszuständen und Verwirrtheit nach der Narkose erfordert sorgfältigste Überwachung des Patienten nach den Betäubungen. Alle Kranken sind beim Erwachen desorientiert, manche wollen aus dem Bett springen etc., oft besteht tagelang Unbesinnlichkeit und Gedächtnisschwäche, die nur langsam schwinden.

Die schweren unberechenbaren Wirkungen dieser Narkose, die Gefahr für Herz und Lungen und viele unangenehme Nebenerscheinungen lassen diese Narkose sehr weit hinter der Chloroform-, Äther- oder jeder anderen Narkose, namentlich unserer gemischten Sauerstoffnarkose, zurückstehen. Blos hält Hysterie und Neurasthenie als Kontraindikationen der Narkose, weil diese Kranken auf die kleinsten Mengen Scopolamin geradezu spezifisch mit höchster Unruhe, Herzklopfen, Halluzinationen, Erbrechen etc. reagieren. Wenn auch Volkmann und Heinatz ohne Schaden und Nebenwirkungen diese Narkose bei schweren Herz- und Nierenkranken angewendet haben, so bestehen doch Erfahrungen, die schon Leute mit gesundem Herzen an Kollaps sterben ließen (Flatau, Witzel etc.), so daß man wohl diese Narkose bei solchen Kranken unterlassen dürfte. Man muß Scopolamin als direktes Herzgift ansehen (Witzel, Kochmann, Grevsen, Flatau, Hartog, Blos etc.), was aus zahlreichen Beobachtungen hervorgeht. Es ist daher größte Vorsicht mit dieser Narkose zu üben. Es ist zweifellos, daß der Methode große Vorzüge anhaften. Nach den Angaben von Kümmell auf dem Chirurgenkongreß 1905 sind bei ihm seit der Einführung der Scopolamin-Morphinnarkose die Pneumonien und postoperativen Lungenleiden bedeutend zurückgegangen. Während er 1904 43 postoperative Pneumonien hatte, von denen 15 starben, wurden die Resultate nach der Sauerstoff-Chloroformnarkose besser, wesentlich aber erst durch diese Narkose, was er der austrocknenden Wirkung des Scopolamins zuschreibt. Es ist gar kein Zweifel, daß diese Verhältnisse auch mit der Zeit noch von anderen Operateuren beobachtet werden, denn dieser Umstand ist wohl der größte Nutzen der Scopolamin-Morphinnarkose.

Obwohl ich bei Einleiten einer Scopolaminnarkose sehr schwere Erscheinungen beobachtete und von der reinen Scopolamin-Morphinnarkose wenig erwarte, so halte ich die Kombination der Scopolamin-Morphinnarkose mit der Äthernarkose für die Methode der Zukunft in dieser Hinsicht. Natürlich wird in Fällen, wo Äther direkt kontraindiziert ist, auch Chloroform verwendet werden können, doch wird in den meisten Fällen der Äther gewählt werden können, denn seine übelste Nebenwirkung auf die Lungen wird stark gemildert, die Sekretionsvermehrung hängt natürlich ganz ab von der Menge des verabreichten Äthers, aber schon dadurch, daß man nur sehr wenig Äther braucht, wird die Sekretion nicht vermehrt, und wenn reichlich 100 ccm nötig sind, so vermögen dieselben die Sekretion gar nicht anzuregen. Es ist daher bei allen Narkosen mit Scopolamin keine Salivation vorhanden. Eine noch geeignetere Kombination dieser Methode ist die mit der Sauerstoff-Chloroformäthernarkose, worüber ich weiter unten noch des näheren berichten werde.

Wenn man nun aber die Narkose doch mit einem Inhalationsanästhetikum kombiniert, so ist es auch nicht nötig, den Kranken der Gefahr größerer Dosen Scopolamins auszusetzen, sondern man kann die geringst wirksame Dosis verwenden. Man wird daher mit einer Injektion von 0,0003 bis 0,00075 Scopolamin auskommen, und mit 0,01 bis 0,02 Morphin, oder, falls dies nicht genügend wirken sollte, eine zweite Injektion kurz vor der Narkose machen. Dann wird man den Kranken mit Äther weiter betäuben. Dies entspricht der von Hartog angegebenen Methode, die früher schon erwähnt wurde.

Die nähere Einwirkung der Morphin-Scopolaminnarkose auf die inneren Organe ist noch nicht genauer untersucht worden. Es ist daher auch nicht bekannt, ob die Intoxikation mit Scopolamin, mit der man es hier zweifellos zu tun hat, schwerere Veränderungen im Organismus erzeugt. Die Symptome der Narkose lassen erwarten, daß die Einwirkung auch auf die inneren Organe nicht ganz so harmlos ist, als man sie allgemein hinstellt. Es sind vor allen Dingen die lange vorhaltende Gedächtnisschwäche, die motorische Unruhe und die oft nach der Narkose auftretenden anderen noch lange Zeit anhaltenden und nur langsam nach der Narkose abklingenden Anzeichen, welche eine ziemlich intensive Wirkung des Scopolamins auf das Zerebrum verraten ätiologisch noch unbekannt. Es müssen erst noch genauere Untersuchungen, Tierexperimente und Beobachtungen an größerem Material ausgeführt werden und man muß daraus ein Urteil zu erreichen suchen. Es ist allerdings oft der Fall, daß man durch anfängliche Mißerfolge abgeschreckt wird, und so habe ich auch lange nicht vermocht, weitere Versuche an Patienten zu machen, nachdem ich bei einigen Narkosen sehr starke Nebenwirkungen, Unruhe, hochgradigste Erregungszustände und Halluzinationen erleben mußte, die bei einem Fall die ganze Nacht von abends 6 Uhr anhielten, so daß natürlich die Lust zu weiterem Probieren mir gründlich genommen wurde. Da nun solche Zufälle in der Privatpraxis für den Arzt sehr unangenehm sind, so kann man zur allgemeinen Verwendung dieser Narkose nicht raten. Anders ist allerdings die Kombination mit Äther, denn bei dieser kann man den Kranken weniger unter die Scopolaminwirkung stellen, als dieselbe nur zur Verstärkung der Äthernarkose benutzen und dadurch vor allen Dingen dem Äther die gefährlichste Nebenwirkung, die der Anregung der Salivation, fast ganz rauben. Ob der Äther auch die Reize auf die Schleimhaut der Bronchien durch die Scopolaminwirkung einbüßt, ist noch nicht erforscht, aber es ist schon durch die Verminderung der Salivation viel gewonnen.

§ 85. Aus den Ausführungen über die Scopolamin-Morphinnarkose ersieht man, daß eine allgemeine Verwendung dieser Narkose noch nicht möglich ist, da die Wirkung des Scopolamins in den nötigen Dosen doch größere Gefahren mit sich bringt, als die einfache Narkose mit Chloroform etc., daß ferner auch nicht alle Personen mit Scopolamin-Morphin narkotisiert werden können. Man hat nun zur Vermeidung der üblen Wirkungen nur eine Scopolamin-Morphininjektion mit der Äther- oder Chloroformnarkose kombiniert. In Anbetracht der günstigen Wirkung des Scopolamins zur Verhütung der Salivation, und derselben des Morphins zur Vertiefung der Narkose, habe ich die Scopolamin-Morphininjektionen vor der Sauerstoffnarkose angewendet. Es ergibt dies die **Scopolamin-Morphin-Chloroform-Äther-Sauerstoffnarkose** und die **Scopolamin-Morphin-Äther-Chloroform-Sauerstoffnarkose.**

Wenn auch diese Narkosen noch wenig verwendet worden sind, so kann man doch erwarten, daß sie eine größere Verbreitung finden werden, denn man vermag durch diese Kombinationen vorzügliche Narkosen zu erzielen, welche die denkbar angenehmsten Betäubungen für den Kranken darstellen. Infolge der Scopolamin-Morphininjektion eine Stunde vor Beginn der Inhalationsnarkose wird der Kranke langsam schon betäubt und merkt es gar nicht, wenn die Inhalation beginnt, so daß all die Unannehmlichkeiten bei der Narkose, wie Atemnot, Exzitation etc., wegfallen. Dieser Vorteil eines ruhigeren Eintrittes und Verlaufes dieser Narkosen hat eine große Bedeutung. Ein weiterer Umstand, der vorteilhaft ist, liegt in der Verminderung der Salivation, eine vermehrte, überhaupt nur nachweisbare Absonderung von Schleim ist gar nicht vorhanden, und somit wird der Inhalationsnarkose eine große Gefahr genommen, indem postnarkotische Lungenleiden verhütet werden. Das Scopolamin wirkt derart austrocknend, daß selbst die die Salivation anregende Wirkung des Äthers, Chloroforms etc. durch die Scopolaminwirkung paralysiert wird. Diese Narkosen werden entschieden sehr gute Resultate erzielen. Ich verwende bei Frauen eine einmalige Injektion eine Stunde vor Beginn der Narkose von 0,00015 Scopolamin. hydrochlor. + 0,005 Morphin. mur. Während ich bei Männern, die nicht Potatoren sind, mit derselben Dosis auskomme, injiziere ich Potatoren 0,0003 Scopolamin + 0,01 Morphin. Auf diese Weise kann man starke Potatoren leicht und ohne eine Gefahr bedeutender Art betäuben. Diese Dosen sind sehr gering und schaden nie, rufen nie Intoxikationssymptome oder unangenehme Nebenwirkungen hervor. Welche Narkose man dazu verwendet, muß aus dem jeweiligen Zustand des Kranken entschieden werden. Am besten wird man da die Äther-Chloroform-Sauerstoffnarkose verwenden, während man nur in selteneren Fällen die Chloroform-Äther-Sauerstoffnarkose braucht. Wenn auch diese Narkosen noch nicht vielfach verwendet und erprobt worden sind, so haben doch die bisher angestellten Experimente sehr befriedigende Resultate geliefert, und es wird die weitere Verwendung den Wert der Methode lehren. Diese Methode muß überall da Anwendung finden, wo man es mit Kranken zu tun hat, welche zu Salivation und Lungenleiden prädisponiert sind, und bei denen man Verdacht auf etwa gar bestehende Lungenleiden hat. Der Mangel jeder Salivation ist der größte Vorteil.

Noch ehe ich diese Zeilen zur Publikation bringe, erhalte ich eine Mitteilung von Professor Krönig in Freiburg, worin derselbe mich auf die Vorzüge dieser Methode hinweist und bemerkt, daß er mit der Kombination von Scopolamin-Morphin mit der Äthernarkose und ebenfalls mit der Sauerstoffnarkose recht gute Resultate erzielt hat. Der Umstand, daß von uns unbewußt diese Methode verwendet und als gut befunden wurde, zeigt, daß diese Narkose eine vorzügliche ist und jedenfalls verdient, weiter untersucht und verwendet zu werden.

Es wird zweifellos auch die Kombination der Scopolamin-Morphininjektion mit der Chloroformsauerstoff- oder der Äthersauerstoffnarkose vorzügliche Resultate liefern. Man kann daher eine Menge von einzelnen Variationen erhalten und dieselben ganz nach den somatischen Verhältnissen des Kranken einrichten, so daß man für jeden Zustand oder jeden Kranken die günstigste Narkose so darstellen kann. Immer muß man aber dessen eingedenk sein, daß man nie zu große Dosen verwenden soll, denn Scopolamin und Morphin sollen nur in Dosen verwendet werden, in denen sie nicht toxisch, sondern nur in der gewünschten Art und Weise (austrocknend und narkotisch) den Organismus beeinflussen. Somit muß nur die kleinste eben wirksame Dosis injiziert werden, denn im Verein und mit anderen Narkotika kombiniert erhöhen sich die Wirkungen jedes einzelnen Narkotikums auf den Organismus. Ebenso soll die Injektion eine Stunde vor Beginn der Operation ausgeführt werden, denn nur innerhalb dieser Zeit kann die Injektion im Organismus erst zur richtigen Wirkung kommen.

§ 86. Ehe ich den Band der Narkosiologie beschließe, möchte ich nicht vergessen, noch auf eine eigentümliche Form der allgemeinen Narkose aufmerksam zu machen, welche man mit dem Namen **„physiologische Narkose“** (Kleinsorgen) bezeichnet, und welche eine Art Hypnose darstellt. Mit diesem Namen bezeichnet Kleinsorgen einen Betäubungszustand, der im Gegensatz zu dem durch chemische Stoffe (Narkotika) hervorgerufenen Schlafzustand auf rein natürlichem Wege unter einziger Verwendung jener natürlichen Verhältnisse, welche für den normalen Schlaf auch unbedingt erforderlich sind, zustande gebracht wird. Die Hauptbedingungen zu solcher Narkose sind Ruhe und Dunkelheit. Wenn diese beiden Faktoren vorhanden sind, oder wo man sie künstlich erzeugen kann, kann sehr bald jener geistige Dämmerzustand eintreten, in welchem nur noch die vegetativen und reflektiven Organe an Stelle des wahrnehmenden Verstandes tätig sind. Ruhe und Dunkelheit sind schon Vorbedingungen des natürlichen Schlafes, um so mehr müssen sie gefordert werden und vorhanden sein bei diesem künstlichen Schlafe, wo schon an sich eine größere Erregtheit des Patienten, Unruhe und Aufregung vorhanden sind. Jedes, auch das geringste Geräusch stört die Narkose. Auch das Licht wirkt störend auf diese Narkose. Durch Anlegen eines Schalldämpfers und einer Dunkelbrille werden die den Patienten störenden Momente beseitigt. Neben diesen hat man noch Fuß- und Handbinden angegeben, und so einen „Nervenbindungsapparat“ konstruiert, welcher jede Bewegung verhindern soll. Dadurch will man eine vollkommene geistige wie körperliche Ruhe erzielen. Die Einleitung der physiologischen Narkose geschieht nun folgendermaßen: In einem ruhig gelegenen, abgeschlossenen Zimmer wird der Kranke auf einem Ruhebett gelagert, und zwar in Rückenlage. Nun wird ihm der Schalldämpfer um die Ohren, die Dunkelbrille auf die Augen gelegt. Dadurch ist die geistige Ruhe gesichert. Wenn man sehr unruhige, nervöse Kranke vor sich hat, so legt man ihnen die Hand und Fußbinden an, um eine körperliche Ruhe zu sichern. Wenn der Kranke so daliegt, soll er das Gefühl haben, der Außenwelt entrückt zu sein. Er hört keinen Ton und er erleidet keine unangenehmen oder aufregenden Vorstellungen. Der Mensch soll so nur noch vegetativ und reflektiv leben, der wahrnehmende Verstand soll außer Tätigkeit gesetzt sein. Um nun noch die reflektive Geistestätigkeit auszuschalten, läßt man den Kranken zählen, und zwar seine eigenen Atemzüge, jedoch ohne zu sprechen, nur in Gedanken, und zwar von 100 abwärts. Nach diesen Vorbereitungen und dieser Einleitung soll Patient sehr bald in einen lange Zeit andauernden erquickenden, nervenberuhigenden Schlaf verfallen. Ob man aber in diesem Zustande Operationen ausführen kann, ist nicht erwiesen. Immerhin ist es möglich, denn man muß diesen Zustand als eine Hypnose auffassen, und man hat beobachtet, daß Menschen in der Hypnose vollkommen unempfindlich sind. Ich habe Gelegenheit gehabt, hier eine Dame zu untersuchen, welche sich als sogenannte Schlaftänzerin produzierte, und die in der Hypnose vollkommen gefühllos war. Es besteht kein Zweifel, daß man an ihr ohne Empfindung derselben eine Operation in hypnotischem Zustande ausführen kann. Allerdings muß man bedenken, daß man nicht jeden Menschen in einen derartigen hypnotischen Zustand versetzen kann. Nicht jeder Mensch kann derart hypnotisiert werden, daß die Sensibilität erlischt, ich zweifle nicht, daß man die meisten Menschen mit der Zeit hypnotisieren kann, doch bei Vornahme einer Operation würden dieselben zweifellos erwachen. Jedenfalls muß man aber auch diese sogenannte „physiologische Narkose" beachten, und wenn dieselbe auch noch nicht für chirurgische Zwecke verwendbar ist, so wird sie vielleicht für die innere Medizin und Nervenheilkunde zu verwenden sein. Zu operativen Eingriffen größerer Art kann man sie nicht verwenden, aber man kann dieselbe mit der Inhalationsnarkose kombinieren, indem man die Kranken erst hypnotisiert und dann in diesem willenlosen Zustand leichter narkotisieren kann, als im normalen. Dadurch wird entschieden der Eintritt der Toleranz erleichtert, weil die Exzitation wegfällt und der Kranke besser die Narkotikagemische inspiriert. Nur so kann diese Methode praktisch in der Chirurgie verwendet werden, aber immer müssen die betr. Kranken auch geeignete Medien sein, die sich leicht hypnotisieren lassen. Ebenso wird vielleicht diese Methode mit der Scopolamin-Morphinnarkose kombiniert werden können. Man wird aber erst Versuche anstellen müssen, ehe man die Methode empfehlen kann, so stellt sie nur eine Orginalität dar.

Weiter hat man auch versucht, durch Verwenden des blauen Lichtes eine allgemeine Narkose zu erzeugen (Redard). Nach Redard erzeugt das rote Licht einen Zustand von Erregung und nervöser Unruhe, das gelbe Licht ruft Schwermütigkeit und Traurigkeit hervor, während das blaue Licht eine beruhigende Wirkung ausübt, und daneben das Gefühl des Wohlbefindens erzeugt. Daneben erzeugt blau auch eine allgemeine Anästhesie, die zur Ausführung einer kleinen Operation, wie Zahnextraktion, etc. genügt. Redard verfährt beim Erzeugen seiner Narkose durch blaues Licht so, daß er eine elektrische Birne aus blauem Glas, oder ein Licht, das mit blauem Glas oder Schleier umgeben ist, in einer Entfernung von 15 cm von den Augen des Kranken aufstellt, so daß die Augen im Brennpunkt eines das blaue Licht von der Lampe reflektierenden Reflektors stehen, und den Kopf des Patienten und das Licht mit einem blauen Schleier aus Satin umhüllt, so daß das Tageslicht abgeschlossen ist. Der Kranke wird beruhigt, man suggeriert ihm, daß er keinen Schmerz empfinde und er muß das Licht fixieren. Nach 2—3 Minuten tritt Anästhesie ein, die sich durch Erweitern der Pupillen ankündigt. Jetzt kann die Operation schmerzlos ausgeführt werden. Wenn man das Licht entfernt, erwacht der Patient und gibt an, nichts empfunden zu haben. Nach Redard erzengen andere Lichtarten diese Narkose nicht. Trotzdem glaube ich aber, daß der Hauptmoment die Hypnose darstellt, welche vielleicht durch das blaue Lichts eben weil es beruhigend wirkt, leichter hervorgerufen wird als durch anderes Licht. Es sollen sich in dieser Narkose eine große Anzahl von Operationen ohne jeden Schmerz ausführen lassen. Jedenfalls handelt es sich hier um eine Narkose infolge hypnotischer Wirkung, was aber nicht ausschließt, daß das Verfahren noch mit gutem Erfolg kann verwendet werden.

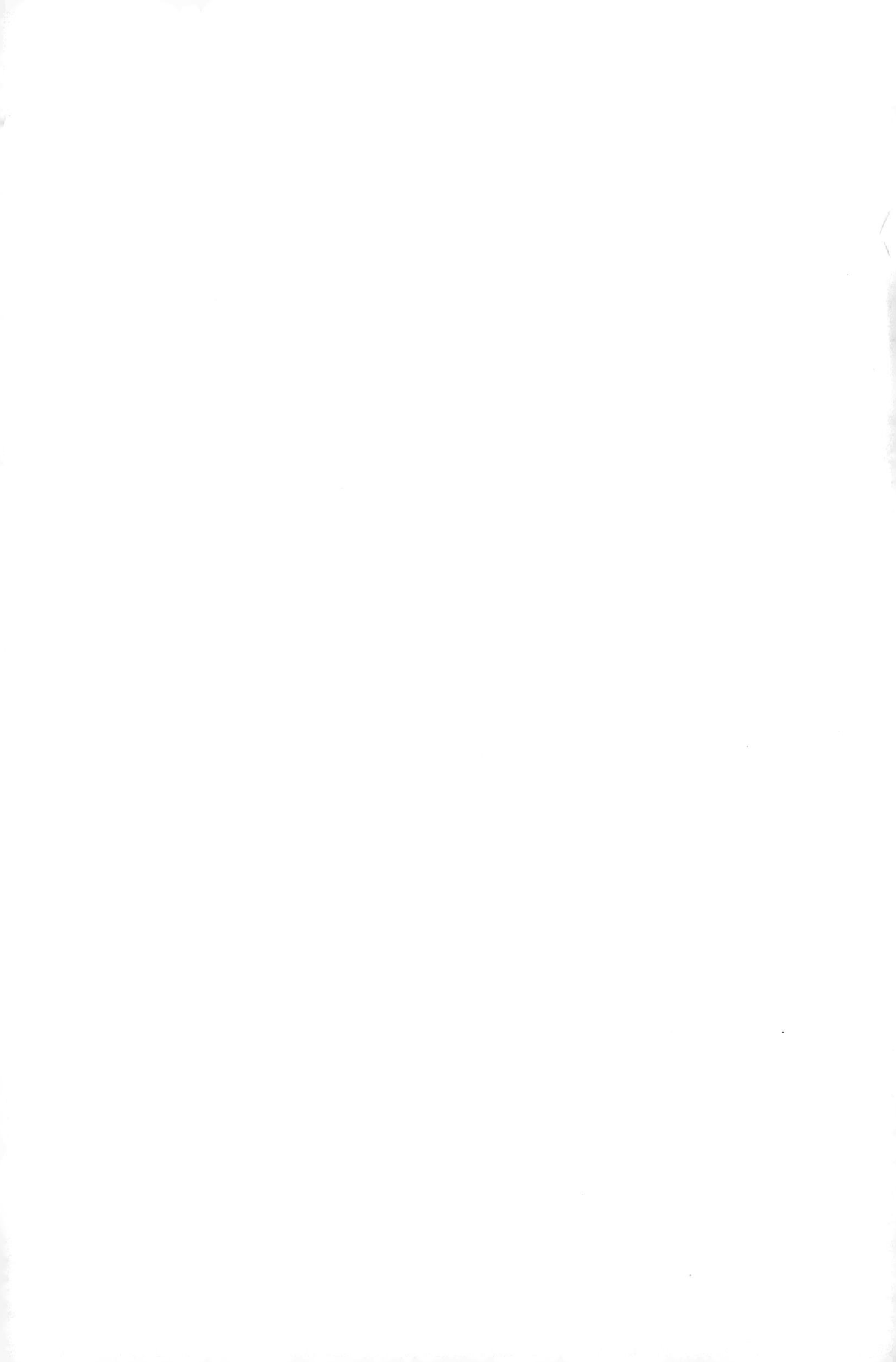